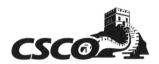

中国临床肿瘤学会（CSCO）

常见恶性肿瘤诊疗指南

2024

下 册

U0301705

主　编 | 徐瑞华　李　进　马　军　秦叔逵　江泽飞

编委会 | （以姓氏汉语拼音为序）

白春梅　陈　静　樊　嘉　郭　军　何志嵩

李　力　梁后杰　林桐榆　马　军　马　骏

马建辉　牟永告　牛晓辉　秦叔逵　秦智勇

沈　锋　吴令英　徐建明　姚　欣　叶定伟

易俊林　张翼鷟　周芳坚

人民卫生出版社

·北京·

图书在版编目（CIP）数据

中国临床肿瘤学会（CSCO）常见恶性肿瘤诊疗指南.
2024. 下册 / 徐瑞华等主编. -- 北京：人民卫生出版
社，2024. 8. -- ISBN 978-7-117-36762-2

Ⅰ. R73-62

中国国家版本馆 CIP 数据核字第 2024QN7450 号

人卫智网	www.ipmph.com	医学教育、学术、考试、健康，购书智慧智能综合服务平台
人卫官网	www.pmph.com	人卫官方资讯发布平台

中国临床肿瘤学会（CSCO）常见恶性肿瘤诊疗指南 2024（下册）
Zhongguo Linchuang Zhongliu Xuehui（CSCO）Changjian
Exing Zhongliu Zhenliao Zhinan 2024（Xiace）

主　　编：徐瑞华　李　进　马　军　秦叔逵　江泽飞
出版发行：人民卫生出版社（中继线 010-59780011）
地　　址：北京市朝阳区潘家园南里 19 号
邮　　编：100021
E - mail：pmph @ pmph.com
购书热线：010-59787592　010-59787584　010-65264830
印　　刷：天津善印科技有限公司
经　　销：新华书店
开　　本：889×1194　1/16　　印张：36
字　　数：1137 千字
版　　次：2024 年 8 月第 1 版
印　　次：2024 年 9 月第 1 次印刷
标准书号：ISBN 978-7-117-36762-2
定　　价：208.00 元

打击盗版举报电话：010-59787491　E-mail：WQ @ pmph.com
质量问题联系电话：010-59787234　E-mail：zhiliang @ pmph.com
数字融合服务电话：4001118166　　E-mail：zengzhi @ pmph.com

中国临床肿瘤学会指南工作委员会

组 长 | 徐瑞华   李 进

副组长 | (以姓氏汉语拼音为序)

程 颖   樊 嘉   郭 军   江泽飞

梁 军   梁后杰   马 军   秦叔逵

王 洁   吴令英   吴一龙   殷咏梅

于金明   朱 军

前　言

　　基于循证医学证据、兼顾诊疗产品的可及性、吸收精准医学新进展,制定中国常见恶性肿瘤的诊断和治疗指南,是中国临床肿瘤学会(CSCO)的基本任务之一。近年来,临床诊疗指南的制定出现新的趋向,即基于诊疗资源的可及性,这尤其适合于发展中国家,以及地区差异性显著的国家和地区。中国是幅员辽阔、地区经济和学术发展不平衡的发展中国家,CSCO指南需要兼顾地区发展差异、药物和诊疗手段的可及性及肿瘤治疗的社会价值三个方面。因此,CSCO指南的制定,要求每一个临床问题的诊疗意见根据循证医学证据和专家共识度形成证据类别,同时结合产品的可及性和效价比形成推荐等级。证据类别高、可及性好的方案,作为Ⅰ级推荐;证据类别较高、专家共识度稍低,或可及性较差的方案,作为Ⅱ级推荐;临床实用,但证据类别不高的,作为Ⅲ级推荐。CSCO指南主要基于国内外临床研究成果和CSCO专家意见,确定推荐等级,以便于大家在临床实践中参考使用。CSCO指南工作委员会相信,基于证据、兼顾可及、结合意见的指南,更适合我国的临床实际。我们期待得到大家宝贵的反馈意见,并将在指南更新时认真考虑、积极采纳合理建议,保持CSCO指南的科学性、公正性和时效性。

中国临床肿瘤学会指南工作委员会

CSCO 诊疗指南证据类别

证据特征			CSCO 专家共识度
类别	水平	来源	
1A	高	严谨的 meta 分析、大型随机对照研究	一致共识 （支持意见 ≥ 80%）
1B	高	严谨的 meta 分析、大型随机对照研究	基本一致共识 （支持意见 60%~<80%）
2A	稍低	一般质量的 meta 分析、小型随机对照研究、设计良好的大型回顾性研究、病例 - 对照研究	一致共识 （支持意见 ≥ 80%）
2B	稍低	一般质量的 meta 分析、小型随机对照研究、设计良好的大型回顾性研究、病例 - 对照研究	基本一致共识 （支持意见 60%~<80%）
3	低	非对照的单臂临床研究、病例报告、专家观点	无共识，且争议大 （支持意见<60%）

CSCO 诊疗指南推荐等级

推荐等级	标准
Ⅰ级推荐	**1A 类证据和部分 2A 类证据** CSCO 指南将 1A 类证据，以及部分专家共识度高且在中国可及性好的 2A 类证据，作为Ⅰ级推荐。具体为：适应证明确、可及性好、肿瘤治疗价值稳定，纳入《国家基本医疗保险、工伤保险和生育保险药品目录》的诊治措施
Ⅱ级推荐	**1B 类证据和部分 2A 类证据** CSCO 指南将 1B 类证据，以及部分在中国可及性欠佳，但专家共识度较高的 2A 类证据，作为Ⅱ级推荐。具体为：国内外随机对照研究，提供高级别证据，但可及性差或者效价比不高；对于临床获益明显但价格较贵的措施，考虑患者可能获益，也可作为Ⅱ级推荐
Ⅲ级推荐	**2B 类证据和 3 类证据** 对于某些临床上习惯使用，或有探索价值的诊治措施，虽然循证医学证据相对不足，但专家组意见认为可以接受的，作为Ⅲ级推荐

目 录

中国临床肿瘤学会（CSCO）鼻咽癌诊疗指南 2024 ……………………………………………1

中国临床肿瘤学会（CSCO）中枢神经系统转移性肿瘤诊疗指南 2024 …………………………45

中国临床肿瘤学会（CSCO）卵巢癌诊疗指南 2024 …………………………………………73

中国临床肿瘤学会（CSCO）宫颈癌诊疗指南 2024 …………………………………………113

中国临床肿瘤学会（CSCO）子宫内膜癌诊疗指南 2024 …………………………………………135

中国临床肿瘤学会（CSCO）肾癌诊疗指南 2024 …………………………………………163

中国临床肿瘤学会（CSCO）前列腺癌诊疗指南 2024 …………………………………………191

中国临床肿瘤学会（CSCO）尿路上皮癌诊疗指南 2024 …………………………………………241

中国临床肿瘤学会（CSCO）儿童及青少年淋巴瘤诊疗指南 2024 …………………………………287

中国临床肿瘤学会（CSCO）黑色素瘤诊疗指南 2024 …………………………………………323

中国临床肿瘤学会（CSCO）骨与软组织肿瘤诊疗指南 2024 …………………………………359

中国临床肿瘤学会（CSCO）神经内分泌肿瘤诊疗指南 2024 …………………………………451

中国临床肿瘤学会（CSCO）胆道恶性肿瘤诊疗指南 2024 …………………………………495

中国临床肿瘤学会（CSCO）原发性肝癌诊疗指南 2024 …………………………………521

中国临床肿瘤学会（CSCO）
鼻咽癌诊疗指南 2024

顾问专家组成员

影像诊断：

刘立志　中山大学肿瘤防治中心

柯梁汝　中山大学肿瘤防治中心

病理学与分子诊断：

云径平　中山大学肿瘤防治中心

肖德胜　中南大学湘雅医院

赖均鹏　中山大学肿瘤防治中心

张露露　中山大学肿瘤防治中心

鼻咽癌放疗：

林承光　中山大学肿瘤防治中心

祁振宇　中山大学肿瘤防治中心

林　丽　中山大学肿瘤防治中心

鼻咽癌放疗相关不良反应的处理与营养支持：

陈春燕　中山大学肿瘤防治中心

复发转移鼻咽癌治疗：

洪少东　中山大学肿瘤防治中心

王晓慧　中山大学肿瘤防治中心

鼻咽癌手术治疗：

游　瑞　中山大学附属第五医院

鼻咽癌免疫治疗：

徐　骋　中山大学肿瘤防治中心

儿童鼻咽癌的诊治：

刘丽婷　中山大学肿瘤防治中心

EB 病毒相关分子标志物在鼻咽癌诊治中的应用：

曹素梅　中山大学肿瘤防治中心

吕佳蔚　中山大学肿瘤防治中心

王　芳　中山大学肿瘤防治中心

人工智能在鼻咽癌诊治中的应用：

林　丽　中山大学肿瘤防治中心

随访：

周冠群　中山大学肿瘤防治中心

秘书组（以姓氏汉语拼音为序）

陈雨沛　杜晓京　刘　需　唐玲珑

1 鼻咽癌诊疗总则 · 4

鼻咽癌的 MDT 诊疗模式 · 4

2 鼻咽癌的诊断原则 · 4

2.1 影像诊断 · 4

2.2 病理学诊断 · 6

2.3 分期 · 6

3 鼻咽癌的放疗 · 8

3.1 放疗基本原则 · 8

3.2 放疗流程 · 8

3.3 靶区勾画及正常组织限量 · 10

4 鼻咽癌放疗相关不良反应的处理与营养支持 · 16

4.1 鼻咽癌的急性放疗不良反应 · 16

4.2 鼻咽癌的晚期放疗不良反应 · 16

4.3 鼻咽癌的营养管理 · 17

5 早期和局部晚期鼻咽癌的药物治疗 · 19

6 转移性鼻咽癌的治疗 · 23

7 复发性鼻咽癌的治疗 · 28

8 鼻咽癌的手术治疗 · 29

9 鼻咽癌的免疫治疗 · 30

10 儿童鼻咽癌的诊治 · 33

10.1 流行病学特征与临床表现 · 34

10.2 治疗前评估 · 34

10.3 非转移儿童鼻咽癌的治疗 · 34

10.4 复发/转移儿童鼻咽癌的治疗 · 36

11 EB 病毒相关分子标志物在鼻咽癌诊治中的应用 · 37

11.1 筛查与诊断 · 37

11.2 风险预测 · 38

11.3 疗效监测 · 38

11.4 随访 · 38

11.5 血浆 EBV DNA 的标准化检测 · 39

12 人工智能在鼻咽癌诊治中的应用 · 40

13 随访 · 42

1 鼻咽癌诊疗总则

鼻咽癌的 MDT 诊疗模式

内容	I 级推荐	II 级推荐	III 级推荐
MDT 学科构成	放疗科 肿瘤内科 放射诊断科 外科：头颈外科、耳鼻喉科	病理科 核医学科 营养科 生物治疗 / 免疫治疗科 心理科 口腔科	
MDT 讨论对象	局部晚期及复发 / 转移鼻咽癌患者 出现严重放疗并发症（鼻咽坏死、放射性脑病等）鼻咽癌患者	需要评判局部根治性治疗手段利弊的鼻咽癌患者	
MDT 日常活动	固定学科 / 固定专家 固定时间 固定场所 固定设备（投影仪、信息系统）	根据具体情况设置	

【注释】

鼻咽癌的诊治应重视多学科团队（multidisciplinary team，MDT）的作用，特别是对于局部晚期及晚期鼻咽癌患者，MDT 原则应该贯穿治疗全程。

MDT 是由多学科资深专家以共同讨论的方式为患者制订个体化诊疗方案的过程。在鼻咽癌 MDT 模式中，患者在治疗前由多个学科专家组成的专家团队共同分析患者的临床表现、影像、病理和分子生物学资料，对患者的一般状况、基础疾病、病理诊断、分期 / 侵犯范围、发展趋向和预后做出全面的评估，并根据当前的国内外诊疗规范 / 指南或循证医学证据，结合现有的治疗手段，共同制订科学、合理、规范的整体治疗策略。在治疗过程中根据患者机体状况的变化、肿瘤的反应而适时调整治疗方案。

MDT 应最大限度减少患者的误诊及误治，缩短患者诊断和治疗的等待时间，增加治疗方案的可选择性，制订最佳治疗策略，改善患者预后和生活质量。

2 鼻咽癌的诊断原则

2.1 影像诊断

部位	I 级推荐	II 级推荐	III 级推荐
原发肿瘤评估	鼻咽平扫 + 增强 MRI（扫描序列为 T_1、T_2、T_1 增强及 T_1 压脂增强；上界：颅顶；下界：第二颈椎上缘）	鼻咽平扫 + 增强 CT PET/CT	PET-MR
区域淋巴结评估	颈部平扫 + 增强 MRI（扫描序列为 T_1、T_2、T_1 增强及 T_1 压脂增强；上界：第一颈椎横突；下界：胸锁关节下缘）	颈部平扫 + 增强 CT PET/CT*	PET-MR 超声引导下穿刺活检
远处转移评估	胸部平扫 + 增强 CT、腹部超声或上腹部平扫 + 增强 MRI/CT、放射性核素骨显像 PET/CT	胸部 X 线片 腹部超声	PET-MR CT/ 超声引导下穿刺活检

注：* 对于 MRI 不达标的小淋巴结，若 PET/CT 检测为阳性，则应将其评估为转移淋巴结。

【注释】

  MRI 因软组织分辨率高、多方位及多参数成像、无电离辐射等优点已取代 CT 成为鼻咽癌诊断、分期、疗效评价及随访监测的首选检查手段。与 CT 比较，MRI 能更好地识别早期鼻咽癌，且对于邻近软组织浸润、颅底骨质侵犯、脑神经浸润及咽后淋巴结受累等具有更出色的显示能力[1-2]。但 MRI 扫描时间相对较长，不适用于身体状况差不能耐受长时间检查或有 MRI 检查禁忌证（如体内具有强磁性金属植入物、高热、幽闭综合征等）的患者，此时，平扫 + 增强 CT 检查可作为替代检查手段。此外，CT 检查层厚较薄，Z 轴分辨率高，较 MRI 而言，更易发现可疑转移的小淋巴结[3]；且对于成骨型颅底骨质破坏，CT 较 MRI 有更好的显示效能，对于上述情况，可联合鼻咽部 MRI 与 CT 检查，提高诊断及分期的准确率。

  ^{18}F-FDG PET/CT 在鼻咽癌的识别中具有较高的准确率和敏感度，可为原发灶不明颈部淋巴结转移瘤的诊疗决策提供方向，尤其对于隐匿性鼻咽癌的活检具有重要的指导意义。但 PET/CT 的软组织分辨率较 MRI 差，显示鼻咽原发灶的范围常小于真实情况[4]，且 PET/CT 具有价格昂贵、有电离辐射等缺点，因此，不推荐作为原发灶侵犯范围评估的首选检查手段。而在淋巴结评估中，PET/CT 较 MRI 具有更高的灵敏度和特异度，尤其对于小淋巴结转移的检出具有更高的准确率：对于 MRI 不达标的小淋巴结，若 PET/CT 检测为阳性，则应将其评估为转移淋巴结[5-6]。此外，得益于其代谢显像，PET/CT 在鼻咽原发灶复发 / 残留与放疗后纤维化的鉴别诊断中优于 MRI[7]，但 MRI 在原发灶复发 / 残留的检出与再分期的准确率仍稍高于 PET/CT[8]。因此，对于鼻咽原发灶复发 / 残留诊断困难的病例，推荐联合应用 PET/CT 与 MRI 检查[8]。另外，超过 90% 的鼻咽癌复发或转移发生于根治性治疗结束后 5 年内，且局部晚期（$T_{3\sim4}$ 或 $N_{2\sim3}$）患者具有更高的复发或转移的发生率，建议采用分层管理的随访策略并强调终身随访，对具有疾病进展高风险的患者在治疗结束后 5 年内密切随访[9]。

  ^{18}F-FDG PET/MRI 不仅可达到与 PET/CT 同等或更高的诊断灵敏度，且 MRI 多参数的特点还有利于提高诊断的特异度，从而通过单次检查实现一步到位的分期策略，且 PET/MRI 可有效减少 CT 检查的辐射剂量[10]。但目前投入临床应用的 PET/MRI 的 MRI 机器仍为低场强（1.5T），软组织分辨率低于常规应用的 3.0T MRI；且因 PET 检查具有电离辐射的特点，不利于 MRI 局部增强的对比剂给药，后者的临床应用仍十分受限，这在一定程度上降低了原发灶侵犯范围评估的准确性；此外，PET/MRI 价格昂贵这一不容忽视的缺点同样限制了其临床推广。目前，PET/MRI 是否能替代 PET/CT 与鼻咽 + 颈部 MRI 作为治疗前评估的检查手段仍处于探索阶段。

  原发灶不明的颈部淋巴结肿大、非常规区域（如腮腺、枕后、颏下等）淋巴结可疑转移、可疑小淋巴结转移等情况下，需要明确原发灶、该区域淋巴结是否转移或排除第二原发肿瘤，从而进一步明确临床分期及放疗靶区勾画范围时，建议进一步行超声引导下淋巴结穿刺。近年来，研究发现内镜超声引导咽后淋巴结穿刺有助于诊断鼻咽癌咽后淋巴结可疑转移或复发[11-13]。对于确诊鼻咽癌的极低转移风险（$N_{0\sim1}$ 且 EBV DNA<4 000 拷贝 /ml）患者，建议先行腹部超声检查，如怀疑远处转移再结合腹部平扫 + 增强 MRI/CT 检查。

  鼻咽癌初诊患者远处转移率达 11%~36%，远处转移的早期发现无疑对于准确分期及治疗策略的制订具有重要的意义，而 ^{18}F-FDG PET/CT 较常规的影像检查手段（胸片、超声、全身骨扫描等）对远处转移具有更高的灵敏度及特异度[3,14-15]。因此，对于高转移风险（如 $N_{0\sim1}$ 且 EBV DNA>4 000 拷贝 /ml 或 $N_{2\sim3}$ 或 $T_{3\sim4}$）[14]的患者，建议在治疗前常规进行 PET/CT 检查。此外，对于治疗后 EBV DNA 持续或进行性升高而常规影像检查手段无阳性发现者，建议进一步结合 PET/CT 检查。

  对于远处器官单发病灶或淋巴结肿大、影像学表现不典型或不伴血浆 EBV DNA 升高的可疑转移瘤患者，建议进一步在影像引导下行病灶穿刺，获取病理学转移证据，发现 / 排除第二原发肿瘤。

2.2 病理学诊断

内容	Ⅰ级推荐	Ⅱ级推荐	Ⅲ级推荐
获取组织或细胞学技术	鼻咽镜下肿块活检：钳取或者穿刺	颈部淋巴结穿刺或活检（无法从鼻咽取得活检的患者） 难以鉴别的远处转移灶（如软组织肿块）穿刺或活检	
病理学诊断	鼻咽部位肿瘤根据组织病理形态，诊断为鼻咽癌，再进一步分亚型：鼻咽角化性鳞状细胞癌、非角化性癌（分化型和未分化型）和基底样鳞状细胞癌；颈部肿块穿刺病理诊断为转移性非角化性癌或者转移性未分化癌等		
分子辅助诊断	免疫组织化学/原位杂交检测：对于病变形态不能明确诊断为鼻咽癌的病例，须加做免疫组织化学（如 pancytokeratin）或原位杂交（如 EBER）检测，协助病理诊断 外周血 EBV 抗体与 EBV DNA：血清 EBV 抗体与血浆 EBV DNA 拷贝数可协助鼻咽癌的诊断		血浆 EBV DNA 拷贝数可协助鼻咽癌初治后远处转移/复发的诊断，其诊断远处转移的准确性高于复发

【注释】

1962 年，梁伯强团队首先在国际上提出鼻咽癌病理组织学分类，将鼻咽癌病理组织学分为未分化、低分化及高分化 3 大类[1]。其中未分化癌即多形细胞癌，低分化癌包括大圆形细胞癌、梭形细胞癌和鳞状细胞癌Ⅲ级（相当于低分化鳞癌），高分化癌包括鳞状细胞癌Ⅱ级、基底细胞型和柱状细胞癌（腺癌）。此后，国内及世界卫生组织（WHO）多次提出及修改鼻咽癌病理分类，目前国际沿用的是 WHO 第三版分期（2003 年）：角化性鳞状细胞癌、非角化性癌、基底样鳞状细胞癌 3 大类。其中非角化性癌在中国占绝大多数，可以进一步细分为分化型及未分化型非角化性癌[2]。明确的病理分类对于分期诊断和治疗选择至关重要[3]。然而，目前的病理分类并不能有效地区分患者的预后[2]。目前各指南尚不建议根据病理检测结果决定后续个体化的治疗策略[4]。对于鼻咽癌患者，外周血 EBV 抗体与 EBV DNA 拷贝数若为阳性[5-6]，可协助鼻咽癌的诊断。最新的一项前瞻性整群随机对照的筛查研究发现，基于 VCA/IgA 和 EBNA1/IgA 两个 EB 病毒抗体的组合可将鼻咽癌的早期诊断率提高 3 倍（21%~79%），并降低死亡风险 88%[5]；另一项前瞻性筛查研究发现，血浆 EBV DNA 拷贝数对于鼻咽癌诊断的灵敏度和特异度分别高达 97.1% 及 98.6%，与历史对照相比（20%），71% 患者诊断时仅为Ⅰ~Ⅱ期，降低了死亡风险[6]。需注意：若这些分子指标检测均为阴性，也不能排除鼻咽癌的可能[7]。目前主要使用实时荧光定量 PCR 进行血浆/血清 EBV DNA 拷贝数的定量检测，最常用的扩增目的基因是 BamHI-W 片段。需要注意的是，目前尚无国际公认的 EBV DNA 标准化检测流程，仅美国癌症研究所针对 EBV DNA 标准化检测给出了建议[8]。最新的一项回顾性研究发现，血浆 EBV DNA 拷贝数在诊断鼻咽癌初治后远处转移中的灵敏度、特异度、准确率分别为 91.1%、80.0% 及 92.8%（注意：对肺外转移诊断准确率高于肺转移）；在诊断区域复发中的敏感度、特异度、准确率分别为 80.2%、80.0% 及 85.9%；在诊断局部复发中的灵敏度、特异度、准确率分别为 68.8%、80.0% 及 78.2%[9]。

2.3 分期

本指南采用 UICC/AJCC TNM 分期系统（第 8 版）[1]。

原发肿瘤（T）

T_x 原发肿瘤无法评价

T₀ 无原发肿瘤证据,但具有 EBV 阳性的颈部淋巴结累及

T_0　无原发肿瘤证据,但具有 EBV 阳性的颈部淋巴结累及

T_{is}　原位癌

T_1　肿瘤局限于鼻咽,或侵犯口咽和 / 或鼻腔,无咽旁间隙累及

T_2　肿瘤侵犯咽旁间隙和 / 或邻近软组织累及(翼内肌、翼外肌、椎前肌)

T_3　肿瘤侵犯颅底骨质、颈椎、翼状结构和 / 或鼻旁窦

T_4　肿瘤侵犯颅内,累及脑神经、下咽、眼眶、腮腺和 / 或广泛的软组织区域浸润并超过翼外肌外侧缘

区域淋巴结（N）

N_x　区域淋巴结无法评价

N_0　无区域淋巴结转移

N_1　单侧颈部淋巴结转移和 / 或单侧或双侧咽后淋巴结转移,最大径 ≤6cm,环状软骨尾侧缘以上水平

N_2　双侧颈部淋巴结转移,最大径 ≤6cm,环状软骨尾侧缘以上水平

N_3　单侧或双侧颈部淋巴结转移,最大径 >6cm,和 / 或侵犯环状软骨尾侧缘以下水平

远处转移（M）

M_0　无远处转移

M_1　有远处转移

总体分期

	T	N	M
0 期	T_{is}	N_0	M_0
Ⅰ 期	T_1	N_0	M_0
Ⅱ 期	$T_{0\sim1}$	N_1	M_0
	T_2	$N_{0\sim1}$	M_0
Ⅲ 期	$T_{0\sim2}$	N_2	M_0
	T_3	$N_{0\sim2}$	M_0
ⅣA 期	T_4	$N_{0\sim2}$	M_0
	任何 T	N_3	M_0
ⅣB 期	任何 T	任何 N	M_1

【注释】

目前鼻咽癌临床分期主要采用 UICC/AJCC TNM 第八版分期系统。该分期系统发布于 2016 年,随着鼻咽癌的影像诊断技术不断提高,鼻咽癌的综合治疗策略不断改进,患者预后获得极大改善,因此近年来陆续有研究针对第八版分期提出改进意见。最新一项大型多中心回顾性研究表明,T_3 患者中的仅蝶骨基底部和 / 或翼突受侵患者与 T_2 患者预后相似;$N_{1\sim2}$ 中发生 3 级淋巴结包膜外侵(淋巴结包膜外侵至周围组织)患者预后与 N_3 相似;T_1N_0 与 T_2N_0 患者预后相似,建议将 T_1N_0 与 T_2N_0 合并为 Ⅰ A 期,$T_{1\sim2}N_1$ 患者调整为 Ⅰ B 期,原Ⅲ期调整为 Ⅱ 期,原ⅣA 期调整为 Ⅲ 期;建议将初诊转移性鼻咽癌调整为Ⅳ期,并根据转移灶个数及是否存在肝转移分为ⅣA 及ⅣB[2]。与此同时,研究表明血浆 EBV DNA 结合 TNM 分期可进一步提高对鼻咽癌患者预后的预测效能[3],有条件检测的中心可结合 UICC/AJCC TNM 分期与血浆 EBV DNA 拷贝数共同判断患者疾病严重程度。此外,有研究表明基因分子标签可有效评估鼻咽癌患者的远处转移风险和诱导化疗效果(专利号:ZL201710974854.3,ZL201911068717.9)[4-5],可用于进行基因表达检测以指导个体化治疗。

鼻咽癌

3 鼻咽癌的放疗

3.1 放疗基本原则

内容	基本原则
射线类型	推荐使用光子线（X 线），必要时有条件可考虑质子或重离子射线（如肿瘤累及或距离重要危及器官过近或复发鼻咽癌）
放疗技术	推荐使用每日图像引导的调强放疗，序贯加量放疗或同步推量放疗均可使用
处方剂量	推荐的处方剂量为 70Gy（分割次数 32~35 次，单次剂量 2.0~2.2Gy），7 周内（每天 1 次，每周 5 次）完成。可以根据肿瘤体积及其对放 / 化疗的反应来调整剂量

【注释】

与传统的二维或三维放射治疗（放疗）相比，调强放疗可以产生高度适合肿瘤靶区形状的剂量分布，从而能够在保护邻近重要结构的同时对鼻咽癌进行高剂量照射。调强放疗在降低毒性方面的获益，如神经毒性、口干、张口困难和吞咽困难，已在 3 项随机对照试验[1-3]和多项荟萃分析中得以证明[4-5]。一项随机对照试验[1]和数项荟萃分析[5-7]还表明，调强放疗提高了鼻咽癌的疾病控制率和生存率。

鼻咽癌患者的生存率已明显改善。但是，鼻咽癌放疗后长期存活者常伴随较大的不良反应[8]。放疗分割次数是影响晚期毒性反应的主要因素之一。Intergroup 0099 试验[9]和 RTOG 0225 试验[10]采用了处方剂量为 70Gy、分割 33~35 次、每周 5 次、单次剂量 2.0~2.12Gy 的放疗方案，展示出良好的疗效和可接受的毒性反应。由于有残留病灶的患者预后较差[11-12]，对于在调强放疗结束时 MRI 可检出残留病灶的患者，可以考虑加用 2~3 次 4~6Gy 的放疗[13-14]。对于反应良好的小原发灶，可以考虑稍微降低总剂量（例如 66~68Gy）。应避免使用更大的分割剂量，特别是在与化疗联合使用时，晚期毒性可能较大。NPC-9902 试验[12]和 NPC-0501 试验[15]均未能证明每周放疗 6 次的加速分割模式的临床获益优于每周放疗 5 次的传统分割模式。

3.2 放疗流程

内容	基本原则
体位固定	头颈肩热塑膜 + 个体化发泡胶头颈垫（推荐）；头颈肩热塑膜 + 头颈肩真空袋；头颈肩热塑膜 + 水活化固定枕；头颈肩热塑膜 + 标准树脂头枕
CT 定位	扫描体位仰卧位头先进，扫描和重建层厚 3mm，扫描方式为 140kV 平扫 +120kV 增强扫描，FOV 足够包括患者肩部最宽处
MRI 定位	扫描体位仰卧位头先进，扫描序列为 T_1、T_2、T_1 增强及 T_1 压脂增强，扫描层厚 3mm，层间距 0mm，扫描方式平扫 + 增强扫描
计划设计	鼻咽癌放疗计划推荐调强（IMRT）逆向计划设计。通常采用固定野调强（fixed-beam IMRT）方式，7~9 个照射野，共面均匀分布；也可使用单弧或双弧容积旋转调强技术（VMAT/Rapid Arc）或螺旋断层放疗技术（tomotherapy）。所有计划设计均通过逆向优化过程调整各子野的权重或强度，以使高剂量分布在三维方向上与肿瘤靶区的轮廓高度适形
计划验证	调强计划剂量验证内容应包括点剂量验证和剂量分布验证，鼓励开展基于患者解剖结构的三维剂量验证。计划验证建议优选实际机架角度测量，多角度合成剂量验证的方法，并采用绝对剂量模式对结果加以分析。建议使用全局归一计算 Gamma 通过率，其容差限值：3%/2mm，10% 剂量阈值，Gamma 通过率 ≥95%；干预限值：3%/2mm，10% 剂量阈值，Gamma 通过率 ≥90%
IGRT	每次治疗前必须采用至少 2D IGRT 技术对患者摆位进行验证，有条件单位可以采用千伏级或兆伏级锥形束 CT（kV/MV CBCT）、MRI 等多种影像技术在高精度放疗期间实施每日图像引导

【注释】

鼻咽癌推荐的放疗方式为调强放疗，其靶区剂量高度适形和边缘剂量陡峭的特点对体位固定的精确度要求更高[1]。目前鼻咽癌体位固定主要的方式：头颈肩热塑膜＋个体化发泡胶头颈垫、头颈肩热塑膜＋头颈肩真空袋、头颈肩热塑膜＋水活化固定枕、头颈肩热塑膜＋标准树脂头枕。其中发泡胶固定适形度和精确度更为理想，可做到高度个体化适形，对头部和颈部都有着较好的固定效果[2-4]。另外，也可以在以上固定方式基础上再加上口腔支架咬合器，口腔支架可以减轻口腔反应、保护味觉，且能减少头颈部的摆位误差，更好地控制下颌的仰度。

CT-sim 是放疗中最为常用的放疗定位技术[5]。定位 CT 影像是治疗计划设计的基础，通过影像 CT 值转换得到的电子密度信息可用于治疗计划精确剂量计算。定位 CT 影像还具备治疗计划三维坐标系的建立、靶区勾画、射野虚拟模拟、疗效评价和作为图像引导放疗（IGRT）的参考影像等功能。MR-sim 与 CT-sim 比较图像分辨率更高，对软组织如神经、淋巴结等显示更为清晰，对肿瘤的浸润也有更出色的分辨显示能力[6]，因此 MR-sim 可以作为 CT-sim 的补充模拟，帮助医生更好地勾画临床靶区[7]。MR-sim 使用时应注意移除患者身上所有金属物件，使用 MR 专用的体位固定装置。模拟定位扫描时建议用选择 ≤3mm 的层厚，有利于提供给靶区和危及器官足够的解剖细节来勾画轮廓[1]。

体位固定及模拟扫描时应保持一致的体位：采用头先进仰卧位，双手自然下垂置于身体两侧，去除义齿、助听器、假发、耳环及项链等位于治疗区域的各种穿戴[1]。热塑膜固定后要观察与人体轮廓如前额、鼻梁、下巴和肩膀部位贴合情况，保证患者体位重复性[8-9]。增强扫描具体使用数据应根据患者年龄、血管情况，使用对比剂种类、对比剂浓度、机器配置等实际情况决定，增强扫描后，要求患者注射对比剂之后停留 15min 无不适感方可离开。

与传统 3D-CRT 相比，调强放疗（IMRT）可以优化射野内线束的权重，使高剂量分布在 3D 方向与肿瘤靶区轮廓高度适形，从而减少周围正常组织损伤，是目前鼻咽癌放疗首选治疗技术[10-11]。鼻咽癌 IMRT 计划设计多采用固定野调强技术（fixed-beam IMRT）或者容积旋转调强技术（VAMT）[12-13]。为满足临床剂量学要求，固定野调强建议使用 9 射野，共面均匀分布；VMAT 使用单弧或双弧设计。强烈推荐调强逆向计划设计，给定靶区剂量分布和危及器官的剂量限量，利用优化算法，由计算机辅助计划系统计算出各子野权重及射线强度分布[14]。

目前放疗计划设计与剂量计算主要以 CT 图像为基础。这是由于 CT 值可以反映人体不同组织的电子密度，便于对组织不均匀性进行相应的修正[15]。剂量计算范围一般应涵盖患者外轮廓、体位固定装置和治疗床板[16]。综合考虑计算精度和计算效率，推荐采用 2.5~3mm 计算网格[17-19]。应优选各向异性分析算法（anisotropic analytical algorithm）、迭代卷积算法（collapsed cone convolution）和蒙特卡洛法（Monte Carlo）等精准算法计算最终剂量分布，以保证调强治疗的精度[20]。

鉴于 MR 图像软组织分辨率高且无额外 X 线暴露风险，有条件单位也可以通过 MR-CT 图像转换，生成虚拟 CT（synthetic CT），实现基于 MR 图像的独立计划设计与剂量计算[21-24]。

调强放疗计划剂量验证是放疗质量控制与保证的重要组成，不仅可以检测 TPS 剂量计算的准确性，还可以检测治疗数据传输的完整性和加速器的工作状态。剂量验证内容通常包括点剂量验证和剂量分布验证[25]，鼓励有条件的单位开展基于患者解剖结构的三维剂量验证。

调强计划验证优选实际机架角度测量，多角度合成剂量验证的方法。实际多机架角度测量更接近实际治疗情况，可以如实反映加速器机架、小机头、准直器（MLC）受重力的影响和治疗床衰减等情况[26]。测量结果与计划计算剂量分布比较时，建议使用全局归一。剂量归一点应选择在最大剂量点或高剂量坪区内的其他点（剂量高于最大剂量的 90%）。剂量分布比较应使用绝对剂量模式进行比较，不应进行相对剂量比较或在相对剂量模式下对剂量进行归一，以免遗漏引起绝对剂量偏差的因素[26]。采用伽马分析时，伽马计算的范围应排除无临床意义却会影响剂量验证分析结果的低剂量区域。根据 AAPM TG218 号报告[26]建议，伽马分析其容差限值：3%/2mm，10% dose threshold 条件下，通过率应 ≥95%；如果伽马通过率低于 90%，且不通过的点广泛分布在靶区或危及器官内，剂量差异有临床意义时则治疗计划不能执行。

IGRT 可以在患者治疗前、治疗中利用各种先进的影像设备对肿瘤及其周围正常器官的位置、形态进行追踪，最大限度地减少分次放疗间的摆位误差，实现精准照射[27-33]。

常用的 IGRT 技术包括 2D 平面成像，千伏 / 兆伏级 CBCT、MRI 等 3D 体积成像[34]。为了保证治疗的准确性，在治疗前必须采用至少 2D IGRT 技术对患者摆位进行验证，推荐采用千伏或兆伏级 CBCT 在高精度放疗期间实施每日图像引导。

CBCT 与计划 CT 图像配准时，配准范围应包含肿瘤靶区与周围正常组织结构。推荐使用骨性配准算法自动配准图像，并依据骨性标志（如上颈椎、颅底和 / 或下颌骨）、空腔和软组织人工调整配准结果，以确定 SI（头脚方向）、AP（前后方向）和 LR（左右方向）方向的偏移量并移床修正误差[35]。

鉴于 MR 图像软组织分辨率高且无额外 X 线暴露风险，有条件单位建议开展基于 MR 图像引导放疗。与千伏 / 兆伏级 CBCT 图像相比，MRI 可以清晰地显示肿瘤靶区和周围正常组织、器官的形态和轮廓；通过MR-CT 图像模态转换生成虚拟 CT（synthetic CT），可以进一步实现基于 MR 图像的独立计划设计与剂量计算[21-24]，为在线调整治疗条件、开展自适应放疗提供了技术保障。

3.3 靶区勾画及正常组织限量

3.3.1 靶区勾画及剂量

名称	勾画原则	PTV 边界及处方剂量
GTV		
GTVp	• 临床检查显示的鼻咽原发灶范围（包括咽后淋巴结） • 以 MRI 为主要评估方法，辅以 CT（颅底骨质破坏）、电子鼻咽镜或临床检查（鼻腔、口咽黏膜侵犯） • 诱导化疗后肿瘤范围：骨质、鼻窦旁、鼻中隔等占位效应不显著的侵犯按照诱导化疗前的范围；软腭等受肿瘤占位效应显著的侵犯要跟随肿瘤缩小而退缩，但仍应包括化疗前侵犯的边界	PTVp （GTVp+3mm）： 6 996cGy/33F
GTVn	• 临床检查显示的颈部淋巴结范围 • 以 MRI 为主要评估方法，辅以增强 CT、超声、PET/CT 等 • 诱导化疗后淋巴结范围：肌肉、颌下腺等受肿瘤占位效应显著的侵犯要跟随肿瘤缩小而退缩，但仍应包括化疗前侵犯的边界	PTVn （GTVn+5mm）： 6 600~6 996cGy/33F
CTV（原发灶）		
CTVp1	• 原发灶的高危亚临床病灶区 • GTVp+5~10mm（包括全部鼻咽黏膜[1]） • 邻近重要放疗危及器官（OAR）时，距离可缩小至 1mm	PTVp1 （CTVp 1+3mm）： 6 006cGy/33F
CTV2	• 原发灶的低危亚临床病灶区；向下与颈部淋巴引流区选择性预防照射区合并为一个靶区勾画 • CTVp1+5~10mm，包括全部高危结构及中危的颅底神经孔道（卵圆孔、翼腭窝）[2-3] 　①高危结构包括：咽旁间隙（腭帆张肌），鼻腔后部距离后鼻孔至少 5mm，椎前肌，颅底骨质及孔道（蝶骨基底部、翼突、斜坡、岩尖、破裂孔） 　②当高危或中危结构受侵犯时，包括邻近同侧"下一站"的中危或低危结构[2-3] • 邻近重要 OAR 时，距离可缩小至 1mm	PTV2 （CTV 2+3mm）： 5 412~5 610cGy/33F

续表

名称	勾画原则	PTV 边界及处方剂量
CTV（原发灶）		
CTV2	• 常见路径及 CTV 设置[2-3] ①咽旁间隙受侵时，包括卵圆孔和蝶骨大翼 ②鼻腔受侵时，包括翼腭窝和后组筛窦 ③椎前肌受侵时，包括口咽和舌下神经管 ④蝶骨基底部受侵时，包括卵圆孔、蝶骨大翼和蝶窦 ⑤翼突受侵时，包括蝶骨大翼、卵圆孔、翼腭窝和翼内肌 ⑥斜坡受侵时，包括蝶骨大翼、卵圆孔、海绵窦、蝶窦和舌下神经管 ⑦岩尖受侵时，包括蝶骨大翼、卵圆孔、海绵窦和舌下神经管 ⑧破裂孔受侵时，包括蝶骨大翼、卵圆孔和海绵窦 ⑨翼腭窝受侵时，包括颞下窝、眶下裂和上颌窦距离后壁至少 5mm ⑩翼外肌受侵时，包括颞下窝	PTV2 （CTV2+3mm）： 5 412~5 610cGy/33F
CTV（颈部淋巴结）		
CTVn1	• 淋巴结的高危亚临床病灶区 • GTVn+3~5mm	PTVn1 （CTVn1+3mm）： 6 006cGy/33F
CTV2	• 颈部淋巴引流区的选择性预防照射区；向上与原发灶的低危亚临床病灶区合并为一个靶区勾画 • 淋巴引流区的选择性预防照射 ①N_0~N_1（仅咽后淋巴结转移）[4]：双侧咽后（Ⅶa 区）、Ⅱ~Ⅲ、Ⅴa 区 ②N_1（单侧颈部淋巴结转移）[4]：患侧：咽后（Ⅶa 区）、Ⅱ~Ⅲ、Ⅴa、Ⅳ、Ⅴb 区，并超出阳性淋巴结累及区域至少一个区；对侧：咽后（Ⅴa 区）Ⅱ~Ⅲ、Ⅴa 区 ③N_{2-3}：双侧咽后（Ⅶa 区）、Ⅱ~Ⅲ、Ⅴa、Ⅳ、Ⅴb 区，并超出阳性淋巴结累及区域至少一个区域 ④Ⅰb 区照射指征[5-6]：颌下腺受累，或疾病累及以Ⅰb 区为首站淋巴结引流区的解剖结构（口腔、鼻腔前半部分）；Ⅱ区淋巴结受侵伴包膜外侵犯或Ⅱ区淋巴结受累，最大径超过 2cm，不伴包膜外受侵 ⑤对于无内侧组咽后淋巴结转移的患者，推荐豁免内侧组咽后淋巴结区照射，即 CTV1 按原则外扩所形成的 CTV2（包括一部分内侧组咽后淋巴结，但一般高于舌骨水平）不要求包括全部内侧组咽后淋巴结区直至舌骨体下缘[7] • 颈部淋巴引流区边界勾画：主要参考 2013 版头颈部淋巴引流区勾画指南[8]，并基于鼻咽癌中大样本的横断面研究进行适合鼻咽癌的修订[9] ①咽后（Ⅶa 区）的上界：由第一颈椎上缘扩展至颅底 ②Ⅴb 区的后内侧界：扩展至肩胛提肌前界并包括颈横血管 ③Ⅰb 区：避开颌下腺 ④Ⅱ区：去除胸锁乳突肌和头夹肌之间贴合十分紧密的部分间隙 ⑤Ⅳa 区的前界：由胸锁乳突肌前缘缩小至喉前带状肌的后缘 ⑥Ⅴc 区的前界：由皮肤缩小至肩胛舌骨肌	PTV2 （CTV2+3mm）： 5 412~5 610cGy/33F

鼻咽癌

【注释】

鼻咽癌GTV包括原发灶和颈部淋巴结,勾画主要依据体格检查、电子鼻咽镜和鼻咽、颈部的增强MRI检查。勾画原发灶GTV推荐MRI与计划CT融合,有条件的情况下,推荐使用MRI兼容的固定装置在治疗体位进行MRI扫描。PET/CT对于未达到MRI诊断标准的颈部转移淋巴结的诊断有一定指导意义[10]。鼻咽癌诱导化疗后GTV勾画目前尚无统一标准,基于已发表的研究,推荐勾画诱导化疗后的肿瘤体积。一项纳入233例患者的Ⅲ期、多中心、随机对照临床研究[11]和一项纳入112例患者的Ⅱ期单臂临床研究[12]均提示在接受诱导化疗的患者中,按诱导化疗后肿瘤体积勾画GTV,同时诱导前肿瘤区域至少接受中等剂量(60~64Gy)照射,不影响局部区域控制率和患者生存率;与采用诱导化疗前GTV治疗相比,患者生存质量(QoL)评分有显著改善[11]。一项计划纳入435例患者的Ⅲ期、多中心、随机对照临床研究(NCT04384627)已于2022年5月完成入组,其结果有望更好地指导临床实践。针对GTVp的照射剂量,有两项正在开展的前瞻性临床研究(NCT04448522,NCT03668730)初步探索在诱导化疗后CR/PR且EBV DNA降低为0的患者中将GTVp照射剂量降低至63.6Gy,甚至60Gy。

鼻咽癌IMRT靶区中原发灶的CTV的范围主要基于鼻咽癌的局部进展规律[2-3],可分为高、中、低风险区。我们以鼻咽癌原发灶进展规律为基础,结合国内多数单位的勾画经验做出推荐[13-15]。相比发表于 Radiother Oncol 的国际专家共识[16],我们推荐的CTV范围较小,剂量较低;2009年Lin等[13]证实了缩小原发灶CTV的有效性和安全性。近期,该团队在缩小的CTV基础上,进一步通过前瞻性单臂临床研究(NCT04387266)探究不勾画CTV1,仅勾画CTV2的有效性和安全性;其CTV2范围为GTVp+8mm,包括全部鼻咽黏膜及相关结构),给予54~56Gy照射。结果显示4年局部控制率为96.6%,所有局部复发均为野内复发[17]。然而,进一步缩小原发灶CTV需要更大规模的临床实践证实。

颈部淋巴结的CTV范围主要基于淋巴结的转移规律:鼻咽癌颈部淋巴结常见遵循从上到下同侧循序转移,跳跃转移少[18]。对于颈部淋巴结阴性的患者(包括N_0及仅咽后淋巴结转移的患者),预防照射范围为咽后、Ⅱ~Ⅲ、Ⅴa区[18-21];对于N_1患者,颈部淋巴结阴性侧预防照射范围为咽后、Ⅱ~Ⅲ、Ⅴa区,阳性侧为咽后(Ⅶa区)、Ⅱ~Ⅲ、Ⅴa、Ⅳ、Ⅴb区,并超出阳性淋巴结累及区域至少一个区[22-23]。新近发表一项纳入446例患者的Ⅲ期、多中心、随机对照临床研究证实了颈淋巴结阴性侧上半颈部照射有效性和安全性[4],结果显示上颈部照射与全颈部照射患者的3年无淋巴结复发率相当(97.7% vs. 96.3%,P=0.85),但上颈部照射组晚期毒性的发生率比全颈部照射组低,包括任何级别的甲状腺功能减退(30% vs. 39%)、皮肤毒性(30% vs. 25%)、吞咽困难(17% vs. 32%)、颈部组织损伤(23% vs. 40%)。该研究为N_{0-1}期鼻咽癌的选择性颈部预防照射提供了高级别的证据。

Ⅰa区一般不需要预防照射,Ⅰb区主要在如下高危人群患者预防照射:颌下腺受累,或疾病累及以Ⅰb区为首站淋巴结引流区的解剖结构(口腔、鼻腔前半部分),或Ⅱ区淋巴结受侵伴包膜外侵犯,或Ⅱ区淋巴结最大径超过2cm[5-6]。一项纳入568例患者的前瞻性、随机、多中心的Ⅲ期临床试验,比较了鼻咽癌内侧组咽后淋巴区豁免放疗与标准放疗(内、外侧组均接受放疗)的临床结果[7]。生存率方面,内侧组咽后淋巴结区豁免放疗组和标准放疗组的3年无局部复发生存率相当(95.3% vs. 95.5%,P<0.001),总生存率、无区域复发生存率及无远处转移率均差异无统计学意义。不良反应方面,内侧组咽后淋巴结区豁免放疗组放疗相关不良反应发生率更低,包括急性黏膜炎(67.7% vs. 79.8%)、急性吞咽困难(25.5% vs. 35.1%)、体重下降(46.8% vs. 7.8%)以及晚期吞咽困难(24.0% vs. 34.3%)。因此,对于无内侧组咽后淋巴结转移的鼻咽癌患者推荐豁免内侧组咽后淋巴结区照射。鼻咽癌颈部淋巴引流区边界勾画主要参考2013版头颈部淋巴引流区勾画指南[8],2018年发表的一项研究提出了鼻咽癌特异性颈部淋巴引流区边界[9]。该研究共标记了959例鼻咽癌的10 651颗淋巴结。对比淋巴结分布及国际指南,证实2013版国际指南定义的头颈部淋巴引流区对于鼻咽癌是足够的,且大多数边界的定义适用于鼻咽癌。然而,对于Ⅴb区,13.3%(11/83)的病例淋巴结中心点超出国际指南定义的Ⅴb区的后内侧界;对于Ⅶa区(咽后淋巴结引流区),1.5%(12/819)的病例淋巴结中心点超出了国际指南定义的Ⅶa区上界(图1)。此外,Ⅰb、Ⅱ、Ⅳa和Ⅴc区的特定位置无淋巴结出现(图2至图6)。因此,我们建议适当扩大Ⅴb区和Ⅶa区的边界,缩小Ⅰb、Ⅱ、Ⅳa及Ⅴc区的边界。

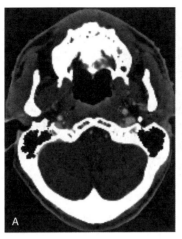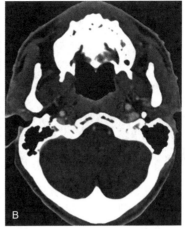

图1　对于Ⅶa区（咽后外侧组），1.5%（12/819）的病例淋巴结中心点超出了国际指南定义的Ⅶa区上界（第一颈椎上缘），因此建议将Ⅶa区的上界由第一颈椎上缘扩展至颅底（A：淋巴结分布曲线；B：向上扩展Ⅶa区上界）。

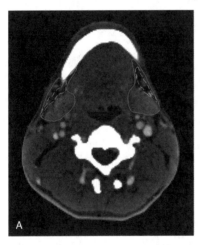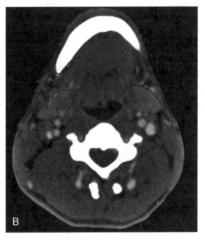

图2　所有Ⅰb区淋巴结均分布于颌下腺外侧及前缘，无淋巴结出现在颌下腺内侧及腺体内；为减少放疗后口干，建议在勾画Ⅰb区时避开颌下腺（A：淋巴结分布曲线对比国际指南定义的Ⅰb区范围；B：修改后的Ⅰb区范围）。

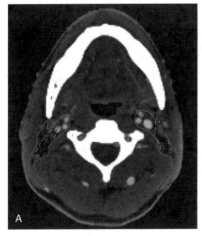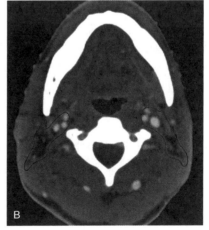

图3　在第一颈椎和第二颈椎水平，胸锁乳突肌与头夹肌贴合紧密，研究证实这一间隙中无淋巴结出现，因此勾画Ⅱ区时可去除胸锁乳突肌和头夹肌之间贴合十分紧密的部分间隙（A：淋巴结分布曲线和国际指南定义的Ⅱ区范围；B：修改后的Ⅱ区范围）。

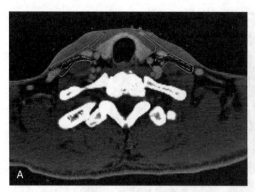
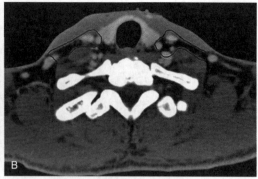

图4 证实在Ⅳa区无淋巴结出现在胸锁乳突肌与喉前带状肌之间的间隙，因此建议将Ⅳa区的前界由胸锁乳突肌前缘缩小至喉前带状肌的后缘，减少甲状腺照射（**A**：淋巴结分布曲线和国际指南定义的Ⅱ区范围；**B**：修改后的在Ⅳa区范围）。

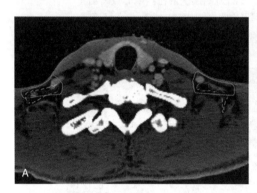
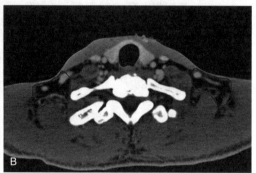

图5 证实在出现Ⅴb区淋巴结的病例中**13.3%**的病例其淋巴结中心点超出了引流区的后内侧界，分布于肩胛提肌浅层的颈横血管周围，因此建议将Ⅴb区的后内侧界扩展至肩胛提肌前缘并包括颈横血管（**A**：淋巴结分布曲线和国际指南定义的Ⅱ区范围；**B**：修改后的Ⅴb区范围）。

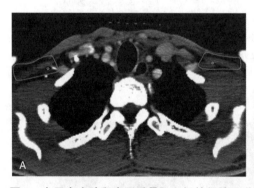
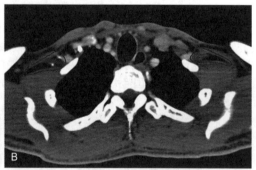

图6 由于在皮肤和肩胛舌骨肌之间的间隙无淋巴结出现，建议将Ⅴc区的前界由皮肤缩小至肩胛舌骨肌，以降低颈肩交界处皮肤剂量（**A**：淋巴结分布曲线和国际指南定义的Ⅱ区范围；**B**：修改后的Ⅴc区范围）。

综上，鼻咽癌靶区结构较为复杂，基于深度学习算法的自动靶区勾画系统的建立有助于提高靶区勾画的准确性、一致性和医师的效率[24]。此外，人工智能自动勾画的发展促进了鼻咽癌在线自适应放疗的临床应用探索。

3.3.2 正常组织勾画及剂量限制

结构（TPS 标准命名）	勾画原则	剂量限制
脑干（brain stem）	与周围组织的边界清晰，上界为视束，勾画至小脑消失	PRV $D_{0.03cc}$ ≤ 54Gy，最大接受标准（maximum acceptance criteria，MAC）≤ 60Gy
脊髓（spinal cord）	勾画真实脊髓，从小脑消失开始，勾画至 CTV2 下界下 2cm	PRV $D_{0.03cc}$ ≤ 45Gy，MAC ≤ 50Gy
颞叶（temporal lobe）	从大脑外侧裂上界至中颅窝底，后界为颞骨岩部 / 小脑幕 / 枕前切迹，内侧界为海绵窦 / 蝶窦 / 蝶鞍 / 大脑外侧裂，需包括海马、海马旁回和钩，不包括基底核和岛叶	T_1~T_2：PRV $D_{0.03cc}$ ≤ 65Gy T_3~T_4：PRV $D_{0.03cc}$ ≤ 70Gy（MAC ≤ 72Gy）
视神经（optic nerve）	包括眶内段和视神经管内段	PRV $D_{0.03cc}$ ≤ 54Gy，MAC ≤ 60Gy
视交叉（chiasm）	位于垂体上方，大脑中动脉内侧，呈十字交叉，在以 3mm 为层厚的 CT 扫描上可见于 1~2 层	PRV $D_{0.03cc}$ ≤ 54Gy，MAC ≤ 60Gy
垂体（pituitary）	位于垂体蝶鞍内确保勾画完全，在以 3mm 为层厚的 CT 扫描上可见于 1~2 层	PRV $D_{0.03cc}$ ≤ 60Gy，MAC ≤ 65Gy
眼球（eye）	确保视网膜被完全勾画	D_{mean} ≤ 35Gy，或 $D_{0.03cc}$ 的 MAC ≤ 54Gy
晶体（lens）	晶体和周围玻璃体的边界清晰	$D_{0.03cc}$ ≤ 6Gy，MAC ≤ 15Gy
内耳（inner ear）	耳蜗（cochlea）和内听道（IAC）分开勾画	D_{mean} ≤ 45Gy，MAC ≤ 55Gy
中耳（middle ear）	鼓室（tympanic cavity）和咽鼓管骨部（ET bone）分开勾画	鼓室 D_{mean} ≤ 34Gy 骨性咽鼓管 D_{mean} ≤ 54Gy
腮腺（parotid）	确保勾画全部腮腺组织，包括腮腺深叶、浅叶和副腮腺	D_{mean} ≤ 26Gy，或至少一侧腮腺 V_{30Gy} ≤ 50%
颌下腺（submandibular）	颌下腺与周围组织的边界清晰	D_{mean} ≤ 35Gy
口腔（oral cavity）	包括舌、牙龈、唇黏膜、颊黏膜和口底	D_{mean} ≤ 40Gy，MAC ≤ 50Gy
颞颌关节（TM joint）	包括关节头和关节窝，从关节腔消失开始，勾画至下颌颈呈 C 形弯曲的上一层面	$D_{2\%}$ ≤ 70Gy，MAC ≤ 75Gy
下颌骨（mandible）	下颌骨应该作为一个 OAR，不应分为左右	$D_{2\%}$ ≤ 70Gy，MAC ≤ 75Gy
甲状腺（thyroid）	甲状腺与周围组织的边界清晰	V_{50Gy} ≤ 60%，或 V_{60Gy} 的 MAC ≤ 10cm^2
咽缩肌（pharyngeal const）	上、中、下咽缩肌分开勾画，由翼板下缘勾画至环状软骨下缘，上 / 中分界为舌骨上缘，中 / 下分界为舌骨下缘	D_{mean} ≤ 45Gy，MAC ≤ 55Gy
喉（larynx）	声门上喉（larynx-supraglottic）和声门喉（larynx-glottic）分开勾画	D_{mean} ≤ 35Gy，或 $D_{2\%}$ ≤ 50Gy
臂丛（brachial plexus）	影像上不易辨认，根据解剖走行勾画，由颈 5/6、6/7，颈 7/ 胸 1，胸 1/2 椎间孔发出，经斜角肌间隙走出，行于锁骨下动脉后上方	PRV $D_{0.03cc}$ ≤ 66Gy，MAC ≤ 70Gy

鼻咽癌

【注释】

鼻咽癌重要危及器官（OAR）的范围和剂量限制要求尚无完全统一的标准参考，因此以两篇发表于 *Radiother Oncol* 和 *Int J Radiat Oncol Biol Phys* 的国际专家共识作为参考[25-26]。为提高数据标准化程度，OAR 的命名推荐采用"驼峰体"的标准命名，双侧器官命名时采用下划线后加 L 或 R 区分左右侧[27]。中耳、内耳和颞下颌关节使用骨窗进行勾画[（1 400~1 600）/（400~600）Hu 或（3 000~4 500）/（600~800）Hu]，脑干、颞叶使用脑窗进行勾画[（80~100）/（5~50）Hu]，颞叶的外侧界及其他器官使用软组织窗进行勾画[（300~400）/（20~120）Hu]。勾画原则的推荐主要基于 OAR 的解剖定义。神经组织均推荐评价 OAR 外扩 3mm 的 PRV 剂量。除中耳外[28]，其余危及器官剂量限制均基于国际专家共识。虽然靶区和 OAR 的勾画有国际专家共识供参考，不同医生之间仍存在显著差异，勾画差异对多中心临床研究的影响应引起重视[29]。为提高勾画效率和一致性，推荐采用基于图谱的自动分割（ABAS）或基于人工智能的自动分割辅助 OAR 勾画。ABAS 被证实有助于提高多中心医生勾画一致性和 OAR 剂量一致性[30]；基于人工智能的自动分割显示更高的勾画准确性[31-32]，并且在应用于计划优化时取得不错的结果[33]。

4 鼻咽癌放疗相关不良反应的处理与营养支持

4.1 鼻咽癌的急性放疗不良反应

鼻咽癌患者放疗过程中最常见的急性不良反应包括皮肤反应和口腔黏膜反应。

（1）放射性皮肤反应。90% 鼻咽癌患者在放疗过程中发生放射性皮炎，主要表现为照射部位皮肤出现色素沉着、脱皮、皮肤瘙痒、红斑、溃疡等。常用的预防和处理措施：①患者放疗期间保持局部皮肤清洁、干燥，避免使用温度过高的水、乙醇、碘酒、胶布等刺激照射野皮肤，避免对皮肤的摩擦、穿领口宽松衣物、使用温和的清洁用品，避免阳光直晒；②照射野有脱皮时，切勿用手撕剥，应让其自行脱落；③Ⅰ级皮炎可使用中低效外用激素控制瘙痒感；④可使用表皮生长细胞因子、磺胺嘧啶银乳膏等预防或治疗Ⅱ~Ⅲ级皮炎，也可考虑使用吸水性敷料、水胶体敷料等治疗，至少每周评估 1 次，若合并感染需及时合理使用抗生素；⑤Ⅳ级皮炎须由放疗科、皮肤科等的多学科团队治疗，包括清创、皮片或皮瓣移植等[1-3]。

（2）放射性口腔黏膜反应。80%~90% 鼻咽癌患者在放疗过程中发生放射性口腔黏膜炎，主要表现为口腔黏膜充血、糜烂、溃疡、假膜等，导致疼痛和进食困难，其发生率和严重程度随着照射累积剂量不断增加。常用的预防和处理措施：①低能量激光治疗；②生长因子和细胞因子如重组人表皮生长因子外用溶液、复方维生素 B_{12} 溶液等，可使用碳酸氢钠溶液含漱预防真菌感染，也可使用成品中药复方制剂如康复新液、双花百合片、口炎清颗粒等；③保持口腔清洁，早晚使用软毛牙刷及含氟牙膏刷牙，饭后及睡前多含漱；④积极的营养支持，以易消化的流食及半流食高蛋白质饮食或口服营养补充剂为主；⑤若疼痛较为严重，可根据疼痛等级相应采用非甾体抗炎药、弱阿片类药物、强阿片类药物等对症处理。溃疡严重或感染时，可使用抗生素，若真菌感染严重，可使用氟康唑（大扶康）、咪康唑口腔贴片等抗真菌药物。建议采用咽拭子培养及细菌药敏试验明确感染菌[4-8]。⑥沙利度胺、唾液链球菌 K12（SsK12）益生菌等也可显著降低放射性口腔黏膜炎的发生率及严重程度[9,10]。

4.2 鼻咽癌的晚期放疗不良反应

鼻咽癌患者放疗结束半年后最常见的晚期不良反应包括甲状腺功能减退和放射性脑损伤。

（1）甲状腺功能减退。23%~39% 鼻咽癌患者在放疗后出现甲状腺功能减退。主要表现为表情淡漠、眼睑水肿、眉毛外 1/3 稀疏脱落、唇厚舌大、怕冷、嗜睡、皮肤干燥等。常用的预防和处理措施：①限制甲状腺照射剂量，如 D_{mean}、V_{50} 等，对于 $N_{0~1}M_0$ 期患者，N_0 侧颈部仅预防照射Ⅱ~Ⅲ区可显著降低甲状腺功能减退发生率，且不增加颈淋巴结复发率[11]；②服用合成甲状腺素，每 3~6 周重新评估，根据促甲状腺素（TSH）调整剂量直至恢复正常，确定适当的维持剂量后，至少每年复查甲状腺功能[12]。

（2）放射性脑损伤。2%~10% 鼻咽癌患者在放疗后出现放射性脑损伤。早期通常无症状，MRI 表现为损伤

鼻咽癌

组织的照射野区脑肿胀，脑白质内"指状"分布的水肿，T_1 加权像（T_1WI）呈低信号，T2 加权像（T_2WI）呈高信号。严重者可表现为头晕、头痛、嗜睡、运动感觉障碍、认知功能障碍、精神状态改变、认知功能障碍和颞叶癫痫等皮层功能障碍，垂体功能减退、颅内高压症状等。常用的预防和处理措施：①使用精确放疗技术减少颞叶高剂量照射范围，建议对 $T_{1\sim 2}$ 和 $T_{3\sim 4}$ 期鼻咽癌患者分别使用 $D_{0.03cc} \leqslant 65Gy$ 和 $\leqslant 70\sim 72Gy$ 的剂量限制[13]，若与靶区目标剂量冲突时，需根据患者实际情况谨慎平衡 PTV 覆盖范围和颞叶剂量耐受性之间的优先级；②糖皮质激素冲击治疗；③贝伐珠单抗，但注意不适用于存在出血或囊性变的病灶；④脑保护治疗药物或自由基清除剂，如胞二磷胆碱、神经节苷脂、鼠神经生长因子、艾地苯醌、依达拉奉等；⑤对症支持治疗，如抗癫痫治疗、普瑞巴林缓解头痛；⑥积极内科治疗无效者可考虑手术切除脑损伤病灶[14]。

4.3　鼻咽癌的营养管理

10%~40% 鼻咽癌患者在治疗前就存在营养不良，而由于口腔黏膜炎、胃肠道反应、口干、味觉改变等放化疗相关不良反应，导致进食困难、摄入减少，55%~90% 患者在治疗期间出现明显的体重下降[15-16]。放疗不良反应导致患者放射性口腔黏膜炎等放疗急性不良反应发生率及严重程度增加，导致摄入、吸收功能障碍，造成或加重营养不良发生，同时导致机体氮大量丢失，修复所需营养物质增加，综合耐受能力下降[17]。IMRT 等精确放疗技术可以在一定程度上降低口干、咽痛、张口困难等放疗不良反应，但仍有 86% 的患者出现体重下降，且由于化疗增加了患者的胃肠道等不良反应，营养状态进一步变差[18]。营养不良对放疗带来放疗中断、摆位误差增大、放疗敏感性降低等负面影响，与放射性损伤形成恶性循环，严重影响患者的预后和生存质量。

一系列营养相关指标被证实和鼻咽癌预后明显相关。包括体重指数（BMI）、体重下降幅度、上臂肌肉周径、总淋巴细胞计数、红细胞计数、血红蛋白、血清白蛋白、血清前白蛋白和转铁蛋白等。无论是放疗前还是放疗期间的营养不良，都会降低患者 5 年总生存率或无进展生存率[17-19]。目前常用的营养筛查工具包括营养风险筛查 2002（nutritional risk screening 2002，NRS 2002）、营养不良通用筛查工具（malnutrition universal screening tools，MUST）、营养不良筛查工具（malnutrition screening tools，MST）。目前应用最广泛的恶性肿瘤营养风险筛查工具为 NRS 2002。放疗期间出现高营养风险，也就是 NRS 2002 评分>3 分的鼻咽癌患者，5 年总生存率、无病生存率、无远处转移生存率和局部控制率都明显较差（$P<0.001$）[19]。一项小样本前瞻性临床研究发现，早期干预组（在放疗一开始就进行营养支持）急性黏膜炎和营养指标恶化的发生率都明显低于晚期干预组（出现体重下降>10% 等不良反应后再营养干预）（$P<0.05$）[20]。因此，对鼻咽癌放疗患者进行营养管理，即早期、规范、有效、全程的营养监测和及时治疗，具有重要的意义，有助于保持患者体重，降低放疗不良反应的发生，提高放疗的完成率和治疗疗效。

所有鼻咽癌放疗患者都需要进行围放疗期的全程规范化营养管理。根据《放疗患者营养治疗专家共识》和《肿瘤放疗患者口服营养补充专家共识》，围放疗期（至少为患者放疗开始前 2 周至放疗结束后 3 个月）是指从决定患者需要放疗开始至与这次放疗有关的治疗结束的全过程，包括放疗前、放疗中和放疗后三个阶段[21-22]。营养管理流程包括营养风险筛查、营养评估和营养干预。放疗期间出现不良反应、无法正常进食或进食量明显减少的患者应制订个体化的营养支持计划，及时给予营养咨询及指导，保证充足的营养摄入，以避免营养状态恶化和放疗被迫中断。

（1）营养风险筛查：目前尚无专门针对肿瘤放疗患者的营养风险筛查和营养评估工具，《恶性肿瘤放疗患者肠内营养治疗专家共识》[23]和《肿瘤放疗患者口服营养补充专家共识》[22]均推荐使用 NRS 2002 量表进行营养风险筛查，这是目前循证医学最充分的营养风险筛查工具，应用相对简单易行。鼻咽癌患者一经确诊，即应进行营养风险筛查，尽早识别营养风险，确定是否需要营养干预。

（2）营养评估：存在营养风险者，需进一步使用患者主观整体评估 PG-SGA 量表进行营养评估。PG-SGA 量表是一种有效的肿瘤患者特异性营养状况评估工具，被美国营养师协会推荐作为肿瘤患者营养筛选的首选方法。放疗过程中每周都需对患者进行营养风险筛查和营养评估。

（3）营养干预：根据 PG-SGA 量表的评估结果决定是否给予营养支持治疗，对于重度营养不良者需先进行

鼻咽癌

1~2 周营养干预后方可开始抗肿瘤治疗。国内外营养指南及放疗患者营养治疗专家共识中均表明：放疗患者营养不良的规范治疗应遵循五阶梯治疗原则，首先选择营养教育和膳食指导，然后依次向上晋级选择口服营养补充（ONS）、完全肠内营养、部分肠外营养、全肠外营养[21-25]。当下一阶梯不能满足 60% 目标能量需求 3~5d 时，应该选择上一阶梯。①肠内营养。按照途径可分为 ONS 和管饲，两者在维持患者体重方面没有明显差异。推荐 ONS 作为放疗患者首选营养治疗方式，不推荐常规应用管饲[24]。ONS 可有效减轻患者体重、改善患者营养状况和整体生活质量[26]。建议因放疗引起重度黏膜炎伴吞咽困难的患者早期行管饲营养支持[22,27]。管饲的途径主要包括经鼻胃 / 肠管（NGT/NIT）和经皮内镜下胃造瘘（PEG）等。NGT 较 PEG 对吞咽功能影响小、置管的费用更少，但使用时间较短，通常不超过 1 个月，且可能对患者的外观、家庭生活和社交活动造成一定的负面影响，因此患者的依从性更差。PEG 较 NGT 使用时间更长，可以从数月至数年，移位风险低，患者的生活质量可能更好，但置管费用更高。此外，PEG 有发生造瘘口疼痛、感染、造瘘口周围皮肤损伤的风险，还可能延迟患者放疗后恢复正常饮食的时间。NGT 和 PEG 在治疗 6 周内均能有效维持体重及 BMI，在长期维持体重方面，PEG 优于 NGT，但吞咽困难发生率更高，可根据患者具体情况个体化选择管饲方式[28-29]。治疗前或治疗期间应定期评估患者吞咽功能，鼓励和教育患者进行吞咽功能锻炼，经口进食少量 ONS 制剂以防形成管饲依赖，同时当吞咽功能恢复时应尽快撤除管饲恢复经口进食。②肠外营养。肠外营养制剂属于静脉用药，涉及处方组分多样、配比复杂等问题，不同医生对适应证把握、处方组分、输注方式的选择等方面存在差异，可能导致肠外营养相关用药的安全性问题，因此需严格遵循肠外营养的适应证和禁忌证。目前国外指南及《肠外营养安全性管理中国专家共识》均提出肠外营养的适应证为不能通过肠内途径提供营养者，以及肠内营养无法满足能量与蛋白质目标需要量者[30]。

在制订营养干预方案时需结合患者的代谢特点选择最佳的营养配方，以满足营养需求。肿瘤患者的代谢特点主要表现为能量消耗过大、蛋白质分解代谢增加，糖代谢异常包括糖耐量异常、胰岛素敏感性下降、糖氧化反应减少，这些代谢异常是导致恶病质的直接原因[31-32]。①能量：不同患者的静息能量消耗（REE）不同，准确的能量需求依赖 REE 计算，推荐采用 20~25kcal/（kg·d）计算非蛋白质热量（肠外营养），25~30kcal/（kg·d）计算总热量（肠内营养）[21,24-25,31,33-34]。同时兼顾患者的应激系数、年龄系数及活动系数。放疗中的鼻咽癌患者由于口腔 / 咽喉部急性放射性黏膜反应，常处于饥饿状态，此时机体能量消耗下降 40%，因此在补充能量时，需结合其他影响能量代谢的因素，进行个体化的营养支持治疗。②蛋白质：肿瘤患者由于代谢紊乱，存在糖异生，疾病本身也可导致蛋白质分解代谢增加，需提高蛋白质的摄入，欧洲临床营养和代谢学会（EPSEN）《癌症临床应用指南》2021 版及《中国临床肿瘤学会（CSCO）恶性肿瘤营养治疗指南 2021》均推荐蛋白质摄入量应超过 1g/（kg·d），如果可能，建议应增加到 1.5~2.0g/（kg·d）。如果患者合并肾功能损害，蛋白质的摄入量不应超过 1g/（kg·d）。③脂肪：推荐脂肪摄入量一般不超过总能量的 30%。鉴于脂肪对心脏和胆固醇水平的影响，宜选择单不饱和脂肪酸和多不饱和脂肪酸，减少饱和脂肪酸和反式脂肪酸的摄入。n-3 脂肪酸（ω-3 多不饱和脂肪酸）经酶作用后可调节人体免疫系统。多中心随机对照临床研究表明，放、化疗期间在肠内营养基础上加入 n-3 脂肪酸，可改善患者的营养状况和机能状态，有利于保持和增加体重，提高生活质量[35]。此外，n-3 脂肪酸有助于降低肿瘤患者全身炎症反应。因此，推荐放疗期间给予 n-3 脂肪酸[24-25,31,34]。④碳水化合物：由于肿瘤细胞存在 Warburg 效应，即使在有氧情况下也不利用线粒体氧化磷酸化产能，转而利用有氧糖酵解，葡萄糖中的许多能量被浪费，导致患者出现体重下降。因此，在制订营养计划时，需根据肿瘤患者的代谢特性，减少葡萄糖供给、抑制糖酵解、指导患者避免高碳水饮食的摄入，以减弱 Warburg 效应的危害[36-37]。⑤维生素和矿物质：如不存在明确的微量元素缺乏，不推荐大剂量使用微量营养素。全肠外营养超过 1 周时，应及时补充机体每日必需的维生素和微量元素，给予营养支持治疗易引起血清中微量元素水平出现波动，应加强监测，及时处理。⑥免疫营养配方：免疫营养可增强免疫应答、调节炎症反应[38]，显著改善放射性口腔黏膜炎严重程度和体重减轻率[39]。多中心双盲Ⅲ期临床研究显示，与接受等热量等氮量配方的对照组相比，头颈肿瘤放化疗患者使用含 *L*- 精氨酸和 n-3 脂肪酸（ω-3 多不饱和脂肪酸）和核糖核酸的免疫营养配方，3 年 OS 率和 PFS 显著改善（OS 率：81% vs. 61%，*P*=0.034，PFS 率：73% vs. 50%，*P*=0.012）[40]。

5 早期和局部晚期鼻咽癌的药物治疗

化疗模式

分期	Ⅰ级推荐	Ⅱ级推荐	Ⅲ级推荐
T_1N_0	无须化疗[1]（2A 类）		
T_2N_0	单纯放疗[1-2]（1A 类，无 EBV DNA ≥ 4 000 拷贝 /ml、肿瘤体积大等不良预后因素）	同期放化疗[3-4]（2A 类）	
$T_{1-2}N_1$	同期放化疗[3-4]（2A 类）	单纯放疗[1-2]（1A 类，无淋巴结 ≥ 3cm，Ⅳ/ⅤB 区淋巴结转移，淋巴结包膜外侵，EBV DNA ≥ 4 000 拷贝 /ml 等不良预后因素）	
T_3N_0	同期放化疗[5-6]（2A 类）	单纯放疗[2]（1A 类，无 EBV DNA ≥ 4 000 拷贝 /ml、肿瘤体积大等不良预后因素） 诱导化疗 + 同期放化疗（1B 类）[7-11] 同期放化疗 + 辅助化疗（1B 类）[12-14]	
T_4N_0 和 T_3N_1	诱导化疗 + 同期放化疗[7-11]（1A 类）	同期放化疗 + 辅助化疗[12-14]（1B 类）	
$T_{1-4}N_{2-3}$ 和 T_4N_1	诱导化疗 + 同期放化疗[7-11]（1A 类） 诱导化疗 + 同期放化疗 + 节拍辅助化疗[15]（1A 类）	诱导化疗 + 同期放化疗 + 全程信迪利单抗[58]（1B 类） 同期放化疗 + 辅助化疗[12-14]（1B 类）	

化疗模式	Ⅰ级推荐	Ⅱ级推荐	Ⅲ级推荐
诱导化疗	多西他赛 + 顺铂 +5-FU[7-8]（1A 类） 吉西他滨 + 顺铂[9]（1A 类） 紫杉醇 + 顺铂 + 卡培他滨（1A 类）[16] 多西他赛 + 顺铂[10]（2A 类）	顺铂 +5-FU[11]（1B 类） 顺铂 + 卡培他滨[17]（1B 类） 洛铂 + 5-FU[18]（1B 类）	Ⅰ/Ⅱ级推荐诱导化疗方案 + 西妥昔单抗 / 尼妥珠单抗[19]（2B 类）
同期化疗	顺铂[5-6,13-15]（1A 类） 洛铂[18]（1B 类）	奈达铂[20]（1B 类） 奥沙利铂[21,22]（1B 类） 卡铂[22]（2A 类）	Ⅰ/Ⅱ级推荐同期化疗方案 + 西妥昔单抗 / 尼妥珠单抗[23-24]（2B 类）
辅助化疗	节拍卡培他滨[15]（1A 类） 顺铂 +5-FU[12-14]（1A 类）	顺铂 + 卡培他滨[17]（1B 类） 卡培他滨[60]（1B 类）	吉西他滨 + 顺铂[25,57]（1B 类） 卡培他滨[26]（2B 类） 替加氟[26]（2B 类） 优福定[27]（2B 类） 替吉奥[28]（2B 类）

　　在传统二维放疗时代，Chen 等[3]报道的一项随机对照试验结果表明，对于Ⅱ期鼻咽癌患者，与单纯放疗相比，同期放化疗能显著提高 5 年 OS 率和 PFS 率。与单纯放疗相比，加入同期化疗降低了远处转移率，但没有显著提高局部控制率。然而，值得注意的是，该研究使用的是中国 1992 年分期系统，根据第 7 版 UICC/AJCC TNM 分类标准，其中 13% 患者被重新分类为 N_2/Ⅲ期。该试验的 10 年长期结果与初始报告的结论一致，但提

示同期放化疗所带来的生存获益主要体现在 T_2N_1 患者中[4]。在调强时代,同期化疗在Ⅱ期鼻咽癌中的作用尚未明确。最近,Huang 等[29]报道了一项纳入 84 例Ⅱ期鼻咽癌患者的Ⅱ期随机试验的结果。该试验中位随访时间为 75 个月,研究观察到同期放化疗组的 5 年 OS 率(94% vs. 100%; P=0.25)和 PFS(87% vs. 90%; P=0.72)并没有优于单纯调强放疗。Ⅱ期鼻咽癌包括三个亚组(T_2N_0 和 $T_{1\sim2}N_1$),其中 N_1 患者发生远处转移的风险较高,Tang 等[2]报道了一项纳入 341 例无不良预后因素(淋巴结 ≥3cm,Ⅳ/ⅤB 区淋巴结转移,淋巴结包膜外侵,EBV DNA ≥4 000 拷贝 /ml)的Ⅱ期和 T_3N_0 患者的大型随机对照试验,中位随访时间为 46 个月,单纯放疗组的 3 年无失败生存非劣于同步放化疗(90.5% vs. 91.9%; P<0.000 1);且其 3~4 级毒性反应发生率大大降低(17% vs. 46%)。另外,单纯放疗组患者的生活质量均明显优于同期放化疗组。

具有里程碑意义的 Intergroup 0099 随机试验发现同期放化疗和辅助化疗的生存终点优于单纯放疗,从而确立了同期放化疗作为局部晚期(Ⅲ~ⅣA 期)鼻咽癌的标准疗法的地位[15]。随后来自流行地区的随机试验证实了在局部晚期鼻咽癌中同期放化疗加或不加辅助化疗生存获益都大于单纯放疗[5-6,13-14,22]。一项纳入了 19 项随机对照试验的个体数据(IPD)荟萃分析显示,同期放化疗加或不加辅助化疗可最为显著提高 OS[30]。相比之下,辅助化疗或诱导化疗加单纯放疗并不能显著提高生存率。因此,同期放化疗被认为是局部晚期鼻咽癌治疗的核心。值得注意的是,最新一项纳入 383 例Ⅲ~ⅣB 期鼻咽癌患者的多中心Ⅲ期非劣效随机对照试验发现,在采用 TPF 方案诱导化疗后,接受单纯放疗组(IC-RT)的 3 年 PFS 非劣于同期放化疗组(IC-CCRT)(76.2% vs. 76.8%),而 3~4 级急性毒性反应发生率得到降低[31],但该研究使用的同期顺铂方案剂量较低($30mg/m^2$,每周 1 次,共 6~7 次),因此还需要更多研究来确认诱导化疗后使用单纯放疗是否安全。

值得注意的是,Intergroup 0099 试验是在传统放疗时代进行的。在调强放疗时代,鼻咽癌中同期放化疗加用辅助化疗是否可给患者带来额外获益存在争议。一项Ⅲ期随机试验的初步结果显示,在局部晚期鼻咽癌中单纯同期放化疗组与同期放化疗加辅助化疗组的所有结局终点差异均无统计学意义[32]。长期结果也证实了这些发现(5 年 OS 率:80% vs. 83%, P=0.35; 5 年 PFS 率:71% vs. 75%, P=0.72)[33]。在另一项Ⅲ期试验中,104 例放疗后血浆 EBV DNA 阳性的高危鼻咽癌患者随机分配至观察组或吉西他滨+顺铂辅助化疗组[25]。该研究是鼻咽癌中第一个基于生物标志物驱动的随机对照试验,结果显示辅助化疗无法显著提高 OS 与 PFS(5 年 OS率:64% vs. 68%; P=0.79; PFS 率:49% vs. 55%; P=0.75)。

几项荟萃分析的结果显示,尽管同期放化疗加辅助化疗组可观察到有潜在的获益趋势,但同期放化疗加用辅助化疗后患者的生存结局并没有得到显著改善[34-37]。患者对根治性放疗后辅助化疗的耐受性相对较差,通常只有 50%~76% 患者完成了规定的辅助化疗疗程[12-14,25,32,38-39],这可能解释了辅助化疗较难带来额外的生存获益的原因。

与辅助化疗相比,诱导化疗具有许多潜在的优势,例如及早缓解患者症状、消除微小转移灶及更好的顺应性等[39]。近年来,来自广州的三项大型多中心随机对照试验陆续在国际上发表。这些研究分别使用了多西他赛、顺铂和 5-FU(TPF)[7-8]、顺铂加 5-FU(PF)[11,40]以及吉西他滨加顺铂(GP)[9]的诱导化疗方案。这些研究证实了诱导化疗联合同期放化疗在 OS、PFS 和无远处转移生存方面的优势。对来自流行地区的 4 项试验的IPD 合并分析[41]证实诱导化疗加同期放化疗可以显著改善 OS(HR=0.75; 95% CI 0.57~0.99; 5 年绝对获益为 6%)和 PFS(HR=0.70; 95% CI 0.56~0.86; 5 年绝对获益为 9%),而生存获益主要来自远处转移的降低。一项来自突尼斯和法国的小型随机试验纳入了 83 例局部晚期鼻咽癌,结果表明 TPF 诱导化疗能显著提高 PFS 和OS[42]。因此,除了同期放化疗,诱导化疗在调强放疗时代局部晚期鼻咽癌的治疗中也起着重要的作用,主要是通过提高远处转移控制率来提高生存获益。

应该指出的是,大多数评估同期放化疗加诱导化疗的试验都是在流行地区进行的,诱导化疗在非流行地区鼻咽癌患者中的适用性需要进一步研究。此外,由于缺乏直接比较这两种方法的前瞻性随机试验的数据,目前尚不确定哪种化疗顺序,即诱导 - 同期或同期 - 辅助,在当下效果更好。值得注意的是,一纳入 28 项试验共8 214 例鼻咽癌患者数据的荟萃分析对比了 8 种治疗模式的疗效[43],结果显示和同期放化疗相比,OS 获益最大的是含紫杉醇的诱导化疗 + 同期放化疗(HR=0.75; 95% CI 0.59~0.96)、不含紫杉醇的诱导化疗 + 同期放化疗

（HR=0.81；95% CI 0.69~0.95）以及同期放化疗＋辅助化疗（HR=0.88；95% CI 0.75~1.04）。仅对以同期放化疗为对照的临床试验进行推断性比较，诱导化疗在减少远处转移方面似乎优于辅助化疗。未来还需要进行比较诱导化疗加同期放化疗和诱导化疗加辅助化疗的头对头随机试验。

与其他局部晚期患者相比，T_3N_0 鼻咽癌患者治疗失败的风险相对较低[44]。因此，一些研究在同期放化疗基础上增加辅助化疗[32]或诱导化疗的随机对照试验中，这一亚组被排除了[8-9,40]。考虑到缺乏随机试验的数据，专家组推荐对 T_3N_0 患者要慎重权衡在同期放化疗的基础上加用辅助化疗或诱导化疗的利弊。

根据之前比较同期放化疗加或不加辅助化疗与单纯放疗的疗效的Ⅲ期临床试验[3,6,12-13]，我们推荐在放疗的同时使用顺铂 100mg/m² 每 3 周一次或 40mg/m² 每周一次的化疗。这些试验证实了在局部晚期鼻咽癌中同期放化疗优于单纯放疗。值得注意的是，3 项试验使用了每 3 周一次的化疗方案[12-14]，两项试验使用了每周一次的化疗方案[6,45]；还有由 Chen 等[3]使用了 7 疗程 30mg/m² 每周一次的方案。已有头对头的临床试验对3 周和每周方案进行了比较。由 Lee 等[46]报道的一项Ⅱ期小规模随机对照试验发现，两种方案的疗效和不良反应差异无统计学意义，每周方案似乎更有利于提高患者的生活质量。一项纳入 526 例局部晚期鼻咽癌患者的大型Ⅲ期随机对照试验结果显示，3 周方案与每周方案的 3 年 FFS、OS、DMFS、LRFS 的差异无统计学意义，且急性血液学毒性和晚期耳毒性显著减少[47]。值得注意的是，在这项研究中，3 周方案中顺铂的累积剂量（200mg/m²）低于每周方案（240mg/m²）。然而，一项纳入 261 例Ⅲ~Ⅳb 期接受了根治性手术的高危头颈鳞癌患者的非劣效 2/3 期临床试验，经过中位 2.2 年的随访，结果显示两种方案的总生存相似，而单周方案 3 级以上的中性粒细胞减少和感染的发生率更低[48]。在这项研究中，单周方案组的中位累积顺铂剂量明显低于3 周方案组（239mg/m² vs. 280mg/m²）。这两项临床试验得到了相反的结论，可能提示顺铂的累积剂量，而不是使用频次（单周和 3 周），才是决定不良反应的因素。

现有证据提示，对于疗效而言，顺铂累积剂量的作用比给药方案更为重要。一些Ⅲ期临床试验的探索性分析提示，顺铂的累积剂量不应低于 200mg/m² 以保证疗效[49-51]。一项Ⅱ期随机试验结果显示，对于 EBV DNA<4 000 拷贝/ml 的患者，同期放化疗中 2 疗程的顺铂（100mg/m²，每 3 周一次）与 3 疗程相比较，PFS、OS 及局部复发和远处转移的累积发生率差异无统计学意义，同时急性和晚期不良反应减少[52]。对于有禁忌证而无法使用顺铂化疗的患者，可选其他同期化疗药物包括卡铂［曲线下面积（AUC）5~6］[22,53]、奥沙利铂（70mg/m²，每周一次）[22]和奈达铂（100mg/m²，每 3 周一次）[19,54]。

2009 年发表的一项Ⅱ期随机试验首次报道在同期放化疗之前加用 2 疗程多西他赛（75mg/m²）加顺铂（75mg/m²）诱导化疗可将鼻咽癌患者的 3 年 OS 从 68% 提高到 94%（HR=0.24；95% CI 0.08~0.73）[10]。随后，两个大型Ⅲ期随机对照试验[7-9]分别评估了 TPF 方案（多西他赛 60mg/m²、顺铂 60mg/m² 和 5-FU 每天 600mg/m²，持续静脉滴注 120h；每 3 周一次，共 3 疗程）和 GP 方案（吉西他滨 1 000mg/m²，d1、d8，顺铂 80mg/m²；每 3 周一次，共 3 疗程）在局部晚期鼻咽癌患者（$T_{3~4}N_0$ 除外）中的疗效。在 TPF 试验中，与单纯同期放化疗组相比，诱导化疗加同期放化疗组的 5 年 OS 率（HR=0.65；95% CI 0.43~0.98）、PFS（HR=0.65；95% CI=0.43~0.98）、无远处复发生存率（HR=0.60；95% CI 0.38~0.95）和无局部复发生存率（HR=0.58；95% CI 0.34~0.99）均得到显著提高[7-8]。尽管各种药物的剂量与另一项试验（多西他赛 75mg/m²，顺铂 75mg/m² 和 5-FU 每天 750mg/m²，持续静脉滴注 120h）相比已降低 20%，3~4 级不良反应如中性粒细胞减少（35%）、白细胞减少（27%）和腹泻（8%）的发生率较高[42]。在另一项使用 GP 诱导化疗方案的试验中，患者的 3 年 OS 率（HR=0.43；95% CI 0.24~0.77）、PFS（HR=0.51；95% CI 0.34~0.77）和无远处转移生存（HR=0.43；95% CI 0.25~0.73）均提高[9]。患者对 GP 方案的耐受性相对较好，3~4 级不良反应如中性粒细胞减少、白细胞减少和腹泻的发病率分别为 21%、11% 和 0.4%。其他推荐的诱导化疗方案包括 PF 方案（顺铂 80~100mg/m²，5-FU 每天 800~1 000mg/m²，持续静脉滴注 120h）和顺铂＋卡培他滨方案（PX 方案；顺铂 100mg/m²，卡培他滨每天 2 000mg/m²，持续给药 14d）[11,16,40]。

目前尚无直接比较不同诱导化疗方案的随机对照研究。因此，诱导化疗方案可以视患者的情况来选择。一项纳入 502 例患者的Ⅲ期非劣效随机试验首次评估了在诱导化疗加同步放化疗中用洛铂替代顺铂的，结果显示，洛铂组与顺铂组的 5 年无进展生存率和总生存率差异无统计学意义，顺铂组的 1~2 级不良反应显著高于洛铂组，且顺铂组的 3~4 级黏膜炎（顺铂组 40% vs. 洛铂组 41%）、白细胞减少（23% vs. 16%）和中性粒细胞减少（24% vs. 10%）高于洛铂组[18]。一项多中心Ⅲ期随机试验在 238 例患者中比较了诱导化疗中 TPC 方案（紫杉醇 150mg/m², d1；顺铂 60mg/m², d1、卡培他滨 2 000mg/m², d14；每 3 周一次，共 2 疗程）与 PF 方案。TPC 组 3 年 FFS 显著高于 PF 组（HR=0.47；95% CI 0.28~0.79；P=0.004），可显著降低远处转移风险（HR=0.49；95% CI 0.24~0.98；P=0.04）和局部复发风险（HR=0.40；95% CI 0.18~0.93；P=0.03），且没有增加毒性反应[16]。目前有临床试验正在评估诱导化疗中用洛铂或奈达铂等其他铂类药物替代顺铂或者用卡培他滨替代 5-FU 是否可以在保证非劣效性的同时改善患者的生存质量（NCT03503136）。

Intergroup 研究的结果确定了 PF 方案（顺铂 80mg/m², d1；5-FU 每天 1 000mg/m², d1~4，持续静脉滴注 96h，每 4 周一次）作为辅助化疗的标准方案[15]。如果有禁忌证无法使用顺铂，可用卡铂替代顺铂[55]。一项单中心非劣效性随机试验在 206 例鼻咽癌患者中比较了 Intergroup 方案与同期卡铂 100mg/m² 化疗后辅助卡铂（AUC 5，静脉注射）+5-FU（每天 1 000mg/m²，持续静脉滴注 96h）的方案。使用顺铂的患者中 42% 完成了 3 疗程的辅助化疗，而使用卡铂的患者中 73% 完成了辅助化疗。两组生存结局相似；顺铂组的肾毒性、白细胞减少和贫血发生率更高，而卡铂组血小板减少的发生率更高[55]。该小组还进行了一项多中心随机试验，在 175 例 T_2N_0~$T_4N_2M_0$（UICC/AJCC 第七版）鼻咽癌患者中比较了卡铂同期放化疗与卡铂同期放化疗加卡铂与 5-FU 辅助化疗[56]。结果表明加用卡铂和 5-FU 辅助化疗可显著提高患者 2 年无瘤生存率。一项多中心Ⅲ期随机试验共纳入 240 例接受了同期放化疗的 N_{2-3} 鼻咽癌患者，随机接受顺铂 + 吉西他滨（顺铂 80mg/m², d1；吉西他滨 1g/m², d1、d8，每 3 周一次，共 3 疗程）与顺铂 + 氟尿嘧啶（顺铂 80mg/m², d1；氟尿嘧啶 4g/m²，持续静脉滴注 96h，每 4 周一次，共 3 疗程）辅助化疗[57]，结果显示顺铂 + 吉西他滨的 3 年无进展生存率更高（83.9% vs. 71.5%），且黏膜炎（23% vs. 28%）和听力损失（5% vs. 9%）发生率较低；但是白细胞减少（52% vs. 29%）和中性粒细胞减少（32% vs. 16%）发生率较高。然而，如前所述，另一项Ⅲ期临床试验发现，6 个疗程的吉西他滨 + 顺铂化疗未能提高放疗后血浆 EBV DNA 阳性的高危鼻咽癌患者的生存[25]。这两项研究的结果存在差异，因此吉西他滨 + 顺铂是否应该作为辅助化疗的标准方案尚需要更多研究。如上所述，辅助化疗的主要缺点是耐受性较差。节拍化疗是一种新兴的抗肿瘤模式。与传统化疗使用最大耐受剂量治疗肿瘤不同，通过低剂量、长时间口服的"节拍式"给氟尿嘧啶类药物等化疗药可使其长时间维持在相对较低的血药浓度，从而可在持续抗肿瘤的同时降低不良反应，尤为适合放化疗结束后患者的辅助治疗。一项Ⅲ期试验证实在高危局部区域晚期（Ⅲ~ⅣA 期，剔除 $T_{3-4}N_0$ 及 T_3N_1）鼻咽癌患者中，在根治性放化疗（同期放化疗 ± 诱导化疗）后使用节拍卡培他滨（650mg/m²，每天 2 次）辅助治疗一年的模式可显著提高患者生存率[15]。同时，该模式安全性良好，严重不良反应的发生率仅为 17%，患者可耐受。另外一项纳入 180 例患者的多中心、前瞻性、随机对照临床试验也发现，在伴有高危复发转移因素（^{18}F-FDG PET 显像原发肿瘤 SUV_{max} >10、原发肿瘤体积 >30cm³、EBV DNA >2 × 10⁴、颈部多个淋巴结转移且其中一个 >4cm、$T_4N_2M_0$、$T_{1-4}N_3M_0$）的Ⅲ~Ⅳb 期鼻咽癌患者中，8 个疗程的卡培他滨辅助化疗（1 000mg/m²，每天 2 次，服用 14 天休 7 天）显著提高了生存率，且未增加 3 级及以上治疗相关晚期毒性反应[60]。因此，对于高复发 / 转移风险患者，推荐在根治性放化疗结束后使用节拍化疗进行辅助治疗。

近年来，多项研究探索了免疫治疗在局部晚期鼻咽癌中的疗效 CONTINUUM 是第一项将 PD-1 抗体与放化疗联合的 3 期随机对照临床试验[58]，共纳入 425 例 $T_{1-4}N_{2-3}M_0$ 或 $T_4N_1M_0$ 的鼻咽癌患者，随机分为对照组和试验组，对照组接受吉西他滨 + 顺铂诱导化疗和顺铂同期放化疗，试验组在对照组基础上联合 12 个疗程的信迪利单抗治疗，信迪利单抗从诱导化疗的第 1 天开始使用，每次 200mg，共 12 次，结果显示试验组的 3~4 级不良反应发生率有所升高（74% vs. 65%），但试验组患者 3 年 EFS 率（86% vs. 76%，HR=0.59；95% CI 0.38~0.92；P=0.019）、DMFS 率（90% vs. 83%，HR=0.57；95% CI 0.33~0.98；P=0.041）和 LRRFS 率（93% vs. 87%，HR=0.54；95% CI 0.30~0.99；P=0.043）均显著提高，然而尚未观察到 OS 的获益，需要更长时间随访。另外，Liang 等[59]报道了一项纳入 49 例 N_3 期鼻咽癌患者的Ⅱ期临床试验，在诱导化疗 + 同期放化疗的基础上加入免疫和抗血管生成靶向治疗（卡瑞利珠单抗 + 阿帕替尼），结果提示 2 年的 DMFS 率、FFS 率、OS 率和 LRFS 率分别为

98.0%、95.9%、98.0% 和 97.9%，均高于历史研究报道。然而，这一研究样本量较小，随访时间较短，尚需要有长期随访的大型随机对照试验进一步证实。

6 转移性鼻咽癌的治疗

转移性鼻咽癌的治疗

分层	Ⅰ级推荐	Ⅱ级推荐	Ⅲ级推荐
一线治疗	吉西他滨 + 顺铂 + 卡瑞利珠单抗[1]（1A 类） 吉西他滨 + 顺铂 + 特瑞普利单抗[2-3]（1A 类） 顺铂 + 吉西他滨 + 顺铂 + 替雷利珠单抗[4]（1A 类） 吉西他滨 + 顺铂[5,6]（1A 类）	紫杉醇或紫杉醇白蛋白 + 顺铂 + 卡培他滨[7-8]（1B 类） 5-FU + 顺铂 + 局部放疗[9]（1A 类）a 顺铂 / 卡铂 + 5-FU + 顺铂 / 卡铂[10-11]（2A 类） 多西他赛 + 顺铂[12]（2A 类） 紫杉醇 + 卡铂[13]（2A 类） 卡培他滨 + 顺铂[14]（2A 类） 紫杉醇白蛋白 + 顺铂[15]（2A 类）	吉西他滨 + 顺铂 + 恩度[16]（2B 类）
二线及以上治疗	单药化疗 卡培他滨[17-18]（2A 类） 或多西他赛[19]（2A 类） 或吉西他滨[20]（2A 类） （如一线未接受同一药物之一） 鼓励患者参加临床试验	吉西他滨 + 长春瑞滨[21-22]（2A 类） 伊立替康[23]（2A 类） （如一线未接受同一药物）	卡瑞利珠单抗[24]（2B 类） 特瑞普利单抗[25]（2B 类） 纳武利尤单抗[26]（2B 类） 帕博利珠单抗[27-28]（2A 类） （如一线未接受 PD-1/PD-L1抑制剂）
三线及以上治疗	特瑞普利单抗[25]（2A 类） 卡瑞利珠单抗[29]（2A 类） 派安普利单抗[30]（2A 类） （如既往未接受 PD-1/PD-L1 抑制剂） 卡培他滨[17-18]（2A 类） 或多西他赛[19]（2A 类） 或吉西他滨[20]（2A 类） （如前线未接受同一药物之一） 鼓励患者参加临床试验	吉西他滨 + 长春瑞滨[21-22]（2A 类） 伊立替康[23]（2A 类） （如前线未接受同一药物之一）	纳武利尤单抗[26]（2B 类） 帕博利珠单抗[27-28]（2A 类） 卡度尼利单抗[31]（2B 类） （如既往未接受 PD-1/PD-L1抑制剂） 安罗替尼[32]（2B 类）

注：该推荐仅基于正式发表的研究。
可手术或局部放疗的复发性鼻咽癌参照复发性鼻咽癌部分。
a 仅限于3疗程化疗后获得部分缓解或者完全缓解的初诊转移性鼻咽癌患者。

【注释】

复发或转移性鼻咽癌（recurrent or metastatic nasopharyngeal carcinoma，RM-NPC）是一组具有异质性的疾病，通常可分为三种类型：初诊时即存在远处转移（*de novo* metastasis）、根治性放疗后出现局部区域复发（locoreginal recurrence）和根治性放疗后出现局部区域复发伴远处转移（locoreginal recurrence with distant metastasis）[33]。鉴于此，强烈建议在制订治疗方案前进行全面地再分期评估，包括对鼻咽和颈部进行增强磁共振成像，以及全身 PET/CT 或相应部位增强 CT 扫描和 / 或全身骨扫描来明确局部复发、全身转移状态。对于仅局部区域复发的鼻咽癌患者，经过严格筛选后，可考虑进行挽救性外科治疗或再次放疗，具体的患者选择和治疗方案可参照复发性鼻咽癌的治疗章节。

值得注意的是，大部分复发性鼻咽癌并不适合局部治疗。对于这些患者及存在远处转移的鼻咽癌患者，主要的治疗策略依然是姑息性化疗和／或免疫治疗（见后表）。

吉西他滨联合顺铂是一线治疗的优选化疗方案。该推荐的依据来自全球首个针对 RM-NPC 领域的Ⅲ期临床试验（GEMM20110714）的研究结果。2016 年，GEM20110714 研究首次证实，在 RM-NPC 的一线治疗中，吉西他滨联合顺铂（GP 方案，吉西他滨 $1g/m^2$，d1、d8；顺铂 $80mg/m^2$；每 3 周一次，最多 6 疗程）相较于氟尿嘧啶联合顺铂（FP 方案，顺铂 $80mg/m^2$；5-FU $1g/m^2$，d1~4；每 3 周一次，最多 6 疗程）展现更优的疗效[5]。例如，在主要终点无进展生存期（PFS）上，GP 组的中位 PFS 为 7.0 个月（4.4~9.9 个月），FP 组的中位 PFS 为 5.6 个月（3.0~7.0 个月），差异有统计学意义和临床意义（HR=0.55，95% CI 0.44~0.68；P<0.000 1）。次要终点总生存期（OS）和客观缓解率（ORR）方面，GP 组同样优于 FP 组（中位 OS，29.1 个月 vs. 20.9 个月；ORR，64% vs. 42%）。尽管 GP 组和 FP 组的不良反应谱有所区别，但总体安全性均可控。最终 OS 分析显示[6]：相比于 FP 组，GP 组的 5 年生存率提高了 1.5 倍（从 7.8% 提高到 19.2%），整体死亡风险降低了 28%。中位 OS 分别为 22 个月（GP组）和 19 个月（FP 组）。GP 方案相比 FP 方案具有更高的效益 - 成本比[34]。该试验具有里程碑式的意义，是首个明确显示 OS 获益的研究，并确立了 GP 方案在晚期鼻咽癌一线治疗中的核心地位。此后，多项研究探索了以 GP 为基础的一线联合治疗方案。其中，GP 联合 PD-1 单抗方案已先后被证实可以进一步改善患者的 PFS。JUPITER-02 研究结果显示：与化疗（GP）联合安慰剂相比，特瑞普利单抗联合 GP 显著延长 PFS（中位数，11.7个月 vs. 8.0 个月，HR=0.52）[2]；CAPTAIN-1ST 研究结果表明：卡瑞利珠单抗联合 GP 显著延长 PFS（中位数，10.8 个月 vs. 6.9 个月，HR=0.51）[1]。另一个Ⅲ期研究（RATIONALE 309）也公布了类似的 PFS 获益情况：相比 GP，替雷利珠单抗联合 GP 中位 PFS 显著延长（9.2 个月 vs. 7.4 个月，HR=0.52）[4]。基于此，国家药品监督管理局（NMPA）分别批准了特瑞普利单抗联合 GP、卡瑞利珠单抗联合 GP 和替雷利珠单抗联合 GP 一线治疗 RM-NPC 的适应证。JUPITER-02 研究还报道了次要终点 OS 的结果[3]：相比于安慰剂组，特瑞普利单抗组的死亡风险降低了 37%（中位数，未达到 vs. 33.7 个月，HR=0.63［95% CI 0.45~0.89］）。更新的 PFS 结果显示：化疗联合特瑞普利单抗组的中位 PFS 为 21.4 个月，化疗联合安慰剂组的中位 PFS 为 8.2 个月，差异有统计学意义（HR=0.52）。此外，一项单臂Ⅱ期研究报道了 GP 联合恩度一线治疗 RM-NPC 的安全性和抗肿瘤活性，28 例患者的 ORR 为 85.7%，中位 PFS 为 19.4 个月[16]。一线化疗联合抗 EGFR 单抗也有一些早期数据[35-36]：一项回顾性研究发现 GP 联合抗 EGFR 单抗一线治疗 RM-NPC，中位 PFS 为 10.3 个月，ORR 为 67.9%，中位 OS 为 42.8 个月。

此外，铂类联合紫杉醇或多西紫杉醇也是一线化疗的常用选择，而含铂三药方案尽管在客观有效率及短期疗效上表现较好，但并未显示总生存获益[12-13,37-39]。一项Ⅰ／Ⅱ期研究表明，白蛋白紫杉醇联合顺铂方案对 RM-NPC 有较高的有效率，安全性尚可[15]。研究发现，白蛋白紫杉醇单周（白蛋白紫杉醇，$100mg/m^2$，d1、d8、d15，3 周 1 疗程）、双周（白蛋白紫杉醇，$140mg/m^2$，d1、d8，3 周 1 疗程）和三周（$260mg/m^2$，d1，3 周 1 疗程）方案的安全性与疗效差异无统计学意义。一项Ⅱ期随机对照研究显示，在一线紫杉醇联合卡铂基础上（n=43），增加贝伐珠单抗（n=43）并不能延长 PFS（中位数，7.5 个月 vs. 6.5 个月，P=0.148）和 OS（中位数，21.0 个月 vs. 24.7个月，P=0.105）[40]。在维持化疗方面，一项小样本Ⅲ期随机对照试验发现，一线接受紫杉醇、顺铂和卡培他滨三药化疗 4~6 个疗程并达到疾病控制的转移性鼻咽癌患者，接受卡培他滨维持化疗（n=52），其 PFS 显著长于不接受维持治疗者（n=52）（中位数，35.9 个月 vs. 8.2 个月，HR=0.44）。初步 OS 分析显示维持治疗组具有 OS 获益的趋势（中位数：未达到 vs. 41.5 个月；HR=0.59，95% CI 0.30~1.16）[7]。在此基础上，一项小样本随机对照研究显示，在复发或转移性鼻咽癌一线治疗上，紫杉醇白蛋白联合顺铂、卡培他滨（n=41）对比吉西他滨联合顺铂（n=40）带来更长的 PFS（中位数，11.3 个月 vs. 7.7 个月，P=0.002）[8]。另一项小样本随机对照Ⅱ期临床研究发现，一线化疗后 S1 维持组相比不维持组 PFS 得到显著延长（中位数，16.9 个月 vs. 9.3 个月，P<0.001）和 OS（33.6 个月 vs. 20.0 个月，P<0.001）[41]。然而，一线诱导治疗后维持治疗的价值和意义需要在免疫一线治疗的背景下，以及设计良好、大样本量的Ⅲ期临床研究中做进一步评估。

越来越多证据表明，对于一线化疗反应良好的患者，局部区域放疗（LRRT）可能有助于改善初诊转移性鼻咽癌患者的预后。一项Ⅲ期随机对照试验评估了在初诊转移性鼻咽癌患者一线化疗基础上加入LRRT的疗效和安全性[9]。符合条件的患者是在3周期的PF（顺铂和氟尿嘧啶）治疗后达到部分缓解（PR）或完全缓解（CR）的患者，继续给予3个周期的PF方案化疗，随后随机进入LRRT治疗或者观察等待。研究结果显示额外的LRRT将进展和/或死亡风险降低了64%（$HR=0.36$；95% CI 0.23~0.57），将死亡风险降低了58%（$HR=0.42$；95% CI 0.23~0.77；$P=0.004$）。该研究为局部放疗在初诊转移性鼻咽癌中的应用提供了一定的依据，但在吉西他滨联合顺铂及PD-1单抗的标准一线化疗时代，局部放疗的意义还需要额外的Ⅲ期随机对照研究来验证。回顾性研究的结果提示，对于初诊转移晚期鼻咽癌，姑息性化疗联合免疫治疗后序贯局部区域放疗可提高PFS[42]。此外，一项单臂Ⅱ期临床试验探索了一线化疗序贯放疗及特瑞普利单抗用于治疗初诊转移性鼻咽癌的疗效及安全性[43]；该研究入组了已接受3个疗程FP方案化疗并获得缓解的初诊转移性鼻咽癌患者，随后接受同步放化疗（同期3个疗程FP方案）联合特瑞普利单抗。结果显示，22例入组患者的ORR为81.8%，3年PFS率为44.9%。

对于一线含铂方案治疗失败的患者，目前尚无优选的挽救治疗方案，建议鼓励患者参加设计良好的临床试验。常规治疗策略包括选择一线未使用的单药化疗，如卡培他滨[17-18]、多西他赛[19]、吉西他滨[20]、长春瑞滨联合吉西他滨[21-22]、伊立替康[23]等。抗PD-1单抗在二线或多线治疗中也显示一定的挽救治疗价值，单药有效率为20%~30%[24-27,29,44]。但在二线治疗方面，两项随机对照试验均显示单药PD-1单抗相较于研究者选择的化疗方案并没有改善患者临床结局，虽然安全性上更有优势。KEYNOTE-122研究显示，帕博利珠单抗组（$n=117$）的中位OS为17.2个月，化疗组（$n=116$）的中位OS为15.3个月，差异无统计学意义（$P=0.226\,2$）[28]。另外一项Ⅱ期随机对照研究（NCT02605967）发现，相比于化疗（$n=40$），PD-1单抗spartalizumab（$n=82$）同样不能改善患者PFS（中位数，1.9个月 vs. 6.6个月，$P=0.915$）；次要终点方面spartalizumab也未见获益（ORR：17.1% vs. 35.0%；中位数OS：25.2个月 vs.15.5个月；$P=0.138$）[40]。基于此，本指南在二线Ⅰ级推荐仍保留为单药化疗。但对于不能耐受化疗或者拒绝化疗的患者，PD-1单抗也是可选的治疗方案。对于一线含铂化疗失败的患者，抗血管生成药物也具有一定的活性。一项小样本Ⅱ期单臂临床试验显示，一线化疗失败的RM-NPC患者（$n=64$）接受阿帕替尼（500mg，每天1次）联合卡培他滨（$1\,000\text{mg/m}^2$，每天2次，d1~14，每3周一次）后，ORR为39.1%（95% CI 27.1%~52.1%），中位PFS为7.5个月（95% CI 5.0~10.0个月），中位OS为15.7个月（95% CI 11.3~20.1个月），36例（56.3%）患者出现了3~4级毒性反应[45]。考虑到卡培他滨和阿帕替尼存在不良反应谱的叠加问题，后续仍需探索该方案的生存获益及安全性。另一项免疫联合抗血管生成药物的Ⅱ期研究发现，卡瑞利珠单抗联合阿帕替尼（250mg，q.d.）治疗一线化疗失败后的RM-NPC患者（$n=58$），有效率为65.5%（95% CI 51.9%~77.5%），中位PFS为10.4个月（95% CI 7.2~13.6个月）[46]。值得注意的是，这项研究入组了接近一半的仅局部区域复发的患者，这部分解释了其PFS数据相较于历史数据更好的现象。在该研究中，27.5%的患者因不可耐受的不良反应而停用阿帕替尼，其中最常见的原因是鼻咽坏死，且存在鼻咽复发病灶和鼻咽再次放疗的患者出现鼻咽坏死的风险显著增加。一项Ⅱ期临床试验评估了卡瑞利珠单抗联合阿帕替尼在铂类耐药（第一组，NCT04547088）和PD-1抑制剂耐药（第二组，NCT04548271）的RM-NPC患者中的安全性和疗效[47]；研究的主要终点为ORR。第一组中ORR为65%（95% CI 49.6%~80.4%，$n=40$），第二组中ORR为34.3%（95% CI 17.0%~51.8%，$n=32$）。47例（65.3%）患者报告了3级或更高级别与治疗相关的不良事件。一项小样本单臂研究入组了既往PD-1免疫治疗失败的RM-NPC患者给予卡瑞利珠单抗联合法米替尼治疗（$n=18$），结果显示ORR为33.3%（90% CI 15.6%~55.4%），中位PFS为7.2个月（90% CI 4.4~13.3）[48]。8例（44.4%）患者报告了3级或更高级别的与治疗相关的不良事件，4例患者发展为3级或更高级别的鼻咽坏死；其中2例患者出现了3~4级鼻咽出血。此外，一项Ⅱ期单臂研究探索了信迪利单抗联合贝伐珠单抗（7.5mg/kg，静脉滴注，每3周一次）治疗至少经过一线化疗的RM-NPC患者（$n=33$），结果显示ORR为54.5%，3级及以上鼻咽坏死发生率为9.1%[49]。这些结果提示对于鼻咽部病灶残留或复发的RM-NPC患者，抗血管生成药物的应用应格外谨慎。考虑到联合治疗带来额外经济成本和临床毒性，在Ⅲ期确认性研究证实二线免疫为基础或抗血管生成药物为基础的联合治疗方案可给患者带来生存获益之前，本次指南更新暂不将这些联合治疗方案作为二线或二线以上的治疗选择建议。

RM-NPC 三线或三线以上的优选治疗方案为 PD-1 单抗单药。3 项注册研究显示 PD-1 单抗单药在既往 ≥2 线化疗失败患者中具有一定疗效：POLARIS-02 研究显示，特瑞普利单抗治疗（n=92）ORR 为 23.9%，中位 PFS 和 OS 分别为 2 个月和 15.1 个月[25]；CAPTAIN 研究显示卡瑞利珠单抗治疗的患者（n=156）获得 28.2% 的 ORR，中位 PFS 和 OS 分别为 3.7 个月和 17.1 个月[29]；一项 II 期单臂研究显示，对于既往二线或二线以上治疗失败的患者，派安普利单抗治疗（n=130）的 ORR 为 28.0%，患者的中位 PFS 和 OS 分别为 3.6 个月和 22.8 个月[30]。基于以上研究，NMPA 分别批准了特瑞普利单抗、卡瑞利珠单抗和派安普利单抗用于既往接受过二线及以上系统治疗失败的 RM-NPC 患者的治疗。一项 II 期研究评估 PD-L1 单抗 KL-A167 在既往至少二线化疗失败 RM-NPC 患者中的疗效和安全性[50]。共 132 例患者进入全分析集（FAS），并进行了疗效评估。IRC 评估的 ORR 为 26.5%（95% CI 19.2%~34.9%），中位 PFS 为 2.8 个月（95% CI 1.5~4.1 个月），中位 OS 为 16.2 个月（95% CI 13.4~21.3 个月）。双特异性抗 PD-1/CTLA-4 抗体卡度尼利单抗，在既往经过二线化疗失败且未接受免疫治疗的 RM-NPC 患者中也显示积极的疗效信号，23 例可评估患者中，ORR 为 26.1%（95% CI 10.2%~48.4%）[31]。另一项针对 EB 病毒阳性 RM-NPC 患者的单臂 II 期临床试验评估了纳武利尤单抗联合伊匹利单抗治疗既往化疗失败患者的疗效[51]：研究的主要终点最佳总响应率（BOR）未达到预设水平。BOR 为 38%，中位 PFS 和 OS 分别为 5.3 个月和 19.5 个月。抗血管生成药物方面，一项 II 期临床试验评估了安罗替尼作为单药治疗在多次治疗失败的 RM-NPC 患者中的疗效和安全性（n=39）[32]。研究结果显示，ORR 为 20.5%，中位 PFS 为 5.7 个月。

综上所述，RM-NPC 一线标准治疗为吉西他滨 + 顺铂 +PD-1 单抗。对于一线 GP+PD-1 免疫治疗的患者，化疗后未进展者建议予 PD-1 单抗单药维持至出现不可耐受不良反应、疾病进展或满 2 年，不建议联合或单用化疗药物进行维持治疗。一线单纯化疗者，部分患者可考虑使用副作用较小的口服氟尿嘧啶类药物（如卡培他滨、S1 等）进行维持。对于初诊转移患者，在一线姑息治疗有效的情况下，部分患者可从鼻咽 + 区域淋巴结放疗中获益。一线含铂化疗失败以后（二线及二线以上），暂无高级别循证学证据提供优选方案，二线可推荐单药化疗，三线可考虑 PD-1 免疫治疗，建议一线失败后的患者参加新方案临床研究。

常见复发转移性鼻咽癌一线治疗方案

化疗方案	剂量	用药时间	时间及疗程
顺铂 + 吉西他滨 + 卡瑞利珠单抗	卡瑞利珠单抗 200mg	第 1 天	21d 为一个疗程，持续维持至疾病进展或者不良反应不可耐受
	顺铂 80mg/m²	第 1 天	21d 为一个疗程，4~6 疗程
	吉西他滨 1 000mg/m²	第 1、8 天	21d 为一个疗程，4~6 疗程
顺铂 + 吉西他滨 + 特瑞普利单抗	特瑞普利单抗 240mg	第 1 天	21d 为一个疗程，持续维持至疾病进展或者不良反应不可耐受
	顺铂 80mg/m²	第 1 天	21d 为一个疗程，最多 6 疗程
	吉西他滨 1 000mg/m²	第 1、8 天	21d 为一个疗程，最多 6 疗程
顺铂 + 吉西他滨 + 替雷利珠单抗	替雷利珠单抗 200mg	第 1 天	21d 为一个疗程，持续维持至疾病进展或者不良反应不可耐受
	顺铂 80mg/m²	第 1 天	21d 为一个疗程，最多 6 疗程
	吉西他滨 1 000mg/m²	第 1、8 天	21d 为一个疗程，最多 6 疗程

续表

化疗方案	剂量	用药时间	时间及疗程
顺铂 + 吉西他滨	顺铂 80mg/m²	第 1 天	21d 为一个疗程,4~6 疗程
	吉西他滨 1 000mg/m²	第 1、8 天	
顺铂 +5-FU	顺铂 80mg/m²	第 1 天	21d 为一个疗程,4~6 疗程
	5-FU 1 000mg/m²	第 1~4 天	
顺铂 + 紫杉醇 + 卡培他滨	顺铂 75mg/m²	第 1 天	21d 为一个疗程,4~6 疗程
	紫杉醇 175mg/m²	第 1 天	21d 为一个疗程,4~6 疗程
	卡培他滨 1 000mg/m²	第 1~14 天	21d 为一个疗程,持续维持至疾病进展或者不良反应不可耐受
	顺铂 60mg/m²	第 1 天	21d 为一个疗程,最多 6 个疗程
	紫杉醇白蛋白 200mg/m²	第 1 天	21d 为一个疗程,最多 6 个疗程
	卡培他滨 1 000mg/m²	第 1~14 天	21d 为一个疗程,最多 6 个疗程
顺铂 + 多西他赛	顺铂 75mg/m²	第 1 天	21d 为一个疗程,4~6 疗程
	多西他赛 75mg/m²	第 1 天	
顺铂 + 多西他赛	顺铂 70mg/m²	第 1 天	21d 为一个疗程,4~6 疗程
	多西他赛 35mg/m²	第 1、8 天	
卡铂 + 紫杉醇	卡铂 AUC 5	第 1 天	21d 为一个疗程,4~6 疗程
	紫杉醇 175mg/m²	第 1 天	
顺铂 + 白蛋白紫杉醇	顺铂 75mg/m²	第 1 天	21d 为一个疗程,4~6 疗程
	紫杉醇白蛋白 100mg/m²	第 1、8、15 天	
顺铂 + 白蛋白紫杉醇	顺铂 75mg/m²	第 1 天	21d 为一个疗程,4~6 疗程
	紫杉醇白蛋白 140mg/m²	第 1、8 天	
顺铂 + 白蛋白紫杉醇	顺铂 75mg/m²	第 1 天	21d 为一个疗程,4~6 疗程
	紫杉醇白蛋白 260mg/m²	第 1 天	
顺铂 + 卡培他滨	顺铂 80~100mg/m²	第 1 天	21d 为一个疗程,4~6 疗程
	卡培他滨 1 000mg/m²	第 1~14 天	持续维持至疾病进展或不良反应不可耐受
顺铂 + 吉西他滨 + 恩度	顺铂 80mg/m²	第 1 天	21d 为一个疗程,最多 4 疗程
	吉西他滨 1 000mg/m²	第 1、8 天	21d 为一个疗程,最多 4 疗程
	恩度 15mg	第 1~14 天	21d 为一个疗程,最多 4 疗程

7　复发性鼻咽癌的治疗

分层1	分层2	Ⅰ级推荐	Ⅱ级推荐	Ⅲ级推荐
适宜手术者	鼻咽局部复发	手术（1A类）[1-10]	再程放疗（2A类）[1-5] 化疗/免疫治疗/靶向治疗*（2A类）	
	颈部复发	手术（2A类）[1-2,13]	放疗（2A类）[1-2,5]	
不适应手术者	适宜放疗者	放疗联合或不联合化疗*[4-5,11-12]（2A类）	放疗联合免疫治疗（2A类）[14] 化疗/免疫治疗/靶向治疗*（2A类）	
	不适宜放疗者	化疗/免疫治疗/靶向治疗*（2A类）		

*参考转移性鼻咽癌化疗/免疫治疗/靶向治疗方案。

不适宜手术定义：患者身体条件不允许、由于各种原因拒绝手术或肿瘤负荷太大无法切除。不适宜放疗定义：预计无法从放疗中获益，综合考虑年龄、KPS、GTV体积、复发T分期、是否合并区域淋巴结转移，既往放疗是否曾出现≥3级毒性反应等因素。

【注释】

对于复发性鼻咽癌，在治疗前，强调全面的再次分期评估，包括鼻咽部病理活检、鼻咽+颈部MRI及全身的PET/CT评估复发或远处转移情况。

对于仅有颈部复发的鼻咽癌患者，颈部淋巴结清扫术是重要的根治性治疗手段，部分患者可以采用选择性颈部淋巴结清扫的手术方式[1-2,13]。放疗或淋巴结清扫术后再行辅助放疗也是可选择的治疗手段[1-2]。

只有原发灶局部或区域复发的鼻咽癌患者可以选择手术或再程放疗[3-5]，再程放疗是有效的挽救性治疗手段，特别是对于复发间隔超过1年的患者[15]。病灶复发的时间间隔、复发病灶的位置、与邻近器官的关系、先前原发灶放疗剂量以及先前放疗及化疗的敏感性均对治疗选择产生影响。再程放疗的处方剂量，通常推荐（60~66）Gy/（27~33）F，当处方剂量<60Gy时，肿瘤的局控欠佳，而当处方剂量>70Gy时，致死性并发症的发生率显著升高[16-17]。一项多中心的随机对照研究对比了超分割调强放疗和常规分割调强放疗治疗复发鼻咽癌的结果。研究显示，超分割调强放疗相对于常规分割调强放疗将局晚期复发鼻咽癌患者的3级以上严重晚期毒性发生率从57%降低到34%，导致死亡的严重毒性发生率在超分割放疗组也显著降低（7% vs. 24%），此外，超分割调强放疗相对于常规分割调强放疗将该部分患者的3年OS从55.0%提高到74.6%。证实了对于复发鼻咽癌患者，超分割放疗可能是一种更加高效低毒的放疗方式，为复发鼻咽癌的放疗模式提供了一种新的选择[18]。

对于局部复发的患者，可以选择挽救性手术治疗[3-10]。其中对于高度选择性，如T_{1-2}复发鼻咽癌患者，采用挽救性外科治疗，3年生存率可以达到60%，而高T分期，手术切缘阳性，伴有淋巴结转移的患者则提示预后不良[19-20]。一项大型多中心随机对照研究（ChiCTR-TRC-11001573）头对头对比了鼻内镜手术和调强放疗治疗可手术切除的复发性鼻咽癌的疗效及安全性，结果显示手术组患者总生存率显著高于放疗组患者，且手术组患者放疗相关并发症发生率显著降低[6]。对于不可手术的复发鼻咽癌患者，综合考虑患者年龄是否>50岁、KPS是否≤70分，GTV体积是否>30cm³、是否为rT_{3-4}、是否合并区域淋巴结转移、既往放疗是否曾出现≥3级不良反应等因素，可将患者分为高危组和低危组[5,11]。低危组患者可从再程放疗中取得生存获益，适宜行再程放疗，而高危组无法从放疗中获益，则不推荐再程放疗[5,11]。对于低危组的患者，接受再程放疗后，仍有机会获得长时间的生存，而是否应在放疗基础上联合化疗尚无定论[3-5,11-12]。对于再程放疗是否可联合免疫治疗，2021年研究发现，再程放疗联合免疫治疗显示良好的肿瘤局控及较好的安全性，但是否能转换为患者长期生存的获益，仍有待进一步的随机对照大样本临床研究结果[14]。再程放疗需要充分评估首程放疗的强度、病灶复发的时间间隔、正常组织的耐受情况、再次放疗剂量对治疗效果的影响以及给患者带来可能的近期不良反应与远期不良反应问题。与调强放疗相比，质子和重离子放疗中可进一步减少对正常组织的损伤，虽然目前尚缺乏随机对照研究，但小样本的回顾性研究提示质子和重离子放疗技术在复发与转移鼻咽癌中具有重要应用前景[12]。对于无法再次接受局部根治性治疗的患者，需要和转移性患者一样接受姑息性系统治疗或最佳支持治疗。

对于接受根治性治疗后局部残留的鼻咽癌患者，一项单臂的Ⅱ期临床研究显示，特瑞普利单抗联合卡培他滨治疗有着良好的疗效，ORR可达95.7%（95% *CI* 78.1%~99.9%），且安全性良好，最常见的3级不良反应为手足综合征[21]。

8 鼻咽癌的手术治疗

鼻咽癌的手术治疗

基本原则

（1）目前手术治疗复发、残留鼻咽癌，疗效确切
应用的理论依据：①手术直接切除放疗不敏感的病灶，避免了二次放射性损伤，相关后遗症较轻；②首程放疗除杀灭可见的肿瘤原发灶和转移淋巴结外，还封闭了淋巴转移通道，因此只需要对于残留、复发鼻咽癌原位或区域淋巴结进行切除，无须进行扩大的鼻咽原发灶与颈部淋巴结联合根治手术
（2）对于可手术切除的复发、残留鼻咽癌，首选手术治疗[1]；对于不可手术切除的复发、残留鼻咽癌，根据患者的情况，选择再程放疗或单纯药物治疗
（3）局部鼻咽手术治疗的方法包括鼻外径路开放手术（下方入路、侧方入路、前方入路）和经鼻内镜手术（内镜消融术、经鼻内镜鼻咽切除术）
常规鼻外径路手术创伤大，逐渐被经鼻内镜手术替代。此外，经鼻内镜手术中，经鼻内镜鼻咽切除术，其兼具外径路的根治性以及内镜手术的微创性，逐渐成为主流的治疗模式
（4）区域淋巴结手术治疗的方法包括颈全清扫术、颈改良性清扫术、颈择区性清扫术、颈扩大性清扫术、内镜下颈淋巴结清扫术
各式式均有严格的手术适应证，目前临床以颈择区性清扫术使用较多
（5）咽后淋巴结由于既往已接受过高剂量放疗，若其复发或残留灶再接受放疗，放疗后遗症严重
目前对复发或残留咽后淋巴结手术采用微创手术为主，主要术式包括经口机器人咽后淋巴结清扫术、鼻内镜辅助下经颌下-咽旁入路咽后淋巴结切除术[2-3]、上颌骨外翻入路咽后淋巴结切除术及内镜经口咽后淋巴结切除术。上述术式均有回顾性研究，疗效及安全性需要进一步研究验证
（6）经鼻内镜鼻咽切除术可用于鼻咽坏死的治疗
多项回顾性研究结果显示其疗效优于常规内科保守治疗[4-5]
（7）未来手术外科在鼻咽癌治疗的发展方向
①探索手术联合药物治疗的效果及具体的联合策略；②优化术式或运用新的手术技术合理拓宽可手术切除范围；③探索手术治疗应用在初诊鼻咽癌的适用范围以及初步疗效

【注释】

目前国际上并无针对复发性鼻咽癌制订专属的分期系统。临床上可借鉴中山大学肿瘤防治中心的复发鼻咽癌外科手术分期系统[6]及复发鼻咽癌再程放疗评分系统[7]选择治疗方案。

sⅠ~sⅡ期患者：无论鼻咽复发灶或颈部淋巴结复发灶均可采取手术治疗。对于颈部淋巴结复发患者，颈部淋巴结清扫术为目前首选的治疗方式。对于可切除的鼻咽复发灶，应首选手术外科治疗，术式推荐经鼻内镜鼻咽肿物切除术。前期一项大型回顾性病例配对研究，发现针对可手术切除的复发鼻咽癌，微创外科手术相对于再程调强放疗能显著提高患者的总生存率，降低患者的放疗并发症发生率，提高患者的生存质量[1]。针对复发鼻咽癌可手术切除方式，可根据其入路分为鼻外入路开放手术和鼻内入路内镜手术。前期荟萃分析研究表明，内镜手术相比于开放手术，可获得更好的生存获益，而且内镜手术创伤更小、患者术后生

活质量更高[8]。上述研究显示鼻内镜微创手术治疗可手术切除期的复发鼻咽癌，其兼具根治和微创的特点。一项大型多中心随机对照研究（ChiCTR-TRC-11001573）头对头对比了鼻内镜手术和调强放疗治疗可手术切除的复发鼻咽癌的疗效及安全性，结果显示手术组患者总生存率显著高于放疗组患者，且手术组患者放疗相关并发症发生率显著降低[9]。近期，一项回顾性研究提示，针对可手术切除复发鼻咽癌，经鼻内镜低温等离子肿物切除术是一项安全，有效，简单的操作，其显著降低了手术的难度，推广性更强[10]。然而，其疗效及安全性需要进一步验证。

sⅢ期患者：无论是鼻咽复发灶或颈部淋巴结复发灶，手术治疗均无法根治性切除肿瘤，再程放疗是唯一的局部根治治疗手段。一项多中心的随机对照研究显示，超分割调强放疗相对于常规分割调强放疗治疗局晚期复发鼻咽癌，显著降低了患者致死性并发症发生率15.3%，提高3年总生存率19.6%，为复发鼻咽癌的放疗模式提供了一种新的选择[11]（详细请参考复发性鼻咽癌的治疗）。

sⅣ期患者：该期患者为局部复发合并远处转移，主要以全身系统性药物治疗为主（详细参考转移性鼻咽癌的治疗）。

鼻咽坏死是鼻咽癌放疗严重的并发症，对于咽旁坏死的患者，颈内动脉破裂大出血致死的概率高达70%。前期一项回顾性研究提示采用经鼻内镜鼻咽切除术切除坏死组织并进行修复，将坏死鼻咽癌2年生存率从46.3%提高至85.3%[4]。此外，为了规范鼻咽坏死的治疗，该研究根据放疗疗程数和颈内动脉暴露情况，创建了坏死鼻咽癌的临床风险分层模型。此风险分层模型不仅能准确预测坏死鼻咽癌患者生存预后，同时也提供了外科治疗指导原则[4]。

一项回顾性研究纳入10例患者行经口机器人咽后淋巴结清扫术，结果显示平均手术时间为（297±120）min，术中出血量为（40±43）ml。所有手术切缘均为阴性，相关并发症较轻。中位随访19个月，仅有1例（10%）患者出现颈部复发[2]。一项回顾性研究纳入31例患者行内镜下经颈咽后淋巴结清扫术，结果提示该手术的平均时间、出血量和术后住院时间分别为347.9min、107.7ml和8.7d[3]。中位随访31.0个月后，所有患者2年无局部复发生存（LRFS）率、无远处转移生存（DMFS）率、无进展生存（PFS）率和总生存（OS）率分别为63.9%、95.2%、59.9%和83.3%。晚期并发症包括吞咽问题、永久性置营养管、舌萎缩和肩部问题的发病率分别为19.4%（6/31）、9.7%（3/31）、9.7%（3/31）和9.7%（3/31）。

对于手术治疗能否拓宽应用到极早期的初诊鼻咽癌，在一项回顾性队列研究中，10例因妊娠、严重幽闭症等原因拒绝放疗的初治Ⅰ期鼻咽癌接受了单纯微创手术治疗。经过中位5年的随访，无一例患者出现复发、转移或死亡，同时避免了口干、听力下降等常见放疗后遗症[12]。现有一项正在进行的前瞻性临床试验（注册号：NCT03353467），拟进一步证实微创外科治疗初诊Ⅰ期鼻咽癌患者的有效性及安全性。

9　鼻咽癌的免疫治疗

基本原则

（1）鼻咽癌进行免疫治疗的主要理论基础

①鼻咽癌肿瘤组织中存在大量浸润淋巴细胞；②鼻咽癌细胞表达PD-L1高达89%~95%；③包括中国在内的鼻咽癌流行病区中，鼻咽癌的发生发展与EB病毒感染密切相关，可表达一系列EB病毒（EBV）相关抗原，既往研究提示基于EBV的LMP1和IFN-γ途径可上调鼻咽癌细胞表面的PD-L1表达水平[1]。因此，在传统放化疗基础上联合使用免疫治疗，制订适合鼻咽癌的综合治疗新模式，是进一步提升疗效的重要策略。

（2）肿瘤免疫领域的治疗方法

包括肿瘤疫苗、过继性免疫细胞治疗、免疫调节剂和免疫检查点抑制剂。其中，肿瘤疫苗（如靶向EB病毒的鼻咽癌疫苗）仍处于基础研究阶段，过继性免疫细胞治疗（如嵌合抗原受体T细胞免疫治疗）治疗鼻咽癌的研究尚未充分开展。当前，在鼻咽癌临床治疗与研究中已经应用和开展的免疫治疗疗法是免疫检查点抑制剂，包括抗PD-1单抗、抗PD-1单抗联合抗CTLA-4单抗、抗PD-1/CTLA4双靶点单抗、以抗TIM-3单抗为代表的非传统靶点免疫检查点抑制剂药物,以及同时包含免疫检查点和非免疫检查点的多靶点抗体。

（3）在复发或转移性鼻咽癌中已有的抗PD-1单抗循证医学证据（下表）

推荐类别详见"6 转移性鼻咽癌的治疗"。对于复发或转移性鼻咽癌患者多线治疗失败后的治疗策略选择上,多种机制药物联合治疗（如抗PD-1单抗、靶向治疗及传统化疗的联合使用）是解决耐药或疗效不佳的一种可行的选择,目前已有临床试验布局（如NCT05807880）。此外,对于既往接受传统PD-1单抗免疫治疗失败的复发转移鼻咽癌患者,目前已有研究探索采用抗体偶联药物（antibody drugs conjugate,ADC）的疗效及安全性（如NCT05126719、NCT06118333）,但ADC药物较大的治疗毒性反应需引起临床工作者及研究者的关注。

（4）鼻咽癌的免疫治疗联合放化疗策略仍有一系列问题有待探讨和解决

如免疫治疗前推至局部区域晚期鼻咽癌的疗效和安全性、放化疗和免疫治疗结合的最佳时机、免疫治疗的合适疗程、免疫治疗时代的去化疗治疗策略、应用免疫治疗后放疗设计（如分割次数、剂量、靶区范围）的调整、免疫治疗预后预测的分子指标等。2023年美国临床肿瘤学会（ASCO）年会已汇报局部区域晚期鼻咽癌中第一项PD-1单抗免疫治疗的Ⅲ期临床试验,即CONTINUUM研究（NCT03700476）。该研究对照组患者采用目前的标准方案"GP方案诱导化疗后同期放化疗",试验组在对照组基础上在"诱导-同期-辅助全疗程"联用PD-1单抗药物信迪利单抗,其中辅助免疫治疗阶段按每3周一次持续6个疗程。研究初步结果显示:试验组与对照组相比具有显著提高的3年EFS率（86.1% vs. 76.0%,P=0.019）,在OS上无显著差异（3年OS率:92.9% vs. 92.8%,P=0.99）。采用相似研究设计的"NEOSPACE"的Ⅱ期单臂临床试验（NCT03734809）在46例ⅣA期鼻咽癌人群中采用帕博利珠单抗联合GP诱导化疗后同期放化疗,2023年ASCO会议上的初步结果显示2年PFS率为69.6%。

（5）对其他类型免疫检查点抑制剂药物（如抗PD-L1单抗、抗PD-1/CTLA4双靶点单抗、抗TIGIT单抗和抗TIM-3单抗）的研究将有助于扩展鼻咽癌免疫治疗的选择

在二线及以上化疗失败的转移性鼻咽癌患者中,抗PD-1/CTLA4双靶点单抗药物卡度尼利单抗已通过一项Ⅱ期临床试验（NCT04220307）汇报其客观缓解率达30%、疾病控制率达70%。局部区域晚期鼻咽癌中第一项抗PD-1/CTLA-4双靶点单抗的3期临床试验（NCT05587374）目前已开展入组,考虑到双靶点单抗药物可能具有比单靶点单抗药物更大的安全性风险,该试验采用了"诱导与辅助"的"三明治式"联用策略,最大程度上避免同期放化疗阶段发生严重毒性的风险。随着免疫治疗药物类型的不断扩充,安全性需要引起充分的重视。

抗PD-L1单抗的药物在鼻咽癌中尚无充分的数据,2023年欧洲内科肿瘤学会（ESMO）年会上报告一项皮下注射剂型的抗PD-L1单抗联合根治性放化疗的Ⅱ期临床研究（NCT05397769）,该研究在GP诱导化疗后同期放化疗的基础上,在诱导-同期-辅助全疗程联用PD-L1单抗药物恩沃利单抗,并在辅助阶段维持1年,研究报告ORR和DCR分别为94.4%和97.2%,CR率为11.1%。而在头颈部肿瘤中报道的3项抗PD-L1单抗药物的Ⅲ期临床试验（EAGLE、JAVELIN、GORTEC-REACH）均报道了阴性结果。因此,从已开展的免疫治疗研究中获取经验,进一步完善研究设计,有助于未来在多靶点免疫治疗和多种类型免疫治疗联合使用方面进行探索。

在对非传统的免疫检查点在鼻咽癌的临床研究方面,一项探究抗TIM-3单抗联合抗PD-1单抗的双免疫联用策略的Ⅱ期临床试验（NCT05563480）已完成入组,抗TIM-3单抗的研究进度优先于抗TIGIT单抗和抗LAG-3单抗。

（6）鼻咽癌免疫治疗的不良反应因所用免疫检查点抑制剂类型的不同（抗PD-1单抗、抗PD-L1单抗、抗CTLA-4单抗）而有所差异,其发生率和毒性谱可参考既往荟萃分析[2]

建议治疗前规律采集相关实验室检查指标,早期发现和监测,并组建多学科会诊体系,纳入心内科、内分泌科、皮肤科、肿瘤内科、感染科等相关科室,综合会诊意见并及时干预。

基本原则

用法	抗 PD-1 单抗	人群
单药	纳武利尤单抗 3mg/kg（每 2 周）[3]	经过至少一线系统治疗失败或无法耐受的复发或转移性鼻咽癌患者
单药	帕博利珠单抗 10mg/kg（每 2 周）[4]；或帕博利珠单抗 200mg（每 3 周）[5]	经过至少一线系统治疗失败或无法耐受的 PD-L1 TPS ≥ 1% 的复发或转移性鼻咽癌患者；经过至少一线含铂化疗失败的 EBV 相关的复发或转移性鼻咽癌患者
单药	卡瑞利珠单抗 200mg（每 2 周）[6]	经过至少二线系统治疗失败的复发或转移性鼻咽癌患者
单药	特瑞普利单抗 3mg/kg（每 2 周）[7]	经过至少一线系统治疗失败或在辅助化疗 / 放化疗结束后 6 个月内疾病进展的复发或转移性鼻咽癌患者
单药	派安普利单抗 200mg（每 2 周）[8]	经过至少二线系统治疗失败的复发或转移性鼻咽癌患者
联合抗 CTLA-4 单抗	纳武利尤单抗 3mg/kg（每 2 周）联合伊匹木单抗 1mg/kg（每 6 周）[9]	不超过一线治疗失败的 EBV 相关（EBV DNA 阳性或 EBER 阳性）的复发或转移鼻咽癌患者
联合靶向治疗	卡瑞利珠单抗 200mg（每 3 周）联合阿帕替尼 250mg（每天口服）[10]	经过至少一线系统治疗失败或在诱导 / 同期 / 辅助放化疗结束后 6 个月内疾病进展的复发（不适合放疗及手术）或转移性鼻咽癌患者
联合化疗（吉西他滨 + 顺铂）	卡瑞利珠单抗 200mg（每 3 周；联合化疗 4~6 疗程，后单药维持治疗）[11]	复发或转移后未经系统治疗的鼻咽癌患者
联合化疗（吉西他滨 + 顺铂）	特瑞普利单抗 240mg（每 3 周；联合化疗最多 6 疗程，后单药维持治疗）[12]	复发或转移后未经系统治疗的鼻咽癌患者
联合化疗（吉西他滨 + 顺铂）	替雷利珠单抗 200mg（每 3 周；联合化疗 4~6 疗程，后单药维持治疗）[14]	复发或转移后未经系统治疗的鼻咽癌患者

注：该推荐基于正式发表的研究及高水平学术会议上对相关临床研究结果的汇报。

【注释】

当前，在全球范围内，获批鼻咽癌适应证且已发表Ⅲ期随机对照临床试验证实疗效的抗 PD-1 单抗药物有特瑞普利单抗、卡瑞利珠单抗以及替雷利珠单抗。一项代号为 CAPTAIN 的Ⅱ期注册临床研究招募了 156 例经二线及二线以上治疗后进展的复发或转移性鼻咽癌患者。该研究最终结果显示，接受卡瑞利珠单抗单药的研究人群中位无进展生存时间及中位总生存时间分别为 3.7 个月和 17.4 个月，显示该药物良好的抗肿瘤效能和安全性[6]。另一项代号为 POLARIS-02 的Ⅱ期注册临床研究招募了 190 例标准治疗失败的转移性鼻咽癌患者（51.6% 行二线治疗、48.4% 行三线或以上治疗），其最终结果显示特瑞普利单抗单药客观缓解率达 20.5%，中位无进展生存时间及中位总生存时间分别为 1.9 个月和 17.4 个月，并具有可控的不良反应[7]。

此外，Chen 等[8]在 2021 年欧洲内科肿瘤学会（European Society for Medical Oncology，ESMO）年会上公布

了派安普利单抗在 130 例复发或转移性鼻咽癌中作为三线及三线以上治疗的初步效果（NCT03866967），发现客观缓解率达 29.7%，中位无进展生存时间及中位总生存时间分别为 3.65 个月和 18.63 个月。

吉西他滨＋顺铂（GP）方案联合卡瑞利珠单抗、特瑞普利单抗或替雷利珠单抗是目前复发或转移性鼻咽癌一线治疗中作为Ⅰ级推荐的三种免疫联合化疗策略。CAPTAIN-1st、JUPITER-02、RATIONALE 309 三项Ⅲ期临床试验均对比了吉西他滨＋顺铂方案联合抗 PD-1 单抗和吉西他滨＋顺铂标准化疗在复发或转移性鼻咽癌一线治疗中的有效性和安全性，研究结果显示在标准化疗方案基础上联合使用卡瑞利珠单抗（9.7 个月 vs. 6.9 个月）、特瑞普利单抗（21.4 个月 vs. 8.2 个月）、替雷利珠单抗（9.6 个月 vs. 7.4 个月）均可显著延长患者的中位无进展生存期，上述三项研究均已通过随机、对照、多中心Ⅲ期临床试验得以验证[11-14]。

尽管免疫检查点抑制剂在指南推荐中尚未前推至局部区域晚期鼻咽癌患者，多项Ⅱ～Ⅲ期抗 PD-1/PD-L1 单抗临床试验目前正在开展中。在免疫治疗的使用时机方面，抗 PD-1 单抗结合根治性放化疗的时机包括全疗程（诱导、放疗及辅助治疗：NCT04907370、NCT03700476、NCT03984357）、部分疗程（诱导和辅助治疗"三明治式"：NCT03925090；同期及辅助治疗：NCT04447326、NCT04453826）和单一疗程（仅诱导化疗：ChiCTR2200057745；仅辅助治疗：NCT03427827、NCT04870905）。在免疫治疗的使用时长方面，总的使用时长跨度为 9~12 个月以上，单纯辅助时相使用时长一般在 6~12 个月。在免疫治疗的联用策略方面，两项Ⅲ期随机、对照临床试验着眼于与当前首选的诱导化疗联合同期放化疗相比较，其中前者（NCT03700476）是局部区域晚期鼻咽癌中第一项Ⅲ期临床试验，已在 2023 年美国临床肿瘤学会（ASCO）年会汇报初步数据；后者（NCT03427827）是关注仅在辅助阶段使用免疫治疗的一项Ⅲ期临床试验，有望为局部区域晚期鼻咽癌的综合治疗提供更多指导信息，帮助构建无免疫治疗时代的鼻咽癌综合治疗网络。免疫治疗联合诱导化疗后单纯放疗的"减同期化疗"策略已分别通过一项Ⅱ期单臂临床试验（NCT03984357）和一项Ⅲ期随机、对照临床试验（NCT04907370）在局部区域晚期鼻咽癌中得以开展。以上临床试验着重关注了免疫治疗在鼻咽癌中的效能（efficacy），研究者还需关注其在真实世界临床实践中的效果（effectiveness）以及卫生经济学效益（efficiency），这都将得益于对基于免疫治疗的综合治疗在时机、时长、联用策略方面的证据积累。

在其他免疫治疗策略方面，一项代号为 CheckMate-651 的随机、多中心、Ⅲ期临床研究，对比了抗 PD-1 单抗与抗 CTLA-4 单抗双免疫疗法与传统化疗联合靶向治疗一线疗法复发或转移性头颈鳞癌的安全性和有效性，该研究未达到主要终点[15]。尽管另一项新近的双免疫疗法研究显示抗 PD-1 单抗与抗 CTLA-4 单抗的最佳总缓解率可达 38%、中位总生存期达 19.5 个月[9]，鼻咽癌患者是否能从中得到获益仍有待更多的循证医学证据。此外，Li 等[16]报道皮下注射抗 PD-L1 单抗用于标准治疗失败的 MSI-H/dMMR 晚期结直肠癌、胃癌及其他实体瘤的 2 期临床研究（103 例），新的给药方式对提高患者用药便利性、提升患者长期治疗的依从性有重要意义。随着更多的临床试验陆续发表并形成循证医学证据，未来多种免疫治疗新疗法在鼻咽癌中的循证医学证据等级或有进一步提升。

10　儿童鼻咽癌的诊治

基本原则

（1）儿童鼻咽癌的诊断和分期与成人相同，临床诊断可以通过病史采集、体格检查及辅助检查，诊断原则和成人鼻咽癌一致。

（2）儿童鼻咽癌治疗策略通常参照成人鼻咽癌。对于非转移性患者，以根治性放疗为主，中晚期患者需行放疗、化疗等综合治疗；转移性患者则以姑息化疗为主；部分复发患者可考虑行挽救性手术，否则仍以放疗、化疗治疗为主。

（3）放疗原则：因儿童患者处于生长发育期，要特别警惕放射线对正常组织的损伤，否则放射性后遗症对患儿生存质量的影响比成人更严重，为避免严重并发症的发生，放疗计划设计时要及时改野、缩野，每天照射剂量可降至 1.8Gy/ 次，总剂量 62~66Gy，不要过分积极提高剂量。但对于个别放疗抗拒的病例，可将剂量提高到总剂量 70~72Gy。

10.1 流行病学特征与临床表现

儿童鼻咽癌占儿童恶性肿瘤的 1%~5%，占儿童鼻咽原发肿瘤的 20%~50%，中位发病年龄为 13 岁，男童高于女童（男女比为 1.8∶1）。在中国，16 岁以下的儿童鼻咽癌仅占鼻咽癌发病人数的 1%~2%。由于鼻咽部位置隐蔽及患儿主诉不明显，90% 以上的患儿发现时已为Ⅲ~Ⅳ期。尽管儿童鼻咽癌局部区域晚期比例高于成人，但患儿预后通常优于成人[1-4]。早期儿童鼻咽癌通常无明显症状，当儿童出现鼻咽部肿物，且伴有单侧或双侧无痛性颈部淋巴结肿大时，应怀疑鼻咽癌可能。其他症状包括鼻部症状（鼻塞、出血）、耳部症状（耳痛、听力障碍）、其他疼痛症状（头痛、颈痛）或较少见的神经症状，如提示颅底侵犯的脑神经麻痹[5-6]。

10.2 治疗前评估

与成人鼻咽癌相似，儿童鼻咽癌治疗方案的选择主要基于肿瘤 TNM 分期。此外，临床医生还会根据受累的解剖结构进行放疗靶区设计。因此，在治疗前准确评估肿瘤的侵犯范围对儿童鼻咽癌治疗尤为关键。在几项针对成人及儿童鼻咽癌的研究中，MRI 在评估原发性肿瘤和累及咽后及颈部的淋巴结方面优于传统 CT，当 MRI 在评价颅底侵犯结构不清晰时，增强 CT 扫描可能会有所帮助[7-8]。^{18}F-FDG PET/CT（^{18}F- 氟脱氧葡萄糖正电子发射 CT）在检测鼻咽癌患者的淋巴结和远处转移方面具有良好的诊断性能[9]。血浆 EBV DNA 是鼻咽癌最主要的分子标志物，在多个成人队列的研究中，EBV DNA 已被证实具有良好的预后价值[10]。此外，在一项纳入 89 例儿童鼻咽癌的回顾性研究中同样证实了治疗前血浆 EBV DNA 水平对预后的影响[11]，因此也应作为儿童鼻咽癌治疗前的常规检查。

10.3 非转移儿童鼻咽癌的治疗

对于非转移的儿童鼻咽癌，放疗是最根本的治疗手段。调强放射治疗（IMRT）在提高治疗效果的同时，可以减少放疗导致的正常组织损伤，目前已经成为儿童鼻咽癌的首选放疗方式[4]。对于Ⅰ期的儿童鼻咽癌患者，治疗上可选择单纯根治性放疗。对于Ⅱ期不伴有淋巴结转移的患者（$T_2N_0M_0$），可以考虑额外使用顺铂化疗，但与单纯放疗相比，是否可以给患者带来额外的生存获益尚不确定[12]。其他所有不伴有远处转移的儿童鼻咽癌（$T_2N_1M_0$，Ⅲ~ⅣA 期）均应接受放化联合治疗，主要的化疗方式包括诱导化疗和同时期化疗[5,12]（表 1）。

表 1 治疗模式推荐

肿瘤分期	Ⅰ级推荐	Ⅱ级推荐	Ⅲ级推荐
Ⅰ 期，$T_2N_0M_0$	单纯放疗[13]（3 类）		
$T_{1\sim2}N_1M_0$，Ⅲ~ⅣA 期	诱导化疗 + 同期放化疗[14-18]（2A 类）	诱导化疗 + 单纯放疗[19]（3 类）	
ⅣB 期		全身化疗 ± 局部放疗[14]（3 类）	

尽管缺乏在儿童人群中随机对照临床试验的循证数据，诱导化疗仍被认为是局部区域晚期儿童鼻咽癌（$T_2N_1M_0$，Ⅲ~ⅣA 期）的标准治疗。诱导化疗在儿童鼻咽癌治疗中的作用：首先，诱导化疗可以消除微转移灶，抑制肿瘤播散，减少复发转移的发生。其次，可根据诱导化疗的响应情况，选择对诱导化疗敏感的患者进行降级放疗。多项针对儿童鼻咽癌的研究显示，在放疗前联合诱导化疗可能为患者带来生存获益[3,15,19]。意大利的一项针对儿童鼻咽癌的前瞻性临床研究显示，诱导化疗后肿瘤的客观缓解率可达 91%。患者在放疗期间接受 <65Gy 的局部放疗联合顺铂同时期化疗，

5 年总生存和无进展生存分别为 80.9% 和 79.3%[16]。在诱导化疗方案（表 2）及剂量（表 3）的选择上，目前儿童鼻咽癌多采用以顺铂为基础的多药联合方案，常见 PF（顺铂 +5-FU）、TPF（多西他赛 + 顺铂 +5-FU，紫杉醇脂质体 + 顺铂 +5-FU）、TP（多西他赛 + 顺铂）、GP（吉西他滨 + 顺铂）、BEP（博来霉素 + 顺铂 + 表阿霉素）、MPF

（甲氨蝶呤＋顺铂＋5-FU）及 PMB（顺铂＋甲氨蝶呤＋博来霉素）等方案[17-18,20-21]，但由于甲氨蝶呤及博来霉素不良反应大，已罕有应用。近期两个大型临床试验证实了在同期放化疗的基础上联合诱导化疗可显著的延长局部区域晚期鼻咽癌患者的生存[22-23]。但是，上述研究均未纳入儿童患者，探索高效低毒的最佳诱导化疗方案是儿童鼻咽癌研究的重要方向。一项国际多中心的 II 期临床研究对比了 TPF 和 PF 诱导化疗方案在儿童鼻咽癌中的疗效，随访结果显示两组的生存率差异[17]。总体来讲，国际上针对儿童鼻咽癌诱导化疗方案的研究较为匮乏。因此，需要更多前瞻性临床试验以提供更充足的循证医学证据。

表 2　治疗方案推荐

化疗模式	Ⅰ级推荐	Ⅱ级推荐	Ⅲ级推荐
诱导化疗	顺铂 +5-FU[14,17]（2A 类） 多西他赛 + 顺铂 +5-FU[17]（2A 类） 紫杉醇脂质体 + 顺铂 +5-FU（2A 类）[18] 多西他赛 + 顺铂[20]（2A 类）	吉西他滨 + 顺铂[22]（3 类）	
同期化疗	顺铂[16-18]（2A 类）		
辅助治疗			INF-β[19]（3 类）

表 3　化疗方案药物剂量及用法

治疗模式	治疗方案	药物	剂量	用药时间	时间及周期
诱导化疗[2-3,5,8]	PF 方案	顺铂 5-FU	$80mg/m^2$ $1\,000mg/m^2$	d1 d1~4	3 周一次；共 3~4 个疗程
	TPF 方案	多西他赛 顺铂 5-FU	$75mg/m^2$ $75mg/m^2$ $750mg/m^2$	d1 d1 d1~4	
		紫杉醇脂质体 顺铂 5-FU	$135mg/m^2$ $25\,mg/m^2$ $750mg/m^2$	d1 d1~3 d1~5	
	TP 方案	多西他赛 顺铂	$75mg/m^2$ $75mg/m^2$	d1 d1	
	GP 方案	吉西他滨 顺铂	$1\,000mg/m^2$ $80mg/m^2$	d1、d8 d1	
同期化疗[4-5]	DDP 单周方案	顺铂	$30~40mg/m^2$	d1	每周 1 次；共 7 个疗程
	DDP 三周方案	顺铂	$100mg/m^2$	d1	3 周一次；共 3 个疗程
辅助治疗[6]	INF-β方案	INF-β	$100\,000IU/kg$	d1	每周 3 次；共 6 个月

　　虽然调强放疗显著降低了患者放疗不良反应发生率，但相关研究表明高剂量放射仍然给正常组织器官带来较严重的损伤。儿童鼻咽癌常见的放疗晚期损伤包括口干、牙齿损伤、内分泌功能紊乱、生长发育迟缓、听力下降、张口困难等，这些严重影响了患儿治疗后的生活质量[24-26]。因此，在保证疗效的同时减少放疗剂量，

降低远期不良反应的发生率,成为儿童鼻咽癌临床研究的热点问题。目前多项研究证实,对于在诱导化疗后出现良好肿瘤响应的患儿,应该考虑降低放疗剂量。法国的一项回顾性研究结果显示,在诱导化疗后根据肿瘤消退情况降低放疗剂量至59.4Gy并不会增加患者局部区域复发的风险,3年的总生存率和无复发生存率可达94%和86%[25]。POG 9486研究显示,诱导化疗后疗效评价为完全缓解(CR)的中晚期儿童鼻咽癌患者,在接受61.2Gy的放疗时,5年总生存率可达75%以上[27]。美国儿童肿瘤协助组ARAR0331研究,纳入了111例19岁以下的儿童鼻咽癌患者(AJCC第5版分期),Ⅰ期患者接受61.2Gy单纯放疗,Ⅱa期患者接受66.6Gy单纯放疗,Ⅱb~Ⅳ期患者接受诱导联合同期放化疗。其中诱导化疗后疗效评价为CR或部分缓解(PR)的患者接受61.2Gy放疗,疗效评价为疾病稳定(SD)的患者接受70.2Gy放疗。经过63个月的中位随访,人群的5年无事件生存率及总生存率分别为84.3%和89.2%[14]。中山大学肿瘤防治中心开展的一项针对儿童鼻咽癌患者的前瞻性单臂Ⅱ期研究,纳入了44例18岁以下的患者(AJCC第7版分期),诱导化疗后疗效评价为CR或PR的患者接受60Gy放疗,SD或PD的患者接受70Gy放疗,经过中位38.2个月随访,患儿3年无进展生存率及总生存率分别达到91%和100%[18]。上述回顾性和前瞻性临床研究的结果表明,基于诱导化疗的疗效对患者的放疗剂量进行调整,可以在保证儿童鼻咽癌患者治疗效果的同时,减轻远期不良反应的发生率,相关学者已经根据儿童鼻咽癌患者对诱导化疗不同的响应情况制订了相应的剂量方案(表4)[14,20,27]。阿米福汀是广谱细胞保护剂,可以用于儿童头颈部肿瘤放化疗,可以减轻黏膜炎、吞咽困难和晚期口干的严重程度。

表4 基于诱导化疗后疗效评价情况的放疗剂量推荐[14,20,27]

放射体积	诱导化疗后疗效评价为完全缓解(CR)	诱导化疗后疗效评价为部分缓解(PR)	诱导化疗后疗效评价为疾病稳定(SD)
PTVp/PTVn	60~61.2Gy/(1.8~2.0)Gy	60~66Gy/(1.8~2.0)Gy	68~70Gy/2.0Gy
PTV1	54Gy/(1.6~1.8)Gy	54Gy/1.8Gy	60Gy/1.8Gy
PTV2	45~50Gy/(1.6~1.8)Gy	45~50Gy/(1.6~1.80)Gy	45~50Gy/(1.6~1.8)Gy

儿童鼻咽癌的同时期化疗方案包括3周或单周给药的顺铂化疗[16,19,25]。然而,目前在儿童鼻咽癌中,缺乏随机对照研究评估同时期化疗的作用。几项单臂的前瞻性试验在放疗期间对患者使用了顺铂同时期化疗,与历史数据相比结果有所改善,提示诱导化疗联合同期放化疗可能在中晚期儿童鼻咽癌治疗中具有重要作用[14,16,19,24-25]。值得注意的是,放疗期间化疗的使用会增加治疗不良反应的发生率,包括黏膜炎和营养不良等,上述不良反应可能会导致放疗延迟。一方面,部分学者认为,针对诱导化疗后CR或非常好的部分缓解(VGPR)的患者,可进行单纯放疗。而另一方面,一项儿童鼻咽癌研究显示,与接受两个周期顺铂同期化疗的患者相比,接受3个周期化疗的患者,5年无进展生存有所改善[14]。因此,关于儿童鼻咽癌同期化疗的最佳策略仍然存在争议。

在儿童鼻咽癌中,放疗后辅助治疗的作用尚不清楚。目前,两项前瞻性单臂研究共纳入104例非转移性的儿童和青少年鼻咽癌患者[19,28]。患者在完成3个周期的诱导化疗和随后的同时期放化疗后,接受了6个月的IFN-β辅助治疗。总体而言,患者的无事件生存和总生存均>90%。根据现有结果,IFN-β辅助治疗可作为局部晚期以及对诱导化疗反应不良癌患者的一种治疗选择(暂无专家共识),需要进一步的研究阐明IFN-β在儿童鼻咽癌中的治疗作用。

10.4 复发/转移儿童鼻咽癌的治疗

目前,关于复发/转移儿童鼻咽癌治疗的研究很少。作为一般原则,目前在复发/转移性鼻咽癌患者中显示抗肿瘤活性的化疗药物包括5-FU、卡培他滨、紫杉烷(紫杉醇、多西他赛)、吉西他滨等。对于初治转移的患者,可考虑在转移灶控制的前提下对原发肿瘤进行放疗;对于寡转移患者,应强调在化疗基础上对转移部位进行局部治疗;对于复发病灶范围局限的患者,可考虑手术治疗[12];对于寡转移患者,应强调在化疗的基础上对转移部位进行局部治疗。在几项针对成年的病例研究中报道了一些免疫治疗的方法,包括 EBV 特异性 CTL 和程序性死亡配体 1 检查点抑制剂(PD-1/PD-L1),但在复发 / 转移的儿童鼻咽癌中疗效尚不确定。作为一种有前景的治疗方法,它们可能是这类患者未来治疗的选择,需要进一步的研究证实[29-30]。

综上,儿童鼻咽癌是属于较为罕见的恶性肿瘤,临床诊断与分期参照成人鼻咽癌。放疗为儿童鼻咽癌最根本的治疗方式,放疗技术首选调强放疗(IMRT)或螺旋断层放疗(TOMO)。治疗策略上,早期患者可进行单纯根治性放疗;对于局部区域中晚期患者,放、化治疗为主要的治疗模式,诱导化疗在儿童鼻咽癌的治疗中具有重要作用。由于大部分患者可获得长期生存,因此如何减少放疗的晚期损伤应得到更多重视,针对诱导化疗敏感的鼻咽癌患儿降低放疗剂量、强度,有助于进一步减少远期不良反应的发生率,但仍需更多的前瞻性研究加以探索。此外,新的放疗技术如质子放疗在物理剂量学方面较光子有明显优势,有利于保护正常组织,在儿童鼻咽癌治疗中的作用值得探讨。

11 EB 病毒相关分子标志物在鼻咽癌诊治中的应用

11.1 筛查与诊断

20 世纪 70—90 年代,我国高发区鼻咽癌筛查的主要指标是应用免疫酶法(IFA)检测血清中的两个 EB 病毒 IgA 抗体(EBV VCA/EA-IgA)。20 世纪 90 年代后,酶联免疫吸附实验法(ELISA)检测 EB 病毒抗体试剂盒逐渐增多。ELISA 法检测 EB 病毒抗体除具有灵敏、方便、价廉的优势之外,其准确性也较 IFA 法提高[1],并且,双抗体 VCA/EBNA1-IgA(ELISA)联合的诊断效能也较高(AUC=0.97)。随后,在中国南方高发区以此双抗体 VCA/EBNA1-IgA 为筛查指标开展了一项整群随机对照的人群筛查试验[2]。试验组包含 13 万人,对照组为 14 万人,证实双抗体指标筛查鼻咽癌灵敏度和特异度达到 90.3% 和 96.2%,阳性预测值(PPV)为 4.8%,检出鼻咽癌的早诊率由对照组的 20.6% 提高至参加筛查组 79.0%,同时鼻咽癌患者的五年总体生存率由 64.5% 提高至 95.7%[3]。另外,一项大规模前瞻性筛查研究发现新型血清学分子标志物抗 BNLF2b 总抗体(P85-Ab)在鼻咽癌筛查中表现优异,其相比于双抗体 VCA/EBNA1-IgA 指标,展现出更高的灵敏度(97.9%)、特异度(98.3%)和阳性预测值(10.0%)[4]。

此外,有学者使用实时定量 PCR 技术检测血浆中 EBV DNA 来筛查鼻咽癌,受检者分别在初次和 4 周后检测血浆 EBV DNA 拷贝数,若两次均阳性(阈值为 20 拷贝 /ml)才判断为阳性。通过一个单臂 2 万人群筛查试验,经过 1 年的随访,其灵敏度和特异度分别为 97.1% 和 98.6%,阳性预测值为 11.0%。检出鼻咽癌患者的早诊率较历史对照的 20.0% 提高至 70.0%,3 年无进展生存期由 70.0% 提高至 97.0%[5]。进一步,研究者在第一轮筛查结束 43 个月后开展第二轮筛查,其中检出鼻咽癌患者的早诊率仍达 67%;并且与第一轮筛查中 EBV DNA 检测阴性的受检者相比,检测到一过性阳性和持续性阳性的受检者在第二轮筛查中发现鼻咽癌的风险显著增加,相对风险分别为 4.4 和 16.8[6]。另外,利用实时定量 PCR 结合二代测序(next-generation sequencing,NGS)技术检测 EBV DNA 相较于 ELISA 检测双抗体 VCA/EBNA1-IgA 的检测效能更高[7]。总体来说,使用血浆 EBV DNA 进行筛查,灵敏度、特异度及阳性预测值均较血清抗体高,但值得注意的是,该检测方法目前缺乏标准化方案,灵敏度差异大。目前,尚且缺乏大规模头对头研究明确血浆 EBV DNA 和血清 EB 病毒 IgA 抗体谁是更优的筛查策略。仅一项来自新加坡筛查队列的研究表明,在有鼻咽癌家族史的高危人群中,EBV-EA IgA 相较于 EBV-VCA IgA 和血浆 EBV DNA 表现更高的特异度和阳性预测值[8]。

此外,有学者通过大规模基因组测序和关联分析发现,携带 3 个 EB 病毒 $balf2$ 基因 SNP 位点(162215_C,162476_C 和 163364_T)的个体患鼻咽癌风险增加了 6~11 倍[9]。因而携带这 3 个 SNP 位点的 EB 病毒株被定义为高危亚型 BALF2_CCT。进而通过病例对照研究发现 EB 病毒高危亚型联合遗传易感性、生活方式等危险因素建立综合评分可提高血清抗体筛查人群的阳性预测值,但尚缺乏在前瞻性人群筛查试验中的效果评价[10]。据报道,基于鼻咽拭子检测 EBV DNA 载量和 Cp 启动子甲基化诊断鼻咽癌的灵敏度和特异度均达到 90% 以上,为筛查鼻咽癌提供了潜在的可能指标,并有可能与抗体联合应用,进一步提高了筛查效能,特别是应用于浓缩抗体阳性人群[11-12]。基于唾液的 EBV DNA 甲基化检测也具有相当出色的灵敏度(90%)和特异度(100%),该检测因唾液样本可及性强的特点,可为居家大规模筛查提供新思路[13]。另外,几乎所有的鼻咽癌细胞中均有表达 EBV miRNA-BARTs,并可在患者血浆和鼻咽拭子中检测到,其对于筛查和早期诊断鼻咽癌有潜在价值,但仍缺乏大样本的人群研究验证[14]。

11.2　风险预测

治疗前血浆 EBV DNA 载量与鼻咽癌患者的肿瘤负荷、疾病分期、疾病进展风险呈密切正相关[15-17]。研究发现,治疗前 EBV DNA 载量 ≥1 500 拷贝 /ml 的患者复发转移风险较<1 500 拷贝 /ml 的患者显著升高[15]。此外,对于 $N_{0\sim1}$ 且治疗前 EBV DNA 载量<4 000 拷贝 /ml 的鼻咽癌患者,诱导化疗能显著提高其生存;而对于 $N_{0\sim1}$ 且 EBV DNA 载量 ≥4 000 拷贝 /ml 或 $N_{2\sim3}$ 的高危患者,在同期放化疗基础上叠加诱导化疗或辅助化疗均无法进一步提高患者生存[18-19]。此外,对于治疗前 EBV DNA 载量>4 000 拷贝 /ml 的患者,同期顺铂化疗可显著提高患者无瘤生存率,而对于 EBV DNA<4 000 拷贝 /ml 的患者,同期放化疗相较于单纯放疗未能显著提高生存[20]。一项 II 期随机试验结果显示,对于 EBV DNA<4 000 拷贝 /ml 的患者,同期放化疗中 2 疗程的顺铂(100mg/m², 每 3 周一次)与 3 疗程相比较,患者生存、局部复发和远处转移的累积发生率差异无统计学意义,同时急性和晚期不良反应减少[21]。因此,治疗前 EBV DNA 是鼻咽癌风险预测和综合治疗方案制订的重要参考。

此外,多项研究表明联合治疗前 EBV DNA 和传统 TNM 分期相较于单纯分期能够更好地区分不同亚组患者的疾病风险[22-23]。这一重要指标有望加入分期系统,更好地区分不同危险分层患者,指导临床开展个体化治疗。但仍需要进一步解决标准化检测的问题,并明确疗前 EBV DNA 载量的最佳分界值。

11.3　疗效监测

治疗过程中,血浆 EBV DNA 载量的动态变化可为患者治疗响应性提供重要参考。治疗效果理想的鼻咽癌患者,EBV DNA 载量会随着放疗、化疗或手术的进行迅速下降,直至清零[24-28];而疗效不佳的患者,则呈现持续上升或先下降后升高的趋势[26]。这一指标的变化与影像学变化呈现较高的一致性[29-30]。此外,放疗结束时血浆 EBV DNA 载量仍然>0 拷贝 /ml 的患者,复发转移风险相较于清零的患者显著增高[31-32],且与影像学肿瘤残余病灶密切相关[31,33]。因此,治疗过程中血浆 EBV DNA 的动态变化可以作为评估疗效和指导治疗决策调整的重要依据。

值得注意的是,回顾性分析提示对于 2 疗程诱导化疗后血浆 EBV DNA 仍然>0 拷贝 /ml 的患者,继续给予相同方案的诱导化疗无法进一步降低患者的复发转移风险[27]。一项单臂 II 期临床试验发现,对于治疗前 EBV DNA<4 000 拷贝 /ml 但在 2 疗程诱导化疗后达到完全缓解或部分缓解且 EBV DNA 拷贝数为 0 的 III 期鼻咽癌患者,降低放疗剂量(60Gy)不仅不会降低患者生存,还能显著减少治疗带来的不良反应[34]。而针对放疗结束血浆 EBV DNA 载量仍然>0 拷贝 /ml 的极高危患者,一项回顾性研究提示给予辅助卡培他滨口服化疗可显著提高其无瘤生存率[35];而另一项 III 期前瞻性随机对照临床研究则发现,给予辅助吉西他滨联合顺铂辅助化疗未能显著降低该类患者的复发转移风险[36]。因此,如何根据 EBV DNA 的变化情况在不同时间点给予患者最佳的治疗策略调整有待进一步在前瞻性临床试验中探索和证实。

11.4　随访

随访阶段,患者血浆 EBV DNA 载量由零变为重新可测或持续上升往往提示疾病的复发和 / 或转移,且其上升时间可早于影像学检测出病灶 2~3 个月。值得注意的是,这一指标提示远处转移方面的灵敏度显著高于其对局部区域复发的提示价值[37-39]。此外,一项基于马尔可夫模型的经济效益分析结果显示,使用血浆 EBV DNA 载量指导下的影像学随访相较于常规规律影像学随访展现出相似的检出率,但可减少接近 3/4 的非必要影像学检查,显著降低患者随访成本、节约医疗资源[40]。因此,随访阶段的血浆 EBV DNA 可作为提示治疗失败的重要标志物,但目前仍缺乏大型前瞻性研究进行验证,并需进一步明确随访阶段 EBV DNA 载量的最佳分界值。

11.5　血浆 EBV DNA 的标准化检测

值得注意的是,尽管血浆 EBV DNA 载量对于鼻咽癌的筛查、诊治、随访具有重要意义,但该检测目前尚未实现不同实验室间的标准化。由于 DNA 提取试剂和提取方案的差异、扩增片段选择的差异、聚合酶链式反应(PCR)检测试剂和仪器的差异,以及标准品和标准曲线的差异等,导致不同实验室间的结果差异较大,可比性差。2019 年,由斯坦福大学发起的国际多中心合作研究,通过制订统一的血浆 EBV DNA 检测流程规范,证实其可显著提高不同实验室间检测结果的一致性[41]。该研究为后续临床试验(如 HN001、EPSTAR 等)的 EBV DNA 检测提供了重要参考,已在国内如复旦大学附属肿瘤医院、中山大学肿瘤防治中心等多家单位中开展应用,但仍需进一步的数据以明确各环节的具体标准化方案及优化策略。目前血浆 EBV DNA 标准化的相关要求如下。

(1)实验室管理要求

1)实验室资质要求:开展检测的实验室,应当符合《医疗机构临床基因扩增检验实验室管理办法》(卫办医政发〔2010〕194 号)有关规定并获得省或市级临床检验中心批准。

2)实验室分区要求:原则上开展 EB 病毒核酸检测的实验室应当设置以下区域,试剂准备区、标本制备区、扩增区。这 3 个区域在物理空间上应当是完全相互独立的,不能有空气的直接相通。各区的功能如下。①试剂准备区:主要用于试剂的配制和存储,以及耗材的贮存和准备;②标本制备区:核酸提取及其加入至扩增反应管等;③扩增区:核酸扩增和结果分析。根据实验使用设备的功能,区域可适当合并,如采用自动化工作站(包含试剂配制、核酸提取及扩增检测),标本制备区、扩增和产物分析区可合并。

(2)样本要求

1)样本类型:外周血类型。

2)样本采集:用无菌注射器抽取受检者静脉血 2ml,注入含有 EDTA 抗凝剂的采血管中,立即轻轻颠倒混匀 5 次。

3)样本保存及运输:样本采集后建议及时送往实验室进行检测,采集后室温放置不可超过 6h 或 2~8℃保存(不超过 24h);如需长期保存或长途运输送检,需先进行血浆分离于离心管中,置于 –20℃以下运输或保存。

4)实验室对超期、怀疑污染的样本拒收,对严重溶血、脂血的样本进行特殊标记,观察检测结果。

5)样本的稳定性:室温稳定 6h,冷藏稳定 24h,分离后冷冻稳定至少 1 年。实验室收到样本后无法在规定时间范围进行检测的,建议进行血浆分离后冻存备用。

(3)EBV DNA 检测流程规范化

1)检测试剂:扩增试剂需使用国家药品监督管理局批准的有证试剂,建议选用高灵敏的试剂,即定量限 ≤ 500 拷贝/ml。使用前须检查试剂有效期。如试剂在低温冰箱中保存,取出后在室温下解冻,待完全融化,充分混匀离心后使用。其他试剂配制要求见试剂盒说明书。

2)核酸提取:使用扩增试剂盒推荐的核酸提取试剂和设备。①提取方法:为了提高核酸纯度和提取效率,宜优先考虑磁珠法和过柱法,不宜使用浓缩裂解法。②血浆分离:将采血管置于离心机中,3 500r/min 4℃离心 3min;吸取上清进行检测,吸取体积按提取试剂盒推荐。③血浆分离后建议立即进行核酸提取,避免室温放置过长时间。④核酸提取结束应尽快进行加样,如无法及时加样须放置 –20℃保存。

3)扩增检测:①加样完成的反应板须 2h 内进行上机扩增检测;②上机扩增前须充分混匀离心;③严格核对扩增程序和扩增时间,确保扩增程序无误。

(4)实验室质量控制:实验室应当加强核酸检测质量控制,选用 PCR 检测试剂盒指定的核酸提取试剂和扩增仪。

1)检测系统性能验证:在用于临床标本检测前,实验室应对由提取试剂、提取仪、扩增试剂、扩增仪等组成检测系统进行性能验证。性能验证依据参考 CNAS-GL037《临床化学定量检验程序性能验证指南》。性能指标应包括但不限于测量正确度、测量精密度、线性区间、检出限和定量限、抗干扰能力、分析特异性。

2）实验室设备：应定期对基因扩增仪、加样器、温度计、恒温设备、离心机和生物安全柜等进行校准。设备发生故障时，应进行维修后的性能验证。使用不同设备进行同一项目检测时，应进行设备间的比对。

3）实验室试剂和耗材：实验室应对新批号或同一批号不同货运号的试剂和关键耗材进行验收，验收试验至少应包括外观检查和性能验证。批次性能验证：选取5个旧批号检测过的样品，覆盖测量区间（包括阴性、临界值、低值、中值和高值），至少4个样品测量结果偏倚＜±7.5%，其中阴性和临界值样品必须符合预期。

4）室内质控：实验室应制订室内质量控制程序，可参照GB/T 20468—2006《临床实验室定量测定室内质量控制指南》制定。每批次检测需设置弱阳性质控品、强阳质控品和阴性质控品；其中弱阳性质控品和强阳质控品宜选用第三方或自留的可溯源质控物，阴性质控品可选用试剂盒自带或生理盐水（建议每检测30例增加一例阴性质控）；质控品位置应定期更换。EBV DNA检测定量检测室内质量控制需每批次绘制Levey-Jennings图，将Westgard规则应用于质控数据，判读每一检测批次的质控是否在控。如发现质控数据违背了质控规则，应进行失控原因分析。

5）室间质量评价：实验室应每年参加国家卫生健康委员会临床检验中心室间质评2次，每次至少5例样本；按检测标准程序进行检测及处理；如果有不通过，须系统性排查原因并纠正，并评估可能对临床造成的不良影响。

（5）检测报告及结果诠释

1）报告内容：检测报告需包含患者基本信息（姓名、性别、年龄、病历号）、临床诊断、标本类型、检测结果、检出限、线性范围、结果诠释。

2）结果诠释：①当结果为0拷贝/ml时，表示该样本未检出EBV DNA；②当结果为0~检出限时，提示样本中可能存在极低浓度的EBV DNA，但也可能为假阳性，必要时重新抽血复测；③当结果为检出限~定量限时，表示样本中存在EBV DNA，但浓度较低，定值重复性较差；④当结果在定量限~线性范围上限时，表示样本中存在EBV DNA，病毒浓度如检测结果所示；⑤当结果超过线性范围上限时，表示样本中存在高浓度EBV DNA，检测结果为该样本经稀释后的检测浓度值乘以稀释倍数，定值仅供参考。

此外，近期斯坦福大学的研究表明，数字PCR（digital PCR，dPCR）可达到与实时定量PCR相似的检测效能，且该检测方法无须使用标准品。然而值得注意的是，该方法存在不同阈值算法所导致的差异，特别是在低效价的EBV DNA情况下[42]。

12 人工智能在鼻咽癌诊治中的应用

应用场景	具体应用	所处阶段
诊断	鼻咽癌的内镜诊断[1-2]	研究
	鼻咽癌的病理诊断[3-4]	研究
	鼻咽癌的影像诊断[5-8]	研究
	放射性脑损伤早期诊断[9]	研究
	鉴别复发与放射性炎症[10]	研究
放疗	靶区和危及器官自动勾画[11-26]	研究/新技术应用及推广
	剂量预测与自动计划设计[27-28]	研究及初步应用
	图像处理（配准、生成虚拟CT等）[29-32]	研究
	放射损伤预测[33-36]	研究
	在线自适应放疗	随机对照临床研究
预后及疗效预测	影像组学[37-41]	研究
	病理组学[42-43]	研究
	生物标志物筛选[44]	研究

【注释】

1956 年，McCarthy 等[45]在达特茅斯会议上首次提出人工智能（artificial intelligence，AI）的概念，即利用计算机模型和算法来模拟类似于人类的智能，并执行特定的任务。六十多年来人工智能有了长足进步，近年来在医学领域也开展了深入研究，并取得初步应用。鼻咽癌中，人工智能的研究与应用主要集中在计算机辅助诊断、放疗的智能化和自动化及患者预后、疗效预测方面。

计算机辅助检测/诊断（computer-aided detection/diagnosis，CAD）是综合运用机器学习算法、统计、图像处理与分析等，从而标注可疑病变，对病灶进行良、恶性判断等。以卷积神经网络为代表的深度学习算法能够直接从大量原始像素出发，挖掘有效影像特征，学习和模仿医生的诊断经验，做出诊断，并通过反馈纠正错误，自行从经验中学习。研究显示深度学习算法用于鼻咽癌内镜诊断、病理诊断和 MRI 诊断的准确率可达到高年资医生水平。

内镜诊断方面，一项研究基于大样本用全卷积神经网络构建了基于内镜的鼻咽癌诊断模型[1]，鉴别鼻咽癌和鼻咽良性疾病的准确率为 88.7%（95% CI 87.8%~89.5%）；前瞻性验证中，模型诊断的准确率超过专家水平［88.0%（95% CI 86.1%~89.6%）vs. 80.5%（95% CI 77.0%~84.0%）］。病理诊断方面，一项研究利用 Inception V3 模型建立了鼻咽癌病理诊断模型[4]，鉴别鼻咽部慢性炎症、淋巴组织增生和鼻咽癌的准确性超过初/中级病理医生（AUC：0.936 vs. 0.903/0.909），稍低于高年资病理医生（AUC：0.936 vs. 0.956）。分析每一个病例的诊断情况，结果显示初级医生做出正确诊断的病例占 82.40%；在医生诊断错误的病例中，有 89.80% 病例在模型辅助下可做出正确诊断，而医生和模型同时诊断错误的病例仅占 1.80%。同样，对于中级医生和高级医生，医生和模型同时诊断错误的病例分别只有 1.80% 和 0.90%。因此，人工智能辅助诊断将能够降低误诊率。影像诊断方面，一项研究构建了自约束性 3D DenseNet 模型[5]，鉴别鼻咽癌和鼻咽良性增生性疾病的准确率与高年资放射科医生相当（97.8% vs. 95.8%）。人工智能辅助诊断还提高了基于磁共振的鼻咽癌复发诊断的敏感性（AI 辅助：78.6%；无 AI 辅助：67.3%），达到与 PET/CT 相当的水平[7]。此外，一项研究探索了利用人工智能算法实现鼻咽癌的自动 T 分期。该研究建立的鼻咽癌 T 分期检测网络（TSD Net）是一个多角度聚合网络，包含 3 个分支多个次级网络，结果显示自动 T 分期结果与金标准的一致性为 87.95%[8]。

现阶段研究结果显示，人工智能辅助诊断的应用能够提升诊断准确率，尤其是低年资医师的诊断准确率，并减轻医师负担；但鼻咽癌的人工智能辅助诊断依然处于研究与研发阶段，且多为单中心研究，较难在短时间内进入临床实践。

人工智能可应用于肿瘤放疗的多个方面，主要包括肿瘤靶区和危及器官自动勾画，肿瘤靶区和危及器官剂量分布自动预测及放疗计划自动设计，放射损伤预测，以及图像配准、虚拟 CT 生成等图像处理。

肿瘤靶区及危及器官自动勾画本质上是医学图像上的病灶和器官分割问题，已有大量研究利用卷积神经网络建立肿瘤靶区和危及器官自动勾画模型。鼻咽癌原发灶[11-14,16-19,26]、颈部淋巴结[11-12]、临床靶区[11,15]、淋巴引流区[11]及头颈部危及器官[20-25]均能够通过人工智能实现自动勾画。鼻咽癌原发灶自动勾画研究中，部分研究基于 CT[11-12,14]，部分基于 MRI[13,18-19,26]，一项研究融合了 CT 和 MRI[16]，而另一项研究则结合了肿瘤 T 分期的信息[17]。上述研究中，原发灶自动勾画与专家勾画的一致性在 80% 左右，而结合 T 分期能够将一致性提高至 86%[17]。由于 MRI 是鼻咽癌原发灶勾画的主要参考图像，有一项研究全面评估了利用三维卷积神经网络算法在多参数 MRI 图像上自动勾画鼻咽癌原发灶的有效性[13]，为鼻咽癌原发灶自动勾画的临床应用奠定了基础。结果显示，以专家勾画作为"金标准"，人工智能自动勾画的准确性为 79%，且在治疗前和诱导化疗后肿瘤，以及早期（T_{1-2}）和局部晚期（T_{3-4}）肿瘤中无明显差异。自动勾画结果经专家评估，32.5%（66 例）的病例无须修改，可直接用于放疗计划设计，56.2%（114）的病例经少量修改（<20%）即可用于放疗计划设计。此外，人工智能辅助勾画能够减少勾画者间差异及提高勾画效率（40%）。2023 年一项研究初步证实了深度学习算法用于鼻咽癌原发灶自动勾画的普适性（基于 MRI）。该研究以来自 3 家医院的混合数据集进行训练（600 例）和内部测试（259 例），来自另外 2 家医院的数据集作为外部测试（198 例）；结果显示，人工智能自动勾画算法在内部测试集和外部测试集中表现相当[26]。基于 CT 的头颈部危及器官自动勾画研究中，除视神经、视交叉、耳蜗、咽缩肌

等小体积或边界不清的结构准确性较低外,其余器官均能够取得不错的结果。目前国内已有多个自动勾画平台在进入临床应用。

鼻咽癌中,靶区和危及器官剂量分布预测及放疗计划自动设计[27-28]、放射损伤预测[33-36]、图像配准[32]、虚拟 CT 生成[29-31]等研究均处于研究或初步临床应用阶段。近两年随着自动勾画、图像配准、自动计划设计、虚拟 CT 生成等技术的发展和临床流程的建立,并得益于一体化 CT 直线加速器及智能放疗平台的发展,鼻咽癌在线自适应放疗开始进入临床应用,中山大学肿瘤防治中心 2023 年开展了一项"人工智能辅助鼻咽癌在线自适应放疗对比常规放疗的多中心、随机对照、非劣性Ⅲ期临床研究"(ChiCTR2400079473),计划入组 496 例患者。该研究的开展和实施标志着鼻咽癌精准放疗进入新的时代。此外,利用人工智能预测鼻咽癌患者预后及疗效多被用于影像组学[36-40]和病理组学[41-42]的研究,也有用于生物标志物的筛选[41],亦处于初步研究阶段,未建立合理的临床应用流程及平台。

13 随访

随访

时间	Ⅰ级推荐	Ⅱ级推荐	Ⅲ级推荐
第 1~3 年 (每 3~6 个月)	问诊与体格检查 鼻咽镜检查 外周血 EBV DNA 拷贝数检测 鼻咽 + 颈部 MRI 胸部 CT 腹部超声或上腹部 CT 全身骨扫描(必要时) 甲状腺功能检查(每 6~12 个月)	鼻咽部和颈部 CT(针对有 MRI 检查禁忌证患者) 胸部 X 线片 PET/CT(针对临床怀疑远处转移患者或 EBV DNA 拷贝数升高的 T_4 或 N_3 患者) 口腔科检查 听力、视力、吞咽、营养和功能康复评估	
第 4~5 年 (每 6~12 个月)	问诊与体格检查 鼻咽镜检查 外周血 EBV DNA 拷贝数检测 鼻咽 + 颈部 MRI 胸部 CT 腹部超声或上腹部 CT 全身骨扫描(必要时) 甲状腺功能检查(每 6~12 个月)	鼻咽部和颈部 CT(针对有 MRI 检查禁忌证患者) 胸部 X 线片 PET/CT(针对临床怀疑远处转移患者或 EBV DNA 拷贝数升高的 T_4 或 N_3 患者) 口腔科检查 听力、视力、吞咽、营养和功能康复评估	
5 年以上 (每 12 个月)	问诊与体格检查 鼻咽镜检查 外周血 EBV DNA 拷贝数检测 鼻咽 + 颈部 MRI 胸部 CT 腹部超声或上腹部 CT 全身骨扫描(必要时) 甲状腺功能检查(每 6~12 个月)	鼻咽部和颈部 CT(针对有 MRI 检查禁忌证患者) 胸部 X 线片 PET/CT(针对临床怀疑远处转移患者或 EBV DNA 拷贝数升高的 T_4 或 N_3 患者) 口腔科检查 听力、视力、吞咽、营养和功能康复评估	

【注释】

鼻咽癌治疗后的随访非常重要，其目的在于评估治疗效果、早期发现复发和转移病灶、监测和处理治疗相关并发症、促进功能康复等[1]。鼻咽癌的首次随访主要针对局部和全身病灶进行系统完善的评估，应在完成放化疗后的12~16周开始[1-2]。鼻咽癌患者的随访主要包括两个方面：一方面及时发现肿瘤失败事件，以期尽早给予挽救性治疗，改善患者的生存；另一方面，随访还可以评估和处理患者治疗后的并发症，提高患者的生活质量[1,3]。然而，随着患者随访频率和检查项目的增加，所需的医疗资源也相应增加。因此，需要制订合理的策略，在保证及时发现肿瘤复发事件的同时，又不盲目增加随访的次数和项目，避免医疗资源的浪费。

目前，鼻咽癌的最佳随访策略尚未建立，缺乏高质量的随机对照临床研究数据，循证医学证据较少。由于随访的前瞻性数据较难获得，国内的部分学者利用鼻咽癌长期随访的大数据平台，针对鼻咽癌随访的时限，频率和随访项目等方面进行了一些探索[4-6]。

在鼻咽癌治疗后的随访时限方面，一项回顾性研究显示鼻咽癌患者治疗后5年内的死亡风险主要来自肿瘤的失败，非肿瘤性死亡风险相对较小[6]。因此，鼻咽癌患者治疗后5年内应主要针对肿瘤的复发和转移事件进行随访。目前已有多个单位报道了鼻咽癌患者调强放疗治疗后10年的生存情况[7-8]，其结果提示患者治疗后的疾病风险主要集中在治疗后前5年，5年后的失败事件较少。因此，鼻咽癌患者的随访重点应该放在治疗后的前5年。

在鼻咽癌的随访频率方面，目前的数据较少。一项纳入7 043例鼻咽癌患者的真实世界大数据研究描绘了鼻咽癌治疗后5年内复发风险的动态变化规律，建立了一套可平衡随访效果与时间成本的随访策略，为肿瘤个体化随访的开展提供了依据（图7）[4]。

对于Ⅰ组患者，基于风险的监测安排为5年内共10次随访（1~5年分别为2次、3次、2次、2次和1次）；Ⅱ组患者共需11次随访（1~5年分别为2次、4次、2次、2次和1次）；Ⅲ组患者共需13次随访（分别为4次、4次、3次、1次和1次）；Ⅳ组患者共需14次随访（4次、5次、3次、1次和1次）。

在鼻咽癌随访手段方面，目前的循证医学证据较少。国内已有学者利用EBV DNA建立基于液体活检技术的鼻咽癌"二阶段"随访策略：①利用cfEBV DNA作为初筛手段识别复发转移高危患者；②针对性地对阳性患者进行进一步影像学检查（图8）。该模式可在保证随访准确性的同时，节省75%的影像学检查，有望大幅减轻患者的负担与医疗资源的消耗[9]。

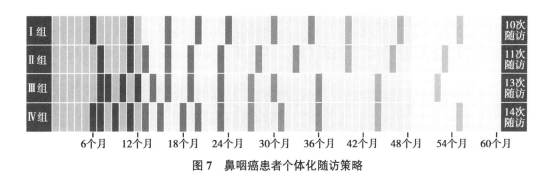

图7　鼻咽癌患者个体化随访策略

针对鼻咽癌局部复发和区域复发，目前的随访手段包括鼻咽电子内镜、鼻咽及颈部MRI和EBV DNA等[1,3,10]。局部区域复发的患者中，同时伴有EBV DNA升高的比例约为50%[11]。鼻咽电子内镜对鼻咽黏膜表面复发较为敏感，但无法窥及咽旁、颅底和颅内的复发病灶。MRI对黏膜表面以外的复发鼻咽癌具有较好的诊断灵敏度和特异度，是目前临床常用的局部和区域复查手段[12-13]。一项回顾性研究提示治疗后无症状的局部早期患者（T_{1-2}）可不常规行MRI随访，而局部晚期患者（T_{3-4}）推荐每年行1次MRI随访[5]。

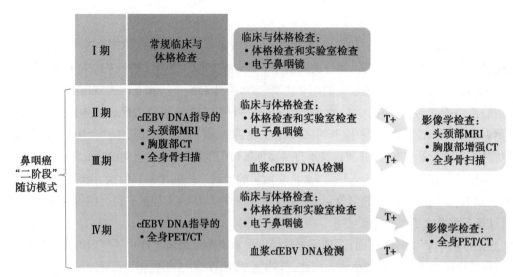

图8　基于 EBV DNA 的鼻咽癌"二阶段"随访策略

远处转移目前已成为鼻咽癌治疗失败的主要模式[14-16]，因此针对远处转移的复查是鼻咽癌患者治疗后随访的重点。远处转移的复查手段主要包括 PET/CT、胸腹部 CT、全身骨显像和 EBV DNA 等[1,3,16]。EBV DNA 的检测简单易行且对鼻咽癌远处转移具有良好的诊断价值，是一个具有良好前景的随访手段[11,17-19]。PET/CT 对远处转移的诊断特异度和灵敏度均较理想，然而目前 PET/CT 的价格较高，限制了其在鼻咽癌随访中的广泛应用。胸腹部 CT 和全身骨显像是目前鼻咽癌常规随访中常用的检查手段，然而其临床价值目前尚未明确，有待进一步研究。有研究显示在 EBV DNA 的指导下，针对性地进行影像学检查或可改善鼻咽癌复查的经济效益比[17,20]。

鼻咽癌患者调强放疗治疗后，约 3% 的概率发生第二原发肿瘤，肺癌、上消化道肿瘤、肝癌、结直肠癌、甲状腺癌等较为常见[21]，因此治疗后随访需要注意筛查常见的早期第二原发肿瘤。对于放疗后的鼻咽癌患者，推荐定期检查甲状腺功能和及时处理甲状腺功能减退，同时定期进行牙齿功能的检查[1,3]。根治性放疗有可能损害头颈部器官的重要生理功能，推荐有条件的患者定期接受听力、视力、吞咽、营养等功能评估，并积极接受康复治疗[1,3]。

中国临床肿瘤学会（CSCO）
中枢神经系统转移性肿瘤诊疗指南 2024

组　长　牟永告　中山大学肿瘤防治中心神经外科
　　　　　秦智勇　复旦大学附属华山医院神经外科

副组长（以姓氏汉语拼音为序）

陈佳艺　上海交通大学医学院附属瑞金医院
　　　　放疗科

陈丽昆　中山大学肿瘤防治中心内科

董志强　华中农业大学生物医学与健康学院

郭琤琤　中山大学肿瘤防治中心神经外科 /
　　　　神经肿瘤科

邱晓光　首都医科大学附属北京天坛医院放疗科

斯　璐　北京大学肿瘤医院黑色素瘤科

万经海　中国医学科学院肿瘤医院神经外科

王　涛　中国人民解放军总医院肿瘤医学部

杨云鹏　中山大学肿瘤防治中心内科

秘书组　郭琤琤　中山大学肿瘤防治中心
　　　　　神经外科 / 神经肿瘤科

专家组成员及执笔人（以姓氏汉语拼音为序）（* 为执笔人）

陈佳艺　上海交通大学医学院附属瑞金医院
　　　　放疗科

陈丽昆　中山大学肿瘤防治中心内科

陈媛媛*　中山大学肿瘤防治中心放疗科

初曙光*　复旦大学附属华山医院影像科

郭琤琤*　中山大学肿瘤防治中心神经外科 /
　　　　神经肿瘤科

李　智*　广东省人民医院病理科

李美辰*　中山大学肿瘤防治中心内科

梁　伦*　广西医科大学第一附属医院神经外科

林　根*　福建省肿瘤医院内科

毛丽丽*　北京大学肿瘤医院黑色素瘤科

苗　茜*　福建省肿瘤医院内科

秦智勇　复旦大学附属华山医院神经外科

邱晓光　首都医科大学附属北京天坛医院放疗科

赛　克*　中山大学肿瘤防治中心神经外科 /
　　　　神经肿瘤科

斯　璐*　北京大学肿瘤医院黑色素瘤科

王　涛*　中国人民解放军总医院肿瘤医学部

吴敬勋*　厦门大学附属第一医院肿瘤内科

谢传淼*　中山大学肿瘤防治中心影像科

1 中枢神经系统转移性肿瘤的 MDT 模式 • 47

2 中枢神经系统转移性肿瘤的影像学检查 • 47

3 中枢神经系统转移性肿瘤的病理学诊断 • 49

   3.1 肺癌脑转移病理学诊断基本原则 • 49

   3.2 乳腺癌脑转移病理学诊断基本原则 • 51

   3.3 黑色素瘤脑转移病理学诊断基本原则 • 53

   3.4 胃肠道癌脑转移病理学诊断基本原则 • 55

4 中枢神经系统转移性肿瘤的脑脊液及血清学检查 • 56

5 中枢神经系统转移性肿瘤的手术治疗 • 57

6 中枢神经系统转移性肿瘤的放射治疗 • 58

   6.1 脑转移瘤全脑放疗 • 59

   6.2 脑膜转移瘤放疗 • 61

   6.3 脑转移瘤放疗结合靶向治疗 • 62

   6.4 脑转移瘤放疗结合免疫治疗 • 63

7 肺癌脑转移的内科治疗 • 64

   7.1 非小细胞肺癌伴热点突变脑(脑膜)转移的内科治疗原则 • 64

   7.2 非小细胞肺癌驱动基因阴性脑(脑膜)转移的内科治疗原则 • 67

   7.3 小细胞肺癌脑(脑膜)转移的内科治疗原则 • 69

8 乳腺癌脑转移的内科治疗 • 70

9 消化系统肿瘤脑转移的内科治疗 • 70

10 黑色素瘤脑转移的内科治疗 • 71

1　中枢神经系统转移性肿瘤的 MDT 模式

中枢神经系统转移性肿瘤的 MDT 模式

诊断方法	Ⅰ级推荐	Ⅱ级推荐	Ⅲ级推荐
MDT 模式	临床 - 护理模式	临床 - 护理 - 心理 - 社会模式	
MDT 团队构成	放射科专家、病理科专家、外科专家（和原发肿瘤相关的肿瘤外科及神经外科等）、放射肿瘤学专家、神经肿瘤学专家、肿瘤内科专家、介入性疼痛专科医生、营养师、神经内科专家、临床检验人员、护理师、临终关怀护理人员	物理治疗师、职业和语言治疗师、护理师、心理专家社会工作人员、生物样本库、病案库人员	
MDT 的内容	脑转移患者均接受多模态的影像学综合评估、病理学确诊（原发灶与转移灶）、治疗模式探讨（手术、放射治疗、药物治疗及介入时机、临终关怀的时机）	主管医生认为需要 MDT 的患者（例如诊治有困难或争议）	需要特殊辅助治疗决策（例如需要手术、放疗或更换内科治疗手段）的患者 需要参加某个临床试验的患者
MDT 会议频率	每周或每 2 周 1 次	每月 1 次	每 3 个月 1 次
MDT 主要组织形式	联合门诊	新型移动医疗模式，但需要注意医疗安全和患者隐私保护	

【注释】

a　强烈推荐每例脑转移患者均接受多学科团队（multidisciplinary team，MDT）诊治模式。大多数脑转移患者在就诊过程中将接触到多个专科医生，因此 MDT 将有助于医生之间的密切和定期沟通，最终为肿瘤患者制订精准有效的个体化治疗方案。

b　MDT 的核心成员应包括放射科专家、病理科专家、外科专家（和原发肿瘤相关的肿瘤外科及神经外科等）、放射肿瘤学专家、神经肿瘤学专家、肿瘤内科专家、介入性疼痛专科医生、神经内科专家、营养师、临床检验人员及医护人员。

c　由于脑转移患者在诊治方面存在较高的复杂性，将涉及多个影像学方法的评估、病理学再次确诊、手术、放射治疗（放疗）、药物治疗等方面，因此每个诊治流程及措施的介入时机、交替治疗的方式、风险、治疗副作用及可能的获益及疗效等方面，需要详细与患者及家属沟通，使其充分理解及知情同意。

d　在条件允许的情况下，推荐多学科临床 - 护理 - 心理 - 社会模式，包括联合医疗服务人员，如物理治疗师及康复治疗师、职业和语言治疗师、护理人员、心理学专家、临终关怀护理人员、社会工作人员，以优化治疗及患者社会再适应的需要。

e　强烈鼓励患者选择参与临床试验，鼓励参与大型合作试验，以便为患者提供适当的选择。

2　中枢神经系统转移性肿瘤的影像学检查

　　脑转移瘤的影像评价与其他肿瘤有些不同，主要包含两个部分：一是首诊病灶检测，二是病灶治疗后反应评价[1]。2006 年前，脑转移瘤的影像评价大部分依据 CT 成像。随着 MRI 的普及应用，NCCN 指南已明确要求，把 MRI 作为脑肿瘤治疗前、后评价的首选影像检查方法，并建议进行标准化 MRI 扫描[2]。

影像检查方法及影像表现

检查方法	分层	Ⅰ级推荐	Ⅱ级推荐	Ⅲ级推荐
MRI	最低标准扫描序列（minimum standard）	平扫：2D FLAIR、2D DWI、2D 或 3D T_1 注射对比剂后：2D T_2、2D T_1 或 3D T_1		
	优化扫描序列（ideal protocol）	平扫：2D FLAIR、2D DWI、3D T_1 注射对比剂后：2D T_2、2D T_1、PWI		
	影像表现	可单发或多发，见于幕上及幕下多种信号改变，常见为 T_1 低信号、T_2 高信号； DWI 常有弥散受限成分； 出血见于 20% 以上转移瘤 除囊变、坏死、出血外，转移瘤组织均可见强化 强化结节伴周围水肿是转移瘤最常见 MRI 表现		
CT	扫描		无法完成头颅 MRI 检查的患者可行 CT 平扫及增强检查	
	影像表现		平扫时脑转移瘤多表现为等密度或低密度，少数为高密度灶 增强 CT 上典型脑转移瘤多强化明显，周围可见水肿	
PET	PET/CT		可检测发生脑转移的原发肿瘤及其他部位的转移	
	PET/MRI		PET/MRI 一体机在脑转移中具有良好的应用前景	
	示踪剂		新显像剂 ^{68}Ga-FAPI 诊断脑转移瘤较 ^{18}F-FDG 有一定优势	
功能影像组学				如 APT、人工智能分析等功能影像组学检测

【注释】

a 总体来说，3T 磁共振优于 1.5T 磁共振，尤其在小病灶检出方面。不同磁共振扫描机的序列名称不同，但序列的本质一致。

b 最低 MRI 扫描标准中，核心是薄层扫描，建议行 3D 扫描；首选 SE 序列；DWI 由于非常有诊断价值，且扫描时间短，建议始终放在平扫序列里。优化扫描标准中，增加的 DSC 灌注扫描可能对鉴别肿瘤复发和放射性坏死有用。增强后长时间延迟扫描（60~105min），可能对小病灶检出有利。目前人工智能可敏感识别小的脑转移瘤（≤5mm），从而提高临床上对脑转移瘤的检出率[6]。同时人工智能还可准确稳定地自动分割肿瘤靶区，提高医生对脑转移瘤勾画的准确性及一致性[7]。

c 目前使用的磁共振对比剂均为钆的螯合物。不同厂家对比剂弛豫率有一定差异，但不影响诊断效能。双倍或三倍剂量可以提高病灶显示程度，但考虑到可能的钆在体内沉积和肾纤维化风险，推荐单倍剂量。注射对比剂后扫描 DSC PWI 和 T_2，然后再扫描增强 T_1，相当于一定程度的延迟扫描，可以使病灶显示更明显。

d 治疗后 MRI 评估：采用 2015 年发布的 RANO-BM 建议，依据 2009 年发布的 Recist1.1 标准，评估中只测量脑实质内转移病灶，基线测量时靶病灶总数最多 5 个，可测量靶病灶需要实性强化最大单径 ≥10mm，不包括囊和腔[3]。

e 鉴别治疗反应和肿瘤复发：CT、MRI 灌注成像有一定价值。肿瘤复发多呈现血流增加，表现为高灌注，而放疗后坏死多呈低灌注。但是一部分患者放疗后短期或免疫治疗后，病灶对治疗的反应复杂多样，病灶内部可能包含不同程度的炎症、血管反应等，也会造成灌注的异常增高或减低。目前 CT、MRI 灌注成像鉴别两者的价值尚未得到充分验证。对免疫治疗后的患者进行评估时，RANO 标准认为，治疗后 6 个月内如果显示 MRI 强化增加或者出现新强化灶，需要再等待 3 个月后复查 MRI 来验证，即以 MRI 比较病灶改变，并结合临床，决策下一步治疗方案[4]。PET 可以增加诊断信息，尤其标记氨基酸示踪剂的 PET/CT 在肿瘤复发病灶中多呈高代谢。但也存在假阳性，解读时依然需要综合考虑。

f MRI 用于评估软脑膜转移：常规增强 T_1SE 序列常难以发现软脑膜转移。GRE 序列，由于血管增强效应，会导致脑沟内多发的条状或点状高信号，即高估效应，带来假脑膜转移瘤征象。推荐采用增强后 Flair 序列，很多研究认为其在显示脑膜转移瘤方面显示一定优势，尤其在一定时间延迟后，更可以确认是否有脑膜转移[5]。

3　中枢神经系统转移性肿瘤的病理学诊断

3.1　肺癌脑转移[a] 病理学诊断基本原则

诊断方法	Ⅰ级推荐	Ⅱ级推荐	Ⅲ级推荐
组织形态学（HE 染色）	腰椎穿刺脑脊液细胞病理学检查，发现肿瘤细胞可明确诊断； 在有明确适应证的前提下行脑活检术或病灶切除术，经组织病理明确诊断		
免疫组化检测	免疫组化检测 CK、Ki-67、TTF-1、NapsinA、P40、CK5/6、CD56、Syn、CgA 等抗体，必要时需通过黏液染色（PAS 或黏液卡红）鉴别腺、鳞癌或小细胞癌[b]，ALK（D5F3）免疫组化检测（伴随诊断）[c]	组织标本行 PD-L1 检测[d]	
分子检测	非鳞癌组织标本 *EGFR* 突变、*ALK* 融合及 *ROS1* 融合检测； 无组织标本或量少不能行基因检测时，可通过外周血游离 / 肿瘤 DNA（cf/ctDNA）进行 *EGFR* 突变检测[e]	*RET*、*KRAS*、*BRAF*、*HER2*、*NTRK*、*MET*（扩增及 14 号外显子跳跃缺失突变）等基因检测； 小细胞癌的 *MGMT* 甲基化检测[f]	肿瘤突变负荷（TMB）的 NGS 检测[g]

【注释】

a　肺癌脑转移性肿瘤包括脑实质转移和脑膜转移。脑实质转移瘤最常见的发生部位为大脑半球,其次为小脑和脑干,脑膜转移较脑实质转移少见,但预后更差。不同组织学类型的肺癌脑转移发生率不同,非小细胞肺癌转移率为 10% 左右,腺癌和大细胞癌发生脑转移的概率较高,小细胞癌首次就诊时脑转移的发生率为10%,诊疗过程中为 40%~50%,生存 2 年以上患者脑转移达 60%~80%,是影响 SCLC 患者生存和生活质量的重要因素之一。

b　组织学分型不明确的肺癌(NSCLC)脑转移病灶,通过免疫组化检测 CK、Ki-67、TTF-1、NapsinA、P40、CK5/6、CD56、Syn、CgA 等标记抗体,必要时需通过黏液特殊染色(PAS 或黏液卡红)鉴别腺、鳞癌或小细胞癌,诊断原则遵循《WHO 胸部肿瘤分类(2021 版)》[1]。

c　采用免疫组化方法检测 ALK 时应遵循《中国非小细胞肺癌 ALK 检测临床实践专家共识(2019 版)》[2]的检测和判读原则,对转移灶中包括含腺癌成分的肿瘤组织或非腺癌的非小细胞肺癌进行检测。

d　由于绝大多数肺癌免疫治疗的前瞻性临床研究均排除了脑转移患者,目前 PD-1/PD-L1 单抗治疗肺癌脑转移的研究多为回顾性分析,显示有一定疗效,采用帕博利珠单抗对 PD-L1 TPS 评分 ≥ 50% 的非小细胞脑转移有抑制作用[3]。但 PD-L1 在转移癌中表达是否能够作为用药指标尚不明确,也未建立权威机构认证的伴随诊断判读标准。建议检测时采用 FDA/NMPA 认证的检测抗体和平台进行检测,并与原发灶的 PD-L1 表达水平进行对比(附表 1)。

附表 1　已获批适用于非小细胞肺癌 PD-L1 表达的检测试剂和平台

	DAKO 22C3	DAKO 28-8	罗氏 SP142	罗氏 SP263
检测平台	DAKO Autostainer Link48	DAKO Autostainer Link48	罗氏 Ventana Benchmark Ultra	罗氏 Ventana Benchmark Ultra
适用诊断	伴随诊断	补充诊断	伴随诊断	伴随 / 补充诊断*
适用药物	帕博利珠单抗	纳武利尤单抗	阿替利珠单抗	帕博利珠单抗、度伐利尤单抗、纳武利尤单抗
判读阈值	TPS ≥ 1%	TPS ≥ 1%	TPS ≥ 50% 或 IC ≥ 10%	TPS ≥ 1%

注:*,欧盟批准用于帕博利珠单抗和度伐利尤单抗的伴随诊断,纳武利尤单抗的补充诊断,美国食品药品监督管理局(FDA)批准用于度伐利尤单抗的补充诊断;TPS(tumor proportion score),肿瘤细胞阳性比例分数,任何强度完整或部分肿瘤细胞的细胞膜染色阳性的评分;IC(immune cell)免疫细胞评分,限定于 PD-L1 阳性免疫细胞的肿瘤区域。

e　对于腺癌或含腺癌成分的其他类型肺癌,应在进行病理诊断的同时常规进行 *EGFR* 基因突变、*ALK* 和 *ROS1* 融合基因检测。无组织标本或量少不能行基因检测时,可通过外周血游离 / 肿瘤 DNA(cf/ctDNA)进行 *EGFR* 突变检测。必要时可进行 *RET* 融合基因,*KRAS*、*BRAF* V600E、*HER2* 基因突变,*NTRK* 融合基因,*MET* 基因扩增及 *MET* 基因 14 号外显子跳跃缺失突变等分子检测。

f　目前针对小细胞癌尚无批准的靶向药物或指导治疗的标志物。替莫唑胺(temozolomide)在复发性 SCLC 中有一定的疗效,脑转移、MGMT(O6- 甲基鸟嘌呤 -DNA- 甲基转移酶)基因甲基化阳性患者可能疗效更好。可采用荧光 PCR 法检测 *MGMT* 基因甲基化水平。脑脊液标本经细胞病理学诊断后,如发现肿瘤细胞,可以应用脑脊液标本中肿瘤细胞和 / 或无细胞脑脊液上清作为基因检测的标本。

g　肿瘤突变负荷(tumor mutational burden,TMB)可能预测免疫检查点抑制剂疗效。利用 NGS 多基因组合估测 TMB 是临床可行的方法。在组织标本不足时,利用 ctDNA 进行 TMB 估测是潜在可行的技术手段。

3.2 乳腺癌脑转移 a 病理学诊断基本原则

诊断方法	Ⅰ级推荐	Ⅱ级推荐	Ⅲ级推荐
组织形态学（HE 染色）	腰椎穿刺脑脊液细胞病理学检查，发现肿瘤细胞可明确诊断；在有明确适应证的前提下行脑活检术或病灶切除术，经组织病理明确诊断		
免疫组化检测	乳腺癌脑转移灶组织标本应进行 ER、PR、Ki-67 b-d；HER2 免疫组化检测（伴随诊断）e	PD-L1 的免疫组化检测 f	
分子检测	荧光原位杂交 HER2 基因扩增		组织标本可行 NGS 高通量基因检测；无组织标本或量少不能行基因检测时，脑脊液循环肿瘤细胞或循环肿瘤 DNA 进行 NGS 检测 g

【注释】

a 晚期乳腺癌可以发生脑转移（包括脑实质转移和脑膜转移），但不同类型乳腺癌脑转移发生率不同，通常三阴性乳腺癌、HER2 阳性乳腺癌发生脑转移风险相对较高。此外，组织学分级高（Nottingham 分级系统）、肿瘤高增殖活性、年轻、肿瘤负荷大、携带 BRCA 基因突变等也是脑转移的高危因素。脑转移好发部位大脑，其次是小脑，脑干部位最少。

b 乳腺癌的组织学分型遵循《WHO 乳腺肿瘤分类（2019 版）》原则[1]。乳腺癌脑转移形成过程中会发生基因表型的改变，与原发灶相比，乳腺癌脑转移中 EGFR 基因和 HER2 基因扩增明显增加，20% 左右的 HER2 阴性乳腺癌脑转移组织会转变成 HER2 扩增和 / 或突变，50% 的激素阳性乳腺癌脑转移组织会发生激素受体表达缺失，但脑转移不同部位病灶的重要基因突变几乎都是一致的，故有必要对乳腺癌脑转移病灶重新进行基因检测并与原发灶的分子分型进行对比（附表 2）。

附表 2 乳腺癌分子分型原则

乳腺癌分子分型	检测指标			
	ER	PR	HER2	Ki-67
Luminal A 型	+	+ 且高表达	−	低表达
Luminal B 型	+	− 或低表达	−	高表达
HER2 阳性型（HR 阴性）	−	−	+	任何
HER2 阳性型（HR 阳性）	+	任何	+	任何
三阴型	−	−	−	任何

c 经验证的免疫组化染色是预测内分泌治疗获益的标准检测，不建议使用其他检测方法。ER、PR 免疫组织化学检测的阳性阈值为 ≥1%，阳性应报告染色强度和阳性肿瘤细胞的百分比，还应注意 1%~10% 核着色的 ER 弱阳性判读。PR 免疫组化 20% 阳性作为 Luminal A 型和 Luminal B 型的临界值（附表 3）。

附表3　内分泌指标判读标准

ER 免疫组化检测 *		PR 免疫组化检测 *	
阴性	<1% 细胞核着色	阴性	<1% 细胞核着色
弱阳性	1%~10% 细胞核着色	低表达	<20% 细胞核着色
阳性	>10% 细胞核着色	高表达	≥20% 细胞核着色

注：* 除评估阳性肿瘤细胞的百分比外，还应评估染色强度（1+，2+，3+）。

d　Ki-67 阳性定义为浸润癌细胞核任何程度的棕色染色，采用 2021 年"乳腺癌 Ki-67 国际工作组评估指南"[2-3] 推荐的标准化的视觉评估法进行判读，Ki-67 临界值定义应根据各实验室具体情况，大部分中国专家认同 <15% 为低表达，>30% 为高表达。当 Ki-67 为 15%~30% 时，建议再次行病理会诊或依据其他指标进行临床决策。

e　HER2 检测参考我国《乳腺癌 HER2 检测指南（2019 版）》[3]，分为 HER2 阳性、低表达和阴性三个层次，HER2 阳性为 IHC 3+ 或 FISH 阳性；HER2 低表达为 IHC 1+ 或 2+ 且 FISH 阴性；HER2 阴性为 IHC 0；HER2 低表达患者可能从新型抗体偶联药物治疗中获益。

f　鉴于免疫治疗对乳腺癌患者预后的重要意义，建议采用 FDA 或 NMPA 批准的 PD-L1 试剂在规定的检测平台进行免疫组化检测，其中 SP142 抗体的 IC（immune cell）阳性阈值为 ≥1%；22C3 抗体的 CPS（combined positive score）阳性阈值为 ≥10（附表4）。

g　高通量基因检测对临床病理分型、预后评估和疗效预测有一定的作用，但往往针对某一特定类型起决策参考作用，对于乳腺癌脑转移的高通量基因检测数据目前尚不充分，因此并不提倡所有脑转移患者都进行高通量基因检测，应根据临床具体情况合理选择使用。

附表4　乳腺癌脑转移灶 PD-L1 免疫组化检测标准

	PD-L1（22C3）	PD-L1（SP142）
抗体克隆号	DAKO 22C3	罗氏 SP142
检测平台	DAKO Autostainer Link48	罗氏 Ventana Benchmark Ultra
阳性阈值	CPS ≥ 10	IC ≥ 1%
判读要点	参与评分细胞为任何强度的完整或不完整的明确膜染色的浸润性活的肿瘤细胞和（任何强度的）胞质或胞膜染色的瘤巢内及肿瘤相关间质内淋巴细胞和巨噬细胞	参与评分免疫细胞包括淋巴细胞、巨噬细胞、树突状细胞和粒细胞，阳性细胞聚集分布或单个细胞散在分布，阳性信号为线状、点状以及完整或不完整的环状
排除计数范围	正常组织、中性粒细胞、嗜酸性粒细胞、浆细胞、坏死的肿瘤细胞、其他坏死细胞、细胞碎片、间质细胞	正常组织、坏死细胞、细胞碎片、间质细胞

注：CPS，联合阳性分数（combined positive score），结合了肿瘤细胞的 PD-L1 阳性结果和肿瘤相关免疫细胞 PD-L1 阳性结果而得出的评分；IC 免疫细胞评分（immune cell），限定于 PD-L1 阳性免疫细胞的肿瘤区域。

3.3 黑色素瘤脑转移 [a] 病理学诊断基本原则

诊断方法	Ⅰ级推荐	Ⅱ级推荐	Ⅲ级推荐
组织形态学（HE 染色）	腰椎穿刺脑脊液细胞病理学检查，发现肿瘤细胞可明确诊断 在有明确适应证的前提下行脑活检术或病灶切除术，经组织病理明确诊断评估肿瘤浸润淋巴细胞 [b]		
免疫组化检测	对于诊断不明确的病例采用免疫组化法检测黑色素细胞特征性标志物 S100、SOX10、HMB45、Melan-A、PNL2、Tyrosinase、MITF 等明确诊断 [c]		PD-L1 的免疫组化检测 [e]
分子检测	良、恶性无法鉴别时通过分子检测 CCND1、RREB1、MYB、MYC 和 CDKN2A 协助诊断 [d]	分子检测 BRAF、NRAS、C-KIT 等基因变异协助分子分型 [f]	组织标本可行 NGS 高通量基因检测； 无组织标本或量少不能行基因检测时，脑脊液循环肿瘤细胞或循环肿瘤 DNA 进行 NGS 检测 [g]

【注释】

a 脑是黑色素瘤的好发转移部位，黑色素瘤脑转移的发生率为 8%~46%，约 1/3 黑色素瘤患者在治疗过程中出现脑转移，在尸检中约有 2/3 的黑色素瘤患者有脑转移。原发于头颈部或黏膜的黑色素瘤、原发病灶较厚且伴有溃疡、核分裂活跃是脑转移的高危因素，转移部位最多见于大脑（80%），其次是小脑和脑膜（15%），脑干（5%）最少见。

b 黑色素瘤的病理诊断遵循《WHO 皮肤肿瘤分类（第 4 版）》[1]和《黑色素瘤病理诊断临床实践指南（2021版）》[2]规范和标准。脑转移性黑色素瘤的诊断较为困难，特别是无色素性黑色素瘤脑转移除了与低分化癌、肉瘤和淋巴瘤等多种肿瘤进行鉴别外，对于首发脑转移的黑色素瘤患者尚需与脑或硬膜原发性黑色素细胞病变（黑色素细胞瘤、黑色素性神经鞘瘤等）相鉴别。常用的黑色素细胞特征性标志物包括 S-100、SOX10、Melan-A、HMB45、PNL2、Tyrosinase、MITF 等。其中 SOX10 和 S-100 蛋白灵敏度最高，是黑色素瘤的筛选指标，但其特异度相对较差，一般不能单独用作黑色素瘤的确定指标。Melan A、HMB45、PNL2 及 Tyrosinase 等特异度较高，进行鉴别诊断时建议同时选用上述多个标志物，以提高黑色素瘤诊断的准确性。

c 黑色素细胞增生性病变的良、恶性可通过免疫组化检测和分子检测进一步明确。一般而言，黑色素瘤 Ki-67 指数和 cyclin D1 表达率都较高，HMB45 弥漫阳性，p16 表达缺失。荧光原位杂交法（FISH）检测 CCND1、RREB1、MYB、MYC 和 CDKN2A 作为皮肤黑色素细胞肿瘤良恶性鉴别的一种辅助手段，具有较好的灵敏度和特异度，推荐在良恶性鉴别诊断困难的病例中选择性使用。其中 RREB1 和 CCND1 基因拷贝数增加是较为敏感指标。但鉴于黑色素瘤细胞形态的多样性和组织结构的复杂性，免疫组织和 FISH 检测结果必须紧密结合临床信息和组织学特点加以正确判读。

d 肿瘤浸润淋巴细胞（tumor-infiltrating lymphocytes，TILs）是指在肿瘤细胞之间浸润、破坏肿瘤细胞巢的淋巴细胞，不包括围绕肿瘤周边的淋巴细胞。TILs 与黑色素瘤预后呈正相关，也可作为转移性黑色素瘤免疫治疗反应的预测因子。TILs 只计算淋巴细胞，其余炎症细胞一律不计算在内；淋巴细胞必须分布于肿瘤内部和 / 或直接与肿瘤细胞接触，如果仅是位于肿瘤外围的周边或者位于肿瘤内的间质中，都不能计算在内，TILs 的评估标准见附表 5。

附表5　黑色素瘤肿瘤浸润性淋巴细胞分级标准（AJCC标准）

分级	释义
缺如（absent）	没有淋巴细胞，或者虽有淋巴细胞，但淋巴细胞没有浸润至肿瘤中，即没有与肿瘤细胞直接接触*
有但不活跃（non-brisk）	有一灶或多灶淋巴细胞浸润于肿瘤细胞之间
活跃（brisk）	淋巴细胞弥漫分布于肿瘤内部或淋巴细胞弥漫浸润肿瘤内靠周边的区域

注：*如果淋巴细胞位于肿瘤结节内，但排列在纤维束中或小血管周围，而并非浸润至肿瘤细胞之间与肿瘤细胞直接接触，也应判定为缺乏肿瘤浸润淋巴细胞。

e　尽管多种PD-1/PD-L1抑制剂在晚期黑色素瘤免疫治疗中表现出确切的疗效，但PD-1/PD-L1的表达与疗效的关系仍有争议，目前已有针对黑色素瘤原发病灶PD-L1 22C3和28-8抗体的补充诊断，但尚无获批的伴随诊断。有研究显示对于无法切除或转移性黑色素瘤患者，PD-L1高表达（>5%）可能是"纳武利尤单抗"单药治疗与"伊匹木单抗+纳武利尤单抗"联合治疗效果等同的一种标志。PD-L1低表达可能是"纳武利尤单抗"单药治疗效果逊于"伊匹木单抗+纳武利尤单抗"联合治疗的一种标志[3]。但目前尚无公认的PD-L1抗体种类和检测平台以及阳性阈值用于黑色素瘤检测，还需要进一步积累临床实践经验。目前不建议常规使用PD-1/PD-L1表达来决定治疗方案。

f　鉴于黑色素瘤患者可以从靶向治疗中获益，建议所有患者治疗前都做基因检测，由于BRAF和KIT基因突变是黑色素瘤的早期遗传驱动因素，因此在复发或转移病灶中的阳性率会降低，有必要对转移病灶再次进行分子检测。目前对于黑色素瘤有多个分子分型，包括Curtin JA的"肢端型、黏膜型、慢性日光损伤型和非慢性日光损伤型"[4]，以及CGAT（Cancer Genome Atlas Network）的"BRAF型、RAS型、NF1型和三野生型"[5]等，目前较成熟的靶点是BRAF、C-KIT和NRAS，此外也包括一些少见或罕见基因变异，如NTRK1-3基因融合和ALK、ROS1基因融合等。基因检测结果与预后、分子分型和晚期治疗有关（附表6）。

g　有和/或无肿瘤细胞的脑脊液标本以及转移灶组织学标本可进行循环肿瘤细胞（CTC）、循环肿瘤DNA（ctDNA）和二代测序（NGS）高通量分子检测。

附表6　黑色素瘤相关基因检测

	BRAF基因	NRAS基因	C-KIT基因
变异类型	点突变，V600E、V600K多见，少见V600R/M/D/G，或其他位点D594、L597、K601D等	点突变，第12、13和61密码子	点突变/缺失，第11、13外显子常见，第9、17、18外显子少见
临床特征	皮肤黑色素瘤中最常见（40%~60%），年轻患者多见，浅表播散型或结节型黑色素瘤多见，预后更差，且易发生脑转移	15%~30%的皮肤黑色素瘤发生NRAS突变，预后差	突变率约为10.8%，肢端型和黏膜型黑色素瘤中多见，预后差
敏感药物	BRAF和MEK抑制剂	MEK抑制剂部分有效	伊马替尼
检测方法	免疫组化*、Sanger测序、NGS等	荧光定量PCR、Sanger测序、NGS等	荧光定量PCR、Sanger测序、NGS等

注：*只适用于BRAF V600E突变。

3.4 胃肠道癌脑转移 ᵃ 病理学诊断基本原则

诊断方法	Ⅰ级推荐	Ⅱ级推荐	Ⅲ级推荐
组织形态学（HE 染色）	腰椎穿刺脑脊液细胞病理学检查，发现肿瘤细胞可明确诊断 在有明确适应证的前提下行脑活检术或病灶切除术，经组织病理明确诊断		
免疫组化检测	组织标本行 MLH1、MSH2、MSH6和 PMS2 免疫组化检测 ᵇ 胃癌转移标本行 HER2 免疫组化检测（伴随诊断）ᶜ	PD-L1 免疫组化检测 ᵉ	结直肠癌 HER2 检测 ᵍ
分子检测	分子检测 MSI ᵈ	分子检测 *KRAS*、*NRAS*、*BRAF* 等基因变异 胃癌转移标本行原位杂交 EBERs 检测 ᶠ	*NTRK* 基因变异 组织标本可行 NGS 高通量基因检测 无组织标本或量少不能行基因检测时，脑脊液循环肿瘤细胞或循环肿瘤 DNA 进行 NGS 检测 ʰ

【注释】

a 胃肠道癌脑转移包括脑实质转移和脑膜转移，脑实质转移常见的部位依次是大脑半球、小脑、脑干；软脑膜转移比较少见但预后更差。

b 胃肠道癌脑转移病理组织学诊断遵循《WHO 消化系统肿瘤分类 2019 版》[1]分型和分级原则，并通过免疫组化方法检测 4 个常见 MMR 蛋白（MLH1、MSH2、MSH6 和 PMS2）的表达，阳性表达定位于细胞核。任何 1 个蛋白表达缺失为 dMMR（错配修复功能缺陷），所有 4 个蛋白表达均阳性为 pMMR（错配修复功能完整）。

c 胃腺癌和胃食管交界性腺癌 HER2 的表达检测遵循《胃癌 HER2 检测指南（2016 版）》[2]的检测和判读标准，采用免疫组化法和荧光原位杂交法检测。

d 分子检测微卫星不稳定（MSI）推荐检测 5 个（2B3D）微卫星位点（BAT25、BAT26、D5S346、D2S123 和 D17S250）。判断标准为三级：所有 5 个位点均稳定为 MSS（微卫星稳定），1 个位点不稳定为 MSI-L（微卫星低度不稳定），2 个及 2 个以上位点不稳定为 MSI-H（微卫星高度不稳定）。MSI 多由 *MMR* 基因突变及功能缺失导致，也可以通过检测 MMR 蛋白缺失来反映 MSI 状态，但两者并非完全一致。研究表明中国人群采用 2B3D 微卫星位点的检测方案比其他检测方案的检出率更高[4]。

e 作为 PD-1/PD-L1 免疫检查点抑制剂药物的疗效预测标志，胃腺癌、胃食管交界性腺癌和食管鳞状细胞癌已经有 FDA/NMPA 批准的 PD-L1 免疫组化伴随诊断检测标准和阳性阈值，但对于结直肠癌，目前尚无经权威机构认证的伴随诊断标准，但可通过补充诊断（非必需检测）预测药物的疗效，但应注意不同的样本类型和肿瘤部位（原发癌与转移癌）会存在一定的差异性，附表 7 显示了目前用于胃肠道癌 PD-L1 免疫组化检测的基本情况。

中枢神经系统转移性肿瘤

附表7　PD-L1免疫组化检测在胃肠道癌的适用情况

肿瘤类型	批准类型	适用药物	检测抗体	检测平台	判读方法和阈值
胃腺癌	伴随诊断	pembrolizumab	DAKO 22C3	均为 DAKO Autostainer Link48 平台，EnVision Flex 检测系统	CPS ≥ 1
胃食管交界性腺癌	伴随诊断	pembrolizumab	DAKO 22C3		CPS ≥ 1
食管鳞状细胞癌	伴随诊断	pembrolizumab	DAKO 22C3		CPS ≥ 10
结直肠癌	补充诊断	nivolumab	DAKO 28-8		TPS 或 CPS* 1%，5%，50%
MSI-H 或 dMMR 肿瘤	补充诊断	pembrolizumab	DAKO 22C3		TPS 或 CPS* 1%，50%

注：CPS，联合阳性分数（combined positive score），结合了肿瘤细胞的 PD-L1 阳性结果和肿瘤相关免疫细胞 PD-L1 阳性结果而得出的评分；TPS，肿瘤细胞阳性比例分数（tumor proportion score），任何强度完整或部分肿瘤细胞细胞膜染色阳性的评分；*，临床研究中的判读方法和阳性阈值。

f　分子检测 RAS 和 BRAF 基因突变主要针对 KRAS 和 NRAS 基因的第 2、3、4 号外显子及 BRAF 基因的 V600E，采用组织标本通过 DNA 直接测序法、ARMS 法或 NGS 方法检测。由于一些靶向罕见基因变异药物的问世，罕见的 NTRK 基因融合也可通过 FISH 或 NGS 方法进行检测，但不作为常规检测指标。另外，鉴于 EBV 阳性的胃癌对部分免疫检查点抑制剂有效[5]，应采用原位杂交法（ISH）对胃癌进行 EBER 检测。

g　结直肠癌的 HER2 免疫组织化学检测结果仅来自个别临床研究，尚未建立经过权威机构认证的伴随诊断的判读标准。研究中定义"结直肠癌免疫组织化学检测 HER2 阳性为大于 50% 的肿瘤细胞呈现 3+ 阳性（细胞膜的基底、侧边或整个胞膜呈强阳性着色）；HER2 评分为 2+ 的患者应通过 FISH 检测进一步明确 HER2 状态，HER2 基因扩增的阳性定义为大于 50% 的肿瘤细胞 HER2/CEP17 比值 ≥ 2.0[3]"，但尚需要在临床实践中积累更多的数据证实。

h　脑脊液样本的 CTC、ctDNA 或 NGS 液体活检可用于无法进行组织活检胃肠道癌晚期脑转移患者。

4　中枢神经系统转移性肿瘤的脑脊液及血清学检查

诊断方法	Ⅰ级推荐	Ⅱ级推荐	Ⅲ级推荐
肺癌	脑脊液及血清学的癌胚抗原（carcinoembryonic antigen，CEA）、细胞角蛋白片段 19（cytokeratin fragment，CYFRA21-1）、鳞状上皮细胞癌抗原（squamous cell carcinoma antigen，SCC）、神经元特异性烯醇化酶（neuron-specific enolase，NSE）、ctDNA 检测、脑脊液中查找脱落肿瘤细胞[1-11]	促胃泌素释放肽前体（progastrin releasing peptide，ProGRP）、肌酸激酶 BB（creatine kinase BB，CK-BB）、嗜铬蛋白 A（chromogranin A，CgA）等	
乳腺癌	脑脊液及血清学的 CEA、CA15-3、CA125 等脑脊液中查找脱落肿瘤细胞	ctDNA 检测等[12-13]	
消化道肿瘤	脑脊液及血清学的 CEA、CA19-9、CA72-4 等脑脊液中查找脱落肿瘤细胞	ctDNA 检测等	
黑色素瘤	脑脊液中查找脱落肿瘤细胞	NSE、ctDNA 检测等	

【注释】

　　腰椎穿刺及脑脊液检查对于脑转移患者的治疗前诊断、治疗期间的肿瘤标志物及脱落细胞学的监测、治疗上（如脑室及脑膜系统播散的患者进行鞘内注射化疗）有一定作用。

　　腰椎穿刺行脑脊液压力检测，收集脑脊液并完善脑脊液常规、生化、肿瘤标志物及细胞学病理检查等。脑转移尤其是软脑膜转移的患者可出现脑脊液压力增高、蛋白含量增高，如细胞学检查见癌细胞可明确脑膜转移诊断。如脑脊液发现肿瘤细胞，可以应用脑脊液标本进行 ctDNA 基因检测。

颅内压升高、有可疑脑疝的患者须避免进行腰椎穿刺术。

5　中枢神经系统转移性肿瘤的手术治疗

	Ⅰ级推荐	Ⅱ级推荐	Ⅲ级推荐
手术 [a] 目的	获取组织学诊断及分子诊断；缓解颅内压，降低脑疝风险；提高局控率[8]		
手术 [b] 适应证	其他部位无法取得组织的脑转移瘤；脑内病灶影像学表现不典型；脑转移瘤导致颅内压增高，有脑疝倾向[1-3]		
手术 [c] 禁忌证	颅内压增高不明显，且对放疗及化疗等非手术治疗高度敏感的脑转移瘤；不能耐受手术	手术风险大，术后严重降低脑转移瘤患者生活质量	患者预期寿命短，脑转移瘤术后无有效辅助治疗手段
手术定位	CT 或 MRI 影像学资料、神经导航	术中超声[4] 术中荧光技术	
切除方式	整块切除（*en bloc*）[5-6]		
脑功能保护		术中电生理监测 清醒开颅手术[7]	

右侧栏目标签：中枢神经系统转移性肿瘤

【注释】

a　手术目的：①对于原发灶及其他部位转移灶无法取得组织的情况，通过活检或切取脑转移灶，取得病理诊断及分子诊断，指导治疗；②对于同期发现或既往癌症病史患者，脑内病灶影像学表现与脑转移不相符或不典型，通过活检或切取脑内病灶，取得病变组织，明确诊断；③在化疗、靶向治疗或免疫治疗过程中，颅外病灶治疗有效，而脑转移病灶进展，通过活检或切取脑转移灶，进行分子特征分析，指导治疗；④对于颅内压明显增高，保守治疗无效，有脑疝倾向的脑转移瘤，通过切除脑转移病灶，迅速降低颅内压，延长寿命，改善生活质量，为其他治疗争取时间；⑤通过手术与术后辅助放疗和 / 或辅助化疗，提高脑转移瘤的局控率。

b　手术适应证

(1) 立体定向活检术：适用于原发灶及其他部位转移灶无法取得组织，或需要对脑转移灶进行分子诊断，用于指导治疗。①脑转移灶位置深在，占位效应不明显；②脑转移瘤占位效应虽然较明显，但预估原发肿瘤病理类型对放化疗高度敏感，明确病理诊断后行后续治疗，转移灶有快速缩小的可能。

(2) 切除术：适用于局部占位效应明显的转移瘤。①对放化疗非高度敏感的单个脑转移病灶；或虽为多个转移灶，但位置邻近；②虽对放化疗高度敏感，但预估非手术治疗无法快速起效，治疗过程中有脑疝倾向的脑转移瘤；③脑转移灶手术可及，预估手术切除不会显著降低患者生活质量；④脑转移瘤卒中，颅内压明显增高，保守治疗效果欠佳。

(3) 脑室外引流及脑室 - 腹腔分流术：①脑转移瘤造成梗阻性脑积水，颅内压增高，且无法通过手术切除转移瘤改善。此种情况下，对于放化疗高度敏感的脑转移瘤可采用行脑室外引流或脑室 - 腹腔分流术；对于放化疗非高度敏感的转移瘤建议采用脑室 - 腹腔分流术；②脑膜转移造成交通性脑积水，导致弥漫性颅内压增高者，建议行脑室 - 腹腔分流术。

c　手术禁忌证：①病情稳定，颅内压增高不明显，且对放疗及化疗等非手术治疗高度敏感的脑转移瘤；②全身情况差。心、肝、肺、肾、凝血功能不良，无法耐受麻醉，以及存在其他神经外科手术禁忌；③位于脑干、丘脑基底核区等深部脑组织，预估术后并发症发生率较大，严重降低脑转移瘤患者生活质量；④患者预期寿命短,脑转移瘤术后无有效辅助治疗手段。

d 手术方法

(1) 病变定位技术:可根据 CT 或 MRI 影像学资料、神经导航、术中超声及黄荧光技术对脑转移瘤进行解剖定位。

(2) 脑功能保护:术中电生理监测及清醒开颅手术等措施能够最大限度避免手术造成的脑功能损害,对功能区脑转移瘤的切除具有重要价值。

(3) 手术入路:选取距离短,脑功能影响小的路径进入。①经颅内自然间隙进入,可通过分离脑沟、侧裂、纵裂、小脑幕下、额底及颞底等自然间隙到达脑转移瘤进行切除;②经皮层入路,对位于非功能区、位置表浅的脑转移瘤,可切除肿瘤表面薄层脑组织,暴露肿瘤组织。对于位于功能区的脑转移瘤,应根据术前功能磁共振(如 DTI 及 BOLD 等)、术中电生理监测(如中央沟定位等)及术中电刺激等方式确定功能区的位置,入路设计时,选择避开功能区的最短路径进行切除。

(4) 无瘤原则。脑转移瘤切除过程中,应遵循无瘤原则。①连续整块切除:对于体积较小的脑转移瘤,应充分暴露肿瘤主体,沿肿瘤周边水肿带完整切除,避免分块切除。对位于功能区的转移瘤,应紧贴肿瘤边界切除。对位于非功能区的转移瘤,可适当扩大范围切除。②不接触的隔离技术(no-touch isolation technique):脑转移瘤切除过程中,应使用棉片保护脑组织,充分与肿瘤组织隔离。对于需要分块切除、体积较大脑转移瘤,分块切除过程中尽量不使用超声吸引及大量液体冲洗,避免医源性肿瘤扩散种植。分块切除脑肿瘤后,更换吸引器头、双极电凝、镊子等手术器械以及覆盖术野之棉片。

(5) 原位复发脑转移瘤的再次手术。对于原位复发的脑转移瘤,应分析复发的原因及复发的时间间隔;评估患者全身情况、可否行非手术治疗、再次手术后是否有相应辅助治疗手段,以及再次手术的风险与获益,再行决定。

6 中枢神经系统转移性肿瘤的放射治疗

中枢神经系统转移性肿瘤的放射治疗

	分层1	分层2	分层3	分层4	I 级推荐	II 级推荐	III 级推荐
脑转移瘤	预期寿命 ≥3 个月	单发	>3~4cm	易切除	WBRT+ 手术[1-6] (1A 类)		手术 +SRS/ 瘤床推量[7-22] (2B 类)
				不易切除			WBRT[23-25](2B 类)
			≤3~4cm	易切除	SRS[4,26](1A 类)/ WBRT+SRS[27-28] (1A 类)/WBRT+ 手术[1-6](1A 类)		
				未手术 / 术后残留	WBRT+SRS[27-28] (1A 类)/SRS[4,26] (1A 类)		
		多发	所有病灶均 ≤3~ 4cm		SRS[4,26](1A 类)/ WBRT+SRS[27-28] (1A 类)/WBRT[23-24] (2A 类)		手术 +WBRT[29]/WBRT[23-24] (2B 类)
	预期寿命 <3 个月	无论单发多发					姑息治疗[23-24](2B 类)/ 姑息治疗 +WBRT[23-24] (2B 类)

注:WBRT,whole brain radiotherapy 全脑放疗;SRS,stereotactic radiosurgery 立体定向放射治疗。

【注释】

立体定向放射治疗(stereotactic radiotherapy,SRT):脑转移的SRT主要包括立体定向放射外科(stereotactic radiosurgery,SRS)、分次立体定向放射治疗(fractionated stereotactic radiotherapy,FSRT)和大分割立体定向放射治疗(hypofractionated stereotactic radiotherapy,HSRT)。数十年来,WBRT广泛应用于脑转移瘤患者的治疗,但会给患者造成不同程度的认知功能损害[30]。基于此,医生们的观念在过去十年发生了很大的改变:对1~4个新诊断且一般情况良好的脑转移瘤患者,SRS比WBRT更有优势,在OS无明显差异的情况下,不增加患者的神经认知毒性[31-32]。SRS给予脑转移病灶精准及高剂量的照射,对周围正常组织的伤害极小[33],所以局限性脑转移瘤首选SRS[34-35]。目前,SRS的主要适应证[35]:①单发直径4~5cm以下的转移瘤(小细胞肺癌除外)的初始治疗;②≤4个转移灶的初始治疗;③WBRT失败后的挽救治疗;④颅内转移灶切除术后的辅助治疗;⑤既往接受SRS治疗的患者疗效持续时间超过6个月,且影像学认为肿瘤复发而不是坏死,可再次考虑SRS;⑥局限的脑膜转移灶WBRT基础上的局部加量治疗;⑦多发性脑转移(均小于3~4cm)且预后良好(预期生存期≥3个月)的特定患者[31]。虽然有两项研究将适用于SRS的脑转移瘤病灶个数扩大到≤10个[36],甚至≤15个[33],但也有学者建议不应仅以脑转移瘤数量来决定使用SRS或者WBRT,而根据脑转移瘤的总累积体积>12cm³或13cm³时作为参考标准[37-38]。

术后WBRT可提高颅内局部控制率,总生存率与SRS无明显差别。但在保护认知功能方面,术后SRS优于WBRT[39-40]。手术会影响术后瘤床靶区勾画的准确性,所以术后SRS更容易局部失败、软脑膜播散和放射性坏死。为了避免这些影响,术前SRS也开始被探索与手术联合治疗脑转移。但目前尚处于研究阶段,需要更多、更高质量的研究来证实其疗效。

单次SRS不能治疗直径>2cm的脑转移瘤[41-42],通常会选择FSRT[34]。FSRT常规分割2~5次,主要适应证:①脑转移灶较大(直径>2cm);②既往SRS后复发的患者;③术后肿瘤残留的患者;④病灶毗邻重要结构的患者[43]。根据肿瘤体积推荐15~24Gy的最大边际剂量[33,36,44-45],推荐的分割方案包括16~20Gy/1F、27Gy/3F、30Gy/5F[34]。

6.1　脑转移瘤全脑放疗

	分层		Ⅰ级推荐	Ⅱ级推荐	Ⅲ级推荐
SRS和手术不可行或不适用的脑转移瘤	KPS≥70	预期寿命<4个月	HA-WBRT:30Gy/10F(首选)(2A)或37.5Gy/15F	WBRT:30Gy/10F(首选)(2A)或37.5Gy/15F	
		预期寿命≥4个月	HA-WBRT+美金刚辅助治疗6个月 HA-WBRT:30Gy/10F(首选)(2A)或37.5Gy/15F		
	KPS<70	伴颅内症状	WBRT:20Gy/5F		
		无颅内症状	系统性全身治疗或最佳支持治疗		

注:除非特殊标注,上述证据类别均为1类;SRS,立体定向放射外科;WBRT,全脑放疗;HA-WBRT,海马回避全脑放疗。

【注释】

过去,全脑放疗(WBRT)是脑转移瘤的主要治疗方法。近几十年里,越来越多的证据显示在局限性、预后良好的脑转移瘤中,SRS相比WBRT对认知功能具有更好的保护作用,WBRT的适用范围逐渐缩小。WBRT在脑转移瘤中的主要适应证是在SRS和手术不可行或不适用的情况下使用(如多发脑转移瘤)。WBRT的标准剂量是 30Gy/10F 或 37.5Gy/15F。NCCTG N107C Ⅲ期临床试验事后分析结果显示：长疗程 WBRT（37.5Gy/15F）对比短疗程（30Gy/10F）未能降低认知损伤风险、提高肿瘤控制率、延长生存时间。相反，随着 WBRT 时程延长，发生不良事件的机会增加。对于接受 WBRT 的脑转移患者，30Gy/10F 仍然是当前首选的放疗分割方案[46]。当患者一般情况欠佳，预后较差，无法耐受标准剂量，也可考虑大分割短疗程放疗（20Gy/5F）用于缓解症状[47]。WBRT 可治疗已知和肉眼看不见的病灶，但全脑受照，预后较好的患者会出现明显的认知功能恶化、听力损伤等晚期毒性[48-50]。考虑到 WBRT 对认知功能损伤等影响，开展了包括延迟 WBRT、神经功能保护剂、海马解剖回避策略保护脑转移瘤患者认知功能的一系列研究。

一项Ⅲ期临床试验评估手术或 SRS 局部治疗后辅助 WBRT 在恶性黑色素瘤脑转移患者中减少新转移灶方面的价值[30]。215 例黑色素瘤患者具有 1~3 个脑转移病灶，手术或 SRS 局部治疗后随机接受 WBRT 或观察。虽然 WBRT 组的局部复发率较低（20.0% vs. 33.6%，P=0.03），但 WBRT 组和观察组 12 个月颅内新病灶发生率（42% vs. 50.5%，OR=0.71；95% CI 0.41~1.23；P=0.22）、1 年 OS 率（52.0% vs. 57.9%，P=0.39）差异均无统计学意义。而 WBRT 组患者头 2~4 个月内 1~2 级毒性反应，如厌食、恶心、脱发、皮炎、乏力、疼痛等更为常见。Ⅲ期随机对照临床试验 EORTC 22 952 评估辅助 WBRT（30Gy/10F）是否延长脑转移瘤患者术后或 SRS 后功能独立性的持续时间[4]。结果显示对比观察组（n=180），辅助 WBRT 组（n=179）具有较好的颅内控制率和较少的颅内进展相关死亡事件，但辅助 WBRT 未能改善认知功能独立的持续时间和总生存期。EORTC 22 952 临床试验的二次分析，颅外疾病控制良好和 GPA 预后评分良好（2.5~4 分）患者的亚组也显示相同的结果[51]。此外，多个随机对照研究评估了 SRS 联合 WBRT 的疗效[4,26-27,44-48]。2018 年 Cochrane 对既往随机对照临床试验进行 meta 分析，结果显示 SRS 联合 WBRT 改善了颅内局控，减少颅内新发病灶，但未能改善总生存期，而且与单独接受 SRS 的患者相比，接受 SRS+WBRT 的患者学习和记忆功能下降的可能性更大[50]。总之，对于接受手术或 SRS 治疗的脑转移瘤患者，联合 WBRT 增加认知功能和生活质量毒性，且缺乏 OS 获益。推荐 1~3 个脑转移瘤的患者首选手术或 SRS 治疗，延迟 WBRT。

美金刚是一个经 FDA 批准用于治疗阿尔茨海默病和脑血管性痴呆的药物。辐射致脑损伤的机制与血管性痴呆所见的小血管疾病相似。RTOG 0614 评估接受 WBRT 的脑转移瘤患者（n=554），同期及辅助美金刚对比安慰剂对认知功能的保护作用，结果显示美金刚推迟了接受 WBRT 患者出现认知功能损伤的时间（HR=0.78，95% CI 0.62~0.99；P=0.01），美金刚组和安慰剂组 24 周认知功能损伤发生率分别为 54% 和 65%[52]。对比安慰剂，美金刚组 8 周和 16 周执行能力、24 周反应速度和延迟识别的结果更好。而且美金刚耐受性良好，毒性反应发生率、治疗依从性与安慰剂相似。但即使使用美金刚，50% 的患者仍然在 6 个月内发生明显的认知损伤。RTOG-0933 单臂Ⅱ期临床试验，通过历史对照评估海马解剖回避策略对认知功能的保护作用（n=113），该研究认为海马解剖回避，减少海马神经干细胞受照剂量，HVLT-R DR 从基线到 4 个月平均下降 7.0%，显著低于历史水平（WBRT：30%）（P<0.001），表明回避海马区域的 WBRT（HA-WBRT）可有效保护记忆力[53]。

2015—2018 年，中国台湾地区开展的单盲Ⅱ期随机对照临床试验，评估了 HA-WBRT 对神经认知功能的保护作用，共招募受试者 65 例，随机分配到 HA-WBRT 组（n=33）和 WBRT 组（n=32）。相比 WBRT 组，HA-WBRT 组的 6 个月 HVLT-R 回忆总分变化具有获益趋势（P=0.079），HA-WBRT 组 HVLT-R 识别指数（P=0.019）和记忆得分（P=0.020）的变化显著优于 WBRT 组。两组患者的颅内无进展生存和总生存率差异无统计学意义。HA-WBRT 患者在记忆方面表现更好，而在语言流利性和执行功能方面无显著改善[14]同时期的另一项研究，NRG-CC001 Ⅲ期临床试验评估了 WBRT 联合美金刚 ± 海马保护对认知功能的影响[54]。HA-WBRT+ 美金刚组与 WBRT+ 美金刚组相比，认知功能损伤风险显著降低（HR=0.74；95% CI 0.58~0.95；P=0.02），获益于 4 个月执行能力恶化发生率降低（23.3% vs. 40.4%；P=0.01），6 个月时学习（11.5% vs 24.7%，P=0.049）及记忆功能（16.4% vs. 33.3%，P=0.02）减退减少。HA-WBRT+ 美金刚患者报告相关症状如乏力、语言障碍等明显减少。两组总生存、无疾病进展生存及毒性反应差异无统计学意义。因此，对于预期寿命>4 个月，且海马或邻近区域不受累的患者，推荐 WBRT 时回避海马区照射，放疗开始后的 6 个月可考虑联合美金刚以减少晚期

中枢神经系统转移性肿瘤

认知功能衰退。HA-WBRT 的海马区剂量限制目前尚无统一标准,可以参考 NRG-CC001 临床试验,双侧海马 $D_{100\%} \leq 9Gy$,双侧海马 $D_{max} \leq 16Gy$[55]。美金刚在放疗同时及放疗结束后继续使用,共 6 个月。短效疗法:第 1 周,5mg,每日 1 次,晨服;第 2 周,5mg,每日 2 次,早晚各 1 次;第 3 周,晨服 10mg,晚服 5mg,每日 2 次;第 4~24 周,10mg,每日 2 次,早晚各 1 次。长效疗法:第 1 周,7mg,每日 1 次;第 2 周,14mg,每日 1 次;第 3 周, 21mg,每日 1 次;第 4~24 周,28mg,每日 1 次。对于预后不良的患者,最佳的脑转移瘤治疗策略是高度个体化治疗,包括最佳支持治疗、WBRT、SRS,鼓励符合条件的患者参加药物临床试验。2016 年 QUARTZ 非劣效、随机对照Ⅲ期临床试验,纳入非小细胞肺癌（NSCLC）脑转移瘤的患者,因年龄、一般情况、广泛的全身疾病而不适合手术或 SRS,对比 WBRT（n=269）与最佳支持治疗（n=269）,结果显示两组患者总生存（HR=1.06,95% CI 0.90~1.26）、生活质量（平均 QALYs 差值为 4.7d,90% CI 3.3~12.7）及地塞米松的用量差异无统计学意义,表明这一人群从 WBRT 中获益微乎其微[47]。推荐一般情况差,无法耐受标准剂量 WBRT 的患者首选最佳支持治疗, WBRT 仅用于对症支持治疗。

未来临床试验的神经认知功能客观评价测试量表可包括 Hopkins Verbal Learning Tests（HVLT）、Controlled Oral Word Association Test（COWAT）、Grooved Pegboard Test、Trail Making Tests Parts A 和 Trail Making Tests B[43]。

6.2　脑膜转移瘤放疗

分层	Ⅰ级推荐	Ⅱ级推荐	Ⅲ级推荐
Ⅰ/ⅡA 型			WBRT 可选 同时伴脑实质转移瘤患者,推荐 WBRT
Ⅰ/ⅡB 型			局部放疗可选
Ⅰ/ⅡC 型			局部放疗和 / 或 WBRT 可选 同时伴脑实质转移瘤患者,推荐 WBRT,或局部联合 WBRT

注:除非特殊标注,上述证据类别均为 3 类。

【注释】

a　上述建议仅用于解决实体瘤来源的脑膜转移瘤,不包括颅内原发肿瘤、淋巴瘤、白血病来源的脑膜转移瘤。

b　目前,尚无随机临床试验评估放疗在脑膜转移瘤中的疗效和耐受性。局部分次放疗(如累及野放疗)、立体定向放疗或立体定向放射外科,可用于治疗结节性病灶和大脑 / 脊髓有症状的部位。在特殊情况下,即使没有相应的 MRI 表现,在排除其他原因后,也可以对马尾神经综合征或颅神经麻痹的患者进行局部放疗。存在颅神经病变的情况下,放疗靶区应包括颅底、椎间池和第一、二颈椎。马尾神经综合征的靶区应包括腰骶椎[56]。累及野放疗剂量可参考前瞻性Ⅱ期临床试验:颅脑及腰椎以上病灶给予 40Gy/20F,第一腰椎及以下病灶给予 40Gy/20F 或 50Gy/20F[57-58]。

c　尽管在脑膜转移瘤患者的回顾性研究中没有观察到 WBRT 与生存的相关性[59]。有症状的广泛结节性或线样改变脑膜转移瘤或同时存在脑实质转移的患者可考虑 WBRT 对症治疗,剂量参考本指南全脑放疗部分。

d　Ⅰ D 型脑膜转移瘤患者目前不推荐放疗。

e　由于放疗导致的骨髓毒性、肠炎、黏膜炎以及同时存在全身多发转移等因素,成人实体瘤脑膜转移很少选择全脑全脊髓放疗。如特殊情况下必须使用该治疗方案,应避免全脑全脊髓放疗与全身治疗或鞘内化疗同时进行,以避免严重的毒性反应。

f　未来临床试验中可进一步探索放射性同位素或放射性标记的单克隆抗体鞘内治疗的作用。

LM诊断 标准		分型	细胞学	MRI	明确诊断	很可能ª	可能ª
Ⅰ型	细胞学或 活检确诊	ⅠA	(+)	线性	是	NA	NA
		ⅠB	(+)	结节型	是	NA	NA
		ⅠC	(+)	线性+结节型	是	NA	NA
		ⅠD	(+)	正常	是	NA	NA
Ⅱ型	临床或影 像学诊断	ⅡA	(−)或可疑	线性	NA	典型临床表现	无典型临床表现
		ⅡB	(−)或可疑	结节型	NA	典型临床表现	无典型临床表现
		ⅡC	(−)或可疑	线性+结节型	NA	典型临床表现	无典型临床表现
		ⅡD	(−)或可疑	正常	NA	NA	典型临床表现

ª 必须有肿瘤病史

6.3　脑转移瘤放疗结合靶向治疗

内容	Ⅰ级推荐	Ⅱ级推荐	Ⅲ级推荐
RT联合靶向治疗	–	–	推荐明确分子突变状态,在选择合适的靶向药物 基础上联合RT
联合时序	–	–	推荐早期联合RT； 对于颅外无转移患者,RT方式优选SRS或SRT

【注释】

越来越多的临床研究显示,靶向药物能够部分透过血脑屏障,颅内治疗有效[60-61]。对于不同原发来源的脑转移瘤,根据分子突变情况选择合适的靶向治疗药物能够改善脑转移瘤的局部控制和预后[62]。

临床前研究认为放疗与靶向药物具有协同抗肿瘤作用,但目前临床研究数据并不完全一致,尚缺乏高质量证据得出明确结论[63-64]。一系列回顾性及Ⅱ期临床研究[65-67]均提示放疗联合表皮生长因子受体酪氨酸激酶抑制剂(EGFR-TKIs)能提高 *EGFR* 突变型 NSCLC-BM 患者的疗效。264例接受伽马刀的 NSCLC-BM 患者,*EGFR* 突变型和野生型2年局控率分别为75.0%和24.5%,*EGFR* 突变型的颅内反应率是野生型的3倍,放疗联合TKI是OS的重要预测因素[65]。纳入24项研究2 810例脑转移患者的meta分析[68]也提示,RT+EGFR-TKIs具有更高的ORR、DCR及更长的iPFS和OS。然而,RTOG 0320认为放疗联合替莫唑胺或厄罗替尼并没有改善生存,但该研究并未明确入组患者的 *EGFR* 突变状态,无法得出有效结论[69]。一项Ⅲ期随机研究中 *EGFR* 突变的患者亚组,WBRT联合TKIs组的iPFS(14.6个月 vs. 12.8个月；*P*=0.164)、PFS(8.8个月 vs. 6.4个月；*P*=0.702)和OS(17.5个月 vs. 16.9个月；*P*=0.221)均优于WBRT组,优势没有统计学意义[70]。但该研究 *EGFR* 突变的亚组是入组后分析,并未进行有计划随机。对于明确 *EGFR* 突变状态的患者,联合治疗的优势似乎更明显。一项研究筛选了1 384例 NSCLC-BM 患者,在141例发现 EGFR 突变患者中,WBRT+TKIs组和单用TKIs组的中位OS分别为14.3个月和2.3个月,1年OS分别为81.9%和59.6%(*P*=0.002)[71]。来自6个中心的351例 *EGFR* 突变的 NSCLC-BM 患者[72],分别接受先SRS后EGFR-TKI(*n*=100),先WBRT后EGFR-TKI(*n*=120),或者先EGFR-TKI进展后再行SRS/WBRT(*n*=131)；3组的中位OS分别为46、30、25个月(*P*<0.001),多因素分析发现 *EGFR* 第19号外显子突变,和颅外无转移与良好预后明显相关。该研究提示对于 *EGFR* 突变的脑转移患者早期使用SRS联合TKI能带来更大的生存获益,分子突变状态和有无颅外转移对于

预后的影响最大。

对于其他瘤种,放疗与靶向的联合也显示出良好的生存优势和安全性,但仍需前瞻性的Ⅲ期研究提供高级别证据。一项涉及 80 例黑色素瘤脑转移（MBMs）患者的前瞻性研究表明,SRS 联合 BRAF 抑制剂治疗 *BARF* 突变患者能够明显改善 OS[73]。另一项研究回顾 182 例恶黑脑转移患者接受 GKRS 联合靶向或免疫治疗,生存及远程控制明显受益,安全性也可耐受[74]。Kim 等[75]入组了 84 例乳腺癌脑转移患者同样发现,拉帕替尼同步 SRS 组较单用 SRS 组 CR 率更高（35% vs. 11%,*P*=0.008）且并不增加 2 级以上放射性脑坏死的发生（1.0% vs. 3.5%,*P*=0.27）,拉帕替尼组对颅内进展并没有改善（48% vs. 49%,*P*=0.91）。但在接受 WBRT 的乳腺癌 BM 患者中[76-77],拉帕替尼的应答率仅为 18%~38%。

靶向治疗联合颅脑放疗是否可获益、最佳联合时序,仍存在争议,可能与入组人群选择、治疗方案不同有关,建议结合基因表达状态、组织学和临床数据（尤其是体能状态评分、其他颅外转移病灶情况和脑转移数目等）区分获益人群,并选择合适时机进行联合治疗。基于现有证据,对于驱动基因阴性的患者,暂不考虑联合靶向治疗,可参照上述脑转移瘤放疗指南选择最佳治疗方式;而驱动基因阳性的患者推荐在靶向治疗的基础上尽早联用颅脑放疗,尤其是颅外无转移的患者推荐采用 SRS 或 SRT。脑转移瘤体积越小时,采用 SRS 能获得更好的局部控制和对周围脑组织较小的损伤。

6.4　脑转移瘤放疗结合免疫治疗

内容	Ⅰ级推荐	Ⅱ级推荐	Ⅲ级推荐
ICIs+RT	–	–	推荐 RT 联合 ICIs,RT 方式以 SRS 为主
联合时机	–	–	推荐 SRS 治疗前后 1 个月或 3 个月内同步联合 ICIs
毒性	–	–	RT 联用 ICIs 安全性可,并不增加 RN 等放疗相关毒性

【注释】

免疫检查点抑制剂（immune checkpoint inhibitors,ICIs）给肺癌、恶性黑色素瘤等实体瘤带来了革命性改变。尽管缺乏明确的药代/效动力学试验,仍有研究表明 ICIs 具有潜在的颅内活性。越来越多的研究认为,ICIs 能够改善脑转移瘤患者的预后,且耐受性可[78-79]。

单独应用 ICIs 治疗脑转移瘤有效率欠佳,近期的基础和转化研究均认为,放疗联合 ICIs 不仅具有协同抗肿瘤作用且安全性好。联合治疗时,放疗多为 SRS,也有少数研究采用 SRT、大分割放疗（hypofractionated radiotherapy,hRT）和 WBRT。研究涉及的 ICIs 主要包括纳武利尤单抗（nivolumab）、帕博利珠单抗（pembrolizumab）、阿替利珠单抗（atezolizumab）、度伐利尤单抗（durvalumab）等。Kotecha 等[80]入组了 150 例脑转移患者（包含 1 003 个转移灶）发现接受 SRS 同步联用 ICIs 组比单用 SRS 组的客观缓解率更高和缓解持续时间更长,亚组分析认为 SRS 前后 1 个 ICIs 半衰期内联合的效果最好（BOR：–100% vs. –57%,CR：50% vs. 32%,12 个月 DCR：94% vs. 71%,*P*<0.001）。因此,许多研究把同步治疗定义为 ICIs 前后 1 个月内接受放疗[81];也有部分研究认为放疗前后 3 个月内联用 ICIs 即为同步治疗。Enright 等[82]比较了 77 例 NSCLC 脑转移患者接受 SRS 和 SRS 治疗前后 3 个月内同步使用 ICIs,发现同步治疗组颅内进展和神经毒性相关死亡率更低,2 年的 OS 率（62% vs. 35%,*P*=0.023）以及局部控制率更佳（97% vs. 86%,*P*=0.046）。另一项病例配对研究也提示,SRS 前后 3 个月内接受 ICIs 治疗的患者较仅接受 SRS 的患者,虽然 OS 和颅内 PFS 上无差异,但是颅内 CR 率更高（50% vs. 15.6%,*P*=0.012）,且肿瘤退缩更快（2.5 个月 vs. 3.1 个月,*P*<0.000 1）,两组瘤周水肿发生率差异无统计学意义[83]。Qian 等[84]的研究认为,ICIs 同步联用 RT 对比在 ICIs 使用的 90d 内联合 RT,前者应答率更高（70% vs. 47%；*P*<0.001）,疾病进展率也更低（5% vs. 26%；*P*<0.001）。此外,RT 与 ICIs 联合应用的时序也仍不确定。Srivastava 等[85]研究发现接受同步 ICIs 或先 ICIs 后 SRS 的 NSCLC 脑转移患者与先 SRS 后 ICIs 患者 OS 差别不大,但接受同步 ICIs 或先 ICIs 后 SRS 组的 LC 和大脑控制率（distant brain control,DBC）更高（1 年 LC：100% vs. 52%,*P*=0.02；1 年 DBC：70% vs. 28%,*P*=0.01；*HR*=0.41,*P*=0.03）。Ahmed 等[86]研究显示,

先 ICIs 后放疗比放疗同期或之后行 ICIs 治疗的 OS（$P=0.06$）和颅内控制率（distant brain control，DBC）都更差（6 个月 DBC：57% vs. 0，$P=0.05$）。目前唯一一项前瞻性临床研究纳入 13 例初诊非小细胞肺癌脑转移患者，患者接受纳武利尤单抗联合伊匹木单抗免疫治疗，同时联合同期 SRS 脑放疗，颅内 ORR 为 38%，外周病灶 ORR 为 25%，12 个月的 PFS 率为 35.4%，23.1%（3/13）的患者出现 3 级以上不良反应，显示了免疫治疗联合同期脑放疗在脑转移患者有一定的疗效，并且安全性可控[87]。

目前多数研究表明放疗联合 ICIs 治疗脑转移瘤的安全性良好[6-7]。放射性坏死（radiation necrosis，RN）、瘤内出血、瘤周水肿等放疗相关毒性与是否联合 ICIs 及联合的时机无明显关系。Kotecha 等[80]的研究中 1 003 处脑转移灶接受 RT 联合 ICIs，1 年 RN 累积发生率仅为 3.5%，其中仅 7 例患者出现 SRN，且无须手术切除。另一项研究也证实，242 例接受 SRS 及 ICIs 的患者，治疗相关不良反应较 SRS 组并未增加，3~4 级不良反应发生率分别为 7% 和 6%[87]。

现有数据认为 ICIs 联合 RT 治疗脑转移瘤可以提高疗效，改善生存且不明显增加放疗相关毒性，具有颅内放疗指征的患者可联合 ICIs。在不同联合时机上，RT 同步 ICIs 似乎是最优选择，RT 分割方式上优选大分割放疗，不建议在没有明确证据的情况下降低放疗剂量。但放疗联合免疫的最佳时机、联合时序以及协同作用机制仍需要大规模前瞻性临床研究证实[88]。

7 肺癌脑转移的内科治疗

7.1 非小细胞肺癌伴热点突变脑（脑膜）转移的内科治疗原则

治疗原则

分类	Ⅰ级推荐	Ⅱ级推荐	Ⅲ级推荐
EGFR 突变一线治疗（脑/脑膜）	奥希替尼（1A 类）[1-5] 阿美替尼（1A 类）[22] 伏美替尼（1A 类）[23-24] 吉非替尼（1A 类） 厄洛替尼（1A 类） 埃克替尼（1A 类） 阿法替尼（1A 类）	吉非替尼 + 化疗（PS 评分 0~1 分，1A 类）[6,25] 厄洛替尼 + 贝伐珠单抗（1A 类）[7,26] 奥希替尼 + 化疗（PS 评分 0~1 分，1A 类）[27] 脑膜转移患者可行 Ommaya 囊/脑室导管（2A 类）[8]	
EGFR 突变靶向进展治疗（脑/脑膜）	一/二代 TKI 一线治疗失败再次活检 T790M 阳性者：奥希替尼（1A 类）[9]、再次活检 T790M 阴性者或者三代 TKI 治疗失败：含铂双药化疗或含铂双药化疗 + 贝伐珠单抗（非鳞癌）*、局部进展，继续原 TKI+ 局部放疗（2A 类）；三代 TKI 一线治疗失败再次活检明确耐药机制	一/二代 TKI 一线治疗失败再次活检 T790M 阳性者：阿美替尼（2A 类）[10] 脑脊液 NGS 检测，根据耐药原因制订个性化处理（2A 类）[11]	一/二代 TKI 一线治疗失败再次活检 T790M 阳性者：伏美替尼（3 类）[12]
EGFR 突变靶向及化疗进展后治疗（脑/脑膜）	进入临床研究		高剂量奥希替尼（3 类）[13] 高剂量厄洛替尼（3 类）[14] 鞘注治疗（培美曲塞、甲氨蝶呤、阿糖胞苷、塞替派，3 类）[15-16]

注：*，具体注释可参考本指南驱动基因阴性脑/脑膜转移 NSCLC 内科治疗部分。

【注释】

多项前瞻性及回顾性临床研究分析均显示,EGFR-TKI 单药治疗 *EGFR* 突变伴有脑转移具有较好的颅内病灶控制率。第一代 EGFR-TKI 如吉非替尼及厄洛替尼单药治疗伴有脑转移携带 *EGFR* 突变的 NSCLC 的有效率为 50%~80%,总生存时间为 12~24 个月[17-18]。国产第一代 EGFR-TKI 埃克替尼在 BRAIN 研究头对头比较了 EGFR-TKI 和全脑放疗联合化疗治疗 *EGFR* 突变阳性 NSCLC 脑转移数目 ≥3 个患者的疗效,结果显示埃克替尼显著延长了颅内无进展生存期,PFS 也优于全脑放疗 ± 化疗组[19]。第二代 EGFR-TKI 阿法替尼在 LUX-Lung6 研究中有纳入脑转移患者,较化疗有显著延长 PFS,为 8.2 个月 vs. 5.4 个月[4]。第三代 EGFR-TKI 奥希替尼显示更好的颅内病灶控制效果[9,20],与第一代 EGFR-TKI 相比,奥希替尼将脑转移患者的中位 PFS 延长至 15.2 个月,并降低了中枢神经系统进展风险。脑膜转移随着患者生存时间的逐渐延长,发生率也在逐渐升高,*EGFR* 突变患者中脑膜转移的发生率可高达 9.4%。奥希替尼虽然为 P-gp 蛋白底物,但是其小分子的结构优势可以有良好的血脑屏障渗透,在脑膜转移患者中进行优先推荐[21]。目前,国产的第三代 EGFR-TKIs 包括阿美替尼和伏美替尼。在一线治疗中,对比一代 EGFR-TKIs,Ⅲ 期的 AENEAS 研究显示阿美替尼在脑转移患者的中位 PFS 可达到 15.3 个月,风险比降低 62%[22]。而另一项 Ⅲ 期 FURLONG 研究中纳入 133 例脑转移患者,伏美替尼对比吉非替尼其中位颅内 PFS 可达 20.8 个月,颅内 ORR 达到 91%,显示更优的疗效[23-24]。

NEJ009 研究纳入 88 例脑转移患者,化疗加吉非替尼的联合组在脑转移亚组中获得 PFS 的优势,但是在 OS 中差异无统计学意义[6]。GAP Brain 研究是一项专门针对 *EGFR* 突变 NSCLC 脑转移患者的前瞻性随机对照研究,发现吉非替尼联合化疗对于吉非替尼单药能提高脑转移患者的颅内 PFS、全身 PFS 及 OS,且安全性可控[25]。第三代 EGFR-TKI 奥希替尼联合化疗的 FLAURA2 临床研究显示在基线伴有颅内可评价病灶的脑转移患者,奥希替尼联合培美曲塞 / 铂类化疗的颅内 PFS 为 30.2 个月,颅内 ORR 为 88%,CR 率为 48%,2 年的颅内进展率为 9%,均优于奥希替尼单药[27]。但因目前总生存期数据仍未成熟,本次指南将其作为 Ⅱ 级推荐。贝伐珠单抗联合厄洛替尼对伴有脑转移 *EGFR* 突变患者,具有更优的疗效[7]。ARTEMIS 研究中纳入了 91 例脑转移患者,厄洛替尼联合贝伐珠单抗在脑转移亚组有 PFS 获益(中位 PFS:17.9 个月 vs. 11.1 个月),但 OS 差异无统计学意义(中位 OS:31.6 个月 vs. 26.8 个月)[26]。由于 NMPA 尚未批准该适应证,本次指南维持将厄洛替尼联合贝伐珠单抗的治疗方案定为 Ⅱ 级推荐。

Ommaya 囊泵在脑膜患者外引流脑脊液减轻颅高压症状,反复抽取脑脊液行细胞学检测以及鞘注化疗药物中均较传统腰穿有优势,在中枢神经系统肿瘤指南中作强烈推荐[8]。但由于其手术操作技术限制其使用,放在 Ⅱ 级推荐。

EGFR-TKI 靶向治疗进展后分为 T790M 突变与未检测到 T790M 突变,除了奥希替尼,阿美替尼为国产第三代 EGFR-TKIs,在 Ⅱ 期关键注册临床研究中均纳入脑转移患者,阿美替尼治疗 *EGFR* T790M 突变阳性伴脑转移 NSCLC 患者的颅内 ORR 为 60.9%,颅内 DCR 为 91.3%,颅内中位 PFS 为 10.8 个月[10]。伏美替尼也为国产第三代 EGFR-TKI,治疗 *EGFR* T790M 突变阳性伴脑转移 NSCLC 患者的颅内 ORR 为 66%,颅内 DCR 为 100%,颅内中位 PFS 为 11.6 个月;其中 160mg 剂量组的颅内 ORR 为 84.6%,颅内中位 PFS 为 19.3 个月[12]。但为 Ⅱ 期研究,因此作 Ⅲ 级推荐。

若一 / 二代 EGFR-TKI 耐药后不存在 T790M 突变或第三代 EGFR-TKI 耐药进展,化疗目前仍为经典的治疗选择。其他 EGFR-TKI 耐药的原因还包括 *EGFR* 扩增、*MET* 扩增、*HER2* 扩增、*PIK3CA* 突变、*BRAF* 突变及 *SCLC* 转换等原因,目前针对 *BRAF*、*HER2*、*MET* 等多个靶点都有相应的临床试验进行中,EGFR-TKI 耐药后可进行再活检明确耐药原因以指导下一步治疗。

对于已行奥希替尼治疗后进展的患者可以选择 TKI 药物加量甚至冲击治疗模式,以达到增加脑脊液内药物浓度的目的。BLOOM 研究结果显示,对于既往应用第一代或第二代 EGFR-TKIs 治疗后进展且伴脑膜转移的晚期 NSCLC 患者,后续应用奥希替尼治疗的颅内 ORR 为 62%,颅内缓解时间为 15.2 个月[13]。厄洛替尼的冲击治疗也有小样本研究报道[14]。

鞘内注射是将药物直接注入蛛网膜下腔，优势在于药物可以直接渗透血脑屏障并最大化暴露在脑脊液中。目前鞘注药物使用最多的甲氨蝶呤、阿糖胞苷和塞替派，但这些药物主要用于治疗血液系统肿瘤，对于肺癌并不敏感。目前有研究尝试了在肺癌脑膜患者中鞘注拓扑替康、阿糖胞苷脂质体及依托泊苷，但都是小样本临床试验或个案报道[15]。培美曲塞鞘注治疗在目前在国内多个中心已进行尝试[16]，有一定的有效率及应用前景，但由于在脑膜转移队列中极难进行随机对照研究，且鞘注治疗对技术要求难以全面推广，因此目前仅进行Ⅲ级推荐。

治疗原则

分类	Ⅰ级推荐	Ⅱ级推荐	Ⅲ级推荐
ALK 突变一线治疗（脑 / 脑膜）	洛拉替尼（1A 类）[7,19-20] 阿来替尼（1A 类）[1-5] 恩沙替尼（1A 类）[15] 布格替尼（1A 类）[6,16] 塞瑞替尼（1A 类） 克唑替尼（1A 类）		
ALK 突变靶向进展治疗（脑 / 脑膜）	塞瑞替尼（克唑替尼进展后，1A 类）[2] 阿来替尼（克唑替尼或塞瑞替尼进展后，1A 类）[8-9] 洛拉替尼（克唑替尼或二代 ALK-TKIs 进展后，2A 类）[21-22] 布格替尼（克唑替尼进展后，2A 类）[17-18] 恩沙替尼（克唑替尼进展后，2A 类）[10] 含铂双药化疗或含铂双药化疗 + 贝伐珠单抗（一代及二代靶向进展，非鳞癌）* 治疗失败再次活检明确耐药机制[11]	脑膜转移患者可行 Ommaya 囊 / 脑室导管（2A 类）[12]	
ALK 突变靶向及化疗进展后治疗（脑 / 脑膜）	进入临床研究	脑膜转移患者可行 Ommaya 囊 / 脑室导管（2A 类）[12]	鞘注治疗（培美曲塞、甲氨蝶呤、阿糖胞苷、塞替派）（3 类）[13-14]

注：*具体注释可参考本指南驱动基因阴性脑 / 脑膜转移 NSCLC 内科治疗部分。

【注释】

a *ALK* 融合的患者脑转移发生率在 30%~50%，脑膜转移的发生率在 5% 左右[5]。早期对于克唑替尼用于 *ALK* 融合基因阳性 NSCLC 脑转移患者的治疗效果主要是与化疗进行对比，与化疗相比克唑替尼对 *ALK* 融合基因阳性的 NSCLC 脑转移患者颅内转移瘤控制率更高[1]，但是与二代 ALK-TKIs 比较，颅内转移病灶的疗效欠佳。

b ASCEND7 研究入组的患者全部为有症状或进展期的脑转移和 / 或脑膜转移 *ALK* 融合基因阳性的 NSCLC 患者，结果显示，无论之前是否接受过克唑替尼治疗或脑部放疗，塞瑞替尼均显示较好的颅内疗效。对于伴脑膜转移的 NSCLC 患者，塞瑞替尼颅内 ORR 为 20%。

c 阿来替尼为新一代 ALK-TKI 药物，为非 P-gp 蛋白底物，可以自由进入血脑屏障，对脑转移病灶控制良好。在亚洲人群中进行的阿来替尼与克唑替尼头对头比较的Ⅲ期临床研究 ALESIA 的结果与 ALEX 一致，颅内客观缓解率阿来替尼组达 73%，显著优于克唑替尼组的 22%，降低脑转移发生风险 86%（$HR=0.14$，$P<0.000\,1$）。基于该研究结果，我国 NMPA 2018 年批准阿来替尼用于 *ALK* 阳性的局部晚期或转移性 NSCLC，包括一线及克唑替尼治疗进展后的二线用药。本指南将其作为 *ALK* 阳性患者脑及脑膜转移一线治疗的Ⅰ级优先推荐。

d 恩沙替尼是国产的二代 ALK-TKI 药物,III 期临床研究显示初诊的 *ALK* 阳性 NSCLC 脑转移患者,恩沙替尼的颅内客观缓解率为 63.6%,优于克唑替尼(21.1%),并且降低脑转移发生风险(对于基线无脑转移患者,12 个月颅内进展率:恩沙替尼 4.2% vs. 克唑替尼 23.9%)[15]。同时 II 期临床研究结果显示在克唑替尼治疗后进展的 *ALK* 融合基因阳性 NSCLC 脑转移患者的颅内 ORR 为 70%[10],因此在克唑替尼进展后可考虑使用。

e 布格替尼是另一种二代 ALK-TKI,其独特的二甲基氧化磷(DMPO)结构加强了与 ALK 蛋白的结合力,增强了药物活性,也为药物透过血脑屏障并保持脑部血药浓度创造了有利条件,同时可广泛抑制多种 *ALK* 融合类型及耐药突变。III 期的 ALTA-1L 研究结果显示,对于基线有脑转移的 *ALK* 阳性 NSCLC 患者,布格替尼的客观缓解率为 78%,优于克唑替尼(26%),中位 PFS 为 24 个月,且 4 年 OS 率为 71%,对比克唑替尼组显著降低疾病进展和死亡风险[6,16]。对于克唑替尼治疗耐药的患者,ALTA 研究显示在脑转移患者,布格替尼的颅内客观缓解率为 67%,颅内无进展生存期为 18.4 个月[17-18]。2022 年我国 NMPA 批准布格替尼用于 *ALK* 阳性的局部晚期或转移性 NSCLC。

f 洛拉替尼是三代 ALK 抑制剂,CROWN 研究结果显示,在具有可测量的脑转移的患者中,洛拉替尼组的颅内 ORR 为 82%,颅内 CR 率为 71%;克唑替尼组的颅内 ORR 为 23%,颅内 CR 率为 8%[7]。洛拉替尼 12 个月的颅内进展率洛拉替尼为 7%,3 年的 PFS 率为 50%,克唑替尼组 12 个月颅内进展率为 72%[19-20]。对于既往接受过 ≥1 种第二代 ALK-TKIs 进展的 NSCLC 伴脑转移患者,接受洛拉替尼治疗颅内的客观缓解率为 56.1%,颅外客观缓解率为 36.7%,中位 PFS 为 6.6 个月,中位 OS 为 20.7 个月[21]。在中国肺癌脑转移患者,克唑替尼耐药后接受洛拉替尼的颅内客观缓解率为 80.6%,第二代 ALK-TKIs 耐药后洛拉替尼的颅内缓解率为 47.6%。2022 年 NMPA 批准洛拉替尼用于一线及二线以上治疗 *ALK* 阳性 NSCLC[22]。

g 一代及二代 ALK-TKI 治疗失败后可再次活检明确耐药原因,耐药突变较 *EGFR* 类型更为零散而复杂,根据不同耐药突变及药物覆盖 IC_{50} 更换另外一种 TKI 药物,如 G1 202R 选择 Lorlatinib[11]。出现颅高压以及需要鞘注治疗时建议 Ommaya 囊泵的使用。多线靶向治疗及化疗均失败的难治性脑/脑膜转移研究数据非常少,往往为病例报告,并往往以靶向药物加量模式为主。脑膜转移者可以尝试鞘注治疗,但 *ALK* 突变鞘注治疗临床数据较少。

　　ROS1 及其他基因突变由于目前无高级别循证医学证据临床研究,参照非小细胞肺癌驱动基因阴性脑/脑膜转移的内科治疗原则。

7.2 非小细胞肺癌驱动基因阴性脑(脑膜)转移的内科治疗原则

分期	分类	I 级推荐	II 级推荐	III 级推荐
晚期非鳞癌驱动基因阴性一线治疗	无症状脑/脑膜转移	可先进行系统性治疗(方案可参考 NSCLC 驱动基因阴性系统性治疗方案),后进行脑部放疗[1-8]	脑膜转移患者可行 Ommaya 囊/脑室导管(2A 类)[9]	
	有症状脑/脑膜转移	可先进行脑部放疗,待症状稳定后,再进行系统性治疗(方案可参考 NSCLC 驱动基因阴性系统性治疗方案)[1-8]	脑膜转移患者可行 Ommaya 囊/脑室导管(2A 类)[9]	
晚期 NSCLC 驱动基因阴性二/三线治疗(包含一线治疗进展出现脑/脑膜转移)	PS 评分 0~2 分	系统性治疗(方案可参考 NSCLC 驱动基因阴性系统性治疗方案)	脑膜转移患者可行 Ommaya 囊/脑室导管(2A 类)[9]	鞘注治疗(培美曲塞、甲氨蝶呤、阿糖胞苷、塞替派)(3 类)[10-14]
	PS 评分 3~4 分	最佳对症治疗		

【注释】

化疗是驱动基因阴性非小细胞肺癌脑/脑膜转移患者重要且不可或缺的综合治疗手段之一。虽然传统观念认为化疗药物分子量大难以透过血脑屏障,但临床试验数据表明化疗似乎在颅内及颅外可以取得类似的疗效。多个单臂或随机对照Ⅱ期临床试验提示以顺铂、卡铂为主的铂类药物为基础,联合第三代细胞毒类药物可给NSCLC脑转移患者带来生存获益。GFPC07-01研究纳入初治NSCLC脑转移患者,应用标准剂量的顺铂联合培美曲塞方案化疗6个周期,化疗结束或脑转移进展时进行WBRT,脑转移病灶的有效率为41.9%,颅外病灶的ORR为34.9%,中位OS为7.4个月。前瞻性单臂Ⅱ期临床试验BRAIN研究显示贝伐珠单抗联合紫杉醇+卡铂在初次治疗的无症状脑转移患者中位PFS 7.1个月,中位OS 16.0个月,颅内与颅外病灶有效率为61.2%及64.2%。

替莫唑胺是一种新型咪唑四嗪类烷化剂,可在人体内转化成有活性的烷化剂前体,能透过血脑屏障,对于控制NSCLC脑转移有较好的疗效。对于既往接受过WBRT或全身化疗的NSCLC脑转移患者,可应用替莫唑胺以提高DCR、延长OS。替莫唑胺(或联合其他化疗药物)与WBRT序贯或同步应用,尤其是同步应用,可提高颅内转移灶的DCR,为NSCLC脑转移患者提供新的治疗手段。但目前联合化疗应用相关报道多为Ⅱ期临床研究,样本量较少,尚需大规模的Ⅲ期临床研究进一步证实。

驱动基因阴性的脑膜转移是预后不良因素。目前标准治疗方案尚未确定,培美曲塞及贝伐珠单抗在脑膜转移患者中的治疗地位还需要进一步确立。一项meta分析提示接受鞘注治疗的患者脑脊液细胞学好转率为55%,临床缓解率为64%,提示鞘注治疗对于局部控制脑膜转移有一定疗效。近年来,数个Ⅰ期临床试验和回顾性研究显示培美曲塞鞘注对于局部控制脑膜转移有一定疗效。

免疫检查点抑制剂程序性死亡受体1(programmed death protein-1,PD-1)和程序性死亡受体配体1(programmed death ligand-1,PD-L1)对于肺癌脑转移有一定治疗效果,但大多数研究数据基于回顾性分析。纳武利尤单抗单药二线及二线以后治疗NSCLC脑转移患者的颅内ORR为9%~28.1%,颅内PFS为2.2~3.9个月,中位OS为7.5~14.8个月。OAK研究对比了阿替利珠单抗或多西他赛二线治疗NSCLC患者的疗效,在脑转移的患者中,阿替利珠单抗组与多西他赛化疗组的中位OS分别为16个月和11.9个月,虽然差异无统计学意义,但阿替利珠单抗组患者出现新发脑转移灶的中位时间比化疗组明显延长,分别为未达到和9.5个月。KEYNOTE-189研究中对脑转移患者的亚组分析显示,与安慰剂联合培美曲塞和铂类相比,帕博利珠单抗联合培美曲塞和铂类显著延长了脑转移患者的OS,分别为19.2个月和7.5个月($HR=0.41$,95% CI 0.24~0.67)。一项前瞻性单臂Ⅱ期临床试验观察帕博利珠单抗治疗初治或经治的PD-L1≥1%的NSCLC脑转移患者,其中约一半患者未进行过脑部放疗,颅内ORR为29.7%,2年生存率34%。一项前瞻性Ⅱ期单臂临床研究显示阿替利珠单抗联合培美曲塞/卡铂化疗一线治疗驱动基因阴性NSCLC脑转移患者,颅内客观缓解率为42.7%,总体客观缓解率为45%,颅内PFS为6.9个月,全身PFS为8.9个月,总生存期为11.8个月[15]。卡瑞利珠单抗是国产的人源化PD-1单克隆抗体,一项前瞻性Ⅱ期临床研究发现卡瑞利珠单抗联合培美曲塞/卡铂一线治疗初诊驱动基因阴性NSCLC脑转移患者,颅内客观缓解率为52.5%,总体客观缓解率为45%,颅内PFS为7.6个月,全身PFS为7.4个月,中位OS为21.0个月[16]。显示了化疗联合免疫治疗在脑转移患者有较好的疗效。

几乎所有随机对照研究中脑膜转移患者都被剔除,免疫治疗在脑膜转移患者中的有效率目前并不明朗。PD-1/PD-L1单抗分子量大(>140 000Da),难以透过血脑屏障,但是PD-1/PD-L1单抗作用机制为通过激活效应T细胞,特异性识别肿瘤的T细胞进入瘤体进行杀伤肿瘤,因此,理论上药物治疗效果与单抗药物是否可以透过血脑屏障无关。肿瘤浸润的T淋巴细胞及PD-L1表达在肺癌脑转移标本中均有表达,可能可以预测PD-1/PD-L1单抗作用,但在脑膜转移标本中表达情况还未可知。

7.3　小细胞肺癌脑(脑膜)转移的内科治疗原则

分期	分层	Ⅰ级推荐	Ⅱ级推荐	Ⅲ级推荐
小细胞肺癌脑(脑膜)转移一线系统性治疗	无或有症状脑/脑膜转移	阿替利珠单抗+EC方案(1A类)[1],度伐利尤单抗+EC/EP方案(1A类)[4],斯鲁利单抗+EC方案(1A类)[23],或EP/EC/IP/IC方案(1A类)[2-3],后进行脑部放疗		脑膜转移患者可进行Ommaya囊/脑室内导管(2A类)[5]
	有症状脑/脑膜转移	先进行脑部放疗,症状稳定后阿替利珠单抗+EC方案(1A类)[1],度伐利尤单抗+EC/EP方案(1A类)[4],斯鲁利单抗+EC方案(1A类)[23],或EP/EC/IP/IC方案(1A类)[2-3]		
	PS评分3~4分	最佳对症治疗		
二线系统性治疗(包括一线治疗后出现脑/脑膜转移)	PS评分0~2分≥6个月复发或进展	未接受放疗患者,根据肿瘤具体情况可考虑放疗	选用原方案(不包括免疫联合化疗)(2B类)[6-7]	
	PS评分0~2分≤6个月复发或进展	未接受放疗患者,根据肿瘤具体情况可考虑放疗参加临床研究拓扑替康(2A类)[8-10]	紫杉醇(2A类)[11-12]多西紫杉醇(2A类)[13]伊立替康(2A类)[14]替莫唑胺(2A类)[15-16]口服依托泊苷(2A类)[17-18]长春瑞滨(2A类)[19-20]吉西他滨(2A类)[21-22]	

【注释】

广泛期小细胞癌脑/脑膜转移的初始治疗缺乏高级别循证医学证据,目前尚无专门入组广泛期小细胞癌脑/脑膜转移患者的初始治疗大样本随机对照研究,绝大多数随机对照临床试验允许纳入无症状脑转移或经过治疗的无症状脑转移患者,且样本量小。

广泛期小细胞肺癌在初始诊断时出现脑转移,如果没有症状,可以先以系统化疗为主,化疗3~4周期后择期进行脑部放疗;如果有明显脑转移症状,则应尽快进行脑部放疗。脑部放疗建议全脑放疗(WBRT),建议剂量30Gy/10次。患者预期生存4个月以上,可以采用放疗外科(SRS)或者立体定向放疗(SRT)局部巩固治疗残留病灶,或者采用全脑放疗的同时局部病灶加量的调强放疗方式(SIB-IMRT)。

广泛期小细胞肺癌的免疫治疗已经成为一线治疗,但是免疫治疗在脑转移患者的地位不明确,2020年2月我国国家药品监督管理局基于IMpower133研究的结果,正式批准了PD-L1抑制剂阿替利珠单抗+EC一线治疗广泛期小细胞肺癌的适应证,但该研究中只纳入了35例无症状脑转移患者,有脑转移与无脑转移患者的PFS及OS差异均无统计学意义,由于例数少,难以存在统计效能。

在另一项类似的CASPIAN研究中,度伐利尤单抗+EC/EP方案在总人群中取得生存优势,2021年中国NMPA批准度伐利尤单抗联合EC/EP化疗方案用于广泛期小细胞肺癌的一线治疗。该研究纳入了55例脑转移患者,但由于其中部分患者接受了不均衡的PCI治疗(仅化疗组允许接受PCI治疗),无法对脑转移患者的免疫治疗获益得出结论。

斯鲁利单抗是国产PD-1单抗,ASTRUM-005随机对照3期临床研究显示,一线使用斯鲁利单抗+EC方案化疗明显提高广泛期SCLC的总生存期(斯鲁利单抗组:15.4个月 vs. 对照组:10.9个月,*HR*为0.63)。基于此研究，2022 年中国 NMPA 批准斯鲁利单抗联合 EC 化疗方案用于广泛期小细胞肺癌的一线治疗。在亚组分析中，基线伴有脑转移患者，斯鲁利单抗联合 EC 化疗组的中位 OS 为 13.9 个月，对照组为 10.0 个月，*HR* 为 0.61，但研究只纳入 78 例脑转移患者，差异无统计学意义[23]。

小细胞肺癌脑/脑膜转移二、三线治疗数据较少，主要推荐依据按照小细胞肺癌二、三线系统治疗。小细胞脑/脑膜转移为预后不良因素，病程短进展快，进行 Ommoya 囊泵植入术的意义不如非小细胞肺癌，因此放在 Ⅲ级推荐。

8 乳腺癌脑转移的内科治疗[1-2]

分层	Ⅰ级推荐	Ⅱ级推荐
有限脑转移病灶数目		HER2 阳性患者，局部症状可控，可以首先考虑抗 HER2 药物治疗（2B 类）
弥散脑转移病灶		HER2 阳性患者，局部症状可控，可以首先考虑抗 HER2 药物治疗（2B 类）
脑膜转移		鞘内注射（2B 类）

【注释】

总体来讲，乳腺癌脑转移药物治疗效果并不理想。研究显示，化疗药物，包括卡培他滨、拓扑替康、替莫唑胺等，对脑转移有一定疗效但缺乏随机对照研究，不作常规推荐。Ⅱ期临床研究结果显示，拉帕替尼联合卡培他滨对 HER2 阳性乳腺癌脑转移颅内病灶和颅外病灶都显示一定疗效，拉帕替尼联合卡培他滨先于 WBRT，中位总生存期可达 17 个月可以推迟进行全脑放疗，且药物治疗后再行 WBRT 并不影响总疗效。HER2CLIMB 研究中显示了图卡替尼联合曲妥珠单抗、卡培他滨较仅曲妥珠单抗联合卡培他滨治疗，能明显改善脑转移患者的总生存。其他抗 HER2 的小分子酪氨酸激酶类药物，如奈拉替尼、吡咯替尼等也显示了对脑转移病灶有一定疗效。

对症支持治疗是乳腺癌脑转移的主要治疗手段之一，可以改善患者的生活质量，有助于放疗和药物治疗的进行。对于有颅高压表现的患者，应常规给予甘露醇、糖皮质激素（如地塞米松）、利尿剂等治疗，以减轻脑水肿症状。放疗后出现顽固性脑水肿者，可给予贝伐珠单抗减轻脑水肿，通常采用 7.5mg/kg，2 周 1 次，中位使用 4 个周期。出现癫痫发作患者，应予以抗癫痫药物治疗。

9 消化系统肿瘤脑转移的内科治疗

分层	Ⅰ级推荐	Ⅱ级推荐	Ⅲ级推荐
化疗			
靶向治疗			对于部分存在特定基因突变的消化道肿瘤患者，可能可以采用某些能够通过血脑屏障的传统靶向药物治疗脑转移病灶（3 类）
免疫治疗			
对症治疗	糖皮质激素（如地塞米松）、抗癫痫药物（1B 类）		贝伐珠单抗（3 类）

【注释】

消化道肿瘤脑转移的药物治疗效果不甚理想。不论是化疗、靶向药物或者免疫检查点抑制剂，均无充足依据推荐用于消化道肿瘤脑转移的治疗。对症治疗仍是目前主要的药物治疗手段。

由于血脑屏障、血肿瘤屏障及特异性的跨膜外排泵的存在，传统的化学治疗药物在消化道肿瘤脑转移治疗中的地位有限，因此不作为常规推荐。但回顾性分析也同时指出，在患者确诊脑转移之后进行化疗仍有可能延长患者的生存[1-2]。

虽然在晚期消化道肿瘤患者中进行了大量靶向药物临床研究，但大多数脑转移患者均被排除在外。在这些靶向药物当中，针对 *NTRK* 基因的恩曲替尼既显示出了较好的中枢神经系统穿透性，也展现较佳的疗效[3]。其他靶向药物在晚期消化道肿瘤脑转移患者中的作用仍有待进一步研究。

免疫治疗是众多脑转移药物治疗方法中的新兴手段，目前仍缺少消化系统肿瘤脑转移的临床研究数据，仅能参考肝、肺转移的研究结论。

糖皮质激素（如地塞米松），是最重要的对症治疗手段，通常用于降低颅内压和减轻瘤周水肿。但鉴于类固醇类药物的副作用（如肥胖、满月脸、伤口愈合延迟和高血糖等），建议在症状控制之后尽快减量。如果考虑到需尽量避免类固醇类药物对肿瘤免疫的抑制作用，贝伐珠单抗也是可选择的对症治疗手段[4]。抗癫痫药物也是常用的治疗和预防症状性癫痫的脑转移对症药物。

10　黑色素瘤脑转移的内科治疗

分期	分层	Ⅰ级推荐	Ⅱ级推荐	Ⅲ级推荐
存在脑转移的播散性（不可切除）Ⅳ期患者	PS 评分0~2 分	局部治疗*： 手术 立体定向放疗 全身治疗： 如携带 *BRAF* V600 突变：BRAF 抑制剂 +MEK 抑制剂	全身治疗： 替莫唑胺 帕博利珠单抗 特瑞普利单抗 纳武利尤单抗 + 伊匹木单抗 如携带 *BRAF* V600 突变： BRAF 抑制剂单药 如携带 *KIT* 突变：伊马替尼 达卡巴嗪 ± 铂类 ± 恩度 紫杉醇 / 白蛋白紫杉醇 ± 铂类 ± 抗血管药物	局部治疗*： 全脑放疗 纳武利尤单抗鞘内注射
	PS 评分3~4 分	最佳支持 / 姑息治疗		

注：*见黑色素瘤放疗原则。
除非特殊标注，上述证据级别均为 2A 类证据。

【注释】

脑转移灶的治疗：对于脑转移患者，通常应优先进行局部治疗以延迟或防止出现瘤内出血、癫痫或神经相关功能障碍。黑色素瘤脑转移的局部治疗（手术或放疗）应基于症状、脑转移灶的数目和部位来综合考虑。如患者出现颅内占位效应，首先考虑有无手术切除脑转移灶的可能。在可行的情况下，放疗首选立体定向放疗（SRS）[1-3]，如患者存在软脑膜转移，可考虑行姑息性全脑放疗（WBRT）[4-6]。与 WBRT 相比，SRS 可能具有更好的长期安全性，能更早地使中枢神经系统病灶达到稳定，因此能使患者更早地接受全身系统性抗肿瘤治疗。待中枢神经系统病灶稳定后，应尽快给予药物抗肿瘤治疗，如患者存在 *BRAF* V600 突变，首选达拉非尼 + 曲美替尼[7]。对于非 *BRAF* V600 突变患者，药物选择包括可通过血脑屏障的化疗药物[8]，以及研究证实对脑转移有效的免疫检查点抑制剂[9-12]。

中枢神经系统转移性肿瘤

中国临床肿瘤学会（CSCO）
卵巢癌诊疗指南 2024

组　长 吴令英　李　力

副组长（以姓氏汉语拼音为序）

　　　　高雨农　李俊东　王　静　王　莉　杨宏英　尹如铁

专家组成员（以姓氏汉语拼音为序）（* 为执笔人）

蔡红兵　武汉大学中南医院妇瘤科	鹿　欣* 复旦大学附属妇产科医院肿瘤科
程静新　上海市东方医院妇产科	沈　杨　东南大学附属中大医院妇产科
符　淳　中南大学湘雅二医院妇产科	宋　艳* 中国医学科学院肿瘤医院病理科
高春英　吉林省肿瘤医院妇瘤科	孙　力* 中国医学科学院肿瘤医院深圳医院妇科
高庆蕾* 华中科技大学同济医学院附属同济医院妇产科	孙立新　山西省肿瘤医院妇瘤科
	王　冬　重庆大学附属肿瘤医院妇科肿瘤中心
何　勉　中山大学附属第一医院妇产科	王纯雁　辽宁省肿瘤医院妇瘤科
黄　奕　湖北省肿瘤医院妇瘤科	袁光文* 中国医学科学院肿瘤医院妇瘤科
蒋　葵　大连医科大学附属第二医院肿瘤内科	张　辉　河北医科大学第四医院妇科
金　滢　北京协和医院妇产科	张　蓉　中国医学科学院肿瘤医院妇瘤科
李　宁* 中国医学科学院肿瘤医院妇瘤科	张　颐　中国医科大学附属第一医院妇科
李庆水　山东省肿瘤医院妇瘤科	张　瑜　中南大学湘雅医院妇产科
李晓光　中国医学科学院肿瘤医院妇瘤科	张克强　湖南省肿瘤医院妇瘤科
林　安　福建省肿瘤医院妇瘤科	张友忠　山东大学齐鲁医院妇产科
刘子玲　吉林大学第一医院肿瘤中心	

协助整理（以姓氏汉语拼音为序）

雷呈志　中国医学科学院肿瘤医院妇瘤科	孙阳春　中国医学科学院肿瘤医院妇瘤科
李一帆　中国医学科学院肿瘤医院妇瘤科	曾　靖　四川大学华西第二医院肿瘤放化疗科
罗素娟　中国医学科学院肿瘤医院深圳医院妇科	张　磊　云南省肿瘤医院妇瘤科
孟一帆　中山大学肿瘤防治中心妇科	

特邀专家（以姓氏汉语拼音为序）

潘凌亚　北京协和医院妇产科	应建明　中国医学科学院肿瘤医院病理科

1 卵巢上皮癌/输卵管癌/原发腹膜癌概述 • 76

2 卵巢上皮癌诊断及检查 • 76

  2.1 诊断及检查原则 • 76

  2.2 病理学诊断 • 77

3 手术病理分期(卵巢癌、输卵管癌及腹膜癌分期 FIGO 2014) • 79

4 卵巢上皮癌治疗原则 • 80

5 手术治疗原则 • 80

  5.1 初次手术原则 • 80

  5.2 前次手术不充分和/或未全面分期后的处理 • 82

  5.3 降低癌症发病风险的预防性双侧卵巢输卵管切除手术 • 82

6 术后辅助治疗 • 82

  6.1 术后辅助化疗(一线化疗) • 83

    6.1.1 高级别浆液性癌 • 83

    6.1.2 宫内膜样癌 • 83

    6.1.3 其他少见病理类型 • 83

    6.1.4 一线化疗方案 • 84

  6.2 一线维持治疗 • 86

7 新辅助化疗 + 中间肿瘤细胞减灭术 • 87

8 复发卵巢上皮癌的治疗 • 88

  8.1 铂敏感复发卵巢上皮癌的治疗 • 88

    8.1.1 可选择的治疗方案和药物 • 89

    8.1.2 化疗方案 • 89

    8.1.3 化疗后的维持治疗方案 • 91

  8.2 铂耐药复发卵巢上皮癌的治疗 • 92

9 卵巢恶性生殖细胞肿瘤 • 94

  9.1 卵巢恶性生殖细胞肿瘤概述 • 94

  9.2 卵巢恶性生殖细胞肿瘤的诊断及检查 • 95

    9.2.1 诊断及检查原则 • 95

    9.2.2 病理学分类 • 95

  9.3 手术病理分期(卵巢癌、输卵管癌及腹膜癌分期 FIGO 2014) • 96

  9.4 卵巢恶性生殖细胞肿瘤的治疗 • 96

    9.4.1 初次手术治疗原则 • 96

    9.4.2 前次手术不充分和/或未全面分期后的处理 • 97

    9.4.3 术后辅助治疗 • 97

    9.4.4 术后辅助化疗(一线化疗) • 98

    9.4.5 一线治疗结束后处理 • 98

    9.4.6 复发后治疗 • 98

10 卵巢性索间质肿瘤 • 99

  10.1 卵巢性索间质肿瘤概述 • 99

  10.2 卵巢性索间质肿瘤病理学分类 • 100

10.3 卵巢性索间质肿瘤诊断及检查 • 101

    10.3.1 诊断及检查原则 • 101

    10.3.2 相关标志物及性激素变化 • 102

10.4 手术病理分期及风险评估 • 102

10.5 恶性卵巢性索间质肿瘤手术治疗原则 • 103

10.6 恶性卵巢性索间质肿瘤术后辅助治疗 • 103

10.7 复发性恶性性索间质肿瘤的治疗 • 104

11 卵巢上皮性交界性肿瘤 • 104

11.1 卵巢上皮性交界性肿瘤概述 • 104

11.2 卵巢上皮性交界性肿瘤诊断及检查 • 104

    11.2.1 诊断及检查原则 • 105

    11.2.2 病理学诊断 • 105

11.3 手术病理分期（卵巢癌、输卵管癌及腹膜癌分期 FIGO 2014） • 105

11.4 卵巢上皮性交界性肿瘤治疗原则 • 105

11.5 手术治疗原则 • 106

    11.5.1 初次手术原则 • 106

    11.5.2 前次手术不充分和 / 或未全面分期后的处理 • 106

11.6 术后辅助治疗 • 107

11.7 复发性卵巢上皮性交界性肿瘤 • 107

12 PARP 抑制剂不良反应及管理 • 107

12.1 PARP 抑制剂毒性分级管理原则 • 107

12.2 PARP 抑制剂减量 / 停药方案 • 108

12.3 PARP 抑制剂治疗相关血液学不良反应及管理 • 108

    12.3.1 PARP 抑制剂治疗相关贫血及管理 • 109

    12.3.2 PARP 抑制剂治疗相关血小板减少及管理 • 109

    12.3.3 PARP 抑制剂治疗相关中性粒细胞减少及管理 • 110

12.4 PARP 抑制剂治疗相关的非血液学不良反应及管理 • 111

    12.4.1 胃肠道不良反应 • 111

    12.4.2 神经系统毒性 • 112

    12.4.3 心血管毒性 • 112

    12.4.4 其他少见毒性 • 112

1 卵巢上皮癌/输卵管癌/原发腹膜癌概述

在妇科三大恶性肿瘤中，卵巢癌的病死率居首位，严重威胁女性的健康。根据我国2016年恶性肿瘤流行情况分析，卵巢癌发病率为8.47/10万，死亡率为4.04/10万。卵巢癌病因尚不明确，可能与遗传、生育、生殖内分泌等多种因素有关。虽然可以通过阴道超声与血清肿瘤标志物进行联合检查，但尚未找到早期发现卵巢癌的有效方法，临床确诊时多为晚期。手术联合化学治疗（化疗）是卵巢恶性肿瘤的主要治疗方式。近年来，抗血管生成靶向药物、聚腺苷二磷酸核糖聚合酶（PARP）抑制剂应用于上皮性卵巢癌，取得显著进展，有望提高卵巢癌生存率。卵巢恶性肿瘤中上皮性癌最常见，占80%~90%，总的5年生存率为40%~50%，中、晚期约30%。卵巢恶性肿瘤的发病率随着年龄的增长而增加，上皮性卵巢癌好发于50~70岁女性，中位诊断年龄为63岁。本指南针对卵巢恶性肿瘤及交界性肿瘤的诊治，综合目前国际及国内研究结果，既体现目前诊治水平的先进性，也结合我国国情，为临床实践提供有价值的参考。

上皮性输卵管癌和原发腹膜癌均属于发病率非常低的妇科肿瘤，其生物学行为及治疗原则均同卵巢上皮癌。

2 卵巢上皮癌诊断及检查

2.1 诊断及检查原则

部位	Ⅰ级推荐	Ⅱ级推荐	Ⅲ级推荐
原发肿瘤部位	• 体格检查（包括妇科三合诊检查）[a] • CA125、CEA、CA199（黏液性癌）等血清肿瘤标志物检查[b] • 超声[c] • CT[d]或MRI[e]检查（平扫+增强）		
区域和全身评估	• 体格检查[a] • CA125、CEA、CA199（黏液性癌）等血清肿瘤标志物检查[b] • 超声[c] • CT[d]或MRI[e]检查（平扫+增强） • 组织活检或胸腔积液、腹水细胞学检查[f] • 血常规、肝肾功能等重要器官功能评价 • ECOG/PS评估 • 营养状况评价	• PET/CT（必要时）[g] • 全身骨扫描（必要时） • 胃肠镜（必要时） • 生殖内分泌及不孕评估（必要时）	

【注释】

早期上皮性卵巢癌患者临床症状常不明显，往往是体检发现盆腔包块。晚期患者多因腹胀、食欲减退等症状就诊，可伴有乏力、消瘦等症状。如合并胸腔积液，还可能出现气短、不能平卧等症状。

a 上皮性卵巢癌多为双侧、囊实性或实性，常与周围粘连。妇科检查时可触及盆腔内包块。如果肿瘤扩散转移，可于相应部位扪及转移结节，如位于子宫直肠窝的盆底结节、腹股沟或锁骨上肿大的转移淋巴结等。

b 血清肿瘤标志物测定：较常用的血清肿瘤标志物包括CA125、CA199、HE4、CEA等。CA125在80%~90%的上皮癌，尤其在浆液性腺癌中升高明显，且常随病情的进展或好转而出现升高或降低。因此，临床上常将CA125作为卵巢癌诊断、病情监测和判断疗效的一个指标。CEA、CA199升高可见于卵巢黏液性癌、未成熟畸胎瘤等，但CEA、CA199升高也常见于肠道、胰腺恶性肿瘤，因此需鉴别诊断，必要时行胃肠镜等检查。

c 超声对腹盆腔实质脏器和组织有较好的分辨能力，对于肿物的大小、囊实性、位置、肿物的血流情况等有较好的诊断价值，具有简便、安全、无创等优点。超声的缺点是难以全面评估肿瘤转移的范围，另外，存在肠道气体等干扰，并受机器型号、超声医师的诊断水平等限制。

d 原发灶在 CT 检查中多表现为盆腔内或下腹部的囊实性不规则肿瘤。可呈结节状突起，囊腔内可见菜花状、乳头状突起，可呈多房囊性肿瘤。囊壁薄厚不一，间隔有不规则增厚。腹水及网膜转移在 CT 上可表现为横结肠与前腹壁间呈扁平样如饼状或蜂窝状的软组织肿块，密度不均，边缘不规则。腹腔种植性转移者于壁层腹膜或脏器浆膜层播散，CT 上可表现为肠管边缘模糊不清，腹腔内或肝、脾表面可见不规则软组织结节、肿块等。拟手术前应行胸部、腹部及盆腔 CT 检查。

e MRI 软组织分辨率高，其多参数、动态增强扫描可显示病变组织的成分和血流动力学特点，对观察含有脂肪、合并出血等情况的肿瘤有特殊优势，有助于确定盆腔肿物的起源和性质，可辅助 CT 进行卵巢肿瘤的鉴别诊断和术前分期。

f 肿瘤组织病理学诊断是卵巢癌确诊的金标准。临床可疑为早期癌症患者应避免穿刺活检；临床考虑为晚期且经评估能满意减瘤者先行手术治疗，同时明确病理诊断和分期。经评估不能满意减瘤，拟行新辅助化疗者，须先行组织活检（在超声 /CT 引导下行肿瘤组织细针穿刺、微创技术等活检），或腹水或胸腔积液细胞学检查，结合 CA125 等临床资料，明确诊断。

g PET/CT 的优势在于 CT 或 MRI 难以通过影像特点判断肿物性质时，可由检测肿物的代谢水平，协助判断肿物的良恶性，同时可全面评价肿瘤的播散范围。但是一些炎症、结核等良性病变亦会导致 ^{18}F-FDG 的浓聚，因而可能产生假阳性结果，需仔细判断。

2.2 病理学诊断

标本类型	I 级推荐			II 级推荐	III 级推荐
	大体	镜下	免疫组化 /分子标志物	免疫组化 /分子标志物	分子标志物
肿物穿刺活检	• 组织样本大小和数目	• 明确病变性质和类型 　肿瘤 /非肿瘤 　良性 /恶性 • 组织学类型 • 组织学分级		用于鉴别诊断的免疫组化标志物检测	
卵巢癌分期 /减瘤术标本	• 肿瘤部位 • 肿瘤大小 • 肿瘤切面，有无坏死 • 双侧附件大小、切面是否正常，表面受累情况 • 淋巴结检出数目、大小和分组	• 组织学类型 • 组织学分级 • 脉管侵犯 • 神经侵犯 • 双侧附件区是否受累其他累及部位 • 淋巴结转移数和癌结节数 • TNM 分期 • 肿瘤化疗反应程度	胚系 /体细胞 *BRCA1/2* 等同源重组修复通路基因突变检测	• 用于鉴别诊断的免疫组化标志物检测 　同源重组修复缺陷（HRD） • Lynch 综合征的筛查 • 复发时：微卫星不稳定（MSI）或错配修复缺陷（dMMR）、肿瘤突变负荷（TMB）*BRAF* 突变、FRα 表达、HER2 表达、ER 表达、PR 表达、*RET* 融合、*NTRK* 融合	

所有标本应及时固定（离体 30min 内固定最佳），固定液的量应为组织的 10 倍，固定时间 8~48h。

根据组织病理学、免疫组织化学和分子遗传学分析，上皮性卵巢癌、输卵管癌和腹膜癌的 5 个主要亚型及其所占比例如下。

• 高级别浆液性癌（high-grade serous carcinoma，HGSC）：70%~80%。

• 宫内膜样癌：10%。

• 透明细胞癌：10%。

- 黏液性癌：3%。
- 低级别浆液性癌(low-grade serous carcinoma, LGSC)：<5%。

HGSC是卵巢癌、输卵管癌和腹膜癌最常见的类型。HGSC的关键特征是明显的细胞异型性，伴突出的核分裂活性。异型性细胞核呈深染，且大小变为原来的3倍及以上，常见肿瘤巨细胞。核分裂率通常很高，阈值界定为每10个高倍镜视野(high powered field, HPF)的核分裂象≥12个；如果核分裂象少，则必须考虑LGSC或其他诊断。分子学证据提示移行细胞癌不再是单独的病理类型，而是HGSC的一个亚型，其上皮在形态学上类似于恶性尿路上皮。癌肉瘤及未分化癌被认为是卵巢癌的罕见亚型，其内上皮成分常为高级别浆液性癌，恶性程度高。

LGSC与HGSC的生物学行为不同，它们生长缓慢、肿瘤呈惰性，且对以铂类为基础的化疗相对不敏感。LGSC可以是实质性的或囊性的，囊内或表面可有许多易碎的乳头状赘生物。LGSC由小乳头组成，被覆的肿瘤细胞核大小均一，尺寸变化程度不到3倍。细胞核大小均一是鉴别LGSC与HGSC的特征之一，已被证明具有高度可重复性。LGSC另一个显著特点是其核分裂活性远远低于HGSC，核分裂象<12个/10HPF。LGSC通常伴随非浸润性浆液性交界性成分。交界性浆液性肿瘤比LGSC更常见，LGSC最可能反映浆液性交界性肿瘤的进展。

卵巢宫内膜样癌多为低级别，易被早期发现，并且对铂类化疗相对敏感。这些因素使其预后通常优于浆液性癌。卵巢宫内膜样癌的肉眼表现多样，可能是囊性或实性的。组织学上，卵巢的宫内膜样癌类似子宫内膜癌的低级别宫内膜样腺癌。大多数卵巢宫内膜样癌具有复杂的腺状、筛状和/或绒毛腺状结构，呈背靠背生长、细长形或圆形腺体，管腔光滑。在这些病例中，必须明确原发灶是在卵巢还是在子宫，或者是双原发肿瘤。卵巢宫内膜样癌和透明细胞癌都与卵巢子宫内膜异位症和腺纤维瘤有关。

卵巢原发性黏液性癌少见，通常发生于单侧卵巢，年轻女性较常见，多数病例为早期，通常不引起腹膜假黏液瘤。其他卵巢黏液性肿瘤占所有卵巢肿瘤的10%~15%，包括良性黏液性囊腺瘤、黏液性交界性肿瘤和转移性肿瘤。累及双侧卵巢、侵及表面且不局限于卵巢的黏液性肿瘤几乎都是转移性病变，通常来自胃肠道。

恶性Brenner肿瘤罕见，常发生在50岁以上的女性，具有尿路上皮分化的恶性肿瘤，背景中可见良性或交界Brenner肿瘤成分。不同的组织学亚型，其免疫组织化学、分子生物学和预后也各不相同。HGSC通常具有 *TP53* 和 *BRCA* 突变。LGSC经常携带 *KRAS* 和 *BRAF* 突变。不同组织学亚型常见的免疫组织化学表现和基因突变见下表。

常见卵巢癌病理类型及相关免疫组化及基因改变特点

	常见免疫组化表达	常见基因改变
高级别浆液性癌	p53 突变型表达(包含无义突变) WT1+ Pax8+ Ki67 高表达	*TP53* 突变 *BRCA1/2* 突变
低级别浆液性癌	WT1+ Pax8+ p53 野生型表达 Ki67 低表达	*BRAF* 突变 *KRAS* 突变
宫内膜样癌	Estrogen receptor(ER)+ Pax8+ Vimentin+ WT1– p53 野生型表达	*PTEN* 突变 *CTNNB1*(β-catenin)突变 *ARID1A* 突变

续表

	常见免疫组化表达	常见基因改变
透明细胞癌	HNF β+ WT1− ER−	*ARID1A* 突变 *PTEN* 突变 *PIK3CA* 突变
黏液性癌	CK20+ CDX2+ CK7+ ER− WT1−	*KRAS* 突变 *CDKN2A* 突变 *TP53* 突变
恶性 Brenner 瘤	WT1− ER 和 PR 阴性或弱 + p16 局灶 + p53 野生型表达	*PIK3CA* 突变 *MDM2* 扩增

3　手术病理分期(卵巢癌、输卵管癌及腹膜癌分期 FIGO 2014)

手术病理分期(卵巢癌、输卵管癌及腹膜癌分期 FIGO 2014)

I	肿瘤局限在一侧或双侧卵巢 / 输卵管
I A	肿瘤局限在一侧卵巢 / 输卵管 包膜完整、卵巢和输卵管表面无肿瘤 腹水或腹腔冲洗液无肿瘤细胞
I B	肿瘤局限在双侧卵巢 / 输卵管 包膜完整、卵巢和输卵管表面无肿瘤 腹水或腹腔冲洗液无肿瘤细胞
I C	肿瘤局限在一侧或双侧卵巢 / 输卵管,合并以下特征
I C1	肿瘤术中破裂
I C2	肿瘤术前破裂或卵巢或输卵管表面有肿瘤
I C3	腹水或腹腔冲洗液有恶性肿瘤细胞
II	一侧或双侧卵巢 / 输卵管癌或原发腹膜癌伴有盆腔内肿瘤侵犯(骨盆缘以下)或腹膜癌
II A	肿瘤侵及或种植于子宫 / 输卵管 / 卵巢
II B	肿瘤侵及或种植于其他盆腔脏器
III	肿瘤侵犯一侧或两侧卵巢或输卵管或原发腹膜癌,伴细胞学或组织学证实的盆腔外腹腔播散和 / 或腹膜后(盆腔和 / 或腹主动脉旁)淋巴结转移
III A	
III A1	仅有腹膜后淋巴结转移(细胞学或组织学证实)
III A1i	转移灶最大径 ≤ 10mm
III A1ii	转移灶最大径 >10mm

ⅢA2	镜下可见的盆腔外腹膜转移（骨盆边缘以上），伴或不伴腹膜后淋巴结转移
ⅢB	肉眼可见最大径≤2cm的盆腔外腹腔转移，伴或不伴腹膜后淋巴结转移
ⅢC	肉眼可见最大径>2cm的盆腔外腹腔转移，伴或不伴腹膜后淋巴结转移（包括未累及实质的肝、脾被膜转移）
Ⅳ	远处转移，不包括腹膜转移
ⅣA	伴有细胞学阳性的胸腔积液
ⅣB	肝、脾实质转移 腹腔外脏器转移（包括腹股沟淋巴结和超出腹腔的淋巴结） 肿瘤侵透肠壁全层

4　卵巢上皮癌治疗原则

卵巢上皮癌起病隐匿，约70%的患者确诊时已经是晚期。手术、化疗及靶向治疗是主要的治疗方式。早期可手术切除者须行全面分期手术，术后根据病理进行分期和组织学分级，确定是否需要术后辅助化疗。对于晚期患者，应综合患者一般状况、CT所见等首先评估能否实现满意减瘤术，如有可能满意减瘤，则先行手术，术后辅助化疗。如术前评估难以满意减瘤或不能耐受手术者，可先行新辅助化疗，通常化疗2~3周期后再次评价，能满意减瘤者行中间减瘤术，术后继续化疗，术前术后共计化疗6~8周期。化疗结束后评价获得完全缓解或部分缓解者，可考虑靶向药物维持治疗（具体见一线维持治疗部分）。如新辅助化疗后肿瘤进展，按耐药复发卵巢上皮癌治疗。即使经过手术联合化疗的初始治疗，大部分患者仍会复发。根据末次化疗至复发的时间间隔，将复发患者分为两类：铂敏感复发和铂耐药复发。铂敏感复发患者，如果评价肿瘤可满意切除者，可考虑再次减瘤术，术后辅以含铂为基础的二线化疗及靶向维持治疗。铂耐药复发者预后较差，缺少有效的治疗方法，这部分患者的化疗以非铂单药为主，可联合抗血管药物。另外，根据基因检测结果可考虑PARP抑制剂、免疫治疗等。鼓励所有卵巢癌患者参加临床研究。

5　手术治疗原则

5.1　初次手术原则

临床分期	分层	Ⅰ级推荐	Ⅱ级推荐	Ⅲ级推荐
ⅠA、ⅠC（单侧肿瘤）期	要求保留生育功能	保留生育功能的全面分期术 a,b,c,d		ⅠA期透明细胞癌保留生育功能 e（3类）
	不保留生育功能	全面分期术 f,b,c,d		
ⅠB期	要求保留生育功能	双附件切除＋全面分期术 g,b,c,d		保留子宫 h（3类）
	不保留生育功能	全面分期术 f,b,c,d		
Ⅱ期	不保留生育功能	全面分期术 f,b,c,d		

续表

临床分期	分层	Ⅰ级推荐	Ⅱ级推荐	Ⅲ级推荐
Ⅲ、Ⅳ期	可耐受手术且可能满意减瘤[i]	肿瘤细胞减灭术[j,k,l]		
	无法耐受手术或无法满意减瘤[g]	新辅助化疗[m]后再评价，决定是否进行减瘤术		

注：除特殊标注，上述证据类别均为2A类。

【注释】

a　腹水细胞学/腹腔冲洗液检查，患侧附件切除、大网膜切除、盆腔淋巴结清扫、腹主动脉旁淋巴结清扫至少达肠系膜下动脉水平（必要时至肾静脉水平），腹膜多点活检及可疑转移部位的活检或切除。

b　推荐采用剖腹纵切口完成手术。

c　对于早期卵巢上皮癌，有经验的医生可尝试微创手术，一定要遵循无瘤原则，务必将肿瘤完整切除，避免术中肿瘤破裂，标本应置于标本袋中取出。如无法在微创下完成手术，应改为剖腹手术。对于早期卵巢癌，若首次手术时已完整切除肿瘤，影像学检查阴性者，可经腹腔镜行再次全面分期手术。经严格选择的间歇性减瘤术，经严格选择通过腹腔镜手术。如无法在微创下完成手术或减瘤术不理想者，应改为开腹手术。

d　术中快速病理证实为黏液癌，临床评估无可疑淋巴结转移患者可考虑不行系统性淋巴结清扫术。由于卵巢原发黏液性癌并不常见，所以卵巢黏液性肿瘤患者必须对消化道，包括阑尾进行全面评估，以排除消化道来源的可能。

e　目前有病例报道Ⅰ期透明细胞癌保留生育功能，但缺乏高水平的证据支持，且卵巢透明细胞癌预后差，ⅠA期保留生育功能需慎重，ⅠC期不建议保留生育功能。

f　腹水细胞学/腹腔冲洗液检查，全子宫切除、双侧附件切除、大网膜切除、盆腔淋巴结清扫、腹主动脉旁淋巴结清扫至少达肠系膜下动脉水平（必要时至肾静脉水平），腹膜多点活检及可疑转移部位的活检或切除。

g　腹水细胞学/腹腔冲洗液检查，双侧附件切除，大网膜切除，盆腔淋巴结清扫、腹主动脉旁淋巴结清扫至少达肠系膜下动脉水平（必要时至肾静脉水平），腹膜多点活检。可保留子宫，将来有可能行辅助生殖。

h　有强烈保留生育功能要求者，可保留子宫，将来有可能行辅助生殖。

i　微创手术可用于评估晚期卵巢上皮癌可否满意减瘤。

j　全子宫切除，双侧附件切除，大网膜切除，尽可能切除转移病灶达到满意减瘤（残存肿瘤直径<1cm；肉眼无残存肿瘤患者预后更佳），术中探查阑尾外观正常可不切除阑尾。

k　如有肿瘤累及或侵犯相应部位，为达到满意减瘤，可采取的手术方式包括肠切除、阑尾切除、膈肌腹膜剥脱、脾切除、胆囊切除、部分胃切除等。

l　对于腹腔肿瘤小于2cm的患者（考虑为ⅢB期），应行盆腔淋巴结清扫、腹主动脉旁淋巴结清扫，必要时至肾静脉水平。ⅢC期及以上患者切除可疑转移和/或肿大的盆腹腔淋巴结，临床评价无肿大或可疑转移淋巴结时，可不行盆腹腔淋巴结清扫术。

m　经细胞学、病理学证实后可考虑新辅助化疗，同时可考虑联合贝伐珠单抗，但手术前至少6周内不能应用贝伐珠单抗。

卵巢癌

5.2 前次手术不充分和 / 或未全面分期后的处理 [a]

临床分期	分层	I 级推荐	II 级推荐	III 级推荐
I 期	无可疑残存病灶 [b]	补充全面分期手术 [c] 或化疗		
	可疑残存病灶	补充全面分期手术 [c] ± 化疗 [d]		
II、III、IV 期	无可疑残存病灶	化疗或补充全面分期手术 [c] + 化疗 [e]		
	残存病灶可切除	肿瘤细胞减灭术 + 化疗		
	残存病灶不可切除	化疗，化疗 2~3 周期后评估中间减瘤术可行性 [f]		

注：除特殊标注，上述证据类别均为 2A 类。

【注释】

a 应评估家族史、遗传风险，复核病理诊断、胸部 CT、腹盆超声 /CT/MRI 和 / 或 PET/CT（可选）、CA125 或其他肿瘤标志物。

b 可能不需要辅助化疗的患者，建议补充全面分期手术，明确手术病理分期；可能需要辅助化疗的患者，可直接化疗或先行全面分期手术后再化疗。

c 包括子宫、附件、大网膜、未切除的淋巴结、可切除的残存病灶等。

d 根据补充分期手术后的病理结果决定是否需要辅助化疗。

e 临床判断可能为 II 期、IIIA 期、IIIB 期可行全面分期手术后化疗。

f 推荐在 2~3 个周期化疗后补充手术；基于妇科肿瘤医师的判断，也可在 4~6 周期化疗后行补充手术。

5.3 降低癌症发病风险的预防性双侧卵巢输卵管切除手术

a 推荐 BRCA1/2 胚系突变携带者或一至三级亲属有卵巢癌和 / 或乳腺癌等恶性肿瘤者进行遗传咨询，结合突变携带者的年龄、家族中癌症患者的发病年龄、突变位点、生育要求等，综合评估患癌风险，充分知情告知，考虑实施降低癌症风险的预防性双侧卵巢输卵管切除术（risk reducing salpingo-oophorectomy，RRSO）。实施 RRSO 前，应告知患者医源性绝经的常见并发症，包括潮热、出汗等血管舒缩症状、骨质疏松症、性欲下降、阴道萎缩干涩和心血管疾病风险相对升高等，同时也需告知相应补救措施的利益与风险。

b 常规取盆腹腔冲洗液送细胞学检查。

c 充分探查盆腹腔，在腹膜异常处取活检。

d 术中切除双附件，切除 2cm 的骨盆漏斗韧带，切除至子宫角的全部输卵管，切除卵巢及输卵管表面的腹膜，特别应切除附件和盆壁粘连处的腹膜。

e 如果采用腹腔镜手术，切除的标本应置于标本袋中。

f 所有卵巢和输卵管组织依次切片并送检。不同于常规的输卵管病理检测方法，需平行于输卵管长轴依次切片，输卵管的伞端部分以连续横截面取材切片，全部送检进行显微镜下观察。在切片和 / 或操作之前固定 1~2h 可能有助于防止上皮脱落。这样详细检查与常规取材相比可将隐匿性癌的检出率提高约 4 倍。

g 对于 BRCA 胚系突变携带者，预防性单纯输卵管切除对于降低卵巢癌发病风险的作用有待进一步证实。

6 术后辅助治疗

部分 I 期以及全部 II～IV 期卵巢上皮癌患者术后需接受辅助治疗。术后辅助治疗主要包括以铂为基础的化疗 ± 抗血管药物或 PARP 抑制剂的维持治疗。

6.1 术后辅助化疗（一线化疗）

6.1.1 高级别浆液性癌

手术病理分期	Ⅰ级推荐	Ⅱ级推荐	Ⅲ级推荐
Ⅰ～Ⅱ期	含铂方案静脉化疗6周期		
Ⅲ～Ⅳ期	含铂方案化疗6~8周期		

注：除特殊标注，上述证据类别均为2A类。化疗方案详见6.1.4一线化疗方案。

6.1.2 宫内膜样癌

手术病理分期	分级	Ⅰ级推荐	Ⅱ级推荐	Ⅲ级推荐
ⅠA/ⅠB期	G_1	观察		
	G_2	观察或含铂方案静脉化疗3~6周期		
	G_3	含铂方案静脉化疗3~6周期		
ⅠC期	G_1	含铂方案静脉化疗3~6周期		观察（2B类）或内分泌治疗[a]（2B类）
	G_2、G_3	含铂方案静脉化疗3~6周期		
Ⅱ～Ⅳ期	G_1	含铂方案静脉化疗6周期		内分泌治疗[a]（2B类）
	G_{2-3}	含铂方案静脉化疗6周期		

注：除特殊标注，上述证据类别均为2A类。

【注释】

a 内分泌治疗方案：绝经后，芳香化酶抑制剂（来曲唑、阿那曲唑、依西美坦）；绝经前，醋酸亮丙瑞林、他莫昔芬。

6.1.3 其他少见病理类型

病理类型	手术病理分期	Ⅰ级推荐	Ⅱ级推荐	Ⅲ级推荐
癌肉瘤	Ⅰ～Ⅳ期	紫杉醇+卡铂或多柔比星脂质体+卡铂或多西他赛+卡铂	顺铂+异环磷酰胺或卡铂+异环磷酰胺	紫杉醇+异环磷酰胺（2B类）
透明细胞癌	ⅠA期	含铂方案静脉化疗3~6周期或观察[a]		
	ⅠB/ⅠC期	含铂方案静脉化疗3~6周期		
	Ⅱ～Ⅳ期	同高级别浆液性癌	Ⅲ/Ⅳ期患者化疗期间联合贝伐珠单抗及贝伐珠单抗维持[c]	

续表

病理类型	手术病理分期	Ⅰ级推荐	Ⅱ级推荐	Ⅲ级推荐
黏液性癌	ⅠA/ⅠB期	观察		
	ⅠC期	紫杉醇+卡铂静脉化疗3~6周期 或5-FU+甲酰四氢叶酸+草酸铂 或卡培他滨+草酸铂化疗3~6周期	多柔比星脂质体或多西他赛+卡铂静脉化疗3~6周期	多西他赛+奥沙利铂+贝伐珠单抗,贝伐珠单抗维持治疗(2B类)
	Ⅱ~Ⅳ期	紫杉醇+卡铂或5-FU+甲酰四氢叶酸+奥沙利铂 或卡培他滨+奥沙利铂化疗6周期		5-FU+甲酰四氢叶酸+奥沙利铂+贝伐珠单抗,贝伐珠单抗维持治疗(2B类) 或卡培他滨+奥沙利铂+贝伐珠单抗,贝伐珠单抗维持治疗(2B类) 多西他赛+奥沙利铂+贝伐珠单抗,贝伐珠单抗维持治疗(2B类)
低级别浆液性癌	ⅠA/ⅠB	观察		
	ⅠC	含铂方案静脉化疗3~6周期		直接内分泌治疗[b]或观察(2B类) 或化疗后内分泌维持治疗[b](2B类)
	Ⅱ~Ⅳ期	含铂方案化疗6周期		直接内分泌治疗[b](2B类) 或化疗后内分泌维持治疗[b](2B类)

注:除特殊标注,上述证据类别均为2A类。

【注释】

a 回顾性研究结果提示ⅠA期卵巢透明细胞癌术后辅助化疗与观察相比并不改善患者的无瘤生存及总生存期,故术后可观察,但透明细胞癌预后相对较差,这一结论有待进一步探讨。

b 内分泌治疗方案:芳香化酶抑制剂(来曲唑、阿那曲唑、依西美坦)、醋酸亮丙瑞林、他莫昔芬。

c 透明细胞癌发病率较低,目前仅有回顾性研究结果提示化疗基础上联合贝伐珠单抗有助于改善Ⅲ/Ⅳ期患者的PFS和OS。

6.1.4 一线化疗方案[a]

- Ⅰ期

紫杉醇175mg/m² 静脉滴注3h,d1
随后卡铂AUC 5~6静脉滴注1h,d1
每3周重复[b]

卡铂 AUC 5 静脉滴注 1h,d1
多柔比星脂质体 30mg/m² 静脉滴注,d1
每 4 周重复[b]

多西他赛 60~75mg/m² 静脉滴注 1h,d1
随后卡铂 AUC 5~6 静脉滴注 1h,d1
每 3 周重复[b]

- **Ⅱ~Ⅳ期**

  静脉方案：
  紫杉醇 175mg/m² 静脉滴注 3h,d1
  随后卡铂 AUC 5~6 静脉滴注 1h,d1
  每 3 周重复,共 6 周期（必要时可化疗 8 周期）

  多西他赛 60~75mg/m² 静脉滴注 1h,d1
  随后卡铂 AUC 5~6 静脉滴注 1h,d1
  每 3 周重复,共 6 周期（必要时可化疗 8 周期）

  卡铂 AUC 5 静脉滴注 1h,d1
  多柔比星脂质体 30mg/m² 静脉滴注,d1
  每 4 周重复,共 6 周期

  紫杉醇 175mg/m² 静脉滴注 3h,d1
  随后卡铂 AUC 5~6 静脉滴注 1h,d1
  贝伐珠单抗 7.5mg/kg 静脉滴注 30~90min,d1
  每 3 周重复,共 6 周期,之后贝伐珠单抗单药,每 3 周重复维持 12 周期

  紫杉醇 175mg/m² 静脉滴注 3h,d1
  随后卡铂 AUC 5~6 静脉滴注 1h,d1
  每 3 周重复,共 6 周期
  第 2 周期贝伐珠单抗 15mg/kg 静脉滴注 30~90min,d1,每 3 周重复,共 22 周期

  腹腔 / 静脉方案[c,d]
  紫杉醇 135mg/m² 静脉滴注 24h,d1[e]
  顺铂 75mg/m² 腹腔给药,d2
  紫杉醇 60mg/m² 腹腔给药,d8
  每 3 周重复,共 6 周期

  周疗方案[f]
  紫杉醇 60mg/m² 静脉滴注 1h
  卡铂 AUC 2 静脉滴注 30min
  每周一次,共 18 周

多西他赛（75mg/m^2）+奥沙利铂（85mg/m^2）+贝伐珠单抗（15mg/kg）

每3周1次

共6疗程后用贝伐珠单抗（15mg/kg，每3周1次）单药维持1年

【注释】

a　对于卡铂过敏或严重骨髓抑制等副作用无法耐受的患者，可考虑选择奈达铂80mg/m^{2}或顺铂替代卡铂，同时仍需关注其他铂类是否发生变态反应。根据国内多中心随机对照研究结果，作为卵巢癌一线化疗，紫杉醇脂质体联合卡铂与紫杉醇联合卡铂疗效相当，脱发、疲劳等非血液学毒性反应发生率更低。

b　Ⅰ期高级别浆液性癌患者推荐接受6周期化疗，其余病理类型Ⅰ期患者推荐3~6周期化疗。

c　腹腔/静脉方案适用于满意减瘤术后的Ⅱ~Ⅲ期患者（即残存肿瘤小于1cm者）。

d　静脉/腹腔方案白细胞计数减少、感染、乏力、肾毒性、腹痛和神经毒性更常见，级别更高。

e　一项单臂前瞻性研究结果提示紫杉醇135mg/m^{2}静脉滴注3h更方便、耐受性较好，但是缺乏研究证实3h给药与24h给药的疗效和安全性相当。

f　紫杉醇和卡铂周疗方案与3周方案相比，疗效相当，不良反应相对减轻，适合于年老、体弱或有其他合并症的患者。

6.2　一线维持治疗 [a]

分层 [b]			Ⅰ级推荐	Ⅱ级推荐	Ⅲ级推荐
一线化疗联合贝伐珠单抗	化疗后评价为CR/PR	*BRCA1/2*突变	奥拉帕利或尼拉帕利或氟唑帕利维持治疗 [c,d,f]	奥拉帕利+贝伐珠单抗维持治疗（1类） [c,d]	
		HRD [e]	尼拉帕利维持治疗 [c,d] 或奥拉帕利+贝伐珠单抗维持治疗	氟唑帕利 [f] 或尼拉帕利+贝伐珠单抗	
		HRP [e]	尼拉帕利或贝伐珠单抗维持治疗	氟唑帕利 [f]	
	化疗后评价为SD/PD		见耐药复发卵巢上皮癌的治疗		
一线化疗未联合贝伐珠单抗	化疗后评价为CR	*BRCA1/2*突变	奥拉帕利或尼拉帕利或氟唑帕利维持治疗（1类） [c,d,f]		
		无*BRCA1/2*突变	尼拉帕利或氟唑帕利维持治疗 [c,d,e,f]	观察	
	化疗后评价为PR	*BRCA1/2*突变	奥拉帕利或尼拉帕利或氟唑帕利维持治疗（1类） [c,d,f]		按复发卵巢癌治疗
		无*BRCA1/2*突变	尼拉帕利或氟唑帕利维持治疗 [c,d,e,f]		按复发卵巢癌治疗
	化疗后评价为SD/PD		见耐药复发卵巢上皮癌的治疗		

注：除特殊标注，上述证据类别均为2A类。

【注释】

a　上述建议适用于Ⅲ~Ⅳ期卵巢癌、输卵管癌及原发腹膜癌，不推荐Ⅰ期患者将PARP抑制剂作为初始治疗后的维持治疗。目前Ⅱ期患者一线维持治疗证据不足，临床可根据患者情况个体化应用。

b 患者在完成既定周期的化疗后,建议复查胸、腹、盆腔增强 CT,评价化疗疗效(有其他远处转移者,酌情评价该处转移灶)。

c PARP 抑制剂的维持治疗可待患者化疗后骨髓等器官功能恢复,于化疗后 4~12 周开始。当患者体重<77kg 或血小板计数<150×10^9/L 时,尼拉帕利起始剂量为 200mg,1 次 /d;当患者体重 ≥77kg 且血小板计数 ≥150×10^9/L 时,推荐尼拉帕利起始剂量为 300mg,1 次 /d。

d PARP 抑制剂维持治疗主要适用于高级别浆液性癌和 G_2、G_3 宫内膜样癌(如有 *BRCA1/2* 突变,则不限制组织学类型)。

e 对于 *BRCA1/2* 突变阴性的患者,在 HRD 检测可及的情况下,可以参照 HRD 结果选择维持治疗药物。在 HRD 检测不可及的情况下,可参照 2022 年 CSCO 卵巢癌诊疗指南的推荐:尼拉帕利或贝伐珠单抗的维持治疗为Ⅰ级推荐;奥拉帕利或尼拉帕利联合贝伐珠单抗的双药联合方案为Ⅲ级推荐。PAOLA-1 研究显示 HRP 患者一线维持治疗中,奥拉帕利联合贝伐珠单抗,与贝伐珠单抗单药维持治疗相比未能改善 PFS 及 OS;HRD 患者(不包括 BRCAm)一线维持治疗中奥拉帕利联合贝伐珠单抗较贝伐珠单抗单药维持治疗显著改善 PFS 及 OS(中位 PFS:28.1 个月 vs. 16.6 个月;中位 OS:NR vs. 52 个月;5 年 OS 率:54.7% vs. 44.2%)。OVARIO 研究显示,一线化疗联合贝伐珠单抗达 CR/PR 后,尼拉帕利联合贝伐珠单抗维持治疗 HRD(*BRCA* 野生型)患者 mPFS 为 28.3 个月,HRP 患者 mPFS 为 14.2 个月。PRIMA 研究和 PRIME 研究结果显示,一线化疗获得 CR/PR 后尼拉帕利维持治疗对于 HRD/*BRCA* 无突变者(PRIMA 研究中位 PFS:19.6 个月 vs. 8.2 个月;PRIME 研究中位 PFS:24.8 个月 vs. 11.1 个月)和 HRP 者(PRIMA 研究中位 PFS:8.1 个月 vs. 5.4 个月;PRIME 研究中位 PFS:16.6 个月 vs. 5.5 个月)均有不同程度 PFS 获益。

f 氟唑帕利用于新诊断晚期卵巢癌维持治疗的Ⅲ期、随机、安慰剂对照研究(FZOCUS-1)共纳入 674 例患者,结果显示全人群(ITT)中,氟唑帕利和安慰剂患者中位 PFS 分别为未达到和 11.1 个月(*HR*=0.49,*P*<0.000 1);在 *gBRCAm* 组,氟唑帕利和安慰剂患者中位 PFS 分别为未达到和 14.9 个月(*HR*=0.4,*P*=0.000 938);在 *gBRCAw* 组,氟唑帕利和安慰剂患者中位 PFS 分别为 25.5 个月和 8.4 个月(*HR*=0.53,*P*=0.001)。

7 新辅助化疗 + 中间肿瘤细胞减灭术

分层	Ⅰ级推荐	Ⅱ级推荐	Ⅲ级推荐
新辅助化疗后评价为有效 [a,b,c]	中间肿瘤细胞减灭术 [d]		
新辅助化疗后评价为稳定 [a,b,c]	中间肿瘤细胞减灭术 [d] 或继续化疗后再次评价疗效		
新辅助化疗后评价为进展 [a,b,c]	见耐药复发卵巢上皮癌的治疗		

注:除特殊标注,上述证据类别均为 2A 类。

【注释】

a 新辅助化疗适用于病理学或细胞学诊断明确且评估无法满意减瘤或无法耐受肿瘤细胞减灭术的患者。

b 术后辅助静脉化疗方案均可用于新辅助化疗,化疗 2~3 周期后评估可否行满意中间肿瘤细胞减灭术。

c 贝伐珠单抗用于新辅助化疗须谨慎。在中间肿瘤细胞减灭术前应停用贝伐珠单抗至少 6 周。

d 中间肿瘤细胞减灭术原则同初次肿瘤细胞减灭术。初诊时肿大的淋巴结即使新辅助化疗后缩小,在中间肿瘤细胞减灭术时也应予以切除。

8 复发卵巢上皮癌的治疗

8.1 铂敏感复发卵巢上皮癌的治疗 [a]

分层	Ⅰ级推荐	Ⅱ级推荐	Ⅲ级推荐
生化复发 [b]	延迟治疗，直至临床发现肿瘤复发证据	立即治疗（2B 类）[c]	内分泌治疗（2B 类，参见 8.1.1）
评估可手术切除达到满意减瘤 [h]	二次减瘤手术 + 铂类为基础的联合化疗 ± 维持治疗 或铂类为基础的联合化疗 ± 维持治疗 [i]（1 类）		*BRCA1/2* 突变者：PARP 抑制剂治疗 [d] 无 *BRCA1/2* 突变者： 尼拉帕利 + 贝伐珠单抗 [g] 非铂类药物化疗 [e] 免疫检查点抑制剂 [f]
评估无法手术切除达到满意减瘤 [h]	铂类为基础的联合化疗 ± 维持治疗 [i]（1 类）		*BRCA1/2* 突变者：PARP 抑制剂治疗 [d] 无 *BRCA1/2* 突变者： 尼拉帕利 + 贝伐珠单抗 [g] 非铂类药物化疗 [e] 免疫检查点抑制剂 [f]

注：鼓励复发卵巢癌患者参加临床研究。
除特殊标注，上述证据类别均为 2A 类。

【注释】

a 铂敏感复发是指发现肿瘤复发与既往末次化疗之间的时间间隔 ≥ 6 个月。

b 生化复发：CA125 升高而影像学检查未见肿瘤复发证据。

c 如生化复发，而 CA125 持续上升，且排除了其他非肿瘤因素，如炎症等良性疾病，可考虑抗肿瘤治疗。

d PARP 抑制剂可用于既往接受 3 线及以上化疗、携带 *BRCA* 基因突变，且既往未接受过 PARP 抑制剂治疗的患者。可选择氟唑帕利、帕米帕利、奥拉帕利和尼拉帕利，其中氟唑帕利和帕米帕利为医保适应证内药物。各种 PARP 抑制剂的用法及剂量调整见 "12 PARP 抑制剂不良反应及管理"。

e 对于铂敏感复发卵巢上皮癌患者的化疗首先推荐选择铂类为基础的化疗方案，如果铂类过敏，或者因为不良反应无法耐受时，可考虑选择非铂类药物化疗。

f 帕博利珠单抗可用于 MSI-H、dMMR 或 TMB ≥ 10 突变 /Mb 的晚期实体瘤；替雷利珠单抗及恩沃利单抗可用于 MSI-H、dMMR 的晚期实体瘤；斯鲁利单抗可用于 MSI-H 的晚期实体瘤。

g 参考 NSGO-AVANOVA2 研究结果。

h 二次减瘤术的适应证目前仍缺乏统一标准，一般而言，通常在体能状态良好、无腹水、复发灶孤立的患者中考虑。术前影像和腹腔镜探查可能有助于满意的二次减瘤术患者的筛选。具体可参考 AGO 评分系统或改良的 iMODEL 评分系统进行判断。

i 如铂类为基础的联合化疗后疗效评价为完全缓解或部分缓解，则考虑进行维持治疗；如疗效评价为疾病稳定或进展，则参考铂耐药复发卵巢癌进一步治疗。

8.1.1 可选择的治疗方案和药物

铂类为基础的化疗方案	非铂类药物化疗 d	其他药物
卡铂 + 紫杉醇 ± 贝伐珠单抗 3 周方案(1A 类)	白蛋白结合型紫杉醇(2B 类)	PARP 抑制剂(参见表 8.1 注释 d)
卡铂 + 多柔比星脂质体 ± 贝伐珠单抗(1A 类)	六甲蜜胺(2B 类)	内分泌药物:芳香化酶抑制剂(阿那曲唑、依西美坦、来曲唑)(2B 类)
卡铂 + 吉西他滨 ± 贝伐珠单抗(1A 类)	卡培他滨(2B 类)	醋酸亮丙瑞林(2B 类)
顺铂 + 吉西他滨(1A 类)	环磷酰胺(2B 类)	醋酸甲地孕酮(2B 类)
卡铂 + 紫杉醇周疗(1A 类)	多柔比星脂质体(2B 类)	他莫昔芬(2B 类)
卡铂 + 多西他赛(1A 类)	异环磷酰胺(2B 类)	氟维司群(低级别浆液性癌)(2B 类)
5-FU+ 甲酰四氢叶酸 + 奥沙利铂 ± 贝伐珠单抗 a(联合贝伐珠单抗为 2B 类)	伊立替康(2B 类)	拉罗替尼、恩曲替尼(NTRK 基因融合者)(2B 类)
卡培他滨 + 奥沙利铂方案 ± 贝伐珠单抗 a(联合贝伐珠单抗为 2B 类)	奥沙利铂(2B 类)	曲美替尼(低级别浆液性癌)(2B 类)
	紫杉醇(2B 类)	免疫检查点抑制剂 e(2B 类)
伊立替康 + 顺铂 b	培美曲塞(2B 类)	达拉非尼 + 曲美替尼(BRAF V600E 阳性)
紫杉醇 + 奈达铂 c(2B 类)	长春瑞滨(2B 类)	塞尔帕替尼(RET 基因融合阳性肿瘤)
		比美替尼(低级别浆液性癌)(2B 类)

注:除特殊标注,上述证据类别均为 2A 类。

【注释】

a 适用于黏液性癌。

b 适用于透明细胞癌。

c 奈达铂可用于卡铂过敏或因其他不良反应不能应用卡铂的患者。

d 对于铂敏感复发卵巢上皮癌患者的化疗首先推荐选择铂类为基础的化疗方案,如果铂类过敏,或者因为不良反应无法耐受时,可考虑选择非铂类药物化疗。

e 帕博利珠单抗可用于 MSI-H、dMMR 或 TMB ≥ 10 突变 /Mb 的晚期实体瘤;替雷利珠单抗及恩沃利单抗可用于 MSI-H、dMMR 的晚期实体瘤;斯鲁利单抗可用于 MSI-H 的晚期实体瘤。多塔利单抗可用于 dMMR/MSI-H 的复发或者晚期肿瘤。

8.1.2 化疗方案 a,b

● 铂类为基础的化疗方案

[卡铂 + 紫杉醇 ± 贝伐珠单抗 c]

紫杉醇 175mg/m² 静脉滴注 3h,d1

随后卡铂 AUC 5 静脉滴注 1h,d1

贝伐珠单抗 15mg/kg 静脉滴注 30~90min,d1

每 3 周重复,共 6 周期,之后贝伐珠单抗单药,每 3 周重复维持直至进展或不可接受的不良反应

[卡铂 + 多柔比星脂质体 ± 贝伐珠单抗 c]

卡铂 AUC 5 静脉滴注 1h,d1

多柔比星脂质体 30mg/m² 静脉滴注 1h,d1

贝伐珠单抗 15mg/kg 静脉滴注 30~90min,d1

每 4 周重复,共 6 周期,之后贝伐珠单抗单药,每 3 周重复维持直至进展或不可接受的不良反应

［卡铂＋吉西他滨 ± 贝伐珠单抗 [c] ］

    卡铂 AUC 4 静脉滴注,1h,d1

    吉西他滨 1 000mg/m² 静脉滴注,d1、d8

    贝伐珠单抗 15mg/kg 静脉滴注 30~90min,d1

    每 3 周重复,共 6 周期,之后贝伐珠单抗单药,每 3 周重复维持直至进展或不可接受的不良反应

［顺铂＋吉西他滨］

    顺铂 75~100mg/m² 静脉滴注,d1

    吉西他滨 1 000mg/m² 静脉滴注,d1、d8

    每 3 周重复,最多 6 周期

［卡铂＋多西他赛］

    多西他赛 75mg/m² 静脉滴注 1h,d1

    卡铂 AUC 5 静脉滴注 1h,d1

    每 3 周重复,共 6 周期

    或

    多西他赛 35mg/m² 静脉滴注 1h,d1、d8、d15

    卡铂 AUC 2 静脉滴注 30min,d1、d8、d15

    每 4 周重复

［5-FU＋甲酰四氢叶酸＋奥沙利铂 ± 贝伐珠单抗 [c,d] (联合贝伐珠单抗为 2B 类)］

    奥沙利铂 85mg/m² 静脉滴注 2h,d1

    5-FU 370mg/m² 静脉滴注 2h,d1、d8

    甲酰四氢叶酸 30mg 静脉滴注 2h,d1、d8

    每 2 周重复,最多 12 周期

    贝伐珠单抗 15mg/kg 静脉滴注 30~90min,d1

    每 3 周重复,共 6 周期,之后贝伐珠单抗单药,每 3 周重复维持直至进展或不可接受的不良反应

［卡培他滨＋奥沙利铂方案 ± 贝伐珠单抗 [c,d] (联合贝伐珠单抗为 2B 类)］

    奥沙利铂 130mg/m² 静脉滴注 2h,d1

    卡培他滨 850mg/m² 口服,每日 2 次,d1~14

    贝伐珠单抗 15mg/kg 静脉滴注 30~90min,d1

    每 3 周重复,共 6 周期,之后贝伐珠单抗单药,每 3 周重复维持直至进展或不可接受的不良反应

［伊立替康＋顺铂 [e] ］

    伊立替康 60mg/m² 静脉滴注,d1、d8、d15

    顺铂 60mg/m² 静脉滴注,d1

    每 4 周重复,共 6 周期

［紫杉醇＋奈达铂 [c] (2B 类)］

    紫杉醇 175mg/m² 静脉滴注 3h,d1

    奈达铂 80mg/m² 静脉滴注 2h,d1

    每 3 周重复,共 6 周期

卵巢癌

【注释】

a　主管医师应依据本中心和患者的具体情况选择合适的化疗方案。同时,主管医师应熟悉所选药物的代谢特点和可能的不良反应,以便进行预处理和应对。

b　对于铂敏感复发卵巢上皮癌患者首先推荐选择铂类为基础的化疗方案,如果铂类过敏,或者因为不良反应无法耐受时,可考虑选择非铂类药物化疗。

c　医师在使用贝伐珠单抗联合方案前应充分意识并告知患者可能出现的消化道穿孔风险。

d　适用于黏液性癌。

e　适用于透明细胞癌。

f　早期以生化复发为标准的研究发现他莫昔芬和其他内分泌治疗方案在复发性卵巢癌中能够获得部分应答,基于这些 2B 类证据,内分泌治疗方案尤其推荐在生化复发的卵巢癌患者中应用。

8.1.3　化疗后的维持治疗方案

治疗方案	分层	Ⅰ级推荐	Ⅱ级推荐	Ⅲ级推荐
化疗联合贝伐珠单抗	化疗后评价为 CR/PR	*BRCA1/2* 突变者 PARP 抑制剂维持治疗 a,b 无 *BRCA1/2* 突变者 PARP 抑制剂维持治疗 a,b	化疗后评价为 CR 者可观察 无 *BRCA1/2* 突变者贝伐珠单抗维持治疗	
	化疗后评价为稳定	观察 或见耐药复发卵巢上皮癌的治疗		
	化疗后评价为进展	见耐药复发卵巢上皮癌的治疗		
化疗未联合贝伐珠单抗	化疗后评价为 CR/PR	PARP 抑制剂维持治疗 a,b	化疗后评价为 CR 者可观察	
	化疗后评价为稳定	观察 或见耐药复发卵巢上皮癌的治疗		
	化疗后评价为进展	见耐药复发卵巢上皮癌的治疗		

【注释】

a　根据 FZOCUS-2、NORA、SOLO2、NOVA、L-MOCA 等研究结果,既往未使用过 PARP 抑制剂,在铂敏感复发含铂化疗达完全或部分缓解者,PARP 抑制剂维持治疗可选择氟唑帕利、尼拉帕利或奥拉帕利。

b　对于 *BRCA1/2* 突变阴性的患者,在 HRD 检测可及的情况下,可以参照 HRD 结果选择维持治疗药物。NOVA 研究结果显示铂敏感复发卵巢上皮癌化疗获得 CR/PR 后尼拉帕利维持治疗对于 HRD/*BRCA* 无突变者(中位 PFS:9.3 个月 vs. 3.9 个月)和 HRP 者(中位 PFS:6.9 个月 vs. 3.8 个月)均有不同程度 PFS 获益。NORA 研究的结果显示铂敏感复发卵巢上皮癌化疗获得 CR/PR 后尼拉帕利维持治疗对于非 *gBRCA* 突变者能够改善 PFS(中位 PFS:11.1 个月 vs. 3.9 个月);最终 OS 结果显示,铂敏感复发卵巢上皮癌化疗有效后尼拉帕利维持治疗全人群(ITT)有 OS 获益趋势,尼拉帕利组和安慰剂组患者中位 OS 分别为 51.5 个月和 47.6 个月($HR=0.86$,95% CI 0.60~1.23)。FZOCUS-2 研究结果显示,铂敏感复发卵巢癌化疗有效后氟唑帕利维持治疗在全人群中显著降低疾病进展或死亡风险($HR=0.25$,95% CI 3.8~5.6),氟唑帕利组和安慰剂组患者中位 PFS 分别为 12.9 个月和 5.5 个月。Ⅲb 期 OPINION 研究结果显示铂敏感复发患者化疗 CR/PR 后奥拉帕利维持治疗对于 HRD(包括体细胞 *BRCA* 突变)患者中位 PFS 为 11.1(95% CI 9.2~14.6)个月,HRD(不包括体细胞 *BRCA* 突变)患者中位 PFS 为 9.7(95% CI 8.1~13.6)个月,HRP 患者中位 PFS 为 7.3(95% CI 5.5~9.0)个月。以我国铂敏感复发卵巢癌人群为主的单臂 L-MOCA 研究的中期 OS 数据表明,中位随访时间 40 个月,ITT 人群 mOS 为 54.4 个月；其中 *BRCA* 突变亚组的 mOS 还未达到(95% *CI* 51.9 个月~NE),*BRCA* 野生型亚组的 mOS 是 44.3(95% *CI* 34.8~59.1)个月。

8.2 铂耐药复发卵巢上皮癌的治疗 [a]

Ⅰ级推荐	Ⅱ级推荐	Ⅲ级推荐
多柔比星脂质体 ± 贝伐珠单抗 紫杉醇周疗 ± 贝伐珠单抗 托泊替康 ± 贝伐珠单抗 多西他赛 口服 VP-16 吉西他滨 ± 贝伐珠单抗	多柔比星脂质体 + 阿帕替尼 [e] 对于无铂治疗间隔在 3~6 个月的铂耐药复发患者(非铂难治),可考虑铂为基础的方案(单药或联合):卡铂 / 脂质体阿霉素 ± 贝伐珠单抗、卡铂 / 紫杉醇 ± 贝伐珠单抗、卡铂、卡铂 / 多西他赛、卡铂 / 紫杉醇(周疗,适用于 >70 岁)、卡铂 / 吉西他滨 ± 贝伐珠单抗、吉西他滨 / 顺铂、卡铂 / 白蛋白结合型紫杉醇 索米妥昔单抗 [f]	口服 CTX+ 贝伐珠单抗(2B 类) 白蛋白结合型紫杉醇(2B 类) 奈达铂(2B 类) PARP 抑制剂 [c](2B 类) 六甲蜜胺(2B 类) 卡培他滨(2B 类) 环磷酰胺(2B 类) 多柔比星(2B 类) 异环磷酰胺(2B 类) 伊立替康(2B 类) 奥沙利铂(2B 类) 紫杉醇(2B 类) 培美曲塞(2B 类) 长春瑞滨(2B 类) 内分泌治疗 [b](2B 类) 贝伐珠单抗(2B 类) 免疫检查点抑制剂 [d](2B 类) 索拉非尼 + 拓扑替康(2B 类) 达拉非尼 + 曲美替尼 (*BRAF* V600E 阳性) 塞尔帕替尼(*RET* 基因融合阳性肿瘤) 比美替尼(低级别浆液性癌) 德曲妥珠单抗(适用于 HER2 表达 2+ 或 3+ 者)

注:鼓励复发卵巢癌患者参加临床研究。除特殊标注,上述证据类别均为 2A 类。

【注释】

a 铂耐药型复发是指发现肿瘤复发时间与既往含铂方案末次化疗时间之间的间隔<6 个月或者肿瘤在初始治疗或复发治疗过程中进展。

b 内分泌治疗可选择的药物参考铂敏感复发卵巢上皮癌可选择的内分泌治疗药物。

c PARP 抑制剂适用于携带 *BRCA* 基因突变且既往未用过 PARP 抑制剂的患者。

d 帕博利珠单抗可用于 MSI-H、dMMR 或 TMB ≥ 10 突变 /Mb 的晚期实体瘤；替雷利珠单抗及恩沃利单抗可用于 MSI-H、dMMR 的晚期实体瘤；斯鲁利单抗可用于 MSI-H 的晚期实体瘤,多塔利单抗可用于 dMMR/MSI-H 的复发或晚期肿瘤。

e 多柔比星脂质体 40mg/m² 静脉滴注,d1；阿帕替尼 250mg 口服,每日 1 次,d1~28。每 4 周重复。根据不良反应,可适当下调药物剂量。

f 铂耐药复发卵巢癌,免疫组织化学检测肿瘤组织 FRα, ≥ 75% 存活肿瘤细胞中具有 PS2+ 的强度的患者可以考虑使用索米妥昔单抗。

卵巢癌

非铂类药物化疗方案

多柔比星脂质体（2B 类）：

多柔比星脂质体 40mg/m² 静脉滴注，d1，每 4 周重复

（可联合贝伐珠单抗 10mg/kg 静脉滴注，每 2 周重复）

紫杉醇（2B 类）：

紫杉醇 80mg/m² 静脉滴注，d1、d8、d15、d22，每 4 周重复

（可联合贝伐珠单抗 10mg/kg 静脉滴注，每 2 周重复）

托泊替康（2B 类）：

托泊替康 1.25mg/m² 静脉滴注，d1~5，每 3 周重复

（可联合贝伐珠单抗 15mg/kg 静脉滴注，每 3 周重复）

吉西他滨（2B 类）：

吉西他滨 1 000mg/m² 静脉滴注，d1、d8，每 3 周重复

白蛋白结合型紫杉醇（2B 类）：

白蛋白结合型紫杉醇 260mg/m² 静脉滴注，d1，每 3 周重复

依托泊苷（VP16）（2B 类）：

依托泊苷 50mg 口服 2 次 /d，d1~10，每 3 周重复

贝伐珠单抗 15mg/kg ＋ 吉西他滨 1 000mg/m² 静脉注射，d1

吉西他滨 1 000mg/m² 静脉注射，d8

每 3 周重复，直至疾病进展或出现不可接受的不良反应

六甲蜜胺（2B 类）：

六甲蜜胺 260mg/（m²·d）口服，d1~14，每 4 周重复，共 6 周期

卡培他滨（2B 类）：

卡培他滨 1 000mg/m² 口服，每日 2 次，d1~14，每 3 周重复

环磷酰胺（2B 类）：

环磷酰胺 75mg/m² 静脉滴注，d1，每 3 周重复，共 6 周期

异环磷酰胺（2B 类）：

异环磷酰胺 1.0g/（m²·d）静脉滴注 1h，d1~5，每 4 周重复，最多 6 周期

伊立替康（2B 类）：

伊立替康 100mg/m² 静脉滴注 90min，d1、d8、d15，每 4 周重复，最多 6 周期

卵巢癌

培美曲塞（2B 类）：

培美曲塞 900mg/m² 静脉滴注，d1，每 3 周重复

长春瑞滨（2B 类）：

长春瑞滨 30mg/m² 静脉滴注，d1、d8，每 3 周重复
索米妥昔单抗
索米妥昔单抗 6mg/kg 静脉滴注，d1，每 3 周重复

内分泌治疗方案
芳香化酶抑制剂：
阿那曲唑（2B 类）：
阿那曲唑 1mg/d 持续口服直至进展或不可耐受
依西美坦（2B 类）：
依西美坦 25mg/d 持续口服直至进展或不可耐受
来曲唑（2B 类）：
来曲唑 2.5mg/d 持续口服直至进展或不可耐受
醋酸亮丙瑞林（2B 类）：
醋酸亮丙瑞林 1mg/d 皮下注射
或
醋酸亮丙瑞林 3.75mg 皮下或肌内注射，每月一次
或
醋酸亮丙瑞林 11.25mg 皮下注射，每 3 个月一次
醋酸甲地孕酮（2B 类）：
一般剂量型：醋酸甲地孕酮 160mg/d 口服，或
高剂量型：醋酸甲地孕酮 800mg/d 口服，持续 4 周后，转为 400mg/d 口服，直至疾病进展
他莫昔芬（2B 类）：
他莫昔芬 20~40mg/d 口服，持续口服直至进展或不可耐受

氟维司群（2B 类）：
氟维司群 500mg 臀部肌内注射，d1，250mg 臀部肌内注射，d15、d29，之后 250mg 臀部肌内注射，每 4 周一次直至疾病进展或不耐受。

9 卵巢恶性生殖细胞肿瘤

9.1 卵巢恶性生殖细胞肿瘤概述

卵巢恶性生殖细胞肿瘤是一种少见的卵巢恶性肿瘤，占所有卵巢恶性肿瘤的 2%~3%，但在亚洲人群中占到 15%。好发于儿童、青少年和年轻女性，中位诊断年龄是 16~20 岁，特殊部位的恶性生殖细胞肿瘤常发生于初潮前的幼女。病理类型包括无性细胞瘤、未成熟畸胎瘤、胚胎癌、卵黄囊瘤和与妊娠无关的绒癌等，主要根据形态特点进行诊断。多数患者以发现盆腔包块为首诊症状，常有血清肿瘤标志物的异常升高，卵黄囊瘤和未成熟畸胎瘤多有血清甲胎蛋白（AFP）的明显升高，而胚胎性癌和卵巢绒癌多有人绒毛膜促性腺激素（β-hCG）升高。大部分患者诊断时为早期，以 Ⅰ 期患者较为常见。由于恶性生殖细胞肿瘤患者多为有生育要求的年轻女性，其治疗理念，是在追求肿瘤治愈的同时尽量保留生育功能，主要治疗手段包括手术和化疗，大部分患者预后较好，5 年生存率超过 85%。

9.2　卵巢恶性生殖细胞肿瘤的诊断及检查

9.2.1　诊断及检查原则

部位	Ⅰ级推荐	Ⅱ级推荐	Ⅲ级推荐
原发肿瘤部位	• 体格检查（包括妇科三合诊检查） • AFP [a]、CA199、CA125、β-hCG [b]、SCC [c]、NSE [d] 等血清肿瘤标志物检查, 乳酸脱氢酶（LDH [e]）, 性激素 • 超声 • CT 或 MRI 检查（平扫＋增强）		
区域或全身评估	• 体格检查（包括妇科三合诊检查） • AFP、CA199、CA125、β-hCG、SCC、NSE 等血清肿瘤标志物检查, LDH, 性激素 • 超声 • CT 或 MRI 检查（平扫＋增强） • 血常规、肝肾功等重要器官功能评价 • 营养状况评价 • 组织活检或腹水、胸腔积液细胞学检查 • 生殖内分泌评估及不孕评估（必要时）	• PET/CT（必要时） • 全身骨扫描（必要时） • 胃肠镜（必要时）	

【注释】

a　AFP 升高多见于卵黄囊瘤和未成熟畸胎瘤, 但未成熟畸胎瘤患者血清 AFP 水平一般比卵黄囊瘤低。

b　β-hCG 升高多见于卵巢原发绒癌, 向滋养层细胞分化胚胎癌和含孤立合体或朗格汉斯巨细胞的无性细胞瘤患者可有 β-hCG 的低水平升高。

c　SCC 升高常见于成熟性畸胎瘤鳞癌变, 升高水平与肿瘤扩散和转移有关。

d　未成熟畸胎瘤亦可出现神经元特异性烯醇化酶（NSE）的升高。

e　LDH 升高常见于无性细胞瘤。

9.2.2　病理学分类 [a]

分类		病理类型	性质
生殖细胞肿瘤		• 成熟性畸胎瘤	良性
		• 无性细胞瘤 • 卵黄囊瘤 • 胚胎性癌 • 非妊娠性绒癌 • 未成熟畸胎瘤 • 混合性生殖细胞肿瘤	恶性

续表

分类		病理类型	性质
生殖细胞肿瘤	单胚层畸胎瘤和起源于畸胎瘤囊肿的体细胞型肿瘤	• 良性卵巢甲状腺肿 • 良性囊性畸胎瘤	良性
		• 甲状腺肿类癌	交界性
		• 畸胎瘤伴恶性转化 • 起源于畸胎瘤的神经外胚层恶性肿瘤	恶性
		• 富细胞性纤维瘤	交界性
		• 恶性类固醇细胞瘤 • 纤维肉瘤	恶性
生殖细胞-性索间质肿瘤		• 性腺母细胞瘤 • 混合性生殖细胞-性索间质肿瘤，非特指	交界性[b]

【注释】

a 病理学分类来源于 2020 年世界卫生组织（World Health Organization，WHO）卵巢肿瘤组织病理学分类第 5 版。

b 混合性生殖细胞-性索间质肿瘤罕见，肿瘤性质根据具体肿瘤成分确定。

9.3 手术病理分期（卵巢癌、输卵管癌及腹膜癌分期 FIGO 2014）

卵巢生殖细胞肿瘤的手术病理分期参考国际妇产科联合会（FIGO）上皮性癌的分期系统。

9.4 卵巢恶性生殖细胞肿瘤的治疗

初始治疗时规范化的手术和化疗是影响卵巢恶性生殖细胞肿瘤患者预后的关键因素。由于恶性生殖细胞肿瘤多发于儿童、青少年和年轻女性，制订手术计划时应考虑保留患者生育功能，强调多学科联合，与生殖遗传医生共同评估患者生育能力。手术是恶性生殖细胞肿瘤诊治中首要治疗方法，主要目的是尽可能彻底切除肿瘤。化疗是卵巢恶性生殖细胞肿瘤治疗的重要组成部分，大部分患者对化疗敏感，但足量、足疗程的规范化疗，是其疗效的保证。鉴于化疗药物不同的不良反应，需要化疗期间和化疗间期给予恰当的辅助支持治疗，如使用镇吐、水化、粒细胞集落刺激因子（G-CSF）和非甾体抗炎药（NSAID）等处理。

9.4.1 初次手术治疗原则

对于没有生育要求的患者，手术可参照上皮性卵巢恶性肿瘤。对于年轻、有生育要求的女性，无论肿瘤期别，均可考虑行保留生育功能的手术。研究显示，是否行全面分期手术对患者的预后影响不大。因此，手术不强调全面分期，但要追求肿瘤切除干净，没有肿瘤残留，特别强调手术过程中将肿瘤完整取出，避免医源性肿瘤破裂。

临床诊断	分层	Ⅰ级推荐	Ⅱ级推荐	Ⅲ级推荐
生殖细胞肿瘤（无论肿瘤分期）	不保留生育功能	全面分期术[a]		
	要求保留生育功能	保留生育功能手术[b] ± 全面分期术		

【注释】

a 全面分期手术范围包括全子宫、双附件、大网膜切除 + 盆腔淋巴结切除 + 腹主动脉旁淋巴结切除 + 腹盆腔腹膜多点活检，主要目的是排除更高期别的疾病。

b　保留生育功能的手术：若肿瘤为单侧,完整切除受累卵巢(不做穿刺抽液),输卵管无受累可保留 / 行患侧附件切除,保留子宫和健侧附件；若肿瘤为双侧,谨慎评估后,可考虑行肿瘤剥除术,或者行双附件切除,仅保留子宫；若肿瘤累及子宫表面,可谨慎考虑在切净肿瘤后保留子宫,推荐生殖遗传医生进行评估并给出临床指导。在生殖细胞肿瘤中,晚期或双侧肿瘤并不常见,切除患侧附件的保留生育功能手术是相对安全的。对于早期的儿童、青少年和年轻女性恶性生殖细胞肿瘤,可以不做系统性淋巴结切除术,仅对影像学和术中探查可疑的淋巴结进行活检；检查对侧卵巢,仅对可疑者活检；检查大网膜,仅对可疑处进行活检。

9.4.2　前次手术不充分和 / 或未全面分期后的处理

病理类型	分层	Ⅰ级推荐	Ⅱ级推荐	Ⅲ级推荐
Ⅰ期无性细胞瘤 Ⅰ期未成熟畸胎瘤 G_1	影像学(+)[a] 肿瘤标志物(+)[b]	有生育要求：保留生育功能手术 + 全面分期术 无生育要求：全面分期术		
	影像学(−)[c] 肿瘤标志物(+)		观察,密切检测肿瘤标志物直到正常	
	影像学(−) 肿瘤标志物(−)[d]		观察	
Ⅱ期及以上无性细胞瘤 Ⅱ期及以上未成熟畸胎瘤 G_1 胚胎癌 卵黄囊瘤 未成熟畸胎瘤 $G_{2\sim3}$ 非妊娠性绒癌 混合组织学类型	影像学(+) 肿瘤标志物(+)	有生育要求：保留生育功能手术 + 全面分期术 无生育要求：包括减瘤术的全面分期术或化疗	化疗后评价为 CR 患者可观察	
	影像学(−) 肿瘤标志物(+/−)	化疗		

【注释】

a　影像学(+)表示影像学检查发现有可测量病灶。

b　肿瘤标志物(+)表示血清肿瘤标志物异常升高,例如 AFP 升高多见于卵黄囊瘤和未成熟畸胎瘤,β-hCG 升高多见于卵巢原发绒癌和胚胎性癌,SCC 升高见于成熟性畸胎瘤鳞癌变,LDH 升高常见于无性细胞瘤。

c　影像学(−)表示影像学检查没有发现可测量病灶。

d　肿瘤标志物(−)表示血清肿瘤标志物正常。

9.4.3　术后辅助治疗

恶性生殖细胞肿瘤中,Ⅰ期的无性细胞瘤和Ⅰ期 G_1 的未成熟畸胎瘤可以考虑观察,其他类型和期别的患者在术后均需要辅助化疗。

诊断	Ⅰ级推荐	Ⅱ级推荐	Ⅲ级推荐
ⅠA 期无性细胞瘤 ⅠA 期 G_1 未成熟畸胎瘤	观察		
任何期别的胚胎癌 任何期别的卵黄囊瘤 ⅠB ~ Ⅳ期的无性细胞瘤 Ⅰ期 $G_{2\sim3}$ 的未成熟畸胎瘤 任何期别的非妊娠绒癌	BEP 方案化疗 3~4 周期[a]		

【注释】

a BEP 方案：博来霉素 30mg 肌内注射，每周一次，连续 12 周 + 依托泊苷 100mg/m² 静脉滴注 d1~5 + 顺铂 20mg/m² 静脉滴注 d1~5，每 3 周重复，Ⅰ 期推荐 3 周期，Ⅱ 期及以上推荐 4 周期。具体化疗周期数，还应结合患者术前肿瘤负荷及手术情况，对于手术后有残留病灶者，应在肿瘤标志物正常后至少再加 2 周期化疗。当博来霉素达到终身剂量时即停药，后续化疗改为 EP 方案。

注意博来霉素的终身累积剂量为 250mg/m²，一般 ≤360mg。由于博来霉素对儿童 / 青少年患者影响较大，化疗过程中可考虑减量，将博来霉素改为每周期 1 次或者去除博来霉素化疗。因此，儿童 / 青少年患者的 BEP 方案：① 3 天方案：博来霉素 15mg/m² 肌内注射 d1 + 依托泊苷 167mg/m² 静脉滴注 d1~3 + 顺铂 33mg/m² 静脉滴注 d1~3，每 3 周重复；② 5 天方案：博来霉素 15mg/m² 肌内注射 d1/ 去除 + 依托泊苷 100mg/m² 静脉滴注 d1~5+ 顺铂 20mg/m² 静脉滴注 d1~5，每 3 周重复。

9.4.4 术后辅助化疗（一线化疗）

病理类型	Ⅰ级推荐	Ⅱ级推荐	Ⅲ级推荐
恶性生殖细胞肿瘤	BEP 方案化疗 3~4 周期 a		依托泊苷 + 卡铂 b 3 周期

【注释】

a 同 9.4.3 注释 a。

b 依托泊苷 + 卡铂适用于需要减轻化疗反应的 Ⅰ B ~ Ⅲ 期无性细胞瘤患者。依托泊苷 120mg/m² 静脉滴注 d1~3 + 卡铂 400mg/m² 静脉滴注 d1，每 28d 重复，予 3 周期化疗。

9.4.5 一线治疗结束后处理

病理类型	分层	Ⅰ级推荐	Ⅱ级推荐	Ⅲ级推荐
恶性生殖细胞肿瘤	完全临床缓解	观察		
	肿瘤标志物正常影像学有残留病灶	手术切除 a 观察		
	肿瘤标志物持续升高且有明确残留病灶	TIP（紫杉醇 / 异环磷酰胺 / 顺铂）b		

【注释】

a 手术切除病灶病理学检查为坏死组织，则转入随访观察；病理学检查为良性畸胎瘤，行全身 CT 或 MR 影像学评估无病灶，可转入随访观察；病理学检查为残留的恶性组织，考虑辅助以铂为基础的化疗 2 个疗程，之后行全身 CT 或 MR 影像学评估无病灶，可转入随访观察。

b TIP 方案：紫杉醇 250mg/m² 静脉滴注 d1 + 异环磷酰胺 1 500mg/m² d2~5 + 顺铂 25mg/m² 静脉滴注 d2~5，每 3 周重复，予 4 周期化疗。试用期间，注意美司钠在异环磷酰胺给药前 15min、给药后 4h 和 8h 使用，剂量为异环磷酰胺使用量的 20%，用法为静脉推注。

9.4.6 复发后治疗

恶性生殖细胞肿瘤出现复发后应评价再次手术的意义，能否达到满意减瘤以及能否耐受手术，如能满意减瘤则首选手术，术后辅助化疗。没有手术机会者参考下述化疗方案。

病理类型	Ⅰ级推荐	Ⅱ级推荐	Ⅲ级推荐
恶性生殖细胞肿瘤	TIP	BEP（博来霉素累积剂量未达 360mg 可考虑选用） EP（依托泊苷 / 顺铂）（既往未使用过） 多西他赛 多西他赛 / 卡铂 依托泊苷（口服） VIP（依托泊苷 / 异环磷酰胺 / 顺铂） 吉西他滨 / 紫杉醇 / 奥沙利铂 吉西他滨 / 奥沙利铂 紫杉醇 紫杉醇 / 卡铂 紫杉醇 / 吉西他滨 紫杉醇 / 异环磷酰胺 帕博利珠单抗（MSI-H/dMMR 或 TMB-H） VeIP（长春新碱 / 异环磷酰胺 / 顺铂） VAC（长春新碱 / 放线菌素 / 环磷酰胺） 单纯支持治疗 大剂量化疗 + 骨髓移植	

【注释】

a NCCN 指南推荐大剂量化疗 + 骨髓移植用于复发性生殖细胞恶性肿瘤。该方案：依托泊苷 750mg/m^2 静脉滴注 d1~3 + 卡铂 700mg/m^2 静脉滴注 d1~3，第 5 天常规进行骨髓移植。对于复发患者，该方案仍有治愈可能，但强烈推荐在有经验的医院进行。

10　卵巢性索间质肿瘤

10.1　卵巢性索间质肿瘤概述

卵巢性索间质肿瘤约占卵巢恶性肿瘤的 5%，是卵巢肿瘤主要亚型中最少见的一种。大多数卵巢性索间质肿瘤局限于一侧卵巢，具有低度恶性潜能。其年龄标准化发生率（0.20/10 万女性）远低于上皮性卵巢癌（15.48/10 万女性）和卵巢恶性生殖细胞肿瘤（0.41/10 万女性）。与上皮性卵巢癌和卵巢恶性生殖细胞肿瘤相比，卵巢性索间质肿瘤可发生在各个年龄段。例如，幼年型颗粒细胞瘤、支持 - 间质细胞肿瘤和硬化间质肿瘤主要发生在青春期前期的女孩和 30 岁以内的妇女，而成人型颗粒细胞瘤通常发生在 50~55 岁的中老年妇女。卵巢性索间质肿瘤病因尚不明，没有明确的高危因素，目前也没有发现卵巢性索间质肿瘤的发生具有遗传倾向。

卵巢性索间质肿瘤常具有分泌甾体激素的功能，导致患者出现雌激素或雄激素异常升高相关的临床症状与体征，故又称功能性卵巢肿瘤。卵巢性索间质肿瘤大部分为良性，仅有部分为低度恶性。即使为恶性，由于该类肿瘤进展缓慢，发现时通常为早期，预后较好。本指南主要针对卵巢性索间质肿瘤的诊治，综合目前国际及国内研究结果，既体现目前诊治水平的先进性，也结合我国国情，为临床实践提供有价值的参考。

10.2 卵巢性索间质肿瘤病理学分类 a

2020 年 WHO 第 5 版卵巢肿瘤组织学分类 - 卵巢性索间质肿瘤

<table>
<tr><th colspan="2">分类</th><th>病理类型</th><th>性质</th></tr>
<tr><td rowspan="11">性索间质肿瘤</td><td rowspan="5">单纯间质肿瘤</td><td>• 纤维瘤
• 卵泡膜细胞瘤
• 硬化性腹膜炎相关的黄素化卵泡膜细胞瘤
• 硬化间质瘤
• 微囊性间质瘤
• 印戒细胞间质瘤
• 卵巢 Leydig 细胞瘤
• 类固醇细胞瘤</td><td>良性</td></tr>
<tr><td>• 富细胞性纤维瘤</td><td>交界性</td></tr>
<tr><td>• 恶性类固醇细胞瘤
• 纤维肉瘤</td><td>恶性</td></tr>
<tr><td rowspan="2">单纯性索肿瘤</td><td>• 幼年型颗粒细胞瘤
• Sertoli 细胞瘤
• 环状小管性索瘤</td><td>交界性</td></tr>
<tr><td>• 成年型颗粒细胞瘤</td><td>恶性</td></tr>
<tr><td rowspan="3">混合性索间质肿瘤</td><td>• Sertoli-Leydig 细胞瘤，高分化</td><td>良性</td></tr>
<tr><td>• Sertoli-Leydig 细胞瘤，中分化
• Sertoli-Leydig 细胞瘤，网状型
• 性索肿瘤，非特指
• 两性母细胞瘤</td><td>交界性</td></tr>
<tr><td>• Sertoli-Leydig 细胞瘤，低分化</td><td>恶性</td></tr>
<tr><td>生殖细胞 - 性索间质肿瘤</td><td></td><td>• 性腺母细胞瘤
• 混合性生殖细胞 - 性索间质肿瘤，非特指</td><td>交界性 b</td></tr>
</table>

【注释】

a 病理学分类来源于 2020 年 WHO 卵巢肿瘤组织病理学分类第 5 版。

b 混合性生殖细胞 - 性索间质肿瘤罕见，肿瘤性质需根据具体肿瘤成分确定。

性索间质肿瘤以形态学诊断为基础，分子检测有助于鉴别诊断。粒层细胞肿瘤中，成年型（AGCT）和幼年型粒层细胞瘤（JGCT）的生物学行为不同，已知 90% 以上的 AGCT 病例中含有体细胞 *FOXL2* 突变，在 60% 和 30% 的 JGCT 中检测到 *AKT1* 和 *GNAS* 的激活改变（*gsp* 突变）。Sertoli-Leydig 细胞肿瘤中分为三个不同的亚型：*DICER1* 突变型（患者年龄较小，中低分化的肿瘤，网状或异源性成分）、*FOXL2* 突变型（绝经后患者，中 - 低分化肿瘤，无网状或异源性成分）和 *DICER1/FOXL2* 野生型（患者年龄中等，无网状或异源性成分，一般分化良好）。另外，微囊性间质瘤含有 *CTNNB1* 或较少见的 *APC* 突变，并可能偶尔是家族性腺瘤性息肉病的结肠外表现。诊断困难时，相关的分子检测有助于精确分类。

10.3 卵巢性索间质肿瘤诊断及检查

10.3.1 诊断及检查原则

肿瘤类型	I 级推荐	II 级推荐	III 级推荐
纤维瘤	体格检查 CA125 等肿瘤标志物检测 超声 [a] CT 或 MRI 检查（平扫＋增强）		
卵泡膜细胞瘤	体格检查 [b] 肿瘤标志物检测 性激素检测 [b] 超声 [c] CT 或 MRI 检查（平扫＋增强） 分段诊刮 [d]		
纤维肉瘤	体格检查 肿瘤标志物检测 超声 [e] CT 或 MRI 检查（平扫＋增强）		
黄素化卵泡膜细胞瘤	体格检查 肿瘤标志物检测 超声 [f] CT 或 MRI 检查（平扫＋增强）		
颗粒细胞瘤	体格检查 [g] 抑制素 [h]，AMH，CA125 等肿瘤标志物检测 性激素 [g] 检测 超声 [i] CT 或 MRI 检查（平扫＋增强）		
Sertoli-Leydig 细胞瘤	体格检查 [j] 抑制素 [h]，AFP，CA125 等肿瘤标志物检测 性激素 [j] 检测 超声 [k] CT 或 MRI 检查（平扫＋增强）		
环管状性索瘤	体格检查 [l] 肿瘤标志物检测 性激素检测 [l] 超声 [m] CT 或 MRI 检查（平扫＋增强）		
支持细胞瘤	体格检查 [n] 肿瘤标志物检测 超声 [o] CT 或 MRI 检查（平扫＋增强）		肾素检测

卵巢癌

【注释】

a 通常为单侧高回声或低回声肿块，偶见钙化或囊性变性。10%~15% 病例伴腹水。

b 通常伴有雌激素过多症状，包括异常子宫出血、子宫内膜瘤变或儿童性早熟。

c 单侧实性肿物，直径最大可达 40cm，腹水少见。

d 约 15% 病例伴有子宫内膜增生，20% 病例伴有子宫内膜癌变。

e 单侧实性肿物，可伴有出血和坏死区域。

f 双侧实性肿物，常伴大量腹水。

g 超过一半的患者出现雌激素过多症状。男性化体征少见。

h 包括抑制素 A 和抑制素 B 的水平。

i 通常是单侧的、有回声的、分隔的囊性或实性肿块。

j 超过 1/3 的患者伴有血清雄激素升高，出现男性化体征，包括多毛症、痤疮、脱发（男性型脱发）、月经异常（月经稀发、闭经）、阴蒂肥大和声音低沉等。不到 1/3 的患者伴有雌激素过多相关症状。

k 肿物体积较大，多为单侧，实性，可伴紧密排列的小囊肿区域。

l 绝大多数患者伴有雌激素过多相关症状。

m 散发型常为单侧巨大肿物，无钙化；Peutz-Jeghers 综合征相关型通常为双侧多灶性小肿物，伴钙化。

n 约 50% 可产生功能性激素，常见雌激素过多相关症状。

o 单侧实性肿物，可伴有数个囊性区域。

10.3.2 相关标志物及性激素变化

肿瘤类型	AFP	β-hCG	LDH	E_2	Inhibin	T	A4	DHEA	AMH
纤维瘤	−	−	−	−	−	−	−	−	−
卵泡膜细胞瘤	−	−	−	±	±	−	−	−	−
颗粒细胞瘤	−	−	−	±	+	±	−	−	+
环管状性索瘤	−	−	−	+	−	−	−	−	−
Sertoli-Leydig 细胞瘤	±	−	−	±	±	±	±	±	−
支持细胞瘤	−	−	−	−	±	±	−	−	−

注：− 表示正常；+ 表示升高；± 表示可有升高，也可在正常范围内。

AFP: 甲胎蛋白；β-hCG: 人绒毛膜促性腺激素；LDH: 乳酸脱氢酶；E_2: 雌二醇；T: 睾酮；A4: 雄烯二酮；DHEA: 脱氢表雄烯二酮；AMH: 抗米勒管激素。

【注释】

卵巢性索间质肿瘤患者通常因为肿块导致腹部或盆腔症状而就诊，或者通过体格检查或影像学偶然发现附件肿块，其诊断和检查原则大致同卵巢上皮癌（详见卵巢上皮癌相关章节）。对于合并附件肿块和内分泌效应的患者，通常应考虑性索间质肿瘤，因为大多数附件肿块极少有内分泌效应。此时，诊断性检查应包括相应的激素实验室检查。例如，有男性化表现时检测总睾酮；存在过量雌激素的体征时检测雌二醇；可能还需检测性索间质肿瘤标志物，如抑制素 A、抑制素 B、AFP 等。

10.4 手术病理分期及风险评估

恶性卵巢性索间质肿瘤的分期一般采用最初由国际妇产科联合会（FIGO）制定的上皮性卵巢癌的分期系统（卵巢癌、输卵管癌及腹膜癌分期 FIGO 2014，详见上皮性卵巢癌相关章节）。FIGO 分期和肿瘤是否破裂与预后密切相关，年龄（>50 岁）及肿瘤大小（>5cm）与卵巢性索间质肿瘤预后无明确相关性。

10.5　恶性卵巢性索间质肿瘤手术治疗原则

分期 [a,b]	分层	Ⅰ级推荐	Ⅱ级推荐	Ⅲ级推荐
临床Ⅰ期 （肿瘤局限于卵巢）	要求保留生育功能的年轻患者	保留生育能力的全面分期术 [c,d,e]（2A 类）	术后须进行随访监测。完成生育后可考虑根治性手术，ⅠA 期不合并中高危因素者可严密随访（2B 类）	
	不保留生育功能	全面分期术 [f]（2A 类）		
临床Ⅱ、Ⅲ、Ⅳ期	不保留生育功能	全面分期术或肿瘤细胞减灭术 [f]（2A 类）		

【注释】

a　对于良性性索间质肿瘤，应按照良性卵巢肿瘤原则处理。单侧肿瘤应行卵巢肿瘤剔除术或患侧附件切除术，双侧肿瘤者应行双侧卵巢肿瘤剔除术。绝经后妇女可考虑行全子宫及双侧附件切除术。

b　恶性卵巢性索间质肿瘤手术治疗原则依据组织类型、分期及年龄而有所不同。

c　腹水细胞学/腹腔冲洗液检查，患侧附件切除、大网膜切除、探查对侧卵巢、腹膜和任何可疑病变多点活检或切除；术前影像学评估及术中探查未发现淋巴结可疑转移者，可不行系统性淋巴清扫；不推荐单纯的卵巢肿瘤切除术。

d　ⅠC 期幼年型颗粒细胞瘤患者是否可保留生育功能仍有争议。

e　颗粒细胞瘤患者术前需行诊断性刮宫术，以排除合并子宫内膜癌的风险。

f　腹水细胞学/腹腔冲洗液检查，全子宫切除、双侧附件切除、大网膜切除、腹膜和任何可疑病变多点活检或切除，可不行系统性淋巴清扫。

10.6　恶性卵巢性索间质肿瘤术后辅助治疗

分期 [a,b]	分层	Ⅰ级推荐	Ⅱ级推荐	Ⅲ级推荐
Ⅰ期	低危组	密切随访，不需要术后辅助治疗 [a]（2A 类）		
	中危组（存在异源性成分）	观察或考虑铂类为基础的辅助化疗方案 [b,c]（2A 类）		
	高危组（ⅠC 期肿瘤破裂或低分化肿瘤）			
Ⅱ、Ⅲ、Ⅳ期	范围局限的肿瘤	铂类为基础的辅助化疗方案 [b,c]（2A 类）	放疗（2B 类）	
	其他	铂类为基础的辅助化疗方案 [b,c]（2A 类）		

【注释】

a　对于颗粒细胞瘤患者，可随访抗米勒管激素和抑制素水平。

b　首选 TC 方案（紫杉醇 + 卡铂），次选 EP 方案（依托泊苷 + 顺铂）或 BEP 方案（博来霉素 + 依托泊苷 + 顺铂）。具体用药剂量请参考卵巢上皮癌或生殖细胞肿瘤相关章节。

c　化疗选择应注意：博来霉素慎用于年龄 70 岁以上或先前存在肺基础疾病的患者。

10.7　复发性恶性性索间质肿瘤的治疗

分层	Ⅰ级推荐	Ⅱ级推荐	Ⅲ级推荐
评估可达到满意减瘤手术	二次减瘤手术 + 铂类为基础的联合化疗ᵃ(2A 类)		
评估无法达到满意减瘤手术	铂类为基础的化疗方案ᵃ(2A 类)		贝伐珠单抗(3 类)；芳香酶抑制剂；他莫昔芬；盐酸亮丙瑞林（适用于颗粒细胞肿瘤,2B 类）

【注释】

a　常用化疗方案包括 TC 方案(紫杉醇 + 卡铂)、BEP 方案(博来霉素 + 依托泊苷 + 顺铂)(初次治疗未使用该方案)、EP 方案(依托泊苷 + 顺铂)(初次治疗未使用该方案)、紫杉醇 + 异环磷酰胺、多西他赛、紫杉醇等。具体用药剂量请参考卵巢上皮癌或生殖细胞肿瘤相关章节。

11　卵巢上皮性交界性肿瘤

11.1　卵巢上皮性交界性肿瘤概述

卵巢上皮性交界性肿瘤(borderline ovarian tumours,BOT)简称卵巢交界瘤,是指在病理形态学特征、生物学行为及预后介于良性和恶性之间的一组低度恶性潜能的卵巢肿瘤,占卵巢上皮性肿瘤的 14%~20%。卵巢交界瘤好发于年轻女性,中位发病年龄为 30~40 岁,较上皮性浸润癌患者早 10 岁以上。病灶常局限于卵巢,病情进展缓慢,约 75% 患者初诊时为Ⅰ期,浆液性交界瘤可伴有卵巢外病灶,黏液性交界瘤卵巢外病灶罕见,手术是主要治疗手段。总体预后良好,5 年生存率Ⅰ期患者为 95%~97%,Ⅱ~Ⅳ期为 65%~87%。但有少数患者反复复发,浆液性交界瘤复发与浸润性种植有关。卵巢交界瘤发病率较低,目前缺乏高级别循证医学证据支持其诊治方法。本指南主要针对卵巢交界瘤的诊治,综合目前国际及国内研究结果,既体现目前诊治水平的先进性,也结合我国国情,为临床实践提供有价值的参考。

11.2　卵巢上皮性交界性肿瘤诊断及检查

部位	Ⅰ级推荐	Ⅱ级推荐	Ⅲ级推荐
原发肿瘤部分	• 体格检查(包括妇科三合诊检查)ᵃ • CA125、CEA、CA199 等血清肿瘤标志物检查ᵇ • 超声ᶜ • MRᵈ 或 CT 检查(平扫 + 增强)		
区域和全身评估	• 体格检查ᵃ • CA125、CEA、CA199 等血清肿瘤标志物检查ᵇ • 超声ᶜ • MRᵈ 或 CT 检查(平扫 + 增强) • 血常规、肝肾功能等重要器官功能评价		

注:除特殊标注,上述证据类别均为 2A 类。

11.2.1　诊断及检查原则

【注释】

a　可触及盆腔或腹部肿块，多为单侧。

b　40%~65% 的卵巢交界瘤患者血清 CA125 升高，常见于浆液性交界瘤；约 28% 的患者血清 CA199 升高，常见于黏液性交界瘤。升高程度介于良性与恶性肿瘤之间，缺乏特异性。

c　特征性表现为盆腔囊实性包块，内有分隔或乳头样突起及血流信号。其中浆液性卵巢交界瘤一般为单房，内壁上有乳头单个或多个，包膜完整；黏液性卵巢交界瘤则一般较大，多房隔，非纯囊性，有房隔密集区、房隔增厚或有乳头，包膜完整。除肿瘤包膜可测到血流信号外，内部乳头上、增厚的隔上能测定到血流信号。

d　MR 是目前最好的影像学检查方法，灵敏度为 45.5%，特异度为 96.1%。蜂窝状子房、囊壁厚（≥5mm）、有突起是卵巢交界瘤三征象。

11.2.2　病理学诊断

根据《WHO 肿瘤分类》（第 5 版），卵巢交界瘤组织学分类包括浆液性交界瘤、黏液性交界瘤、子宫内膜样交界瘤、透明细胞交界瘤、交界性 Brenner 瘤和浆黏液性交界瘤。其中浆液性交界瘤、黏液性交界瘤占 90% 以上，其余类型少见。

卵巢浆液性交界瘤是一种非浸润性、低级别、增殖性浆液性上皮性肿瘤。肿瘤直径一般 >5cm，可能位于囊内（表现为赘生物）和 / 或外生性伴表面累及，大约 1/3 病例为双侧性肿瘤。浆液性交界瘤的病理特征：伴有多级分支状乳头或微乳头 / 筛状模式，低级别细胞学特点，增殖占比 10% 以上，无间质浸润。浆液性交界瘤有一个亚型即浆液性交界瘤微乳头亚型。若存在单灶浸润最大径 <5mm 的浸润灶，应诊断为浆液性交界瘤伴微浸润。种植病灶是指浆液性交界瘤的卵巢外病灶，种植病灶可分为浸润性和非浸润性。如存在浸润性种植，预后与低级别浆液性癌相似。浆液性交界瘤可累及淋巴结，特征类似于非浸润性上皮性种植，并不等同于转移癌，但淋巴结分期为 N_1。浆液性交界瘤与 KRAS 和 BRAF 体系突变有关，是低级别浆液性癌的前驱病变。

卵巢黏液性交界瘤是一种具有胃肠型上皮分化的结构复杂的非浸润性黏液性肿瘤。肿瘤大小平均约 20cm，最大可达 50cm，几乎总是单侧发生。肿瘤外表面光滑，多房。囊内壁光滑，囊内含有黏液，但也可能有实性区。肿瘤的囊壁被覆胃肠型黏液上皮，具有不同程度的上皮复层化、细胞簇和绒毛状或细长丝状乳头，至少占肿瘤的 10%；低级别核异型性；无间质浸润。局灶出现显著细胞异型性，且伴有核分裂象活跃，应考虑上皮内癌的诊断。存在小于 5mm 的浸润灶，应诊断为黏液性交界瘤伴微浸润，微浸润伴显著细胞异型性应诊断微浸润癌。黏液性交界瘤有时与 Brenner 瘤或成熟性囊性畸胎瘤并发。卵巢黏液性交界瘤合并腹膜病灶少见，且腹膜病灶大多来源于其他部位（阑尾等）的原发性黏液性肿瘤，卵巢黏液性交界瘤本身罕见累及腹膜。黏液性交界瘤与黏液性癌具有相同的免疫组化表达谱。黏液性交界瘤起源于黏液性囊腺瘤，并可发展为黏液性癌，也可合并皮样囊肿和 Brenner 瘤。30%~75% 的黏液性交界瘤可发现 KRAS 突变。

11.3　手术病理分期（卵巢癌、输卵管癌及腹膜癌分期 FIGO 2014）

参照卵巢上皮癌分期。

11.4　卵巢上皮性交界性肿瘤治疗原则

卵巢交界瘤以手术治疗为主，手术范围应根据患者有无生育要求、组织病理学类型、肿瘤期别、初治或复发等进行综合评估。浆液性交界瘤存在浸润性种植（低级别浆液性癌）时建议行化疗、内分泌治疗等辅助治疗。黏液性交界瘤术后处理以随访观察为主。

11.5 手术治疗原则

11.5.1 初次手术原则

临床分期	分层	Ⅰ级推荐	Ⅱ级推荐	Ⅲ级推荐
Ⅰ~Ⅱ期	不保留生育功能	全面分期术 [b,c,d]		
	保留生育功能 [a]	保留生育功能的全面分期术 [c,d,e]		
Ⅲ~Ⅳ期	不保留生育功能	肿瘤细胞减灭术 [f]		
	保留生育功能 [a]	保留生育功能的肿瘤细胞减灭术 [e]		

注：除特殊标注，上述证据类别均为 2A 类。

【注释】

a 保留生育功能适用于任何分期的交界性肿瘤患者。

b 包括全面的盆腹腔探查、腹腔冲洗液细胞学检查、全子宫及双侧附件切除、大网膜切除、腹膜多点活检、阑尾切除（黏液性肿瘤）。

c 不推荐常规行淋巴结清扫。浆液性交界瘤微乳头亚型、存在浸润性种植、淋巴结肿大时推荐行淋巴结切除。

d 剖腹纵切口手术是可疑卵巢癌的标准入路。术中须遵守无瘤原则，务必完整切除肿瘤，避免术中肿瘤破裂。局限于卵巢的、年轻的交界瘤患者，可由经验丰富的肿瘤科医生行腹腔镜手术，术中应避免肿瘤破裂。

e 单侧肿瘤推荐行患侧附件切除术，保留子宫及对侧附件，术中仔细检查对侧卵巢，外观无异常者不推荐行活检或部分切除。双侧肿瘤推荐行双侧肿瘤剔除，保留子宫。余切除范围同全面分期术 / 肿瘤细胞减灭术。

f 包括全面的盆腹腔探查、全子宫及双侧附件切除、大网膜切除、所有肉眼可见病灶切除、阑尾切除（黏液性肿瘤）。

11.5.2 前次手术不充分和 / 或未全面分期后的处理

分层		Ⅰ级推荐	Ⅱ级推荐	Ⅲ级推荐
有病灶残留 [a] 或 有病理危险因素 [b]	不保留生育	全面分期术或肿瘤细胞减灭术 [c]		
	保留生育	保留生育功能的全面分期术或肿瘤细胞减灭术 [c]		
无病灶残留 [a] 且无病理危险因素 [b]		观察		

注：除特殊标注，上述证据类别均为 2A 类。

【注释】

a 根据初次手术情况及胸腹盆腔 CT（平扫 + 增强）确定，若既往未行 CT 检查，建议补充。

b 浆液性交界瘤的病理危险因素包括浸润性种植、浆液性交界瘤微乳头型、伴微浸润；黏液性交界瘤的病理危险因素包括合并上皮内癌、微浸润癌。

c 同初次手术原则。

11.6 术后辅助治疗

病理类型	分层	Ⅰ级推荐	Ⅱ级推荐	Ⅲ级推荐
浆液性	无浸润性种植	观察		
	有浸润性种植（低级别浆液性癌）	参照低级别浆液性癌 [a]		
黏液性		观察 [b]		

注：除特殊标注，上述证据类别均为2A类。

【注释】

a 卵巢浆液性交界瘤如存在浸润性种植，建议参照低级别浆液性癌进行辅助治疗。

b 卵巢黏液性交界瘤合并腹膜病灶少见，且腹膜病灶大多来源于其他部位（阑尾等）的原发性黏液性肿瘤，卵巢黏液性交界瘤本身罕见累及腹膜。因此，卵巢黏液性交界瘤术后处理以随访观察为主。

11.7 复发性卵巢上皮性交界性肿瘤

卵巢交界瘤初始治疗结束后需密切随访，随访时间不少于10年。5年以内每3~6个月复查，5年以后每年复查，复查内容包括妇科查体、肿瘤标志物（若初始治疗前升高）、影像学检查（超声、增强CT、增强MR）。

卵巢交界肿瘤复发绝大多数仍是交界性肿瘤，浆液性交界瘤进展为浸润性癌的风险仅为2%~3%，黏液性交界瘤进展为浸润癌的风险不足1%。复发性卵巢交界瘤建议行肿瘤细胞减灭术，术后辅助治疗原则见11.6，如进展为浸润癌，须按复发性卵巢上皮癌进行治疗。复发性卵巢交界性肿瘤手术无法满意切除者，可根据其 *KRAS*、*BRAF* 突变的分子特征，如有可及的靶向药物者，予以靶向治疗。

12 PARP 抑制剂不良反应及管理

PARP 抑制剂治疗相关不良反应与药物的在靶效应（on-target effect）及脱靶效应（off-target effect）相关，主要特点：①不同 PARP 抑制剂的不良反应特征相似，但不同药物之间具有一定差异，包括类效应毒性的发生率以及独有的非类效应毒性。绝大多数药物相关的不良反应处理可遵循相同的处理原则，但某些药物独有的不良反应须采取相应的处置措施。②轻度或中度不良反应，即不良反应通用术语标准（common terminology criteria for adverse events，CTCAE）1~2级更为多见。③不良反应具有明显的剂量相关性，大部分可通过暂停用药、减量、对症治疗等方法得到恢复或改善。④大部分不良反应出现在开始服药的前3个月，之后毒性症状逐渐缓解。⑤血液学、胃肠道不良反应及疲劳最常见。血液学毒性是导致暂停用药、减量和终止用药的最主要原因。通过严格、积极管理，大部分患者可长期安全服药。

12.1 PARP 抑制剂毒性分级管理原则

分级 [a,b]	严重程度
1级	轻度；无症状或轻度症状；仅临床检查或诊断发现；无须治疗
2级	中度；需要最小的、局部的或非侵入性治疗；年龄相关的日常生活活动受限
3级	重度或重要医学意义，但不会立即危及生命；需要住院治疗或延长住院时间；自理性日常生活活动（如洗澡、穿衣和脱衣、进食、如厕等）受限
4级	危及生命，需紧急治疗
5级	不良事件导致死亡

【注释】

a 开始治疗前,医生需告知所有患者PARP抑制剂治疗的潜在毒性。治疗期间,患者应及时向医护人员报告可疑症状,并及时就诊,接受评估、检查、诊断,以便医护人员及时采取措施预防发生严重不良反应。

b 按分级原则进行诊断。按照美国国立卫生研究院癌症研究所制定的《常见不良反应术语评定标准（CTCAE5.0)》对不良反应的术语和严重程度进行分级。

12.2 PARP抑制剂减量/停药方案

药物	起始剂量	第1次减量	第2次减量	第3次减量
奥拉帕利 a	300mg,2次/d	250mg,2次/d	200mg,2次/d	停药
尼拉帕利 b (体重<77kg或基线血小板计数<150×10⁹/L)	200mg,1次/d	100mg,1次/d	停药	
尼拉帕利 b (体重≥77kg且基线血小板计数≥150×10⁹/L)	300mg,1次/d	200mg,1次/d	100mg,1次/d	停药
氟唑帕利 c	150mg,2次/d	100mg,2次/d	50mg,2次/d	停药
帕米帕利 d	60mg,2次/d	40mg,2次/d	20mg,2次/d	停药

【注释】

a 轻度肾功能损害,无须调整剂量;中度肾功能损害(肌酐清除率31~50ml/min)的患者,奥拉帕利的推荐剂量为200mg,2次/d;重度肾功能损害或终末期肾病患者不推荐使用。轻度或中度肝功能损害,无须调整剂量;重度肝功能损害不推荐使用。

b 轻中度肾功能损害的患者,尼拉帕利无须调整剂量;重度肾功能损害或终末期肾病患者不推荐使用。轻度或中度肝功能损害,无须调整剂量;重度肝功能损害不推荐使用。

c 轻度肾功能损害,氟唑帕利无须调整剂量;中重度肾功能损害患者不推荐使用。轻度肝功能损害,无须调整剂量;中或重度肝功能损害不推荐使用。

d 轻中度肾功能损害,帕米帕利无须调整剂量;重度肾功能损害或终末期肾病患者不推荐使用。轻度肝功能损害,无须调整剂量;中或重度肝功能损害不推荐使用。

12.3 PARP抑制剂治疗相关血液学不良反应及管理

血液学毒性是PARP抑制剂临床应用中常见的毒性反应之一,不同PARP抑制剂引起的血液学毒性特征有所不同。临床上,使用PARP抑制剂的患者要定期监测血液学指标,按照CTCAE5.0及不同PARP抑制剂的药物减量/停药原则进行处理。如果连续停药28d或剂量已减至最低,血液学毒性反应仍存在,应咨询血液科医生并进一步检查,并考虑终止PARP抑制剂治疗。骨髓增生异常综合征(MDS)或急性髓系白血病(AML)为偶见的严重不良反应,一经确诊,须永久停止PARP抑制剂治疗并转诊至血液科医生处进行进一步治疗。

【注释】

a 化疗后骨髓毒性恢复至1级及正常时开始PARP抑制剂治疗。

b 奥拉帕利治疗最初12个月内,推荐在基线以及以后每月进行一次全血细胞计数检测,之后定期监测治疗期间可能出现的具有临床意义的参数变化。

c 尼拉帕利治疗第1个月内,每周检测一次全血细胞计数,在接下来的10个月治疗中每月检测一次,之后,定期监测治疗期间出现的可能具有临床意义的参数变化。

d　氟唑帕利治疗的前 3 个月内,推荐在基线以及随后每 2 周检测一次全血细胞计数,之后定期监测治疗期间可能出现的具有临床意义的参数变化。

e　帕米帕利治疗的前 3 个月内每周检测一次全血细胞计数,之后定期监测治疗期间可能出现的具有临床意义的参数变化。

f　如果中断治疗 28d 血液学毒性仍未恢复,应考虑转诊血液科进行骨髓分析。

g　PARP 抑制剂维持治疗时长超过 2 年,应谨慎继续使用 PARP 抑制剂。

12.3.1　PARP 抑制剂治疗相关贫血及管理

贫血大多是 1~2 级,通常出现在 PARP 抑制剂治疗的前 3 个月,总发生率为 24%~69%,3 级以上发生率为 15%~35%。1~2 级贫血可通过调整饮食,补充富含铁元素食物如绿色食品、肉类、鱼等。药物治疗可通过补充叶酸、维生素 B_{12} 等。重复出现贫血应按不同 PARP 抑制剂减量 / 停药的原则进行,避免严重贫血及多次输血。

分级	描述	Ⅰ级推荐	Ⅱ级推荐	Ⅲ级推荐
1 级	$100g/L ≤$ 血红蛋白（Hb）$<$ 正常值下限	监测,继续治疗	暂停治疗,并补充铁剂或叶酸和维生素 B_{12} 等	
2 级	$80g/L ≤ Hb < 100g/L$	监测,继续治疗 [a]	同 1 级	
3 级	$Hb < 80g/L$	暂停治疗 [b],根据贫血的类型选择对应的支持性治疗,同时每周监测血细胞计数,待恢复至 1~2 级水平,减量恢复 PARP 抑制剂治疗 [c]	若常规治疗无效,建议转至血液科治疗或组织多学科诊疗（MDT）	
4 级	危及生命,需要紧急治疗	暂停治疗最多 28d,按药物减量 / 停药方案处理继续 PARP 抑制剂治疗,其余同 3 级	可考虑输血,其余同 3 级	

【注释】

a　帕米帕利,如首次发生 $Hb < 90g/L$,需暂停给药,直至 $Hb ≥ 90g/L$,恢复用药时下调一个剂量水平。

b　奥拉帕利、尼拉帕利,如首次发生 3 级贫血,需暂停给药并对症处理,待 $Hb ≥ 90g/L$,恢复用药时下调一个剂量水平;氟唑帕利,如首次发生 3 级贫血,需暂停给药并对症处理,待 $Hb ≥ 80g/L$,恢复用药时下调一个剂量水平。

c　如果贫血没有在中断治疗 28d 内缓解,停用 PARP 抑制剂,并且转诊至血液科医生处进行进一步评估。

12.3.2　PARP 抑制剂治疗相关血小板减少及管理

PARP 抑制剂所致的血小板减少发生率为 11%~61%,3 级以上发生率为 1%~34%。血小板减少通常出现在治疗的第 1 个月,之后逐渐恢复。血小板计数 $< 100 × 10^9/L$,如果有活动性出血或需接受侵入性手术,则需输注血小板或注射重组人白细胞介素 11（rhIL-11）、重组人血小板生成素（rhTPO）和 / 或口服血小板生成素受体激动剂（TPO-RA）。

分级	描述	Ⅰ级推荐	Ⅱ级推荐	Ⅲ级推荐
1 级	$75.0 × 10^9/L ≤$ 血小板计数 $<$ 正常值下限	继续治疗 [a],密切观察血小板计数及出血情况		

续表

分级	描述	Ⅰ级推荐	Ⅱ级推荐	Ⅲ级推荐
2级	$50.0 \times 10^9/L \leqslant$ 血小板计数 $< 75.0 \times 10^9/L$	同1级	TPO-RA	咖啡酸片
3级	$25.0 \times 10^9/L \leqslant$ 血小板计数 $< 50.0 \times 10^9/L$	暂停治疗[b]，考虑使用rhTPO或rhIL-11，同时每周观察血小板计数，待恢复至1~2级水平，减量/停止PARP抑制剂治疗[c]	TPO-RA 有出血风险，考虑输注血小板 如同时在使用抗凝药物和抗血小板药物，需减量 常规治疗无效，建议转至血液科治疗或组织多学科诊疗（MDT）	
4级	血小板计数 $< 25.0 \times 10^9/L$	血小板计数 $< 10.0 \times 10^9/L$ 或有出血风险时，输注血小板 +rhTPO或rhIL-11	TPO-RA 考虑中断抗凝药物和抗血小板药物常规治疗无效，建议转至血液科治疗或组织多学科诊疗（MDT）	

【注释】

a　尼拉帕利，首次发生1~2级血小板减少时，应暂停给药，最长28d，同时监测血细胞计数直到血小板计数 $\geqslant 100.0 \times 10^9/L$，恢复用药时需按规定减量或维持原剂量。

b　当首次发生3级血小板减少时：奥拉帕利、帕米帕利，需暂停用药并对症处理，每周观察血细胞计数直到血小板计数 $\geqslant 75.0 \times 10^9/L$，分别按照规定减量/停药；氟唑帕利，需暂停给药并对症处理，观察血细胞计数直到血小板计数 $\geqslant 50.0 \times 10^9/L$，按照规定减量/停药。

c　如果血小板减少没有在中断治疗28d内缓解，停用PARP抑制剂，并转诊至血液科医生处进行进一步评估。

12.3.3　PARP抑制剂治疗相关中性粒细胞减少及管理

PARP抑制剂所导致的中性粒细胞减少总体发生率为14%~59%，3级以上发生率为4%~27%，通常出现在治疗的前3个月。

分级	描述	Ⅰ级推荐	Ⅱ级推荐	Ⅲ级推荐
1级	$1.5 \times 10^9/L \leqslant$ 中性粒细胞计数 $<$ 正常值下限	监测，继续治疗		
2级	$1.0 \times 10^9/L \leqslant$ 中性粒细胞计数 $< 1.5 \times 10^9/L$	同1级		
3级	$0.5 \times 10^9/L \leqslant$ 中性粒细胞计数 $< 1.0 \times 10^9/L$	暂停治疗，考虑使用粒细胞集落刺激因子治疗，同时密切监测中性粒细胞计数，待恢复至 $1.5 \times 10^9/L$[a]，减量/恢复治疗[b]	常规治疗无效建议转至血液科治疗或组织多学科诊疗（MDT）	
4级	中性粒细胞计数 $< 0.5 \times 10^9/L$	同3级	同3级	

【注释】

a　若首次发生3~4级不伴发热中性粒细胞减少，需暂停给药并对症处理，等待中性粒细胞计数 $\geqslant 1.0 \times 10^9/L$，原剂量恢复用药；如果伴发热或合并血小板计数 $< 75.0 \times 10^9/L$，首次发生需暂停用药，对症处理，待中性粒细胞计数 $\geqslant 1.0 \times 10^9/L$，且发热消退后足够时间（如48~72h），恢复用药且需按规定下调一个剂量水平。

b 如果中性粒细胞减少没有在中断治疗28d内缓解,停用PARP抑制剂,并且转诊至血液科医生处进行进一步评估。

12.4 PARP 抑制剂治疗相关的非血液学不良反应及管理

PARP抑制剂非血液学不良反应包括胃肠道毒性、神经系统毒性、心血管毒性等。此类不良反应一般发生在开始治疗的前4~8周,绝大部分患者可以通过症状管理而无须暂停给药或减量。常规治疗无效建议转至相关科室治疗或MDT。PARP抑制剂非血液学不良反应及处理原则如下。

分级	处理原则
1级	继续治疗,必要时对症处理
2级	继续治疗;如果经对症或预防性处理后不良反应未得到控制,考虑中断治疗
3~4级	暂停治疗,直至降到1级以下;如果不良反应是恶心、呕吐或腹泻在药物对症治疗下缓解/恢复,可继续PARP抑制剂的治疗;如果因不良反应导致治疗中断,在恢复治疗时应按规则减量(特别是在因同一不良反应,第二次发生给药中断后);如果已经减到最低有效治疗剂量且3/4级毒性反应仍持续超过28d,应按规则终止PARP抑制剂治疗,可以考虑更换具有不同不良反应特征的PARP抑制剂

卵巢癌

12.4.1 胃肠道不良反应

恶心呕吐是PARP抑制剂常见的消化系统不良反应,常发生在治疗早期,恶心发生率为53%~70%,呕吐发生率为22%~40%,3级以上发生率低于4%。急性恶心呕吐发生在给予药物治疗24h内,一般为给药后的数分钟至数小时,并在给药后5~6h到达高峰,但多在24h内缓解;延迟性恶心呕吐发生在给予药物24h后,用药后48~72h达到最高峰,可持续6~7d。腹泻、便秘也是PARP抑制剂常见的不良反应,发生率为19%~34%,随着时间推移而减少。

12.4.1.1 恶心

指南推荐	治疗建议
1级:食欲降低,不伴进食习惯改变 2级:经口摄食减少不伴明显的体重下降,脱水或营养不良 3级:经口摄入能量和水分不足;需要鼻饲,全肠外营养或者住院 4级:完全无法经口摄入能量和水分;需要住院进行治疗,鼻饲及全肠外营养支持	1级:加强用药前教育,监测,继续PARP抑制剂治疗 2级:药物治疗,例如促胃动力药、5-HT$_3$受体拮抗剂 3~4级:药物治疗甲氧氯普胺、地塞米松、奥氮平、氟哌啶醇或氯硝西泮等。并且停止PARP抑制剂治疗,待症状恢复至≤1级时,重新开始原剂量或减量治疗

12.4.1.2 呕吐

指南推荐	治疗建议
NCCN指南,2022 高度(呕吐频率>90%) 中度(呕吐频率>30%~90%) 轻中度(呕吐频率10%~30%) 轻度(呕吐频率<10%)	高度:奥氮平+NK1受体拮抗剂+5-HT$_3$受体拮抗剂+地塞米松/地塞米松+阿瑞匹坦+奥氮平[a](第2~4天) 中度:5-HT$_3$受体拮抗剂+地塞米松/地塞米松或5-HT$_3$受体拮抗剂(第2~3天) 轻中度:地塞米松或甲氧氯普胺或丙氯拉嗪或5-HT$_3$受体拮抗剂 轻度:不常规预防

【注释】

a　阿瑞匹坦为 CYP3A 抑制剂,故服用奥拉帕利及氟唑帕利的患者不推荐使用联合阿瑞匹坦的止吐方案。

12.4.2　神经系统毒性

12.4.2.1　失眠

失眠是 PARP 抑制剂类效应之一,总体发生率为 14%~29%,3 级以上罕见,低于 1%。失眠应针对病因治疗,尽可能对症状进行处理。

指南推荐	治疗建议
1 级:轻度睡眠困难,保持睡眠状态或早醒 2 级:中度睡眠困难,保持睡眠状态或早醒 3 级:重度睡眠困难,保持睡眠状态或早醒	1 级:加强用药前教育,监测,继续 PARP 抑制剂治疗 2 级:非药物治疗,睡眠教育,松弛疗法 3 级:药物治疗,镇静催眠药物苯二氮䓬类药物,如阿普唑仑、艾司唑仑;和非苯二氮䓬类药物,如唑吡坦、佐匹克隆等 如果症状持续存在,减量或停服 PARP 抑制剂

12.4.2.2　头痛

头痛是 PARP 抑制剂类效应之一,总体发生率为 18%~26%,3 级以上罕见,低于 1%。

指南推荐	治疗建议
1 级:轻度疼痛 2 级:中度疼痛,影响日常生活活动 3 级:重度疼痛,个人自理能力受限	1 级:加强用药前教育,监测,继续 PARP 抑制剂治疗 2 级:非药物治疗 3 级:镇痛药物治疗 如果症状持续存在,减量或停用 PARP 抑制剂治疗

12.4.3　心血管毒性

高血压是尼拉帕利独有不良反应,总体发生率为 6%~19%,3 级以上发生率 6%~9%,用药前两个月内至少每周监测一次血压和心率,然后第一年内每月一次,此后定期监测。

指南推荐	治疗建议
1 级:收缩压 120~139mmHg,舒张压 80~89mmHg 2 级:收缩压 140~159mmHg,舒张压 90~99mmHg,如果既往在正常范围内,相比基线血压水平变化需要医学干预;反复或持续(≥24h)症状性收缩期血压升高>20mmHg 或>140/90mmHg;需要给予单药治疗 3 级:收缩压 ≥160mmHg,舒张压 ≥100mmHg;需要医学干预,需要多种药物治疗或更强化的治疗 4 级:危及生命 5 级:死亡	1 级:加强用药前教育,监测,继续 PARP 抑制剂治疗 如用药前已存在高血压,应充分控制,再开始 PARP 抑制剂治疗 2 级:服用降压药如噻嗪类、血管紧张素转化酶抑制剂等,必要时减量 3 级:减量或停用 PARP 抑制剂治疗 4~5 级:停用 PARP 抑制剂治疗

12.4.4　其他少见毒性

PARP 抑制剂可能诱发严重的 MDS/AML,发生率 0.2%~2.1%,中位潜伏期 17.8 个月,如果患者出现持续性的全血细胞减少或在停药 28d 内没有恢复或在剂量下调后出现持续的血细胞减少,应转诊至血液科医生处进行骨髓分析以及进一步的治疗。由于 PAPR 抑制剂停药后的第 1 年内仍有发生 MDS/AML 的风险,应继续定期进行血液学相关指标监测。其他不良反应还包括皮肤毒性、背痛、关节痛、呼吸道毒性等,应予关注。

中国临床肿瘤学会(CSCO)
宫颈癌诊疗指南 2024

组　长　吴令英　李　力

副组长(以姓氏汉语拼音为序)

黄曼妮　李贵玲　娄　阁　吴小华　张师前　周　琦

专家组成员(以姓氏汉语拼音为序)(* 为执笔人)

安菊生*	中国医学科学院肿瘤医院妇瘤科	孙志华	江苏省肿瘤医院妇瘤科
陈建国	广东省人民医院妇产科	王　珂	天津医科大学肿瘤医院妇瘤科
范江涛	广西医科大学第一附属医院妇产科	王建东	中华医学会北京分会
高　琨	广西医科大学附属肿瘤医院妇科	王永军	北京大学第四临床医学院妇产科
哈春芳	宁夏医科大学总医院妇科	吴　强	江苏省肿瘤医院妇瘤科
胡爱民	江西省肿瘤医院妇瘤科	吴令英*	中国医学科学院肿瘤医院妇瘤科
黄曼妮*	中国医学科学院肿瘤医院妇瘤科	吴小华*	复旦大学附属肿瘤医院妇科
黄向华	河北医科大学第二医院妇科	邢艳霞	青海省第五人民医院(青海省肿瘤医院)妇科
江　萍	北京大学第三医院放疗科		
居杏珠	复旦大学附属肿瘤医院妇瘤科	熊慧华	华中科技大学同济医学院附属同济医院肿瘤科
李　力	广西医科大学附属肿瘤医院妇科		
李　莉	新疆医科大学附属肿瘤医院妇外一科	阳志军*	广西医科大学附属肿瘤医院妇科
李东红	陕西省肿瘤医院妇瘤科	杨兴升*	山东大学齐鲁医院妇产科
李贵玲*	华中科技大学同济医学院附属协和医院肿瘤中心	袁光文*	中国医学科学院肿瘤医院妇瘤科
		袁建林	新疆医科大学附属肿瘤医院妇外三科
李魁秀	河北医科大学第四医院妇瘤科	张红平	云南省肿瘤医院妇科
李艳芳	中山大学肿瘤防治中心妇科	张师前*	山东大学齐鲁医院妇产科
林　安	福建省肿瘤医院妇科	张云艳*	哈尔滨医科大学附属肿瘤医院放疗科
刘开江	上海交通大学医学院附属仁济医院妇瘤科	郑爱文	浙江省肿瘤医院妇瘤科
		周　琦*	重庆大学附属肿瘤医院妇科肿瘤中心
刘乃富	山东第一医科大学附属肿瘤医院妇科	朱　红	中南大学湘雅医院肿瘤科
娄　阁*	哈尔滨医科大学附属肿瘤医院妇科	朱根海	海南省人民医院妇产科
宋　艳*	中国医学科学院肿瘤医院病理科	朱笕青	浙江省肿瘤医院妇瘤科

邹　文　中南大学湘雅二医院肿瘤中心　　　　　邹冬玲　重庆大学附属肿瘤医院妇科肿瘤中心

协助编写（以姓氏汉语拼音为序）

李晓琦　复旦大学附属肿瘤医院妇科　　　　　赵羽西　中国医学科学院肿瘤医院妇瘤科

于　浩　山东第一医科大学附属肿瘤医院妇科

1　宫颈癌概述　· 116

2　宫颈癌诊断及检查　· 116

  2.1　宫颈癌诊断基本原则　· 116

  2.2　宫颈癌病理学诊断　· 117

3　宫颈癌临床病理分期　· 118

4　宫颈癌病理分类　· 119

5　宫颈癌治疗原则　· 121

6　早期宫颈癌治疗（无保留生育要求）· 121

7　宫颈癌保留生育功能手术　· 123

  7.1　适应证　· 123

  7.2　诊断及术前评估　· 123

  7.3　治疗　· 123

8　中晚期宫颈癌的放（化）疗　· 124

9　早期宫颈癌根治术后辅助治疗　· 126

10　意外发现宫颈癌的处理　· 127

11　复发宫颈癌的治疗　· 128

  11.1　局部或区域复发宫颈癌的治疗　· 128

  11.2　远处转移宫颈癌的治疗　· 129

  11.3　复发或转移性宫颈癌的系统治疗　· 130

    11.3.1　复发或转移性宫颈癌的系统治疗选择　· 130

    11.3.2　常用晚期、复发转移宫颈癌化疗方案　· 132

12　宫颈癌随访　· 133

1 宫颈癌概述

宫颈癌发病率居妇科三大恶性肿瘤之首，是导致女性癌症死亡的第四大原因。2020年全世界约有60.4万例宫颈癌新发病例和34.2万例死亡病例，其中我国新发病例10.97万例，死亡病例5.9万例。因此，规范宫颈癌的预防、诊断和治疗是提高我国女性身体健康水平的关键。人乳头瘤病毒（HPV）是宫颈癌的主要致病因素，规范化宫颈癌筛查至关重要。病理是诊断宫颈癌的"金标准"，盆腔磁共振成像（MRI）可用于评估局部病灶，复发转移宫颈癌推荐进行分子病理诊断。对于初治宫颈癌，以手术和放射治疗（放疗）为主，辅以化学治疗（化疗）、靶向治疗、免疫治疗等。随着"早期低危"宫颈癌的概念出现及相关研究进展，在保留生育的患者中可考虑采用保守性手术治疗。早期宫颈癌术后辅助放疗根据病理类型不同，放疗标准不一。放疗适用于各期宫颈癌，特别是局部晚期宫颈癌。此外，对于局部晚期宫颈癌，同步放化疗联合治疗效果显著。复发转移宫颈癌以局部治疗、系统性治疗和免疫治疗为主。近年来，免疫检查点抑制剂在宫颈癌治疗中效果显著并且应用前移。宫颈癌治疗后的随诊和规范化的检查也是必不可少的。本指南参考美国国家综合癌症网络（National Comprehensive Cancer Network，NCCN）指南、国际妇产科联盟（International Federation of Gynecology and Obstetrics，FIGO）指南、欧洲肿瘤内科学会（European Society for Medical Oncology，ESMO）指南，依据最新国内外临床研究结果及国内诊治共识，结合我国国情，为临床实践提供有价值的参考。

2 宫颈癌诊断及检查

2.1 宫颈癌诊断基本原则

		Ⅰ级推荐	Ⅱ级推荐	Ⅲ级推荐
临床诊断		体格检查 妇科检查 a		
病理诊断		宫颈细胞学 b 子宫颈活检	宫颈锥切 c	穿刺细胞学 d
实验室诊断		SCC、CEA、CA125、CA199 和 NSE 等肿瘤标志物 e HPV 检测		
影像诊断	宫颈肿瘤	盆腔 MRI f		盆腔 CT
	转移病灶	颈胸腹盆腔 CT，必要时 PET/CT g	颈胸 CT + 盆腹腔 MRI	其他相关检查 h

【注释】

a 包括双合诊与三合诊检查，推荐2名及以上高年资医师进行妇科检查；必要时在麻醉状态下检查；分期判断有分歧时，推荐较早分期。

b 需注意子宫颈腺癌存在细胞学假阴性可能[1]。

c 子宫颈活检无法判断有无浸润、微小浸润癌，需明确浸润深度时，推荐诊断性宫颈锥切。如宫颈及阴道细胞学检查（TCT）结果与阴道镜下活检病理不符，如多次结果为高级别鳞状上皮内病变（high-grade squamous intraepithelial lesion，HSIL），而阴道镜活检病理学检查未予支持时，也推荐诊断性宫颈锥切。

d 腹股沟或颈部淋巴结可疑转移时，推荐活检或细针穿刺细胞学明确。

e 子宫颈鳞癌推荐检测 SCC[2]，子宫颈腺癌推荐检测 CA125[3]，子宫颈胃型腺癌推荐检测癌胚抗原（CEA）、CA199[4]，子宫颈小细胞神经内分泌癌推荐检测 NSE[5]。

f 推荐盆腔 MRI 作为评估子宫颈局部肿瘤首选方法。MRI 存在禁忌证时选择盆腔 CT[6-7]。

g 建议ⅠB1 期以上有条件者行 PET/CT 检查[8]。

h 可疑有骨转移时,推荐骨扫描检查;可疑有膀胱和 / 或直肠受累时,推荐膀胱镜和 / 或肠镜检查。

2.2 宫颈癌病理学诊断

标本类型 a	Ⅰ级推荐		Ⅱ级推荐	Ⅲ级推荐
	大体检查	镜下检查	免疫组化	生物标志物
活检标本	标本部位 标本数目 标本大小 标本性状	组织学分型 b 组织学分级 c 淋巴脉管间隙浸润	鉴别诊断免疫组织化学相关指标 g	PD-L1 h MMR 或 MSI h TMB h NTRK h
锥切标本	标本描述 标本完整性 标本数目 标本大小 标本性状	组织学分型 b 组织学分级 c 浸润深度 d,e 淋巴脉管间隙浸润 切缘情况 伴发病变 f	鉴别诊断免疫组织化学相关指标 g	
手术标本	宫颈肿瘤 　部位 　大小 　性状 区域淋巴结 　部位 　数目 其他器官:宫旁、阴道、宫体、附件、网膜和腹膜等	组织学分型 b 组织学分级 c 浸润深度 d,e 淋巴脉管间隙浸润 宫旁侵犯 阴道侵犯 淋巴结侵犯 其他器官	鉴别诊断免疫组织化学相关指标 g	

【注释】

a 标本离体后应尽快(1h 内)以 3.7% 甲醛溶液固定,固定液体积应为送检样本体积的 4~10 倍。不同标本需遵循相应取材规范[1]。

　活检标本:描述标本数目、大小、性状,分别取材、全部包埋,如果标本最大径超过 5mm,应垂直于黏膜面对剖、立埋。

　锥切标本:测量记录长度(锥高)、宫颈外口(锥底)切缘最大径及宫颈管内口直径。以锥顶为中心,垂直于管腔黏膜面间隔约 3mm、纵向连续切取管壁全层组织,确保每片组织均含有从宫颈内口至外口的全部黏膜。

　手术标本:记录病变部位、外观、切面、浸润间质深度、是否累及阴道壁,测量距阴道壁切缘的最短距离。肿瘤区域以 3mm 间隔连续全层切开宫颈,测量肿瘤浸润的最大深度及该部位宫颈管壁的厚度。垂直于宫颈管壁纵向切取两侧宫旁组织(含切缘)及附着的部分宫颈管壁组织各 1~2 块。淋巴结应全部取材并标注。

b 组织学分型参考 2020 版 WHO 女性生殖系统肿瘤分类[2](见病理学部分)。

c 组织学分级见病理学部分。

d 早期浸润癌(ⅠA 期)应注明肿瘤间质浸润深度,测量值以 mm 计;ⅠB 期及以上浸润癌,应描述肿瘤浸润深度占宫颈管壁厚度的三分比,如浸润深度达管壁内 1/3 层、中 1/3 层或者外 1/3 层[1]。

e 早期子宫颈腺癌深度判断存在争议。Silva 分型以组织形态学为基础,采用“浸润方式”取代“传统的浸润深度”对宫颈腺癌进行分类[3-5](见病理学部分)。

宫颈癌

f 伴发病变包括炎症性疾病、囊肿、良性肿瘤和子宫内膜异位症等,需警惕同时存在鳞状上皮和腺上皮病变的可能。

g 生物学标志只具有辅助诊断意义。子宫颈上皮内瘤变分级常用指标 p16 和 Ki-67。子宫颈鳞癌和腺癌分为 HPV 相关型和非 HPV 相关型。p16 基本可代替 PCR 检测、HPV DNA 原位杂交、HPV mRNA 原位杂交等技术。其他常用免疫组织化学标志物如 CK7、CK20、CEA、ER、PR、MUC6、CD56 和 CgA 等[1]。

h 复发、转移或持续性宫颈癌基于生物标志物为指导的全身治疗[6]。宫颈癌免疫检查点抑制剂应用相关指标包括 PD-L1、MMR 或 MSI[7] 和 TMB[8]。子宫颈肉瘤建议 *NTRK* 基因融合检测[9]。

3 宫颈癌临床病理分期

宫颈癌分期系统包括国际抗癌联盟和美国癌症联合委员会(UICC/AJCC)的肿瘤、淋巴结、转移(TNM)系统(2021 年第 9 版)[1]和国际妇产科学联盟(FIGO)系统(2018 年更新版)[2-3]。

TNM 分期	FIGO 分期	分期标准
T_x		原发肿瘤无法评估
T_0		无原发性肿瘤证据
T_1	Ⅰ	肿瘤局限于子宫颈(忽略向子宫体的侵犯)
T_{1a}	Ⅰ A	显微镜下诊断的浸润癌,最大间质浸润深度 ≤5mm
T_{1a1}	Ⅰ A1	间质浸润深度 ≤3mm
T_{1a2}	Ⅰ A2	间质浸润深度 >3mm, ≤5mm
T_{1b}	Ⅰ B	镜下最大间质浸润深度 >5mm;肿瘤局限于子宫颈,测量肿瘤最大径
T_{1b1}	Ⅰ B1	间质浸润深度 >5mm,最大径 ≤2cm
T_{1b2}	Ⅰ B2	最大径 >2cm, ≤4cm
T_{1b3}	Ⅰ B3	最大径 >4cm
T_2	Ⅱ	肿瘤侵犯超出子宫,但未达阴道下 1/3 或盆壁
T_{2a}	Ⅱ A	累及阴道上 2/3,无宫旁浸润
T_{2a1}	Ⅱ A1	最大径 ≤4cm
T_{2a2}	Ⅱ A2	最大径 >4cm
T_{2b}	Ⅱ B	有宫旁浸润,但未达骨盆壁
T_3	Ⅲ	肿瘤累及阴道下 1/3,和 / 或扩散至盆壁,和 / 或导致肾积水或肾无功能
T_{3a}	Ⅲ A	肿瘤累及阴道下 1/3,未扩散至盆壁
T_{3b}	Ⅲ B	肿瘤扩散至盆壁,和 / 或导致肾盂积水或肾无功能(除外其他原因所致)
T_4	Ⅳ A	肿瘤侵犯膀胱黏膜或直肠黏膜(活检证实),疱样水肿不属于Ⅳ A 期
N_x		区域淋巴结无法评估
N_0		无区域淋巴结转移
$N_{0(i+)}$		区域淋巴结的孤立肿瘤细胞(ITC)

宫颈癌

续表

TNM 分期	FIGO 分期	分期标准
N_1	ⅢC1	区域淋巴结转移：局限于盆腔淋巴结
N_{1mi}	ⅢC1	盆腔区域淋巴结转移，最大径>0.2mm，≤2mm
N_{1a}	ⅢC1	盆腔区域淋巴结转移，最大径>2mm
N_2	ⅢC2	区域淋巴结转移：腹主动脉旁淋巴结转移
N_{2mi}	ⅢC2	腹主动脉旁淋巴结转移，最大径>0.2mm，≤2mm
N_{2a}	ⅢC2	腹主动脉旁淋巴结转移，最大径>2mm
M_0		无远处转移
cM_1	ⅣB	临床诊断的远处转移（包括转移至腹股沟淋巴结、腹膜、肺、肝、骨等，不包括盆腔和腹主动脉旁淋巴结、阴道的转移）
pM_1	ⅣB	病理确诊的远处转移（包括转移至腹股沟淋巴结、腹膜、肺、肝、骨等，不包括盆腔和腹主动脉旁淋巴结、阴道的转移）

【注释】

a　在获取所有影像学及病理学资料后确定最终分期，此后不再更改，例如肿瘤治疗或复发后分期不变。规定所有影像学检查手段（包括超声、CT、MRI、PET/CT 等）均可用于分期，病理学检查对肿瘤大小的测量较妇科检查和影像学检查准确。细针抽吸、粗针穿刺、组织活检、组织切除检查、手术标本等病理学方法均可用于 N、M 分期。

b　淋巴脉管间隙浸润（LVSI）不改变肿瘤分期，镜下浸润宽度不再作为分期标准。

c　病理学对淋巴结转移的评估包括以下 3 个层面。①孤立肿瘤细胞（ITC）：淋巴结内肿瘤病灶直径<0.2mm，或单个淋巴结内的单个肿瘤细胞，或 ≤200 个成簇细胞。②微转移：淋巴结内肿瘤病灶最大径为 0.2~2mm。③宏转移：淋巴结内肿瘤病灶最大径>2mm。ITC 不影响分期，在 TNM 分期中可记录为 $N_{0(i+)}$，采用 FIGO 分期时也应记录其存在。微转移（N_{mi}）和宏转移（N_a）被认为淋巴结受累，TNM 分期中盆腔淋巴结受累为 N_1，腹主动脉旁淋巴结受累为 N_2；FIGO 分期中则分别为ⅢC1 和ⅢC2。对用于诊断 FIGO ⅢC 期的证据，需注明所采用的方法是 r（影像学）还是 p（病理学）。例如，若影像学显示盆腔淋巴结转移，分期为ⅢC1r；若经病理学证实，分期为ⅢC1p。需记录所采用的影像学方法及病理学技术类型。若分期存在争议，应归于更早的期别。

d　TNM 分期系统中的前缀，c 是临床分期，p 是病理分期，如 cN 为临床诊断的淋巴结转移，pN 为病理确诊的淋巴结转移，cM 为临床诊断的远处转移，pM 为病理确诊的远处转移。对确诊所用的病理学技术方法进行标注，如 N（f）是指淋巴结转移通过细针抽吸或粗针穿刺确诊，N（sn）是指淋巴结转移是通过前哨淋巴结活检确诊。

4　宫颈癌病理分类

2020 版世界卫生组织（WHO）肿瘤病理分类将宫颈鳞状细胞癌分为与 HPV 相关型与 HPV 非相关型两类（表 4-1）。两者无法单独根据形态学标准区分，必须进行 p16 免疫染色或 HPV 检测。在没有条件区分 HPV 是否感染的情况下，可以不进行区分。目前尚未发现明确的 HPV 非相关型癌前病变，所以癌前病变鳞状上皮内病变（squamous intraepithelial lesion，SIL）被归为 HPV 相关的类别，仍分为 HSIL（CIN3 及 CIN2）及 LSIL（CIN1）。需要强调的是，p16 的染色不代表任何病变级别，仅在 CIN2 形态学鉴别困难时作为参考指征[1]。

WHO 分类中宫颈腺癌及癌前病变也相应分为 HPV 相关性腺癌及原位癌、HPV 非相关性腺癌及原位癌。

HPV 相关性腺癌主要包括普通型腺癌、大部分黏液腺癌[非特异黏液腺癌、肠型黏液腺癌、印戒细胞癌、宫颈浸润性复层产黏液的腺癌(iSMC)],宫颈 HPV 相关型腺癌,最常见的亚型为普通型;根据形态学及镜下特点,HPV 相关型普通型腺癌可进行 Silva 分类。Silva A 型:边界清楚,预后相对较好;Silva B 型:边界清楚,小灶浸润型生长;Silva C 型:弥漫浸润型生长,预后相对较差。HPV 非相关型腺癌包括胃型黏液腺癌、透明细胞型腺癌和中肾管型腺癌等。

对于宫颈腺癌,HPV 非相关型相对预后较差。但在宫颈鳞癌中,HPV 对于预后的意义,有待进一步研究。需要强调的是无论宫颈腺癌或鳞癌,分期仍是最重要的临床预后因素[2-5]。

宫颈神经内分泌肿瘤,分为神经内分泌瘤(NET:NET1/2)及神经内分泌癌(大细胞神经内分泌癌及小细胞神经内分泌癌)。宫颈中神经内分泌瘤罕见,宫颈常见的神经内分泌肿瘤多为神经内分泌癌。无论大细胞神经内分泌癌还是小细胞神经内分泌癌,均具有高度侵袭性,就诊时远处转移很常见。即使在早期诊断的患者中,死亡率也很高。在宫颈、子宫内膜和卵巢中,神经内分泌癌经常与其他肿瘤一起发生。

表 4-1　WHO 宫颈癌及癌前病变分类(第 5 版,2020 年)

鳞状细胞癌及癌前病变

　　SIL

　　鳞状细胞癌,HPV 相关

　　鳞状细胞癌,HPV 非相关

　　鳞状细胞癌,NOS

腺癌及癌前病变

　　原位腺癌,HPV 相关

　　原位腺癌,HPV 非相关

　　腺癌,HPV 相关

　　　　普通型

　　　　黏液腺癌,NOS

　　　　黏液腺癌,肠型

　　　　黏液腺癌,印戒细胞型

　　　　iSMC(浸润性复层产黏液的腺癌)

　　　　绒毛管状腺癌

　　腺癌,HPV 非相关,胃型

　　腺癌,HPV 非相关,透明细胞型

　　腺癌,HPV 非相关,中肾管型

　　其他类型腺癌

其他上皮肿瘤

　　癌肉瘤

　　腺鳞癌和黏液表皮样癌

　　腺样基底细胞癌

　　无法分类的子宫颈癌

　　神经内分泌肿瘤

　　　　NET1/2

　　　　神经内分泌癌

　　　　　　大细胞神经内分泌

　　　　　　小细胞神经内分泌

5 宫颈癌治疗原则

宫颈癌的治疗手段包括手术、放疗、系统性治疗（包括化疗、免疫治疗和靶向治疗）。早期宫颈癌患者（ⅠA～ⅠB2期及ⅡA1期）多选择根治性手术治疗,然后根据术后病理是否存在危险因素来决定术后的辅助治疗,也可以选择直接行根治性放疗或个体化选择同步放化疗。早期宫颈癌的手术与根治性放疗两者的疗效相当,5年生存率、死亡率、并发症发生率相似。由于放疗可能导致相关并发症,对于未绝经患者,特别是年龄小于45岁且无手术禁忌证的患者可选择手术治疗。另外对于符合条件,有保留生育功能要求的患者采用保留生育功能的手术方式。对于局部晚期宫颈癌（ⅠB3期和ⅡA2期）首选同步放化疗,在放疗资源匮乏地区也可选择手术治疗。对于ⅡB期～ⅣA期宫颈癌,治疗方式首选同步放化疗联合或不联合免疫治疗。对于ⅣB期宫颈癌一般以系统性治疗为主,部分患者可联合个体化放疗。

6 早期宫颈癌治疗（无保留生育要求）

分层	Ⅰ级推荐	Ⅱ级推荐	Ⅲ级推荐
ⅠA1期 [a,b] 且不伴淋巴脉管间隙浸润	A型子宫切除 [c][1-2] 或宫颈锥切术 [a]		
ⅠA1期伴淋巴脉管间隙浸润	B型子宫切除 [c] + 盆腔淋巴结切除术 或根治性放疗（体外放疗 + 阴道近距离放疗）		
ⅠA2期	B型子宫切除 [c,h] + 盆腔淋巴结切除术 [22] 或根治性放疗（体外放疗 + 阴道近距离放疗）	B型子宫切除 [c,h] + 前哨淋巴结显影技术 [5-16]	
ⅠB1期、ⅠB2期、 ⅡA1期	C型子宫切除 [c,h] + 盆腔淋巴结切除术（1类）[d,e] 或根治性放疗（体外放疗 + 阴道近距离放疗）± 铂类为基础的同步化疗 [21]	C型子宫切除 [c,h] + 盆腔淋巴结切除术 + 腹主动脉旁淋巴结切除术 （2B类）[d,e,f]	C型子宫切除 [c,h] + 前哨淋巴结显影技术 [d]
ⅠB3期、ⅡA2期 [g]	根治性放疗（体外放疗 + 阴道近距离放疗）± 铂类为基础的同步化疗（1类）	C型子宫切除 [c] + 盆腔淋巴结切除术 + 腹主动脉旁淋巴结切除术（2B类）[d,e,f]	根治性放疗（体外放疗 + 阴道近距离放疗）± 铂类为基础的同步化疗 + 全子宫切除（3类）; 或腹主动脉旁 淋巴结分期手术 [17-19] + 根治性放疗（体外放疗 + 阴道近距离放疗）± 铂类为基础的同步化疗 （2B类）

注:除特殊标注,上述证据类别均为2A类。

宫颈癌

【注释】

a 分期按照 FIGO 2018 版分期标准。

b ⅠA 期需经宫颈锥切组织的病理方能确诊，不能单纯由宫颈活检组织病理来确诊。

c 子宫切除范围参照 Q-M 手术分型（表 6-1）。

d 对于 C 型子宫切除的手术方式首选为开腹手术[3-4,20]。

e 盆腔淋巴结切除范围包括髂总淋巴结、髂外淋巴结、髂内淋巴结及闭孔淋巴结。

f 腹主动脉旁淋巴结切除范围一般达肠系膜下动脉水平即可，但也可结合影像学以及术中冰冻病理结果个体化扩大切除范围。

g 对于ⅠB3 期、ⅡA2 期宫颈癌采用新辅助化疗加手术的治疗模式还存在争议，一般仅建议用于放疗不可及区域或者临床研究。

h 近年有两项前瞻性临床研究结果显示，对于早期低危宫颈癌（即满足所有以下条件的患者：FIGO ⅠA2~ⅠB1 期（基于锥切病理分期）、无脉管瘤栓、锥切切缘阴性、鳞状细胞癌（任何组织分级）或普通型腺癌（组分学分级 1 级或 2 级、肿瘤最大径 ≤2cm、浸润深度 ≤10mm 以及影像学检查未发现远处转移），采用单纯子宫切除与采用根治性子宫切除，生存结果相当。这一结论尚有待更长时间的随访结果来验证[23-25]。

表 6-1　宫颈癌子宫切除的 Q-M 分型

分型	对应术式	输尿管处理	子宫动脉处理	侧方宫旁组织切除	腹侧宫旁组织切除	背侧宫旁组织切除	阴道切除
A	介于筋膜外子宫切除术和改良根治术之间	识别但不游离	于输尿管内侧切断	输尿管与宫颈之间	最小切除	最小切除	<1cm
B1	改良根治术	"隧道"顶部打开与侧推	输尿管正上方切断	输尿管水平	部分切除膀胱宫颈韧带	子宫骶韧带在子宫直肠腹膜反折处切除	切除 1cm
B2	B1+宫旁淋巴结切除	同 B1	同 B1	同 B1，再切除宫旁淋巴结	同 B1	同 B1	同 B1
C1	NSRH	完全游离	髂内动脉	髂血管内侧水平（保留盆腔内脏神经）	膀胱水平（保留腹下神经）	直肠水平（保留腹下神经）	切除 2cm（或根据实际需要）
C2	经典的宫颈癌根治术	同 C1	同 C1	髂血管内侧水平（不保留盆腔内脏神经）	膀胱水平（不保留膀胱支）	骶骨水平（不保留腹下神经）	同 C1
D1	侧盆扩大根治术	完全游离	连同髂内血管切除	盆壁血管切除	膀胱水平	骶骨水平	根据需要
D2	侧盆廓清术	同 D1	同 D1	盆壁肌肉筋膜切除	根据情况	根据情况	根据需要

注：NSRH. C1 型广泛性子宫切除术，又称保留神经的广泛性子宫切除术（nerve-sparing radical hysterectomy，NSRH）。

7 宫颈癌保留生育功能手术

7.1 适应证[1-4]

项目	Ⅰ级推荐	Ⅱ级推荐
FIGO 分期	ⅠA1～ⅠB2 期	
病理类型	宫颈鳞癌、腺癌和腺鳞癌,排除神经内分泌癌、胃型腺癌	透明细胞癌[5-6],腺肉瘤,胚胎横纹肌肉瘤(3 类)a[7]
影像评估	肿瘤局限于宫颈,病灶未侵犯宫颈内口,无淋巴结转移及远处转移	
生育力评估	妇科和生殖内分泌科评估 年龄≤45 岁	

注:除特殊标注,上述证据类别均为 2A 类。

【注释】

a　复旦大学附属肿瘤医院于 2006—2019 年共对 15 例宫颈腺肉瘤或胚胎横纹肌肉瘤的患者实施了腹式根治性宫颈切除术或宫颈锥切术,患者年龄中位数为 19(11~36)岁,肿瘤大小中位数为 5(1.5~20)cm。所有患者肿瘤均局限于宫颈,截至 2024 年 5 月,随访时间中位数为 153(59~213)个月,仅 1 例复发且死亡。

7.2 诊断及术前评估

目的	Ⅰ级推荐	Ⅱ级推荐
诊断	妇科检查 + 宫颈活检	
分期诊断	胸部 CT+ 腹部增强 CT+ 盆腔增强 MRI[1-2]或 PET/CT[3-4]	胸部、腹部、盆腔 CT
生育能力评估	抗米勒管激素（AMH）或窦卵泡计数（AFC）a	年龄≤45 岁 性激素检查 b

【注释】

a　为了更好地评估患者术前卵巢储备功能,建议在月经周期任意时期进行血抗米勒管激素（AMH）检查,或月经第 1~3 天通过超声检查双侧卵巢窦卵泡计数（AFC）。

b　性激素检查包括卵泡刺激素、黄体生成素、雌二醇、孕酮、睾酮以及催乳素,可于月经期第 1~3 天（卵泡期）抽血检查。

7.3 治疗[1-4]

分期	Ⅰ级推荐	Ⅱ级推荐	Ⅲ级推荐
ⅠA1,LVSI(-)	宫颈锥切术 a,d		
ⅠA2～ⅠB1(需通过锥切明确,且符合保守治疗标准)[5]: LVSI(-); 锥切切缘阴性; 鳞癌(任何分级)和普通型腺癌(G_1、G_2); 肿瘤直径≤2cm; 肌层浸润≤10mm; 影像学检查无其他部位转移	宫颈锥切术 + 盆腔淋巴结切除术(前哨淋巴结活检术)a,d	根治性宫颈切除术 b,f+盆腔淋巴结切除术(前哨淋巴结活检术)	

宫颈癌

续表

分期	Ⅰ级推荐	Ⅱ级推荐	Ⅲ级推荐
ⅠA1~ⅠA2,LVSI(+)	根治性宫颈切除术 b,f+ 盆腔淋巴结切除术 （前哨淋巴结活检术）， 或宫颈锥切术 a,d+ 盆腔淋巴结切除术（前哨淋巴结活检术[6-10]）		
ⅠB1 不符合保守治疗标准	腹式或阴式根治性宫颈切除术 b,g+ 盆腔淋巴结切除术（前哨淋巴结活检术）	腹腔镜或机器人根治性宫颈切除术 b,e,g+ 盆腔淋巴结切除术（前哨淋巴结活检术）[11-12]	宫颈锥切术 + 盆腔淋巴结切除术（前哨淋巴结活检术）（3 类）i [13-15]
ⅠB2	腹式根治性宫颈切除术 c,h+ 盆腔淋巴结切除术		新辅助化疗 + 根治性宫颈切除术或宫颈锥切术（3 类）h,k [16,17]

注：除特殊标注，上述证据类别均为2A类。LVSI. 淋巴脉管间隙浸润（lymphovascular space invasion）。

【注释】

a 至少保证 1mm 阴性宫颈切缘（保证 ≥3mm 的切缘更为安全）。

b 至少保证 5~8mm 阴性宫颈切缘。

c 至少保证 8~10mm 阴性宫颈切缘。

d 可实施宫颈锥切术，建议对非妊娠患者进行宫颈管搔刮术。

e 经过锥切且切缘阴性需要补充手术的患者，实施腹腔镜或机器人根治性宫颈切除术更为安全[10-11]。

f 相当于 Q-M B 型根治术的切除范围。

g 相当于 Q-M B 型或 C1 型根治术的切除范围。

h 相当于 Q-M C1-C2 型根治术的切除范围。

i 适用于部分经严格筛选的不符合上文描述的保守治疗标准的早期低危宫颈癌，如肿瘤直径 ≤2cm，肌层浸润深度 ≤10mm 或 <50%，伴随 LVSI。

j 盆腔淋巴结切除可在新辅助化疗前或新辅助化疗后实施，需确保盆腔淋巴结病理阴性才可实施保留生育功能治疗。

k 若新辅助化疗后肿瘤直径 ≤2cm，可实施宫颈锥切、LEEP 刀、阴式根治性宫颈切除术或 Q-M B 型开腹根治性宫颈切除术，若新辅助化疗后肿瘤直径 >2cm，可实施 Q-M C1 型开腹根治性宫颈切除术或放弃保育治疗。

8 中晚期宫颈癌的放（化）疗

临床分期 a	分期	分层	Ⅰ级推荐	Ⅱ级推荐	Ⅲ级推荐
ⅡB 期 ⅢA 期 ⅢB 期			盆腔 EBRT d+ 近距离放疗 e+ 同步含铂化疗 f（1 类）g	盆腔 EBRT d+ 近距离放疗 e	

续表

临床分期 a	分期	分层	Ⅰ级推荐	Ⅱ级推荐	Ⅲ级推荐
ⅢC 期	ⅢC1 期	影像学检查 b	盆腔 ± 腹主动脉旁 EBRT d+ 近距离放疗 e+ 同步含铂化疗 f	盆腔 ± 腹主动脉旁 EBRT d+ 近距离放疗 e	新辅助化疗 h 盆腔 ± 腹主动脉旁 EBRT c+ 近距离放疗 d+ 同步含铂化疗(2B 类) e
		病理细胞学 c	盆腔 EBRT d+ 近距离放疗 e+ 同步含铂化疗 f	盆腔 EBRT d+ 近距离放疗 e	新辅助化疗 h 盆腔 ± 腹主动脉旁 EBRT c+ 近距离放疗 d+ 同步含铂化疗(2B 类) e
	ⅢC2 期	影像学检查 b 或病理细胞学 c	盆腔 + 腹主动脉旁 EBRT d+ 近距离放疗 e+ 同步含铂化疗 f	盆腔 + 腹主动脉旁 EBRT+ 近距离放疗 e	新辅助化疗 h 盆腔 ± 腹主动脉旁 EBRT c+ 近距离放疗 d+ 同步含铂化疗(2B 类) e
ⅣA 期	无淋巴结肿大		盆腔 EBRT d+ 近距离放疗 e+ 同步含铂化疗 f	盆腔 EBRT d+ 近距离放疗 e	新辅助化疗 h 盆腔 ± 腹主动脉旁 EBRT c+ 近距离放疗 d+ 同步含铂化疗(2B 类) e
	淋巴结肿大	影像学检查 b 或病理细胞学 c	盆腔 ± 腹主动脉旁 EBRT d+ 近距离放疗 e+ 同步含铂化疗 f	盆腔 ± 腹主动脉旁 EBRT d+ 近距离放疗 e	新辅助化疗 h 盆腔 ± 腹主动脉旁 EBRT c+ 近距离放疗 d+ 同步含铂化疗(2B 类) e
ⅣB 期	系统性治疗 ± 针对肿瘤局部放疗或同步放化疗 i				

注：除特殊标注，上述证据类别均为 2A 类。

【注释】

a 临床分期：2018 年 FIGO 分期。

b 影像检查(r)：推荐 MR、CT 或 PET/CT。

c 病理细胞学(p)：对可疑的影像学结果，可以考虑对异常病灶行穿刺活检或选择手术分期(即腹膜外或腹腔镜淋巴结切除术)(3 类)[1-2]。由于穿刺活检或手术带来的损伤，专家组反对意见较多。

d 体外放射治疗(EBRT)：推荐以影像引导(CT 或 MR)为基础的适形调强放疗技术[3-5]。放疗范围包括已知及可疑的肿瘤侵犯部位，EBRT 靶区为盆腔 ± 腹主动脉旁区域[6]。剂量 45(40~50)Gy。不可切除的淋巴结可以通过高度适形的放疗技术，给予同步加量或后程推量 10~15Gy。对于图像引导的 EBRT，高剂量区域必须注意避开正常组织或严格限制正常组织的照射剂量。

e 近距离放疗：近距离放疗是所有不适合手术的初治宫颈癌根治性放疗的关键部分。通常采用宫腔管和阴道施源器。对于局部肿瘤巨大而且不对称的患者或者肿瘤退缩不足的患者，组织间插植可以提高靶区剂量并且最大限度减小正常组织剂量。推荐近距离放疗前或放疗中行 MRI 检查,有助于勾画残留肿瘤。A 点或高危 CTV（HR-CTV）D_{90} 的处方剂量为（5~7）Gy×（4~6）次,总量 20~35Gy。联合 EBRT,A 点或高危 CTV（HR-CTV）D_{90} 的 EDQ_2 需达 80~85Gy;对于肿瘤体积大或退缩不佳的病灶,A 点或高危 CTV（HR-CTV）D_{90} 的 $EDQ_2 \geq 87Gy$。正常组织的限定剂量:直肠 $D_{2cc} \leq 65~75Gy$;乙状结肠 $D_{2cc} \leq 70~75Gy$;膀胱 $D_{2cc} \leq 80~90Gy$。如果达不到这些参数要求,应该考虑使用组织间插植技术作为补充[7-10]。

f 同步化疗:同步放化疗可降低宫颈癌患者复发风险和死亡风险。通过充分评估无远处转移者,推荐盆腔 ± 腹主动脉旁 EBRT 联合同步含顺铂化疗和近距离放疗（1 类）[11-17]。同步放化疗,通常在盆腔 EBRT 时进行化疗。

g 同步化疗方案推荐:顺铂周疗（DDP 40mg/m²,每周一次,4~6 次）;如果不能耐受顺铂者,选择卡铂（AUC=2,每周一次,4~6 次）或含铂双药增敏化疗。基于临床研究,同步放化疗联合免疫治疗（帕博利珠单抗）仅可用于Ⅲ~ⅣA 期宫颈癌患者[19]。

h 放疗前新辅助化疗在既往的研究中不获益,近期有少量文献报道,淋巴结转移者放疗前化疗可以获益。专家组意见不一,建议根据各个医院和患者具体情况慎重选择,推荐放疗前化疗方案紫杉醇＋顺铂或紫杉醇＋卡铂,少于 2 周期[18]。

i 参见复发转移性宫颈癌治疗。

9 早期宫颈癌根治术后辅助治疗

术后病理	分层	Ⅰ级推荐	Ⅱ级推荐	Ⅲ级推荐
腹主动脉淋巴结阴性	高危因素 a	盆腔体外放疗 c+ 含铂同步化疗 ± 近距离放疗（1 类）d	序贯放化疗 e	
	中危因素 b	盆腔体外放疗 ± 近距离放疗（1 类）		盆腔体外放疗 + 含铂同步化疗 ± 近距离放疗（2B 类）
腹主动脉淋巴结阳性	无远处转移	影像学或活检提示阴性者行延伸野放疗 + 含铂同步化疗 ± 近距离放疗（1 类）		
	有远处转移	影像学或活检提示阳性者进行系统治疗加个体化外放疗		

注:除特殊标注,上述证据类别均为 2A 类。

【注释】

a 早期宫颈癌接受根治手术者术后辅助治疗取决于手术发现及病理分期。"高危因素"包括淋巴结阳性、切缘阳性和宫旁浸润。具备任何一个"高危因素"均推荐进一步影像学检查,以了解其他部位转移情况,如无腹主动脉旁淋巴结和其他部位转移,需补充盆腔体外放疗 + 含铂同期化疗（证据等级 Ⅰ）± 阴道近距离放疗。同步放化疗一般采用顺铂单药,顺铂不良反应不耐受可用卡铂替换。

b 病理类型为鳞癌的患者中危因素（肿瘤大小、间质浸润、淋巴脉管间隙浸润）可参考"Sedlis 标准"[1]（表 9-1）。其他可能影响预后的因素还有病理类型（如腺癌和腺鳞癌）,但目前仅有回顾性研究结果,尚无前瞻性研究支持将其纳入术后辅助治疗的危险因素中[2-4]。浸润深度是鳞癌复发的重要危险因素。肿瘤大小是腺癌复发的重要危险因素,并且这种风险随着 LVSI 的存在而增加[5]。

表 9-1　Sedlis 标准

LVSI	间质浸润	肿瘤大小 /cm
+	外 1/3	任何大小
+	中 1/3	≥ 2
+	内 1/3	≥ 5
−	中或外 1/3	≥ 4

c　推荐调强放疗等放疗技术,放射野至少需包括阴道断端及上段阴道、宫旁组织和直接的淋巴结引流区(如髂内、髂外淋巴结区、闭孔和骶前)。如确定有淋巴结转移时,放射野的上界还需要相应延伸。通常建议常规分割的剂量 45~50Gy,对于未切除的大淋巴结应该用高度适形的体外放疗推量 10~20Gy。建议在术后 4~6 周内开始放疗。

d　某些患者特别是阴道切缘阳性或近切缘者,应增加后装近距离治疗作为剂量加量,降低阴道残端复发风险。推荐柱状施源器阴道黏膜下 0.5cm,5.5Gy×2 次或阴道黏膜面 6.0Gy×3 次。

e　我国一项Ⅲ期研究——STARS 研究,将Ⅰ B1~ⅡA2 期宫颈癌根治术后存在病理高危因素的患者随机分为 3 组:单纯放疗组、同步放化疗组和序贯放化疗组。结果显示前两组 3~4 级不良反应发生率相似,而序贯放化疗组有较高的 3 年无病生存(disease-free survival,DFS)率并能降低死亡风险,可用于放疗资源紧张的地区[6-7]。

10　意外发现宫颈癌的处理

分期	分层	Ⅰ级推荐	Ⅱ级推荐	Ⅲ级推荐
Ⅰ A1	无淋巴脉管间隙浸润	随访观察		
	伴淋巴脉管间隙浸润	宫旁广泛切除加阴道上段切除 + 盆腔淋巴结切除 b 或盆腔体外放疗 + 近距离放疗 ± 含铂同期化疗		
Ⅰ A2、Ⅰ B1 或以上	切缘及影像学检查均阴性者	宫旁广泛切除加阴道上段切除 + 盆腔淋巴结切除 b 或 盆腔体外放疗 + 近距离放疗 ± 含铂同期化疗		宫旁广泛切除加阴道上段切除 + 盆腔淋巴结切除 + 腹主动脉旁淋巴结取样(2B 类)
	切缘为阳性,存在肉眼残留病灶、影像学检查阳性或符合 Sedlis 标准者	盆腔体外放疗(若髂总和 / 或腹主动脉旁淋巴结阳性加腹主动脉旁区放疗)+ 含铂同期化疗 + 近距离放疗(1 类)		

注:除特殊标注,上述证据类别均为 2A 类。

【注释】

a　意外发现宫颈癌是指因良性疾病进行单纯子宫切除术后病理学检查证实的子宫颈浸润癌(仅包括鳞癌、腺癌、腺鳞癌和子宫颈神经内分泌癌)。对这一类患者首先需明确病理学诊断,确定分期、是否有 LVSI 阳性、切缘阳性等。其次,需进行全面检查评估,包括手术范围、查体、血生化检查和影像学检查。根据病理学、影像学检查结果,结合当地技术条件及患者具体情况选择最佳的治疗方案[1-2]。

b 二次手术治疗的选择需考虑手术后病理学检查结果、患者对再次手术的耐受能力和当地医疗水平。二次手术适于部分早期年轻患者[9-14],手术后无须辅助放疗,可保留卵巢功能和阴道功能。对评估术后放疗概率大的病例,不推荐手术和放疗方式的叠加,建议选择盆腔放疗＋同期化疗[3-8]。

11 复发宫颈癌的治疗

11.1 局部或区域复发宫颈癌的治疗

局部或区域复发 （分层因素）	Ⅰ级推荐	Ⅱ级推荐	Ⅲ级推荐
既往未接受过放疗 或在既往放疗野之 外复发	手术切除（充分评估可手术切除）± 术后个体化 EBRT ± 近距离放疗 a ± 系统治疗 b 或 个体化 EBRT ± 近距离放疗 a ± 系统治疗 b	系统治疗 b ± 营养与支持治疗、姑息性治疗 e	
既往接受过放疗或者复发于放疗野内			
中心性复发	手术治疗（盆腔廓清术）c	系统治疗 b ± 营养与支持治疗、姑息性治疗 e	术中放疗（IORT）（3 类）d
中心性复发	病灶局限并经仔细评估者： 根治性子宫切除术 或 近距离放疗 a 或 个体化 EBRT a（可考虑 SBRT f）	系统治疗 b ± 营养与支持、姑息性治疗 e	营养与支持治疗、姑息性治疗 e
非中心性复发	系统治疗 b ± 营养与支持治疗、姑息性治疗 e	系统治疗 b ± 个体化 EBRT a（可考虑 SBRT f）	手术切除 ± IORT（3 类）d

注:除特殊标注,上述证据类别均为 2A 类。

【注释】

a 放疗原则可参见"中晚期宫颈癌的放（化）疗"中放疗部分。放疗后复发而再次放疗时,放疗方式及放疗剂量需谨慎设计。如首次放疗后 2 年以上者,可以根据具体情况酌情给予全量放疗。但对首次放疗后短时间内复发者,再次常规放疗治愈肿瘤可能小,且有严重的放疗并发症,应防止盲目高剂量放疗。

b 不适合手术或放疗者,可首选系统性治疗,具体参见复发转移宫颈癌的系统治疗。

c 放疗后盆腔中心复发或未控制的患者,盆腔廓清术是一种治疗的选择。需要术前评估,明确是否存在远处转移（术前 PET/CT 或胸腹盆 MRI 或 CT 检查）。如果复发限于盆腔,可进行手术探查。术中肿瘤未侵犯盆壁及淋巴结者可行盆腔脏器切除。根据肿瘤的位置,选择前、后或全盆腔廓清术。若肿瘤部位可以保证足够的手术切缘,可保留盆底和肛门括约肌（表 11-1）。建议在具有较高廓清术水平的医疗中心进行。需要指出的是,这类手术（之前没有盆腔放疗）很少用于初始治疗,仅用于不适合盆腔放疗或既往接受过盆腔放疗后局部进展且不适合进一步放疗的患者。

d 术中放疗（IORT）是指在剖腹手术时对有肿瘤残留风险的瘤床或无法切除的孤立残留病灶进行单次大剂量

放疗。尤其适合放疗后复发的病例。IORT 时,可将高危区域内的正常组织移开(如肠道或其他内脏)。通常使用电子线、近距离放疗或微型 X 射线源,可选择不同大小的施源器(与手术定义的高危区域匹配)来限制放疗的面积和深度,避免周围正常组织接受。

e　难治性复发肿瘤患者需要根据个体情况,采取综合的治疗方法,包括临终关怀、疼痛咨询、情绪和精神支持。

f　立体定向放疗(SBRT)是一种允许实施少分次、高剂量分割的聚焦式 EBRT 的放疗方式,可用于某些孤立的转移灶,也可以考虑用于治疗再放疗区域内的局限性病变。

表 11-1　无远处转移的局部复发宫颈癌切除术分类[1]

	肛提肌下型盆腔廓清术类型比较			肛提肌上型盆腔廓清术类型比较	
	前盆腔	后盆腔	全盆腔	后盆腔	全盆腔
适应证	盆腔中心复发 适用于部分经过筛选的不适合初始行放疗的 FIGO ⅣA 期患者				
目的	根治				
子宫、输卵管、卵巢	如果仍然存在则切除	如果仍然存在则切除	如果仍然存在则切除	如果仍然存在则切除	如果仍然存在则切除
阴道	切除	切除	切除	切除	切除
膀胱和尿道	切除	切除	切除	切除	切除
直肠	切除	切除	切除	切除	切除
肛门括约肌	切除	切除	切除	保留,如果可以,与结肠吻合	保留,如果可以,与结肠吻合
泌尿系统重建方案	回肠代膀胱术或可控性尿流改道术	不适用	结肠双腔湿性造口术[2-3]、回肠膀胱术或可控性尿流改道术	不适用	结肠双腔湿性造口术[2-3]、回肠膀胱术或可控性尿流改道术
胃肠系统重建方案	不适用	结肠末端造瘘术	结肠双腔湿性造口术[2]或结肠末端造瘘术	结肠末端造瘘术或吻合术,联合暂时性回肠造口术	结肠双腔湿性造口术[2-3]、结肠末端造瘘术,或吻合术联合暂时性回肠造口术
阴道重建方案	肌皮瓣(腹直肌、股薄肌),或带网膜 J- 形瓣的中厚皮片移植				

11.2　远处转移宫颈癌的治疗

远处转移(分层因素)	Ⅰ级推荐	Ⅱ级推荐	Ⅲ级推荐
可考虑局部治疗 a			系统治疗 d ±营养与支持治疗、姑息性治疗 e
评估局部可手术切除	局部手术切除 ±EBRT c+系统治疗 d	局部个体化 EBRT[6-7] ±近距离放疗 c+ 系统治疗 d	
不可局部切除	局部个体化 EBRT[6-7] ±近距离放疗 c+ 系统治疗 d		
不适宜局部治疗 b	系统治疗 b,d± 营养与支持治疗、姑息性治疗 e	系统治疗(二线治疗)b,d 或参加临床研究 f± 营养与支持治疗、姑息性治疗 e	营养与支持治疗、姑息性治疗 e

注:除特殊标注,上述证据类别均为 2A 类。

【注释】

a　无论患者是初治还是复发时出现远处转移,都很难治愈。对于经过高度选择的、具有可局部治疗的孤立性远处转移的患者,采用局部方案的放疗或消融治疗,可能改善生存,例如淋巴结、肺、肝或骨寡转移可能受益于局部治疗。局部治疗后,可以考虑联合系统治疗。

b　对于出现盆腔外复发或转移的患者,不适宜放疗或廓清术,推荐化疗或最佳支持治疗。对化疗有效的患者,其疼痛和其他症状可明显缓解。但是,对化疗的反应通常持续时间短,生存很少得到改善。

c　放疗原则可参见"中晚期宫颈癌的放(化)疗"及"局部或区域复发宫颈癌的治疗"中放疗相关注释。

d　见复发转移宫颈癌的系统治疗。

e　难治性转移性肿瘤患者需要根据个体情况,采取综合的治疗方法,包括临终关怀、疼痛咨询、情绪和精神支持。

f　经过一线系统治疗后失败的患者,无论手术或放疗,预后均不佳。这些患者可以接受系统治疗或最佳支持治疗,鼓励参与临床试验。

11.3　复发或转移性宫颈癌的系统治疗

11.3.1　复发或转移性宫颈癌的系统治疗选择

系统治疗	I 级推荐	II 级推荐	III 级推荐
一线	顺铂＋紫杉醇＋贝伐珠单抗(1 类)[a][9] 卡铂＋紫杉醇＋贝伐珠单抗(1 类)[a] 顺铂＋紫杉醇(1 类)[a] 卡铂＋紫杉醇(先前用过顺铂)(1 类)[b]	帕博利珠单抗＋顺铂＋紫杉醇 ± 贝伐珠单抗(适用于 PD-L1 阳性肿瘤)(1 类)[c] 帕博利珠单抗＋卡铂＋紫杉醇 ± 贝伐珠单抗(适用于 PD-L1 阳性肿瘤)(1 类)[c] 拓扑替康(托泊替康)＋紫杉醇＋贝伐珠单抗[b] 拓扑替康＋紫杉醇[a] 顺铂＋拓扑替康[a]	顺铂[a] 卡铂[a] 紫杉醇[a]
二线		白蛋白结合型紫杉醇[d] 帕博利珠单抗(适用于 PD-L1 阳性或 TMB-H 或 MSI-H/dMMR 的肿瘤)[k,m,o][4-5,8,18-19] 卡度尼利单抗[e,o](含铂化疗治疗失败的复发或转移性宫颈癌)(2B 类) 赛帕利单抗(2B 类)[j,o] 索卡佐利单抗(2B 类)[s,o] 恩朗苏拜单抗(2B 类)[u] 多西他赛[d] 吉西他滨[d] 培美曲塞[d] 拓扑替康[d] 参加临床研究[i]	氟尿嘧啶[d] 长春瑞滨[d] 伊立替康[d] tisotumab vedotin-tftv[p][20] 斯鲁利单抗[f,o](MSI-H 实体瘤)(3 类) 替雷利珠单抗[g,o](MSI-H 或 dMMR 实体瘤)(3 类) 恩沃利单抗[h,o](MSI-H 或 dMMR 实体瘤)(3 类) 普特利单抗[r,o](MSI-H 或 dMMR 实体瘤)(3 类) 纳武利尤单抗(适用于 PD-L1 阳性的肿瘤)[l]

续表

系统治疗	Ⅰ级推荐	Ⅱ级推荐	Ⅲ级推荐
其他			德曲妥珠单抗（enhertu, T-DXd, DS-8201）：HER2 阳性（IHC 3+ or 2+）（3 类）[t] 塞尔帕替尼（selpercatinib）用于治疗转移性 *RET* 基因融合阳性肿瘤[q] larotrectinib 或 entrectinib（适用于 *NTRK* 基因融合的肿瘤）[n]

注：除特殊标注，上述证据类别均为 2A 类。

【注释】

a 顺铂＋紫杉醇及卡铂＋紫杉醇是转移性或复发性宫颈癌应用较广泛的化疗方案。GOG-240 研究比较了贝伐珠单抗联合两种化疗方案（顺铂＋紫杉醇＋贝伐珠单抗或拓扑替康＋紫杉醇＋贝伐珠单抗），结果显示接受贝伐珠单抗的患者总生存期有改善。根据研究结果，2015 年美国食品药品监督管理局（FDA）批准贝伐珠单抗作为紫杉醇和顺铂或拓扑替康联合紫杉醇用于治疗持续性、复发性或转移性宫颈癌。对于不能使用紫杉醇的患者，可采用顺铂＋拓扑替康替代。无铂方案拓扑替康联合紫杉醇可作为无法耐受铂类化疗的患者的选择。不耐受联合化疗者也可考虑单药化疗。

b 基于 GOG240 和 JGOG0505 研究的结果，卡铂＋紫杉醇＋贝伐珠单抗作为复发和转移性宫颈癌的另一治疗推荐方案。卡铂＋紫杉醇作为接受过顺铂治疗的患者首选，而既往未使用过顺铂的患者推荐顺铂联合紫杉醇。

c 2021 年 Keynote-826（NCT03635567）的结果发现在一线治疗的 PD-L1 阳性宫颈癌患者中，与化疗 ± 贝伐珠单抗相比，帕博利珠单抗联合化疗 ± 贝伐珠单抗将患者死亡风险降低了 36%，显著延长总生存期（OS）和 PFS。基于此，美国 FDA 批准了帕博利珠单抗＋化疗 ± 贝伐珠单抗在 PD-L1 阳性（CPS≥1）的复发或转移性宫颈癌的一线治疗。

d 单药治疗有一定缓解率或可以延长 PFS、可以用作二线治疗的药物。

e 国家药品监督管理局（NMPA）批准用于含铂化疗治疗失败的复发或转移性宫颈癌患者。

f NMPA 批准用于既往经治局部晚期不可切除或转移性高度微卫星不稳定型（MSI-H）或错配修复缺陷型（dMMR）实体瘤成人患者。

g NMPA 批准用于经标准治疗失败后、不可切除、转移性高度微卫星不稳定型（MSI-H）实体瘤患者。

h NMPA 批准用于标准治疗失败的 MSI-H 或 dMMR 晚期结直肠癌、胃癌及其他实体瘤。

i 经过一线系统治疗后失败的患者，再次系统治疗缓解率低。这些患者可以接受系统治疗或最佳支持治疗，还可参与临床试验。鼓励癌症患者参加正规临床试验。

j 赛帕利单抗在 Ⅱ 期临床研究第一阶段中，41 例复发转移宫颈癌患者的 ORR 达到 26.83%，结果公布于 2020 年 ASCO 及 IGCS 会议，2023 年 NMPA 批准用于既往接受含铂化疗治疗失败的复发或转移性且 PD-L1 表达阳性（CPS≥1）的宫颈癌。

k 基于研究 Keynote-158 宫颈癌队列结果，PD-L1 阳性患者 ORR 为 14.6%，2018 年美国 FDA 批准了帕博利珠单抗在 PD-L1 阳性（CPS≥1）的复发或转移性宫颈癌的治疗。

l CheckMate-358 研究中，纳武利尤单抗单药在 PD-L1 阳性（CPS≥1）的 20 例复发或转移性宫颈癌患者中取得 20% 的 ORR。

m 适用于患有不可切除或转移性、高肿瘤突变负荷（TMB-H，≥10mut/Mb）（采用一种经验证的和 / 或美国 FDA 批准的方法检测）的肿瘤，既往治疗后疾病进展且无其他合适的治疗选择的患者。

n 复发或转移性宫颈肉瘤可考虑进行 *NTRK* 基因融合检测。

宫颈癌

o 目前国内针对宫颈癌靶向药物及免疫检查点抑制剂有多项临床研究探索中,缺乏相关高级别研究数据,仍在不断探索。临床实际应用时,须结合患者的一般状况及耐受情况,对化疗及靶向、免疫治疗药物剂量进行适当调整。选择合适的治疗方案时应慎重考虑费用和不良反应。

p 基于一项关键的复发转移宫颈癌Ⅱ期临床试验,tisotumab vedotin获得了24%的客观缓解率(ORR),缓解持续时间(DOR)中位数为8.3个月,且安全可控。美国FDA已加速批准tisotumab vedotin-tftv用于治疗在化疗中或化疗后疾病进展的复发性或转移性宫颈癌成人患者。一项全球Ⅲ期复发转移宫颈癌临床研究中,比较了tisotumab vedotin-tftv和医生选择化疗方案治疗既往接受过1L或2L系统治疗的复发性或转移性宫颈癌的有效性和安全性。相比化疗,tisotumab vedotin-tftv可使死亡风险下降30%,中位OS分别为11.5个月和9.5个月,且安全可控,中国有多家医院参加该研究。

q 2020年5月获得美国FDA批准,2022年11月获NMPA批准,用于治疗晚期*RET*基因融合阳性甲状腺癌和非小细胞肺癌(NSCLC)成年患者。

r 2022年7月22日,普特利单抗注射液正式获NMPA批准上市。适应证:用于既往接受一线及以上系统治疗失败的高度微卫星不稳定型(MSI-H)或错配修复缺陷型(dMMR)的晚期实体瘤患者的治疗。

s 2023年12月21日,抗PD-L1单克隆抗体索卡佐利单抗注射液(socazolimab)上市申请获NMPA批准,用于治疗复发性或转移性宫颈癌。

t 2024年4月5日,FDA加速批准德曲妥珠单抗(enhertu,T-DXd,DS-8201)用于已接受过系统性治疗及没有更多治疗手段的不可切除或转移性HER2阳性(IHC3+)实体瘤。宫颈癌队列中,研究人员评估的ORR为50%;在IHC 3+的患者ORR为75%。

u 2024年6月28日,抗PD-1单克隆抗体恩朗苏拜单抗注射液(enlonstobart)上市申请获NMPA批准,用于治疗既往接受含铂化疗治疗失败的PD-L1表达阳性(CPS≥1)的复发或转移性宫颈癌患者。

v 2024年欧洲妇科肿瘤学会大会(ESGO)上,一项口头报告汇报了艾帕洛利托沃瑞利单抗单药用于治疗既往接受含铂治疗失败的复发或转移性宫颈癌的Ⅱ期临床研究(DUBHE-C-206研究)结果,该研究共入组了148例患者,均接受艾帕洛利托沃瑞利单抗单药治疗,ORR为33.8%,DCR为64.9%,中位PFS为5.4个月。

11.3.2 常用晚期、复发转移宫颈癌化疗方案

DDP+紫杉醇[11-13,17]
紫杉醇175mg/m²,静脉滴注3h,第1天
DDP 50mg/m²,静脉滴注,第1天
每3周重复

拓扑替康+紫杉醇[10]
紫杉醇175mg/m²,静脉滴注3h,第1天
拓扑替康0.75mg/m²,静脉滴注,第1~3天
每3周重复

卡铂+紫杉醇[12-13,15-16]
紫杉醇175mg/m²,静脉滴注3h,第1天
卡铂AUC=5~6,静脉滴注1~3h,第1天
每3周重复

顺铂+拓扑替康[10,14]
DDP 50mg/m²,静脉滴注,第1天
拓扑替康0.75mg/m²,静脉滴注,第1~3天
每3周重复

注:常用的联合化疗方案如上,NCCN推荐的一线系统治疗还包括化疗联合靶向治疗,GOG240研究中贝伐珠单抗联合化疗时采用的是15mg/kg,每3周一次,静脉给药。值得注意的是,目前尚无国内数据。临床实际应用时,须结合患者的一般状况及耐受情况,对化疗及靶向药物剂量进行适当调整。

宫颈癌

12 宫颈癌随访

期别		I级推荐		II级推荐	III级推荐
		频次a	随访内容	随访内容及频次	
FIGO I 期（$T_1N_{0\sim1}M_0$）	保留生育功能	治疗结束后2年内每3~6个月1次，3~5年每6~12个月1次，5年后每年1次	病史询问、体格检查、血液学检查b、健康宣教c 术后6个月进行1次盆腔MRId检查，然后每年1次盆腔MRI检查，持续2~3年；根据复发转移的相关临床症状及体征选择其他影像学检查	宫颈及阴道细胞学检查(TCT)：每年1次 既往高危HPV阳性者复诊时行HPV检测 宫颈和/或阴道细胞学异常，或HPV16(+)和/或HPV18(+)者行阴道镜检查＋活检 治疗前SCC-Ag、细胞角蛋白、CA19-9、CEA、CA125、NSE等肿瘤标志物水平升高者复诊时复查	
	不保留生育功能		病史询问、体格检查、血液学检查b、健康宣教c 根据复发转移相关的临床症状及体征选择影像学检查 FIGO I B3期患者或因高危因素需行术后放疗或同步放化疗的FIGO I期患者，可以在治疗结束后3~6个月内进行一次胸、腹、盆腔CT/必要时PET/CT检查		
FIGO II~IVA期（$T_{2\sim4a}N_{0\sim1}M_{0\sim1}$）			病史询问、体格检查、血液学检测b、健康宣教c 治疗后3~6个月内进行胸、腹、盆腔CT/必要时PET/CT±盆腔MRI 根据复发转移的相关临床症状及体征选择其他影像学检查	超声检查：双下肢肿胀者可行双下肢静脉超声检查以排除静脉血栓 复查结果异常者可增加复查频次	
FIGO IVB期（$T_{4b}N_{0\sim1}M_1$）或复发患者			病史询问、体格检查、血液学检查b、健康宣教c 根据病情可选择CT/MRI/必要时PET/CT评估治疗疗效或决定进一步治疗方案 可疑复发或转移：PET/CT±盆腔MRI		
小细胞神经内分泌癌			病史询问、体格检查、血液学检查b、健康宣教c 胸、腹、盆腔CT检查±头颅MRI，或PET/CT±头颅MRI		

【注释】[1-9]

a 随访的频率基于患者的复发风险及个人意愿，治疗结束后2年内：高风险患者每3个月一次，低风险患者每6个月一次。风险因素包括淋巴结阳性、切缘阳性、宫旁阳性及LSVI、肿瘤大小、宫颈间质浸润深度达到建议盆腔体外放疗的Sedlis标准。

b 血液学检查：全血细胞学检测、肝肾功能等。

c 健康宣教：疾病可能复发的症状体征(异常阴道出血，消瘦，食欲减退，盆腔、臀部、腰、背、腿痛，持续咳嗽等症状，盆腔、腹部新增包块，异常增大淋巴结等体征)，定期自我检查，健康生活方式，减重，戒烟，营养咨询，体育锻炼，治疗后潜在远期并发症，性健康(使用阴道扩张器、阴道润滑剂，激素替代治疗)。了解治疗并发症及性心理障碍发生率。

d 有条件者建议行增强MRI、CT检查。

133

中国临床肿瘤学会（CSCO）
子宫内膜癌诊疗指南 2024

组　长 吴令英　李　力

副组长（以姓氏汉语拼音为序）

　　　曹冬焱　郭瑞霞　刘继红　王　静　王丹波　杨宏英

专家组成员（以姓氏汉语拼音为序）（*为执笔人）

安菊生	中国医学科学院肿瘤医院妇瘤科	唐　洁*	湖南省肿瘤医院妇瘤科
安瑞芳*	西安交通大学第一附属医院妇产科	王　静	湖南省肿瘤医院妇瘤科
卞丽红	中国人民解放军总医院第五医学中心妇产科	王　悦	河南省人民医院妇科
曹冬焱*	北京协和医院妇产科	王丹波*	辽宁省肿瘤医院妇科
岑　尧	内蒙古自治区人民医院妇产科	王国庆*	陕西省肿瘤医院妇瘤科
程淑霞*	河南省肿瘤医院妇瘤科	王建六	北京大学人民医院妇产科
程晓东	浙江大学医学院附属妇产科医院妇瘤科	王武亮	郑州大学第二附属医院妇科
崔竹梅	青岛大学附属医院妇科	王志莲	山西医科大学第二医院妇产科
冯　梅	福建省肿瘤医院妇科	吴令英	中国医学科学院肿瘤医院妇瘤科
郭红燕*	北京大学第三医院妇产科	熊慧华*	华中科技大学同济医学院附属同济医院肿瘤科
郭瑞霞*	郑州大学第一附属医院妇产科		
侯晓荣	北京协和医院放疗科	杨宏英	云南省肿瘤医院妇科
胡金龙	河南省人民医院肿瘤中心	杨慧娟	复旦大学附属肿瘤医院肿瘤妇科
李　力*	广西医科大学附属肿瘤医院妇科	杨谢兰	云南省肿瘤医院妇科
李　宁	中国医学科学院肿瘤医院妇瘤科	杨英捷	贵州省肿瘤医院妇瘤外科
李伟宏	海南医学院第一附属医院妇科	杨永秀	兰州大学第一医院妇科
李玉芝	蚌埠医学院第一附属医院肿瘤妇科	袁　勇	吉林省肿瘤医院妇瘤科
林小娟	四川大学华西第二医院妇产科	张　新	辽宁省肿瘤医院妇科
刘继红	中山大学肿瘤防治中心妇科	张承敏	内蒙古自治区肿瘤医院妇瘤科
吕秋波	北京医院妇产科	张慧峰	湖北省肿瘤医院妇瘤科
罗艳林	河南省肿瘤医院妇科	赵红琴	温州医科大学附属第一医院妇科
潘　玫	江西省妇幼保健院肿瘤科	赵迎超	华中科技大学同济医学院附属协和医院肿瘤中心
曲芃芃	天津市中心妇产科医院妇瘤科		
宋　艳*	中国医学科学院肿瘤医院病理科	郑　虹*	北京大学肿瘤医院妇科
孙　阳	福建省肿瘤医院妇科	佐　晶*	中国医学科学院肿瘤医院妇瘤科

特邀专家

应建明* 中国医学科学院肿瘤医院病理科

协助编写(以姓氏汉语拼音为序)

董 林 中国医学科学院肿瘤医院病理科

李丽红 中国医学科学院肿瘤医院病理科

许园园 河南省肿瘤医院妇瘤科

杨 卓 辽宁省肿瘤医院妇科

袁 华 中国医学科学院肿瘤医院妇瘤科

1 子宫内膜癌概述 • 138

2 子宫内膜癌诊断和检查 • 138
  2.1 无症状人群的子宫内膜癌筛查 • 138
  2.2 诊断及检查原则 • 139
  2.3 病理诊断原则 • 140

3 子宫内膜癌组织病理、分子分型及遗传咨询 • 140
  3.1 子宫内膜癌组织病理 • 140
  3.2 子宫内膜癌相关遗传易感基因筛检和基因诊断原则 • 142
  3.3 子宫内膜癌分子分型 • 143

4 子宫内膜癌手术病理分期 • 144

5 子宫内膜癌治疗原则 • 147

6 子宫内膜癌手术治疗 • 148
  6.1 初次手术原则 • 148
  6.2 未全面分期手术或手术不充分后的处理 • 149

7 子宫内膜癌术后辅助治疗 • 149
  7.1 子宫内膜样腺癌完全手术分期后的辅助治疗 • 149
  7.2 基于分子分型的子宫内膜癌术后辅助治疗 • 150
  7.3 子宫内膜癌术后辅助系统治疗方案 • 150

8 子宫内膜癌患者保留生育功能的治疗 • 152
  8.1 子宫内膜癌保留生育功能的多学科(MDT)诊疗模式 • 152
  8.2 子宫内膜癌保留生育功能的适应证 • 152
  8.3 子宫内膜癌患者保留生育功能治疗前评估 • 153
  8.4 子宫内膜癌保留生育功能治疗方案 • 154
  8.5 治疗期间不良反应监测和疗效评估 • 154
  8.6 内膜完全缓解后随诊、后续治疗及健康管理 • 155

9 特殊类型子宫内膜癌治疗原则 • 155
  9.1 手术治疗(浆液性癌、透明细胞癌、癌肉瘤) • 155
  9.2 术后辅助治疗(浆液性癌、透明细胞癌、癌肉瘤) • 156
    9.2.1 术后辅助治疗(浆液性癌、透明细胞癌) • 156
    9.2.2 术后辅助治疗(癌肉瘤) • 157
  9.3 复发治疗(浆液性癌、透明细胞癌、癌肉瘤) • 157

10 复发和转移性子宫内膜癌的治疗 • 157
  10.1 复发和转移性子宫内膜癌可供选择放疗方案 • 157
  10.2 复发和转移性子宫内膜癌内分泌治疗方案 • 158
  10.3 复发和转移性子宫内膜癌系统性治疗方案 • 159

11 子宫内膜癌的随访 • 161

1　子宫内膜癌概述

　　子宫内膜癌又称子宫体癌,是发生于子宫内膜的一组上皮性恶性肿瘤,为发达国家和我国部分发达城市女性生殖系统最常见的恶性肿瘤,居美国妇科恶性肿瘤发病和死亡首位。20世纪90年代后期以来,随着人口平均寿命和肥胖率的增加,子宫内膜癌的发病率持续上升或趋于稳定,且有向年轻化发展的趋势,尤其在南非和部分亚洲国家增长最快[1-2]。2022年全球子宫内膜癌新发病例420 242例,死亡病例97 704例[1-2]。据国家癌症中心统计,2010—2018年,我国子宫内膜癌的年龄标准化发病率每年显著增加3.3%,死亡率呈现平稳状态。2018年子宫内膜癌发病率为10.56/10万,占女性全部癌症发病的3.9%,占妇科恶性肿瘤的27.9%,死亡率为2.66/10万,占女性全部癌症死亡的2.1%,占妇科恶性肿瘤的21.1%[3-4]。

　　子宫内膜癌多发生于围绝经期及绝经后妇女,发病高峰为50~54岁[4],其发生机制至今尚不完全清楚。约70%的子宫内膜癌发现时肿瘤局限于子宫体,属临床早期,预后较好,5年生存率可达95%。但仍有10%~20%的子宫内膜癌患者诊断时已发生远处转移,其5年生存率<20%[2,5]。研究表明,低级别子宫内膜样癌、高级别子宫内膜样癌、浆液性癌、癌肉瘤、透明细胞癌诊断时晚期患者占比分别为8.8%、38.9%、48.2%、44.3%、33.1%[5]。因此,通过有效的筛查方法来实现子宫内膜癌的早期诊断与治疗至关重要。

　　子宫内膜癌的治疗是以手术治疗为主,放射治疗(放疗)、化学治疗(化疗)、激素和免疫靶向治疗等为辅的综合治疗。2013年,癌症基因组图谱根据全基因组测序基因特征将子宫内膜癌进行分子分型,以指导临床诊疗[6]。这一基于分子遗传特征的个体化精准治疗,革新了子宫内膜癌的治疗模式,为免疫靶向药物的选择提供指引。中国临床肿瘤学会通过结合国内外指南及研究结果,制定子宫内膜癌诊疗指南,为临床诊治提供依据。

2　子宫内膜癌诊断和检查

2.1　无症状人群的子宫内膜癌筛查 a

临床评估	Ⅰ级推荐	Ⅱ级推荐	Ⅲ级推荐
风险增加人群[1-4,6-9,22] 1. 肥胖,BMI≥30kg/m²[11] 2. 多囊卵巢综合征 3. 无孕激素拮抗的雌激素使用史[12-13] 4. 55岁以后绝经 5. 长期未育或原发不孕 6. 长期服用他莫昔芬[14] 7. 长期糖尿病病史[15]	建议每年进行经阴道超声检查以监测子宫内膜厚度 b	如超声提示增殖期子宫内膜厚度>11mm(或绝经后>5mm)或血管增多、子宫内膜不均质、肿物、绝经后有透声差的宫腔积液等,建议进行子宫内膜细胞学检查或子宫内膜微量组织病理检查[10]	盆腔磁共振 e
高风险人群 1. Lynch综合征患者[23] 2. 一~三级亲属中有Lynch综合征患者但本人未行基因检测 3. 有子宫内膜癌或结肠癌家族史	Lynch综合征患者建议35岁后每年进行子宫内膜癌筛查 c[16-18,21]	建议先行基因检测。确定为Lynch综合征者,按高风险人群进行筛查 d;其余按一般风险人群进行筛查	

【注释】

a　普通人群(即无上述风险的人群)不推荐进行常规的子宫内膜癌筛查。

b　在绝经后女性中,经阴道超声(内膜厚度≤4mm)对子宫内膜癌的阴性预测值高达99%以上。但在绝经前女性中经阴道超声预测价值较低,不建议单独用于子宫内膜癌的筛查[5,19-20]。

c 推荐进行经阴道超声联合脱落细胞学或微量组织病理检查的联合筛查方案。

d 确诊 Lynch 综合征的女性建议进行遗传咨询,采取必要的措施降低发生恶性肿瘤的概率,包括进行预防性子宫 + 双侧附件切除术等。

e 当超声发现子宫内膜异常时,建议行盆腔磁共振成像（MRI）检查进一步评估。

2.2 诊断及检查原则

部位	Ⅰ级推荐	Ⅱ级推荐	Ⅲ级推荐
原发肿瘤部位	体格检查（包括妇科检查）[a] CA125、HE4 等血清肿瘤标志物检查 [b] 超声 [c] 盆腔 MRI 或 CT[d] 诊断性刮宫或分段取内膜 [e] 宫腔镜下子宫内膜活检 [f]	TCT、HPV[g]	
区域和全身评估	体格检查 [a] 超声 [c] 颈胸腹盆腔 CT[h] 组织活检或胸 / 腹水脱落细胞学检查 [i] 血常规、肝肾功能等重要脏器功能评价 营养状况评价	PET/CT（必要时） 骨扫描（必要时） 胃肠镜（必要时）	

【注释】

a 包括妇科双合诊及三合诊检查,如无性生活,可进行腹部 - 直肠诊,必要时可与患者沟通,行阴道内诊。

b 目前子宫内膜癌并无特异性肿瘤标志物。CA125、HE4 对于子宫内膜癌的诊断、治疗效果有一定的提示作用。

c 超声（尤其是经阴道彩超）能够对子宫肿瘤的大小、位置、血流情况进行准确判断,但难以评估肿瘤转移的范围。

d 首选盆腔 MRI（平扫 + 增强）,因其对软组织的分辨率高,更有助于评估子宫肌层浸润深度和范围、子宫颈间质受累情况。

e 需分段刮宫,可初步区分宫颈管受累可能,并排除宫颈癌向上累及宫腔的情况。如影像学检查等提示子宫腔肿物明显,可分段取内膜活检。

f 早期患者可行宫腔镜下子宫内膜定位活检,其较诊断性刮宫更为准确。现有数据显示:宫腔镜检查时膨宫液沿输卵管进入腹腔,有增加腹水细胞学阳性率的风险,但对患者预后无影响。

g 建议同时行 TCT、人乳头瘤病毒（HPV）检查,尤其局部肿瘤位于子宫下段或有宫颈受累,可区分有无宫颈癌可能。

h 胸部影像学检查首选 CT 平扫。

i 考虑远处转移时可行（超声 /CT 引导下）组织活检或胸腔穿刺收集胸腔积液中的脱落细胞,获取病理学证据。特殊患者不能进行诊断性刮宫、宫腔镜下活检的患者,也可考虑（超声 /CT 引导下）穿刺活检或腹腔穿刺收集腹水中的脱落细胞,获取病理学证据,指导后续治疗。

2.3 病理诊断原则 [1-2,4,8,10]

标本类型	I 级推荐		II 级推荐	III 级推荐
	大体	镜下	免疫组织化学 / 分子标志物	分子标志物
诊断性刮宫 / 宫腔镜下内膜活检 / 穿刺活检 a [3,16]	• 组织样本大小和数目	• 明确病变性质和类型 [5-6,9] 肿瘤 / 非肿瘤 良性 / 恶性 组织学类型 c 组织学分级	• 用于鉴别诊断、分子分型等的免疫组化标志物检测	• 用于分子分型的基因检测 e,f Lynch 综合征的筛查 [14-15]
子宫内膜癌分期 / 减瘤手术 a,b	• 肿瘤部位 • 肿瘤大小 • 肿瘤切面,有无坏死 • 双侧附件大小,切面是否正常 • 淋巴结检出数目、大小和分组	• 组织学类型 c [5-6,9] • 组织学分级 • 肌层浸润深度 • 宫颈间质是否受累 • 双附件是否受累 • 其他累及部位 • 淋巴结转移数和总数 • 癌结节数目 • 脉管瘤栓	• 用于鉴别诊断、分子分型等的免疫组织化学标志物检测	• 用于分子分型的基因检测 e,f Lynch 综合征的筛查

【注释】

a　所有标本应及时固定（离体 30min 内固定最佳），使用新鲜的 3.7% 中性缓冲甲醛固定液，固定液的量应为组织的 10 倍，固定时间 8~48h。

b　子宫内膜癌采用手术病理分期，目前最常用的是 FIGO 分期（2023 版），详见子宫内膜癌分期部分 [7]。

c　子宫内膜癌组织学分型参考 WHO 肿瘤分类 2020 版，详见子宫内膜癌组织病理、分子分型及遗传咨询 [9]。

d　建议所有子宫内膜癌患者进行分子分型 [11-13]。

e　分子分型具体见病理诊断部分。

3　子宫内膜癌组织病理、分子分型及遗传咨询

3.1　子宫内膜癌组织病理

　　子宫内膜癌的常见病理亚型是子宫内膜样癌，其他亚型如浆液性癌及透明细胞癌、混合型癌、未分化 / 去分化癌等（表 3-1）。常见的子宫内膜癌病理特点见表 3-2。2020 版 WHO 分类中内膜癌增加了四种"其他类型"：中肾管腺癌、中肾管样腺癌、非特异鳞癌以及胃肠型黏液癌。中肾管腺癌及中肾管样腺癌通常表现出多种组织学形态，腔内嗜酸性胶体样物质的小腺体和小管占主导地位，免疫组织化学 ER 和 PR 通常阴性表达，p53 呈野生型表达，GATA3 弥漫表达，CD10 呈腔面特征性阳性染色，目前倾向认为这类肿瘤具有更高的侵袭性。非特异鳞癌是仅由具有鳞状细胞分化的细胞组成的癌，诊断时需排除低分化内膜样癌。内膜原发性胃（胃肠道）型黏液癌是具有黏液性胃 / 胃肠道特征的癌，可有特征性杯状细胞的出现 [1-3]。

表 3-1 WHO 子宫体肿瘤分类（第 5 版，2020）

癌前病变

• 子宫内膜不典型增生 / 子宫内膜上皮内瘤变（EIN）

子宫内膜癌亚型

• 子宫内膜样癌
• 浆液性癌
• 透明细胞癌
• 未分化癌
• 去分化癌
• 混合癌
• 癌肉瘤
• 其他子宫内膜癌（中肾管癌、胃型腺癌等）

表 3-2 常见子宫内膜癌的病理及免疫组织化学表达特点

	病理特点	免疫组织化学表达特点
子宫内膜样癌	以组织结构作为分级标准： FIGO 1 级：实性生长模式占比 <5% FIGO 2 级：实性生长模式占比 6%~50% FIGO 3 级：实性生长模式占比 ≥50% 如 ≥50% 有显著的细胞核异型性，肿瘤的 FIGO 分级在原基础上提高 1 级	典型表现为 ER/PR 弥漫性强阳性和 p16 斑片状阳性，p53 野生型表达
浆液性癌	细胞学分级高，核多形性明显，核仁大，有丝分裂活动明显。有时可见瘤巨细胞和砂粒状钙化	p16 强阳性表达，p53 蛋白突变型表达模式（强阳性、阴性或胞浆表达）
透明细胞癌	由富含透明细胞质的细胞组成，有几种不同的结构模式：乳头状、腺体状、管囊状及弥漫性，可形成"靴钉"样结构	通常 ER 及 WT-1 阴性，HNF1 及 Napsin A 阳性
去分化 / 未分化癌	未分化癌是没有明显细胞谱系分化的恶性上皮肿瘤 去分化癌由未分化癌和分化成分（通常为 FIGO 1 级或 2 级子宫内膜样癌）组成	未分化癌 EMA 通常微弱局灶表达，AE1/AE3 不会弥漫强染色。不表达 ER、PR、PAX8
混合细胞癌	多为子宫内膜样和高级别非子宫内膜样表现（通常为浆液性）的混合性癌	表达相应的不同类型的癌组织的免疫组织化学标志
癌肉瘤	既含恶性上皮（癌）成分，又含恶性间质（肉瘤）成分。子宫癌肉瘤最初被归类为肉瘤，但根据分子生物学证据表明肿瘤细胞表达上皮 - 间质转化特征，因此，新版 WHO 分类中，癌肉瘤被视为一种子宫内膜癌，而不是混合性肿瘤	表达相应的癌或肉瘤的免疫组织化学标志

子宫内膜癌

3.2 子宫内膜癌相关遗传易感基因筛检和基因诊断原则

临床评估	Ⅰ级推荐	Ⅱ级推荐	Ⅲ级推荐
Lynch 综合征筛查[1-3]	对所有子宫内膜癌患者通过免疫组化（IHC）检测错配修复蛋白（MLH1、PMS2、MSH2、MSH6）表达情况和／或微卫星不稳定性（MSI）检测，进行 Lynch 综合征初筛 a[4-5] 对于初筛发现错配修复缺陷（dMMR）和／或微卫星高度不稳定（MSI-H）的患者，建议有条件的医院按照 Lynch 综合征基因筛查流程（图1）完成 MMR 基因（*MLH1*、*PMS2*、*MSH2* 和 *MSH6*）和 *EPCAM* 基因 b 胚系突变检测 建议 MMR 基因检测患者的临床和病理特征[6]： ① PMS2（MLH1 正常）、MSH2 或 MSH6 蛋白中任一蛋白表达缺失者； ②MLH1 蛋白表达缺失，且 *MLH1* 基因启动子未见高甲基化者 c[7]； ③ MSI-H； ④临床高度怀疑 Lynch 综合征时[8]：无论 MMR 状态如何 e,h 患者有同时或异时发生 Lynch 综合征相关肿瘤个人史，或有子宫内膜癌、结直肠癌或其他 Lynch 综合征相关肿瘤 f 家族史的患者； ⑤有血缘关系的家族成员确诊为 Lynch 综合征者	对于年龄<50 岁的子宫内膜癌患者和有明显子宫内膜和／或结直肠癌家族史的患者，应考虑进行基因检测和咨询[9]	
Lynch 综合征筛查后的管理策略[10]	建议对明确为 Lynch 综合征的患者进行遗传咨询和遗传管理，须强调进行 Lynch 综合征相关恶性肿瘤的筛查及随访，同时推荐对与其有血缘关系的亲属尽早进行遗传咨询及基因检测，以便制订相应的遗传管理措施[3,11] 1. Lynch 综合征胚系突变携带者[12-13] ①*MLH1* 或 *MSH2* 突变携带者：20~25 岁开始每 1~2 年行结肠镜检查； *MSH6* 或 *PMS2* 突变携带者：25~30 岁开始每 1~2 年行结肠镜检查； ②从 30~35 岁开始每 1~2 年进行胃十二指肠镜检查； ③在确诊 Lynch 综合征但无子宫内膜癌的女性中，已生育的可考虑子宫和双附件预防性切除术[14]；未行预防性手术者，当无临床症状时，建议每 1~2 年行子宫内膜活检以排除子宫内膜癌的风险，定期经阴道子宫双附件超声及血清 CA125 检测等排除卵巢癌风险 2. 对于已明确致病性胚系突变的家系，突变携带者参照以上方案进行随访，非突变携带者可按一般人群筛查 3. 不能明确胚系基因突变的家系，建议根据家族史和临床表现，由医生与患者商议决定复查随访策略		

子宫内膜癌

【注释】

a 利用 MMR 蛋白免疫组化[15]和／或微卫星不稳定性（MSI）筛查肿瘤有无 DNA 错配修复缺陷，用于确定哪些患者应接受 Lynch 综合征的基因突变检测[16-17]。

b *EPCAM* 基因的 3′ 末端外显子缺失导致 *MSH2* 基因启动子高甲基化，从而使 *MSH2* 转录功能失活，病理往往表现为肿瘤细胞核 MSH2（–）和 MSH6（–）[18]。

c MMR 基因检测需要筛查点突变和基因大片段重排（大片段缺失和大片段扩增）[19]。

d *BRAF* V600E 突变常见于 *MLH1* 基因启动子甲基化引起的散发性结直肠癌患者；子宫内膜癌患者 *BRAF* 基因突变频率极低，且与 *MLH1* 基因启动子甲基化不相关，因此在子宫内膜癌中筛查 Lynch 综合征时无须检测 *BRAF* V600E 突变[20]。

e 有部分 Lynch 综合征患者肿瘤病理表现为功能缺陷性 MMR 蛋白表达，针对这部分患者需要结合个人史、肿瘤家族史和 / 或 MSI 状态推荐 MMR 基因检测。

f Lynch 综合征相关肿瘤包括结直肠癌、子宫内膜癌、胃癌、卵巢癌、胰腺癌、尿路上皮癌、脑肿瘤（通常是恶性胶质瘤）、胆管癌、小肠肿瘤、皮脂腺瘤。

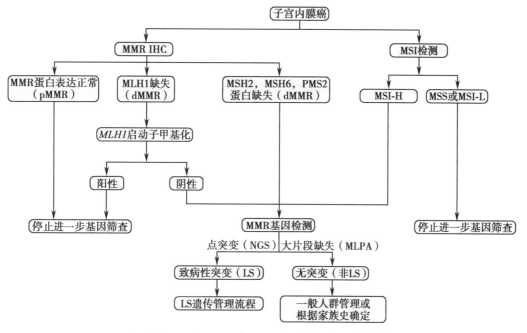

图 1 子宫内膜癌相关 Lynch 综合征遗传筛查方案

3.3 子宫内膜癌分子分型

临床评估	Ⅰ级推荐	Ⅱ级推荐	Ⅲ级推荐
子宫内膜癌分子分型检测策略[1-2]a		对确诊子宫内膜癌患者的肿瘤样本进行分子分型，可使用手术切除标本、活检标本或刮宫标本	
分子分型检测方案[3-13]		检测 *POLE* 基因突变、MMR（错配修复）状态、p53 蛋白表达或 *TP53* 基因突变状态。结果判断需要遵循一定顺序 b	
POLE 基因突变检测[3-11]		检测 *POLE* 核酸外切酶结构域热点突变 c	检测 *POLE* 核酸外切酶结构域致病突变，覆盖 *POLE* 基因 9~14 号外显子区域
MMR 状态检测[3]		免疫组织化学法检测 MMR 蛋白，包括 MLH1、MSH2、MSH6 和 PMS2 d 检测 MSI 状态 e	
p53 状态检测 f[3]		免疫组织化学法检测 p53 蛋白表达	检测 *TP53* 基因突变状态

子宫内膜癌

【注释】

a 2013年肿瘤基因图谱计划（The Tumor Genome Atlas，TCGA）[1]通过全基因组测序，将子宫内膜癌分为4类分子亚型。此后，不同的组织机构提出了不同的分组命名方案，本指南采用TCGA的命名方案：*POLE*超突变型（*POLE* ultramutated）、高度微卫星不稳定型（microsatellite instability high，MSI-H）、低拷贝型（copy-number low）、高拷贝型（copy-number high）。

b 3%~6%的子宫内膜癌存在多种分子分型特征[4-6,9,11]，称为多重分子亚型（multiple classifier）。一些文献表明同时有*POLE*致病突变及dMMR（错配修复缺陷）的子宫内膜癌应归为*POLE*超突变型，同时有dMMR以及p53状态异常的肿瘤应归为高度微卫星不稳定型[7,12-13]。因此，分子分型的判读需要遵循一定判读顺序（图2）[4-7,9,11-13]。

c *POLE*基因常见且已确认致病能力的热点突变包括P286R、V411L、S297F、A456P和S459F[7,9-11]。

d MMR状态的判读是根据MLH1、MSH2、MSH6和PMS2蛋白的免疫组织化学表达决定，4个蛋白的细胞核均表达完整或正常时为pMMR（错配修复功能完整），一个或多个蛋白表达缺失或异常为dMMR。

e PCR+毛细管电泳法是MSI状态检测的金标准，也可采用二代测序检测，但因为缺乏统一标准，所以有条件的单位可考虑经过验证的二代测序MSI检测。MSI状态检测结果分为MSI-H（微卫星高度不稳定）、MSI-L（微卫星低度不稳定）及MSS（微卫星稳定），MSI-L和MSS均认定为MSS[14]。MSI状态及MMR蛋白检测结果高度一致，但在少数子宫内膜癌病例中肿瘤组织具有异质性[15-17]，可能会导致MMR蛋白检测与MSI状态检测结果不一致，MMR蛋白免疫组织化学检测可以更直观地观察到异质性[8]。

f p53蛋白免疫组织化学表达呈完全阴性、细胞核弥漫强阳性或细胞质表达时，为p53蛋白表达异常。p53蛋白表达呈现细胞核散在阳性时，为p53蛋白表达正常。*TP53*基因突变检测建议覆盖*TP53*基因所有外显子区及邻近剪切位点。

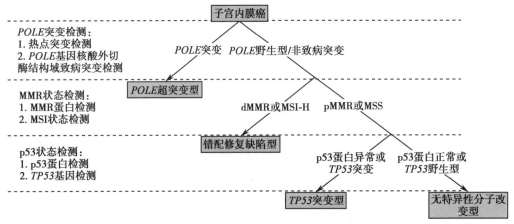

图2 子宫内膜癌分子分型判读流程[18]

子宫内膜癌分子分型判读流程：①首先判断*POLE*基因是否存在致病突变，具有致病性*POLE*突变时，则为*POLE*超突变型；②当确定*POLE*基因不存在致病突变时，判断MMR/MSI状态，若表现为dMMR或MSI-H状态，则为错配修复缺陷型；③当MMR/MSI状态表现为pMMR或MSS时，判断p53状态，若表现为p53蛋白表达异常或*TP53*基因突变时，则为TP53突变型；若p53蛋白表达正常或*TP53*基因为野生型，则为无特异性分子改变型。

4 子宫内膜癌手术病理分期

国际妇产科联合会（FIGO）既往采用2009版的子宫内膜癌手术病理分期（表4-1），适用于子宫体癌和癌肉瘤。FIGO于2023年对该分期系统进行了更新（表4-2），但该分期系统对于子宫内膜癌手术病理的判读要求很高，而且目前尚无完善的按照该版分期系统的治疗模式推荐，故两版分期系统均可采用。

表 4-1　子宫内膜癌的 **FIGO** 分期（**2009**）（手术病理分期）

FIGO 分期	分期标准
Ⅰ[a]	肿瘤局限于子宫体,包括宫颈腺体受累
ⅠA[a]	肿瘤局限于子宫内膜或侵犯子宫肌层 <1/2
ⅠB[a]	肿瘤侵犯子宫肌层≥ 1/2
Ⅱ[a]	肿瘤侵犯子宫颈间质结缔组织,但未超出子宫,不包括宫颈腺体受累[b]
Ⅲ	肿瘤累及浆膜、附件、阴道或子宫旁组织
ⅢA[a]	肿瘤累及浆膜和 / 或附件（直接浸润或转移）[c]
ⅢB[a]	阴道受累（直接浸润或转移）或子宫旁受累[c]
ⅢC[a] ⅢC1[a] ⅢC2[a]	盆腔淋巴结和（或）腹主动脉旁淋巴结转移[c] 盆腔淋巴结转移 腹主动脉旁淋巴结转移,伴或不伴盆腔淋巴结转移
Ⅳ[a]	肿瘤侵犯膀胱和 / 或直肠黏膜,和 / 或远处转移
ⅣA[a]	肿瘤侵犯膀胱和 / 或直肠黏膜（大疱性水肿不足以将肿瘤归类为Ⅳ A 期）[a]
ⅣB[a]	远处转移（包括腹股沟淋巴结转移,腹腔内转移,肺、肝或骨转移,不包括盆腔或腹主动脉旁淋巴结、阴道、子宫浆膜或附件的转移）

a 任何 G_1,G_2,G_3。
b 累及子宫颈管腺体应考虑为Ⅰ期,超过此范围则为Ⅱ期。
c 细胞学阳性必须单独报告,但不改变分期。

表 4-2　子宫内膜癌的 **FIGO** 分期（**2023**）（手术病理分期）

FIGO 分期		分期标准
Ⅰ		肿瘤局限于子宫体和卵巢
ⅠA		肿瘤局限于子宫内膜,或非侵袭性组织类型[c] 侵犯肌层<1/2,无或局灶性 LVSI[a],或预后良好
	ⅠA1	肿瘤局限于子宫内膜息肉或局限于子宫内膜
	ⅠA2	非侵袭性组织类侵犯肌层<1/2,无或局灶性 LVSI[a]
	ⅠA3	局限于子宫和卵巢的低级别子宫内膜样癌
ⅠB		非侵袭性组织类型[c] 侵犯肌层>1/2,无或局灶性 LVSI[a]
ⅠC		侵袭性组织类型[d] 局限于子宫内膜息肉,或局限于子宫内膜
Ⅱ		肿瘤侵犯子宫颈间质但无子宫体外扩散或大量 LVSI[a,c],或侵袭性组织类型侵犯子宫肌层
ⅡA		非侵袭性组织类型[c] 侵犯宫颈间质
ⅡB		非侵袭性组织类型[c] 伴大量 LVSI[ac]
ⅡC		侵袭性组织类型[d] 侵犯子宫肌层

续表

FIGO 分期			分期标准
III			任何组织类型伴局部和 / 或区域性扩散
	IIIA		肿瘤累及子宫浆膜面和 / 或附件
		IIIA1	扩散到卵巢或输卵管,符合 I A3 期标准的除外
		IIIA2	肿瘤侵犯子宫浆膜或通过子宫浆膜向外扩散
	IIIB		肿瘤转移或直接蔓延到阴道和 / 或宫旁、或盆腔腹膜
		IIIB1	肿瘤转移或直接蔓延到阴道和 / 或宫旁
		IIIB2	肿瘤转移到盆腔腹膜
	IIIC		肿瘤转移至盆腔和 / 或腹主动脉淋巴结
		IIIC1	转移到盆腔淋巴结
		IIIC1 i	微转移(转移灶直径 0.2~2.0mm 和 / 或>200 个细胞)
		IIIC1 ii	宏转移(转移灶直径>2.0mm)
		IIIC2	转移至腹主动脉旁淋巴结(上界最高至肾血管水平),有或无盆腔淋巴结转移
		IIIC2 i	微转移(转移灶直径 0.2~2.0mm 和 / 或>200 个细胞)
		IIIC2 ii	宏转移(转移灶直径>2.0mm)
IV			肿瘤侵犯膀胱和 / 或侵犯直肠黏膜和 / 或远处转移
	IVA		肿瘤侵犯膀胱黏膜和 / 或肠黏膜
	IVB		肿瘤转移到腹腔 / 盆腔外腹腔腹膜
	IVC		远处转移,包括肾血管水平以上的腹腔内或腹腔外淋巴结转移,肺、肝或骨转移

【注释】

a   LVSI 指淋巴脉管间隙浸润。

b   低级别宫内膜样癌侵犯子宫内膜和卵巢具有较好的预后,但必须与子宫内膜癌转移到卵巢(III A2 期)区分开来,如果病变满足下列所有条件,则不推荐进行辅助治疗:①无肌层侵犯或肌层侵犯<1/2;②无大量淋巴脉管间隙浸润;③无其他部位转移;④卵巢肿瘤为单侧,并局限于卵巢内,无表面侵犯或破裂。

c   大量脉管瘤栓,指 ≥ 5 个淋巴脉管浸润。

d   非侵袭性组织类型包括低级别(G_1 和 G_2)子宫内膜样癌。

e   侵袭性子宫内膜样癌包括高级别子宫内膜样癌(G_3)、浆液性癌、透明细胞癌、未分化癌、混合性癌、中肾管样癌、胃肠型黏液腺癌和癌肉瘤。

在条件允许的情况下,鼓励所有子宫内膜癌患者进行分子分型检测(POLEmut、MMRd、NSMP、p53abn),便于预后危险分层,并作为决定辅助治疗和系统性治疗的影响因素。分子分型检测可以用活检组织进行,并可以不用在子宫切除标本中重复。如果进行了分子分型检测,应该在所有分期中记录。

子宫内膜癌

子宫内膜癌结合分子分型结果的 **FIGO** 分期

FIGO 分期	FIGO 分子分型分期	分期标准
I、II	I Am$_{POLEmut}$^{c}	*POLE* 超突变型,局限于子宫体或宫颈间质,无论考虑 LVSI^a 范围和组织学分级
I、II	II Cm$_{p53abn}$^{c}	p53 突变型,局限于子宫体(无论肌层侵犯深度),伴或不伴宫颈间质受累,无论考虑 LVSI^a 范围和组织学分级

【注释】

a LVSI 指淋巴脉管间隙浸润。

b 预后良好:*POLE* 超突变型;预后中等:dMMR 型和 NSMP 型;预后差:p53 异常型。

c 基于手术组织病理分期为 FIGO I 期和 II 期,如果分子分型检测结果为 *POLE* 超突变型或者 *p53* 异常型,FIGO 分期需要进行修改,在 FIGO 分期后标记 "m" 表示分子分型,分别下标 POLEmut 或 p53abn。MMRd 型和 NSMP 型则不会修改 FIGO 分期,只需要在原 FIGO 分期后增加标记即可,如 I m$_{NSMP}$ 和 II m$_{MMRd}$。

d 基于手术组织病理分期为 FIGO III 期和 IV 期,分期并不会由于分子分型结果而改变,只需要在原 FIGO 分期后增加标记即可,如 III m$_{p53abn}$ 和 IV m$_{p53abn}$。

5 子宫内膜癌治疗原则

子宫内膜癌的治疗以手术治疗为主,辅以放疗、化疗、内分泌和免疫靶向治疗等综合治疗。治疗方案应根据病理类型、病变范围、患者年龄、全身状况、生育要求、有无手术禁忌证及内科合并症等综合评估,制订个体化治疗方案,初始评估时可考虑进行分子分型,作为指导治疗的参考。

手术是子宫内膜癌的主要治疗手段,除不能耐受手术或晚期无法手术的患者外,均应积极进行全面的分期手术,对于早期低危子宫内膜癌患者,推荐实施前哨淋巴结切除术替代目前常规的系统淋巴结切除术。对于伴有严重内科并发症、高龄等不宜手术的各期子宫内膜癌患者,可采用放疗和药物治疗,包括化疗药物、激素药物、免疫检查点抑制剂类药物及抗体偶联药物等。严格遵循各种治疗方法的适应证,避免过度治疗或治疗不足,应进行有计划、合理的综合治疗,并重视制订个体化治疗方案。

全面分期手术后需根据手术病理分期、有无高危因素、浸润肌层深度和组织学分级等制订后续辅助治疗方案。对于不全手术分期或术后意外发现子宫内膜癌的患者,则应根据高危因素结合影像学检查决定是否进行补充治疗或需再次行分期手术,术后辅助治疗方案选择与完全手术分期后相同。

特殊病理类型的子宫内膜癌(浆液性癌、透明细胞癌、未分化/去分化癌、癌肉瘤)治疗遵循卵巢癌的手术原则和方式。早期行全面分期手术,如为晚期,则行肿瘤细胞减灭术,根据术后病理明确手术病理分期及辅助治疗方案,如系统治疗、放疗等。初始手术无法满意切除者,可先期化疗 ± 放疗后再次评估是否可以手术治疗。

复发子宫内膜癌要结合复发病灶位置、大小、分布情况、与周围器官关系、既往接受治疗情况,特别是是否接受过放疗等进行综合评价,选择合适的综合治疗方案,包括以标志物为导向的方案,例如 HER2 阳性肿瘤可选择靶向 HER2 的抗体偶联药物德曲妥珠单抗,以及 *NTRK* 基因融合阳性肿瘤可选择拉罗替尼等,多需要多学科的协作,也应鼓励患者参加临床试验。

子宫内膜癌

6 子宫内膜癌手术治疗

6.1 初次手术原则

临床分期	分层	Ⅰ级推荐	Ⅱ级推荐	Ⅲ级推荐
ⅠA 期	要求保留卵巢 b[2]	筋膜外全子宫切除 + 双侧输卵管切除 + 盆腔 ± 腹主动脉旁淋巴结切除术 a,c,d,e	筋膜外全子宫切除 + 双侧输卵管切除 + 前哨淋巴结显影技术 a,e[3]	
	不保留卵巢	筋膜外全子宫切除 + 双侧卵巢及输卵管切除 + 盆腔 ± 腹主动脉旁淋巴结切除术 a,c,d,e	筋膜外全子宫切除 + 双侧卵巢及输卵管切除 + 前哨淋巴结显影技术 a,e	
ⅠB 期		筋膜外全子宫切除 + 双侧卵巢及输卵管切除 + 盆腔及腹主动脉旁淋巴结切除术 a,c,d,e	筋膜外全子宫切除 + 双侧卵巢及输卵管切除 + 前哨淋巴结显影技术 a,e	
Ⅱ 期		筋膜外全子宫切除 + 双侧卵巢及输卵管切除 + 盆腔及腹主动脉旁淋巴结切除术 a,c,d,e 或广泛子宫切除 + 双侧卵巢及输卵管切除 + 盆腔及腹主动脉旁淋巴结切除术 a,c,d,e		
Ⅲ、Ⅳ[10] 期	可耐受手术且可能满意减瘤	行全子宫 + 双附件切除 + 手术分期 / 减瘤术 f,g		
	无法耐受手术或无法满意减瘤	无法耐受手术者行系统性治疗 ± 放疗	评估初次手术达不到理想减瘤者,行新辅助治疗后评估是否可行手术(2B 类)	

注:除特殊标注,上述证据类别均为 2A 类。

【注释】

a 筋膜外全子宫:子宫在有腹膜覆盖的部位,包括子宫峡部和宫颈前后都有较清楚的筋膜,而在其两侧由于有子宫血管的走行和主骶韧带的附着与筋膜交错,切除的界限为介于子宫主要血管和主骶韧带与宫颈之间的间隙。因此,在切断子宫动静脉和主骶韧带时就要掌握切割的深度和层次,过于靠近宫颈就会因为保留部分宫颈组织而达不到手术的要求,而过于远离宫颈又容易损伤输尿管(“输尿管膝部”)。应在子宫峡部分别充分游离左侧和右侧子宫血管周围的结缔组织,尽可能裸化子宫血管再切断,充分切除完整的子宫峡部和宫颈部,达到筋膜外的效果。建议术前评估卵巢功能。

b 低危患者可保留卵巢,要求同时满足以下条件:肿瘤侵犯肌层<1/2,肿瘤直径<2cm,和组织分化程度为 G_1、G_2,卵巢外观正常,无卵巢癌及乳腺癌家族史,无 *BRCA1/2* 胚系突变及 Lynch 综合征,年龄 <45 岁[1-2,9,12-14]。

c 盆腔淋巴结切除包括髂总、髂外、髂内及闭孔区域淋巴结。

d　腹主动脉旁淋巴结切除范围至肠系膜下动脉水平或至肾静脉水平。

e　可采用微创手术[4,6-8,10-11]，但需严格遵循无瘤原则，避免肿瘤扩散。

f　推荐采用剖腹手术[5]，推荐采用纵切口完成手术。

g　全子宫切除＋双侧附件切除 ± 盆腹腔转移病灶切除 ± 大网膜组织切除。

6.2　未全面分期手术或手术不充分后的处理

临床分期	分层	Ⅰ级推荐	Ⅱ级推荐	Ⅲ级推荐
ⅠA 期	G_{1-2}、LVSI（−）且年龄<60 岁	观察		
	G_3、LVSI（−）、无肌层浸润且年龄<60 岁	观察		
	G_3、LVSI（−）且年龄≥60 岁	阴道近距离放疗		
	G_{1-3}，LVSI（+）	补充全面分期手术＋辅助治疗	直接辅助治疗 a,b	
ⅠB 期	G_{1-2}、LVSI（−）且年龄≥60 岁	阴道近距离放疗		
	G_{1-2} 且 LVSI（+）或 G_3	补充全面分期手术＋辅助治疗	直接辅助治疗 a,b	
Ⅱ期		补充全面分期手术＋辅助治疗	直接辅助治疗 a,b	
至少为ⅢA 期	无残存肿瘤	直接辅助治疗 b		
	有残存肿瘤	补充减瘤手术＋辅助治疗	评估初次手术达不到理想减瘤者，行全身新辅助治疗后评估是否可行手术	

注：除特殊标注，上述证据类别均为2A 类。

【注释】

a　经充分影像学评估未见明显肿瘤残存时，可考虑选择不再行补充分期手术[1]。

b　辅助治疗选择参见子宫内膜癌术后辅助治疗部分[2-9]。

7　子宫内膜癌术后辅助治疗

7.1　子宫内膜样腺癌完全手术分期后的辅助治疗

分期	分层	Ⅰ级推荐	Ⅱ级推荐	Ⅲ级推荐
ⅠA 期	G_{1-2}，无危险因素 a	观察 b		
	G_{1-2}，伴有危险因素	观察 b	阴道近距离放疗 c	
	G_3	阴道近距离放疗 d	盆腔体外放疗 e	观察 d

子宫内膜癌

续表

分期	分层	Ⅰ级推荐	Ⅱ级推荐	Ⅲ级推荐
ⅠB 期	$G_{1\sim2}$，无危险因素	阴道近距离放疗 f		观察 f
	$G_{1\sim2}$，有危险因素	阴道近距离放疗 f	盆腔体外放疗 f	
	G_3	盆腔体外放疗 g		盆腔体外放疗 + 系统治疗(2B 类)g, h
Ⅱ期	无	盆腔体外放疗 i ± 阴道近距离放疗	阴道近距离放疗 i	盆腔体外放疗 + 系统治疗(2B 类)h, i
Ⅲ期	无	系统治疗 ± 体外放疗 ± 阴道近距离放疗 j	系统治疗	
Ⅳ期	无	系统治疗	系统治疗 ± 体外放疗 ± 阴道近距离放疗 k	

注：除特殊标注，上述证据类别均为 2A 类。

7.2　基于分子分型的子宫内膜癌术后辅助治疗 l

子宫内膜癌的分子分型有助于预测患者预后和复发风险，其中 *POLE* 超突变型预后很好，Ⅰ期和Ⅱ期 *POLE* 超突变患者术后可考虑随访观察，但还有待前瞻性研究证实 h。错配修复缺陷型预后中等，对免疫检查点抑制剂的治疗比较敏感，但目前仅限于晚期和复发患者使用的证据。*TP53* 突变型预后最差，可能需要系统性治疗。

目前针对不同分子分型来指导术后辅助治疗尚缺乏一致意见，尚有待更多的前瞻性研究验证。推荐有条件的中心对子宫内膜癌患者进行分子分型，结合子宫内膜癌临床病理特征，作为术后辅助治疗方案选择的参考。

7.3　子宫内膜癌术后辅助系统治疗方案

治疗类型	Ⅰ级推荐	Ⅱ级推荐	Ⅲ级推荐
子宫内膜样癌 m	紫杉醇 + 卡铂 n	紫杉醇 + 卡铂 + 帕博利珠单抗（Ⅲ~Ⅳ期，癌肉瘤除外）(1 类)p	顺铂同步放疗，序贯紫杉醇 / 卡铂 o

注：除特殊标注，上述证据类别均为 2A 类。

【注释】

a　危险因素：淋巴脉管浸润(LVSI)，年龄 ≥ 60 岁[1-4]。

b　对组织分化良好($G_{1\sim2}$)的ⅠA 期患者首选的术后治疗策略是观察[2-3,5-7]。

c　对组织分化良好($G_{1\sim2}$)的ⅠA 期患者，LVSI 阳性和 / 或患者年龄 ≥ 60 岁，建议阴道近距离治疗[2-4]。术后辅助阴道近距离治疗，待阴道残端愈合后应尽快开始，一般于术后 6~8 周后，不迟于 12 周。具体参照子宫内膜癌术后辅助放疗原则。

d　ⅠA 期组织分化差(G_3)，术后首选阴道近距离治疗，如无肌层侵犯且无其他危险因素，可考虑观察[6-7]。

e　ⅠA 期组织分化差(G_3)，年龄 ≥ 70 岁或 LVSI 阳性，特别是没有进行淋巴结手术分期的情况下，考虑盆腔体外放疗[8-9]。

f　ⅠB期组织分化良好（G~1-2~）首选的术后治疗策略是阴道近距离治疗[6-7]，无危险因素（年龄、LVSI、肿瘤体积、下段子宫受累等）可考虑观察，伴有危险因素（广泛LVSI，年龄≥60岁）可以考虑盆腔体外放疗[1,8-10]。

g　ⅠB期组织分化差（G~3~）术后首选盆腔体外放疗，伴高危组织类型（浆液性癌、透明细胞癌、癌肉瘤、混合组织学癌、去分化癌或未分化癌），或以下至少1项因素：年龄>60岁、广泛LVSI，考虑盆腔体外放疗+系统化疗[1-2,9,11-21]。

h　*POLE*超突变型和错配修复缺陷型的子宫内膜癌患者，不推荐化疗[22-23]。

i　Ⅱ期术后首选盆腔体外放疗，G~1-2~、≤50%肌层侵犯、无LVSI、仅镜下提示宫颈侵犯的患者，可考虑单纯阴道近距离治疗，还可考虑联合化疗[20-21,24-25]。

j　Ⅲ期子宫内膜癌首选治疗为化疗，评估局部复发风险选择性考虑体外放疗（子宫内膜样腺癌，G~3~）[25-27]。体外放疗包括盆腔区域和/或腹主动脉区域，具体参照子宫内膜癌术后辅助放疗原则。

k　适用于减瘤术后无或仅有微小残留者。

l　推荐分子分型，用于风险分层，明确与预后的关系[28-29]。欧洲妇科肿瘤学会（ESGO）、欧洲放射肿瘤学会（ESTRO）和欧洲病理学会（ESP）联合发布指南对子宫内膜癌基于分子分型给予辅助治疗建议[30]。但是目前，国内关于分子分型的检测和临床应用还处于起步阶段，检测方法有待规范，对预后预测或辅助治疗选择的临床价值也需进一步讨论。

m　系统化疗主要适用于病变局限于子宫的高危组织病理类型、晚期（FIGO分期为Ⅲ~Ⅳ期）或复发转移的患者[31]。癌肉瘤按照高级别癌类型治疗。

n　对于病灶局限于子宫的高危病理类型患者首选方案是卡铂+紫杉醇，该方案对于癌肉瘤为1类证据[31-33]。

o　对于病灶超出子宫的高危子宫内膜癌患者可选择化疗同步放疗后序贯联合化疗方案（2A类证据）[34-36]。

p　对于子宫内膜癌Ⅲ~Ⅳa期有可测量病灶或Ⅳb期患者[37]。

［附1］常用的子宫内膜癌系统化疗方案

［紫杉醇/卡铂静脉3周化疗方案］

　　紫杉醇175mg/m²，静脉滴注，至少3h

　　卡铂AUC 5~6，静脉滴注，至少1h

　　每3周重复

［同步放化疗方案］ 放疗在手术后4~6周内开始，但不迟于8周

同步化疗方案：顺铂50mg/m²，在放疗第1周和第4周。

放疗后化疗方案：紫杉醇175mg/m²+卡铂AUC 5，在放疗结束3周内开始，每3周重复，连续4周期。

［附2］子宫内膜癌术后辅助放射治疗原则

(1)阴道近距离放疗

术后辅助阴道近距离放疗待阴道残端愈合后尽快开始，一般于术后6~8周后，不迟于12周。

放疗靶区一般为阴道上段，对于广泛脉管侵犯、切缘阳性，阴道放疗范围可酌情延长。根据放疗靶区选择施源器。

单纯阴道近距离放疗常用放疗剂量7Gy×3F或5.5Gy×4F（参考点：阴道黏膜下0.5cm），6Gy×5F（参考点：阴道黏膜表面）。

如术后病理学检查显示阴道切缘阳性或肿瘤近阴道切缘，阴道近距离放疗将作为盆腔体外放疗的补充推量，(4~6)Gy×(2~3)F（参考点：阴道黏膜下0.5cm）。

(2)体外放疗

术后辅助体外放疗包括盆腔区域和/或腹主动脉区域。

盆腔体外放疗靶区应包括髂总淋巴、髂外淋巴结、髂内淋巴结、闭孔淋巴结、宫旁组织、上段阴道,宫颈受侵时包括骶前淋巴结。

如术后病理学或影像学检查结果显示髂总或腹主动脉旁区域淋巴结阳性,延伸照射野应包括盆腔区、整个髂总和腹主动脉旁淋巴结区。延伸野的上界取决于临床情况,但至少应到达肾静脉水平。

应用三维精确放疗技术,如调强放疗(intensity modulated radiation therapy,IMRT)或三维适形放疗(3D-CRT),应考虑肠管和膀胱充盈的影响,临床靶体积(clinical target volume,CTV)应完全覆盖器官运动和变形范围的内靶区(internal target volume,ITV)。建议有条件时采用图像引导。

放疗剂量(45~50.4)Gy/(25~28)次,单次剂量1.8~2.0Gy。

对于不可切除的肿瘤,如果技术上可行,在周围正常组织可以耐受的前提下,放疗剂量可以局部加量至60~65Gy。

8 子宫内膜癌患者保留生育功能的治疗

8.1 子宫内膜癌保留生育功能的多学科(MDT)诊疗模式 [a]

	Ⅰ级推荐	Ⅱ级推荐	Ⅲ级推荐
MDT学科组成 [b]	妇科肿瘤 生殖内分泌 妇科肿瘤病理 放射诊断	超声诊断 内分泌科	健康医学 心理医学 遗传咨询
MDT讨论内容 [c,d]	适应证 治疗方案 生殖评估	合并症的处理 复发患者处理 生育后管理	指南外方案尝试或推荐进入临床试验

【注释】

a 子宫内膜癌保留生育功能的治疗应在至少有妇科肿瘤、分子病理及影像诊断等专业的较强综合实力的妇产科专科医院、综合医院或肿瘤专科医院开展。

b 子宫内膜癌保留生育功能的治疗理应由多学科团队(multidisciplinary team,MDT)合作进行评估、诊疗和管理。

c MDT诊疗的目的及内容包括但不限:疾病程度的评估、适应证判断、治疗方案的确定、疗效评估、生殖助孕、生育后管理及长期随访等,还包括合并症处理、健康宣教、遗传咨询等全身心和全生命周期的监测和管理。

d 特殊病例及指南适应证未涵盖者,如特殊分子分型、治疗后复发、传统孕激素治疗失败、合并重度肥胖等合并症、双原发癌等,更应该纳入MDT诊疗,必要时可转上级医院或开展跨医院跨地区的MDT诊疗。

8.2 子宫内膜癌保留生育功能的适应证

(1)年龄≤40岁。

(2)有强烈的生育要求,无妊娠禁忌证。

(3)组织学类型为子宫内膜样腺癌 [a]。

(4)组织分化类型为高分化。

(5)病变局限于子宫内膜,无子宫肌层浸润,无子宫外扩散,无淋巴结受累。

(6)无治疗药物相关禁忌(适用于孕激素治疗者)。

（7）患者经充分知情能顺应治疗 b 和随诊 c。

【注释】

a 推荐有条件的单位开展分子病理检测,根据分子分型结果个体化指导子宫内膜癌患者保留生育功能的治疗。

b 符合保留生育功能治疗的子宫内膜癌患者在接受治疗前需签署书面知情同意书,内容包括但不限于治疗的目的、方法、流程、治疗获益、不良反应及治疗风险等。

c 子宫内膜癌的标准治疗是切除子宫,保留生育功能治疗过程中及治疗后都需要长期严密随诊,治疗无效或复发均需及时进行标准治疗。

8.3 子宫内膜癌患者保留生育功能治疗前评估

内容	Ⅰ级推荐	Ⅱ级推荐	Ⅲ级推荐
病史	月经婚育史 a 肿瘤家族史采集 c	既往治疗及反应合并症 b	既往其他疾病、手术、创伤史
查体及全身状况 d 一般查体 专科查体 脏器功能	身高、体重、BMI 盆腔检查 血常规、肝肾功能	体脂等身体成分 三合诊 血脂、血糖	PCOS 体征 浅表淋巴结触诊 胸部 X 线检查、心电图 TED 相关
肿瘤标志物		血清 CA125	
病理复核 e	组织病理诊断 免疫组织化学 f	分子病理 g	基因检测
疾病程度评估 h	盆腔 MRI	盆腔超声 增强 CT	PET/CT 腹腔镜探查
MDT 诊疗	生殖评估	肿瘤遗传性评估	

【注释】

a 详细的月经婚育史,应包括初潮年龄、月经异常的时间、经量、周期等。

b 合并症采集,如 PCOS、子宫内膜异位症、不孕、糖尿病、高脂血症等。

c 肿瘤家族史的采集,尤其是卵巢癌、乳腺癌、结直肠癌等。

d 全身状况评估应包括但不限于身高、体重;实验室检查包括全血细胞计数、血生化、出凝血功能;心电图;胸部 X 线(胸片或 CT)检查除外肺部转移、胸腔积液、肺结核、肺癌;肥胖等有血栓栓塞疾病高危因素者可选择下肢血管及髂血管彩超等方法进行筛查。

e 组织病理复核:由资深妇科肿瘤病理医师进行审核,病理报告应包括组织学类型为子宫内膜样腺癌、分化程度为高分化。

f 应常规做免疫组织化学染色,了解 ER、PR、p53、MMR 等表达情况。

g 建议有条件单位开展分子分型检测,必要时个别病例进行基因检测和遗传咨询。

h 疾病程度评估:推荐通过增强盆腔磁共振扫描(MRI)除外子宫肌层的浸润,有 MRI 检查禁忌者行经阴道超声检查;必要时行 PET/CT 筛查远处转移;必要时腹腔镜检查加活检明确有无卵巢占位,以及除外腹膜后淋巴结受累。

子宫内膜癌

8.4　子宫内膜癌保留生育功能治疗方案

治疗	Ⅰ级推荐	Ⅱ级推荐	Ⅲ级推荐
口服高效孕激素[1-4,6-7,11,13-14]	甲羟孕酮片持续口服250~500mg/d 或甲地孕酮片持续口服160~320mg/d		
基于GnRH-a的非口服孕激素方案a[5-6,8-10,12]		GnRH-a[b]联合左炔诺酮宫内释放系统[b] 或GnRH-a[b]联合来曲唑[b]	二甲双胍(3类)
全身治疗c	健康生活方式	体重管理 控制血糖	

注:除特殊标注,上述证据类别均为2A类。

【注释】

a　非口服高效孕激素保守治疗子宫内膜癌往往用于不适合孕激素治疗的患者,如肥胖症、肝功能异常、高凝血栓倾向等,或孕激素治疗失败、孕激素治疗后复发的患者。

b　非口服孕激素保守治疗多采用联合方案,推荐方案:①促性腺激素激动剂GnRH-a,皮下注射,每月一次;同时放置左炔诺酮宫内释放系统(LNG-IUS);②促性腺激素释放激素激动剂GnRH-a,皮下注射,每月一次;同时口服芳香化酶抑制剂如来曲唑2.5~5mg/d;③LNG-IUS、二甲双胍可联合口服高效孕激素或联合GnRH-a方案。

c　全身治疗包括合并症的治疗及健康综合管理,对提高治疗反应率、减少心脑血管远期并发症、改善生存具有重要意义。内容包括但不限于:①健康宣教,提高防病治病意识;②减重降脂,推荐专科医师指导下进行饮食控制和运动指导;③积极诊断和治疗糖尿病、高脂血症、胰岛素抵抗等基础疾病。

8.5　治疗期间不良反应监测和疗效评估

(1)不良反应监测

1)监测内容及随访间隔:指导患者观察症状、监测体重,每月随诊进行体重测量、肝肾功能测定和经阴道超声检查测量内膜厚度,观察卵巢、盆腔等子宫外情况。

2)可能出现的不良反应:①体重增加;②不规则阴道出血;③肝功能异常;④食欲减退、恶心呕吐;⑤皮疹;⑥血栓栓塞性疾病;⑦绝经期综合征(使用GnRH-a者);⑧乳房胀痛。

3)不良反应的处理:出现严重不良反应需停药观察,经治疗不良反应得到纠正后,仍符合保留生育者可考虑更改治疗方案。

(2)疗效评估

1)评估间隔及内容:连续药物治疗3~4个月为一个疗程,常规行盆腔的经阴道彩色多普勒超声评估子宫大小、内膜厚度及有无肌层浸润情况,同时了解盆腹腔卵巢等其他脏器情况。治疗无效或可疑疾病进展,需重新行MRI检查进行全面评估。

2)疗效评估的方法:宫腔镜[15-16]检查下获取内膜组织,送组织病理检查。

3)疗效评估判定标准:①完全反应(complete response,CR),治疗后子宫内膜腺体完全萎缩,间质蜕膜样变,未见任何子宫内膜增生或癌变;②部分反应(partial response,PR),子宫内膜病变降低级别,或有残余内膜癌灶,伴腺体退化萎缩;③无反应/病情稳定(stable disease,SD),治疗后子宫内膜无变化,残余癌灶及内膜无退化和萎缩现象;④疾病进展(progress of disease,PD),子宫内膜癌患者出现明确肌层浸润或子宫外病变。

子宫内膜癌

4)终止药物治疗的时机：①有确切证据证实子宫肌层浸润或子宫外病变，即疾病进展；②患者不再要求保留生育功能；③疗效评估已达完全缓解，转为维持治疗（每周期12~14d的周期性孕激素，或口服短效避孕药或放置左炔诺酮宫内释放系统）或助孕；④出现严重不良反应无法继续治疗；⑤持续治疗6~12个月，内膜病变无反应者。

8.6 内膜完全缓解后随诊、后续治疗及健康管理

(1)迫切要求生育者：

积极鼓励受孕，建议转诊生殖中心专科医生，评估内膜、监测排卵、积极助孕。根据患者有无不孕病史、月经及内膜恢复情况、有无排卵等个体化安排监测、检查及治疗。

(2)暂无生育要求者：

因未婚、离异或其他原因暂时无生育要求者也应密切随诊，观察月经情况，多数患者后续仍需基于孕激素的治疗以维持规律月经周期、防止复发（每周期12~14d的周期性孕激素，或口服短效避孕药，或放置左炔诺酮宫内释放系统）。有自然月经者，观察、测量基础体温。无自然月经或基础体温提示无排卵可采用的治疗方法：①口服孕激素 ≥ 12d/ 周期撤退出血；②口服短效避孕药每月定期撤退出血；③宫内置入左炔诺酮宫内释放系统（LNG-IUS）。

(3)已完成生育者：

无再次生育要求，建议尽早择期手术切除子宫，可保留双侧卵巢，在完成切除子宫的手术前，应给予维持治疗避免复发。有再次生育要求者可在严密监测下按照(1)处理，尽早获得妊娠。

(4)肿瘤的随访和监测：

每 3~6 个月定期随访，全身查体、观察月经情况、盆腔超声检查子宫内膜情况；如有异常阴道出血、超声提示内膜异常增厚或占位，应行宫腔镜了解宫腔情况并取内膜行组织病理检查。

(5)长期健康管理：

对保留生育的年轻子宫内膜癌患者来说，无论是否生育、子宫是否切除，均应推荐进行长期健康管理，以达到控制体重、改善代谢异常、预防远期心脑血管并发症、促进全身健康的目的。对患者进行宣教并督促保持健康生活方式、科学饮食、规律运动，维持正常定期体检，规律随访并积极治疗糖尿病、高血压等基础疾病。

9 特殊类型子宫内膜癌治疗原则

9.1 手术治疗（浆液性癌、透明细胞癌、癌肉瘤）

病灶转移情况	Ⅰ级推荐	Ⅱ级推荐	Ⅲ级推荐
疾病局限于子宫	全面手术分期 a+ 大网膜活检 / 切除		
可疑宫外疾病	全面手术分期 / 减瘤术 b+ 大网膜活检 / 切除 不适合手术者，行综合治疗 c 后再次评估行手术切除或放疗		

注：除特殊标注，上述证据类别均为 2A 类。

【注释】

a 分期术包括留取腹腔冲洗液、全子宫 + 双附件切除 + 系统性盆腔淋巴结(髂外、髂内、闭孔、髂总淋巴结)切除、肠系膜下和肾血管下方的腹主动脉旁淋巴结切除；对于Ⅱ期患者，只有在需要获得阴性切缘时才应进行广泛或次广泛子宫切除术[1]。技术上可行时，可选择微创手术，一定要注意无瘤原则[2-7]，术中应避免肿瘤组织进入腹腔。即使是疾病早期也可能有远处转移，因此不建议行保留生育功能的手术；对于初次手术未

子宫内膜癌

进行完全分期术的患者,如果分期术的结果可能影响到辅助治疗,则应考虑行再分期术。

b 切除盆腔或腹主动脉旁可疑或增大的淋巴结对于除外淋巴结转移很重要;术中发现盆腔淋巴结受累,则无须再行系统性盆腔淋巴结切除术,只须切除肿大或可疑肿瘤转移淋巴结以达到减瘤目的,但须进行系统性腹主动脉旁淋巴结切除术。

c 包括系统治疗 ± 盆腔体外放疗 ± 阴道近距离放疗。

9.2 术后辅助治疗（浆液性癌、透明细胞癌、癌肉瘤）

9.2.1 术后辅助治疗（浆液性癌、透明细胞癌）

分期	分层	Ⅰ级推荐	Ⅱ级推荐	Ⅲ级推荐
Ⅰ期	病理无肿瘤残留	观察		
	ⅠA期（无肌层浸润）且腹腔冲洗液（−）		阴道近距离放疗或观察 a	
	ⅠA期（无肌层浸润）且腹腔冲洗液（+）		系统治疗 ± 阴道近距离放疗	
	ⅠA期（肌层浸润）、ⅠB期	系统治疗 ± 体外放疗 ± 阴道近距离放疗 b,c,d	体外放疗 ± 阴道近距离放疗 d	
Ⅱ期		系统治疗 ± 体外放疗 ± 阴道近距离放疗 b,e	体外放疗 ± 阴道近距离放疗 d	
Ⅲ~ⅣA期		系统治疗 ± 体外放疗 ± 阴道近距离放疗 e,f	系统治疗 f,g	
ⅣB期		个体化的综合治疗 f,g,h		

注:除特殊标注,上述证据类别均为2A类。

【注释】

a PORTEC2 研究[1]显示阴道近距离放疗应作为早期高/中风险病例的标准治疗方式。PORTEC2 研究中并没有纳入浆液性癌和透明细胞癌,但此两类特殊病理类型不伴肌层浸润的ⅠA期为中风险病例,因此推荐术后阴道近距离放疗。由于有关不伴肌层浸润的 p53 异常型非子宫内膜样癌使用辅助治疗是否获益的研究少,多为个案报道,且结论不一致,故此类患者术后也可考虑观察。

b PORTEC3 研究[2]Ⅰ~Ⅲ期浆液性癌及透明细胞癌使用同步放化疗+系统治疗生存获益优于体外放疗组。同步放化疗+系统治疗方案:体外放疗(第1和第4周分别联合顺铂 $50mg/m^2$ 静脉化疗)+紫杉醇联合卡铂4疗程静脉化疗(紫杉醇 $175mg/m^2$,卡铂 AUC 5,每 21d 一次)。体外放疗联合同步化疗因不良反应重,国内医生很少采用。

c NSGO-EC-9501/EORTC-55991 研究[3]显示与单纯盆腔体外放疗相比,盆腔体外放疗+系统治疗可提高Ⅰ期高危患者的无进展生存期。

d GOG249 研究[4]显示对于Ⅰ~Ⅱ期腹腔冲洗液阴性的浆液性癌、透明细胞癌,阴道近距离放疗+系统治疗(方案:紫杉醇联合卡铂3疗程静脉化疗)与体外放疗+阴道近距离放疗相比,复发率和总生存期相近。

e PORTEC3 研究[2]建议有宫颈管间质浸润的患者,可考虑同步放化疗联合阴道近距离放疗。

f NRG-GY018 研究[5]显示在Ⅲ~ⅣA期有残留病灶、ⅣB期有或无残留病灶的浆液性癌、透明细胞癌患者中,帕博利珠单抗(200mg)+紫杉醇($175mg/m^2$)+卡铂(AUC 5)每 3 周一次,共 6 疗程,此后帕博利珠单抗

子宫内膜癌

（400mg，每6周一次）维持14周期相比紫杉醇＋卡铂治疗，可显著延长无进展生存期。

g GOG258研究[6]显示Ⅲ~ⅣA期浆液性癌、透明细胞癌患者，使用同步放化疗＋系统治疗（方案同PORTEC3）与单纯系统治疗（紫杉醇联合卡铂6疗程静脉化疗）相比，并未延长患者的无复发生存期。但亚组分析显示，相对于子宫内膜样癌，透明细胞癌和浆液性癌可能从同步放化疗＋系统治疗中获益更显著。

h 针对盆腔残留病灶（切缘阳性、累及阴道和盆腔侧壁）及远处转移不可切除的病灶，化疗不仅作为全身系统治疗方式，还可降低远处转移风险。部分病例可以考虑个体化放疗联合系统治疗的方式提高局部控制。对于Ⅲ~Ⅳ期HER2阳性的浆液性癌患者，可选择紫杉醇＋卡铂＋曲妥珠单抗作为系统治疗[7]。

9.2.2 术后辅助治疗（癌肉瘤）

分期	Ⅰ级推荐	Ⅱ级推荐	Ⅲ级推荐
Ⅰ~Ⅳ期	系统治疗[a]±体外放疗±阴道近距离放疗[b]		

注：除特殊标注，上述证据类别均为2A类。

【注释】

a GOG150研究[1]显示Ⅰ~Ⅳ期癌肉瘤患者术后辅助异环磷酰胺＋顺铂化疗与全腹放疗相比，疾病复发率和总生存率有延长趋势但差异均无统计学意义。GOG261研究[2]显示Ⅰ~Ⅳ期子宫癌肉瘤患者使用紫杉醇联合卡铂化疗对比异环磷酰胺联合紫杉醇方案，可延长患者的无进展生存期，而两组在总生存期无差异。Ⅲ~Ⅳ期HER2阳性的癌肉瘤患者可选择紫杉醇＋卡铂＋曲妥珠单抗作为系统治疗[3]。

b Reed等[4]进行了Ⅰ~Ⅱ期子宫肉瘤患者术后辅助体外放疗对比术后观察的Ⅲ期随机对照研究，亚组分析显示与术后观察相比，接受体外放疗的91例癌肉瘤患者，局部复发率降低，但在无进展生存期及总生存期上无显著获益。

9.3 复发治疗（浆液性癌、透明细胞癌、癌肉瘤）

处理原则同复发子宫内膜样癌。

（1）对于Ⅲ/Ⅳ期或复发性HER2阳性的浆液性癌患者，可选择紫杉醇＋卡铂＋曲妥珠单抗作为系统治疗[1]。

（2）子宫癌肉瘤复发一线治疗时，如既往无系统治疗首选方案是紫杉醇＋卡铂[2]；如既往有系统治疗，HER-2阳性的癌肉瘤患者，可选择紫杉醇＋卡铂＋曲妥珠单抗治疗[1]，其他可选择的方案包括紫杉醇＋卡铂、异环磷酰胺、异环磷酰胺＋紫杉醇、异环磷酰胺＋顺铂等。有两项针对晚期癌肉瘤的Ⅲ期随机对照研究表明，与异环磷酰胺单药相比，使用异环磷酰胺为基础的双药联合方案可以显著降低疾病进展和死亡风险，但不良反应更重[3-4]。

10 复发和转移性子宫内膜癌的治疗

10.1 复发和转移性子宫内膜癌可供选择放疗方案

复发状态	Ⅰ级推荐	Ⅱ级推荐	Ⅲ级推荐
局部复发（既往未接受放疗）	体外放疗[a]±阴道近距离放疗±系统治疗 针对预期可以完全切除的复发病灶，可考虑手术治疗±术中放疗（intraoperative radiotherapy，IORT）术中放疗为3类证据）[b] 部分患者可补充术后放疗[c]	姑息性治疗	

续表

复发状态	Ⅰ级推荐	Ⅱ级推荐	Ⅲ级推荐
局部复发（既往接受过放疗）	既往仅接受过阴道近距离放疗，处理可参考初治未接受过放疗的患者，但是需评价危及器官的剂量 d 既往接受过体外放疗，对放疗野内孤立可切除的复发病灶，可选择手术切除 ± 系统治疗	再程放疗 e 姑息性治疗	
远处转移（寡转移病灶）f	局部手术或放疗 f+ 系统治疗	姑息性治疗	
广泛转移	系统治疗 g		局部姑息放疗 h

注：除特殊标注，上述证据类别均为2A类。

【注释】

a　放疗通常是未接受过放疗的患者局部复发的首选治疗方法[1-3]。

b　如盆侧壁病灶或包膜外受累的转移淋巴结切除后，可给予针对瘤床的 IORT[4]。

c　术后治疗：①病变局限在阴道或者阴道旁，术后给予体外放疗 ± 阴道近距离放疗 ± 系统治疗；②病变局限在盆腔或腹主动脉旁淋巴结，术后给予体外放疗 ± 系统治疗；③复发到达上腹部和 / 或腹膜，病灶术后无肉眼可见的残留，给予系统治疗；④上腹部病灶术后有肉眼可见的残留者，应给予系统治疗，必要时酌情给予局部放疗。上腹部体外放疗应慎重选择。

d　评价如直肠、膀胱、粘连在阴道顶端的肠管等曾接受过的放疗剂量，计算剩余剂量空间。

e　再程放疗需十分谨慎，应根据复发病灶部位、以前的靶区和剂量、距离以前放疗的时间、患者的心理预期等进行个体化治疗。较多的再程放疗是采用组织间插植近距离放疗或 IORT，特别是对局限在阴道残端或盆侧壁的病灶。对于采取体外放疗的再程放疗，需充分评估后，合理选择方式方法，如立体定向放疗、质子或重离子治疗等。特别是盆侧壁或淋巴结转移病灶，通常都需要联合系统治疗。

f　寡转移是指数量和分布有限的远处转移性疾病状态。寡转移定义为 1~5 个转移 / 复发病灶，且原发病灶得到控制，可以通过局部措施（手术、放疗等）治疗这些转移灶[5-7]，联合系统治疗。如果不适合采用局部治疗或多次复发，可参照广泛转移的治疗方式。

g　参见复发和转移性子宫内膜癌系统性治疗方案部分。

h　缓解疼痛或出血。

10.2　复发和转移性子宫内膜癌内分泌治疗方案

首选方案	其他推荐方案
醋酸甲地孕酮 / 他莫昔芬（交替）a 依维莫司 / 来曲唑 b	孕激素类单药： 醋酸甲地孕酮 a
	芳香化酶抑制剂： 他莫昔芬 a 氟维司群 a

【注释】

a　适用于对于低级别肿瘤或 ER/PR 阳性的患者[1-2]。

b　适用于子宫内膜样癌患者[1-2]。

10.3 复发和转移性子宫内膜癌系统性治疗方案

	Ⅰ级推荐	Ⅱ级推荐	Ⅲ级推荐
复发一线治疗	卡铂＋紫杉醇[a]（适用于子宫内膜癌及子宫癌肉瘤）（子宫癌肉瘤为1类）	卡铂＋紫杉醇＋帕博利珠单抗[b]（除外癌肉瘤）（1类） 卡铂＋紫杉醇＋曲妥珠单抗[c]（适用于HER2阳性的子宫浆液性腺癌） 卡铂＋紫杉醇＋贝伐珠单抗[e] 卡铂＋多西他赛[f] 先前使用过系统性治疗（化疗 ± 免疫检查点抑制剂），可选择以下方案：帕博利珠单抗＋仑伐替尼[g]［适用于不存在错配修复缺陷型（pMMR）的子宫内膜癌］（1类） 帕博利珠单抗[h,i]［适用于存在高度微卫星不稳定（MSI-H）/存在错配修复缺陷型（dMMR）或TMB-H的实体瘤］	卡铂＋紫杉醇＋曲妥珠单抗[d]（适用于Ⅲ～Ⅳ期，HER2阳性的子宫癌肉瘤）
复发二线及后线系统治疗	帕博利珠单抗＋仑伐替尼[e]［适用于不存在错配修复缺陷型（pMMR）的子宫内膜癌］（1类）	异环磷酰胺＋紫杉醇[j]（适用于子宫癌肉瘤） 顺铂＋异环磷酰胺[j]（适用于子宫癌肉瘤） 帕博利珠单抗[h,i]（适用于MSI-H/dMMR或TMB-H的实体瘤） 替雷利珠单抗[k]（适用于MSI-H/dMMR的实体瘤）（3类） 恩沃利单抗[k]（适用于MSI-H/dMMR的实体瘤）（3类） 斯鲁利单抗[l]（适用于MSI-H的实体瘤）（3类） 普特利单抗[k]（适用于MSI-H/dMMR的实体瘤）（3类）	顺铂＋多柔比星[m] 顺铂＋多柔比星＋紫杉醇[m] 卡铂＋多柔比星脂质体[m,n] 多柔比星 异环磷酰胺[j]（适用于子宫癌肉瘤） 顺铂[n] 卡铂[n] 紫杉醇[n] 贝伐珠单抗[o] 拓扑替康[n] 白蛋白结合型紫杉醇[p] 德曲妥珠单抗[q]（适用于HER2阳性实体瘤IHC3+或2+）（3类）

注：除特殊标注，上述证据类别均为2A类。

【注释】

a　适用于子宫内膜癌及子宫癌肉瘤[1-2]。

b　适用于Ⅲ～Ⅳ期子宫内膜癌，除外癌肉瘤[3]。

c　适用于HER2阳性的子宫浆液性腺癌[4]。

d　适用于HER2阳性的子宫癌肉瘤[4]。

e　适用于不可切除的转移性的子宫内膜癌[5-6]。

f　多西他赛适用于对紫杉醇存在禁忌的患者[7]。

g　适用于不可切除或转移性的，不存在错配修复缺陷型（pMMR）的子宫内膜癌患者的治疗[8]。

h　适用于不可切除或转移性的，微卫星高度不稳定（MSI-H）或错配修复基因缺陷型（dMMR）的成人晚期子宫内膜癌患者的治疗[9]。

i　适用于不可切除或转移性的，具有高组织肿瘤突变负荷（TMB-H）的实体瘤患者的治疗[10]。

j　适用于子宫癌肉瘤[11-12]。

k　适用于不可切除或转移性的，微卫星高度不稳定（MSI-H）或错配修复基因缺陷型（dMMR）的成人晚期实体

子宫内膜癌

瘤患者的治疗[13-15]。

l 适用于不可切除或转移性的，微卫星高度不稳定（MSI-H）的成人晚期实体瘤患者的治疗[16]。

m 适用于子宫内膜癌患者的治疗，但由于担心毒性，顺铂／多柔比星／紫杉醇方案未被广泛应用[17-19]。

n 适用于复发或转移性子宫内膜癌患者的后线治疗[20-24]。

o 可考虑用于细胞毒化学治疗后进展的患者的治疗[25]。

p 白蛋白结合型紫杉醇适用于对紫杉醇存在过敏但紫杉醇皮试阴性的患者。

q 适用于HER2阳性肿瘤（免疫组化化学3+或2+）[26]

[附1]常用的子宫内膜癌系统化疗方案

紫杉醇／卡铂静脉3周方案：

紫杉醇175mg/m²，静脉滴注，至少3h

卡铂AUC 5，静脉滴注，至少1h

每3周重复

紫杉醇／卡铂／曲妥珠单抗3周方案：

紫杉醇175mg/m²，静脉滴注，至少3h

卡铂AUC 5，静脉滴注，至少1h

曲妥珠单抗第1周期8mg/kg，之后的周期6mg/kg，静脉滴注，首次输注时间约为90min，若耐受量好，后续输注可改为30min

每3周重复

紫杉醇／卡铂／帕博利珠单抗3周方案：

紫杉醇175mg/m²，静脉滴注，至少3h

卡铂AUC 5，静脉滴注，至少1h

帕博利珠单抗200mg，30min静脉输注联合化疗，

每3周重复

6个周期之后帕博利珠单抗400mg，每6周1次，最多14个周期

紫杉醇／卡铂／贝伐珠单抗3周方案：

紫杉醇175mg/m²，静脉滴注，至少3h

卡铂AUC 5，静脉滴注，至少1h

贝伐珠单抗15mg/kg，静脉滴注

既往盆腔放疗的患者接受紫杉醇135mg/m²和卡铂AUC 5

每3周重复

顺铂／多柔比星静脉3周方案：

多柔比星60mg/m²，静脉滴注，至少1h

顺铂50mg/m²，静脉滴注

每3周重复

卡铂／多西他赛3周方案：

多西他赛60~75mg/m²，静脉滴注，至少1h

卡铂AUC 5，静脉滴注，至少1h

每3周重复

子宫内膜癌

11　子宫内膜癌的随访

目的 a	Ⅰ级推荐	Ⅱ级推荐	Ⅲ级推荐
随访项目	随访频率： 在治疗结束后的 2~3 年内,应每 3~6 个月复查 1 次,之后每半年 1 次,5 年后每年 1 次 b 随访内容： 一般症状询问：可能复发的症状和体征包括但不限于阴道出血或血性分泌物、腹部或盆腔包块、血尿、血便、持续性疼痛（尤其是腹部或盆腔区域）、腹胀、食欲减退、咳嗽、呼吸困难、下肢水肿、体重减轻等 c 体格检查：每次复查时应特别注意进行妇科检查和全身浅表淋巴结检查,阴道穹窿细胞学检查可用于检测阴道残端复发 d 肿瘤标志物检查：CA125、CA19-9、HE4 检测 e 影像学检查：可选择超声（腹部、盆部）、增强 CT（胸部、腹部、盆部）或 MRI 检查,必要时行全身 PET/CT 检查 f 健康教育： 向患者宣教健康生活方式,指导饮食营养、运动、戒烟、性健康等,鼓励适当的性生活（包括阴道扩张器、润滑剂的使用）,评估其他合并疾病如糖尿病、高血压等情况,注意治疗的远期不良反应处理等	较Ⅰ级推荐更频繁的随访频率	PET/CT

【注释】

a　随访 / 监测的主要目的是发现可以接受潜在根治为目的治疗的转移复发,暂没有高级别循证医学证据支持什么样的随访 / 监测策略是最佳的[1]。

b　绝大多数患者复发发生在治疗后 3 年内[2],建议患者治疗后 3~5 年内专科随访,5 年后可于全科门诊继续复查。低风险患者（FIGO Ⅰ / Ⅱ期且分子分型为 *POLE* 超突变型）治疗结束后 2 年内每 6 个月随访 1 次,之后每年 1 次直至 5 年,中高风险患者适当增加随访频率[3]。

c　当出现以上可疑症状时应高度警惕及时进一步检查明确原因[4],对于接受放疗的患者应注意放疗相关的不良反应,包括直肠、膀胱、阴道、皮肤、皮下组织、骨骼和其他部位的并发症。

d　早期患者无症状阴道复发率较低,术后无症状患者不推荐常规阴道细胞学检查[5]。

e　CA125、CA19-9、HE-4 可作为血清肿瘤标志物监测在治疗后的随访中考虑,初始治疗时肿瘤标志物水平升高则监测意义更大[6-8]。

f　影像学检查应根据疾病分期、病理学分级、患者症状、风险评估和临床怀疑疾病复发或转移进行选择;Ⅲ / Ⅳ期患者在初始治疗后 3 年内推荐每 6 个月行胸、腹、盆腔 CT 一次,之后每 6~12 个月 1 次至 5 年,5 年后每 1~2 年 1 次;或根据具体情况个体化时间间隔检查,经选择的怀疑疾病复发转移的某些患者可行 PET/CT 检查。

子宫内膜癌

中国临床肿瘤学会（CSCO）
肾癌诊疗指南 2024

指南顾问 孙 燕 秦叔逵

组　　长 周芳坚 马建辉 姚 欣

副组长 郭 军 何志嵩 魏 强 叶定伟 周爱萍

秘　　书 盛锡楠 董 培

专家组成员（以姓氏汉语拼音为序）(* 为执笔人)

毕 锋	四川大学华西医院腹部肿瘤科	胡 滨	辽宁省肿瘤医院泌尿外科
曹登峰	上海交通大学医学院附属仁济医院病理科	胡志全	华中科技大学同济医学院附属同济医院泌尿外科
陈 鹏	新疆医科大学附属肿瘤医院泌尿外科	黄厚锋	北京协和医院泌尿外科
陈可和	广西壮族自治区人民医院肿瘤科	纪志刚	北京协和医院泌尿外科
陈映霞	南京天印山医院肿瘤科	蒋 葵	大连医科大学附属第二医院肿瘤科
崔同健	福建省立医院肿瘤科	晋学飞	吉林大学中日联谊医院泌尿外科
董 培	中山大学肿瘤防治中心泌尿外科	李 荣	南方医科大学南方医院肿瘤科
董涵之	南昌大学第一附属医院肿瘤科	李 颖	大连医科大学附属第一医院肿瘤科
方美玉	浙江省肿瘤医院内科	李培军	宁夏医科大学总医院泌尿外科
高全立	河南省肿瘤医院生物治疗科	李思明	北京大学肿瘤医院泌尿肿瘤内科
宫 晨	华中科技大学同济医学院附属同济医院肿瘤科	梁 军	北京大学国际医院肿瘤内科
		刘继彦	四川大学华西医院生物治疗科
管 维	华中科技大学同济医学院附属同济医院泌尿外科	刘文超	中国人民解放军空军军医大学第一附属医院肿瘤内科
郭 刚	中国人民解放军总医院泌尿外科	刘孝东	昆明医科大学第一附属医院泌尿外科
郭 军	北京大学肿瘤医院泌尿肿瘤内科	刘毅强	北京大学肿瘤医院病理科
郭宏骞	南京大学医学院附属鼓楼医院泌尿外科	刘跃平	中国医学科学院肿瘤医院放疗科
郭剑明	复旦大学附属中山医院泌尿外科	刘子玲	吉林大学第一医院肿瘤科
韩 颖	天津医科大学肿瘤医院生物治疗科	罗俊航	中山大学附属第一医院泌尿外科
韩雪冰	山西省肿瘤医院泌尿外科	马建辉	中国医学科学院肿瘤医院泌尿外科
何立儒	中山大学肿瘤防治中心放疗科	牛晓辉	北京积水潭医院骨肿瘤科
何卫阳	重庆医科大学附属第一医院泌尿外科	潘跃银	中国科学技术大学附属第一医院肿瘤内科
何志嵩	北京大学第一医院泌尿外科		

祁玉娟　青海省人民医院肿瘤科

沈亚丽　四川大学华西医院腹部肿瘤科

盛锡楠*　北京大学肿瘤医院泌尿肿瘤内科

施国海　复旦大学肿瘤医院泌尿外科

史本康　山东大学齐鲁医院泌尿外科

史艳侠　中山大学肿瘤防治中心内科

寿建忠　中国医学科学院肿瘤医院泌尿外科

束永前　江苏省人民医院肿瘤内科

孙永琨　中国医学科学院肿瘤医院内科

涂新华　江西省肿瘤医院泌尿外科

王　锋　西藏自治区人民医院泌尿外科

王　蕾　浙江大学医学院附属第一医院放疗科

王　宇　中国人民解放军空军特色医学中心肿瘤科

王　喆　中国人民解放军陆军军医大学第一附属
　　　　医院肿瘤科

王海涛　天津医科大学第二医院肿瘤科

王潍博　山东省立医院肿瘤内科

王秀问　山东大学齐鲁医院肿瘤内科

魏　强　四川大学华西医院泌尿外科

吴大鹏　西安交通大学第一附属医院泌尿外科

吴晓安　漳州正兴医院肿瘤内科

谢　宇　湖南省肿瘤医院泌尿外科

谢晓冬　中国人民解放军北部战区总医院肿瘤内科

徐万海　哈尔滨医科大学附属第二医院泌尿外科

杨　波　中国人民解放军总医院肿瘤科

杨铁军　河南省肿瘤医院泌尿外科

姚　欣　天津医科大学肿瘤医院泌尿肿瘤科

姚旭东　上海市第十人民医院泌尿外科

叶定伟　复旦大学附属肿瘤医院泌尿外科

叶雄俊　中国医学科学院肿瘤医院泌尿外科

易发现　重庆市人民医院泌尿外科

袁建林　中国人民解放军空军军医大学第一附属
　　　　医院泌尿外科

曾　浩　四川大学华西医院泌尿外科

张　进　上海交通大学医学院附属仁济医院泌尿外科

张　争　北京大学第一医院泌尿外科

张爱莉　河北医科大学第四医院泌尿外科

张海梁　复旦大学肿瘤医院泌尿外科

张树栋　北京大学第三医院泌尿外科

张寅斌　西安交通大学第二附属医院肿瘤科

周爱萍　中国医学科学院肿瘤医院肿瘤内科

周芳坚　中山大学肿瘤防治中心泌尿外科

1　MDT 诊疗模式　• 166

2　诊断　• 166
　2.1　肾癌的诊断原则　• 167
　2.2　肾癌的病理学诊断　• 167

3　预后影响因素及其评分　• 170
　3.1　国际转移性肾癌数据库联盟（IMDC）晚期肾癌预后模型　• 170
　3.2　纪念斯隆凯特琳癌症中心（MSKCC）晚期肾癌预后模型　• 171

4　外科治疗　• 171
　4.1　局限性肾癌的处理原则　• 171
　4.2　局部进展期肾癌的处理原则　• 172
　4.3　初诊为转移性肾癌的处理原则　• 173
　4.4　肾癌术后异时性转移的处理原则　• 173

5　内科治疗　• 174
　5.1　肾细胞癌术后辅助内科治疗　• 174
　5.2　转移性肾癌的内科治疗　• 175
　5.3　靶向与免疫治疗主要不良反应及其处理原则　• 183

6　放射治疗　• 184
　6.1　局限性肾癌的放疗原则　• 184
　6.2　转移性肾癌的放疗原则　• 185

7　随访　• 186

8　附录　• 187
　8.1　第 8 版 AJCC 肾癌 TNM 分期系统　• 187
　8.2　第 8 版 AJCC 肾癌临床分期　• 187
　8.3　2022 年 WHO 肾脏上皮性肿瘤病理组织学分类　• 188
　8.4　肾癌合并静脉瘤栓的 Mayo Clinic 瘤栓 5 级分类法　• 188
　8.5　肾脏囊性病变的 Bosniak 分级系统（2019 版）　• 189

1 MDT 诊疗模式 a

肾癌的 MDT 诊疗模式

内容	主要科室	相关科室	可考虑加入科室
MDT 学科组成	1. 泌尿外科 2. 肿瘤内科 3. 放射治疗科 4. 影像诊断科 5. 病理科 6. 核医学科	1. 胸外科 2. 超声科 3. 骨科 4. 疼痛科 5. 普通内科 b（包括心血管、肾内、内分泌等）	1. 营养科 2. 检验科 3. 遗传学专科 4. 其他外科（包括神经、胃肠、介入科等） 5. 中医科
MDT 成员要求	副主任医师及以上	副主任医师及以上	副主任医师及以上
MDT 讨论内容	1. 临界可切除患者 2. 局部进展期患者 3. 伴有寡转移灶的同时性转移性患者 4. 可能行减瘤术患者 5. 因医学原因不能耐受手术的可切除患者 6. 肾脏病变诊断困难	1. 需要新辅助、辅助及转化治疗、系统性抗肿瘤治疗的患者 2. 转移灶导致局部症状明显的患者 3. 伴随疾病较多导致治疗困难的患者	主管医师认为需要 MDT 的内容
MDT 日常活动	有条件的情况下，固定学科、固定专家和固定时间（建议每 1~2 周一次），固定场所	根据具体情况设置	

【注释】

a 肾癌诊疗应高度重视多学科诊疗（multi-disciplinary treatment，MDT）的作用，推荐有条件的单位将尽可能多的肾癌患者进行 MDT。

MDT 实施过程中由多个学科专家共同分析患者的临床症状、体征、影像、病理、分子检测等资料，对患者体能状态、疾病诊断、分期、侵犯范围、发展趋向和预后等做出全面评估，并根据国内外治疗规范/指南/循证医学证据，结合现有的治疗手段，制订科学、合理的诊疗计划，积极应用手术、系统性肿瘤内科治疗等手段进行综合治疗，以期达到治愈或控制肿瘤、延长生存期和提高生活质量的目的[1]。

b 肾癌患者常具有以下特点：①肾癌患者可能伴发副肿瘤综合征，包括高钙血症、发热、红细胞增多症、Stauffer 综合征等[2-5]；②终末期肾衰竭、肾移植或结节性硬化综合征患者可能会出现肾癌[6-7]；③晚期肾癌靶向治疗可能会导致高血压、蛋白尿、内分泌异常、间质性肺炎等不同器官功能异常的临床表现，故在诊治过程中需重视相关内科的参与处理。

2 诊断

肾癌的临床诊断和临床分期（cTNM）主要依靠影像学检查，其他还包括体格检查、实验室检查等。组织病理学诊断可以明确肾癌的组织学类型、pTNM 分期、判断预后，为制订个体化治疗及随访提供必要依据。

2.1 肾癌的诊断原则

目的	Ⅰ级推荐	Ⅱ级推荐	Ⅲ级推荐
定性诊断	手术标本的病理诊断（1A 类）[a]	穿刺活检（2A 类）[b,c]	
分期诊断 （局限性肾癌 [d]）	胸部 CT/X 线（2A 类）[e] 腹腔增强 CT/MRI（1A 类）[f]	头颅 CT/MRI（2A 类）[g] 骨扫描 [h]（2A 类） 盆腔 CT/MRI（2A 类）[i] 胸部 CT/X 线（2A 类）[e] 腹腔增强 CT/MRI（1A 类）[f]	PET/CT（2A 类） 肾超声造影（2A 类）[j]
分期诊断 （局部进展 / 转移 性肾癌）	胸部 CT（1A 类） 腹盆腔增强 CT/MRI（1A 类）[f] 头颅 CT/MRI（1A 类）[g] 骨扫描（1A 类）	PET/CT（2A 类）	

【注释】

　　局限性肾癌一般没有明显症状，通常经健康体检或因其他原因进行影像学检查而被发现。少部分患者具有某些临床表现，如腰痛、血尿、高血压、贫血、消瘦等。有些转移性肾癌患者可因转移部位和程度的不同，而出现骨骼疼痛、骨折、严重贫血、咳嗽和咯血等相应症状。

　　实验室检查可作为对患者一般状况、肝肾功能及预后判定评价的参考。主要实验室检查除了血常规、肝肾功能、凝血功能等常规项目外，还包括肾小球滤过率、血钙、碱性磷酸酶和乳酸脱氢酶。此外，肾癌患者术前宜行核素肾图或肾动态显像进行肾功能评估。

a 临床影像检查诊断为肾癌，且适合手术治疗的患者。

b 临床影像检查诊断为肾癌，且适合手术（包括根治性肾切除术和保留肾单位手术）治疗的患者，一般不建议肾肿瘤穿刺活检[1]。对不能手术治疗的晚期肾癌患者，全身治疗前行肾肿瘤或转移灶穿刺活检，有助于病理诊断分型和提供后续进一步检测的组织来源，为制订个体化治疗方案提供依据。选择消融治疗前，应先行肾肿瘤穿刺活检病理检查。

c 肾肿瘤穿刺活检应尽量考虑用粗针穿刺，不建议细针穿刺[2-3]。

d 局限性肾癌是指肿瘤局限于肾脏被膜内，包括临床分期为 T_1 和 T_2 的肿瘤。

e 术前胸部常规影像学检查，优先考虑行胸部 CT 检查。

f 应使用静脉注射和口服对比增强剂。如有 CT 静脉造影的禁忌证，腹盆腔检查考虑腹 / 盆腔增强 MRI[4-14]。

g 有头痛或相应神经系统症状患者[15-16]。

h 核素骨显像检查指征：①有相应骨症状；②碱性磷酸酶水平增高；③临床分期 ≥ Ⅲ期的患者[17-18]。

i MRI 有助于复杂性肾囊性病变的鉴别诊断，分析局部进展期肿瘤侵及范围，和周围血管、脏器的联系，以及有无静脉瘤栓。

j 肾超声造影检查有助于鉴别肾肿瘤良恶性，特别是用于复杂性肾囊肿患者的鉴别诊断。

2.2 肾癌的病理学诊断

　　肾细胞癌（肾癌）常见病理类型为透明细胞肾细胞癌、乳头状肾细胞癌、嫌色细胞肾细胞癌。根据 2022 年世界卫生组织（WHO）肿瘤分类，肾细胞癌还包括其他 13 种病理亚型，具体详见附录 8.3。2022 年分类新纳入的肾癌类型包括 *ALK* 基因重排的肾细胞癌，*ELOC*（*TCEB1*）突变的肾细胞癌和嗜酸性实囊性肾细胞癌（eosinophilic solid and cystic renal cell carcinoma，ESC RCC）[19]。此外还有几个肿瘤类型名称进行了更改：透明细胞乳头状肾细胞癌更名为透明细胞乳头状肾细胞肿瘤（基于惰性的生物学行为，目前未见转移病例报道），遗

肾癌

传性平滑肌瘤病肾癌综合征相关性肾细胞癌更名为延胡索酸水合酶缺失型肾细胞癌（少数是 *FH* 体系突变引起）。根据获取的肿瘤组织，规范化行病理学诊断，是进一步诊疗及随访的前提条件。

2.2.1 肾癌的病理诊断与规范化原则

标本类型	主要指标		次要指标
	大体检查	光镜下检查	
肾部分切除标本	肿瘤位置 肿瘤大小	明确病变性质 组织学类型 a WHO/ISUP 核分级 b 肿瘤坏死及其比例 周围侵犯 / 脉管侵犯 切缘情况 和 / 或伴有肉瘤样分化 和 / 或横纹肌样分化比例	免疫组织化学标志物检测 c： 用于组织学类型鉴别诊断、明确血管和淋巴结侵犯、肿瘤细胞增殖活性评估等
根治性肾切除标本	肿瘤位置 肿瘤大小	明确病变性质 组织学类型 a WHO/ISUP 核分级 b 肿瘤坏死及其比例 周围侵犯 / 脉管侵犯 切缘情况 伴有肉瘤样分化和 / 或横纹肌样分化比例 大血管受累情况 淋巴结情况（如清扫） 肾上腺情况（如切除）	免疫组织化学标志物检测 c： 用于组织学类型鉴别诊断、明确血管和淋巴结侵犯、肿瘤细胞增殖活性评估等
活检标本	组织大小与数目	明确病变性质和组织学类型 a - 肿瘤 / 非肿瘤 - 良性 / 恶性 - 组织学类型	免疫组织化学标志物检测 c： 用于组织学类型鉴别诊断、明确血管和淋巴结侵犯、肿瘤细胞增殖活性评估等

【注释】

a　病理诊断困难建议提交上级医院会诊（提供原始病理报告以核对送检切片的准确性，减少误差；提供充分的病变切片或蜡块以及术中所见等）。

b　根据 2016 年 WHO 肾脏肿瘤病理学分类，WHO/ISUP（International Society of Urological Pathology）核分级系统取代既往使用的 Fuhrman 分级系统。

c　病理诊断困难时，可根据肾癌的诊断与鉴别诊断、预后评估及治疗需要选择肾癌相关标志物的检测项目。推荐使用有助于常见肾细胞肿瘤鉴别诊断的免疫组织化学标志物：CK7、CK20、AMACR、CD10、RCC、PAX8、CAIX、CD117、ALK、SMARCB1（INI1）、OCT4、FH、2-SC、SDHB、TFE3、TFEB、HMB45、melanA、cathepsinK，可酌情组合并联合其他免疫组织化学标志物。对于 TFE3 相关肾癌开展分子检测，如高度怀疑但是 FISH 检测阴性，建议行二代测序（NGS RNA 融合基因检测）确认[20]，而可疑 FH 相关肾癌，建议 FH 和 2-SC 同时进行免疫组化协作诊断以避免漏诊。

肾癌

2.2.2 肾细胞癌 WHO/ISUP 核分级标准[21-22]

WHO/ISUP 分级 a	核的形态
1	显微镜下放大 400 倍时,未见核仁或者核仁不明显,核仁嗜碱性
2	显微镜下放大 400 倍时,核仁明显(conspicuous),且呈嗜酸性,放大 100 倍时可见(visible)但是不突出(not prominent)
3	显微镜下放大 100 倍时核仁明显(conspicuous),而呈嗜酸性
4	核极度多形性,或者肿瘤性多核巨细胞,或者伴有横纹肌样分化,或者肉瘤样分化

【注释】

a 肾细胞癌 WHO/ISUP 核分级标准仅应用于透明细胞肾细胞癌和乳头状肾细胞癌,分为 4 级(1~4 级),级别越高,预后越差,如伴有肉瘤样变和横纹肌样分化为 4 级(最高级)。嫌色细胞肾细胞癌目前不分级;对于 SDH 缺失性肾细胞癌,黏液小管梭形细胞癌和 ELOC 突变型肾细胞癌可能有一定的意义;对于其他类型肾细胞癌则不适用。对于高级别嫌色细胞癌(表现为细胞密度增加,核分裂象增高,非典型核分裂象,坏死),恶性程度高,应予以特殊标注。

2.2.3 遗传性肾癌

依据是否具有家族遗传性特点,可以把肾癌分为遗传性肾癌和散发性肾癌。临床上所诊断的肾癌大多数都是散发性肾癌,VHL 基因异常是散发性肾癌最常见的基因异常,超过 50% 的散发性透明细胞肾细胞癌中都存在该基因的突变或沉默。而遗传性肾癌是指具有特定基因改变并具有家族聚集倾向的肾癌,占全部肾癌的 2%~4%[23-36]。对于发病年龄 ≤ 46 岁且肾脏肿瘤病变表现为双侧、多灶性以及肾癌家族史的患者,推荐进行遗传学方面的基因检测。

2.2.4 常见遗传性肾癌及临床表现

综合征	突变位点	主要病理类型	综合征临床表现
VHL(Von Hippel-Lindal disease)	VHL	透明细胞肾细胞癌	肾细胞癌,肾囊肿,嗜铬细胞瘤,胰腺肾脏囊肿,神经系统视网膜血管母细胞瘤,副神经节瘤,胰腺内分泌肿瘤,内淋巴囊肿瘤,附睾腺瘤
HPRC(遗传性乳头状肾细胞癌)	MET	乳头状肾细胞癌 I 型	没有肾脏以外病变表现
BHD 综合征	FLCN	嫌色细胞肾细胞癌 嗜酸细胞瘤 混合型嗜酸性肿瘤 透明细胞肾细胞癌	肾细胞癌,混合性嫌色 - 嗜酸性肾细胞癌,皮肤病变(纤维毛囊瘤,毛盘瘤,软垂疣),肺囊肿(容易引起自发性肺气胸)
HLRCC(遗传性平滑肌瘤病和肾细胞癌)	FH	延胡索酸水化酶(FH)缺陷型肾细胞癌	肾细胞癌,皮肤平滑肌瘤,子宫肌瘤,副节瘤
SDH RCC(琥珀酸脱氢酶相关肾细胞癌)	SDHA,SDHB,SDHC,SDHD,SDHAF2	SDH 缺陷型肾细胞癌	肾细胞癌,副神经节瘤,嗜铬细胞瘤,胃肠道间质瘤,垂体腺瘤,肺软骨瘤

肾癌

续表

综合征	突变位点	主要病理类型	综合征临床表现
TSC（结节性硬化症）	*TSC1* *TSC2*	嗜酸性实囊性肾细胞癌，*TCEB1* 突变的肾细胞癌，伴有平滑肌间质的肾细胞癌，嫌色细胞肾细胞癌，未能分类的肾细胞癌	双侧多发血管平滑肌脂肪瘤，肾细胞癌，肾囊肿，视网膜错构瘤，皮肤血管纤维瘤，心脏横纹肌瘤，室管膜下巨细胞胶质细胞胶质瘤等
多发性错构瘤综合征（Cowden 综合征）	*PTEN*	透明细胞肾细胞癌 乳头状肾细胞癌 嫌色细胞肾细胞癌	肾细胞癌，乳腺癌，滤泡性甲状腺癌，子宫内膜癌
HPT-JT（甲状旁腺功能亢进性颌骨肿瘤综合征）	*HRPT2*	肾脏混合性上皮间质肿瘤肾母细胞瘤（Wilms 瘤）、其他	肾脏混合性上皮间质肿瘤，肾囊肿，肾母细胞瘤（Wilms 瘤），甲状旁腺功能亢进，甲状旁腺癌，子宫肿瘤（平滑肌瘤，腺肉瘤），颌骨骨化性纤维瘤
BAP1 易感性肿瘤综合征	*BAP1*	透明细胞肾细胞癌	透明细胞肾细胞癌，葡萄膜黑色素瘤，皮肤黑色素瘤，间皮瘤，肝细胞癌，胆管细胞癌，皮肤基底细胞癌，脑膜瘤，乳腺癌，肺癌，甲状腺癌，唾液腺癌

【注释】

遗传性肾癌少见，对于年轻、肿瘤表现为多灶性、双侧发病的患者，应警惕其可能性，进一步诊断及治疗需要包含遗传学专业的多学科讨论。

3　预后影响因素及其评分

影响肾癌患者预后最主要的因素是病理分期。此外，组织学分级、患者的体力状态评分、症状、肿瘤中是否有组织坏死、一些生化指标异常和变化等因素也与肾癌预后有关。目前采用肿瘤综合预后评估模型进行评估，肿瘤综合预后评估模型由患者的肿瘤病理组织学和临床特征、实验室检测数据等多因素构成，在肾癌发展的相应阶段采用相应模型进行评估，有利于判断患者预后，是肾癌诊疗及随访过程中的强有力工具。目前对于肾癌术后预后分级系统有加利福尼亚大学洛杉矶分校分级系统（University of California, Los Angeles Integrated Staging System, UISS）等[1-2]，但应该更为广泛的是国际转移性肾癌数据库联盟（IMDC）晚期肾癌预后模型、纪念斯隆凯特琳癌症中心（MSKCC）晚期肾癌预后模型，随着越来越多治疗的涌现，晚期肾癌的预后获得提高，预后模型也处在不断优化中。

3.1　国际转移性肾癌数据库联盟（IMDC）晚期肾癌预后模型[3-4]

预后因素[a]	预后分层
确诊原发肾癌至系统治疗的间隔时间<1 年	低危：0 项不良预后因素
Karnofsky 行为状态评分<80%	中危：1~2 项不良预后因素
血红蛋白<正常值下限	高危：≥3 项不良预后因素
血清校正钙[b]>正常值上限	
中性粒细胞计数绝对值>正常值上限	
血小板计数绝对值>正常值上限	

肾癌

【注释】

a 该模型来源于晚期肾癌靶向治疗时代数据。

b 血清校正钙的计算公式：校正钙（mmol/L）=总血钙［测量值（mmol/L）］+ 0.02 ×［47– 血中白蛋白浓度（g/L）］。

3.2 纪念斯隆凯特琳癌症中心（MSKCC）晚期肾癌预后模型[5]

预后因素 a	预后分层
乳酸脱氢酶>正常值上限 1.5 倍	低危：0 项不良预后因素
血红蛋白<正常值下限	中危：1~2 项不良预后因素
血清校正钙>正常值上限	高危：≥3 项不良预后因素
确诊原发肾癌至系统治疗的间隔时间<1 年	
Karnofsky 行为状态评分<80%	

【注释】

a 该模型来源于晚期肾癌细胞因子治疗时代数据。

4 外科治疗

局限性肾癌是指肿瘤局限于肾脏被膜内，包括临床分期为 T_1 和 T_2 的肿瘤。随着影像学技术广泛应用及健康体检的普及，局限性肾癌在肾癌患者中所占比例已经超过 50%。而局部进展性肾癌是指肿瘤突破肾脏被膜累及肾周脂肪或肾窦脂肪，但仍局限于肾周筋膜内，或肿瘤累及肾静脉或下腔静脉或伴有区域淋巴结转移，无远处转移的肾癌。虽然目前肾癌分子生物学方面取得了巨大进展，但是对于局限性和局部进展性肾癌患者而言，外科手术仍然是首选的、可能使肾癌患者获得治愈的治疗方式。而转移性肾癌无法经单纯外科手术治愈，但作为多学科综合治疗的一部分，仍具有重要作用。

4.1 局限性肾癌的处理原则

患者状态	分期	Ⅰ级推荐	Ⅱ级推荐	Ⅲ级推荐
耐受手术	T_{1a}	保留肾单位手术（2A 类）a 不推荐区域淋巴结清扫术（1A 类）b	肾根治性切除术（2A 类）c	
	T_{1b}	根治性肾切除术（2A 类） 保留肾单位手术		
	T_2	根治性肾切除术（2A 类）	保留肾单位手术（2A 类）d	
不耐受手术	T_1		密切观察（2A 类）e 消融治疗（2A 类）f 立体定向放疗 g（2B 类）	
	T_2			消融治疗（2B 类） 立体定向放疗 g

【注释】

a 手术可采用开放式手术、腹腔镜手术或机器人手术系统实施手术。手术可经腹腔或经后腹腔入路进行，尚无证据显示某种手术方式在肿瘤控制方面存在显著差异[1-6]。术中切除肿瘤周围正常肾组织的厚度并非一个关键性问题,只要保证最终手术标本切缘阴性即可。文献报道保留肾单位手术后病理切缘阳性率3%~8%,但只有那些具有不良病理特征(核分级3~4级)的患者术后复发风险增高,因此对有不良病理特征又切缘阳性患者应谨慎考虑补救性根治性肾切除。

(1)多数回顾性文献证实接受保留肾单位手术患者的术后慢性肾脏病(CKD)发生率低于根治性切除术者,同时有回顾性文献显示早期局限性肾癌,保留肾单位手术与根治手术相比有生存获益,但迄今唯一的一项随机对照临床研究结果显示,保留肾单位手术治疗肾癌,与根治性肾切除相比,生存没有差异[7-9]。

(2)遗传性肾癌的手术原则,需要根据其生物学行为进行分级管理,对于 VHL、BHD、HPRC,病灶不超过3cm,可以密切观察;如超过 3cm,可考虑切除肿瘤的保留肾单位手术。HLRCC 与 SDH 综合征恶性程度高,建议行根治性肾切除术[10]。

(3)肾囊性病变的手术原则,依照 Bosniak 分级(附录8.5)进行评估。Ⅰ级为单纯性囊肿,为良性,有症状可行囊肿去顶术;Ⅱ级和 ⅡF 级中恶性比例为 9% 和 18%,Ⅲ级中约 50% 为恶性,Ⅳ级中有 86% 为恶性,如进行外科干预,不能采取囊肿去顶术,根据情况可选择保肾手术或根治性肾切除,但应避免肿瘤破裂囊液污染术野[11]。

b 当前尚无证据表明淋巴结清扫能够使患者获益,故不推荐对局限性肾癌患者行区域或扩大淋巴结清扫术[12]。

c 以下情况谨慎考虑行保留肾单位手术:残存肾实质体积不足以维持器官功能;肿瘤所处部位不佳,如与肾血管毗邻等;影像学显示肿瘤与正常肾组织界限不清晰或包膜不完整等;未停用抗凝药物。另外,对于腹腔镜下完成保留肾单位手术有困难的患者,应该首先考虑开放保留肾单位手术。

d 可耐受手术且存在以下情况时,手术方式应尽量考虑保留肾单位手术:肾功能不全、孤立肾、双侧肾癌。

e 预期寿命短、高龄(>75 岁)、KPS 评分差、合并基础疾病较多的肾脏小肿瘤患者,密切观察随访也是一个合理的选择[13-17]。

f 消融治疗[射频消融(RFA)、冷冻消融和高强度聚焦超声(HIFU)]和立体定向放疗可以用于不适合手术的小肾癌患者,应严格按适应证慎重选择。

g 不耐受手术的局限性肾癌患者,在有条件的单位,可考虑行立体定向放疗(SBRT)。立体定向放疗是指应用专用设备对肿瘤进行精准定位和照射的治疗方法,主要特征是大分割、高分次剂量、短疗程和高度适形,关键技术是将根治肿瘤的大剂量放疗在保障正常组织安全的前提下精准实施。多项 Ⅱ 期前瞻性临床研究和两项回顾性系统分析显示,立体定向放疗治疗(SBRT)肾癌原发灶具有良好的局控率和安全性,T_{1a} 与 T_{1b} 的患者接受根治性 SBRT 疗效相当[18-21]。

4.2 局部进展期肾癌的处理原则

患者状态	分期	Ⅰ级推荐	Ⅱ级推荐	Ⅲ级推荐
耐受手术	$T_{3a}N_x$	肾根治性切除术(2A 类)[a]		
	$T_{3b}/T_{3c}N_x$		肾根治性切除术 + 下腔静脉瘤栓术(2B 类)[a,b]	
	T_4N_x		肾根治性切除术(2B 类)[a,b,c]	
不耐受手术	$T_{3~4}N_x$	临床试验 系统性药物治疗(1A 类)		局部消融(2B 类) 局部栓塞[d]

【注释】

a 对于区域淋巴结可疑转移的患者(术前影像学提示或术中探查发现),可考虑行区域淋巴结清扫。回顾性研究表明,对于具有不良预后因素(cN+、肉瘤样分化、大肿瘤)的患者行扩大淋巴结清扫可以延长肿瘤特异性

肾癌

生存[12,22-23]。

b 肾癌患者中,4%~10% 可能合并腔静脉瘤栓,其中 55%~70% 能够通过根治性肾切除联合腔静脉瘤栓切除。推荐术前进行 MRI 检查(或增强 CT)明确瘤栓累及范围,以利于制订治疗方案。肾癌合并下腔静脉瘤栓,由于手术复杂,围手术期并发症多和病死风险大,应由经验丰富的多学科团队联合手术[24-27]。

c 肿瘤累及同侧肾上腺,需行肾上腺切除术[28-29]。

d 不耐受手术但血尿严重或腰痛临床症状明显的患者,可考虑行肾动脉栓塞以缓解症状[30]。

4.3 初诊为转移性肾癌的处理原则

患者分层	I 级推荐	II 级推荐	III 级推荐
耐受手术 a	系统性药物治疗(1A 类)b 减瘤性肾切除术 + 术后系统性药物治疗(2A 类)c,d 系统性药物治疗后行减瘤性肾切除(2A 类)e		
不耐受手术 a	系统性药物治疗(1A 类)b		

【注释】

a 对于同时转移的晚期肾癌,建议多学科讨论制订治疗策略。

b 基于舒尼替尼单药与联合减瘤性肾切除术比较治疗晚期肾癌的随机对照 III 期临床研究(CARMENA 研究)显示,晚期肾癌单药舒尼替尼治疗获得的中位生存时间为 18.4 个月,非劣效于减瘤术联合舒尼替尼治疗组(13.9 个月)[31]。

c 既往回顾性研究显示减瘤术肾切除术后接受靶向治疗较单纯靶向治疗具有生存获益[32]。结合 CARMENA 研究,晚期肾癌即刻减瘤术宜选择人群:年轻,一般情况良好,MSKCC 预后或 IMDC 预后为中危患者,转移灶瘤负荷小,原发病灶可完全切除患者。一般情况差、MSKCC 或 IMDC 预后为高危,瘤负荷大和 / 或伴肉瘤样分化,不建议接受即刻减瘤性肾切除术[31]。

d 对于同时性寡转移的晚期肾癌,可考虑同时或分期行寡转移灶的手术切除、立体定向放疗、消融等局部治疗。寡转移是指转移灶数目有限且能通过手术等局部治疗手段达到局部根治效果的状态。

e 一项转移性肾癌接受即刻与延迟减瘤性肾切除的随机对照 III 期临床研究(SURTIME)结果显示,延迟减瘤性肾切除术较即刻减瘤性肾切除可能获得更高的 OS[33]。

4.4 肾癌术后异时性转移的处理原则

患者状态	转移灶类型	I 级推荐	II 级推荐	III 级推荐
耐受手术 a	寡转移灶 / 局部复发 b	手术切除(2A 类) 系统性药物治疗(1A 类)	局部消融(2A 类) 立体定向放疗(2A 类)	
	伴多发转移灶	系统性药物治疗(1A 类)c		
不耐受手术	寡转移灶	系统性药物治疗(1A 类)	局部消融(2A 类) 立体定向放疗(2A 类)	
	伴多发转移灶	系统性药物治疗(1A 类)c		

【注释】

a 建议经多学科讨论制订治疗策略。外科手术宜选择人群:一般情况良好,MSKCC 预后或 IMDC 预后为低中危患者,病理为透明细胞癌,原发灶手术至出现远处转移时间 2 年以上,转移灶可完全手术切除[34-35]。

b 对于寡转移或局部复发的晚期肾癌,可考虑同时或分期行寡转移灶的手术切除、立体定向放疗、消融等局部治疗。寡转移是指转移灶数目有限且能通过手术等局部治疗手段达到局部根治效果的状态。

肾癌

c 肾癌术后转移接受全身靶向药物期间，针对骨转移等选择性病变联合局部立体定向放疗，有助于局部控制等获益[36]。

4.4.1 肾癌骨转移

肾癌容易发生骨转移，在所有出现转移的器官排序中，其发生率仅次于肺，居肾癌好发转移部位的第二位。

肾癌骨转移在 X 线片主要表现为溶骨性骨质破坏，发病部位多见于脊柱、骨盆和四肢近端骨骼，多发常见，偶有单发骨转移。肾癌骨转移主要症状为病变部位进行性疼痛加重；严重者可出现病理骨折、椎体压缩及脊髓受压所致的截瘫等骨相关事件（SRE）。治疗前需要根据 Mirels[37]、SINS[38] 及 Frankel 评分[39]，评估骨的受损状况及脊髓的安全性，对于存在骨折、脊柱不稳定及脊髓受压风险的病人首先考虑手术，后续再考虑放疗和内科药物治疗。

肾癌骨转移患者应采用以抗肿瘤系统性治疗药物为主，手术、放疗、骨靶向药物（特指二膦酸盐及 RANKL 抑制剂）等相结合的综合治疗[40-41]。对孤立或承重骨转移灶，可考虑手术方法切除；承重骨转移伴有骨折风险的患者可采用预防性内固定术等方法以避免骨相关事件的发生。对于已出现病理性骨折或脊髓的压迫症状，符合下列 3 个条件的患者推荐首选手术治疗：①预计患者存活期>3 个月；②体能状态良好；③术后能改善患者的生活质量，为进一步全身治疗和护理创造条件。经皮椎体成形术可用于治疗脊柱溶骨性破坏和椎体病理性塌陷，可提高转移部位硬度和受力压强，缓解局部疼痛，但要严格掌握适应证，否则会出现骨水泥压迫脊髓及骨水泥进入血管的并发症。局部姑息性低剂量放疗对减轻骨转移疼痛有一定作用，但不能降低骨折的风险。对于局限性骨转移，具备 SBRT 开展条件的单位应首先推荐 SBRT 治疗。

4.4.2 肾癌脑转移

肾癌脑转移发生率为 2%~15%，易合并肿瘤出血及颅内水肿，预后不佳。手术切除和放疗是肾癌脑转移的有效且重要的治疗方法[42]。对体能状态良好、单纯脑转移（≤ 3 个，最大直径 ≤3cm）首选立体定向放疗或脑外科手术联合放疗；对多发脑转移（脑转移灶>3 个，最大直径>3cm），全脑放疗意义有限。局部处理后，需根据患者的耐受情况，进行全身抗肿瘤药物治疗。

4.4.3 肾癌肝转移

肾癌患者出现肝转移，应首先考虑全身性抗肿瘤治疗；如全身治疗无效，可考虑联合肝脏转移灶的局部治疗，如肝动脉栓塞灌注化疗等。这些治疗可作为综合治疗的一部分，加强肝转移灶的局部控制，单独使用治疗意义不大。

5 内科治疗

5.1 肾细胞癌术后辅助内科治疗

透明细胞肾细胞癌

术后分期	Ⅰ级推荐	Ⅱ级推荐	Ⅲ级推荐
Ⅰ期	观察（1 类）		
Ⅱ期	临床研究 a	帕博利珠单抗（1 类）（仅限于 4 级或肉瘤样分化）b	密切观察（2A 类）
Ⅲ期 转移灶切除后	临床研究 a	帕博利珠单抗（1 类）b	

肾癌

非透明细胞肾细胞癌

术后分期	Ⅰ级推荐	Ⅱ级推荐	Ⅲ级推荐
-	临床研究或密切观察 c		

【注释】

a　随机对照临床研究结果显示术后辅助细胞因子治疗、放疗和化疗均不能降低患者复发率和转移率。自2006 年以来,先后开展了 ASSURE 研究(舒尼替尼 vs. 索拉非尼 vs. 安慰剂)、PROTECT 研究（培唑帕尼 vs. 安慰剂)、ATLAS 研究(阿昔替尼 vs. 安慰剂)等大型 Ⅲ 期前瞻性临床研究,结果均未发现靶向治疗可以改善无病生存时间(DFS)和 OS[1-3]。尽管舒尼替尼用于中高危肾癌术后辅助治疗的 S-TRAC 研究显示舒尼替尼组的 DFS 较安慰剂比较,差异有统计学意义(6.8 年 vs. 5.6 年,P=0.03),美国食品药品监督管理局(FDA)基于该项临床研究批准舒尼替尼作为中高危肾癌术后的辅助治疗,但根据研究者的评估结果差异无统计学意义,且总生存未见改善[4-5]。近些年,对于术后中高危肾癌,辅助 PD-1/L1 单抗治疗开展了多项临床研究,KEYNOTE-564 研究显示中高复发风险肾癌术后接受帕博利珠单抗辅助治疗与安慰剂对照组比较可以显著改善无复发生存时间及总生存时间[6-7]。综合以上结果,CSCO 肾癌专家委员会推荐将观察作为 Ⅰ 期肾癌术后辅助治疗的 Ⅰ 级推荐,对于 Ⅱ 期中 T_2 合并分级为 4 级或肉瘤成分、Ⅲ 期以及转移灶切除术后达到无瘤状态(NED)的肾透明细胞癌患者,首选参加临床研究,将帕博利珠单抗辅助治疗作为 Ⅱ 级推荐。

b　此数据主要来源于 KEYNOTE-564 研究,此研究为帕博利珠单抗与安慰剂对照用于中高危透明细胞肾细胞癌术后辅助治疗的随机对照 Ⅲ 期临床研究,主要入组人群: TNM 分期为 T_2 合并分级为 4 级或肉瘤成分、任意分级的 T_3 或 T_4、任意 T 分期合并淋巴结转移,以及 M_1 无瘤状态(NED)的肾癌术后患者,治疗组接受帕博利珠单抗辅助治疗 1 年,至中位随访 57.2 个月时,结果显示两组 4 年生存率分别为 91.2% 和 86.0%,差异有统计学意义(HR=0.62,95%CI 0.44~0.87,P=0.005),两组获得的 4 年 DFS 率分别为 64.9% 和 56.6%(HR=0.72,95%CI 0.59~0.87)[6-7]。亚组分析显示各亚组均能从辅助治疗中获益,其中转移灶切除术后无瘤的患者更加显著,安全性数据分析显示: 免疫治疗组治疗相关的不良事件发生率为 79.1%,3~4 级不良反应发生率为 18.9%,其中免疫相关的 3~4 级不良反应发生率为 9.4%,显著高于安慰剂对照组[6-7]。

c　目前为止,尚缺乏非透明细胞肾细胞癌辅助治疗相关的临床数据,CSCO 肾癌专家委员会推荐将参加临床研究或密切观察作为非透明细胞肾细胞癌术后辅助治疗的 Ⅰ 级推荐。

5.2　转移性肾癌的内科治疗

转移性肾癌的内科药物治疗取得了快速发展,这些药物从作用机制方面主要分为抗 VEGF/VEGFR 途径(代表药物:索拉非尼、舒尼替尼、培唑帕尼、阿昔替尼、贝伐珠单抗、卡博替尼、仑伐替尼、替沃扎尼、伏罗尼布)、抑制 mTOR 途径(代表药物:依维莫司和替西罗莫司)和免疫检查点抑制剂(代表药物:纳武利尤单抗、伊匹木单抗、帕博利珠单抗、特瑞普利单抗)。目前,国家药品监督管理局已经批准索拉非尼、舒尼替尼、培唑帕尼、依维莫司、阿昔替尼、伏罗尼布联合依维莫司、特瑞普利单抗联合阿昔替尼用于转移性肾癌的治疗。

5.2.1　转移性或不可切除性透明细胞肾细胞癌的一线治疗策略(低危)

Ⅰ级推荐	Ⅱ级推荐	Ⅲ级推荐
舒尼替尼(1A 类)	密切监测(2B 类)a	卡博替尼 + 纳武利尤单抗(1A 类)b
培唑帕尼(1A 类)	阿昔替尼(2A 类)	
索拉非尼(2A 类)	阿昔替尼 + 帕博利珠单抗(1A 类)b	
	仑伐替尼 + 帕博利珠单抗(1A 类)b	

【注释】

a　透明细胞肾细胞癌术后出现转移,对于转移灶瘤负荷较低且无症状的患者,可考虑每2~3个月进行密切复查监测(肝转移及脑转移除外)[8]。

b　仑伐替尼、纳武利尤单抗、帕博利珠单抗国内已上市,但未批准用于晚期肾癌的治疗;卡博替尼尚未于国内上市。

5.2.2　转移性或不可切除性透明细胞肾细胞癌的一线治疗策略(中危)

Ⅰ级推荐	Ⅱ级推荐	Ⅲ级推荐
阿昔替尼+特瑞普利单抗(1A类)	卡博替尼+纳武利尤单抗(1A类)	安罗替尼
阿昔替尼+帕博利珠单抗(1A类)	纳武利尤单抗+伊匹木单抗(1A类)	
仑伐替尼+帕博利珠单抗(1A类)	卡博替尼(2A类)	
舒尼替尼(1A类)	阿昔替尼(2A类)	
培唑帕尼(1A类)	索拉非尼(2A类)	

【注释】

a　仑伐替尼、安罗替尼、纳武利尤单抗、帕博利珠单抗、伊匹木单抗国内已上市,但未批准用于晚期肾癌的治疗;卡博替尼尚未于国内上市。

5.2.3　转移性或不可切除性透明细胞肾细胞癌的一线治疗策略(高危)

Ⅰ级推荐	Ⅱ级推荐	Ⅲ级推荐
阿昔替尼+特瑞普利单抗(1A类)	纳武利尤单抗+伊匹木单抗(1A类)	安罗替尼
阿昔替尼+帕博利珠单抗(1A类)	卡博替尼+纳武利尤单抗(1A类)	索拉非尼
仑伐替尼+帕博利珠单抗(1A类)	卡博替尼(2A类)	
舒尼替尼(1A类)		
培唑帕尼(1A类)		

【注释】

a　仑伐替尼、安罗替尼、纳武利尤单抗、帕博利珠单抗、伊匹木单抗国内已上市,但未批准用于晚期肾癌的治疗;卡博替尼尚未于国内上市批准用于晚期肾癌的治疗。

转移性肾透明细胞癌的一线治疗策略解析:

转移性肾癌根据MSKCC或IMDC预后模型分为低危、中危、高危,相应人群具有不同的生物学特点。越来越多的证据显示,需要根据危险分层进行治疗选择,低危人群可考虑单独靶向治疗,而中高危人群治疗难度大,更适合靶向联合免疫治疗。

(1)靶向治疗

1)舒尼替尼(sunitinib):用于晚期肾癌一线治疗的数据主要基于一项舒尼替尼与干扰素对照用于晚期肾癌的随机对照Ⅲ期临床研究,证实舒尼替尼客观缓解率为31%,较干扰素显著延长无疾病进展时间,达到11.0个月,中位OS为26.4个月[9-10]。这项研究开展的基于IMDC分层亚组分析显示低危、中危、高危的PFS分别为14.1、10.7、2.4个月,客观有效率分别为53%、33.7%及11.8%。

舒尼替尼一线治疗中国转移性肾细胞癌患者的多中心Ⅳ期临床研究结果显示客观有效率为31.1%,中位

PFS 为 14.2 个月,中位 OS 为 30.7 个月[11]。

［推荐用法］舒尼替尼 50mg,每日 1 次,口服连续 4 周给药,休息 2 周,每 6 周为一个周期;或舒尼替尼 50mg,每日 1 次,口服连续 2 周给药,休息 1 周,每 3 周为一个周期。

2) 培唑帕尼(pazopanib):治疗转移性肾癌的临床数据来源于其国际多中心Ⅲ期临床研究,结果显示培唑帕尼的中位 PFS 为 11.1 个月,客观缓解率为 30%,亚组分析显示 MSKCC 预后低危及中危组获益显著[12]。另外一项培唑帕尼与舒尼替尼对照用于转移性肾癌一线治疗的国际多中心Ⅲ期临床研究(COMPARZ 研究),结果显示培唑帕尼与舒尼替尼的中位 PFS 分别为 8.4 个月与 9.5 个月,统计学达到非劣效,次要研究终点方面:ORR 分别为 31% 与 25%,中位 OS 分别为 28.4 个月与 29.3 个月,生活质量评分培唑帕尼优于舒尼替尼[13]。COMPARZ 研究中共入组 209 例中国患者,培唑帕尼组和舒尼替尼组中位 PFS 相似(8.3 个月 vs. 8.3 个月),研究者评估的中位 PFS 为 13.9 个月与 14.3 个月,OS 差异无统计学意义(未达到 vs. 29.5 个月)[14]。

一项西班牙开展的晚期肾癌一线接受培唑帕尼治疗的回顾性研究(SPAZO 研究)进行了基于 IMDC 分层分析,低危、中危以及高危人群的客观有效率分别为 44%、30%、17.3%,中位 PFS 分别为 32 个月、11 个月和 4 个月,2 年 OS 率分别为 81.6%、48.7% 和 18.8%[15]。

［推荐用法］培唑帕尼 800mg,每日 1 次,空腹口服。

3) 索拉非尼(sorafenib):一项将索拉非尼作为对照用于转移性肾癌一线治疗的国际多中心Ⅲ期临床试验(TIVO-1 研究)显示,索拉非尼一线治疗晚期肾癌的客观有效率为 24%,中位 PFS 时间为 9.1 个月,基于 MSKCC 分层低危、中危、高危人群的中位 PFS 分别为 10.8 个月、7.4 个月以及 10.9 个月,中位 OS 为 29.3 个月[16]。另外一项将索拉非尼作为对照用于转移性肾癌一线治疗的Ⅲ期临床试验显示,索拉非尼一线治疗的客观有效率为 15%,中位 PFS 时间为 6.5 个月[17]。

国内索拉非尼的注册临床研究为一项来自研究者发起的多中心临床研究(IIT 研究),共纳入 62 例患者,结果显示客观有效率为 19.4%,疾病控制率为 77.4%,中位 PFS 为 9.6 个月[18]。国内一项多中心回顾性研究对 845 例晚期肾癌患者一线索拉非尼或舒尼替尼治疗后的生存和预后因素分析,结果显示索拉非尼组的中位 PFS 为 11.1 个月,中位 OS 为 24 个月[19]。

［推荐用法］索拉非尼 400mg,每日 2 次,口服。

4) 阿昔替尼(axitinib):与索拉非尼对照用于晚期肾癌一线治疗的Ⅲ期临床研究结果显示,阿昔替尼一线治疗的中位 PFS 为 10.1 个月,与索拉非尼对照组比较,差异无统计学意义。其他疗效方面:客观有效率为 32%,中位 OS 为 21.7 个月[17,20]。而以中国患者为主的亚洲人群的亚组分析显示,中位 PFS 为 10.1 个月,客观有效率为 35.4%,中位生存时间为 31.5 个月[21]。

［推荐用法］阿昔替尼 5mg,每日 2 次,口服,2 周后如能耐受,可进行剂量增量,7mg,每日 2 次,最大剂量可为 10mg,每日 2 次。

5) 卡博替尼:一项Ⅱ期多中心随机研究(CABOSUN)比较了卡博替尼和舒尼替尼一线治疗中危或高危肾透明细胞癌患者的疗效。结果显示卡博替尼组 PFS 显著优于舒尼替尼治疗组,卡博替尼组获得的中位 PFS 为 8.2 个月,IMDC 中危与高危人群的中位 PFS 分别为 8.3 个月与 6.1 个月,全组的客观有效率为 46%,中位 OS 为 30.3 个月[22]。

［推荐用法］卡博替尼 60mg,每日 1 次口服。

6) 安罗替尼(anlotinib):一项安罗替尼与舒尼替尼对照用于晚期肾癌一线治疗的Ⅱ期临床研究,其中 91% 入组患者 MSKCC 预后为中高危,结果显示,安罗替尼组和舒尼替尼组的中位 PFS 为 17.5 个月 vs. 16.6 个月($HR=0.89$,$P>0.5$)。延长随访时间,两组的中位 OS 分别为 30.9 个月和 30.5 个月($P>0.5$),ORR 分别为 30.3% 和 27.9%[23]。

［推荐用法］安罗替尼 12mg,每日 1 次,口服,连续服药 2 周,停药 1 周,即 3 周为一个疗程。

(2) 免疫与靶向联合治疗

1) 阿昔替尼联合特瑞普利单抗:一项阿昔替尼联合特瑞普利单抗与舒尼替尼对照用于晚期透明细胞肾细

胞癌中高危人群的随机对照Ⅲ期临床研究（RENOTORCH），共入组421例中高危患者，随机接受阿昔替尼联合特瑞普利单抗或舒尼替尼靶向治疗。主要研究终点为PFS。结果显示阿昔替尼联合特瑞普利单抗中位PFS达到18.0个月，显著优于舒尼替尼对照组（9.8个月），差异有统计学意义（$HR=0.65$，$95\%CI$ 0.49~0.86，$P=0.002\,8$）；次要研究终点，两组客观有效率分别为56.7%与30.8%，中位生存时间为未达到与26.8个月，差异有统计学意义（$HR=0.61$，$95\%CI$ 0.40~0.92，$P=0.018\,6$）[24]。

［推荐用法］特瑞普利单抗240mg 每3周一次＋阿昔替尼5mg，每日2次。

2）阿昔替尼联合帕博利珠单抗：一项阿昔替尼联合帕博利珠单抗与舒尼替尼对照用于晚期肾癌一线治疗的随机对照Ⅲ期临床研究（Keynote 426研究）对比了帕博利珠单抗＋阿昔替尼和舒尼替尼一线治疗晚期透明细胞肾细胞癌。结果显示，联合组的中位PFS达到15.1个月，客观有效率达到59.3%，1年生存率达到89.9%，均显著优于对照舒尼替尼治疗组[25]。

2023年ASCO会议报告了该研究5年随访结果，阿昔替尼联合帕博利珠单抗治疗组的中位生存时间达到47.2个月，舒尼替尼治疗组达到40.8个月，5年OS率分别为41.9%和37.1%；相对于舒尼替尼治疗组，阿昔替尼联合帕博利珠单抗治疗具有生存获益。基于IMDC危险分层分析，中高危患者联合治疗组具有显著的OS获益以及PFS获益，联合治疗组与对照组的中位OS分别为42.2个月与29.3个月，中位PFS为13.8个月与8.3个月，客观有效率分别为56.8%与34.9%，而低危患者中，两治疗组的中位OS分别为60.3个月与62.4个月，中位PFS为20.7个月与17.9个月，客观有效率分别为68.8%与50.4%，无论是OS，还是PFS，差异均无统计学意义[26]。

［推荐用法］帕博利珠单抗200mg，每3周1次＋阿昔替尼5mg，每日2次。

3）仑伐替尼联合帕博利珠单抗：一项仑伐替尼联合帕博利珠单抗或依维莫司以及舒尼替尼单药的随机对照Ⅲ期临床研究（CLEAR研究）比较了帕博利珠单抗＋仑伐替尼，或仑伐替尼＋依维莫司与舒尼替尼单药一线治疗晚期肾癌的疗效[27]。结果显示，帕博利珠单抗＋仑伐替尼组的中位PFS达到了23.9个月，而仑伐替尼＋依维莫司以及舒尼替尼单药组的中位PFS分别为14.7个月和9.2个月；三组的客观缓解率分别为71.0%、53.5%和36.1%。PFS的亚组分析显示：与舒尼替尼治疗相比，IMDC危险分组为低危、中危和高危的患者均能从仑伐替尼＋帕博利珠单抗的治疗中获益。

2023年ASCO会议公布了该研究的4年随访结果，结果显示仑伐替尼联合帕博利珠单抗治疗组的中位生存时间达到53.7个月，舒尼替尼治疗组的中位生存时间达到54.3个月，基于IMDC危险分层分析，无进展生存方面，中高危人群联合治疗组与对照组的中位PFS分别为22.1个月与5.9个月，而低危人群中位PFS分别为28.6个月与12.9个月，无论是低危、中危、高危人群，仑伐替尼联合帕博利珠单抗治疗组较舒尼替尼对照组均具有显著获益。总生存方面，低危人群联合治疗组与对照组中位OS分别为未达到与59.9个月，中危人群联合治疗组与对照组中位OS分别为47.9个月与44.4个月，差异均无统计学意义，而高危人群联合治疗组与对照组中位OS分别为37.2个月与10.4个月，差异有统计学意义[28]。

安全性方面：仑伐替尼联合帕博利珠单抗组的≥3级不良事件发生率达到82.4%，包括高血压、腹泻、脂肪酶升高和高甘油三酯血症等；因各级不良事件导致帕博利珠单抗和/或仑伐替尼治疗终止的患者比例达到37.2%，导致仑伐替尼剂量减量的患者比例达到68.8%；患者仑伐替尼的中位相对剂量强度为69.6%。

［推荐用法］该联合方案的标准剂量：帕博利珠单抗200mg，每3周一次＋仑伐替尼20mg，每日一次。CSCO肾癌专家委员会建议仑伐替尼可以根据耐受情况决定起始剂量，推荐12mg起始，并酌情进行仑伐替尼的剂量调整。

4）卡博替尼联合纳武利尤单抗：CheckMate 9ER研究是一项卡博替尼联合纳武利尤单抗与舒尼替尼对照用于晚期肾癌一线治疗的随机Ⅲ期对照PFS研究[29]。结果显示，卡博替尼联合纳武利尤单抗组的中位PFS为16.6个月，舒尼替尼组为8.3个月，差异有统计学意义（$P<0.001$）；两组的12个月生存率分别为85.7%和75.6%（$P=0.001$），客观缓解率分别为55.7%和27.1%（$P<0.001$）。

2024年ASCO-GU会议期间公布了55个月的随访结果：两组客观有效率分别为55.7%与27.7%，其中完

肾癌

全缓解率分别为 13.6% 与 4.6%，中位 PFS 分别为 16.4 个月与 8.4 个月，中位生存时间分别为 46.5 个月与 36.0 个月。基于 IMDC 危险分层分析，IMDC 低危人群中，卡博替尼联合纳武利尤单抗与舒尼替尼治疗患者的中位 PFS 分别为 21.4 个月与 12.8 个月，中位 OS 分别为 52.9 个月与 58.9 个月；无论 PFS 还是 OS，卡博替尼联合纳武利尤单抗差异均没有统计学意义；IMDC 中高危人群中，卡博替尼联合纳武利尤单抗与舒尼替尼治疗患者的中位 PFS 分别为 15.4 个月与 7.1 个月，中位 OS 分别为 43.9 个月与 29.3 个月；无论是 PFS，还是 OS，中高危人群卡博替尼联合纳武利尤单抗差异均有统计学意义[30]。

［推荐用法］纳武利尤单抗 240mg 每 2 周 1 次 + 卡博替尼 40mg 每日 1 次口服。

5）纳武利尤单抗联合伊匹木单抗：一项纳武利尤单抗联合伊匹木单抗与舒尼替尼对照用于晚期肾癌的随机对照Ⅲ期临床研究（Checkmate214），主要研究人群为 IMDC 预后为中高危的患者，占全部人群 77%。结果显示主要研究人群中联合治疗组较舒尼替尼组显著改善了总生存时间、无进展生存时间及客观有效率。5 年随访数据显示中高危患者联合免疫治疗组与舒尼替尼治疗组中位 OS 分别为 47.0 个月与 26.6 个月，客观有效率分别为 42.1% 和 26.3%，中位 PFS 分别为 11.6 个月与 8.3 个月；而研究纳入的低危人群联合免疫治疗组与舒尼替尼治疗组客观有效率分别为 30% 与 52%，中位 PFS 分别为 12.4 个月与 28.9 个月，中位 OS 分别为 74.1 与 68.4 个月[31-32]。

［推荐用法］纳武利尤单抗 3mg/kg + 伊匹木单抗 1mg/kg，每 3 周 1 次，共 4 次，其后纳武利尤单抗 3mg/kg，每 2 周 1 次。

5.2.4 转移性或不可切除性透明细胞肾细胞癌的二线治疗策略 ª

治疗分层	Ⅰ级推荐	Ⅱ级推荐	Ⅲ级推荐
单纯 TKI 失败	伏罗尼布 + 依维莫司（1A 类） 阿昔替尼（1B 类） 纳武利尤单抗（1B 类） 依维莫司（1B 类）	仑伐替尼 + 依维莫司（2A 类） 阿昔替尼 + 帕博利珠单抗（2B 类） 仑伐替尼 + 帕博利珠单抗（2B 类） 卡博替尼（1A 类） 帕博利珠单抗（2B 类）	纳武利尤单抗 + 伊匹木单抗（2B 类） 舒尼替尼（2A 类） 培唑帕尼（2A 类） 索拉非尼（2A 类）
免疫联合治疗失败	临床研究	舒尼替尼（2B 类） 培唑帕尼（2B 类） 伏罗尼布 + 依维莫司 仑伐替尼 + 依维莫司 卡博替尼（2A 类）	贝组替凡 索拉非尼 依维莫司 仑伐替尼 + 帕博利珠单抗（2A 类）

【注释】

a　CSCO 肾癌专家委员会一致推荐在任何情况首选参加临床研究。

转移性透明细胞肾细胞癌的二线治疗策略解析：

随着免疫联合治疗不断前移，转移性透明细胞肾细胞癌的二线治疗存在巨大的未满足临床需求，既往常用的二线治疗尚缺乏新治疗场景下应用的高级别循证医学证据，序贯未使用的治疗手段成为可选择的二线治疗，基于目前临床现状，CSCO 肾癌专家委员会鼓励所有后线治疗患者积极参加临床研究，根据既往治疗进行分层推荐相应的治疗选择。

（1）靶向治疗

1）伏罗尼布联合依维莫司

伏罗尼布是一个新型的 TKI 类药物，对于 VEGFR2、PDGFR-β、RET 和 c-KIT 有较强的抑制活性。伏罗尼布联合依维莫司对比伏罗尼布单药或者依维莫司单药治疗既往 TKI 类药物失败晚期肾癌的随机对照Ⅲ期临床研究（CONCEPT 研究）表明，伏罗尼布 + 依维莫司、伏罗尼布单药、依维莫司单药 3 个组的 ORR 分别为

肾癌

24.8%、10.5% 和 8.3%;中位 PFS 分别为 10.0 个月、6.4 个月和 6.4 个月,而中位 OS 为 30.4 个月、30.5 个月和 25.4 个月[33]。

[推荐用法]伏罗尼布 200mg 一日 1 次,口服,依维莫司 5mg 一日 1 次,口服。

2)阿昔替尼:阿昔替尼用于晚期肾癌一线治疗失败后的临床数据主要基于一项与索拉非尼比较治疗细胞因子或 TKI 制剂治疗后进展的转移性肾癌的随机对照多中心国际Ⅲ期临床试验(AXIS 研究),结果显示阿昔替尼治疗能显著延长中位 PFS,达 6.7 个月,客观有效率为 19%,中位 OS 分别为 20.1 个月。分层分析显示既往一线接受舒尼替尼治疗的患者,阿昔替尼治疗组较索拉非尼对照组显著延长了中位 PFS,分别为 4.8 个月与 3.4 个月[34-35]。一项亚洲转移性肾癌患者二线接受阿昔替尼治疗的注册临床研究,其中大部分为中国患者,其设计与 AXIS 研究类似,结果显示阿昔替尼中位 PFS 为 6.5 个月,客观有效率为 23.7%。亚组分析显示既往接受舒尼替尼治疗患者二线接受阿昔替尼的中位 PFS 为 4.7 个月[36]。

[推荐用法]阿昔替尼 5mg,每日 2 次,口服,2 周后如能耐受,可进行剂量增量,7mg,每日 2 次,最大剂量可为 10mg,每日 2 次。

3)仑伐替尼联合依维莫司:仑伐替尼(lenvatinib)为一新型酪氨酸激酶抑制剂,主要靶点为 VEGFR1~VEGFR3、成纤维细胞生长因子受体 1~4(FGFR1~FGFR4)、PDGFR-α、RET 及 KIT。一项仑伐替尼联合依维莫司治疗与单药仑伐替尼、单药依维莫司对照治疗既往抗 VEGF 治疗进展后转移性肾癌的Ⅱ期临床研究,结果显示联合治疗组中位 PFS 达到 14.6 个月,中位 OS 为 25.5 个月,显著优于对照组[37]。

[推荐用法]仑伐替尼 18mg,每日 1 次,依维莫司 5mg,每日 1 次。

4)卡博替尼:卡博替尼与依维莫司随机对照用于 TKI 制剂治疗失败后晚期肾癌治疗的Ⅲ期随机对照多中心研究(METEOR 研究),共入组 628 例既往接受过一线或一线以上抗血管靶向治疗的晚期肾细胞癌患者。2015 年 9 月底公布的临床研究结果显示:与依维莫司对照,卡博替尼能显著改善 TKI 治疗失败后晚期肾癌的 PFS,达到 7.4 个月,客观有效率 21%,并获得生存延长趋势[36]。2016 年 6 月公布了 METEOR 研究的最终结果,显示卡博替尼与依维莫司治疗组获得的中位 OS 分别为 21.4 个月与 16.5 个月,ORR 分别为 17% 和 3%,差异均有统计学意义[38-39]。

另外一项卡博替尼联合阿替利珠单抗与卡博替尼单药对照用于既往免疫治疗失败后的随机对照Ⅲ期临床研究(CONTACT-03)中,单药卡博替尼治疗的客观有效率达到 40.9%,中位 PFS 为 10.8 个月,中位 OS 尚未成熟,这是目前唯一公布的用于既往免疫治疗失败后接受靶向药物治疗的Ⅲ期临床试验数据[40]。

[推荐用法]卡博替尼 60mg,一日 1 次,口服。

5)依维莫司:用于转移性肾癌的临床数据主要来自一项国际性多中心随机对照Ⅲ期临床研究(RECORD-1),研究设计将依维莫司与安慰剂对照用于治疗先前接受靶向药物治疗失败的转移性肾癌,结果显示依维莫司较安慰剂对照组显著延长中位 PFS,达 4.9 个月,临床获益率为 64%,中位 OS 为 14.8 个月。其中一线使用索拉非尼或舒尼替尼治疗失败的患者,二线接受依维莫司治疗的中位 PFS 时间为 5.4 个月,疾病进展风险降低 69%[41]。一项国内患者接受依维莫司治疗的多中心注册临床研究(L2101 研究),证实了依维莫司作为 TKI 治疗失败后二线靶向治疗的疗效及安全性,疾病控制率 61%,中位 PFS 为 6.9 个月,临床获益率为 66%,1 年生存率为 56%,1 年 PFS 率为 36%[42]。

[推荐用法]依维莫司 10mg,每日 1 次,口服。

6)贝组替凡:贝组替凡为 HIF-2α 抑制剂,2023 年度 ESMO 会议公布了贝组替凡与依维莫司对照用于晚期肾细胞癌接受靶向与免疫治疗失败后的随机对照Ⅲ期临床研究,即 LITESPARK-005 研究,结果显示贝组替凡治疗组与依维莫司对照组中位 PFS 分别为 5.6 个月与 5.6 个月,差异有统计学意义;在 OS 方面,尽管差异无统计学意义,但贝组替凡治疗组表现出获益趋势(21.4 个月 vs. 18.1 个月)。客观有效率方面,贝组替凡治疗组与依维莫司对照组分别为 22.7% vs. 3.5%[43]。

7)其他 TKI 类药物:两项前瞻性二线靶向治疗临床研究(INTORSECT 研究、AXIS 研究),对照组均为索拉非尼,其中 INTORSECT 研究入组患者均为舒尼替尼治疗失败的患者,二线索拉非尼的中位 PFS 为 3.9 个月,中

肾癌

位 OS 为 16.6 个月[44]。而 AXIS 研究中，二线索拉非尼治疗的中位 PFS 为 4.7 个月，中位 OS 为 19.2 个月，而其中既往舒尼替尼治疗失败患者获得的中位 PFS 为 3.4 个月。

舒尼替尼作为二线靶向治疗方面，SWITCH 研究结果显示索拉非尼进展后序贯舒尼替尼的中位 PFS 为 5.4 个月[45]。

一项 Ⅱ 期临床研究显示，培唑帕尼治疗既往一线接受舒尼替尼或贝伐珠单抗治疗失败的转移性透明细胞肾细胞癌患者，结果显示客观有效率为 27%，中位 PFS 为 7.5 个月，24 个月的生存率为 43%[46]。

（2）免疫治疗

1）纳武利尤单抗：一项纳武利尤单抗与依维莫司对照治疗既往抗血管治疗失败的晚期肾癌的 Ⅲ 期临床研究（CheckMate025 研究），共入组 821 例晚期肾癌患者，既往接受过一线或二线抗血管生成治疗，随机接受纳武利尤单抗或依维莫司治疗，主要研究终点为 OS。2015 年 9 月底公布了该临床研究的最终结果，显示两组患者中位 OS 分别为 25.0 个月与 19.6 个月，纳武利尤单抗治疗显著改善了 OS，而次要研究终点方面，ORR 分别为 25% 与 5%，中位 PFS 分别为 4.6 个月与 4.4 个月[47]。

[推荐用法]纳武利尤单抗 3mg/kg，每 2 周一次，静脉输注。

2）仑伐替尼联合帕博利珠单抗：一项仑伐替尼联合帕博利珠单抗用于晚期肾癌常规治疗失败后的 Ⅱ 期临床研究（Keynote146 研究），共入组了 145 例患者，这些受试者既往接受过一线或二线治疗，其中 72% 的患者接受过纳武利尤单抗联合伊匹木单抗或 PD-1 单抗联合抗血管靶向药物的治疗，入组后接受仑伐替尼 20mg，每日一次 + 帕博利珠单抗 200mg，每 3 周一次治疗，对于既往接受过免疫治疗的患者，客观有效率达到 55.8%，中位 PFS 为 12.2 个月，疗效持续时间达到 10.6 个月[48]。

[推荐用法]帕博利珠单抗 200mg，每 3 周一次，仑伐替尼 20mg，每日一次。CSCO 肾癌专家委员会建议仑伐替尼可以根据耐受情况决定起始剂量，推荐 12mg 起始，并酌情进行仑伐替尼的剂量调整。

5.2.5 转移性或不可切除性非透明细胞肾细胞癌的治疗策略[a]

病理类型	Ⅰ级推荐	Ⅱ级推荐	Ⅲ级推荐
非透明细胞肾细胞癌（集合管癌／髓样癌除外）[b]	临床研究	舒尼替尼（2A 类） 卡博替尼（2A 类） 仑伐替尼 + 依维莫司（2A 类） 仑伐替尼 + 帕博利珠单抗 卡博替尼 + 纳武利尤单抗	培唑帕尼 阿昔替尼 索拉非尼 贝伐珠单抗 + 依维莫司 贝伐珠单抗 + 厄洛替尼 阿昔替尼 + 帕博利珠单抗 依维莫司 帕博利珠单抗
集合管癌／髓样癌	临床研究	吉西他滨 + 顺铂（2B 类） 索拉非尼 + 吉西他滨 + 顺铂（2B 类）	阿昔替尼 + 帕博利珠单抗 舒尼替尼 培唑帕尼 索拉非尼 阿昔替尼 卡博替尼

【注释】

a CSCO 肾癌专家委员会一致推荐在任何情况首选参加临床研究。

b 主要是指除外集合管癌／髓样癌外其他类型的非透明细胞癌，包括乳头状肾细胞癌、嫌色细胞癌、未分类肾细胞癌等。

肾癌

转移性或不可切除性非透明细胞肾细胞癌的治疗策略解析：

晚期非透明细胞癌患者由于样本量少，缺乏相应的大宗随机对照临床试验。目前治疗参考透明细胞癌，但疗效不如透明细胞癌。

1. 非透明细胞肾细胞癌（集合管癌／髓样癌除外）

（1）靶向治疗

依维莫司与舒尼替尼比较用于晚期非透明细胞癌一线靶向治疗的随机对照Ⅱ期临床研究（ASPEN研究），结果显示舒尼替尼治疗改善了患者的PFS，中位PFS为8.3个月，而依维莫司治疗组为5.6个月，中位OS分别为31.5个月与13.2个月，差异无统计学意义[49]。

一项卡博替尼、克唑替尼、沃利替尼与舒尼替尼对照用于晚期乳头状肾癌的随机对照Ⅱ期临床研究（SWOG1500研究），研究入组了147例患者，92%为初治。结果显示卡博替尼、克唑替尼、沃利替尼治疗组与舒尼替尼对照组，客观有效率分别为18%、0、3%、4%，中位PFS分别为9.2个月、3.0个月、2.8个月、5.6个月，这项多臂随机试验中，与舒尼替尼相比，只有卡博替尼治疗组显著提高了客观有效率，延长了晚期乳头状肾癌患者的中位PFS，并且在不同亚型表现出相似的结果[50]。

一项多中心单臂Ⅱ期临床研究评估了仑伐替尼联合依维莫司一线治疗晚期非透明细胞肾细胞癌的疗效。研究入组了31例非透明细胞肾细胞癌患者，包括乳头状肾细胞癌20例，嫌色细胞癌9例，未分类癌2例。结果显示总体客观缓解率为26%，中位PFS达到了9.2个月，中位OS为15.6个月[51]。

2020年ASCO大会上公布了一项厄洛替尼联合贝伐珠单抗治疗遗传性平滑肌瘤病和肾细胞癌（HLRCC）／散发性乳头状肾癌的Ⅱ期研究，该研究入组83例患者，既往应用VEGF通路抑制剂不超过两线，总体客观有效率为54.2%，中位PFS为14.3个月，IMDC分层各组均有缓解患者。在散发性乳头状肾癌患者中，客观有效率为35%，中位PFS为8.8个月，而在HLRCC患者中ORR高达72.1%，中位PFS为21.1个月，该方案可以为遗传性平滑肌瘤病和肾细胞癌提供选择[52]。

（2）免疫及联合治疗

2019年ASCO会议报告了一项帕博利珠单抗一线治疗转移性非透明细胞癌的Keynote 427研究，共纳入非透明细胞癌165例，其中乳头状肾癌占71%，嫌色细胞癌占13%，未分类癌占16%。68%为中高危患者。结果显示ORR为26.7%，如根据病理亚型，乳头状肾细胞癌为28.8%，嫌色细胞癌9.5%，未分类肾癌30.8%。全组中位PFS为4.2个月，中位生存时间为28.9个月[53]。

2021年ASCO会议报道了一项卡博替尼联合纳武利尤单抗用于初治或既往一线治疗失败的转移性非透明细胞肾细胞癌的单臂Ⅱ期临床研究结果，其中队列1入组了40例患者，包括了乳头状肾细胞癌、未分型或易位相关肾细胞癌。结果显示客观缓解率达到了47.5%，中位PFS达到12.5个月，中位OS为28.0个月[54]。

KEYNOTE-B61研究是一项仑伐替尼联合帕博利珠单抗用于晚期非透明细胞癌一线治疗的，单臂Ⅱ期临床研究，共入组158例晚期非透明细胞癌患者，2023年ASCO公布了最新随访结果，结果显示ORR和DCR分别为49%和82%，且乳头状（49%）、嫌色细胞（28%）、未分类（52%）、Xp11.2易位（67%）等不同组织类型均有不错的ORR。中位PFS和OS分别为17.9个月（95%CI 13.5个月~NR）和NR（95%CI NR~NR）（数据尚未成熟）；1年PFS和OS分别为63%和82%[55]。

2024年ASCO会议报告了一项阿昔替尼联合信迪利单抗用于晚期或转移性FH缺陷型肾细胞癌的Ⅱ期临床研究，在可评估疗效的38例患者中，结果显示客观有效率达到60.5%，疾病控制率为86.8%，中位PFS时间为19.83个月，这是目前专门针对FH缺陷型肾癌接受靶向联合免疫的前瞻性临床研究[56]。

2. 肾集合管癌

集合管癌是一特殊类型，主要以化疗为主，既往法国一项多中心临床研究显示吉西他滨联合顺铂可以取得26%的客观有效率，中位无进展生存期为7.1个月，中位总生存时间为10.5个月[57]，国内一项索拉非尼与吉西他滨、顺铂联合一线治疗晚期肾集合管的国内多中心Ⅱ期临床研究，共入组26例转移性肾集合管癌，结果显示客观有效率为30.8%，中位PFS为8.7个月，中位OS为12.5个月[58]。2021年ASCO会议报道了一项卡博替尼一线治疗转移性肾集合管癌的 Ⅱ 期临床研究结果。卡博替尼为给药剂量 60mg 每日一次给药,初步结果显示客观缓解率为 35%,中位 PFS 为 6 个月,OS 数据未披露[59]。

5.3 靶向与免疫治疗主要不良反应及其处理原则

5.3.1 靶向药物常见不良反应的处理原则

常见药物相关不良反应 a	处理建议 b			
	Ⅰ度	Ⅱ度	Ⅲ度	Ⅳ度
高血压	不需处理,监测血压	单药降压治疗	暂停服药,一种或多种降压药物联合,直至该不良事件降至 ≤1 级或恢复至基线水平。随后减量重新开始治疗	需紧急处理,停用靶向治疗
手足皮肤反应	对症处理	暂停服药,对症处理,直至不良事件降低至 1 级以下或恢复至基线水平。随后减量重新开始治疗	暂停服药,对症处理,直至该不良事件降至 ≤1 级或恢复至基线水平。随后减量重新开始治疗或终止治疗	
甲状腺功能减退	无须处理	甲状腺素片替代治疗	暂停治疗,对症处理,直至该不良事件降至 ≤1 级或恢复至基线水平。随后减量重新开始治疗	
黏膜炎 / 口腔炎	对症处理(漱口水、镇痛药及支持疗法),不需要调整剂量及停药	对症处理(漱口水、镇痛药及支持疗法),不需要调整剂量及停药	暂停服药,对症处理,直至该不良事件降至 ≤1 级或恢复至基线水平。随后减量重新开始治疗或终止治疗	终止治疗,对症处理
间质性肺炎	对症处理,可继续靶向药物治疗,严密监测	暂停治疗,给予皮质激素,对症处理,直至不良事件降低至 1 级以下或恢复至基线水平。根据呼吸专科意见,是否需要终止治疗	终止治疗,给予皮质激素,对症处理,必要时经验性抗感染治疗,请呼吸科或感染科会诊,不再考虑恢复治疗	终止治疗,给予皮质激素,对症处理,酌情通气治疗,经验性抗感染治疗。请呼吸科或感染科会诊。不再考虑恢复治疗
蛋白尿	密切监测	密切监测,必要时暂停药物治疗	暂停服药,对症处理,直至不良事件降低至 1 级以下或恢复至基线水平。随后减量重新开始治疗	

【注释】

a 以上不良反应分级根据通用毒性常见不良事件评价标准。

b 结合患者基础性疾病、ECOG 评分个体化处理。

肾癌

5.3.2 免疫治疗相关不良反应的处理原则

CTCAE分级	门诊/住院	糖皮质激素	免疫抑制剂	免疫治疗
1	门诊	不推荐	不推荐	继续
2	门诊	外用/口服泼尼松 0.5~1mg/(kg·d)	不推荐	暂停(皮肤反应和内分泌毒性可以继续用药)
3	住院	口服/静脉,甲泼尼龙 1~2mg/(kg·d),3d后如症状好转,减量至 1mg/(kg·d),然后逐步减量,用药时间大于4周	激素治疗 3~5d后无缓解,建议咨询专业内科医师	停药,能否再次使用需充分考虑获益/风险比
4	住院/ICU	静脉,甲泼尼龙 1~2mg/(kg·d),3d后如症状好转,减量至 1mg/(kg·d),然后逐步减量,用药时间大于4周	激素治疗 3~5d后无缓解,建议咨询专业内科医师	永久停药

【注释】

以上处理原则适用于常见类型的免疫治疗相关不良反应(TRAE)处理,详见《中国临床肿瘤学会(CSCO)免疫检查点抑制剂相关的毒性管理指南 2024》。对于一些特殊类型的免疫 TRAE 的处理,建议咨询相关专业医师,如免疫治疗相关性心肌炎、垂体炎、高血糖、重症肌无力、溶血性贫血和血小板减少等。

5.3.3 免疫及联合治疗的相关不良反应概述

抗 PD-1 抗体单药治疗最常见的 TRAE 为乏力、瘙痒、恶心、腹泻,≥3 度 TRAE 为乏力、贫血,发生率均不超过 3%[59-60]。

抗 PD-1 抗体 + 抗 CTLA-4 抗体联合治疗(CheckMate214 研究)显示,最常见的 ≥3 度的 TRAE 为脂肪酶增加,淀粉酶增加和丙氨酸转氨酶增加。22% 的患者因 TRAE 导致停药,其中大多数患者在完成两药诱导期后停药。根据 2020 年 ASCO GU 更新随访报道显示,联合治疗的 TRAE 发生率在治疗初 6 个月内发生率最高,随治疗时间延长逐渐降低。因此在联合治疗的初 6 个月需密切关注 TRAE 的发生。而对于因不良反应而停止双抗体用药的患者,在没有 MDT 的支持下,不建议再次使用该联合方案进行治疗。

而抗 PD-1 抗体联合小分子抗血管靶向治疗药物,如 CLEAR、KeyNote426、JAVELIN 101 研究中最常见的不良反应均为腹泻和高血压。三项研究中分别有 9.7%、10.7% 和 7.6% 的患者因 TRAE 停止了双药治疗。因此该联合方案在治疗过程中需及时对症处理,避免出现高血压危象等不良事件,提高患者耐受性,从而使患者从联合治疗中获益。

6 放射治疗

常规分割放射治疗(放疗)肾癌有效率低,但立体定向放疗(stereotactic body radiotherapy,SBRT)能有效杀灭肾癌细胞,带来持久的瘤控。随着立体定向放疗技术的发展和普及,放疗的适应证从转移期肾癌的姑息减症治疗,逐渐拓宽到寡转移肾癌的减瘤性治疗以及不耐受手术的局限期肾癌的根治性治疗,成为手术和药物治疗的重要补充。

6.1 局限性肾癌的放疗原则

对于无法耐受手术的局限期肾癌患者,立体定向放疗和消融治疗是可选择的非手术治疗方案。立体定向

肾癌

放疗指应用专用设备对肿瘤进行精准定位和照射的治疗方法,主要特征是大分割、高分次剂量、短疗程和高度适形,关键技术是将根治肿瘤的大剂量放疗在保障正常组织安全的前提下精准实施。相对于消融治疗,立体定向放疗受肿瘤大小和位置的限制较小,尤其对邻近血管、肾盂和输尿管的肿瘤具有保肾优势。多项国际多中心研究和Ⅱ期研究显示,立体定向放疗治疗早期肾癌具有良好的局部控制率和安全性[1-6],国际肾脏肿瘤放射外科协作组(The International Radiosurgery Oncology Consortium of the Kidney,IROCK)报道 T_{1a} 和 $\geqslant T_{1b}$ 的肾癌患者接受根治性 SBRT 后疗效相当,4 年局部控制率分别为 97.8% 和 97.1%,4 年疾病特异性生存率分别为 91.9% 和 91.4%;安全性良好,3~4 级不良反应发生率为 1.3%[1,2]。其中,孤立肾患者接受根治性 SBRT 后 2 年局部控制率为 98%,肾小球滤过率变化为(5.8 ± 10.8)ml/min[3]。近期,IROCK 报道了延长随访后的结果,5 年局部控制率为 94.5%,1~2 级不良反应发生率为 38%,严重不良反应罕见,放疗后 5 年肾小球滤过率中位下降 14.2ml/min[4]。肾癌放疗后退缩速度较慢,最终疗效需长期随访观察。国际立体定向放射外科学会(International Stereotactic Radiosurgery Society,ISRS)不推荐通过常规活检来判断肾癌放疗后的疗效,而仅在发现影像学进展时推荐活检[7]。

6.2 转移性肾癌的放疗原则

6.2.1 寡转移

寡转移是指转移灶数目有限(通常认为 ≤ 5 处)且有机会通过局部治疗手段达到局部根治效果的状态。对寡转移灶进行减瘤为目的的局部治疗,能延缓疾病进展,改善部分患者的预后[8]。局部治疗手段包括转移灶切除、消融治疗及立体定向放疗,需要综合考虑患者一般情况、病灶位置以及联合用药等进行选择。

立体定向放疗作为一种无创治疗手段,具有适应证广、耐受性好的特点,可用于多种解剖部位转移灶的治疗。一项囊括 28 项研究的荟萃分析显示:立体定向放疗治疗肾癌寡转移灶,1 年局部控制率达 90% 左右、3~4 级不良反应发生率小于 1%[9]。在保证正常器官安全的前提下,建议对寡转移灶进行全覆盖放疗至根治剂量,以达到更好的延缓疾病进展效果[10]。一项前瞻性Ⅱ期研究显示:针对肾癌寡转移灶进行单纯全覆盖立体定向放疗,中位无疾病进展时间长达 22.7 个月[11]。

6.2.2 寡进展

寡进展是指转移期肾癌在接受系统治疗过程中,少数病灶进展(通常认为 ≤ 3 处),而其余病灶仍可控的状态。立体定向放疗治疗寡进展病灶,可延长系统药物治疗的可控时间[12]。一项回顾性临床研究显示:立体定向放疗治疗肾癌寡进展病灶,至更换后线药物治疗的中位时间为 13.9 个月,未观察到 3 级及以上严重不良反应[13]。近期,两项前瞻性Ⅱ期研究结果相继报道:针对肾癌寡进展病灶实施立体定向放疗,可延迟更换系统治疗 11.1~12.6 个月[14-15]。

6.2.3 骨转移

放疗是骨转移的重要治疗手段,具有无创优势,能更好地兼顾抗肿瘤药物治疗。姑息性低剂量放疗对减轻骨转移疼痛有一定作用,但局部控制时间短;立体定向放疗局部控制率高、治疗毒性低,文献报道 1 年局部控制率达 90%,具备 SBRT 开展条件的单位应首先推荐 SBRT 治疗[16-17]。对于脊柱稳定性好、无病理性骨折和中重度脊髓压迫症状的患者,优先选择立体定向放疗[18];对一般情况好、预期寿命长,但存在脊柱不稳定、骨折、重度脊髓压迫甚至截瘫的患者,建议先行骨科手术;若采用减压或固定手术,应在伤口愈合后行辅助放疗[19]。

6.2.4 脑转移

立体定向放疗能有效控制颅内肿瘤,局部控制率达 90%~97%[9];对患者创伤小,对同期用药影响小,是治疗脑转移的重要手段。对于体能状态良好、单纯脑转移(≤ 3 个,最大直径 ≤ 3cm),首选立体定向放疗或脑外科手术联合放疗[20];对多发脑转移(脑转移灶 >3 个,最大直径 >3cm),全脑放疗意义有限;对一般情况较好的患者,可针对有症状的脑转移灶行立体定向放疗,同时联合全身抗肿瘤药物治疗。

肾癌

7 随访

随访

目的	I 级推荐 a,b		II 级推荐	
	随访内容	频次	随访内容	频次
肾部分切除术后 ($T_{1~2}$ 期)	a. 病史 b. 体格检查 c. 实验室检查(包括血生化和尿常规) d. 腹部 CT 或 MRI(至少腹部超声),胸部 CT	开始前 2 年每 6 个月一次,然后每年一次	骨扫描 头 颅 CT 或 MRI 盆腔 CT 或 MRI 全身 PET/CT[c]	同 I 级推荐或更频
根治性肾切除 ($T_{3~4}$ 期)	a. 病史 b. 体格检查 c. 实验室检查(包括血生化和尿常规) d. 腹部 CT 或 MRI(至少腹部超声),胸部 CT	开始前 2 年每 3 个月一次,然后每 6 个月一次,至术后 5 年,然后每年一次	骨扫描 头 颅 CT 或 MRI 盆腔 CT 或 MRI 全身 PET/CT[c]	同 I 级推荐或更频
消融治疗 (T_{1a} 期)	a. 病史 b. 体格检查 c. 实验室检查(包括血生化和尿常规) d. 腹部 CT 或 MRI,胸部平扫 CT	开始前 2 年每 3 个月一次,然后每 6 个月一次,5 年后每年一次	骨扫描 头 颅 CT 或 MRI 盆腔 CT 或 MRI 全身 PET/CT[c]	同 I 级推荐或更频
密切监测 (T_{1a} 期)	a. 病史 b. 体格检查 c. 实验室检查(包括血生化和尿常规) d. 腹部 CT 或 MRI,胸部 CT	开始前 2 年每 3 个月一次,然后每 6 个月一次,5 年后每年一次	骨扫描 头 颅 CT 或 MRI 盆腔 CT 或 MRI 全身 PET/CT[c]	同 I 级推荐或更频
全身系统治疗(IV期)	a. 病史询问 + 体格检查 b. 实验室检查(包括血常规、血生化、尿常规、甲状腺功能) c. 可测量病灶部位 CT 或 MRI d. 头颅增强 CT 或 MRI(脑转移患者) e. 骨扫描(骨转移患者) f. 心脏超声 [d]	系统治疗前对所有可测量病灶进行影像学检查,以后每 6~12 周进行复查评价疗效	其他部位 CT 或 MRI,全 身 PET/CT[c]	同 I 级推荐或更频

【注释】

a 随访 / 监测的主要目的为发现尚可接受潜在根治为治疗目的的转移复发肾癌,或更早发现肿瘤复发并及时干预处理,以提高患者总生存期,改善生活质量。目前尚缺乏高级别循证医学证据支持最佳随访 / 监测策略[1-11]。

b 随访应按照患者个体化和肿瘤分期的原则,如果患者身体状况不允许接受一旦复发且需要的抗肿瘤治疗,则不主张对患者进行常规肿瘤随访 / 监测。

c PET/CT 仅推荐用于临床怀疑复发或转移。目前不推荐将其列为常规随访 / 监测手段[12]。

d 服用小分子靶向药物的患者需监测心脏超声。

肾癌

8 附录

8.1 第 8 版 AJCC 肾癌 TNM 分期系统

分期		标准
原发肿瘤（T）		
T_x		原发肿瘤无法评估
T_0		无原发肿瘤的证据
T_1		肿瘤局限于肾脏，最大径 ≤7cm
	T_{1a}	肿瘤最大径 ≤4cm
	T_{1b}	肿瘤最大径>4cm，但是 ≤7cm
T_2		肿瘤局限于肾脏，最大径>7cm
	T_{2a}	肿瘤最大径>7cm，但是 ≤10cm
	T_{2b}	肿瘤局限于肾脏，最大径>10cm
T_3		肿瘤侵及大静脉或肾周围组织，但未累及同侧肾上腺，也未超过肾周筋膜
	T_{3a}	肿瘤侵及肾静脉或肾静脉分支的肾段静脉（含肌层静脉），或者侵及肾盂、肾盏系统，或侵犯肾周脂肪和／或肾窦脂肪（肾盂旁脂肪），但是未超过肾周筋膜
	T_{3b}	肿瘤瘤栓累及膈肌下的下腔静脉
	T_{3c}	肿瘤瘤栓累及膈肌上的下腔静脉或侵犯下腔静脉壁
T_4		肿瘤浸透肾周筋膜，包括肿瘤直接侵及同侧肾上腺
区域淋巴结（N）		
N_x		区域淋巴结无法评估
N_0		没有区域淋巴结转移
N_1		区域淋巴结转移
远处转移（M）		
M_0		无远处转移
M_1		有远处转移

8.2 第 8 版 AJCC 肾癌临床分期

分期	肿瘤情况		
Ⅰ期	T_1	N_0	M_0
Ⅱ期	T_2	N_0	M_0
Ⅲ期	T_1/T_2	N_1	M_0
	T_3	N_0 或 N_1	M_0
Ⅳ期	T_4	任何 N	M_0
	任何 T	任何 N	M_1

肾癌

8.3 2022 年 WHO 肾脏上皮性肿瘤病理组织学分类

透明细胞肾细胞癌

低度恶性潜能多房囊性肾细胞肿瘤

乳头状肾细胞癌

嫌色细胞肾细胞癌

集合管癌

TFE3 重排肾细胞癌

TFEB 重排肾细胞癌（含 *TFEB* 扩增肾细胞癌）

ALK 重排肾细胞癌

ELOC（*TCE1*）突变型肾细胞癌

延胡索酸水合酶（*FH*）缺陷型肾细胞癌

SMARCB1（*INI1*）缺失性肾髓样癌（肾髓样癌）

琥珀酸脱氢酶缺陷型肾细胞癌

黏液性管状和梭形细胞癌

管状囊性肾细胞癌

获得性囊性肾病相关性肾细胞癌

嗜酸性实囊性肾细胞癌

透明细胞乳头状肾细胞肿瘤 [a]

其他类型嗜酸细胞性肿瘤（低级别嗜酸细胞肿瘤，嗜酸性空泡状肿瘤）

未能分类的肾细胞癌

乳头状腺瘤

嗜酸细胞瘤

【注释】

a 透明细胞乳头状肾细胞癌由于其良好的生物学行为，在 2022 年 WHO 分类中，这个肿瘤被更名为"透明细胞乳头状肾细胞肿瘤"，以更准确地反映其生物学行为。

8.4 肾癌合并静脉瘤栓的 Mayo Clinic 瘤栓 5 级分类法

分级	标准及内容
0	瘤栓局限在肾静脉内
I	瘤栓侵入下腔静脉内，瘤栓顶端距肾静脉开口处≤2cm
II	瘤栓侵入肝静脉水平以下的下腔静脉内，瘤栓顶端距肾静脉开口处>2cm
III	瘤栓生长达肝内下腔静脉水平，膈肌以下
IV	瘤栓侵入膈肌以上下腔静脉内

肾癌

8.5 肾脏囊性病变的 Bosniak 分级系统（2019 版）

分级	标准及内容
Ⅰ	病变边界清晰,轮廓清楚,壁薄光滑(<2mm),均匀的囊性密度(信号),CT 值 –9~20Hu,囊内无隔膜或钙化。囊壁可能强化。
Ⅱ	6 种类型,共同特点为壁薄(≤2mm)、光滑: ①囊性肿块,伴有薄(≤2mm)和少量(1~3)隔膜(分隔),隔膜和囊壁可以强化,也可能有钙化; ②非增强 CT,肿块密度均匀增高(>70Hu); ③增强 CT 扫描时,肾脏肿块(CT 值>20Hu)没有明显强化,可伴有钙化; ④肾脏肿块,平扫 CT 值在 –9~20Hu; ⑤CT 增强门静脉期,肾肿块 CT 值在 21~30Hu; ⑥比较小的低密度病灶,无法描述。
ⅡF	①囊性肿块伴有表面光滑的增强的囊壁(≤3mm),或囊性肿块内有一个或多个强化的隔膜; ②囊性肿块伴有多个(≥4)光滑强化的隔膜(厚度≤2mm)。
Ⅲ	囊性肿块伴有一个或多个强化的厚壁(≥4mm 宽)隔膜或者不规则强化(显示≤3mm 钝缘凸起)的壁结节。
Ⅳ	囊性肿块伴有一个或多个强化的壁结节(≥4mm 的凸起,边缘钝,或者任何大小的凸起,具有锐边)。

肾癌

中国临床肿瘤学会（CSCO）
前列腺癌诊疗指南 2024

组　长　叶定伟

副组长　郭　军　何志嵩　齐　隽　史本康　魏　强　谢晓冬　周芳坚

秘　书　朱　耀

专家组成员（以姓氏汉语拼音为序）

边家盛	山东省肿瘤医院泌尿外科	胡四龙	复旦大学附属肿瘤医院核医学科
陈　辉	哈尔滨医科大学附属肿瘤医院泌尿外科	胡志全	华中科技大学同济医学院附属同济医院泌尿外科
陈　铌	四川大学华西医院病理科		
陈　鹏	新疆医科大学附属肿瘤医院泌尿外科	贾　勇	青岛市市立医院（东院）泌尿外科
陈　伟	温州医科大学附属第一医院泌尿外科	贾瑞鹏	南京市第一医院泌尿外科
陈惠庆	山西省肿瘤医院泌尿外科	姜昊文	复旦大学附属华山医院泌尿外科
陈立军	中国人民解放军总医院第五医学中心南院区泌尿外科	姜先洲	山东大学齐鲁医院泌尿外科
		蒋军辉	宁波市第一医院泌尿外科
崔殿生	湖北省肿瘤医院泌尿外科	金百冶	浙江大学医学院附属第一医院泌尿外科
丁德刚	河南省人民医院泌尿外科	居正华	福建省肿瘤医院泌尿外科
董柏君	上海交通大学医学院附属仁济医院泌尿外科	李　珲	北京大学人民医院泌尿外科
		李　军	甘肃省肿瘤医院泌尿外科
付　成	辽宁省肿瘤医院泌尿外科	李　鑫	包头市肿瘤医院泌尿外科
甘华磊	复旦大学附属肿瘤医院病理科	李长岭	中国医学科学院肿瘤医院泌尿外科
苟　欣	重庆医科大学附属第一医院泌尿外科	李洪振	北京大学第一医院放射治疗科
郭　军	北京大学肿瘤医院泌尿肿瘤内科	李宁忱	北京大学首钢医院吴阶平泌尿外科中心
郭宏骞	南京鼓楼医院泌尿外科	廖　洪	四川省肿瘤医院泌尿外科
郭剑明	复旦大学附属中山医院泌尿外科	刘　畅	复旦大学附属肿瘤医院核医学科
韩从辉	徐州市中心医院泌尿外科	刘　承	上海市第一人民医院泌尿外科
韩惟青	湖南省肿瘤医院泌尿外科	刘　南	重庆市肿瘤医院泌尿外科
何朝宏	河南省肿瘤医院泌尿外科	刘庆勇	山东省千佛山医院泌尿外科
何立儒	中山大学肿瘤防治中心放疗科	刘世雄	台州市中心医院泌尿外科
何志嵩	北京大学第一医院泌尿外科	卢建林	苏州科技城医院（南京大学医学院附属苏州医院）泌尿外科
贺大林	西安交通大学第一附属医院泌尿外科		
胡　滨	辽宁省肿瘤医院泌尿外科	鹿占鹏	济宁市第一人民医院泌尿外科

吕家驹　山东省立医院泌尿外科
马　琪　宁波市第一医院泌尿外科
马学军　复旦大学附属肿瘤医院放射治疗科
蒙清贵　广西医科大学附属肿瘤医院泌尿外科
齐　隽　上海交通大学医学院附属新华医院
　　　　泌尿外科
秦晓健　复旦大学附属肿瘤医院泌尿外科
史本康　山东大学齐鲁医院泌尿外科
史艳侠　中山大学肿瘤防治中心内科
孙忠全　复旦大学附属华东医院泌尿外科
涂新华　江西省肿瘤医院泌尿外科
王　田　北京大学国际医院泌尿外科
王海涛　天津医科大学第二医院肿瘤科
王红霞　上海市第一人民医院肿瘤科
王军起　徐州医科大学附属医院泌尿外科
王奇峰　复旦大学附属肿瘤医院病理科
王启林　云南省肿瘤医院泌尿外科
王小林　南通市肿瘤医院泌尿外科
王增军　江苏省人民医院泌尿外科
魏　强　四川大学华西医院泌尿外科
魏少忠　湖北省肿瘤医院泌尿外科
翁志梁　温州医科大学附属第一医院泌尿外科
肖　峻　中国科学技术大学附属第一医院泌尿外科
肖克峰　深圳市人民医院泌尿外科
谢晓冬　中国人民解放军北部战区总医院肿瘤科
邢金春　厦门大学附属第一医院泌尿外科

徐仁芳　常州市第一人民医院泌尿外科
徐卓群　无锡市人民医院泌尿外科
许　青　上海市第十人民医院肿瘤内科
薛　蔚　上海交通大学医学院附属仁济医院
　　　　泌尿外科
薛波新　苏州大学附属第二医院泌尿外科
薛学义　福建医科大学附属第一医院泌尿外科
杨　勇　北京大学肿瘤医院泌尿外科
姚　欣　天津市肿瘤医院泌尿外科
姚伟强　复旦大学附属肿瘤医院放射治疗科
姚旭东　上海市第十人民医院泌尿外科
叶定伟　复旦大学附属肿瘤医院泌尿外科
于志坚　杭州市第一人民医院泌尿外科
俞洪元　浙江省台州医院泌尿外科
曾　浩　四川大学华西医院泌尿外科
张　盛　复旦大学附属肿瘤医院肿瘤内科
张爱莉　河北医科大学第四医院泌尿外科
张桂铭　青岛大学附属医院泌尿外科
张奇夫　吉林省肿瘤医院泌尿外科
周芳坚　中山大学肿瘤防治中心泌尿外科
周良平　复旦大学附属肿瘤医院放射诊断科
朱　刚　北京和睦家医院泌尿外科
朱　耀　复旦大学附属肿瘤医院泌尿外科
朱绍兴　福建医科大学附属协和医院泌尿外科
朱伟智　宁波市鄞州第二医院泌尿外科
邹　青　江苏省肿瘤医院泌尿外科

执笔专家组成员（以姓氏汉语拼音为序）

卞晓洁　复旦大学附属肿瘤医院泌尿外科
陈守臻　山东大学齐鲁医院泌尿外科
范　宇　北京大学第一医院泌尿外科
顾伟杰　复旦大学附属肿瘤医院泌尿外科
郭　放　中国人民解放军北部战区总医院肿瘤科
何立儒　中山大学肿瘤防治中心放疗科

李永红　中山大学肿瘤防治中心泌尿外科
刘海龙　上海交通大学医学院附属新华医院
　　　　泌尿外科
盛锡楠　北京大学肿瘤医院泌尿肿瘤内科
曾　浩　四川大学华西医院泌尿外科
朱　耀　复旦大学附属肿瘤医院泌尿外科

1　前列腺癌的 MDT 诊疗模式　·　195

　　1.1　前列腺癌多学科联合诊疗（MDT）　·　195

　　1.2　临床研究　·　196

2　前列腺癌的筛查　·　196

3　前列腺癌的诊断　·　197

　　3.1　前列腺癌的症状　·　197

　　3.2　前列腺癌的检查方法　·　198

　　3.3　前列腺穿刺　·　199

　　3.4　前列腺癌的病理学诊断　·　201

　　3.5　前列腺癌的分期　·　202

4　前列腺癌基因检测和液体活检　·　205

　　4.1　制订治疗决策　·　205

　　4.2　提供遗传咨询　·　206

5　局限性前列腺癌的治疗　·　207

　　5.1　预期寿命和健康状况评估　·　207

　　5.2　局限性前列腺癌的风险分层　·　208

　　5.3　极低危局限性前列腺癌的治疗　·　208

　　5.4　低危局限性前列腺癌的治疗　·　209

　　5.5　中危局限性前列腺癌的治疗　·　210

　　5.6　高危和极高危局限性前列腺癌的治疗　·　211

　　5.7　区域淋巴结转移前列腺癌的治疗　·　212

　　5.8　尿失禁的诊断和治疗　·　213

6　前列腺癌治愈性治疗后复发的诊疗　·　214

　　6.1　前列腺癌根治术后复发的诊疗　·　214

　　6.2　前列腺癌根治性放疗后复发的诊疗　·　216

7　转移性激素敏感性前列腺癌的诊疗　·　218

　　7.1　转移性激素敏感性前列腺癌的检查及评估　·　218

　　7.2　转移性激素敏感性前列腺癌的治疗选择　·　219

8　去势抵抗性前列腺癌的诊疗　·　222

　　8.1　非转移性去势抵抗性前列腺癌的诊疗　·　222

　　8.2　转移性去势抵抗性前列腺癌的诊疗　·　223

9　前列腺癌特定亚型的诊疗　·　229

　　9.1　前列腺导管腺癌的诊疗　·　229

　　9.2　前列腺导管内癌的诊疗　·　231

　　9.3　前列腺神经内分泌癌的诊疗　·　232

　　9.4　前列腺间叶源性肿瘤的诊疗　·　234

10　随访　·　235

11 附录 • 237

11.1 第 8 版 AJCC 前列腺癌 TNM 分期系统 • 237

11.2 前列腺癌病理组织学分类 • 238

11.3 转移性去势抵抗性前列腺癌患者的疗效评估 • 239

11.4 前列腺癌常用的治疗药物方案 • 239

1 前列腺癌的 MDT 诊疗模式 [a]

1.1 前列腺癌多学科联合诊疗（MDT）

内容	Ⅰ级推荐	Ⅱ级推荐	Ⅲ级推荐
MDT 学科组成	泌尿外科 肿瘤内科 放射治疗科 放射诊断科 病理科 核医学科 专业护理团队	超声诊断科 分子诊断科 遗传咨询科 疼痛科 骨科	营养科 介入科 普通内科 其他外科
MDT 成员要求	本学科从事泌尿生殖肿瘤诊治的高年资主治医师及以上 本学科从事泌尿生殖肿瘤诊治的专业护理人员	副主任医师以上资格，在本单位开设泌尿生殖肿瘤专家门诊或以上级别	
MDT 讨论内容	需要多学科参与诊治的患者 合并症和 / 或并发症多的患者 病情复杂、疑难的患者 参加临床试验的患者 [b]	尚未确诊，但可能有获益于早期诊断程序的患者 确诊并考虑进行治疗计划的患者 初始治疗后随访中，但需要讨论进一步医疗方案的患者 治疗中或治疗后的随访病例	医师和 / 或患者认为有必要进行 MDT 讨论的病例
MDT 日常活动	固定学科 / 固定专家 固定时间（建议每 1~4 周 1 次） 固定场所 固定设备（会诊室、投影仪等）	按需举行 互联网平台或基于智能手机的应用软件 [c]	

【注释】

a 前列腺癌诊疗应重视 MDT 的开展。推荐有条件的单位尽可能多地开展前列腺癌 MDT，旨在为前列腺癌患者提供全流程的医疗决策和健康管理方案，包括早期诊断、对各疾病阶段制订治疗计划、随访、预防和管理诊疗相关的并发症，最终改善患者生存、预后和生活质量[1-2]。国内一项纳入 422 例晚期转移性去势抵抗性前列腺癌（mCRPC）患者的回顾性研究表明，定期进行 MDT 讨论相较于无 MDT 的患者，其 OS 中位数更长（39.7 个月 vs. 27.0 个月，$HR=0.549$，$P=0.001$）[3]；国内另一项纳入 269 例转移性肾细胞癌（mRCC）患者的回顾性研究表明，定期进行 MDT 讨论相较于无 MDT 患者，其 OS 更长（73.7 个月 vs. 33.2 个月，$HR=0.423$，$P<0.001$）[4]。因此定期 MDT 讨论对 mCRPC 等肿瘤患者的管理是有价值的。

b 临床试验可能带给患者更好的获益，应鼓励前列腺癌患者参加临床试验[5]。

c 基于网络的远程医疗也可以向患者提供治疗意见[6-7]。

1.2 临床研究 a

研发阶段	Ⅰ期临床研究	Ⅱ期临床研究	Ⅲ期临床研究	Ⅳ期临床研究
研究目的	初步的临床药理学及人体安全性评价试验。观察人体对于新药的耐受程度和药代动力学,为制订给药方案提供依据	初步评价药物对目标适应证患者的治疗作用和安全性,包括为Ⅲ期临床试验研究设计和给药剂量方案的确定提供依据	进一步验证药物对目标适应证患者的治疗作用和安全性,评价利益与风险关系,最终为药物注册申请的审查提供充分的依据。试验一般应为具有足够样本量的随机盲法对照试验	考察在广泛使用条件下的药物的疗效和不良反应,评价在普通或者特殊人群中使用的利益与风险关系以及改进给药剂量等

【注释】

a   推荐合适的患者到有经验的中心或医院参与临床研究。

2 前列腺癌的筛查 a

在对男性人群进行前列腺特异性抗原（PSA）筛查前,应告知 PSA 检测的潜在风险和获益 b

	Ⅰ级推荐	Ⅱ级推荐	Ⅲ级推荐
筛查对象	年龄>50 岁的男性（1A 类） 年龄>45 岁且有前列腺癌家族史的男性（1A 类） 携带 *BRCA2* 基因突变且>40 岁的男性 c（1A 类）	提前告知风险获益且预期寿命至少 10 年的男性（1B 类）	携带 *MSH2*、*PALB2* 或 *ATM* 突变且>40 岁的男性 d（2B 类）
筛查间隔	—	基于初次 PSA 筛查结果: 40 岁以前 PSA>1ng/mL 的男性建议每 2 年随访 PSA（1B 类） 60 岁以前 PSA>2ng/mL 的男性建议每 2 年随访 PSA,>60 岁且 PSA>2ng/mL 的男性可每 1~2 年随访 PSA（1B 类）	—

【注释】

a   筛查指对处于前列腺癌风险的无症状男性进行系统检查。研究表明,推行前列腺癌筛查策略的国家,如日本,前列腺癌 5 年生存率出现迅速提升,平均每年提升约 11.7%,5 年生存率已达 93%;而中国每年仅提升 3.7%,5 年生存率仅为 69.2%[1-2]。对于 PSA 筛查异常的男性,应进一步复检 PSA。对于仍出现异常者,可使用尿液、前列腺健康指数（PHI）、影像学、风险计算器进行进一步精准诊断[3]。一项前瞻性队列研究探索了 PSA 检测对中国前列腺癌发病率与死亡率的影响,纳入 2009 年 1 月至 2022 年 6 月 420 941 例年龄 ≥45 岁的男性患者,结果表明定期进行 PSA 检测的人群前列腺癌检出风险增加 25%~67%,前列腺癌特异性死亡风险降低 64%~70%,总死亡风险降低 23%~28%[4]。

b   早期诊断的个体化风险适应策略可能仍然与过度诊断的实质性风险相关。打破诊断和积极治疗之间的联系是减少过度治疗的唯一方法,同时仍然保持对要求治疗的男性个人早期诊断的潜在获益,在所有检测前应告知其风险和获益[5-6]。

c　PSA 筛查可以帮助在携带 *BRCA2* 基因突变的年轻男性中检测到更多的有意义癌症[7]。

d　基于中国人群的大样本全国多中心队列研究显示：除了 *BRCA2* 基因外，携带 *MSH2*（15.8 倍）、*PALB2*（5.1倍）或 *ATM*（5.3 倍）基因胚系致病性突变的中国男性，患前列腺癌的风险显著增加[8]。

3　前列腺癌的诊断

3.1　前列腺癌的症状

下尿路刺激症状	尿频 尿急 夜尿增多 急迫性尿失禁
排尿梗阻症状 a	排尿困难 排尿等待 尿线无力 排尿间歇 尿潴留
局部侵犯症状 b	睾丸疼痛 射精痛 血尿 肾功能减退 腰痛 血精 勃起功能障碍
全身症状 c	骨痛 病理性骨折、截瘫 贫血 下肢水肿 腹膜后纤维化 副瘤综合征 弥散性血管内凝血

【注释】

a　当前列腺癌突入尿道或膀胱颈，可引起梗阻症状，如排尿困难，表现为排尿等待、尿线无力、排尿间歇，甚至尿潴留等。如果肿瘤明显压迫直肠，还可引起排便困难或肠梗阻。

b　肿瘤侵犯并压迫输精管会引起患侧睾丸疼痛和射精痛；侵犯膀胱可引起血尿；侵犯膀胱三角区，如侵犯双侧输尿管开口，可引起肾衰竭和腰酸；局部侵犯输精管可引起血精；当肿瘤突破前列腺纤维囊侵犯支配阴茎海绵体的盆丛神经分支时，会出现勃起功能障碍。

c　前列腺癌易发生骨转移，引起骨痛或病理骨折、截瘫；前列腺癌可侵及骨髓引起贫血或全血细胞减少；肿瘤压迫髂静脉或盆腔淋巴结转移，可引起双下肢水肿。其他少见临床表现包括肿瘤细胞沿输尿管周围淋巴扩散导致的腹膜后纤维化，异位激素分泌导致副瘤综合征和弥散性血管内凝血。

3.2 前列腺癌的检查方法

Ⅰ级推荐	Ⅱ级推荐	Ⅲ级推荐
前列腺特异性抗原（PSA）（1A 类）	直肠指检 b（DRE）（2A 类） 经直肠超声检查（TRUS）c（2B 类）	PSA 速率 f（2B 类）
前列腺磁共振成像（MRI）a（1A 类）	前列腺健康指数 d（1B 类） PSA 密度 e（2A 类）	PSMA 影像联合前列腺 MRIg（2B 类） 前列腺 MRI 联合 PSA 密度 h（2B 类）

【注释】

a 多参数磁共振成像（mpMRI）对 ISUP 分级 ≥ 2 级的前列腺癌的检出和定位具有较好的敏感性，因此应在穿刺活检前进行 mpMRI 检查。研究显示，第二版前列腺影响报告与数据系统（PI-RADS 2.0）可以作为 Epstein 指标的补充，可能有助于提高临床有意义癌症的检出[1]。此外，为了避免不必要的活检，在进行前列腺活检前，对直肠指诊正常，PSA 水平在 2~10ng/mL 的无症状男性，可以采用 mpMRI 帮助决策是否需要活检[2-4]。基于 PI-RADS 评分、经直肠超声和 PSA 密度等指标的列线图可能有助于区分需要进行穿刺活检的前列腺癌患者[5]。

b 在 PSA ≤ 2ng/mL 的患者中，DRE 检查结果异常的阳性预测率（PPV）为 5%~30%[6]。

c CADMUS 研究纳入了 307 例行 mpMRI 和超声诊断的患者，共 257 例进行了前列腺穿刺活检。结果显示，与 mpMRI 相比，使用经直肠超声诊断的临床有意义前列腺癌减少 4.3%，进行活检的患者增加 11.1%。当 mpMRI 不可及或患者无法进行 MRI 检查时，经直肠超声可作为首选的影像学检查方法[7]。

d 前列腺健康指数（PHI）是综合了总 PSA、游离 PSA（free PSA，fPSA）和前列腺特异性抗原同源异构 p2PSA 的一个指数。研究提示，对于血清 PSA 水平 2~10ng/mL 的患者，PHI 比 fPSA% 对前列腺癌的诊断表现更好[8-9]，对于筛查中 PSA 异常的男性，可结合使用 PHI 进行进一步精准诊断。一项系统评价荟萃分析表明，PHI 在检测前列腺癌和区分侵袭性及非侵袭性的前列腺癌方面有很高的准确性[10]。PHI 结合其他临床变量可进一步提高前列腺癌及临床有意义前列腺癌的预测准确性[9,11-13]。当 PHI 联合 MRI 时可以弥补 MRI 诊断的不足，进一步提高前列腺癌及临床有意义前列腺癌的预测准确性[14-16]，mpMRI 阴性结果联合 PHI，有助于减少 mpMRI 假阴性即漏诊现象[14]；mpMRI PIRADs 3 分、4 分结果联合 PHI，可有效提高前列腺穿刺阳性率[15-16]。同时，当 PHI 作为上游风险分层工具分流时可有效避免 MRI 扫描和穿刺步骤[17-18]。根据一项纳入 545 例初次活检男性、比较评估多种诊断路径的前瞻性多中心研究，使用 PHI ≥ 30 作为风险分层工具决定是否进行 MRI 扫描以及穿刺时，将避免约 25% 的 MRI 扫描和穿刺步骤[18]。此外，PHI 与前列腺癌术后不良病理结果相关，PHI 升高的患者出现术后病理升级的风险更高[19-20]。另有国内研究报道 PHI 具有早期预测前列腺癌骨转移的潜能[21]。MRI 及穿刺前应进行风险评估，结合临床数据（年龄、DRE 结果、PSA 水平、前列腺体积等）的风险计算器可能有助于确定前列腺癌的潜在风险，从而兼顾前列腺癌检出率和穿刺次数[22]。

e PSA 密度（PSAD）即血清总 PSA 值与前列腺体积的比值。当患者 PSA 在正常值高限或轻度增高时，用 PSAD 可指导是否进行活检或随访[23]。

f PSA 速率（PSAV）即连续观察血清 PSA 的变化，正常值为 < 0.75ng/(mL·年)。如果 PSAV>0.75ng/(mL·年)，应怀疑前列腺癌的可能[24]。

g 一项纳入 296 例患者的前瞻性多中心队列研究显示：针对检出临床有意义的前列腺癌，68Ga-PSMA PET/CT 联合前列腺 mpMRI 检查相比单用 mpMRI 可提高阴性预测值（91% vs. 72%）和敏感性（97% vs. 83%）[25]。

h 一项纳入 3 000 例患者的荟萃分析[26]，使用 PI-RADS 评分（1~2 分、3 分和 4~5 分）与 PSAD（<0.10，0.10~0.15，0.15~0.20 和 >0.20）联合评估，将穿刺可检测到的前列腺癌风险分为极低、低、中低、中高、高和极高风险。其中极低风险人群包括 PI-RADS 评分 1~2 分且 PSAD<0.10ng/(mL·cm³)；PI-RADS 评分 3 分

且 PSAD<0.10ng/（mL·cm³）。低风险人群包括 PI-RADS 评分 1~2 分且 PSAD 0.10~0.15ng/（mL·cm³），PI-RADA 评分 1~2 分且 PSAD 0.15~0.2ng/（mL·cm³）。国内一项研究也表明 PSAD 和 PI-RADS 评分是进行靶向穿刺的独立预测因子[27]，PSAD 联合 PI-RADS 评分在指导前列腺穿刺模式优化方面具有实用价值。PSAD 和 PI-RADS 评分越高，进行靶向穿刺而省略系统穿刺的信心就越大，能有效平衡获益和风险。

3.3　前列腺穿刺

前列腺初次穿刺指征

DRE 发现前列腺可疑结节，任何 PSA 值

TRUS 或 MRI 发现可疑病灶，任何 PSA 值

PSA > 10ng/mL

PSA 4~10ng/mL，可结合 f/t PSA、PSAD 或前列腺健康指数 a

a　当 PSA 4~10ng/mL 时，fPSA 与前列腺癌的发生率呈负相关。目前推荐 fPSA/tPSA>0.16 为正常参考值，但有荟萃分析提示其合并灵敏度仅为 70%[28]。PSAD 有助于区分前列腺增生症和前列腺癌[29]。基于中国人群的研究表明，PHI 在 PSA 为 2~10ng/mL 及 10~20ng/mL 人群中均具有前列腺癌及临床有意义前列腺癌预测价值，故当 PSA 为 4~20ng/mL 时，可结合前列腺健康指数（PHI）[13]。当 MRI 阴性（PI-RADS 1~2分），且临床怀疑前列腺癌的程度较低（PSAD< 0.20ng/（mL·cm³），DRE 阴性，无家族史，可省略穿刺并提供 PSA 监测，否则应考虑进行系统穿刺。当 MRI 无法确定（PI-RADS 3 分），且临床怀疑前列腺癌的程度很低（PSAD<0.10ng/（mL·cm³），DRE 阴性，无家族史，可省略穿刺并提供 PSA 监测；否则应考虑进行病灶周边区取样的靶向穿刺。

前列腺穿刺活检的方法

Ⅰ级推荐	Ⅱ级推荐	Ⅲ级推荐
超声引导下经会阴/直肠 10~12 针系统穿刺 a（2A 类）	MRI 引导下融合靶向穿刺 c（1A 类）	PSMA PET-US 融合靶向穿刺 d（3 类）
MRI 引导下靶向穿刺联合系统穿刺 b（1A 类）		病灶 + 病灶周边区穿刺 e（3 类）

【注释】

a　对于经直肠穿刺，前列腺体积 30mL 左右的患者建议至少行 8 针系统穿刺，一般情况下建议行 10~12 针系统活检。经直肠饱和穿刺可提高 PSA < 10ng/mL 患者的前列腺癌检出率[30-31]。目前经会阴系统穿刺针数及穿刺点分布缺乏统一标准，但随着穿刺针数增加，尿潴留发生风险增加。在 PICTURE 研究中，249 例患者采用经会阴模板穿刺至少 20 针，其中 24% 患者出现急性尿潴留需要导尿处理[32]。荟萃分析显示，经直肠与经会阴活检在有效率和穿刺并发症方面差异无统计学意义[33]。一项纳入 8 项随机研究，包括 1 596 例患者的荟萃分析比较活检路径对感染并发症的影响。与经会阴活检患者（22/807）相比，经直肠活检（48/789）后的感染发生率并发症显著增高（RR=2.48，95% CI 1.47~4.2）[34-35]。

b　初次穿刺时，对于 mpMRI PI-RADS 评分 ≥ 3 分，推荐行靶向穿刺（每个病灶至少 2 针）联合或不联合系统穿刺；对于 mpMRI PI-RADS 评分 0~1 分、淋巴结阴性患者，推荐行系统穿刺[36]。Trio 研究提示靶向穿刺联合系统穿刺可以降低前列腺癌根治术后病理升级率[37]。STHLM3-MRI 研究显示，在 PSA 筛查人群中使用 mpMRI 相较于标准活检组可以显著减少临床无意义癌的检出（4% vs. 12%）[38]。研究表明，当 PI-RADS

前列腺癌

评分 ≥ 3分时,可以避免30%的活检,与此同时漏诊11%的ISUP ≥ 2级的前列腺癌。当PI-RADS评分 ≥ 4分时,可以避免58%的活检[33],同时漏诊ISUP ≥ 2级前列腺癌的比例为28%[39]。国内一项纳入121例患者的研究表明,对于可疑前列腺癌患者,采用6针系统穿刺联合3针磁共振引导靶向穿刺对前列腺癌的检出率不劣于12针系统穿刺联合靶向穿刺,其中临床有意义癌的检出率分别为55.4%(67/121) vs. 55.4%(67/121)(P>0.05)[40]。当mpMRI为阴性时,国内一项研究显示,年龄>65岁、f/tPSA<0.2、PSAD>0.15ng/(mL·cm^3)和直肠指检阳性为mpMRI阴性患者诊断为临床有意义前列腺癌(csPCa)的独立危险因素[41]。风险分层为高危组患者推荐行穿刺活检,低危组患者可以考虑避免穿刺。在MRI诊断不明确时,前列腺癌健康指数密度在诊断有临床意义的前列腺癌方面优于PHI或PSAD,可进一步减少PI-RADS评分3分患者不必要的活检[42]。

c PRECISION研究证实MRI引导下的融合靶向穿刺能提高临床有意义前列腺癌的检出率(提高12%),减少临床无意义的低危前列腺癌的检出率(减少13%),因此鼓励在初次穿刺前施行MRI检查及MRI引导的靶向前列腺穿刺[43]。纳入了8项研究的系统回顾比较了MRI靶向经会阴和MRI靶向经直肠穿刺,结果表明MRI经会阴穿刺时的临床有意义癌检出率更高(86% vs. 73%)[44]。靶向穿刺的方式有认知融合、US/MR软件融合等,目前的研究尚未表明何种图像引导技术更优[45-48]。

d PSMA PET-US融合靶向穿刺术,患者在穿刺前的PSMA PET/MR或PET/CT图像与经直肠超声图像(US)进行融合,术中以PSMA PET显示的可疑病灶为靶点进行穿刺。研究表明,PSMA PET/CT检出的临床有意义前列腺癌准确率为80.6%[49],目前这种穿刺方法仍在探索中。

e 对MRI检出病灶进行适当采样至少需要3~5针,纳入额外的病灶周围/区域穿刺,而不是基于六分仪标准的系统穿刺,可能会减少穿刺总针数,并提高临床有意义前列腺癌的检出率。国内一项前瞻性研究纳入434例PSA水平为4~20ng/mL的mpMRI可疑患者[50],结果显示区域饱和穿刺方法相较于靶向穿刺和系统穿刺,显著提高了临床有意义前列腺癌的检出率(44.1% vs. 31.8%,P<0.05;44.1% vs. 34.1%,P<0.05)。与联合穿刺(靶向+系统穿刺)相比,区域饱和穿刺展现了相当的临床有意义前列腺癌检出率(44.1% vs. 40.7%,P>0.05),但是穿刺阳性率显著升高,并且避免了对整个前列腺腺体进行取样(32.7% vs. 18.4%,P<0.05)。

前列腺穿刺活检术的实施

穿刺术前检查 a
抗生素保护下行经直肠/经会阴穿刺活检 b
前列腺周围局部浸润麻醉 c
围手术期抗凝及抗血小板药物的使用 d

【注释】

a 穿刺术前常规检查:患者行前列腺穿刺活检术前应常规行血、尿、粪三大常规及凝血功能检查,有肝肾功能异常病史者需复查肝肾功能。

b 活检前应用抗生素,建议使用口服或静脉应用抗生素,尤其是经直肠穿刺要注意抗生素的应用。一项纳入了8项随机对照试验,包括1786例患者的荟萃分析表明,在活检前直肠应用聚维酮碘制剂进行准备,除预防性抗菌外,可显著降低感染并发症的发生率[51-53]。研究显示,穿刺前行直肠拭子或粪便培养,根据药敏结果有助于合理选用抗生素。对于喹诺酮类药物耐药的患者可考虑应用磷霉素氨丁三醇、头孢菌素或氨基糖苷类抗生素。感染风险较高患者可考虑两联或多联抗生素的应用。

c 可考虑行超声引导下前列腺外周神经阻滞。直肠内灌注局部麻醉不如前列腺外周浸润麻醉。

d 对于有心脑血管病风险、支架植入病史的长期口服抗凝或抗血小板药物的患者,围手术期应综合评估出血风险及心脑血管疾病风险,慎重使用相关药物。

重复穿刺指征 a
首次穿刺病理发现非典型性增生或高级别 PIN，尤其是多针病理结果同上 b
复查 PSA 持续升高或影像学随访异常 c
复查 PSA 4~10ng/mL，可结合 f/t PSA、PSAD、DRE 或前列腺健康指数的随访情况 d

【注释】

a　对于有重复活检适应证，但 MRI 检查未发现可疑病变的患者，临床医师可继续进行系统活检。对于接受重复活检并且 MRI 显示可疑病变的患者，临床医师应对可疑病变进行靶向活检（每个病灶至少 2 针）联合或不联合系统穿刺[54]。

b　对于活检发现局灶性（单针）HGPIN，临床医师不应立即进行重复活检。对于多灶性 HGPIN，临床医师可根据 PSA/DRE 和 mpMRI 结果进行额外的风险评估[54]。

c　初次活检结果阴性后，不应仅根据 PSA 来决定是否重复活检。活检阴性后重新评估时，临床医师应使用风险评估工具且结合先前活检阴性的相关检查。对于既往无前列腺 MRI 检查的重复活检患者，临床医生应在活检前进行前列腺 MRI 检查[54]。

d　在最初前列腺活检阴性的患者中，使用 PHI 可以有效对 6 年内前列腺癌和高分级前列腺癌诊断风险进行分层，较高的基线 PHI 水平与随访过程中逐渐增加的前列腺癌或高级别前列腺癌诊断风险有关，PHI 较高的患者，应重新考虑他们的疾病管理策略，如进行更加密切的随访[55]。

3.4　前列腺癌的病理学诊断

Gleason 评分系统 a

Gleason 分级	病理形态
1	由密集排列但相互分离的腺体构成境界清楚的肿瘤结节
2	肿瘤结节有向周围正常组织的微浸润，且腺体排列疏松，异型性大于 1 级
3	肿瘤性腺体大小不等，形态不规则，明显浸润性生长，但每个腺体均独立不融合，有清楚的管腔
4	肿瘤性腺体相互融合，形成筛孔状，或细胞环形排列，中间无腺腔形成
5	呈低分化癌表现，不形成明显的腺管，排列成实性细胞巢或单排及双排的细胞条索

【注释】

a　前列腺癌的病理分级推荐使用 Gleason 评分系统。该评分系统将前列腺癌组织分为主要分级区和次要分级区，每区按 5 级评分，主要分级区和次要分级区的 Gleason 分级值相加得到总评分即为其分化程度。

前列腺癌分级分组（grading groups）系统 a

分级分组 1	Gleason 评分 ≤ 6 分，仅由单个分离的、形态完好的腺体组成
分级分组 2	Gleason 评分 3+4=7 分，主要由形态完好的腺体组成，伴有较少的形态发育不良腺体 / 融合腺体 / 筛状腺体
分级分组 3	Gleason 评分 4+3=7 分，主要由发育不良的腺体 / 融合腺体 / 筛状腺体组成，伴少量形态完好的腺体

前列腺癌

分级分组 4	Gleason 评分 4+4=8 分,3+5=8 分,5+3=8 分;仅由发育不良的腺体 / 融合腺体 / 筛状腺体组成;或者以形态完好的腺体为主,伴少量缺乏腺体分化的成分组成;或者以缺少腺体分化的成分为主,伴少量形态完好的腺体组成 b
分级分组 5	缺乏腺体形成结构(或伴坏死)伴或不伴腺体形态发育不良或融合腺体或筛状腺体 c

【注释】

a 2014 年国际泌尿病理协会(ISUP)共识会议上提出的一种新的分级系统,称为前列腺癌分级分组系统,根据 Gleason 总评分和疾病危险度将前列腺癌分为 5 个不同的组别(ISUP 1~5 级)。在前列腺癌活检病理报告中,应明确标示前列腺癌的类型和亚型,以及是否存在筛状结构[56]。

b 由更少量发育不良的腺体 / 融合腺体 / 筛状腺体组成。

c 对于大于 95% 发育不良的腺体 / 融合腺体 / 筛状腺体,或活检针或根治性前列腺切除术(RP)标本缺乏腺体形成结构,发育良好的腺体组成小于 5% 不作为分级的因素考虑。

3.5 前列腺癌的分期

3.5.1 前列腺癌 TNM 分期系统 a

原发肿瘤(T)			
临床	(cT)b	病理	(pT)c
T_X	原发肿瘤无法评估		
T_0	没有原发肿瘤证据		
T_1	不能被扪及和影像学检查无法发现的临床隐匿性肿瘤		
	T_{1a} 病理检查偶然在 ≤ 5% 的切除组织中发现肿瘤		
	T_{1b} 病理检查偶然在 > 5% 的切除组织中发现肿瘤		
	T_{1c} 穿刺活检证实的肿瘤(如由于 PSA 升高),累及单侧或者双侧叶,但不可扪及		
T_2	肿瘤可扪及,局限于前列腺之内	pT_2	局限于器官内
	T_{2a} 肿瘤限于单侧叶的 1/2 或更少		
	T_{2b} 肿瘤侵犯超过单侧叶的 1/2,但仅限于一叶		
	T_{2c} 肿瘤侵犯两叶		
T_3	肿瘤侵犯包膜外,但未固定,也未侵犯邻近结构	pT_3	前列腺包膜外受侵
	T_{3a} 包膜外侵犯(单侧或双侧)		pT_{3a} 前列腺外侵犯(单侧或双侧),或显微镜下可见侵及膀胱颈 d
	T_{3b} 肿瘤侵犯精囊(单侧或双侧)		pT_{3b} 侵犯精囊
T_4	肿瘤固定或侵犯除精囊外的其他邻近组织结构,如外括约肌、直肠、膀胱、肛提肌和 / 或盆壁	pT_4	肿瘤固定或侵犯除精囊外的其他邻近组织结构,如外括约肌、直肠、膀胱、肛提肌和 / 或盆壁

前列腺癌

【注释】

a   前列腺癌分期系统目前最广泛采用的是美国癌症分期联合委员会（American Joint Committee on Cancer Staging, AJCC）制订的 TNM 分期系统，采用 2017 年第 8 版[57]。

b   T 分期表示原发肿瘤情况，分期主要依靠 DRE，而 MRI、TRUS 等影像学检查结果是否纳入 T 分期的参考尚存在争议。

c   没有病理学 T_1 分类。

d   手术切缘阳性应通过 R1 符号报告，表明残留的微小疾病。

区域淋巴结（N）a

临床		病理	（pN）
N_X	区域淋巴结无法评估	pN_X	无区域淋巴结取材标本
N_0	无区域淋巴结转移	pN_0	无区域淋巴结转移
N_1	区域淋巴结转移	pN_1	区域淋巴结转移

【注释】

a   N 分期表示淋巴结情况，N 分期金标准依赖淋巴结切除术后病理，CT、PSMA PET、MRI 及超声亦可辅助。

远处转移（M）a

临床		
M_X	远处转移无法评估	
M_0	无远处转移	
M_1	远处转移 b	
	M_{1a} 非区域淋巴结的转移 c	
	M_{1b} 骨转移	
	M_{1c} 其他部位转移，有或无骨转移	

【注释】

a   M 分期表示远处转移，主要针对骨转移，分期依赖 ECT、PSMA-SPECT、PSMA-PET、MRI、CT 及 X 线等影像学检查。

b   如果存在 1 处以上的转移，则按最晚期分类。

c   区域淋巴结转移指髂血管分叉以下的淋巴结受累，非区域淋巴结转移指髂血管分叉以上的淋巴结受累。

预后分组

分组	T	N	M	PSA（ng/mL）	Grade Group
I	$cT_{1a\sim c}$	N_0	M_0	PSA<10	1
	cT_{2a}	N_0	M_0	PSA<10	1
	pT_2	N_0	M_0	PSA<10	1

前列腺癌

续表

			预后分组		
分组	T	N	M	PSA（ng/mL）	Grade Group
ⅡA	$cT_{1a\sim c}$	N_0	M_0	$10 \leqslant PSA < 20$	1
	cT_{2a}	N_0	M_0	$10 \leqslant PSA < 20$	1
	pT_2	N_0	M_0	$10 \leqslant PSA < 20$	1
	cT_{2b}	N_0	M_0	$PSA < 20$	1
	cT_{2c}	N_0	M_0	$PSA < 20$	1
ⅡB	$T_{1\sim 2}$	N_0	M_0	$PSA < 20$	2
ⅡC	$T_{1\sim 2}$	N_0	M_0	$PSA < 20$	3
	$T_{1\sim 2}$	N_0	M_0	$PSA < 20$	4
ⅢA	$T_{1\sim 2}$	N_0	M_0	$PSA \geqslant 20$	1~4
ⅢB	$T_{3\sim 4}$	N_0	M_0	任何 PSA	1~4
ⅢC	任何 T	N_0	M_0	任何 PSA	5
ⅣA	任何 T	N_1	M_0	任何 PSA	任何
ⅣB	任何 T	任何	M_1	任何 PSA	任何

3.5.2 前列腺癌分期的影像学检查

前列腺癌临床分期可以由多参数磁共振成像（mpMRI）、骨扫描和 CT 等影像学检查进行评估。

分期	Ⅰ级推荐	Ⅱ级推荐	Ⅲ级推荐
T 分期	多参数磁共振成像（mpMRI）[a]（2A 类）	直肠指检（DRE）（2A 类） 经直肠超声检查（TRUS）（2B 类）	
N 分期		计算机断层扫描（CT）[b]（2A 类） 磁共振成像（MRI）（2A 类） 胆碱 - 正电子发射计算机断层扫描（PET/CT）[c]（2A 类） PSMA 影像[d]（2A 类）	
M 分期	骨扫描（1A 类） PSMA 影像（1A 类）	胆碱 - 正电子发射计算机断层扫描（PET/CT）（2A 类）	

【注释】

a T_2 加权成像仍是 mpMRI 局部分期最有效的方法[2]。

b 计算机断层扫描和磁共振成像的灵敏度低于 40%[58]。

c 在 609 例患者的荟萃分析中，胆碱 PET/CT 对盆腔淋巴结转移的敏感性和特异性分别为 62% 和 92%。但在一项对 75 例有中度淋巴结受累风险（10%~35%）的患者进行的前瞻性试验中，基于区域分析的敏感性仅为 8.2%，基于患者分析的敏感性为 18.9%，不具有临床价值[59]。

d 在荟萃分析中，[68]Ga PSMA PET/CT 对中、高危前列腺癌术前区域淋巴结转移的敏感性和特异性分别为 65% 和 94%，具有较高水平[60]。国内研究表明，[99]mTc-PSMA SPECT/CT 较传统的影像学检查能更好地发现前列腺癌淋巴结转移灶,且具有较高的灵敏性及特异性[61]。前瞻性随机研究 proPSMA 纳入了 302 例高危前列腺癌患者,比较了 PSMA PET/CT 和常规成像(腹部 CT 和骨扫描)的诊断效能。结果显示,在初始分期方面,PSMA PET/CT 的准确性优于常规成像组(92% vs. 65%)[62]。一项前瞻性、随机对照、Ⅲ期临床试验,纳入 RP 后 PSA ≥ 0.1ng/mL 的 BCR 患者拟行 SRT,探讨 PSMA-PET 对根治术后 BCR 患者 SRT 后无生化复发发生存率的影响[63]。PSMA-PET 的结果为 33/102(33%)在根治性前列腺根治术后 BCR 患者提供了信息,启动了治疗方案的改变。目前基于临床经验和有限的临床证据,PSMA PET/CT 结果可帮助指导临床治疗决策,但尚缺乏长期生存证据。RADAR Ⅶ小组建议:应用常规影像学检查指导局限性、生化复发前列腺癌及 nmCRPC 的治疗和分子靶向影像学检查(MTI)指导转移性前列腺癌的治疗[64]。同时也为 MTI 结果存疑的患者治疗提出了建议。对于局限性疾病 MTI 与传统影像结果不一致时,若 MTI 存疑建议进行活检。当能够取得足够活检组织时,应根据活检结果对患者进行治疗。然而,在活检不可行或组织样本不足的情况下,建议选择额外的辅助检查,医生综合评估相关信息及其他疾病特征做出决策。对 MTI 提示有单病灶时,临床医生应在开始全身治疗前确认转移性疾病的存在,包括额外的影像学检查。若 MTI 结果仍然是转移性疾病的唯一证据,临床医生应与患者共同决策转移性疾病治疗的选择以及其他干预措施。对 MTI 提示有寡转移或远处转移,可考虑活检;在没有活检确认的情况下,这些病例应被视为转移性病例,因此 RADAR Ⅶ小组提出针对 MTI 发现有转移性前列腺癌的管理应"越早越好"。

4 前列腺癌基因检测和液体活检

推荐前列腺癌患者进行基因检测和液体活检的目的 [a,b,c]

制订治疗决策
提供遗传咨询

【注释】

a 随着第二代测序(next-generation sequencing,NGS)技术在前列腺癌等肿瘤诊疗中得到越来越广泛的应用,NGS 的检测内容、检测技术,优化患者的个体化诊疗方案,并为建立以生物标志物为引导的临床治疗路径提供了更多依据。

b 不同病情和治疗阶段的前列腺癌患者的基因突变特征各异,基于前列腺癌临床实践以及药物研发现状,推荐基于提供遗传咨询和制订治疗决策为目的的基因突变检测[1]。

c 具体参见《中国前列腺癌患者基因检测专家共识(2020 版)》[2]。

4.1 制订治疗决策

	Ⅰ级推荐	Ⅱ级推荐	Ⅲ级推荐
患者类型 [a]	转移性前列腺癌		局限性前列腺癌
基因类型	同源重组修复相关基因 [b]	错配修复及其他 DNA 修复相关基因 [c]	其他与前列腺癌治疗及预后相关基因 [d]
检测类型	肿瘤 + 胚系 [e]	肿瘤 + 胚系	肿瘤
样本类型	肿瘤组织 + 血浆 ctDNA 样本 [f] + 胚系标本	肿瘤组织 + 血浆 ctDNA 样本 + 胚系标本	循环肿瘤细胞(CTC)[g] 或肿瘤组织或血浆标本

【注释】

a 推荐转移性前列腺癌患者进行肿瘤样本基因检测,局限期前列腺癌患者可以考虑基因检测[3]。国内研究表明 50.0% 的局部晚期 / 转移性 IDC-P 前列腺癌患者存在致病性体细胞突变，包括 *BRCA2*、*ATM*、*CDK12*、*CHEK2* 和 *PALB2* 等基因[4]。

b Ⅲ期临床研究 PROfound 证实具有同源重组修复基因突变的患者，能够从奥拉帕利单药治疗中获益。在转移性去势抵抗性前列腺癌患者中，同源重组修复基因突变发生频率为 27.9%[5]。PROfound 研究中纳入的基因突变类型包括 *ATM*、*BRCA1*、*BRCA2*、*BARD1*、*BRIP1*、*CDK12*、*CHEK1*、*CHEK2*、*FANCL*、*PALB2*、*RAD51B*、*RAD51C*、*RAD51D*、*RAD54L*[6]。

c 导致 DNA 修复缺陷的相关基因的胚系变异和体细胞变异，均是铂类药物和 PARP 抑制剂的增敏性潜在生物标志物，如错配修复基因 *MSH2*、*MSH6*、*PMS2*、*MHL1*、*MRE11A*，其他 DNA 修复基因如 *ATR*、*NBN*、*RAD51*、*FAM175A*、*EPCAM*、*HDAC2* 等[7]。

d 其他对于前列腺癌治疗选择及预后有指导意义基因，如 *AR-V7*、*TP53*、*RB1*、*PTEN* 等。对于既往接受一线醋酸阿比特龙或恩扎卢胺治疗并进展的 mCRPC 患者在准备进行二线治疗前行 AR-V7 的检测，可以用于帮助指导后续治疗方案的选择。接受二线以及以上治疗的 AR-V7 阳性 mCRPC 患者可能从紫杉类化疗中获益[8-11]。*TP53* 基因突变是前列腺癌中的常见突变，在中国激素敏感前列腺癌中的突变比例是 22.3%[12]，同时常合并其他基因突变；*TP53* 是重要的预后相关生物标志物，突变提示患者对阿比特龙或恩扎卢胺治疗不敏感[13-14]。IPATENTIAL150 研究显示，免疫组化法提示 *PTEN* 蛋白缺失的 mCRPC 患者可以从 AKT 抑制剂治疗中获益。*RB1* 是前列腺癌患者预后重要的分子标志物，*RB1* 缺失与去势抵抗及神经内分泌化相关。国内一项前瞻性研究纳入了 1 016 例中国前列腺癌患者[15]，与 TCGA、MSKCC 等数据库进行比对，旨在评估基因组特征和种族差异。结果提示：中国 mHSPC 患者的 *FOXA1*（11.4% vs. 4.2%）突变更高，而 *TP53*（11% vs. 29.2%）、*PTEN*（2.5% vs. 10.3%）及 *APC*（1.7% vs. 7.4%）突变较西方人群少。

e 胚系指仅需对受试者血液（白细胞或正常口腔黏膜上皮）等样本进行受检范围的基因变异检测；肿瘤 + 胚系是指需要对肿瘤样本（组织或 ctDNA）进行检测，同时还需要对血液样本（白细胞或正常口腔黏膜上皮）进行胚系基因变异检测。

f mCRPC 肿瘤组织和血浆 ctDNA 样本检测一致性 80% 以上[12,16-17]。PROfound 研究及 TRITON2/3 研究回顾性分析表明 mCRPC 患者组织和血浆配对样本的检测一致性为 82%~91%[18-19]。两项针对中国 mCRPC 患者的分析也表明组织和血浆配对样本检测的阳性一致性为 90% 左右[20-21]。mCRPC 患者在组织不可及或组织样本检测失败时，可采用血浆 ctDNA 样本检测。mHSPC 阶段患者建议进行组织样本检测[22]。

g 循环肿瘤细胞（circulating tumor cell，CTC）是指自发或因诊疗操作由原发灶或转移灶脱落进入外周血液循环的肿瘤细胞。90% 癌症相关死亡都是由于远端转移引起，而肿瘤细胞向外周血扩散（血行转移）是疾病进展的重要环节，是发生远端转移的前提。一项国内研究表明，针对 PSA 4~10ng/mL 灰区患者，相较于单独血清 PSA 检测，基于蒸发诱导还原氧化石墨烯（rGO）涂层的循环肿瘤细胞（CTC）芯片联合血清 PSA 检测，可以将前列腺癌诊断的灵敏度从 58.3% 提升至 91.7%[23]。

4.2 提供遗传咨询

	Ⅰ级推荐	Ⅱ级推荐	Ⅲ级推荐
患者类型	高危、极高危、局部晚期、转移性前列腺癌伴家族史 a 导管内癌、导管腺癌、腺泡腺癌合并筛孔结构改变 b		
检测的基因类型	同源重组修复基因、错配修复基因、*HOXB13* c	其他 DNA 修复通路基因 d	
胚系 / 体细胞检测	胚系	胚系	

前列腺癌

【注释】

a 该处家族史是指在同系家属中具有多名包括胆管癌、乳腺癌、胰腺癌、前列腺癌、卵巢癌、结直肠癌、子宫内膜癌、胃癌、肾癌、黑色素瘤、小肠癌以及尿路上皮癌患者，特别是其确诊年龄 ≤50岁；已知家族成员携带上述基因致病突变。前列腺癌是一种具有高度遗传性肿瘤，若一级亲属确诊年龄小于65岁，前列腺癌发病率可能增加6倍以上；若有 ≥3位一级亲属罹患前列腺癌，前列腺癌发病率可能增加11倍以上。胚系检测适用于被诊断为高危和/或转移性前列腺癌的患者，以及有明确肿瘤家族史或与肿瘤相关的基因突变人群。全面的基因组分析适用于转移性前列腺癌患者[24]。尽管东西方人群前列腺癌风险差距较大，但在中国患者中可观察到与西方患者相似的胚系DNA修复基因突变频率，中国人群中转移性、局限性、高危局限性疾病患者的 *DDR* 突变率分别为12%、10%和8.1%[25]。国内一项纳入了249例高危和极高危非转移性前列腺癌患者的多中心研究表明，其胚系致病性突变率为7.2%，有胚系突变患者一级亲属有恶性肿瘤病史的比率较无胚系突变者显著增高［50%（9/18）vs. 13%（30/231），*P*<0.001］；对249例患者的胚系致病性突变率与东亚健康人群的胚系致病性突变率进行比较，结果显示BRCA2（*OR*=11.1，95% *CI* 4.8~25.6，*P*<0.001）和MSH2（*OR*=43.5，95% *CI* 8.5~200.0，*P*<0.001）基因的胚系致病性突变可显著增加男性罹患高危或极高危前列腺癌的风险[26]。单核苷酸多态性与前列腺癌发病风险相关，全基因组研究显示东亚与欧洲人群存在较大差异[27]。

b 相关证据提示前列腺导管内癌、导管腺癌以及腺泡腺癌合并筛孔结构改变与遗传突变风险的升高相关[28-30]。

c 同源重组修复基因如 *BRCA2*、*BRCA1*、*ATM*、*PALB2*、*CHEK2* 等，错配修复基因如 *MLH1*、*MSH2*、*MSH6*、*PMS2* 等，以及 *HOXB13*，这些基因的突变显著增加前列腺癌的发病风险。其中，*BRCA2* 基因胚系变异携带者前列腺癌患病风险比为2.5~4.6[31-32]，55岁以前发病风险比为8~23；*BRCA1* 胚系变异携带者65岁及以上患前列腺癌风险比为1.8~3.8[33-34]；*ATM* 胚系变异携带者转移性前列腺癌患病风险比为6.3[35]，*MSH2* 胚系变异携带者前列腺癌的患病风险比为15.8，*PALB2* 胚系变异携带者的前列腺癌患病风险比为5.1[36]，*CHEK2* 胚系变异携带者患前列腺癌风险比为3.3[37-38]；错配修复基因突变会导致林奇综合征，前列腺癌患病风险比为3.7，其中 *MSH2* 突变携带者比其他基因突变携带者更易发生前列腺癌[39-40]；*HOXB13* 突变携带者前列腺癌发病风险为3.4~7.9[41]。如发现上述基因的胚系致病性/可能致病性变异，强烈建议进行检测后遗传咨询。亲属级联检测对于告知所有亲属家族性癌症的风险至关重要。

d 其他DNA修复基因如 *CDK12*、*RAD51D*、*ATR*、*NBN*、*MRE11A*、*RAD51C*、*BRIP1*、*FAM175A*、*EPCAM* 等，这些基因胚系变异导致前列腺癌发生风险提升。

5 局限性前列腺癌的治疗

5.1 预期寿命和健康状况评估

前列腺癌个体差异性大。局限性前列腺癌只是对于癌症累及范围的定义，通过直肠指诊和磁共振等影像学检查进行临床分期，并借助穿刺活检病理结果和PSA能够进一步明确肿瘤的危险程度。除了疾病本身的度量，患者的预期寿命（一般状况）和健康状况评估也是疾病治疗决策中至关重要的部分，通常认为，对于预期寿命大于10年的患者，倾向更积极的治疗策略；预期寿命小于10年的患者，考虑相对保守的治疗策略[a,b]。

随着我国人口老龄化的加速，对患者进行适当的评估、根据患者的健康状况而不是年龄来调整治疗方案以及监测不良事件尤为重要[1-2]。

国际老年学会前列腺癌（SIGO Pca）工作组建议，针对老年人的治疗应基于使用G8（老年8）筛查工具的系统健康状况评估[c]。

【注释】

a 中国人群预期寿命相关资料参见 WHO 网站 https：//apps.who.int/gho/data/？theme=main & vid=60340。2019年

数据中国老年男性预期寿命 70~74 岁为 11.73 年,75~79 岁为 8.65 年。

b　步态速度是一项很好的单一预测指标(从站立起步,通常步伐超过 6m)[3]。目前尚无中国人群验证数据。

c　G8 评分>14 分的患者或可逆性损害恢复后的老年患者,应作为年轻患者来接受治疗。有不可逆性损伤的体弱患者应接受适当治疗。病重的患者应仅接受姑息治疗。G8 评分<14 分的患者应接受全面的老年医学评估,因为该评分与 3 年死亡率相关,需要评估合并症、营养状况以及认知和身体功能,以确定损伤是否可逆[4]。

5.2　局限性前列腺癌的风险分层 [a]

复发风险分层	临床 / 病理特征	
极低危	同时具备以下特征：T_{1c}；级别 1b；PSA<10ng/mL；PSA 密度<0.15ng/(mL·cm³)；阳性针数不超过 1/3 系统穿刺针数,单针肿瘤所占比例≤50%	
低危	同时具备以下特征：$T_{1~2a}$；级别 1；PSA<10ng/mL；并且不符合极低危组的标准	
中危 [c]	具备至少一个中危风险因素(IRF)且不包含高危或者极高危组的特征： • $T_{2b~2c}$ • 级别 2 或 3 • PSA 10~20ng/mL	预后良好的中危人群：同时具备以下特征：具有 1 个中危风险因素(IRF)；级别 1 或 2；<50% 穿刺阳性
		预后不良的中危人群：具备一个或多个以下特征：具有 2~3 个 IRF；级别 3；≥50% 穿刺阳性
高危	不具备极高危特征并且具备至少一个高危特征：T_{3a}；或级别 4 或 5；或 PSA>20ng/mL	
极高危	至少具备以下一个特征：$T_{3b~4}$；主要 Gleason 评分 5 分；超过 4 处穿刺主要级别 4 或 5	

【注释】

a　当患者被诊断为局限性前列腺癌后,应根据患者的 PSA 水平、DRE、病理分级、前列腺癌穿刺阳性针数、PSA 密度和影像学等来对前列腺癌进行风险分层,以评估癌灶的侵袭性[5]。

b　前列腺癌病理等级分组(gradegroup)：级别 1≤Gleason 6,级别 2=Gleason 3+4,级别 3=Gleason 4+3,级别 4=Gleason 8,级别 5=Gleason 9~10。

c　世界卫生组织(WHO)和美国加拿大病理学年会(USCAP)均认为 Gleason 3+4 和 Gleason 4+3 的局限性前列腺癌预后存在明显的差别,据此将中危前列腺癌分为预后较好和预后较差的中危前列腺癌[6]。

5.3　极低危局限性前列腺癌的治疗

定义：同时具备以下特征：T_{1c}；级别 1；PSA<10ng/mL；阳性针数不超过 1/3 系统穿刺针数；PSA 密度<0.15ng/(mL·cm³)。

可选方案	Ⅰ级推荐	Ⅱ级推荐	Ⅲ级推荐
初始治疗	主动监测 [a](1A 类) 前列腺癌根治术 [b](1A 类) 放射治疗 [c](1A 类)	观察等待 [d](1B 类)	针对前列腺的其他局部治疗(包括不可逆电穿孔、冷冻治疗、高能聚焦超声等)(3 类)

【注释】

a　对于极低危前列腺癌和预期寿命≥10 年的患者(应排除活检显示筛状或导管内癌),可选主动监测。不推荐进行转移分期评估(PSMA PET、骨扫描、CT 或全身 MRI)。在进行二次穿刺(首次穿刺后 6~12 个月)确认极低危前列腺癌后,患者正式进入主动监测程序：建议每 3~6 个月行 PSA 检测,每 6~12 个月行 DRE 检查,每1~3年进行前列腺穿刺活检,有条件的单位在穿刺前可进行mpMRI辅助确定病灶位置。主动监测的患者,可进行 *BRAC1/2* 基因检测,阳性患者不建议进入主动监测流程[8]。在主动监测过程中,如出现PSA的持续进展或分期升级,应追加计划外穿刺。如PSA相关指标超标,分期增加,病理出现4/5分病灶或患者焦虑带癌生存,应转入其他积极治疗。

b　前列腺癌根治术可以是开放、腹腔镜或机器人辅助。极低危患者不建议行盆腔淋巴结清扫术。

c　放射治疗可选择外放射治疗（external beam radiotherapy,EBRT）或近距离放疗,EBRT推荐影像引导（IGRT）的调强放疗（IMRT）或容积调强放疗（VMAT）方案,但不推荐近距离放疗联合EBRT。

d　仅针对预期寿命小于10年的无症状患者。不建议没有症状的极低危前列腺癌患者进行全身内分泌治疗。

5.4　低危局限性前列腺癌的治疗

定义:同时具备以下特征,T_{1c}、级别1、PSA < 10ng/mL,且不符合极低危组的标准。

可选方案	Ⅰ级推荐	Ⅱ级推荐	Ⅲ级推荐
初始治疗	主动监测 a（1A 类） 前列腺癌根治术 b（1A 类） 放射治疗 c（1A 类）	观察等待 e（1B 类）	针对前列腺的其他局部治疗（包括不可逆电穿孔、冷冻治疗、高能聚焦超声等）f（3 类）
根治术后辅助治疗 *	观察随访（术后,无淋巴结转移或无多种高危特征（1A 类）# EBRT（术后病理有不良预后特征 d 且无淋巴结转移）（1A 类） ADT（有淋巴结转移）（1A 类）	ADT+EBRT（有淋巴结转移）（1B 类）	—

*. 辅助治疗是指术后 PSA ≤ 0.1ng/mL 情况下选择的后续治疗方案,如果术后 PSA>0.1ng/mL 需要进入挽救性治疗。
#. 可随访 PSA,如果 PSA>0.1ng/mL,考虑早期挽救性治疗。

【注释】

a　部分低危且预期寿命 ≥ 10 年的前列腺癌患者(应排除活检显示筛状或导管内癌)可选主动监测[7-8]。若患者有 PSA 进展、DRE 改变或 MRI 改变,应在重复穿刺活检明确组织学改变时开始积极治疗[9]。重复活检的级别重新分类是影响治疗方案从主动监测转变为积极治疗的最常见因素。

b　前列腺癌根治术可以是开放、腹腔镜或机器人辅助,如预期生存>10 年的患者,对发生包膜外侵犯风险较低、性功能良好有保留需求的患者可行神经保留的手术。可在 RP 期间进行术中手术切缘评估,以减少阳性切缘并增加神经血管束的保留。系统性评价显示,在 10 项研究中,有 8 个研究报道了术中冷冻切片评估可降低 1%~15% 手术切缘阳性率[10]。另一项国内回顾性研究发现,术前穿刺阳性针数占比是否>33%（P=0.007）和穿刺病理 Gleason 评分（P=0.041）是影响临床治愈的独立危险因素[11]。

c　放射治疗方案包括外放射治疗(external beam radiotherapy,EBRT)或近距离放疗,EBRT 推荐影像引导（IGRT）的调强放疗（IMRT）或容积调强放疗（VMAT）方案;对于控尿功能良好的低危患者可行低剂量率（LDR）近距离放疗[12],但不推荐近距离放疗联合 EBRT。预防性淋巴结放疗不应常规进行,不建议使用 ADT 或抗雄治疗。

d　临床 / 病理不良预后特征包括切缘阳性、精囊侵犯、包膜外侵犯,或术后 PSA 可检测。

e　仅针对预期寿命小于 10 年的无症状患者[13]。

f　不可逆电穿孔适用于低、中危前列腺癌的治疗。研究显示,接受 IRE 治疗后 6 个月,临床显著性前列腺癌的检出率为 6%。PSA 水平降低了 6.4ng/mL,IPSS 评分降低 4 分,IIEF-5 评分无变化,尿潴留、尿路感染发生率分别为 2.8% 和 1.8%[14]。另一项发表于 *JAMA Surgery* 研究中,接受局灶性 IRE 治疗后消融区域内阳性检出率为 6.3%[15]。

5.5 中危局限性前列腺癌的治疗

定义：具备至少一个中危风险因素（IRF），T_{2b}-T_{2c}、级别 2 或 3、PSA 10~20ng/mL，且不包含高危或者极高危组的特征。

	Ⅰ级推荐	Ⅱ级推荐	Ⅲ级推荐
初始治疗	前列腺癌根治术 [a] ± 盆腔淋巴结清扫 [b]（1A 类） 放射治疗 [c] ± 同期 4~6 个月 ADT（1A 类）	针对前列腺的其他局部治疗 [d]（2B 类）	主动监测 [e]（3 类） 观察等待 [f]（2B 类）
根治术后辅助治疗	EBRT（术后，无淋巴结转移，但病理有不良预后特征 [g]）（1A 类） ADT（术后有淋巴结转移）（1A 类）	随访（术后无淋巴结转移）（1B 类）[&] ADT+EBRT（术后有淋巴结转移）（1B 类）	—

[&]. 在仔细评估不良预后特征的前提下，可考虑随访 PSA，如果 PSA>0.1ng/mL，考虑早期挽救性治疗。

【注释】

a 对于预期生存 > 10 年的患者行前列腺癌根治术，手术可以是开放、腹腔镜或机器人辅助，对发生包膜外侵犯风险较低、术前评估有勃起功能的患者可行神经保留的手术。一项大型研究发现[16]，在接受 RP 和淋巴结清扫的 6 883 例中危前列腺癌患者中，淋巴结转移仅 2.9%。淋巴结清扫可帮助分期，术前 PSMA-PET/CT 对淋巴结分期的准确性较高，但淋巴结清扫和 PSMA PET/CT 均可能漏诊淋巴结转移。目前没有证据证实淋巴结清扫与生存获益相关，PSMA PET/CT 可作为淋巴结清扫分期的替代。术前应与患者讨论盆腔淋巴结清扫与 PSMA-PET/CT 的风险和获益。

b 如预期生存 > 10 年的患者，对发生包膜外侵犯风险较低的患者可行神经保留的手术。可根据淋巴结转移风险选择清扫手术范围。

c 放射治疗方案包括 EBRT、近距离放疗，或预后不良的中危患者可选择近距离放疗联合 EBRT（预后良好的中危患者不常规推荐近距离放疗联合 EBRT）。EBRT 推荐影像引导（IGRT）的调强放疗（IMRT）或容积调强放疗（VMAT）方案，包括常规分割（76~78Gy）和低分割（60Gy/20F，4 周；70Gy/28F，6 周）。使用常规分割 IGRT 引导的 IMRT（1.8~2.0Gy/F），对 MRI 定义的主要前列腺内主瘤灶提供局部加量，确保不超过危及器官的限量。给予超大分割 IGRT 引导的 IMRT 或 SBRT 时，推荐剂量 36.25Gy（前列腺 40Gy）/5F 或 42.7Gy/7F，隔日一次[17-19]。对于预后良好的中危患者可行低剂量率（LDR）近距离放疗[11]。对控尿功能良好但预后不良的中危患者可行影像引导 EBRT+LDR 或高剂量率（HDR）近距离放疗。对预后良好的中危患者，ADT 或抗雄药物不常规使用，但若有额外风险评估提示有侵袭性肿瘤则应考虑；对预后不良的中危患者常规使用 ADT，除非有额外的风险评估提示低侵袭性肿瘤或禁忌。无近期经尿道前列腺切除史且 IPSS 评分良好的患者，可进行近距离放射治疗[20-23]。

d 局部治疗包括不可逆电穿孔、冷冻治疗、高聚焦超声治疗、光动力、质子刀等。

e 主动监测在极低危和低危亚洲前列腺癌患者中的使用比例为 18.2%，行主动监测仍需谨慎[24]。主动监测包括每 6 个月测 PSA，每 12 个月查 DRE。只针对选择的 ISUP2 级患者（如 GS4 占比<10%，PSA<10ng/mL，≤cT_{2a}，影像学和活检显示肿瘤累及范围小（≤3 针阳性且 Gleason 评分 3+4 和 ≤50% 肿瘤受累）），或仅有单一风险因素且影像学和活检危险程度较低的中危患者[25]且患者能接受疾病转移潜在风险有所上升[26-27]，预期寿命小于 10 年。ISUP 3 级的患者不应进行主动监测。每 12 个月应考虑 mpMRI；每 2~3 年重复活检。mpMRI 发现有可疑病灶的患者中，MRI- 超声融合穿刺活检可提高更高级别（级别 ≥2）的检出率。

f 仅针对预期寿命小于 10 年的无症状患者。

g 临床 / 病理不良预后特征包括切缘阳性、精囊侵犯、包膜外侵犯，或术后 PSA 可测 > 0.1ng/mL。

5.6　高危和极高危局限性前列腺癌的治疗

定义

高危： 不具备极高危特征并且具备至少 1 个高危特征，T_{3a}，或级别 4 或 5，或 PSA>20ng/mL。

极高危： 至少具备以下 1 个特征，T_{3b-4}、主要 Gleason 评分 5 分、超过 4 处穿刺主要级别 4 或 5。

	Ⅰ级推荐	Ⅱ级推荐	Ⅲ级推荐
初始治疗	放射治疗 +ADT（2~3 年）[a]（1A 类） 前列腺癌根治术 ± 盆腔淋巴结清扫[b]（1A 类） 放射治疗 +ADT（3 年）+ 阿比特龙（2 年）（极高危）[c]（2A 类）	姑息性 ADT 治疗[d]（LHRH 激动剂，预期寿命 ≤5 年且无症状）（2A 类）	观察（预期寿命 ≤5 年且无症状）（2B 类）
根治术后辅助治疗	ADT ± EBRT[e]（术后有淋巴结转移） EBRT（术后无淋巴结转移，有不良病理特征）（1A 类）	EBRT ± ADT（术后有不良病理特征[f]+ 无淋巴结转移）（1B 类） 观察随访[g]（无淋巴结转移）（1B 类）[♪]	—

♪. 在仔细评估不良预后特征的前提下，可考虑随访 PSA，如果 PSA>0.1ng/mL，考虑早期挽救性治疗。

【注释】

a　放射治疗方案包括 EBRT 或 EBRT 联合近距离放疗，单纯近距离放疗不推荐常规进行。联合长程 ADT 治疗（LHRH 激动剂单用或 LHRH 激动剂），除非有禁忌。在高危和极高危人群中，使用影像引导（IGRT）的调强放疗（IMRT）或容积调强放疗（VMAT）76~78Gy 联合 2~3 年的雄激素剥夺治疗。使用常规分割 IGRT 引导的 IMRT（1.8~2.0Gy/F），对 MRI 定义的前列腺内主病灶提供局部加量，确保不超过危及器官的限量。对于控尿功能良好患者，推荐 IGRT 引导的 IMRT/VMAT 后近距离放疗加量（高剂量率或低剂量率），联合长程 ADT（2~3 年）。POP-RT 研究是一项Ⅲ期、单中心的随机对照研究，结果显示，在淋巴结阴性的高危 / 极高危前列腺癌患者中，全盆腔放疗组（剂量为前列腺 68Gy/25F，盆腔淋巴结包括髂总 50Gy/25F）相较于仅前列腺放疗组（剂量为 68Gy/25F），5 年无生化失败生存（95.0% vs. 81.2%）及无病生存（89.5% vs. 77.2%，P=0.002）均更具优势，但两组患者的 OS 差异无统计学意义[28]。

b　进行淋巴结清扫的患者需要做扩大淋巴结清扫。ePLND 可提供准确的淋巴结分期。术前 PSMA-PET/CT 对淋巴结分期的准确性较高，但可能漏诊 ≤5mm 转移淋巴结，ePLND 也可能漏诊淋巴结转移。ePLND 可造成 19.8% 并发症[29]。与未行淋巴结清扫患者相比，淋巴结清扫患者发生深静脉血栓或肺栓塞事件的风险分别增加了 8 倍和 6 倍（RR 分别为 7.80 和 6.29）[30]。对于高危或极高危前列腺癌患者，推荐 PSMA-PET/CT，术前应与患者讨论盆腔淋巴结清扫与 PSMA-PET/CT 的风险和获益。患者术前应意识到手术可能是多模式治疗的一部分。盆腔淋巴结清扫包括局限性 PLND（仅包括闭孔淋巴组）、标准 PLND（闭孔 + 髂外淋巴结组）、扩大 PLND（闭孔 + 髂外 + 髂内淋巴结组）[31]。

c　一项基于两项Ⅲ期前瞻性随机对照研究的荟萃分析显示[32]，对于高危患者或淋巴结阳性患者（若淋巴结阴性至少有以下两种情况：T3/4，Gleason 8~10 分，PSA ≥40ng/mL；或高危复发特征：总使用 ADT ≤12 个月且间隔 ≥12 个月未治疗，PSA ≥4ng/mL 且倍增时间 <6 个月，或 PSA ≥20ng/mL，或淋巴结复发），在标准治疗（EBRT+3 年 ADT）基础上联合 2 年阿比特龙，显著提高 6 年 MFS（82% vs. 69%，HR=0.53）和 6 年 OS（86% vs. 77%，HR=0.60）。

d　单纯 ADT 治疗（去势手术或 LHRH 激动剂 / 拮抗剂单用）。只有在患者不愿或不能接受任何形式的局部治疗，且满足 PSA 倍增时间 <12 个月、PSA>50ng/mL 或肿瘤分化差的条件时，才对这些患者采用 ADT 单一疗法。

e 根治性前列腺切除术后具有切缘阳性、pT_{3-4}、淋巴结转移等病理特征者,术后有较高的生化复发、临床进展风险和肿瘤特异性死亡率,推荐控尿恢复后接受辅助放疗。目前有 4 项随机对照研究（SWOG 8794,RTOG 22911,ARO 9602,FinnProstate Group）提供 10 年以上随访结果,显示辅助放疗可以显著提高无疾病进展生存率[33-35]和总生存率[36]。关于早期 SRT 与辅助放疗的比较,目前有 3 项 RCT 研究（RADICALS-RT 研究、RAVES 研究和 GETUG-AFU-17 研究）报道了中期结果,随访 4.9~6.25 年,早期 ART 与辅助放疗相比无疾病进展生存率差异无统计学意义,但早期 SRT 有利于显著降低 2 级以上的晚期放疗不良反应。在所有 3 项试验中,SRT 前 PSA 的中位数仅为 0.24ng/mL,因此,RP 后一旦 PSA 水平开始上升,就应密切追踪并考虑早期 SRT。此外,在所有 3 项试验中,RP 术后不良病理（ISUP 4~5 级和 pT_3 伴或不伴切缘阳性）的患者比例较低（10%~20%）,对这部分患者辅助放疗仍然值得推荐。对有不良病理特征的患者,早期挽救放疗和辅助放疗均为重要治疗手段[37]。

f 不良病理特征包括切缘阳性、精囊腺侵犯或突破前列腺包膜。

g 初始治疗后的前 5 年每 3 个月查一次 PSA,5 年以后每年查一次 PSA。直肠指检每年查一次。

5.7 区域淋巴结转移前列腺癌的治疗

定义:区域淋巴结转移（任何 T,N_1,M_0）。

	I 级推荐	II 级推荐	III 级推荐
初始治疗	前列腺根治术 + 盆腔淋巴结清扫 [a]（2A 类）	EBRT+ADT（2~3 年）（1B 类）	观察（预期寿命 ≤ 5 年且无症状）（2B 类）
	ADT（2~3 年）+EBRT[b]（2A 类）		
	EBRT+ADT（3 年）+ 阿比特龙（2 年）[c]（1B 类）		
	ADT（2A 类）		
辅助治疗	ADT [d]（1B 类） ADT+EBRT [e]（2A 类）	—	—

【注释】

a 尚未明确前列腺根治术相比外放射治疗联合 ADT 在局部晚期前列腺癌患者的抗肿瘤等效性,目前一项前瞻性Ⅲ期随机对照研究（RCT 研究）（SPCG-15）对比前列腺根治术（± 辅助或挽救性外放疗）与一线外放疗联合 ADT 在 T_3 局部晚期前列腺癌的临床试验正在招募中。如手术中见可疑淋巴结阳性（术前评估 cN_0）,则手术应继续进行,以确保生存获益。对于进行淋巴结清扫的患者,需要做扩大淋巴结清扫。

b 应进行前列腺、精囊、淋巴结放疗。在计量体积直方图参数允许的情况下,淋巴结阳性的放疗剂量应逐步增加。除非有医学禁忌,ADT 是必需的。在 cN_1 患者中,多项回顾性大样本研究显示放疗联合 ADT 疗效优于单纯 ADT。STAMPEDE 研究的亚组分析显示,放疗显著改善了 $cN+M_0$ 患者的 2 年无失败生存率（89% vs. 64%）[38]。

c 一项基于两项Ⅲ期前瞻性随机对照研究的荟萃分析显示,对于高危患者或淋巴结阳性患者（若淋巴结阴性至少有以下两种情况:$T_{3/4}$,Gleason 8~10 分,PSA ≥ 40ng/mL;或高危复发特征:总使用 ADT ≤ 12 个月且间隔 ≥ 12 个月未治疗,PSA ≥ 4ng/mL 且倍增时间 < 6 个月,或 PSA ≥ 20ng/mL,或淋巴结复发）,在标准治疗（EBRT+3 年 ADT）基础上联合 2 年阿比特龙,显著提高 6 年 MFS（82% vs. 69%,*HR*=0.53）和 6 年 OS（86% vs. 77%,*HR*=0.60）[32]。

d 对于 cN_1 患者 RP 或 RT 后建议给予长期 ADT 辅助治疗。对于初始治疗选择了根治性手术的区域淋巴结转移患者,EORTC 30891 研究回答了延迟使用 ADT 的问题。比较了局部晚期前列腺癌患者单独使用 ADT 的有效性。然而,在无疾病生存期或无症状生存期未观察到差异,提示生存获益存疑。在局部晚期 $T_{3-4}M_0$ 期、不适宜手术或前列腺根治术的患者,立即使用 ADT 在 PSA > 50ng/mL,PSA-DT < 12 个月,或伴临床症

状的患者可能获益[39]。

e 一项回顾性多中心队列研究结果显示,对前列腺根治术后 pN₁ 的前列腺癌患者采用放疗联合辅助治疗(无论 PSA 水平,手术后 6 个月内)或持续 ADT 进行治疗,似乎对前列腺癌 pN₁ 的前列腺癌患者进行最大局部控制是有益的。该获益可能与 pN₁ 患者的肿瘤特征高度相关。目前暂缺单独外放射辅助治疗(不联合 ADT)的数据。

5.8 尿失禁的诊断和治疗

尿失禁的诊断

	Ⅰ级推荐	Ⅱ级推荐	Ⅲ级推荐
初始评估	病史收集和排尿日记 a 体格检查 辅助检查	问卷量表 c 尿垫实验 d	—
专科评估	膀胱尿道镜 尿道动力学检查 b	其他膀胱尿道形态学检查	—

【注释】

a 排尿日记是一种衡量症状严重程度的标准化方法,包括尿失禁发生频率和程度,排尿量及 24 小时或夜间总排尿量。

b 尿动力学检查包括尿流率,同步多导膀胱测压和尿道压力描记。尿流率可初步了解患者排尿情况,膀胱测压评估膀胱逼尿肌功能,了解有无逼尿肌反射亢进等。尿道压力描述可了解最大尿道闭合压,若<20mmHg,提示尿道闭合功能严重低下,可发生严重压力性尿失禁甚至是完全性尿失禁。

c 国际上用于评价尿失禁的问卷最常用的是 ICIQ 问卷,除此之外,患者的生活质量及对治疗的意愿同样予以评价。

d 24 小时尿垫试验准确性较高,目前应用最为广泛的是 1 小时尿垫试验。1 小时尿垫试验方法:患者无排尿,安放好已经称重好的收集装置,15 分钟内喝下 500mL 无钠液体,然后坐下或躺下,步行 30 分钟,包括上下一层楼梯,起立和坐下 10 次,剧烈咳嗽 10 次,原地跑 1 分钟,弯腰拾小物体 5 次,流动水洗手 1 分钟,1 小时终末去除收集装置并称重。轻度:1 小时漏尿 ≤1g;中度:1g<1 小时漏尿<10g;重度:10g ≤1 小时漏尿<50g;极重度:1 小时漏尿 ≥50g。

尿失禁的治疗

	Ⅰ级推荐	Ⅱ级推荐	Ⅲ级推荐
保守治疗	提示排尿或定时排尿 膀胱训练 a 盆底肌肉功能锻炼 b 生活方式调整 c	生物反馈 f 电刺激 g 药物治疗 h	—
手术治疗	吊带术 d 人工尿道括约肌植入术 e	尿道旁移植物注射治疗	—

【注释】

a 膀胱训练包括纠正频繁排尿,提高对膀胱急症的控制,延长排尿间隔,增加膀胱容量,减少尿失禁的发生,可改善尿频及夜尿。

b 又称 Kegel 训练,有助于恢复尿控功能。盆底锻炼对于术后 1 年以上的持续性尿失禁患者依然有效。

c 生活方式调整包括定时排尿、控制液体摄入、减少激惹膀胱的物质摄入，对术后超过 1 年的持续性尿失禁患者有效。

d 吊带综合有效率在 80% 以上，漏尿明显改善率 95%，适用于轻中度尿失禁，但对于严重尿失禁或者有过放疗史的男性患者，其疗效有限。男性吊带建议使用钛化聚丙烯材料，具有更高组织兼容性。

e 人工尿道括约肌置入术是治疗自体括约肌缺陷引起的重度尿失禁的金标准，其成功率可以达到 90%，平均使用寿命是 7 年左右，植入风险包括感染、机械故障、尿道萎缩及侵蚀等，初次放置人工尿道括约肌感染概率为 5%，尿道侵蚀率为 5%~6%，接受过放疗再置入人工尿道括约肌感染率为 10%。在长期使用过程中具有一定再手术率，若发生感染或尿道侵蚀时需要移除整个人工尿道括约肌。

f 盆底训练结合生物反馈治疗在术后 3 周开始体现出优势，8 周达到显著水平。盆底训练结合生物反馈治疗在术后 3 个月的恢复率为 65%~88%，术后第 6 个月恢复率为 80%~95%。

g 盆底锻炼结合生物反馈和电刺激能够显著提高术后短期尿控恢复。

h 前列腺切除术后早期出现膀胱过度活动症的患者，可使用抗胆碱能药物进行治疗。对于压力性尿失禁，可应用度洛西汀。

6 前列腺癌治愈性治疗后复发的诊疗

6.1 前列腺癌根治术后复发的诊疗

前列腺癌根治术后复发的检查及评估 [a]

Ⅰ级推荐	Ⅱ级推荐	Ⅲ级推荐
PSADT[b]（1A 类） 前列腺瘤床穿刺活检（若影像学提示局部复发）（2A 类） 原发灶病理会诊 [c]（2A 类） PSMA PET/CT[d]（1B 类）	腹部 / 盆腔 CT[e] 或 MRI[f]（1B 类） 骨扫描 [g]（1B 类） 胸部 CT（1B 类） 胆碱 PET/CT[h]（1B 类）	—

【注释】

a 根治术术后生化复发定义：一般将前列腺癌根治术后，影像学检查阴性的前提下，连续两次或两次以上检测到 PSA ≥ 0.1ng/mL 定义为生化复发的标准[1]。RP 后辅助放疗与早期挽救放疗的非劣效研究均使用 PSA 0.1ng/mL 或 0.2ng/mL 作为入组界值。基于治疗前危险因素、病理特征、复发事件和 GC 评分等，在较低 PSA 水平时进行影像学检查和治疗可能更适合进展风险高的患者。国内一项分析了 890 例行前列腺癌根治术患者生化复发危险因素的回顾性研究显示，1、5、10 年的无生化复发生存率分别为 98.1%，83.1%，68.4%。多因素分析显示，术后是否达到临床治愈（P=0.001）和术后病理分期（P<0.001）是生化复发的独立危险因素[2]。

b PSA 倍增时间（PSADT）是指 PSA 水平倍增所需的时间。PSADT 是发生前列腺癌转移的风险预测因子，更快的 PSADT 与更短的转移时间有关。前列腺癌根治术后生化复发的风险分层：低危 PSADT>1 年，ISUP 分级 <4 级；高危 PSADT<1 年，ISUP 分级 4~5 级[3]。MSKCC 的 PSA-DT 计算器是目前应用最广泛的工具之一：https//www.mskcc.org/nomograms/prostate/psa_doubling_time。

c 确认复发转移后，对原发灶的病理情况确诊及必要时进行病理会诊十分重要。特别是既往肿瘤 Gleason 评分，切缘等状态未知，并进一步明确是否有神经内分泌分化等特殊病理类型，并推荐对复发转移患者进行转移灶活检明确病变性质。

d 在存在持续性 PSA 可测到的情况下，大多数患者已经有盆腔淋巴结转移或远处转移，这可以支持 PSMA

PET/CT 成像在指导（挽救）治疗策略中的作用[4]，因此推荐在适合治愈性挽救治疗的患者中进行 PSMA PET/CT。

e 由于生化复发患者进展至临床转移需 7~8 年，无症状患者的骨扫描和腹部 / 盆腔 CT 阳性率很低[5]。

f 多参数 MRI 是目前定位局部复发的最佳手段，可引导前列腺穿刺活检及后续的局部挽救性治疗[7]。

g 对于生化复发患者，当 PSA<7ng/mL 时，骨扫描阳性率不足 5%。对 PSADT ≤ 8 个月的患者，可增加骨扫描次数。但骨扫描可能存在闪烁现象即假阳性的摄取增高的病灶，应结合患者 PSA、症状等综合考虑[6]。

h 胆碱 PET/CT 检测骨转移的灵敏度优于骨扫描，但依赖于 PSA 水平和动力学。对于淋巴结转移灵敏度不高。仅适用于后续适合局部治疗的患者。如果 PSA 水平>0.2ng/mL，并且结果会影响后续治疗决策，可行 PSMA PET/CT。如果无法使用 PSMA PET/CT 检查，并且 PSA 水平>1ng/mL 会影响后续治疗决策，可行胆碱 PET/CT[8]。当临床上高度怀疑有骨转移时，如条件允许可直接行 ^{18}F- 氟化钠或 ^{11}C- 胆碱 PET/CT 或 PET/MRI 评估，而不必先做骨扫描检查[9]。

前列腺癌根治术后复发的治疗

	Ⅰ级推荐	Ⅱ级推荐	Ⅲ级推荐
生化复发 / 局部复发	挽救性放疗 a(1A 类) 挽救性放射治疗联合内分泌治疗 b(1A 类)	ADT 治疗 c(2A 类) ADT+ 恩扎卢胺 d(1B 类) 观察随访 e(2A 类)	挽救性淋巴结清扫 f+ ADT 治疗(3 类)
远处转移	—	全身治疗 g(1B 类) 转移灶放疗 h(2A 类)	—

【注释】

a 前列腺癌根治术后生化复发，早期行放疗可给予患者治愈机会。对 PSA 从检测不到的范围开始连续出现两次 PSA 上升的患者，应尽早提供挽救性放疗（SRT），不以影像学检查发现局部病灶为前提，推迟放疗将损失瘤控[10]。一旦做出 SRT 的决定，请勿等待 PSA 达到阈值或影像学检查发现局部病灶才开始治疗，应尽快给予至少 64Gy 的剂量[11]。推荐影像引导的调强放疗以最大限度降低放疗不良反应。

b 根据 RTOG 9601 临床研究，在 SRT 基础上加用 2 年比卡鲁胺(150mg,每日一次)抗雄治疗可以延长疾病特异生存期和总生存期[12]。根据 GETUG-AFU 16 临床试验结果，在 SRT 基础上加用 6 个月 GnRH 类似物可以显著延长患者改善 10 年生化无进展生存、无转移生存率[13]。根据 McGill 0913 研究,SRT 联合 2 年 LHRH 激动剂可使患者有较好的 5 年 PFS 获益[14]。在 SPPORT 研究中，瘤床 SRT、瘤床 SRT+4~6 个月 ADT、瘤床及盆腔淋巴结区域 SRT+4~6 个月 ADT,三组患者 5 年无疾病进展生存率分别为 70.9%、81.3% 和 87.4%[15]。是否需联合内分泌治疗、具体药物及用药时间仍无定论，但具有高侵袭性肿瘤的患者获益更多($pT_{3/4}$ 且 ISUP 分级 > 4 级，或 pT3/4 且挽救性放疗时 PSA > 0.4ng/mL)。

c 对于存在放疗禁忌，前列腺癌术后尿控无法恢复或不愿意接受放疗患者，也可单独使用 ADT 治疗。早期单用 ADT 治疗用于疾病进展风险较高的人群，对于 PSA-DT > 12 个月的生化复发 / 局部复发患者，不推荐 ADT 治疗。

d 最大化盆腔治疗后进展，根据 EMBARK 研究[16]，可考虑 ADT 联合恩扎卢胺治疗。研究纳入前列腺癌根治术后 PSA ≥1ng/mL 或根治性放疗后 PSA 最低值 ≥2ng/mL,PSA 倍增时间（PSADT）≤9 个月且影像学证实无转移的高危生化复发前列腺癌患者。随机分为 ADT+ 恩扎卢胺、ADT 单药、恩扎卢胺单药组。其中，分别有 50.4%、50.0%、46.8% 患者既往接受过手术和放疗,且研究未纳入前列腺癌根治术后适合挽救性放疗的患者。中位随访 5 年，恩扎卢胺联合 ADT 与 ADT 单药治疗相比,MFS 显著改善（*HR*=0.42,95% *CI* 0.30~0.61,*P*<0.001),两组均未达到 MFS 中位数。亚组分析表明，无论 PSADT、基线年龄、PSA 水平、既往

前列腺癌

是否接受过激素治疗或手术治疗，联合治疗均显示出获益。同时联合治疗组也显示出 OS 改善（$HR=0.59$，95% CI 0.38~0.91，$P=0.02$），但 OS 结果尚不成熟，联合治疗组未观察到新的安全性事件。与 ADT 单药组相比，恩扎卢胺单药组延长 MFS（$HR=0.63$，95% CI 0.46~0.87，$P=0.005$）。第 36 周时，PSA<0.2ng/mL 三组患者分别有 91%、86%、68%，ADT+ 恩扎卢胺联合治疗组观察到更显著的睾酮抑制作用。健康相关生活质量（HRQoL）结局证实，恩扎卢胺联合或单药治疗均能显著改善高危 BCR nmHSPC 患者 MFS，同时可维持患者较高生活质量。暂停治疗 2 年后，ADT+ 恩扎卢胺、ADT 单药、恩扎卢胺单药组 PSA 检测不到的患者比例分别为 16.8%、9.6%、4.6%[17-18]。与联合治疗和恩扎卢胺单药治疗相关的最常见不良事件是潮热和疲劳。恩扎卢胺单药治疗还与男性乳房发育（45%，联合组和 ADT 单药组分别为 8%~9%）、和乳房疼痛（14%，ADT 单药组为 1%）显著相关。

e 对于低危患者中预期寿命小于 10 年或拒绝接受挽救性治疗的，可观察随访。

f 目前对于前列腺癌根治术后局部淋巴结转移，行挽救性淋巴结清扫术的研究主要是回顾性的。据报道，10 年的无临床复发和无生化复发率仅为 31% 和 11%。因此，挽救性淋巴结清扫术仅仅为后续综合治疗的一部分，建议联合 ADT 等系统治疗[19]。

g 具体详见转移性前列腺癌的诊疗章节。

h 对于承重骨或存在症状的骨转移病灶，可行姑息性放疗，单次 8Gy 可有效缓解症状；对于寡转移患者可以临床试验的形式对转移灶行 SBRT 治疗。STOMP 研究提示寡转移灶 SBRT 延缓前列腺癌患者需要 ADT 时间，但不改善总生存率[20]；ORIOLE 研究提示寡转移灶 SBRT 延长前列腺癌患者无疾病进展生存率、无再发转移生存率，但尚缺乏总体生存率的数据[21]。一项来自英国的迄今为止规模最大的针对寡转移灶放疗的研究，在 17 家中心共纳入了 1 422 例有确诊的原发性癌（不包括血液系统恶性肿瘤），合并 1~3 个颅外转移灶，且从原发性肿瘤发展到转移的无病生存时间>6 个月的患者，其中最常见的原发肿瘤为前列腺癌，共 406 例（28.6%）。结果显示：1 年总体生存率为 92.3%，2 年总体生存率为 79.2%，而前列腺癌组的 2 年生存率为 94.6%。最常见的 3 级不良事件是疲劳（2.0%），最常见的严重（4 级）不良事件是肝酶升高（0.6%）。该研究提示，针对颅外寡转移灶的放疗是有效且安全的[22]。

6.2 前列腺癌根治性放疗后复发的诊疗

前列腺癌根治性放疗后复发的检查及评估

分层	Ⅰ级推荐	Ⅱ级推荐	Ⅲ级推荐
适合局部治疗 a	PSADT（1A 类） 前列腺 MRI（1A 类） TRUS 穿刺活检 b（2A 类） PSMA PET/CT（1B 类）	腹部 / 盆腔 CT 或 MRI（1B 类） 骨扫描（1B 类） 胸部 CT（1B 类）	—
不适合局部治疗	PSMA PET/CT（1B 类）	骨扫描（1B 类）	—

【注释】

a 适合局部治疗的定义：初始临床分期 T_1~T_2，穿刺活检 ISUP 分级 ≤ 3 级，N_0；预期寿命>10 年（预期寿命的评估，参见 5.1 预期寿命和健康状况评估）；PSA<10ng/mL。根治性放疗后生化复发定义：根治性放疗后无论是否接受内分泌治疗，PSA 较最低值升高 2ng/mL。

b 穿刺活检是否阳性是根治性放疗术后生化复发的患者主要的预后因素，由于局部挽救性治疗的并发症发生率较高，在治疗前获得病理证据很有必要。

前列腺癌根治性放疗后复发的治疗

	分层	Ⅰ级推荐	Ⅱ级推荐	Ⅲ级推荐
无远处转移证据	PSADT<9个月	ADT+恩扎卢胺[a]（1B类） ADT治疗[b]（2A类）	局部二次治疗[c]（TRUS穿刺活检阳性）（3类）	观察随访[d]（2B类） 局部二次治疗（3类）
	PSADT>9个月	观察随访（1A类）	局部二次治疗（TRUS穿刺活检阳性）（3类）	—
有远处转移证据	—	全身治疗[e]（1A类）	—	—

【注释】

a　最大化盆腔治疗后进展，根据 EMBARK 研究[16]，可考虑 ADT 联合恩扎卢胺治疗。研究纳入前列腺癌根治术后 PSA≥1ng/mL 或根治性放疗后 PSA 最低值≥2ng/mL，PSA 倍增时间（PSADT）≤9 个月且影像学证实无转移的高危生化复发前列腺癌患者。随机分为 ADT+恩扎卢胺、ADT 单药、恩扎卢胺单药组。其中，分别有 50.4%、50.0%、46.8% 患者既往接受过手术和放疗，且研究未纳入前列腺癌根治术后适合挽救性放疗的患者。中位随访 5 年，恩扎卢胺联合 ADT 与 ADT 单药治疗相比，MFS 显著改善（$HR=0.42$，95% CI 0.30~0.61，$P<0.001$），两组均未达到 MFS 中位数。亚组分析表明，无论 PSADT、基线年龄、PSA 水平、既往是否接受过激素治疗或手术治疗，联合治疗均显示出获益。同时联合治疗组也显示出 OS 改善（$HR=0.59$，95% CI 0.38~0.91，$P=0.02$），但 OS 结果尚不成熟，联合治疗组未观察到新的安全性事件。与 ADT 单药组相比，恩扎卢胺单药组延长 MFS（$HR=0.63$，95% CI 0.46~0.87，$P=0.005$）。第 36 周时，三组 PSA<0.2ng/mL 患者分别占 91%、86%、68%，ADT+恩扎卢胺联合治疗组观察到更显著的睾酮抑制作用。健康相关生活质量（HRQoL）结局证实，恩扎卢胺联合或单药治疗均能显著改善高危 BCR nmHSPC 患者 MFS，同时可维持患者较高生活质量。暂停治疗 2 年后，ADT+恩扎卢胺、ADT 单药、恩扎卢胺单药组 PSA 检测不到的患者比例分别为 16.8%、9.6%、4.6%[17-18]。与联合治疗和恩扎卢胺单药治疗相关的最常见不良事件是潮热和疲劳。恩扎卢胺单药治疗还与男性乳房发育（45%，联合组和 ADT 单药组分别为 8%~9%）、和乳房疼痛（14%，ADT 单药组为 1%）显著相关。

b　对于 PSA-DT>12 个月的生化复发/局部复发患者，不推荐 ADT 治疗。

c　局部治疗包括 RP+PLND、不可逆电穿孔、冷冻治疗、高能聚焦超声、再照射。一项中位随访时间为 48 个月的回顾性分析显示，74 例放疗后复发的患者接受不可逆电穿孔治疗，术后 12 个月尿控保留率 93%。77% 患者得到局部控制，4 年无转移生存率为 91%，5 年无进展生存率为 60%[23]。再照射选择包括 LDR 近距离放疗、HDR 近距离放疗、SBRT，最佳再照射体积尚未达成共识。区域淋巴结转移伴或不伴前列腺复发的局部治疗方案包括：ADT+盆腔淋巴结放疗（若前期未进行），ADT+盆腔淋巴结再照射，ADT+PLND，盆腔淋巴结放疗，PLND。专家组建议，对于放疗复发后接受局部治疗的患者可参与临床试验和/或再有经验的中心进行治疗。

d　对于低危患者，在出现明显转移性疾病前，都可以进行观察。而预期寿命不足 10 年或不愿接受挽救治疗的患者也可以进行观察。

e　详见转移性前列腺癌的诊疗章节。

前列腺癌

7 转移性激素敏感性前列腺癌的诊疗

7.1 转移性激素敏感性前列腺癌的检查及评估

	基本原则
一般状况评估	既往史 家族史 a PSA 检查 b 血液学评估 c 评估主要脏器功能(脑、肺、肝、肾、心脏) d 直肠指检
确诊检查	前列腺穿刺病理活检 转移灶病理活检 e
其他辅助检查	骨扫描 f MRI、CT g 腹部超声 PET/CT h

【注释】

a　有明确肿瘤家族史或存在已知的家族遗传性 DNA 修复基因异常,特别是存在 *BRCA2* 突变或 Lynch 综合征(家族史是指在同系家属中具有多名包括胆管癌、乳腺癌、胰腺癌、前列腺癌、卵巢癌、结直肠癌、子宫内膜癌、胃癌、肾癌、黑色素瘤、小肠癌以及尿路上皮癌患者,特别是确诊年龄 ≤ 50 岁的患者)。

b　PSA 每 3 个月复查一次,以及时确认疾病状态,调整治疗方案。根据 SWOG9346 研究,内分泌治疗 7 个月后的 PSA 水平可以将患者区分为 3 个不同预后组: ① PSA<0.2ng/mL,生存时间中位数为 75 个月; ② PSA>0.2ng/mL 且<4ng/mL,生存时间中位数为 44 个月; ③ PSA>4ng/mL,生存时间中位数为 13 个月[1]。

c　血液学评估包括血常规、肝功能、肾功能、离子、心肌酶谱等。

d　预期进行化疗或者醋酸阿比特龙治疗、高龄或既往有高血压、冠心病等心脑血管疾病史的患者,均应在接受全身治疗前进行脑功能、心功能、肺功能、肝肾功能等重要脏器的功能评估。

e　前列腺癌的病理诊断以前列腺腺泡腺癌最常见,其他类型的前列腺肿瘤还包括导管内癌、导管腺癌、肉瘤、鳞癌、小细胞癌、尿路上皮癌、基底细胞癌等。研究表明,前列腺导管内癌与患者不良预后相关[2]。在发生去势抵抗前列腺癌(CRPC)后,若怀疑患者存在神经内分泌分化,还可对复发转移灶或者原发灶进行二次活检以帮助确诊。转移灶穿刺活检(CT/ 超声引导下肺、肝、骨、淋巴结等转移灶穿刺活检)。

f　骨扫描有利于评估骨转移程度和全身治疗的疗效。注意:若患者在全身治疗后的骨扫描中发现新发病灶,但 PSA 下降或者软组织病灶缓解,建议在 8~12 周后复查骨扫描,以排除闪烁现象或者成骨愈合反应。骨扫描的"闪烁"现象比较常见,特别是初次使用 LHRH 激动剂或者更换新型内分泌药物(例如恩扎卢胺或者醋酸阿比特龙)。

g　CT/MRI 可提供解剖学的高分辨率影像结果,对于评估内脏转移、软组织转移、转移灶生物学活性有一定优势。

h　PSMA PET/CT 等新型分子影像学方法极大地改善了淋巴结及内脏转移的诊断。然而,前列腺癌隐匿性肝转移较常见,PSMA PET/CT 对肝转移诊断的假阴性率可达 20%。大多数 PSMA 阴性的肝转移病灶被证实为 ^{18}F-FDG 阳性,可通过 ^{18}F-FDG PET/CT 检出。不同影像检查技术的组合有助于提高转移灶的检出率。

7.2 转移性激素敏感性前列腺癌的治疗选择

定义：发现转移时尚未行内分泌治疗的晚期前列腺癌。

转移性激素敏感性前列腺癌的分层 a

高瘤负荷转移性激素敏感性前列腺癌
低瘤负荷转移性激素敏感性前列腺癌

【注释】

a 根据 CHAARTED 研究将转移性激素敏感性前列腺癌分为高瘤负荷和低瘤负荷。高瘤负荷的定义：出现 ≥4 个骨转移灶（其中 ≥1 个骨转移位于盆腔或脊柱以外）或出现内脏转移；不含以上因素则定义为低瘤负荷。病灶的数目和位置由常规影像学来确定；目前，仅由 PET 成像定义的转移不应被用来排除患者接受原发肿瘤的治疗[4]。

低瘤负荷转移性激素敏感性前列腺癌的治疗选择

Ⅰ级推荐	Ⅱ级推荐	Ⅲ级推荐
ADT 为基础的联合治疗 a（1A 类）	ADT+ 原发灶手术切除或者近距离放疗 g（2B 类）	间歇性 ADT（2B 类）
ADT+ 醋酸阿比特龙 + 泼尼松 b（1A 类）	ADT+ 比卡鲁胺 h（2A 类）	ADT+ 冷冻治疗 i（3 类）
ADT+ 恩扎卢胺 c（1A 类）		ADT（2B 类）
ADT+ 阿帕他胺 d（1A 类）		
ADT+ 达罗他胺 + 多西他赛 e（1A 类）		
ADT+EBRT f（1A 类）		

高瘤负荷转移性激素敏感性前列腺癌的治疗选择

Ⅰ级推荐	Ⅱ级推荐	Ⅲ级推荐
ADT 为基础的联合治疗（1A 类）	ADT+ 多西他赛 ± 泼尼松 k（1B 类）	ADT（2B 类）
ADT+ 瑞维鲁胺（1A 类）j	ADT+RT+ 阿比特龙 ± 多西他赛 i（2A 类）	ADT+ 原发灶手术切除或者近距离放疗 g（2B 类）
ADT+ 醋酸阿比特龙 + 泼尼松（1A 类）	ADT+ 比卡鲁胺（2B 类）	
ADT+ 恩扎卢胺（1A 类）		
ADT+ 阿帕他胺（1A 类）		
ADT+ 达罗他胺 + 多西他赛（1A 类）		
ADT+ 阿比特龙 + 多西他赛 l（1A 类）		

【注释】

a 无联合治疗的禁忌证、有足够的预期寿命从联合治疗中获益，且愿意接受不良反应增加的风险，请勿为其进行单独 ADT 治疗，应在 ADT 的基础上联合其他治疗。ADT 治疗包括药物去势和手术去势，药物去势包括

LHRH 激动剂和拮抗剂。LHRH 激动剂包含 1、3、6 个月等多种剂型，长效剂型使用更为便捷经济，可作为药物去势的优先选择。如果患者存在承重骨转移，应在第一次应用 LHRH 激动剂前使用一代抗雄激素药物 ≥ 7d，或与 LHRH 激动剂同时使用，以避免或者降低睾酮 "闪烁" 效应[5]。LHRH 拮抗剂能快速降低睾酮，在骨转移患者中可显著降低肌肉骨骼事件发生。目前临床常用 LHRH 激动剂包括戈舍瑞林[6-7]、亮丙瑞林、曲普瑞林等，LHRH 拮抗剂包括地加瑞克。

b LATITUDE 和 STAMPEDE 研究提示：ADT+ 醋酸阿比特龙联合泼尼松治疗可有效延长 mHSPC 的总生存时间。LATITUDE 研究中采用的是 "高 / 低危因素" 的分层方法，高危患者指的是包含至少 2 项以下高危因素：≥ 3 个骨转移灶、存在内脏转移或 ISUP ≥ 4 级。在 LATITUDE 研究中，与对照组相比，醋酸阿比特龙组 3 年总生存率提高 38%，死亡风险降低 34%，总生存时间中位数延长 16.8 个月（53.3 个月 vs. 36.5 个月）[8]。在 STAMPEDE 研究中，与对照组相比，醋酸阿比特龙组 3 年总生存率提高 37%。进一步对 M_1 期和 M_0 期患者进行了亚组分析，发现 M_1 期患者有生存获益，而 M_0 期患者生存获益不显著[9]。STAMPEDE 研究（arm G）随访 6.1 年的结果显示，相较于单纯 ADT 组，ADT+ 醋酸阿比特龙组患者的 5 年总生存率由 41% 提高至 60%，且在低危和高危 M_1 期患者中均可取得生存获益，且 ADT 联合阿比特龙可显著改善 mHSPC 患者的无转移生存时间中位数（6.2 年 vs. 3.6 年）以及总生存时间中位数（6.6 年 vs. 3.8 年）[10]。此外，STAMPEDE 研究提示接受 ADT 治疗的 M_0 和 M_1 HSPC 患者，骨折住院事件的 5 年累积发生率分别为 11%（95% CI 8%~15%）和 23%（95% CI 19%~28%），10 年累积发生率分别为 26%（95% CI 20%~33%）和 32%（95% CI 27%~37%）。添加唑来膦酸可显著降低 M_1 患者骨折住院事件的发生率（$sdHR$ 0.73，95% CI 0.55~0.97，P=0.015），而 M_0 患者未能显示获益（$sdHR$ 0.88，95% CI 0.59~1.32，P=0.55）。因此对于 mHSPC 患者中可以考虑使用唑来膦酸降低骨折风险[11]。

c ARCHES 和 ENZAMET 研究提示：新型抗雄激素药物恩扎卢胺联合 ADT 治疗 mHSPC 可有效延长总生存时间。在 ARCHES 研究中，与对照组相比，恩扎卢胺联合 ADT 治疗可明显改善 mHSPC 患者的 rPFS（未达到 vs. 19.0 个月，HR 0.39，P<0.001）[12]。随访时间中位数为 44.6 个月，最终生存分析结果显示，相比安慰剂联合 ADT，恩扎卢胺联合 ADT 可显著延长 mHSPC 患者总生存时间（未达到 vs. 未达到，HR 0.66，P<0.001），两组 4 年生存率分别为 71% 和 57%[13]。在 ENZAMET 研究中[14]，恩扎卢胺组相较于对照组的 3 年总生存率分别是 80% 和 72%（HR 0.67，P=0.002），5 年总生存率分别是 67% 和 57%，恩扎卢胺显著提高了 mHSPC 患者的总生存时间（NR vs. 73.2 个月，HR 0.70，P < 0.000 1）[15]。中国 ARCHES 研究（180 例 mHSPC 中国患者）进一步证实，恩扎卢胺 +ADT 是中国 mHSPC 患者有效且耐受性良好的治疗选择[16]。

d TITAN 研究提示：阿帕他胺联合 ADT 可显著延长 mHSPC 患者的 rPFS（NR vs. 22.1 个月，HR=0.48，P<0.001）及 OS（NR vs. 52.2 个月，HR=0.65，P<0.000 1）。阿帕他胺组 4 年总生存率为 65.2%，对照组为 37.9%[17-19]。亚洲人群分析显示，阿帕他胺在亚洲人群中的疗效与安全性与总体人群获益一致[19]。

e ARASENS 研究提示：ADT 联合达罗他胺（600mg，每天 2 次）及多西他赛（75mg/m², 每 3 周一次，6 个周期）对比 ADT 联合安慰剂及多西他赛可显著延长 mHSPC 患者总生存（NE vs. 48.9 个月，HR=0.68，P < 0.001），显著延长患者进展至 mCRPC 时间（NE vs. 19.1 个月，HR=0.36，P<0.001）和疼痛进展时间（NE vs. 27.5 个月，HR=0.79，P=0.01），两组治疗相关的不良反应发生率相当，达罗他胺联合治疗组 3~4 级不良反应的发生率为 66.1%，安慰剂联合治疗组为 63.5%[20]。经评估患者的身体状况无化疗禁忌证时可考虑此方案。

f 原发肿瘤的 EBRT 与低瘤负荷患者的总生存获益相关[21]，因此推荐低瘤负荷的转移性前列腺癌，在 ADT 治疗基础上，新增局部放疗[22]。对于高瘤负荷的患者不推荐此方案。

g 部分队列研究及回顾性研究提示初诊转移性前列腺癌患者可能从原发灶手术或者近距离放疗中获益。局部治疗可能改善尿路症状，但无充足证据可以改善生存。国内一项 II 期随机对照临床研究显示[23]，对于寡转移前列腺癌患者，接受 ADT 联合根治性局部治疗（手术切除或放疗）对比单纯 ADT，可以改善 rPFS（未达到 vs. 40 个月，HR=0.43，P=0.001）和 3 年 OS 率（88% vs. 70%，HR=0.44，P=0.008）。同时国内研究也证实寡转移前列腺癌根治性手术的有效性与安全性[24-25]，但是目前对目标患者尚缺乏很好的分层。因此仍建议以临床试验的形式开展此类治疗。

h 一代抗雄激素药物包括比卡鲁胺和氟他胺。纳入1 286例患者的大规模随机对照临床研究发现：接受单纯手术去势的患者与接受手术去势联合氟他胺治疗的患者相比无明显生存差异。然而，后续的一些回顾性分析及小型随机对照临床研究提示：在手术去势基础上联合一代抗雄激素药物仍可带来较小的生存获益（获益率＜5%）[26]。在一项针对进展期前列腺癌的随机、对照、双盲临床试验中，与氟他胺相比，比卡鲁胺有更长的开始治疗至治疗失败时间，因此有更高推荐级别[27]。SWOG 1216研究的对照组患者接受ADT联合比卡鲁胺治疗，其中位PSA为31.8ng/mL，51%的患者仅为少量转移，77.4%的患者在一线治疗进展后，接受了有效的后线治疗，最终获得了70.2个月的总生存时间中位数。该研究也证实了在低瘤负荷的mHSPC患者中，在有效后续治疗的保证下，ADT联合比卡鲁胺能够有效改善患者的生存结局[28]。注意事项：不推荐M_1期患者行单独抗雄激素治疗。

i 来自国内的一项研究表明，对于新诊断的转移性前列腺癌患者，采用冷冻治疗联合ADT治疗相较于单独ADT治疗，PSA最低值可达到0.025ng/mL，单独ADT治疗组则为0.230ng/mL（$P=0.001$），联合组的无失败生存期（FFS）中位数更长（39个月 vs. 21个月，$P=0.005$）和至去势抵抗生存期中位数更长（39个月 vs. 21个月，$P=0.007$）。两组患者肿瘤特异性生存率和总生存率差异无统计学意义。冷冻治疗联合ADT组的耐受性良好[29]。

j CHART研究是一项国际多中心、随机对照、开放的Ⅲ期临床试验，共入组654例高瘤负荷mHSPC患者。结果显示：瑞维鲁胺（240mg，1次/d）联合ADT对比比卡鲁胺（50mg，1次/d）联合ADT可显著延长高瘤负荷mHSPC患者OS中位数（NR vs. NR，$HR=0.58$，95% CI 0.44~0.77，$P=0.000\ 1$）及IRC评估的中位rPFS（NR vs. 23.5个月，$HR=0.46$，95% CI 0.36~0.60，$P<0.000\ 1$）。两组治疗相关的不良反应发生率相当，瑞维鲁胺联合治疗组≥3级不良反应的发生率为20.7%，比卡鲁胺联合治疗组为14.5%[30]。2023年ESMO发表的PSA事后分析表明[31]：随访时间中位数为29.3个月，瑞维鲁胺+ADT组PSA深度下降（≤0.2ng/mL）优于对照组[68.7%（224/326）vs. 33.5%（110/328）]，且6个月时达到PSA深度下降的患者具有更优的rPFS（$HR=0.359$，95% CI 0.238~0.543，$P<0.001$）和OS（$HR=0.339$，95% CI 0.212~0.540，$P<0.001$）。

k CHAARTED和STAMPEDE研究均提示多西他赛联合ADT可有效延长mHSPC的总生存时间。在CHAARTED研究中，多西他赛联合ADT组（未联用泼尼松）和单用ADT组的总生存时间分别是57.6个月和47.2个月（$HR=0.72$，$P=0.001\ 8$）。其中，在高瘤负荷亚组中多西他赛联合ADT组和单用ADT组的总生存时间分别是51.2个月和34.4个月（$HR=0.63$，$P<0.001$），在低瘤负荷亚组中多西他赛联合ADT组的总生存时间是63.5个月，而单用ADT组未达到[32]。在STAMPEDE研究中，M_1期患者联用多西他赛（联用泼尼松）有15个月的总生存获益，而M_0期患者联用多西他赛化疗无总生存获益[33]。推荐高瘤负荷的mHSPC患者，身体状况经评估允许时可考虑此方案。

l PEACE-1研究是探究mHSPC患者采用在标准治疗（ADT占比39%；ADT+多西他赛占比61%）基础上联合阿比特龙/泼尼松和/或局部放疗效果的研究。结果显示：ADT联合阿比特龙（1 000mg，1次/d）±多西他赛（75mg/m²，每3周一次）显著改善患者的总生存时间（5.7年 vs. 4.7年，$HR=0.82$，$P=0.03$）及影像学无进展生存时间（4.5年 vs. 2.2年，$HR=0.54$，$P<0.000\ 1$）。但亚组分析显示，ADT联合阿比特龙±多西他赛在改善总生存方面对于高瘤负荷患者更加显著（5.1年 vs. 3.5年，$HR=0.72$，$P=0.019$），低瘤负荷患者无显著获益（NR vs. NR，$HR=0.83$，$P=0.66$）。因此，经评估高瘤负荷的mHSPC患者，无化疗禁忌证时可考虑ADT联合阿比特龙及多西他赛方案[34]。同时，联合RT能够降低严重泌尿系统事件的发生。

8 去势抵抗性前列腺癌的诊疗

8.1 非转移性去势抵抗性前列腺癌的诊疗

非转移性去势抵抗性前列腺癌的诊断 [a,b]

睾酮去势水平：血清睾酮水平<50ng/dL 或 1.7nmol/L
PSA 进展：PSA 值>1ng/mL，间隔 1 周，连续 2 次，较基础值升高>50%
传统影像学检查：骨扫描（-）；CT 或 MRI 扫描（-）

【注释】

a 满足以下条件即可被诊断为非转移性去势抵抗性前列腺癌（nmCRPC）。①血清睾酮维持在去势水平以下：血清睾酮水平<50ng/dL 或 1.7nmol/L；②PSA 进展：当 PSA 上升是疾病进展的唯一指征时，PSA 最小起始值为 1ng/mL（单纯小细胞癌除外）；以 PSA>1ng/mL 为起始值，间隔 1 周，连续 2 次较基础值升高>50%[1]；③传统影像学检查包括 CT、MRI 及骨扫描未发现远处转移。

b 运用新型影像学检查包括 ^{18}F-PSMA、^{68}Ga-PSMA 和 ^{18}F-FDG PET/CT，有助于在出现早期 PSA 进展的 nmCRPC 患者中更早地发现淋巴结转移或远处转移病灶[2]。

非转移性去势抵抗性前列腺癌的治疗 [a]

分层	Ⅰ级推荐	Ⅱ级推荐	Ⅲ级推荐
PSADT ≤ 10 个月 [b]	阿帕他胺 [c]（1A 类）	阿比特龙（2B 类）	PET/CT 引导下转移灶放疗 [g]（2B 类）
	达罗他胺 [d]（1A 类） 恩扎卢胺 [e]（1A 类）	其他二线内分泌治疗（2B 类）[f]	观察随访（2B 类）
PSADT>10 个月	观察（1B 类）	其他二线内分泌治疗（2B 类）	—

【注释】

a 去势抵抗性前列腺癌的治疗应在维持去势治疗的基础上进行。

b PSA 倍增时间（PSADT）是指 PSA 水平倍增所需的时间。已经证实 PSADT 是 nmCRPC 预后独立预测因子，权威指南将"PSADT ≤ 10 个月"定义为高危转移风险。高危转移风险 nmCRPC 患者较其他 nmCRPC 患者，转移发生更快，死亡风险更高[3]。

c SPARTAN 研究显示，对于具有高危转移风险的 nmCRPC 患者，接受 ADT+阿帕他胺治疗较安慰剂组可显著延长无转移生存时间（40.5 个月 vs. 16.2 个月，$HR=0.28$，$P<0.001$）及总生存时间（73.9 个月 vs. 59.9 个月，$HR=0.78$，$P=0.016$），并显著延长患者无 PSA 进展生存时间（40.5 个月 vs. 3.7 个月，$HR=0.07$，$P<0.000\ 1$）和无第二次进展生存期（55.6 个月 vs. 41.2 个月，$HR=0.55$，$P<0.000\ 1$）。IPCW 排除交叉入组影响，阿帕他胺联合 ADT 降低全因死亡风险达 31%（$HR=0.69$，$P=0.000\ 3$），阿帕他胺组 6 年总生存率为 50%，对照组为 40%[4-5]。

d ARAMIS 研究显示，达罗他胺+ADT 治疗显著延长 nmCRPC 患者的无转移生存时间（40.4 个月 vs. 18.4 个月）。达罗他胺组总生存时间显著优于安慰剂组（3 年 OS 率：83% vs. 77%），降低患者死亡风险 31%（$HR=0.69$）[6]。达罗他胺组总生存时间显著优于安慰剂组，降低患者死亡风险 31%（总生存时间中位数尚未达到，$HR=0.69$）。此外，达罗他胺也可显著改善 nmCRPC 患者的 PFS（36.8 个月 vs. 14.8 个月）和 PSA 进展时间(33.2 个月 vs. 7.3 个月)[7]。

e PROSPER 研究显示,恩扎卢胺 +ADT 治疗较安慰剂组显著延长了无转移生存期(36.6 个月 vs. 14.7 个月,$P<0.001$)及总生存时间(67.0 个月 vs. 56.3 个月,$P=0.001$)[8]。恩扎卢胺 +ADT 将转移或死亡风险显著降低了 71%。此外,包括疼痛进展时间、首次抗肿瘤治疗时间、PSA 进展时间以及生活质量评估等都显示恩扎卢胺对 nmCRPC 患者的治疗优势。STRIVE 研究显示,相比于比卡鲁胺,恩扎卢胺显著改善患者中位无进展生存期($P<0.001$)[9]。

f 其他二线内分泌治疗是指一代抗雄激素药物(比卡鲁胺、氟他胺)、糖皮质激素等。

g 一项研究表明:应用 ^{68}Ga-PSMA PET/CT 和 ^{18}F-FDG PET/CT 成像系统,有助于在 nmCRPC 患者中更早地发现淋巴结及远处转移病灶。根据 PET/CT 影像检出病灶,约 51% 患者可入组转移灶放疗临床研究并有望获益[2]。国内研究显示,对于 ADT 后 PSA 早期进展的 nmPCa(PSA ≤ 2ng/mL)且 PET/CT 双示踪发现转移灶的患者,使用 ADT 治疗的无转移生存(MFS)短于对转移灶行 SBRT(11.0 个月 vs. 未达到,$HR=4.69$,95% CI 2.92~25.0,$P< 0.001$)[10]。

8.2 转移性去势抵抗性前列腺癌的诊疗

8.2.1 转移性去势抵抗性前列腺癌的诊断

睾酮去势水平:血清睾酮水平 < 50ng/dL 或 1.7nmol/L
影像学证实患者存在转移灶的基础上,满足以下其中之一:
血清 PSA 进展 a
影像学进展 b

【注释】

a PSA>1ng/mL 且 PSA 间隔 1 周,连续 2 次较基础值升高>50%。

b 出现明确的新发病灶;骨扫描提示 ≥2 处新发骨病灶;CT 或 MR 提示软组织病灶进展(RECIST 1.1)。

8.2.2 转移性去势抵抗性前列腺癌的治疗

治疗原则
多学科团队共同诊治转移性去势抵抗性前列腺癌 a
需要根据患者体力状态、症状、疾病严重程度、病理特征和患者意愿选择药物治疗方案,同时要考虑既往药物对激素敏感性转移性前列腺癌的治疗效果 b
持续维持去势治疗 c
在系统性治疗的基础上支持治疗 d
定期进行疾病监测及疗效评估 e
基因检测 f

【注释】

a 多学科团队成员需要包括泌尿外科、肿瘤内科、放射治疗科、影像诊断科、核医学科、病理科医师。

b 研究表明,前列腺导管内癌是 mCRPC 患者不良预后的预测因素[11]。通过对 131 例中国 mCRPC 患者回顾性研究发现,47.3% 的 mCRPC 患者存在前列腺导管内癌(IDC-P),IDC-P 患者一线选择使用阿比特龙优于多西他赛[12-13]。

c 诊断为去势抵抗前列腺癌（mCRPC）后，仍需要监测睾酮水平，病情平稳时每 3~6 个月监测 1 次或与 PSA 检测同步进行[14]。

d 转移性去势抵抗前列腺癌常发生于高龄男性且患者身体虚弱，支持治疗包括疼痛管理、营养支持、心理安慰及预防骨相关事件。

e 基线检查应包括病史、体格检查和辅助检查（血液检查：PSA、睾酮、血常规、肝肾功能、碱性磷酸酶；影像学检查：骨扫描、胸部与腹部及盆腔 CT 等）。即使患者没有临床症状，也需要每 2~3 个月行血液检查，至少每 6 个月行骨扫描和 CT 检查。疗效评估需要结合 PSA、影像学检查结果和临床症状，其中出现 2 项进展才考虑停止当前治疗。

f 基因检测必须包含肿瘤细胞 dMMR MSI-H，胚系或者体系同源重组基因（*BRCA1*、*BRCA2*、*ATM*、*PALB2*、*FANCA* 等）突变的检测。

转移性去势抵抗性前列腺癌的治疗

分级治疗阶段	Ⅰ级推荐	Ⅱ级推荐	Ⅲ级推荐
既往未经新型内分泌治疗和化疗	阿比特龙 / 泼尼松 [a]（1A 类） 恩扎卢胺 [b]（1A 类） 多西他赛 [c]（1A 类） 镭 -223 [d]（骨转移患者） 奥拉帕利 + 阿比特龙 [e]（*HRR* 突变）（1A 类） 他拉唑帕利 + 恩扎卢胺 [f]（*HRR* 突变）（1A 类） 尼拉帕利 + 阿比特龙 [g]（*BRCA* 突变）（1A 类）	瑞维鲁胺 [h]（2B 类） Sipuleucel-T [i]（1B 类）	阿帕他胺 [j]（3 类） 达罗他胺 [k]（3 类） 寡转移灶 SBRT+ 阿比特龙 [l]（3 类） 奥拉帕利 + 阿比特龙（3 类） 他拉唑帕利 + 恩扎卢胺（3 类）
既往新型内分泌治疗失败且未经化疗	多西他赛（1A 类） 奥拉帕利 [m]（*HRR* 突变）（1A 类） 镭 -223（骨转移患者）（1A 类）	恩扎卢胺 / 阿比特龙 / 泼尼松（2A 类） 卡巴他赛 [n]（1B 类） Sipuleucel-T（1B 类） 恩扎卢胺 + 多西他赛 [o]（2B 类）	阿比特龙 / 地塞米松 [p]（3 类）
既往多西他赛化疗失败且未经新型内分泌治疗	阿比特龙 / 泼尼松（1A 类） 恩扎卢胺（1A 类） 奥拉帕利（*HRR* 突变）（1B 类） 镭 -223（骨转移患者）（1A 类）	卡巴他赛（1B 类） 瑞维鲁胺（2B 类）	—
既往新型内分泌治疗和多西他赛化疗失败	奥拉帕利（*HRR* 突变）（1B 类）	^{177}Lu-PSMA-617+SOC [q]（1A 类） 镭 -223（骨转移患者）（1B 类） 多西他赛再尝试 [r]（2A 类）	帕博利珠单抗 [s]（3 类） 镭 -223+ 恩扎卢胺 [t]（3 类） 米托蒽醌 [u] 含铂类化疗药物 [v] 依托泊苷 [w]

【注释】

a 醋酸阿比特龙：COU-AA-302 Ⅲ期临床试验结果一线使用醋酸阿比特龙对比安慰剂。总生存时间（34.7 个月 vs. 30.3 个月，*HR*=0.81，*P*=0.003 3，随访时间中位数为 49.2 个月）和影像学无进展生存时间（16.5 个月 vs. 8.2 个月，*HR*=0.52，*P* < 0.000 1，随访时间中位数为 27.1 个月）均显著延长[15-16]。3002 研究证实既往未接

受过化疗的亚洲 mCRPC 患者使用醋酸阿比特龙治疗,相比安慰剂组,虽然中位随访时间仅 3.9 个月,醋酸阿比特龙组降低 PSA 进展风险 58%、PSA 应答率更高(50% vs. 21%)。3002 研究结果与 302 研究一致,支持在该患者人群中使用醋酸阿比特龙方案[17]。醋酸阿比特龙片(Ⅱ)是基于原研阿比特龙的 2.2 类改良型新药。在一项Ⅱ期研究(ABTL-PD-01)中[18-19],69 例转移性去势抵抗前列腺癌患者随机入组至醋酸阿比特龙片(Ⅱ)组和阿比特龙普通片组,结果发现:口服 300mg 醋酸阿比特龙片(Ⅱ)与口服 1 000mg 阿比特龙普通片药效相当(Day9/10 血清睾酮浓度几何均值比 90% CI 80.0%~125.0%)。

b　恩扎卢胺的Ⅲ期临床试验(PREVAIL)分析结果提示[20],相比安慰剂组,恩扎卢胺显著改善患者的总生存时间(35.3 个月 vs. 31.3 个月,HR=0.77,P=0.000 2),显著延长患者影像学无进展生存时间(20.0 个月 vs. 5.4 个月,HR=0.32,P < 0.000 1),客观缓解率更高(59% vs. 5%),PSA 缓解率更高(78% vs. 3.5%)。5 年总生存分析显示,恩扎卢胺组显著延长患者总生存时间(36 个月 vs. 31 个月,HR=0.83,P=0.000 8)[21]。Asian PREVAIL 研究(亚洲国家的未经化疗 mCRPC 患者,包含中国亚组人群,中国患者占 74%)证实,相比安慰剂组,恩扎卢胺治疗使 PSA 进展的风险降低 62%(HR=0.38,P<0.000 1),在所有方案规定的亚组中,均观察到恩扎卢胺治疗获益;Asian PREVAIL 研究 5 年总生存分析显示,相比安慰剂组,恩扎卢胺显著降延长患者总生存时间中位数 12 个月(39.06 个月 vs. 27.10 个月,HR=0.70,P=0.020 8)[22]。此外,TERRAIN 临床试验提示[23],相比于比卡鲁胺,恩扎卢胺显著改善患者中位无进展生存期(15.7 个月 vs. 5.8 个月,HR=0.44,P<0.000 1)。

c　TAX327 研究证实了多西他赛联合泼尼松对比米托蒽醌联合泼尼松治疗能够显著提高生存时间中位数 2~2.9 个月。与米托蒽醌 + 泼尼松治疗相比,多西他赛 + 泼尼松显著改善了总生存时间中位数(17.5 个月 vs.15.6 个月)、无疾病进展时间中位数(6.3 个月 vs. 3.2 个月)和 PSA 缓解率(45% vs. 32%,P=0.01)。在中国进行的一项多中心、单臂、前瞻性、观察性研究纳入了 403 例 mCRPC 患者接受多西他赛 + 泼尼松治疗。在总患者人群中,接受多西他赛治疗总生存时间中位数为 22.4 个月(95% CI 20.4~25.8 个月),PSA 反应率为 70.9%[24-26]。

d　镭 -223 是目前唯一可改善伴多发骨转移的 mCRPC 患者生存获益的核素治疗方案。ALSYMPCA 临床研究结果提示:治疗组相较于安慰剂组可显著改善 mCRPC 骨转移患者的总生存时间(14.9 个月 vs. 11.3 个月),并能显著推迟症状性骨骼事件的发生时间(15.6 个月 vs. 9.8 个月)[27-29]。根据镭 -223 在无症状 mCRPC 骨转移的单臂Ⅲb 期研究结果显示,无症状患者也能在使用镭 -223 后获益;与有症状患者相比,无症状患者 OS 更长(20.5 个月 vs. 13.5 个月,HR=0.486,95% CI 0.325~0.728)、出现首次症状性骨不良事件的发生时间更晚(HR=0.328,95% CI 0.185~0.580)、PSA 应答率更高(21% vs. 13%),3~4 级不良反应发生率更低(29% vs. 40%)[30]。镭 -223 的耐受性良好,不会增加后续化疗的血液学毒性。国内一项纳入了既往接受过一线或二线的 48 例 mCRPC 患者的研究表明,采用镭 -223 治疗的患者,10 例(20.8%)在治疗期间 PSA 下降>30%,25 例(52.1%)ALP 下降>30%。23 例(47.9%)骨痛症状减轻。最常见的血液学不良反应为血小板下降(15 例,31.2%),其次为白细胞计数下降(11 例,22.9%)和贫血(8 例,16.7%)。研究提示镭 -223 在症状控制方面表现良好。因血液学不良反应发生率较高,治疗过程中应密切关注血常规变化,及时对症处理[31]。

e　PROpel 研究证实,在去势治疗基础上,奥拉帕利(300mg,2 次 /d)联合阿比特龙(1 000mg,1 次 /d)对比阿比特龙单药可显著延长 mCRPC 一线治疗患者的影像学无进展生存时间 rPFS(24.8 个月 vs. 16.6 个月,HR=0.66,P < 0.000 1),且无须考虑 HRR 突变状态;亚组分析显示 HRR 突变患者和非 HRR 突变患者均能够从联合治疗中获益(HRR 突变:HR=0.50,95% CI 0.34~0.73;非 HRR 突变:HR=0.76,95% CI 0.60~0.97)。其中 HRR 突变包含 BRCA1、BRCA2、ATM、BARD1、BRIP1、CDK12、CHEK1、CHEK2、FANCL、PALB2、RAD51B、RAD51C、RAD51D 或 RAD54L。BRCA 突变患者 rPFS 获益尤为显著(HR 0.23,95% CI 0.12~0.43)。PROpel 研究的最终 OS 数据分析显示[34],奥拉帕利联合阿比特龙对比安慰剂联合阿比特龙的 OS 分别为 42.1 个月 vs. 34.7 个月(成熟度 47.9%,HR=0.81,P=0.054 4)。其中 HRR 突变或 BRCA 突变患者总生存获益趋势尤为明显(HRR 突变:HR=0.66,95% CI 0.45~0.95;BRCA 突变:HR=0.29,95% CI 0.14~0.56)。奥拉帕利联合

阿比特龙在至首次后续治疗或死亡时间（TFST，*HR*=0.76，95% *CI* 0.64~0.90）及至二次治疗进展或死亡时间（PFS2，*HR*=0.76，95% *CI* 0.59~0.99）中均显示出获益[32]。奥拉帕利联合阿比特龙和阿比特龙单药治疗的总体不良事件发生率分别为97.7%和96.0%，3级及以上不良事件发生率分别为55.8%和43.2%。常见的不良事件（> 20%）包括贫血（49.7%）、疲劳乏力（38.7%）和恶心（30.7%）[33]。

f TALAPRO-2 研究证实，他拉唑帕利（0.5mg，1 次/d）联合恩扎卢胺（160mg，1 次/d）较恩扎卢胺单药可显著延长一线 mCRPC 患者的影像学无进展生存期（NR vs. 21.9 个月，*HR*=0.63，95% *CI* 0.51~0.78，*P*<0.001）[35]。无论既往是否使用过阿比特龙/多西他赛（使用过：*HR*=0.56，95% *CI* 0.38~0.83，*P*=0.004；未使用：*HR*=0.68，95% *CI* 0.53~0.88，*P*=0.003），无论 HRR 状态（HRR 缺陷：*HR*=0.48，95% *CI* 0.31~0.74，*P*<0.001；*HRR* 非缺陷/未知：*HR*=0.69，95% *CI* 0.54~0.89，*P*=0.004）均倾向于他拉唑帕利联合治疗组。其中 *HRR* 突变包含 *BRCA1*、*BRCA2*、*ATM*、*ATR*、*CDK12*、*CHEK2*、*FANCA*、*MLH1*、*MRE11A*、*NBN*、*PALB2* 或 *RAD51C*。两组患者客观缓解率是 61.7% vs. 43.9%（*P*=0.005），他拉唑帕利联合恩扎卢胺组的 CR 37.5%。他拉唑帕利联合恩扎卢胺较恩扎卢胺单药可显著延长 HRR 突变患者的影像学无进展生存时间（NR vs. 13.8 个月，*HR*=0.45，95% *CI* 0.33~0.61，*P*<0.000 1），OS 有改善趋势（成熟度 24%，*HR*=0.69，95% *CI* 0.46~1.03，*P*=0.07），目前数据暂不成熟。他拉唑帕利联合恩扎卢胺和恩扎卢胺的总体不良事件发生率分别是 98.5% 和 94.5%，没有观察到新的安全性事件[36]。

g MAGNITUDE 研究证实，在去势治疗的基础上，尼拉帕利（200mg，1 次/d）联合阿比特龙（1 000mg 1 次/d）对比阿比特龙单药可显著延长携带胚系和/或体系 *BRCA* 基因突变的 mCRPC 患者的影像学无进展生存时间 rPFS（独立中心委员会评估 BICA-rPFS 19.5 个月 vs. 10.9 个月，*HR*=0.55，95% *CI* 0.39~0.78，*P*=0.000 7）[37-40]。当前 OS 尚不成熟，但联合治疗已显示出获益趋势（*HR*=0.88，95% *CI* 0.58~1.34，*P*=0.55）；运用 IPCW 法排除交叉入组影响后的总生存时间（*HR*=0.68，95% *CI* 0.45~1.05，*P*=0.079 3）；其中 *BRCA* 突变亚组的最终 OS 在联合治疗组和单药治疗组分别为 30.4 个月 vs. 28.6 个月（*HR*=0.79，95% *CI* 0.55~1.12，*P*=0.182 8）；经过事先指定的基线失衡校正后的总生存时间（*HR*=0.66，95% *CI* 0.46~0.95，*P*=0.02）。尼拉帕利/阿比特龙与阿比特龙单药治疗的总体不良事件发生率分别为 99.1% 和 94.3%，3 级以上不良事件发生率分别为 67.0% 和 46.4%。最常见的 3~4 级不良反应为贫血（28%）、高血压（13%）、血小板减少症（8%）、中性粒细胞减少症（7%）等。

h 一项多中心、开放、单次及多次给药、剂量递增、剂量扩展的 I/II 期临床试验[41]，共入组 197 例 mCRPC 患者。结果显示：瑞维鲁胺具有优异的耐受性和良好的安全性。第 12 周末 PSA 应答率为 68.0%（95% *CI* 61.0%~74.5%），其中无既往化疗史的患者（114 例）占 75.7%（95% *CI* 66.8%~83.2%），有既往化疗史的患者（81 例）占 57.3%（95% *CI* 45.9%~68.2%）。rPFS 中位数为 14.0 个月（95% *CI* 11.1~19.5 个月），其中无既往化疗史和有既往化疗史的患者分别为 19.5 个月（95% *CI* 11.1~27.6 个月）和 11.1 个月（95% *CI* 8.3~19.4 个月）。OS 中位数为 27.5 个月（95% *CI* 24.6~30.8 个月），其中无既往化疗史和有既往化疗史的患者分别为 30.8 个月（95% *CI* 27.1 个月 ~NR）和 22.9 个月（95% *CI* 16.8~27.0 个月）。

i Sipuleucel-T 主要应用于无症状或轻微症状，且无肝转移，预期寿命>6 个月，ECOG 0~1 分的去势抵抗转移性前列腺癌患者。对于出现内脏转移，以及小细胞癌，神经内分泌分化癌的患者不推荐使用。常见不良反应有头痛、发热、寒战等流感样症状。

j 一项评价阿帕他胺 +ADT 治疗 mCRPC 患者疗效及安全性的开放标签 II 期临床试验提示阿帕他胺治疗 mCRPC 患者安全性可靠且可耐受[42]。在既往未经 NHT 治疗的队列中，治疗 12 周时患者 PSA$_{50}$ 缓解率为 88%，PSA 最大降幅达 92%，治疗时间中位数为 21 个月，无 PSA 进展生存时间中位数为 18.2 个月；而在阿比特龙治疗失败队列中 12 周患者 PSA$_{50}$ 缓解率为 22%，PSA 最大降幅达 28%，治疗时间中位数为 4.9 个月，无 PSA 进展生存时间中位数为 3.7 个月。

k ARADES 为一项多中心、开放标签、剂量递增、剂量扩展的 I/II 期临床研究[43]，共入组 134 例 mCRPC 患者。其中 mCRPC 一线（既往未用过疗和新型内分泌治疗）使用达罗他胺的患者占比 31%。该亚组患者

12周 PSA 应答（PSA 下降≥50%）高达86%，至 PSA 进展时间中位数为72周（95%CI 24周~NR），至影像学进展时间中位数为未达到（95%CI 36.4周~NR）。

l　一项多中心随机对照Ⅱ期研究（ARTO 研究）显示，一线阿比特龙/泼尼松基础上添加寡转移灶 SBRT（其中85%以上的患者采用胆碱 PET 或 PSMA PET 进行分期），可提高 mCRPC 患者的生化缓解率、完全生化缓解率和影像无进展生存 rPFS，但总体生存数据尚不成熟[62]。

m　一项评估奥拉帕利对比恩扎卢胺或醋酸阿比特龙在既往使用新型激素类药物治疗失败且携带同源重组修复基因突变（HRRm）的 mCRPC 患者中疗效和安全性的随机、开放标签、Ⅲ期研究（PROfound 研究）显示，在携带 BRCA1/2 和 ATM 基因突变（队列 A）的患者中，奥拉帕利显著降低患者影像学进展和死亡风险为66%，影像学无进展生存时间（rPFS）中位数为7.4个月，优于恩扎卢胺或醋酸阿比特龙组的3.6个月；携带 HRR 相关基因突变（队列 A+B）的总人群中，奥拉帕利显著降低患者影像学进展和死亡风险为51%，rPFS 中位数为5.82个月，优于恩扎卢胺或醋酸阿比特龙组的3.52个月。其中 HRR 突变包含 BRCA1、BRCA2、ATM、BARD1、BRIP1、CDK12、CHEK1、CHEK2、FANCL、PALB2、RAD51B、RAD51C、RAD51D 或 RAD54L。与 NHA 治疗组相比，BRCA 突变患者使用奥拉帕利有更加显著的 rPFS（9.79个月 vs. 2.96个月，HR=0.22，95% CI 0.15~0.32）和 OS 获益（20.1个月 vs. 14.4个月，HR=0.63，95% CI 0.42~0.95）[44-45]。来自国内的一项真实世界研究，共入组43例 mCRPC 患者，其中41例患者行奥拉帕利单药治疗，2例患者行奥拉帕利联合阿比特龙治疗。总体 PSA 缓解率为48.8%（21/43）。其中26例 HRR 基因突变患者 PSA 缓解率为57.7%（15/26），17例 HRR 野生型患者 PSA 缓解率为35.3%（6/17）。研究显示，奥拉帕利在 HRR 突变以及非突变患者中均存在抗肿瘤效力，同时不良反应总体安全可控[46]。另一项国内真实世界研究纳入39例使用奥拉帕利治疗的 mCRPC 患者，总体 PSA_{50} 为40%，PSA-PFS 中位数为3.1个月；携带 HRR 突变的患者中（14例），PSA_{50} 升高至50%，PSA-PFS 延长至5.3个月，其中 BRCA2（9例）患者获益最大，PSA50 为55.5%，PSA-PFS 为9.5个月；在携带 HRR 临床意义未明（VUS）变异或其他 DDR 通路变异的患者中（8例），也观察到 PSA_{50} 缓解[47]。

n　卡巴他赛对多西他赛耐药的肿瘤具有抗肿瘤活性。TROPIC 研究显示卡巴他赛（25mg/m²）+泼尼松组的总生存时间较米托蒽醌+泼尼松组显著改善（OS 中位数：15.1个月 vs. 12.7个月，P < 0.000 1）。PROSELICA 研究证实在多西他赛治疗后接受卡巴他赛化疗的患者中，卡巴他赛剂量20mg/m² 不劣于25mg/m²，且耐受性更好。因此卡巴他赛推荐多西他赛失败后的二线用药，需要联合激素治疗。卡巴他赛最显著的不良反应为血液学毒性，推荐有经验的肿瘤内科医生管理[48-49]。

o　PRESIDE 研究对于既往使用恩扎卢胺治疗后第13周 PSA 较基线下降≥50% 并在之后出现 PSA 或影像学进展的 mCRPC 患者，继续恩扎卢胺（160mg Qd）并联合多西他赛（75mg/m²，每3周一次）的 PFS 优于二线单纯多西他赛化疗（9.53个月 vs. 8.28个月，HR=0.72，95% CI 0.53~0.96，P=0.027），且两组治疗相关不良反应发生率相当，联合治疗并未明确增加毒性[50]。对恩扎卢胺治疗有反应，后续出现进展的患者，可以考虑此联合方案。

p　国内的一项研究回顾性分析了46例 mCRPC 患者接受阿比特龙/泼尼松（AA+P）进展后，改为阿比特龙/地塞米松（AA+D）治疗的资料发现，患者 PFS 中位数为3.7个月（1.6~24.1个月），12例患者（26.1%）接受 AA+D 治疗后 PSA 下降≥50%，PFS 中位数为8.5个月。所有患者治疗耐受性良好，无3级和4级不良反应[51]。

q　VISION 研究表明，在 68Ga-PSMA PET/CT 扫描中显示 PSMA 表达阳性，既往使用过新型内分泌治疗以及≥2线化疗失败的 mCRPC 患者，使用 177Lu-PSMA-617 联合标准治疗（不包含化疗、免疫治疗、镭-223及试验性药物）的影像学无进展生存时间（8.7个月 vs. 3.4个月，HR=0.40，P < 0.001）及总生存时间（15.3个月 vs. 11.3个月，HR=0.62，P < 0.001）优于标准治疗组[52]。

r　多西他赛再挑战：对于高度选择的患者，去势敏感阶段使用多西他赛反应良好且未出现确切进展时推荐使用多西他赛再挑战。

s　帕博利珠单抗一项针对 149 例癌症患者的治疗,涉及 5 项临床试验的治疗方案纳入了 MSI-H 或 MMR 缺陷(dMMR)的实体瘤患者,其中 2 例患者为 mCRPC 患者,其中一例达到了部分缓解,另一例疾病稳定超过 9 个月[53]。帕博利珠单抗仅在 MSI-H,dMMR,或 TMB ≥10mut/Mb 的 mCRPC 患者中使用。Ⅰb 期研究 KEYNOTE-028 中包含 23 例晚期前列腺癌患者[54],在中位随访 7.9 个月后,61% 的患者发生治疗相关不良事件,17% 的患者发生了 3/4 级 AE。

t　镭-223 联合恩扎卢胺 vs. 恩扎卢胺治疗 mCRPC 的Ⅱ期、随机、对照研究,共纳入 47 例患者,随访时间中位数为 22 个月。研究结果显示,与恩扎卢胺单药相比,镭-223 联合恩扎卢胺有较好获益,PSA-PFS2(定义为开始研究药物治疗直到后续治疗中 PSA 进展或死亡的时间,18.7 个月 vs. 8.41 个月,$P=0.033$)、TTNT(至后续治疗开始的时间,15.9 个月 vs. 3.47 个月,$P=0.067$)。Ⅱ期研究中共有 37.8% 的患者发生骨折,其中 8.9% 的患者在治疗期间出现,28.9% 的患者在治疗完成后出现。PEACE-3 Ⅲ期临床研究(镭-223+ 恩扎卢胺 vs. 恩扎卢胺)报道的安全性数据证实在应用骨保护剂的前提下,镭-223 联合恩扎卢胺不额外增加患者骨折事件的发生率(12 个月的骨折发生率 2.7% vs. 2.6%)[55-56]。

u　一项纳入了 161 例 mCRPC 患者的随机临床研究表明,米托蒽醌联合小剂量泼尼松比单用泼尼松在缓解患者疼痛($P<0.01$)和改善生活质量($P=0.009$)方面更有优势[57]。在另一篇纳入了 242 例激素难治前列腺癌患者的研究中,显示米托蒽醌联合氢化可的松对比单独氢化可的松组,在至治疗失败时间和疾病进展方面有所延长,但总体生存时间差异无统计学意义(12.3 个月 vs. 12.6 个月,$P=0.77$)[58]。米托蒽醌的主要不良反应:①骨髓抑制,引起白细胞和血小板减少,为剂量限制性毒性;②少数患者可能有心悸、期前收缩及心电图异常;③可有恶心、呕吐、食欲减退、腹泻等消化道反应;④偶见乏力、脱发、皮疹、口腔炎等。当其他能够延长 CRPC 患者生存时间或提高患者生活质量的药物不可及时,米托蒽醌可作为治疗方案。

v　一项纳入了 113 例 mCRPC 患者的研究表明,含铂化疗治疗后的总生存时间中位数为 16 个月(95% CI 13.6~19.0 个月)[59]。另一项研究显示使用含铂化疗治疗后,36% 的 mCRPC 患者的 PSA 下降超过 50%[60]。铂类化疗的不良反应主要有①骨髓抑制,表现为白细胞或中性粒细胞减少,以及血小板减少的情况;②肾脏不良反应和胃肠道反应,相对于顺铂而言此类反应比较轻微,常不需要进行水化、利尿;③神经不良反应和脱发的现象;④肝功能异常;⑤出现腹泻、全身无力,甚至腹痛等现象。使用铂类化疗时需密切关注不良反应,做好积极监测。

w　一项中国人群研究纳入 39 例激素治疗后进展至 mCRPC 的患者使用依托泊苷治疗,41% 患者 PSA 下降超过 50%,无进展生存时间中位数为 5.9 个月(1~17 个月)[61]。依托泊苷的主要不良反应如下。①骨髓抑制:白细胞和血小板减少,贫血,此为剂量限制性毒性。②胃肠道反应:恶心,呕吐,食欲减退,口腔炎,腹泻;偶有腹痛,便秘。③变态反应:有时可出现皮疹、红斑、瘙痒等变态反应。④皮肤反应:脱发较明显,但具可逆性。⑤神经毒性:手足麻木,头痛等。⑥其他反应:发热、心电图异常、低血压、静脉炎等。

预防及治疗骨相关事件 [a]
药物治疗
骨改良药物:地舒单抗(Ⅰ级推荐)[b]　双膦酸盐:唑来膦酸(Ⅰ级推荐)、因卡膦酸二钠等[c]
镇痛药物 [d]
补充钙,维生素 D
放射治疗 [e]
手术治疗 [f]

【注释】

a　骨相关事件(skeletal related events,SRE)是指骨转移引起的骨骼相关并发症。SRE 主要包括病理性骨折(尤其是椎体压缩或变形)、脊髓压迫、骨放疗后症状、骨转移病灶进展及高钙血症[63]。

b 地舒单抗是一种针对核因子受体激活剂 κB 配体的全人源单克隆抗体。Ⅲ期临床试验对比地舒单抗和唑来膦酸治疗转移性去势抵抗前列腺癌的有效性和安全性。相较于唑来膦酸，地舒单抗显著延缓或预防骨相关事件的发生，首次骨相关事件发生时间延迟 3.6 个月（P=0.008），平均骨相关事件数减少 18%（P=0.008）。在使用双膦酸盐和地舒单抗时，需要监测血钙，及时补充钙和维生素。使用地舒单抗需要注意下颌骨坏死（osteonecrosis of the jaw, ONJ）风险，一项纳入 8 963 例实体瘤患者的系统综述显示，接受地舒单抗治疗的癌症患者 ONJ 的总发生率为 1.7%（95% CI 0.9%~3.1%），拔牙、口腔卫生不良、使用可移动设备和化疗等危险因素可能会增加 ONJ 的风险，因此治疗前应进行口腔科检查，并保持口腔卫生[64]。

c 双膦酸盐：唑来膦酸可以显著减少骨相关事件发生，特别是病理性骨折。建议从骨转移开始，即使患者无症状，可使用唑来膦酸，1 个月或 3 个月注射一次。唑来膦酸可长期使用，需要注意 ONJ[65]。ONJ 发生风险与唑来膦酸治疗剂量及使用时长有关，单用唑来膦酸将使第 3 年后 ONJ 风险增加至 21%[66]。治疗前应进行口腔科检查，外伤、口腔科手术或牙齿感染史都会增加颌骨坏死的风险。不推荐使用在肾功能受损的患者（肌酐清除率 < 30mL/min）。研究证实因卡膦酸二钠能够有效地改善恶性肿瘤骨转移临床症状[67-68]。

d 镇痛药物的使用：研究发现，亚洲转移性前列腺癌，患者使用阿片类镇痛药物的比例低于北美患者，在中度至严重程度的疼痛中这一差异依然存在[69]。骨转移疼痛处理原则：根据患者病情、体力状况、疼痛的部位及其特点，采取恰当的综合治疗手段，达到消除疼痛，提高生活质量的目的。镇痛药物首选口服无创途径给药、依照阶梯给药、按时给药和个体化给药。常用镇痛药物：①非甾体抗炎药物和对乙酰氨基酚；②阿片类药物；③双膦酸盐；④辅助镇痛用药，主要包括抗惊厥药、抗抑郁药、皮质激素、N- 甲基 -D- 天冬氨酸受体（N-methyl-D-aspartate receptor, NMDAR）拮抗剂及局部麻醉药等。

e 骨转移常引起椎体塌陷、病理骨折和脊髓压迫。外放射治疗也可以显著减轻骨痛改善症状。一项多中心随机对照Ⅱ期临床研究提示，对具有高危因素的无症状骨转移患者进行预防性放疗可降低 SREs 事件的发生[70]。其中高危因素包括①骨转移病灶 ≥ 2cm；②髋关节（髋臼、股骨头和股骨颈）、肩关节（肩峰、关节盂和肱骨头）或骶髂关节转移；③长骨（肱骨、桡骨、尺骨、锁骨、股骨、胫骨、腓骨、掌骨和指 / 趾骨）的皮质受侵 1/3~2/3；④交界脊椎骨受侵（C7-T1，T12-L1 和 L5-S1）以及椎体后缘附件受侵。

f 一旦怀疑脊髓压迫，必须尽快给予大剂量激素治疗，并完善检查尽早手术介入。

9 前列腺癌特定亚型的诊疗

9.1 前列腺导管腺癌的诊疗 [a]

DAC 诊断 [b]	临床特征：
	初期症状隐匿
	PSA 较低
	下尿路症状
	病理特征：
	高柱状假复层细胞组成
	完整的基底细胞
	Gleason 评分系统中通常评为 4 级
	规律的影像学检测评估
	基因检测

前列腺癌

续表

DAC 预后 c	进展快
	更高的远处转移率
	生存结果不佳

	Ⅰ级推荐	Ⅱ级推荐	Ⅲ级推荐
DAC 治疗 d			推荐综合治疗模式
			局限期可考虑根治性手术联合放疗、放疗、激素治疗或者联合
			进展期考虑激素治疗或者基于基因突变的靶向药物
			转移病灶可考虑局部治疗控制症状
			临床试验

【注释】

a 导管腺癌（ductal adenocarcinoma，DAC）是前列腺癌最常见的组织学变异亚型，发病率为 0.1%~12.7%[1-2]，其中多数合并腺泡腺癌，其次为尿路上皮癌、黏液腺癌、肉瘤样癌等类型，约占前列腺癌的 5%。导管腺癌源于前列腺大导管和次级导管，是除腺泡腺癌以外最常见的前列腺癌亚型，具有独特的侵袭性生物学特性[3]。

b 与 PAC 相比 DAC 的诊断通常具有挑战性，传统的前列腺癌诊断工具例如 PSA、临床检查和影像学方法无法鉴别该疾病、可靠性较低。DAC 早期血清 PSA 较低，较难发现。大多数 DAC 存在下尿路症状，可出现镜下血尿或肉眼血尿、尿路梗阻、尿量减少或尿潴留等表现，当肿瘤浸润至精囊腺或尿道时可出现血精[4-5]。来自大型根治性前列腺切除术数据库的分析表明 67%~100% 的 DAC 发生在外周区，多达 46% 的患者肿瘤融合成块向内生长影响移行区，30% 患者前列腺尿道部受影响，导致泌尿系统症状[2,6]。由于 DAC 患者在低 PSA 水平下会发生骨和内脏转移，因此有必要通过影像学（包括胸部 CT 等）对局部疾病的根治性治疗后进行积极监测[7]。典型导管腺癌最具诊断价值的特征是具有中央纤维血管的乳头、分层核、高柱状上皮和核延伸现象[8]。IDC-P 与 DAC 的区别是前者有完整的基底细胞，而后者没有。DAC 在 Gleason 评分系统中通常评为 4 级，如果是相对少见的实性结构则为 5 级。导管腺癌和大/小细胞神经内分泌癌的独特侵袭性应在病理报告中予以报告[9]。

c 与高风险 PAC 相比，DAC 往往进展较快，DAC 初诊即转移的发生率是 PAC 的 3 倍。DAC 患者总体生存率较 PAC 特异性生存率显著降低，死亡风险增加[10]。但也有研究表明，导管腺癌并非转移性前列腺癌患者的不良预后因素[11]。

d DAC 是一种较为罕见的前列腺癌，其治疗方式包括根治性前列腺手术、放疗、激素治疗或联合治疗。相比于 PAC，DAC 手术或放疗的结果较差，基因组构成类似于去 CRPC，在治疗局部 DAC 时，通常需要预先进行多模式综合治疗。在基于 SEER 数据库的分析研究中，DAC 患者的辅助或挽救放疗率也高于 PAC 患者（15.4% vs. 2.8%），根治性放疗联合内分泌治疗可使局限性导管腺癌患者获得较长的生存期[12-13]。导管腺癌对药物去势和手术去势均有良好的反应。在 112 例转移性 DAC 的研究系列中，105 例（93.7%）接受标准 ADT，随访时间中位数为 30 个月，85.8% 在初始治疗进展后平均需要 3.2 线全身治疗[14]。

9.2　前列腺导管内癌的诊疗 [a]

IDC-P 诊断 [b]	临床特征：
	病灶快速进展但 PSA 没有成比例地升高
	更大的肿瘤体积
	更晚期的病理阶段
	更多的前列腺包膜外侵犯及淋巴结转移
	病理特征：
	导管腺泡系统的扩张性上皮增生
	跨腔生长实性、筛状和 / 或筛状结构
	带扩大的多形性核的松散的筛网状或微乳头状结构
	有丝分裂增加，核呈多形性
	至少部分保留的基底细胞层
	通常是合并高级别浸润性腺癌
	很少合并 Gleason 1 级或良性腺泡
	规律的影像学检测评估
	基因检测
IDC-P 预后 [c]	早期生化复发
	更高的远处转移率
	生存结果不佳

	Ⅰ级推荐	Ⅱ级推荐	Ⅲ级推荐
IDC-P 治疗 [d]			局限期可考虑根治性治疗（手术或放疗），联合 / 不联合激素治疗或放疗
			优先考虑 NHA 治疗
			根据基因检测结果考虑 PARP 抑制剂、PD-（L）1 抑制剂
			临床试验

【注释】

a　前列腺导管内癌（Intraductal carcinoma of the prostate，IDC-P）是前列腺腺癌的一种独特且具有侵袭性的形态学变异，通常与不良的病理特征相关，例如晚期、高级别和相对较大的肿瘤体积[1]。在一项纳入 38 个前列腺癌队列的系统评价中，IDC-P 的患病率从低危患者的 2.1% 分别增加到中危患者、高危患者和转移性疾病患者的 23.1%、36.7% 和 56.0%[2]。

b　IDC-P 的诊断主要依赖于病理检查，第五版 WHO IDC-P 诊断基本标准[3]：①导管腺泡系统的扩张性上皮增生；②跨腔生长实性、筛状和 / 或筛状结构；③带扩大的多形性核的松散的筛网状或微乳头状结构；④残留基底细胞。理想标准包括免疫组织化学显示至少部分基底细胞保留。研究表明具有侵袭性筛状模式的

前列腺癌

腺泡前列腺癌、前列腺导管内癌或导管腺癌在一定程度上增加了基因组不稳定性，具有这些组织学的肿瘤更可能含有体细胞 *MMR* 基因[4]。IDC-P 的基因组中 *TMPRSS2-ERG* 基因融合、*PTEN* 缺失比例较高和胚系 *BRCA2* 突变率较高，基因组不稳定比例增加[5]。此外，IDC-P 起源的前列腺肿瘤组织中胚系同源 DNA 修复基因突变可能更常见[6]，*BRCA2* 突变的前列腺癌患者肿瘤组织中 IDC-P 更为常见[7]。活检样本中存在导管内癌的患者应进行胚系检测。

c　任何阶段的前列腺癌中 IDC-P（+）往往与不良生存预后相关。活检或根治性前列腺切除术标本中 IDC-P 的存在与初始治疗后的早期复发、转移性疾病对 ADT 或紫杉烷化疗的治疗反应降低显著相关[8]。在局限性前列腺癌中，IDC-P（+）患者的生化复发比例更高，肿瘤特异性生存时长更短，在转移性去势抵抗性前列腺癌中，IDC-P（+）患者 PSADT 时长更短，死亡率更高[9]。研究发现，携带 IDC-P 的患者，尽管 ISUP 分级为 1~4 级腺癌，但其无去势抵抗生存期与 ISUP 分级为 5 级的患者一样差（$HR=0.88$，$95\% CI 0.68~1.38$，$P=0.867$）[10]。

d　IDC-P（+）的前列腺癌患者治疗与 IDC-P（−）前列腺癌的治疗有所区别。IDC-P（+）的 mCRPC 患者一线接受 NHA 治疗生存获益优于紫杉醇类化疗。回顾性研究显示，IDC-P（+）患者接受阿比特龙治疗相比较多西他赛治疗能够获得更长的 PSA-PFS 和 OS（PSA-PFS：13.5 个月 vs. 6.0 个月，$P=0.012$；OS：未达到 vs. 14.7 个月，$P=0.128$）[11]。IDC-P2（+）的 mCRPC 患者与 IDC-P（−）患者比较，无论接受阿比特龙治疗（PSA-PFS：11.9 个月 vs. 6.1 个月，$P<0.001$；rPFS：18.9 个月 vs. 9.6 个月，$P<0.001$）还是多西他赛（PSA-PFS：6.2 个月 vs. 3.0 个月，$P<0.001$；rPFS：15.1 个月 vs. 5.5 个月，$P<0.001$）均预后不佳[12]。在一项纳入 131 例中国 mCRPC 患者的研究中，62 例（47.3%）病理明确为 IDC-P 患者，随访发现与非 IDC-P 患者相比，IDC-P 患者的 OS 中位数显著缩短（$HR=2.28$，$95\% CI 1.35~3.86$；14.7 个月 vs. 34.5 个月，$P=0.002$），IDC-P 患者一线选择使用阿比特龙优于多西他赛。导管内 / 导管组织学和淋巴血管浸润的存在似乎与前列腺癌男性的致病性生殖系 DNA 修复基因突变有关，IDC-P（+）患者具有更高比例的高 HRD 评分或携带 *HRR* 基因突变的比例高于 IDC-P（−）患者[13]。同时，*HRR* 基因突变（+）患者中的 IDC-P（+）比例也更高，提示 IDC-P（+）有可能从 PARP 抑制剂治疗中获益[6]。

9.3　前列腺神经内分泌癌的诊疗 [a]

NEPC 初次诊断	原发 NEPC
	组织学类型：
	小细胞神经内分泌癌
	大细胞神经内分泌癌
	混合型神经内分泌肿瘤
	t-NEPC
	组织学类型可见小细胞 / 大细胞 / 混合型
t-NEPC 诊断和随访 [b]	下列情况需考虑再次穿刺：
	小细胞 NEPC 的组织学证据（单纯或混合型）
	仅存在内脏转移
	影像学检查提示溶解性骨转移为主
	前列腺 / 骨盆存在巨大淋巴结（≥5cm）或巨大（≥5cm）高级别（Gleason ≥8 级）（即级别组 ≥4）肿块

前列腺癌

续表

t-NEPC 诊断和随访 b	（ADT 之前或去势过程中出现进展时）初始低 PSA（≤10ng/mL）加上大量（≥20 个）骨转移灶
	在初始诊断或进展时，在组织学（CHGA 或 SYN 染色阳性）或血清（CHGA 或 GRP）的血清水平异常高，存在神经内分泌标志物；或 以下其他原因：血清 LDH 升高（≥2×ULN）、恶性高钙血症、血清 CEA 升高（≥2×ULN）
	开始激素治疗后到雄激素非依赖性进展的时间间隔 ≤6 个月，无论是否存在神经内分泌标志物
	外周血监测：血清学标志物（NSE、CEA、CHGA）
	规律的影像学检测评估
	基因检测
预后	前列腺腺癌组织存在神经内分泌分化是否影响预后存在争议
	类癌、小细胞癌及大细胞癌总体进展较快，生存结局差

	Ⅰ级推荐	Ⅱ级推荐	Ⅲ级推荐
治疗 c	—	—	铂类为基础的化疗
			存在 NE 分化的腺癌参照腺癌治疗
			临床试验

【注释】

a 神经内分泌前列腺癌（neuroendocrine prostate，cancer，NEPC）是前列腺癌的一种具有高度侵袭性的组织学亚型，初诊时 NEPC 极少见，约占 2%[1]。在 11%~17% 接受过激素治疗的前列腺腺癌患者中可观察到 NEPC，考虑前列腺癌抗雄激素治疗诱导的治疗相关 NEPC（treatment-emergent neuroendocrine prostate cancer，t-NEPC）[2-3]。

b NEPC 特征性表现是雄激素受体和 PSA、PSMA 等前列腺特异性标志物表达下降，而 CHGA、CEA 和 NSE 等神经相关标志物表达升高[4]。对于 ADT 无反应，转移灶检测见阳性病灶的病例需考虑小细胞/NEPC 的发生。影像学检查在 NEPC 的诊断及治疗中必不可少，尽管 CHGA 和 NSE 等标志的基线测量灵敏度不高，但在血清标志物升高的情况下临床医生应考虑活检[5]。此外，PSA 不高但肿瘤进展迅速、初始分级为 5 级的患者也是发生神经内分泌癌的高危人群，应考虑对转移灶进行活检[6]。神经内分泌前列腺癌患者更容易发生内脏转移[11]。晚期前列腺癌中通过不同的克隆进化出现了另一种 AR- 非依赖细胞状态，在 NEPC 中 AR 转录活性降低，存在抑癌基因 *TP53*、*RB1* 和 *PTEN* 的双等位基因缺失和/或突变[7]。需要注意的是 DNA 修复通路基因（*BRCA1*、*BRCA2*、*ATM*、*CDK12*、*RAD51*、*PALB2*、*FANCA*、*CHEK2*、*MLH1*、*MSH2*、*MLH3* 和 *MSH6*）中有害突变和/或拷贝数丢失与 t-NEPC 几乎完全相互排斥[3]。

c NEPC 目前的治疗仍是以铂类为基础的化疗。一项研究在 1 845 例前列腺癌患者中纳入了 14 例经组织学诊断为 NEPC 的患者，4 例患者（0.22%）初诊为 NEPC，10 例患者考虑为 t-NEPC。一线铂类药物治疗的客观有效率（ORR）为 66.7%，PFS 中位数为 7.5 个月，OS 中位数为 20.3 个月[8]。一项国内研究纳入了 43 例 NEPC 患者，其中 13/43（30%）存在 *DRG* 基因缺失，其中 11 例（11/13，85%）患者对铂类化疗出现有效反应，包括 7 例 *BRCA1/2* 突变和 2 例 *MSH2* 突变患者[9]。因为前列腺小细胞神经内分泌癌的行为与肺小细胞癌

前列腺癌

相似,可参照小细胞肺癌指南进行治疗。临床试验有可能带给患者更好的获益,应鼓励前列腺癌患者参加临床试验[10]。戈沙妥珠单抗联合 Berzosertib 靶向应激复制和化疗耐药后的实体瘤 I 期临床试验纳入的 12 例患者包含两例 NEPC 的受试者,这两例受试者的肿瘤均出现不同程度的退缩[12]。

9.4 前列腺间叶源性肿瘤的诊疗 a,b,c

前列腺间叶肿瘤诊断	临床特征:
	发病以青少年为主,≤ 40 岁者占 70%
	临床表现不典型,与肿块占位相关的梗阻或者疼痛
	病理类型:
	平滑肌肉瘤 b
	横纹肌肉瘤 c
	软骨肉瘤
	血管肉瘤
	恶性纤维组织细胞瘤
	恶性外周神经鞘瘤血管瘤
	软骨瘤
	平滑肌瘤
	颗粒细胞瘤
	血管外皮细胞瘤
	孤立性纤维瘤
	影像学检查
预后	进展快
	总体生存结果不佳

	I 级推荐	II 级推荐	III 级推荐
治疗	—	—	多学科综合治疗模式
			早期可考虑根治性手术为主
			放疗
			根据不同病理类型选择化疗方案
			临床试验

【注释】

a　间叶源性前列腺肿瘤是一类相对罕见且具有高度侵袭性的肿瘤,在所有前列腺肿瘤中占比不到 1%,由于其恶性程度高、病情进展迅速、临床表现不典型,在诊断和治疗方面都不尽如人意。间叶源性前列腺肿瘤可发生于任何年龄,儿童期(<10 岁)约占 30%,青少年期(10~40 岁)占 40%,>40 岁者占 30%[1-2]。前列腺平滑肌肉瘤是成人中最常见的原发性前列腺肉瘤,占 38%~52%,前列腺横纹肌肉瘤多见于儿童。肉瘤具有高度侵袭性,复发比例高,MDT 讨论在改善诊断、治疗计划、生存和患者生活质量方面发挥着关键作用。病理学家和放射科医师使用病理特征评估总体预后,并在肿瘤学家的协助下应用辅助治疗以延缓肉瘤复发。本病通常采用手术、化疗、放疗等综合治疗模式,根治性切除并确保切缘阴性有助于提高前列腺肉瘤患者的生存率。常用的化疗药物包括放线菌素 D、长春新碱、环磷酰胺、柔红霉素等[3-5]。前列腺肉瘤初诊时分期及转移状态与生存预后显著相关,生存时间中位数为 18.6~67.8 个月[5-7]。相对于平滑肌肉瘤,横纹肌肉瘤患者的生存时间更长(HR=3.00,95% CI 1.13~7.92,P=0.027)[5-6]。

b 前列腺平滑肌肉瘤是一种罕见的间叶源性肿瘤,在所有前列腺恶性肉瘤中占比不足 0.1%,平滑肌肉瘤具有较强的侵袭性,临床进展较快,约 1/3 患者在确诊时出现远处转移。前列腺平滑肌肉瘤需经病理确诊,肿瘤组织通常表现明显的坏死和囊性病变,在镜下表现为嗜酸性梭形细胞束状结构,细胞有丝分裂增强,细胞核异型性增加。平滑肌肉瘤细胞常表达波形蛋白、平滑肌纤维蛋白及平滑肌结蛋白,可辅助诊断[1]。前列腺平滑肌肉瘤缺乏标准的治疗方式,目前仍采用手术、放疗和化疗等多种治疗方式的综合治疗模式,但患者获益有限,50%~75% 患者的生存期为 2~5 年[3]。

c 前列腺横纹肌肉瘤主要发生在儿童,通常为胚胎亚型,腺泡状、多形性、梭形细胞 / 硬化性横纹肌肉瘤较为罕见。肿瘤细胞在镜下通常成梭形,可见发育良好的横纹肌母细胞,通常会出现骨骼肌分化特征,表达肌细胞生成素和 MyoD1,可以辅助诊断[1]。前列腺横纹肌肉瘤对化疗、放疗均敏感,推荐采用多学科综合诊疗模式,可考虑新辅助治疗后选择手术治疗。目前常见的治疗方式包括化疗、手术、放疗、近距离放疗以及质子治疗等,最常用的化疗方案为长春新碱、放线菌素 D 及环磷酰胺的化疗方案(VAC 方案)[4]。前列腺横纹肌肉瘤已知组织学亚型的分布因年龄而异,年幼儿童的临床表现似乎优于年长儿童:1~9 岁儿童的 5 年无事件生存率为 71%,但在婴儿期只有 53%,10 岁以上儿童为 51%[8]。

10　随访[a]

目的	I 级推荐		II 级推荐		III 级推荐	
	随访内容	频次	随访内容	频次	随访内容	频次
治愈性治疗后的随访	病史询问 + 体格检查 血清 PSA[b] DRE[c] 性功能 / 尿控功能随访[d]	在治疗后前 3 年之内每 6 个月随访一次,5 年后至少每 6~12 个月随访一次	骨扫描 腹部盆腔 CT 或 MRI PET/CT[e]	至少每年 1 次	CTC、CEA、CGA、NSE 检测[f]	定期
综合治疗后的随访	血清 PSA 肌酐、血红蛋白、肝功能[g] 血清睾酮水平[h] 骨扫描 代谢并发症监测[i] 骨密度检测[j] 心脑血管疾病监测[k]	至少 3~6 个月[l]	腹部、盆腔 CT 或 MRI PET/CT	至少每年 1 次	CTC、CEA、CGA、NSE、检测	定期

前列腺癌

常见药物不良反应监测表：

		血常规	肝肾功能	神经系统	血脂	皮疹
mHSPC	ADT+ 阿比特龙/泼尼松	*	*	#	*	#
	ADT+ 恩扎卢胺	*	*	*	#	#
	ADT+ 阿帕他胺	*	*	#	#	#
	ADT+ 瑞维鲁胺	*	*	#	#	#
	ADT+ 多西他赛	*	*	#	#	#
	ADT+ 达罗他胺 + 多西他赛	*	*	#	#	#
	ADT+ 阿比特龙 + 多西他赛	*	*	#	#	*
nmCRPC	ADT+ 恩扎卢胺	*	*	*	#	#
	ADT+ 阿帕他胺	*	*	#	#	#
	ADT+ 达罗他胺	*	*	#	#	#
mCRPC	ADT+ 阿比特龙/泼尼松	*	*	#	*	#
	ADT+ 恩扎卢胺	*	*	*	#	#
	ADT+ 多西他赛	*	*	#	#	#
	ADT+ 奥拉帕利	*	*	#	#	#
	ADT+ 奥拉帕利 + 阿比特龙	*	*	#	#	#
	ADT+Ra-223	*	*	#	#	#

注：* 代表需每月随访一次，# 代表需每3个月随访一次。

【注释】

a 随访的目的在于评估患者短期和长期的肿瘤结局,提高治疗依从性以及开始进一步的治疗。除外,随访目的还在于监测治疗不良反应和并发症,关注患者功能结局及进行心理支持。

b 监测血清 PSA 水平的变化是前列腺癌随访的基本内容。PSA 复发往往早于临床复发[1]。根治性手术后,6周内应检测不到 PSA 水平[2]。

c DRE 被用于判断是否存在前列腺癌局部复发,在治愈性治疗后如果前列腺区有新出现的结节时,应该怀疑局部复发。

d 前列腺癌术后患者可尝试早期服用 PDE5 抑制剂促进阴茎康复,效果不佳时可进行阴茎人工海绵体植入术[3]。前列腺癌术后尿失禁治疗策略包括保守策略及手术策略。保守策略包括盆底肌肉锻炼、电刺激、体外电磁波治疗、阴茎夹及生活方式调整,效果不佳可尝试人工吊带或人工括约肌治疗[4]。

e 该检查的目的是发现前列腺癌的转移灶,对于没有症状和生化复发证据的患者,不推荐作为常规的随访手段。

f CTC 作为一种快速、简便、非侵入性的检测方法,可以早于影像学发现肿瘤微转移或体内存在残留病灶,早期预测复发转移高风险的前列腺癌患者[5]。定期随访监测 CTC,可实时反映患者体内的肿瘤负荷水平,帮助医师监控病程。大样本研究证实,mCRPC 患者治疗期间,对 CTC 数目进行动态监测(治疗前、治疗13周后),可以实时评估治疗效果及预测预后。治疗13周后 CTC 降为0可作为疗效评价的指标,能够有效地预测患者的总生存[6]。研究表明,CEA 在前列腺癌患者中的表达显著高于良性前列腺疾病[7],且 CEA 与 mCRPC 患者的总生存具有显著相关性[8]。嗜铬粒蛋白 A(CGA)和神经元特异性烯醇化酶(NSE)在 mCRPC 患者中的水平高于局限性前列腺癌,且与较差的总生存相关,因此 CGA 和 NSE 有助于晚期患者的

g　在进展肿瘤中监测肌酐有助于及时发现是否出现上尿路梗阻。血红蛋白、肝功能监测也可以显示疾病进展和内分泌治疗的毒性。

h　推荐睾酮水平 20ng/dL 可以作为判断前列腺癌治疗预后及生存获益的观察点[10-11]。长效 HRH 激动剂也能维持较好的睾酮去势水平。

i　雄激素剥夺治疗可使代谢相关疾病的发生率升高，这成为前列腺癌最主要的致死原因，甚至超过了前列腺癌特异性死亡率[12]。

j　长期内分泌抗肿瘤治疗会引起骨丢失（CTIBL），甚至引起骨折。推荐使用 ADT 治疗的患者每 6 个月进行骨密度检测（DEXA），并使用 FRAX 骨折风险测评量表来预测骨折风险。对接受 ADT 治疗 6 个月以上的前列腺癌患者，若骨密度 T 值<−2，或 FRAX 量表风险高于 3%，推荐应用骨保护剂如唑来膦酸（4mg，每年一次）、地舒单抗（60mg，每 6 个月一次）或阿仑膦酸钠（70mg，每周一次）。患者应该常规补充钙和维生素 D。骨保护剂的长期使用需要注意下颌骨坏死风险[13-15]。

k　进行前列腺癌治疗时应充分考虑到患者的年龄和基线状况，在药物治疗过程中积极监测心脑血管疾病的相关指标。

l　推荐在内分泌治疗开始后每第 3 个月和第 6 个月进行初步随访评估。对于 M_0 期患者中治疗反应良好者，如症状改善，心理状况良好，治疗依从性好，PSA<4ng/mL 时，可每 6 个月随访 1 次。对于 M_1 期患者中治疗反应良好者，如症状改善，心理状况良好，治疗依从性好，PSA<4ng/mL 时，可每 3~6 个月随访 1 次。对于 M_1 期患者，即使没有 PSA 进展，也推荐进行常规影像学检查。

11　附录

11.1　第 8 版 AJCC 前列腺癌 TNM 分期系统

TNM 分期	临床	病理
原发肿瘤（T）		
T_x	原发肿瘤不能评估	
T_1	不能被扪及和影像发现的临床隐匿肿瘤	
T_{1a}	≤5% 的 TURP 切除组织内偶然发现肿瘤	
T_{1b}	>5% 的 TURP 切除组织内偶然发现肿瘤	
T_{1c}	因 PSA 升高而进行的针穿活检发现肿瘤	
T_2	肿瘤局限于前列腺内	pT_2，局限于前列腺
T_{2a}	肿瘤累及 ≤1/2 单叶	pT_{2a}，肿瘤限于单叶的 1/2
T_{2b}	肿瘤累及 >1/2 单叶，但仅限于该单叶	pT_{2b}，肿瘤超过单叶的 1/2，但限于该单叶
T_{2c}	肿瘤累及双叶	pT_{2c}，肿瘤侵犯两叶
T_3	肿瘤突破前列腺	pT_3，突破前列腺
T_{3a}	肿瘤侵犯包膜外（单侧或双侧）	pT_{3a}，突破前列腺包膜
T_{3b}	肿瘤侵犯精囊	pT_{3b}，侵犯精囊
T_4	肿瘤固定或侵犯精囊以外的邻近组织，如膀胱颈、尿道、外括约肌、直肠、肛提肌或盆壁	pT_4，侵犯膀胱和直肠

前列腺癌

续表

TNM 分期	临床	病理
区域淋巴结（N）		
N_x	区域淋巴结不能评估	pN_x,区域淋巴结不能评估
N_0	无区域淋巴结转移	pN_0,无区域淋巴结转移
N_1	区域淋巴结转移	pN_1,区域淋巴结转移
远处转移（M）		
M_x	远处转移无法评估	
M_0	无远处转移	
M_1	远处转移	
M_{1a}	有区域淋巴结以外的淋巴结转移	
M_{1b}	骨转移	
M_{1c}	其他器官及组织转移	

11.2 前列腺癌病理组织学分类

Gleason 评分系统

Gleason 分级	病理形态
1	由密集排列但相互分离的腺体构成境界清楚的肿瘤结节
2	肿瘤结节有向周围正常组织的微浸润,且腺体排列疏松,异型性大于 1 级
3	肿瘤性腺体大小不等,形态不规则,明显浸润性生长,但每个腺体均独立不融合,有清楚的管腔
4	肿瘤性腺体相互融合,形成筛孔状,或细胞环形排列中间无腺腔形成
5	呈低分化癌表现,不形成明显的腺管,排列成实性细胞巢或单排及双排的细胞条索

前列腺癌分级分组（Grading Groups）系统

分级分组系统	
分级分组 1	Gleason 评分 ≤ 6 分,仅由单个分离的、形态完好的腺体组成
分级分组 2	Gleason 评分 3+4=7 分,主要由形态完好的腺体组成,伴有较少的形态发育不良腺体 / 融合腺体 / 筛状腺体
分级分组 3	Gleason 评分 4+3=7 分,主要由发育不良的腺体 / 融合腺体 / 筛状腺体组成,伴少量形态完好的腺体
分级分组 4	Gleason 评分 4+4=8 分；3+5=8 分；5+3=8 分,仅由发育不良的腺体 / 融合腺体 / 筛状腺体组成；或者以形态完好的腺体为主,伴少量缺乏腺体分化的成分；或者以缺少腺体分化的成分为主,伴少量形态完好的腺体
分级分组 5	缺乏腺体形成结构(或伴坏死),伴或不伴腺体形态发育不良或融合腺体或筛状腺体

11.3 转移性去势抵抗性前列腺癌患者的疗效评估

评估内容	作为疾病疗效评估的标准	推荐评估时机
PSA	对于 PSA 较基线有下降的患者：PSA 较最低值升高 ≥25% 且绝对值 ≥2ng/mL，并且在 ≥3 周后复查确认 对于 PSA 较基线没有下降的患者：治疗 12 周时，PSA 较基线值升高 ≥25% 且绝对值 ≥2ng/mL	每 4 周（推荐）
软组织或内脏转移灶	遵照 RECISIT 标准，目标淋巴结基线时，直径需>2cm，淋巴结与软组织病灶分开评价，判定治愈时，需各个病灶分开评价 遵照 RECISIT 标准，首次进展后，应在 ≥6 周后复查确认，某些治疗时，病灶有先增大后缩小的迹象	CT/MRI：前 24 周每 8 周 1 次，之后每 12 周 1 次
骨转移病灶	评价有无新病灶： ≥2 个新病灶，初次随访时出现，应在 ≥6 周后复查骨扫描进行确认，进展日期应认定为初次随访的时间 | 无新病灶		有新病灶 | |---|---|---| | 初次随访 | 继续治疗 | ≥6 周复查确认 | | 复查 | 继续治疗 | 认定进展 | | 后续随访 | 继续治疗 | 认定进展 |	CT/MRI：前 24 周每 8 周 1 次，之后每 12 周 1 次
临床症状	疼痛，镇痛药的用量，生活质量，每 3~4 周评价 1 次。进展应在 ≥3 周后重复评价以确认	

11.4 前列腺癌常用的治疗药物方案

药物名称	治疗方法
戈舍瑞林缓释植入剂	3.6mg 规格：在腹前壁皮下注射，每 28 天给药 1 次，每次 1 支
	10.8mg 规格：在腹前壁皮下注射，每 12 周给药 1 次，每次 1 支
亮丙瑞林微球	3.75mg 规格：上臂、腹部、臀部多部位皮下注射，每 4 周给药 1 次，每次 1 支
	11.25mg 规格：上臂、腹部、臀部多部位皮下注射，每 12 周给药 1 次，每次 1 支
曲普瑞林微球	3.75mg 规格：肌内注射，每 4 周 1 次，每次 1 支
	15mg 规格：肌内注射，每 12 周给药 1 次，每次 1 支
	22.5mg 规格：肌内注射，每 24 周给药 1 次，每次 1 支
戈舍瑞林缓释微球	3.6mg 规格：肌内注射，每 28 天给药 1 次，每次 1 支
地加瑞克	80mg 规格：皮下注射（仅腹部区域），240mg 为起始剂量（应分 2 次连续皮下注射），给药 28d 后给予每月维持剂量 80mg
比卡鲁胺	50mg 规格：口服，一次 50mg，每日 1 次
氟他胺	250mg 规格：口服，一次 250mg，每日 3 次
醋酸阿比特龙	250mg 规格：口服，1 000mg，每日 1 次，与泼尼松 5mg 口服，每日 2 次联用；注意：须在餐前至少 1h 和餐后至少 2h 空腹服用

前列腺癌

239

续表

药物名称	治疗方法
恩扎卢胺	40mg 规格：口服，160mg，每日 1 次
阿帕他胺	60mg 规格：口服，240mg，每日 1 次
达罗他胺	300mg 规格：口服，600mg，每日 2 次
瑞维鲁胺	80mg 规格：口服，240mg，每日 1 次
奥拉帕利	150mg 规格：口服，300mg，每日 2 次
镭 -223	每千克体重 55kBq（1.49μCi），每 4 周注射 1 次，全疗程共计注射 6 次
多西他赛	$75mg/m^2$，静脉注射，每 3 周 1 次； 配合地塞米松 8mg/ 次（多西他赛化疗前 12h，3h，1h 各服用 1 次）和泼尼松 5mg/ 次，每日 2 次（多西他赛注射后 1d 开始）
地舒单抗	120mg 规格：120mg/ 次，皮下注射，每 4 周 1 次
唑来膦酸	4mg 规格：4mg/ 次，静脉滴注，每 3~4 周重复一次
因卡膦酸二钠	5mg 规格：一般病人不超过 10mg，65 周岁以上推荐 5mg/ 次，静脉滴注，每 3~4 周重复 1 次

注：具体用药应根据临床情景适当调整。

中国临床肿瘤学会（CSCO）
尿路上皮癌诊疗指南 2024

组　长　何志嵩　郭　军

副组长（以姓氏汉语拼音为序）

　　　　刘基巍　姚　欣　叶定伟　周爱萍　周芳坚

秘　书　张崔建　崔传亮

专家组成员（以姓氏汉语拼音为序）（* 为执笔人）

陈　誉*　福建省肿瘤医院黑色素瘤泌尿软组织肿瘤内科

陈映霞　南京天印山医院肿瘤内科

成　远*　中国人民解放军东部战区总医院肿瘤中心内科

崔传亮　北京大学肿瘤医院泌尿肿瘤内科

董海鹰*　浙江省人民医院肿瘤内科

董涵之*　南昌大学第一附属医院肿瘤科

杜　鹏　北京大学肿瘤医院泌尿外科

范晋海　西安交通大学第一附属医院泌尿外科

范欣荣　北京协和医院泌尿外科

高顺禹*　北京大学肿瘤医院影像科

郭　刚　中国人民解放军总医院第一医学中心泌尿外科

郭宏骞*　南京鼓楼医院泌尿外科

郭剑明　复旦大学附属中山医院泌尿外科

何立儒　中山大学肿瘤防治中心放疗科

何朝辉　中山大学附属第八医院泌尿外科

贺大林　西安交通大学第一附属医院泌尿外科

胡　滨　辽宁省肿瘤医院泌尿外科

黄吉炜*　上海交通大学医学院附属仁济医院泌尿外科

蒋　葵*　大连医科大学附属第二医院肿瘤内科

亢　渐　黑龙江省医院泌尿外科

李　荣　南方医科大学南方医院肿瘤内科

李　响　四川大学华西医院泌尿外科

李宏召　中国人民解放军总医院第一医学中心泌尿外科

李永恒*　北京大学肿瘤医院放疗科

李志斌　山西省肿瘤医院泌尿外科

李忠武*　北京大学肿瘤医院病理科

刘继彦　四川大学华西医院生物治疗科

刘凌琪　武汉大学人民医院泌尿外科

刘巍峰　北京积水潭医院骨肿瘤科

刘希高*　山东大学齐鲁医院泌尿外科

刘跃平*　中国医学科学院肿瘤医院放疗科

刘卓炜　中山大学肿瘤防治中心泌尿外科

刘子玲*　吉林大学第一医院肿瘤中心肿瘤科

穆大为　中国人民解放军空军特色医学中心泌尿外科

南克俊　西安交通大学第一附属医院肿瘤内科

牛海涛　青岛大学附属医院泌尿外科

牛远杰　天津医科大学第二医院泌尿外科

齐　隽　上海交通大学医学院附属新华医院泌尿外科

乔建坤　内蒙古自治区人民医院泌尿外科

秦尚彬*　北京大学第一医院放疗科

曲华伟　山东省立医院泌尿外科

沈益君　复旦大学附属肿瘤医院泌尿外科
盛锡楠*　北京大学肿瘤医院泌尿肿瘤内科
史本康　山东大学齐鲁医院泌尿外科
史艳侠*　中山大学肿瘤防治中心肿瘤内科
寿建忠　中国医学科学院肿瘤医院泌尿外科
宋　岩*　中国医学科学院肿瘤医院肿瘤内科
瓦斯里江·瓦哈甫*　中国医学科学院肿瘤医院
　　　　　山西医院泌尿外科
汪　朔　浙江大学医学院附属第一医院泌尿外科
王海涛　天津医科大学第二医院肿瘤内科
王丽萍　包头市肿瘤医院肿瘤内科
王少刚　华中科技大学同济医学院附属同济医院
　　　　泌尿外科
王秀问　山东大学齐鲁医院化疗科
魏　强　四川大学华西医院泌尿外科
吴　瑾　哈尔滨医科大学附属肿瘤医院肿瘤内科
肖　楠*　兰州大学第二医院泌尿外科
谢晓冬　中国人民解放军北部战区总医院肿瘤科
邢金春　厦门大学附属第一医院泌尿外科
徐国良*　河南大学第一附属医院泌尿外科
杨　波*　中国人民解放军总医院第一医学中心
　　　　肿瘤内科
杨　荣*　南京鼓楼医院泌尿外科

杨　焱　吉林省肿瘤医院肿瘤内科
姚　鲲　中南大学湘雅三医院泌尿外科
姚旭东　上海市第十人民医院泌尿外科
叶雄俊　中国医学科学院肿瘤医院泌尿外科
虞　巍*　北京大学第一医院泌尿外科 /
　　　　北京大学泌尿外科研究所
曾　浩*　四川大学华西医院泌尿外科
张　进*　上海交通大学医学院附属仁济医院
　　　　泌尿外科
张　盛*　复旦大学附属肿瘤医院肿瘤内科
张　争　北京大学第一医院泌尿外科 /
　　　　北京大学泌尿外科研究所
张爱莉　河北医科大学第四医院泌尿外科
张崔建　北京大学第一医院泌尿外科 /
　　　　北京大学泌尿外科研究所
张翠英　内蒙古自治区人民医院肿瘤内科
张雪培　郑州大学第一附属医院泌尿外科
张雪莹　吉林省肿瘤医院肿瘤内科
张寅斌　西安交通大学第二附属医院综合病房
张志凌　中山大学肿瘤防治中心泌尿外科
赵瑞宁　宁夏医科大学总医院泌尿外科
郑　闪*　中国医学科学院肿瘤医院病理科
朱一平　复旦大学附属肿瘤医院泌尿外科

1 尿路上皮癌 MDT 诊疗模式 • 244

2 尿路上皮癌的诊断原则 • 245

    2.1 影像诊断原则 • 245

        2.1.1 膀胱尿路上皮癌诊断原则 • 245

        2.1.2 上尿路尿路上皮癌诊断原则 • 246

    2.2 病理诊断基本原则 • 248

    2.3 分期 • 249

        2.3.1 膀胱尿路上皮癌分期 • 249

        2.3.2 上尿路尿路上皮癌分期 • 251

        2.3.3 病理分级（WHO 1973 及 2004/2016 分级）• 251

3 膀胱尿路上皮癌的治疗 • 252

    3.1 非肌层浸润性膀胱尿路上皮癌的治疗 • 252

        3.1.1 非肌层浸润性膀胱尿路上皮癌的治疗 • 252

        3.1.2 非肌层浸润性膀胱尿路上皮癌的术后辅助治疗 • 253

    3.2 肌层浸润性膀胱尿路上皮癌的治疗 • 258

        3.2.1 肌层浸润性膀胱尿路上皮癌的治疗 • 258

        3.2.2 肌层浸润性膀胱尿路上皮癌的术后辅助治疗 • 259

    3.3 晚期膀胱尿路上皮癌的治疗原则 • 261

        3.3.1 转移性膀胱尿路上皮癌的一线治疗策略 • 261

        3.3.2 转移性膀胱尿路上皮癌的二线治疗策略 • 264

        3.3.3 转移性膀胱尿路上皮癌的三线治疗策略 • 266

    3.4 膀胱尿路上皮癌的姑息性放疗 • 268

4 上尿路尿路上皮癌的治疗 • 269

    4.1 非转移性上尿路尿路上皮癌的治疗 • 269

        4.1.1 非转移性上尿路尿路上皮癌的治疗 • 269

        4.1.2 非转移性上尿路尿路上皮癌术后辅助治疗 • 271

    4.2 转移性上尿路尿路上皮癌的治疗 • 272

        4.2.1 转移性上尿路尿路上皮癌的一线治疗策略 • 272

        4.2.2 转移性上尿路尿路上皮癌的二线治疗策略 • 276

        4.2.3 转移性上尿路尿路上皮癌的三线治疗策略 • 279

    4.3 上尿路尿路上皮癌的放疗 • 280

        4.3.1 辅助性放疗 • 280

        4.3.2 姑息性放疗 • 281

5 随访原则 • 281

    5.1 膀胱尿路上皮癌随访原则 • 281

        5.1.1 非肌层浸润性膀胱尿路上皮癌 TURBT 术后的随访 • 281

        5.1.2 膀胱尿路上皮癌根治性膀胱切除术后的随访 • 283

        5.1.3 肌层浸润性膀胱癌 - 保留膀胱治疗（膀胱部分切除 / 同步放化疗）随访 • 283

    5.2 上尿路尿路上皮癌随访原则 • 284

尿路上皮癌

1 尿路上皮癌 MDT 诊疗模式

尿路上皮癌 MDT 诊疗模式

MDT 模式构建 a	强烈建议 b	补充建议	其他可选建议
诊疗科室构成	①泌尿外科 ②肿瘤内科 ③放射治疗科 ④医学影像科 ⑤病理科 ⑥核医学科	①骨肿瘤科 ②疼痛科 ③系统治疗不良反应管理的相关科室(包括心血管科、呼吸科、消化科、内分泌科、皮肤科、免疫科等)c ④遗传学专家 d	①营养科 ②检验科 ③其他外科(包括普通外科、介入科等)
团队成员要求	高年资主治医师及以上	副主任医师及以上	
讨论内容	①需要新辅助化疗的肌层浸润性尿路上皮癌患者 ②具有膀胱根治性切除指征,但采用保留膀胱策略的患者 ③因医学原因无法耐受手术的病灶可切除的患者 ④采用疗效和安全性较好的创新药物,但缺乏围手术期高等级循证医学证据的治疗 e	①需要术后辅助化疗、免疫治疗、放疗的患者 ②上尿路尿路上皮癌保留肾脏的治疗策略 ③需要放疗、多种系统性抗肿瘤治疗结合的转移性患者 f ④转移性肿瘤局部出现严重症状的患者 ⑤出现系统治疗不良反应需要多学科诊治的患者	①主管医师认为需要 MDT 的患者(例如诊治有困难或存在争议) ②推荐进入临床研究的患者 ③合并疾病或出现并发症,影响治疗策略,需要多学科诊治的患者
日常活动	固定学科、固定专家和固定时间(建议每 1~2 周 1 次),固定场所	根据具体情况设置	

【注释】

a 尿路上皮癌的诊治应重视多学科团队(multi-disciplinary team,MDT)的作用,推荐有条件的单位将尿路上皮癌患者的诊疗尽量纳入 MDT 的管理。MDT 原则应该贯穿每例患者的治疗全程。

b MDT 的实施过程中由多个学科的专家共同分析患者的临床表现、影像、病理和分子生物学资料,对患者的一般状况、疾病的诊断、分期/侵犯范围、发展趋势和预后做出全面的评估,并根据当前的国内外治疗规范/指南或循证医学证据,结合现有的治疗手段,为患者制订最适合的整体治疗策略。

c 随着系统治疗[尤其是免疫治疗药物、抗体偶联药物(ADC)、靶向治疗药物]的发展,相关不良反应(AE)的发生可能涵盖全身各个系统,治疗过程中对于 AE 的全程监测、早期发现和及时处理是保证患者安全的重要手段,因此在临床工作中就非常需要综合各个相关科室,建立不良反应管理团队,以更好地监测患者治疗过程中的不良反应,降低严重不良反应的发生率。

d 随着尿路上皮肿瘤精准医学的发展,肿瘤的遗传特征,液体活检对于诊断、判断预后与指导治疗具有重要价值,因此在 MDT 团队中建议增加遗传学专家。

e 随着创新药物的不断涌现,针对转移的患者,新的药物在肿瘤客观缓解率和不良反应方面显示较好的疗效,但在围手术期阶段,这些药物的使用尚缺乏高等级的临床医学证据,建议在 MDT 讨论下使用这些药物。

f　MDT应根据治疗过程中患者机体状况的变化、肿瘤的反应适时调整治疗方案,以期最大限度地延长患者生存期、提高治愈率和改善生活质量。

2　尿路上皮癌的诊断原则

尿路上皮癌治疗前基本诊断手段主要包括内镜和影像学检查,用于尿路上皮癌的定性诊断、定位诊断和分期诊断。其他还包括病史采集、症状评估、体格检查、实验室检查、内镜（膀胱镜和输尿管镜）检查、转移灶活检。全程、无痛、间歇性肉眼血尿是尿路上皮癌的典型症状。内镜活检或穿刺活检组织病理学检查是尿路上皮癌确诊和治疗的依据。胸、腹、盆腔CT检查是治疗前分期的基本手段,MRI、骨扫描及PET/CT可作为CT疑诊肝转移、淋巴结转移、骨转移及全身转移时的备选手段。影像学报告应提供涉及cTNM分期的征象描述,并给出分期意见。尿路上皮癌术后系统组织病理学诊断（pTNM分期）为明确尿路上皮癌的组织学类型、全面评估病情进展、判断患者预后、制订有针对性的个体化治疗方案提供必要的组织病理学依据。

2.1　影像诊断原则

2.1.1　膀胱尿路上皮癌诊断原则

目的	Ⅰ级推荐	Ⅱ级推荐	Ⅲ级推荐
诊断	膀胱镜检查 + 活检（1A 类）[a] 或诊断性电切	细胞学（2A 类）[b]	尿液荧光原位杂交（FISH）
影像分期：非肌层浸润性膀胱癌（NMIBC）（T_{is}、T_a、T_1）	腹、盆腔增强 CT+CTU（1A 类）[c] 胸部 X 线平片 [e]	盆腔 MRI+MRU[d] 腹、盆腔 CT 平扫 + 逆行肾盂输尿管造影 [f] 腹、盆腔超声检查 [g]	静脉尿路造影（IVU）
影像分期：肌层浸润性膀胱癌（MIBC）（T_2、T_3、T_4）	盆腔 MRI（1A 类）[h] 腹、盆腔增强 CT+CTU（1A 类）胸部 CT（1A 类）（必要时）头颅 CT/MRI（1A 类）（必要时）骨扫描（1A 类）	腹、盆腔 CT 平扫 + 逆行肾盂输尿管造影 腹、盆腔超声检查 PET/CT [i]	静脉尿路造影（IVU）
获取组织技术	膀胱镜活检 诊断性电切术 手术标本的病理诊断（1A 类）	尿液细胞学 穿刺活检（2A 类）[b,c]（对于膀胱癌原发灶而言不合适,对于上尿路诊断可疑的患者可以考虑）	
影像分期：不能手术或者晚期患者	腹、盆腔增强 CT（1A 类）腹、盆腔 MRI（2A 类）[h] 胸部 CT（1A 类）头颅 CT/MRI（1A 类）骨扫描（1A 类）	腹、盆腔 CT 平扫 腹、盆腔超声检查 PET/CT [i]	

【注释】

a　对所有存在肉眼血尿患者或 35 岁以上镜下血尿患者,临床怀疑膀胱癌的均建议行膀胱镜检查,并活检进一步确诊[1]。

b　膀胱镜检查反复活检无法确定病理诊断时,尿液细胞学检测或转移灶病理学检测可作为定性诊断依据。

c　腹、盆腔增强 CT 扫描应该作为膀胱癌术前必须且首选推荐的检查项目。增强扫描动脉期和静脉期用于膀胱癌的检出、定位及分期诊断，同时可评估肾功能，腹腔及盆腔其他脏器有无病变，盆腔、腹膜后淋巴结有无转移。保证膀胱充分充盈，多期增强 CT 扫描，常规图像结合薄层图像及多平面重建图像判定病变部位、范围及浸润深度，对 T_4 期肿瘤周围组织结构侵犯情况的评估较为准确。CT 扫描在准确区分 T_1、T_2 和 T_{3a} 方面的诊断价值有限。排泄期及 CTU 可以提供泌尿系统（肾脏、输尿管、膀胱）的成像，评估上尿路情况[2-4]。

d　对碘造影剂过敏者，可行盆腔 MR 增强扫描检查，评估病灶范围、膀胱壁浸润深度及膀胱周围侵犯情况。磁共振尿路造影（MRU）是一种无须造影剂即可完成的影像学检查方法，适用于肾功能不全或对碘造影剂过敏的患者，评估上尿路情况。

e　对于非肌层浸润性膀胱癌患者，胸部检查非必需，术前胸部常规影像学检查如果出现可疑病灶，应考虑行胸部 CT 检查。

f　对于肾功能不全或中度肾盂及输尿管积水无法行 MR 检查者，可行逆行肾盂输尿管造影 + 腹、盆腔 CT 平扫检查，评估上尿路情况。

g　超声检查临床广泛用于血尿患者的常规检查和膀胱癌分期评估，特别是对于无法行增强 CT 扫描和 MR 检查的患者。二维超声有助于浅表性膀胱癌与肌浸润性膀胱癌的鉴别，三维超声和超声造影可提高膀胱癌分期的准确性[5-6]。但超声在膀胱癌分期中的作用尚未明确[7]。

h　多参数 MR 扫描用于膀胱癌术前分期和对盆腔淋巴结转移评估，膀胱扩张程度影响膀胱壁及病变的显示情况。MR 对 T_2、T_3 期肿瘤分期准确性优于 CT。弥散加权成像（diffusion-weighted imaging，DWI）和动态增强（dynamic contrast enhanced，DCE）成像等功能序列的采集，在区分浅表性与肌层浸润性肿瘤方面均表现较好[8-11]。膀胱癌 MR 成像报告和数据系统（Vesical Imaging-Reporting and Data System，VI-RADS）评分在区分 NMIBC 与 MIBC 有较好的诊断效能[12-13]。

i　^{18}F-FDG PET/CT 对膀胱肿瘤局部分期的诊断有一定局限性，多用于术前评估膀胱癌患者淋巴结及远隔脏器转移情况，或术后肿瘤残余的评估。^{18}F-FDG PET/CT 诊断转移的灵敏度为 56%，特异度为 98%。PET/CT 比单独 CT 对膀胱癌分期更准确[13-15]。

j　头颅 CT/MRI 和骨扫描并非初诊患者常规检查，推荐用于存在骨痛、病理骨折或定位体征等相应临床症状时；非肌层浸润性膀胱癌患者很少发生头颅、骨转移。

2.1.2　上尿路尿路上皮癌诊断原则

目的	I 级推荐	II 级推荐	III 级推荐
诊断	腹、盆腔增强 CT + CTU（2A 类）[a] 膀胱镜检查（2A 类）[b]	腹、盆腔增强 MRI+MRU[c] 输尿管镜检查（2A 类）[d] 尿液细胞学（3 类）[e] 尿液荧光原位杂交（FISH）[f] 利尿肾动态显像[g]	腹、盆腔 CT 平扫 + 逆行肾盂输尿管造影[h] 腹、盆腔 MRI 平扫[i] 静脉尿路造影（IVU）[j] 腹、盆部超声检查[k] 尿液肿瘤标志物[l]
影像分期 （$T_{1\sim4}N_{0\sim2}M_{0\sim1}$）	腹、盆腔增强 CT + CTU（2A 类）[a] 胸部 CT（1A 类） （必要时）头颅 CT/MRI（1A 类）[m] （必要时）骨扫描（1A 类）[m]	腹盆腔增强 MRI+MRU[c] PET/CT[n]	腹、盆部 CT 平扫 + 逆行肾盂输尿管造影[g] 腹、盆腔 MRI 平扫[h] 静脉肾盂造影（IVU）[i]
获取组织技术	膀胱镜活检[b]	输尿管镜活检（2A 类）[d] 尿液细胞学[e]	经皮肤穿刺活检[o]

【注释】

a 泌尿系统 CT 成像可较准确地判断肿瘤的位置、形态和大小、区域淋巴结情况以及与周围脏器的关系,为术前提供分期信息,是目前临床上首选的影像学检查方法[1]。在包含 1 233 例患者、13 项临床研究的荟萃分析显示,CT 尿路造影对上尿路尿路上皮癌(UTUC)的综合灵敏度为 92%(置信区间:88%~98%),综合特异度为 95%[2]。虽然 CT 无法显示肾盂、输尿管壁各层结构,可以较为准确区分 T_3 期及以上病变,在准确区分 T_a、T_2 方面诊断价值有限。另外 CTU 容易漏诊扁平状浸润型生长的肿瘤。

b 对于所有 UTUC 患者在实施手术前均须进行尿道膀胱镜检查,以排除膀胱肿瘤或前列腺尿道部肿瘤[3-4]。

c 增强 MR 是对于碘造影剂过敏而无法行 CTU 的患者的替代手段。但对于小于 2cm 的肿瘤灵敏度较低(检出率仅为 75%)且因各种因素易受到假阳性结果的影响,临床使用价值有限[5]。由于肾源性系统性纤维化的风险,在严重肾功能不全(内生肌酐清除率<30ml/min)的患者中,应限制使用钆造影剂。磁共振尿路造影(MRU)是一种无须造影剂即可完成的影像学检查方法,适用于肾衰竭患者。

d 输尿管镜检查可以明确肿瘤形态、大小并可进行组织活检,是术前明确诊断的重要手段。输尿管镜活检可以确定 90% 病例的肿瘤等级,假阴性率很低,且与样本量无关[6-7]。但基于肿瘤播散学说,一些研究结果证实术前行输尿管镜会增加患者术后膀胱内复发的风险[8-9],因此对于 CTU 影像表现典型诊断明确者,可以直接行根治性肾输尿管切除术。对影像诊断不充分或者拟选择保肾治疗而需要明确肿瘤危险分层的患者,输尿管镜检查及活检是必需的检查手段[7,10]。

e 尿细胞学是推荐每例患者都进行的诊断方法[11]。尽管尿细胞学检查简单无创,且特异度高(>90%),但其灵敏度相对较低(35%~65%)且在尿路上皮损伤或尿路感染时假阳性率会增加[12]。

f 荧光原位杂交(FISH)在 UTUC 中具有较高的诊断准确性,但是各中心报道的灵敏度和特异度有较大差异[13]。推荐在有条件的单位开展。

g 肾动态显像,包括肾血流灌注显像和肾实质功能动态显像,其最大意义是可以分别估测双侧肾小球滤过率,因此对于拟行根治手术的患者预测术后肾功能有较大意义。

h 对于肾功能不全又无法行 MR 检查的患者,仍可选择逆行输尿管肾盂造影进行诊断[1,14-15]。

i MRI 平扫并非 UTUC 首选检查手段,仅当患者肾功能不全无法行增强 CT/MRI 检查时使用。MRI 平扫可提供尿路水成像,了解梗阻部位及肿瘤的多发及单发,有助于手术方案的制订。MRI 平扫可提供优于 CT 平扫的组织辨识度,有利于判断肿瘤与周围组织器官的关系。

j 传统的 KUB/IVU 在 UTUC 诊断方面的价值有限,诊断准确性欠佳,目前已不作为常规推荐。

k 超声可以通过发现肾积水筛查 UTUC,亦可对病灶进行初步评估,其具有无创、简便易行且费用较低的优点,因此已较多应用于各类体检项目中。其单独应用的临床价值有限。

l 一些基于尿液的肿瘤标志物,包括 NMP22、膀胱肿瘤抗原(bladder tumor antigen,BAT)等,已经用于 UTUC 的诊断及随访,它们有较高的灵敏度,但假阳性率也相对较高[16]。

m 头颅 CT/MRI 和骨扫描并非初诊患者的常规检查,推荐用于患者存在骨痛、病理骨折或定位体征等相应临床症状时,或用于晚期肿瘤转移范围和肿瘤负荷的评估。

n 对于局部 UTUC,^{18}F-FDG PET/CT 相较于传统的检查手段在诊断及鉴别诊断中并没有非常明显的优势,不建议单独使用。延迟成像病变区域可见明显的示踪剂摄取,但对于较小的病灶灵敏度及特异度均未优于 CTU。在怀疑有淋巴结及远处转移病灶的患者中,可使用 ^{18}F-FDG PET/CT 来提供疾病完整的影像学分期信息[17],但是需要注意的是,在评估淋巴结转移中,^{18}F-FDG PET/CT 的灵敏度有争议[18]。另外,在 UTUC 肿瘤复发的评估中,^{18}F-FDG PET/CT 具有较高的准确性[19]。

o 主要用于转移性疾病的病理获取,可对原发灶及转移病灶进行取材。对于局限性疾病,因为穿刺活检会带来严重的肿瘤溢出种植风险,故不推荐使用;仅当影像学检查存在高度不确定性,且腔内途径获取病理不可行,且尿液脱落细胞学检测阴性,才考虑对局限性疾病使用该技术获取组织。

2.2 病理诊断基本原则

标本来源	I 级推荐		II 级推荐
	大体检查	光镜下检查	
根治性肾输尿管全长切除 / 输尿管节段切除	肿瘤部位 肿瘤大小	明确病变性质 a 组织学类型 b 肿瘤坏死及其比例 周围神经侵犯 / 脉管侵犯 切缘情况 伴有肉瘤样分化比例 大血管受累情况 淋巴结情况（如清扫）	免疫组织化学标志物检测 c：用于组织学类型鉴别诊断、明确脉管和淋巴侵犯、肿瘤细胞增殖活性评估、靶向及免疫治疗效果预判等 分子检测 d：辅助判断病变性质及肿瘤复发风险及靶向治疗效果
膀胱根治性切除 / 膀胱部分切除	肿瘤部位 肿瘤大小	明确病变性质和组织学类型 a 肿瘤坏死及其比例 周围神经侵犯 / 脉管侵犯 切缘情况 伴有肉瘤样分化比例 大血管受累情况 淋巴结情况（如清扫）	免疫组织化学标志物检测 c：用于组织学类型鉴别诊断、明确脉管和淋巴侵犯、肿瘤细胞增殖活性评估、靶向及免疫治疗效果预判等 分子检测 d：辅助判断病变性质及肿瘤复发风险及靶向治疗效果
诊断性电切 / 活检标本	肿瘤部位 肿瘤大小 肿瘤数目 肿瘤外观 黏膜异常情况	明确病变性质和组织学类型 a： • 肿瘤 / 非肿瘤 • 良性 / 恶性 • 组织学类型 • 是否包含逼尿肌，有无肌层侵犯 • 肿瘤基底情况（如留取）	免疫组织化学标志物检测 c：用于组织学类型鉴别诊断、明确脉管和淋巴侵犯、肿瘤细胞增殖活性评估、靶向及免疫治疗效果预判等 分子检测 d：辅助判断病变性质及肿瘤复发风险及靶向治疗效果
细胞学标本	送检尿液的量及性质	明确病变性质： • 肿瘤 / 非肿瘤 • 良性 / 恶性	免疫组织化学标志物检测 c：用于组织学类型鉴别诊断、肿瘤细胞增殖活性评估、靶向及免疫治疗效果预判等 分子检测 d：辅助判断病变性质及肿瘤复发风险及靶向治疗效果

【注释】

a 明确病变性质：除需要明确是否为肿瘤性病变、肿瘤的良恶性之外，还需要尽可能明确病变的恶性程度，病理分级分为高级别及低级别两级，不再使用三级分类。因肿瘤存在异质性，肿瘤内高级别比例 ≥ 5%，归入高级别；高级别比例 < 5%，定义为低级别且伴有高级别成分（高级别成分 < 5%）。同时，病理报告还需要尽可能明确肿瘤浸润情况（浸润性 / 非浸润性）。对病理诊断困难者，建议提交上级医院会诊（提供原始病理报告以核对送检切片的准确性，减少误差；提供充分的病变切片或蜡块以及术中所见等）。

b 尿路上皮癌组织学亚型较多，病理报告中尽可能按照浸润性尿路上皮癌及非浸润性尿路上皮病变进行分类。其中浸润性尿路上皮癌包括微乳头、巢状、大巢状、管状及微囊状、浆母细胞、肉瘤样、富于脂质、透明细胞、巨细胞、低分化等亚型；浸润性尿路上皮癌差异分化包括鳞状分化、腺样分化、滋养母细胞分化、

Müllerian 分化。非浸润性尿路上皮病变包括尿路上皮乳头状瘤、内翻性尿路上皮乳头状瘤、恶性潜能未定的乳头状尿路上皮肿瘤、非浸润乳头状尿路上皮癌、尿路上皮原位癌；尿路上皮异型增生、乳头状尿路上皮增生、尿路上皮增生伴有恶性潜能未定的类型。前者因为诊断重复性差，后两者被认为是低级别乳头状尿路上皮癌的早期病变[1]。组织学分型困难者，建议提交上级医院会诊（提供原始病理报告以核对送检切片的准确性，减少误差；提供充分的病变切片或蜡块以及术中所见等）。

c 免疫组织化学：尿路上皮表达高分子量 CK、CK5/6 和 p63 等常见于鳞状上皮的标志，同时也表达部分腺上皮标志，如 CK7 和 CK20 等，鉴于目前国内病理科的实际检测水平，建议对于尿路上皮癌增加最常用的分子分型标志物组合 CK5/6 和 CK20[2]。尿路上皮癌较为特异和灵敏的标志物包括 GATA-3、Uroplakin Ⅲ、Uroplakin Ⅱ、S100P[2-5]。所有局部晚期或转移性尿路上皮癌患者建议进行 HER-2 蛋白表达检测，同时推荐所有术后经病理学诊断为肌层浸润性尿路上皮癌（≥ pT_2 期）的患者常规行 HER-2 蛋白表达检测。HER-2 蛋白表达检测可协助筛选抗 HER-2 治疗（如 HER-2-ADC 类药物等）的潜在获益人群，为局部晚期或转移性尿路上皮癌患者提供可能的治疗方案。此外，在中 / 高危非肌层浸润性尿路上皮癌患者中，HER-2 免疫组化表达对卡介苗灌注治疗患者的疗效具有一定预测意义，建议接受卡介苗灌注的患者，治疗前行 HER-2 蛋白表达检测，为临床诊疗决策提供可能的参考依据。临床研究证实，PD-L1 高表达患者有较高的总反应率（ORR），推荐准备做免疫检查点抑制剂治疗的尿路上皮癌患者进行 PD-L1 免疫组织化学染色，针对其结果判读，细胞学标本因无法准确评估间质细胞表达情况，推荐应用肿瘤比例评分（tumor proportion score，TPS），其余标本推荐应用联合阳性评分（combined positivity score，CPS）[6-10]。

d 分子检测：端粒逆转录酶（telomerase reverse transcriptase，TERT）启动子区域的激活突变和成纤维细胞生长因子受体 3（fibroblast growth factor receptor 3，FGFR3）突变可用于尿路上皮癌的早期诊断和术后复发。荧光原位杂交（fluorescence in situ hybridization，FISH）可用于尿液标本中尿路上皮癌筛查及肿瘤复发的监测[11-13]。HER-2 FISH 检测结果虽并不能完全指导 HER-2-ADC 类药物单抗的用药，但是，FISH 检测 HER-2 基因扩增状态仍具有一定的临床治疗指导意义，如 FISH 结果可能指导 HER-2 单抗药物的应用等。HER-2 基因突变既可能成为尿路上皮癌治疗的靶分子，也可能成为抗 HER-2 单抗类药物和靶向 HER-2 的 ADC 类药物耐药的潜在机制。目前 HER-2 基因突变常用检测方法包括 Sanger 测序和二代测序法[6]。近年来，对于尿细胞学分子检测也有一定进展，对尿沉渣进行 FGFR3 及 TERT 基因突变、ONECUT2 及 VIM 基因甲基化检测可提高尿细胞学阳性检测率[14]。

2.3 分期

2.3.1 膀胱尿路上皮癌分期

	原发肿瘤(T)分期		区域淋巴结(N)分期		远处转移(M)分期
T_X	原发肿瘤不能评价	N_X	淋巴结状态不能评估	M_0	无远处转移
T_0	无原发肿瘤证据	N_0	无区域淋巴结转移	M_1	远处转移
T_a	非浸润性乳头状癌	N_1	真骨盆内单一区域淋巴结转移（膀胱周围、闭孔、髂内、髂外或骶前淋巴结）	M_{1a}	区域淋巴结以外的淋巴结转移
T_{is}	尿路上皮原位癌："扁平肿瘤"	N_2	真骨盆内多个区域淋巴结转移（膀胱周围、闭孔、髂内、髂外或骶前淋巴结）	M_{1b}	非淋巴结的远处转移
T_1	肿瘤侵犯固有层（上皮下结缔组织）	N_3	髂总淋巴结转移		

续表

原发肿瘤（T）分期		区域淋巴结（N）分期	远处转移（M）分期
T_2	肿瘤侵犯肌层		
T_{2a}	肿瘤侵犯表浅肌层（内 1/2）		
T_{2b}	肿瘤侵犯深肌层（外 1/2）		
T_3	肿瘤侵犯膀胱周围软组织		
T_{3a}	显微镜下侵犯		
T_{3b}	大体侵犯（在膀胱外形成肿物）		
T_4	肿瘤直接侵犯如下任一结构：前列腺间质、精囊腺、子宫、阴道、盆壁、腹壁		
T_{4a}	肿瘤直接侵犯前列腺间质、子宫及阴道		
T_{4b}	肿瘤直接侵犯盆壁及腹壁		

AJCC 第 8 版病理分期

	N_0	N_1	N_2	N_3
T_a	0a			
T_{is}	0is			
T_1	Ⅰ	ⅢA	ⅢB	ⅢB
T_{2a}	Ⅱ	ⅢA	ⅢB	ⅢB
T_{2b}	Ⅱ	ⅢA	ⅢB	ⅢB
T_{3a}	ⅢA	ⅢA	ⅢB	ⅢB
T_{3b}	ⅢA	ⅢA	ⅢB	ⅢB
T_{4a}	ⅢA	ⅢA	ⅢB	ⅢB
T_{4b}	ⅣA	ⅣA	ⅣA	ⅣA
M_{1a}	ⅣA	ⅣA	ⅣA	ⅣA
M_{1b}	ⅣB	ⅣB	ⅣB	ⅣB

尿路上皮癌

2.3.2　上尿路尿路上皮癌分期

原发肿瘤（T）分期		区域淋巴结（N）分期		远处转移（M）分期	
T_X	原发肿瘤无法评估	N_X	区域淋巴结无法评估	M_0	无远处转移
T_0	无原发肿瘤证据	N_0	无区域淋巴结转移	M_1	远处转移
T_a	非浸润性乳头状癌	N_1	单个淋巴结转移，最大直径≤2cm		
T_{is}	原位癌	N_2	单个淋巴结转移，最大直径>2cm；或多个淋巴结转移		
T_1	肿瘤浸润到上皮下结缔组织				
T_2	肿瘤侵犯肌层				
T_3	肾盂：肿瘤浸润肾盂周围脂肪组织或肾实质				
	输尿管：肿瘤穿透肌层，浸润输尿管周围脂肪组织				
T_4	肿瘤浸润邻近器官或穿透肾脏浸润肾周脂肪组织				

AJCC 第 8 版病理分期

	N_0	N_1	N_2	N_3
T_a	0a			
T_{is}	0is			
T_1	I	IV	IV	IV
T_2	II	IV	IV	IV
T_3	II	IV	IV	IV
T_4	III	IV	IV	IV
M_1	IV	IV	IV	IV

2.3.3　病理分级（WHO 1973 及 2004/2016 分级）

1973 年 WHO 分级

1 级：分化良好

2 级：中度分化

3 级：分化不良

2004/2016 年 WHO 分级

低度恶性潜能尿路上皮乳头状瘤

低级别乳头状尿路上皮癌

高级别乳头状尿路上皮癌

尿路上皮癌

3 膀胱尿路上皮癌的治疗

3.1 非肌层浸润性膀胱尿路上皮癌的治疗

3.1.1 非肌层浸润性膀胱尿路上皮癌的治疗

分期	分层	Ⅰ级推荐	Ⅱ级推荐	Ⅲ级推荐
0a 期	T_aG_1/LG [a]	TURBT（1 类）[b] • 分块切除（2B 类）[c] • 整块切除（1B 类）[d]		既往 T_aG_1/LG 肿瘤，复查发现小的乳头样复发，可门诊膀胱镜下行电灼或激光气化治疗（3 类）[e]
0is 期	T_{is}	TURBT（1 类）[b] • 分块切除（2B 类）[c] • 整块切除（1B 类）[d] 切除标本中应包含膀胱固有肌层组织（1B 类）[f]	应考虑术中行选择性活检[g]，随机活检[h] 或者前列腺部尿道活检（3B 类）[i]	可采用增强成像技术［膀胱镜（1A 类）[j]，窄带成像膀胱镜（3B 类）[k]］
Ⅰ 期	T_1,LG	TURBT（1 类）[b] • 分块切除（2B 类）[c] • 整块切除（1B 类）[d] 切除标本中应包含膀胱固有肌层组织（1B 类）[f]	二次电切（1B 类）[l]	可采用增强成像技术［蓝光膀胱镜（1A 类）[j]，窄带成像膀胱镜（3B 类）[k]］
	T_1,HG	TURBT（1 类）[b] • 分块切除（2B 类）[c] • 整块切除（1B 类）[d] 切除标本中应包含膀胱固有肌层组织（1B 类）[f]	应考虑术中行选择性活检[g]，随机活检[h] 或者前列腺部尿道活检（3B 类）[i]，二次电切（1B 类）[l]	可采用增强成像技术［蓝光膀胱镜（1A 类）[j]，窄带成像膀胱镜（3B 类）[k]］

推荐系统执行 TURBT 流程（1 类）

- 置入电切镜，直视下检查整个尿道
- 检查膀胱的整个尿路上皮黏膜
- 前列腺尿道活检（如有必要）
- 活检钳膀胱活检（如有必要）
- 切除肿瘤
- 在手术记录中记录操作结果
- 精确描述标本用于病理学评估

TURBT 手术检查表和质控指标（2 类）[m]	分类
肿瘤状态	新发 vs. 复发
膀胱肿瘤的大体形态	乳头状 vs. 实性
肿瘤大小（cm）	≤1 vs.（1~3）vs.>3
肿瘤数量	1 vs.（2~7）vs.≥8
位置	三角区 vs. 膀胱颈 / 前列腺尿道 vs. 其他
完全切除可见肿瘤	是 vs. 否

【注释】

a 膀胱癌的组织学分级采用 2004/2016 年 WHO 分级法（乳头状肿瘤），即低度恶性潜能尿路上皮乳头状肿瘤（papillary urothelial neoplasms of low malignant potential，PUNLMP）、低级别（low-grade，LG）乳头状尿路上皮癌（papillary urothelial carcinoma）和高级别（high-grade，HG）乳头状尿路上皮癌。

b 经尿道膀胱肿瘤电切术（transurethral resection of bladder tumor，TURBT）可以采用分块切除和整块切除（en-bloc resection）肿瘤，采用哪种技术取决于肿瘤的大小、位置以及术者的经验[1-2]。

c 分块切除包括分别切除肿瘤外生部分，肿瘤基底膀胱壁和切除区域边缘[3]。

d 整块切除可采用单极或双极，铥激光（Thulium-YAG）或钬激光（Holmium-YAG）、绿激光（磷酸肽氧钾晶体激光）、1 470nm 半导体激光等[1,4-7]。与单极电切相比，双极电切可以减少并发症风险和获得更好的组织标本，但这一结果仍有争论[8-11]。

e 门诊膀胱镜下电灼或激光气化处理针对既往有 T_aG_1/LG 病史的小的乳头样复发肿瘤，可以减少入院的治疗负担，但在肿瘤学预后方面还没有前瞻的对照性研究结果[12-13]。

f TURBT 病理标本中要求包含膀胱固有肌层组织，否则可能导致肿瘤残留和分期低估，这也被认为是衡量电切质量的替代标准（除了 T_aG_1/LG 肿瘤）。不同电切和活检组织建议分别标记后送病理检查。

g 膀胱原位癌可以表现为类似炎症的淡红色绒毛样黏膜改变，也可以表现为完全正常膀胱黏膜，因此对可疑膀胱黏膜可以采用选择性活检（selected biopsy）。

h 对尿细胞学检查阳性、怀疑有原位癌存在，或者既往有非乳头样表现的 G_3/HG 肿瘤患者，可考虑对膀胱黏膜表现为正常的区域行随机活检（mapping biopsy）。随机活检区域应包括膀胱三角区、顶壁、左、右侧壁和前、后壁[14-15]。可采用光动力学诊断（photodynamic diagnosis）进行定位活检（1A 类）[16-17]。

i 如果膀胱肿瘤为原位癌、多发性癌或者肿瘤位于膀胱三角区或颈部时，侵犯前列腺部尿道或前列腺导管的风险增加，建议行前列腺部尿道活检，此外，尿细胞学阳性或前列腺部尿道黏膜表现异常时，也应行该部位的活检。如果初次手术没有活检，二次电切时应进行活检[18-21]。

j 蓝光膀胱镜（blue-light cystoscopy，BLC）是向膀胱内灌注光敏剂 5- 氨基酮戊酸（5-aminolevulinic acid，ALA）或 6- 甲基乙酰丙酸（hexaminolaevulinic acid，HAL）后使用蓝光对膀胱癌进行诊断。与传统白光膀胱镜（white-light cytoscopy，WLC）相比，更容易发现恶性肿瘤，尤其是原位癌[16-17]。不过炎症、近期膀胱肿瘤电切术和卡介苗膀胱灌注治疗会导致假阳性结果[22-23]。

k 窄带成像膀胱镜（narrow-band imaging，NBI）技术能使正常尿路上皮与血运丰富的肿瘤组织间的对比更明显。有队列研究和小规模的前瞻性随机试验证实，NBI 引导的膀胱软镜检查、活检或肿瘤切除，能够提高肿瘤的检出率[24-27]。

l 下列情况建议二次电切：确定或疑似 TURBT 未完全切除肿瘤；除了 T_aLG/G_1 肿瘤或初发原位癌病例，首次切除肿瘤标本中未见膀胱固有肌层组织；可见膀胱固有肌层组织的 T_1 期 /G3（高级别）膀胱肿瘤。推荐首次电切后 2~6 周行二次电切[28]。

m TURBT 手术检查表和质控指标显示，可提高手术质量（取材中存在膀胱固有肌层组织）并降低复发率[29]。

3.1.2 非肌层浸润性膀胱尿路上皮癌的术后辅助治疗

非肌层浸润性膀胱癌危险分层

危险分层	定义
低危	低恶性潜能乳头状尿路上皮肿瘤 或同时满足：单发，低级别，T_a 期，直径 ≤ 3cm
中危	所有不包含在相邻类别定义中的肿瘤（介于低危和高危之间）

危险分层	定义
高危	G_3（高级别）肿瘤同时满足以下任意一项：原位癌（carcinoma in situ，CIS）；T_1 期；直径>3cm；多发肿瘤，复发肿瘤，符合高危定义
极高危	满足以下任意一项：BCG 难治性；变异组织类型；淋巴血管侵犯；前列腺尿道侵犯

【注释】

该危险分层标准适用于初诊原发膀胱尿路上皮癌，复发性膀胱尿路上皮癌至少评估为中危及以上风险，但具体中 / 高 / 极高危风险分层的评价，建议根据复发时肿瘤所具有的相关不良临床病理参数进行综合评估。

非肌层浸润性膀胱癌术后辅助治疗

危险分层	I 级推荐	II 级推荐	III 级推荐
低危	SI[a] ①表柔比星 ②吡柔比星 ③吉西他滨 ④丝裂霉素 ⑤羟基喜树碱		
中危	① SI + 全剂量 BCG 灌注 [b] 1 年（优先） ② SI + 膀胱灌注化疗 [c]	SI + 化疗、BCG 联合灌注	SI+BCG 减量灌注 1 年（BCG 不可及或短缺时）
高危 [d]	SI + 全剂量 BCG 灌注 3 年	① SI + 化疗、BCG 联合灌注 ② SI + 膀胱灌注化疗	① SI+BCG 减量灌注 3 年（BCG 不可及或短缺时） ②吉西他滨 + 多西他赛序贯灌注治疗（BCG 不可及或短缺时） ③帕博利珠单抗（BCG 难治性）根治性全膀胱切除 ④复发高危无法耐受根治性膀胱切除或拒绝膀胱切除：根治性同步放化疗 [d]
极高危 [d]（未经 BCG 治疗）	① SI + 全剂量 BCG 灌注 3 年（优先） ②根治性膀胱全切		复发高危无法耐受根治性膀胱切除或拒绝膀胱切除：根治性同步放化疗 [d]
极高危（BCG 难治性）[e]	根治性膀胱全切（优先） 膀胱灌注化疗 帕博利珠单抗		① Adstiladrin 基因疗法 [f] ② N-803、BCG 联合灌注 [f] ③复发高危无法耐受根治性膀胱切除或拒绝膀胱切除：根治性同步放化疗 [d]

【注释】

a SI：即刻单次膀胱灌注化疗。术后24h内进行。术中发生膀胱穿孔或术后明显血尿的患者禁忌化疗。每年复发次数>1次或EORTC复发分数≥5分的患者不能获益。

b 术后2~4周内开始，先采用6~8周（每周1次）的灌注诱导免疫应答，再进行BCG维持灌注治疗。维持灌注方案可采用术后第3、6个月分别进行维持3周的灌注治疗（每周1次），之后每半年重复1次（每周1次，共3周）。

c 膀胱诱导灌注化疗（术后4~8周，每周1次）+膀胱维持灌注化疗（每个月1次，维持6~12个月）。

d 回顾性研究表明TURBT+根治性同步放化疗治疗T_1期G_3级卡介苗灌注失败后的患者，7年疾病特异生存率70%，总生存率58%[45]，其他研究通过同样方案在高危NMIBC中也取得了较好疗效：5年疾病特异生存率为82%，10年为70%，存活患者膀胱功能保存率80%[42]。来自德国的结果表明：TURBT+同步化放疗用于pT_a，pT_{is}，pT_1和pT_2 cN_{0-1} cM_0的膀胱癌病例，其中100例高危表浅膀胱癌（pT_a，pT_{is}，pT_1）取得了88%的CR率，5年总生存率可达75%，优于115例肌壁浸润性病例（pT_2 cN_{0-1} cM_0）：84%CR率和5年总生存率57%[52]。

e 对于高危/极高危NMIBC患者推荐参加MDT讨论。

f 基因疗法药物Adstiladrin（nadofaragene firadenovec）、IL-15超级激动剂N-803联合BCG膀胱灌注等相关内容，详见"3.1.2.6 NMIBC复发后治疗"。

3.1.2.1 术后即刻单次膀胱灌注化疗

术后即刻单次膀胱灌注化疗（SI）可以防止肿瘤细胞种植并降低肿瘤复发风险[1]。一项纳入了13篇随机对照研究（RCT）的荟萃分析结果显示，与单用TURBT相比，TURBT联合SI可以降低35%的早期肿瘤复发风险，并使5年复发率从58.8%下降到44.8%[2]。同时，这项研究还发现每年复发次数>1次或EORTC复发评分≥5分的患者不能从SI中获益。此外，还有3项大型荟萃分析也报道了相同的研究结果[3-5]。因此，除每年复发次数>1次或EORTC复发评分≥5分的患者和有禁忌证（术中发生膀胱穿孔或术后明显血尿）的患者以外，所有NMIBC患者均应接受SI以降低复发风险。目前具有临床证据的SI治疗药物包括吉西他滨和丝裂霉素[2,6-7]。

非肌层浸润性膀胱尿路上皮癌术后辅助治疗流程

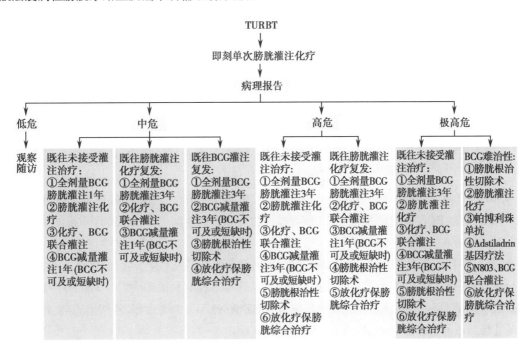

3.1.2.2 术后辅助膀胱灌注化疗

对于低危 NMIBC 患者,术后仅行 SI 即可有效降低肿瘤复发风险[2]。但是,中、高危 NMIBC 患者复发进展风险更大,术后仅行 SI 可能无法取得满意的治疗效果。一项纳入了 8 篇 RCT 的荟萃分析结果显示,与单纯 TURBT 相比,TURBT 联合术后辅助膀胱灌注化疗可使 1 年复发率降低 38%[8]。另有一项 RCT 结果表明,与术后仅行 SI 相比,SI 联合维持膀胱灌注丝裂霉素化疗 1 年可进一步降低肿瘤复发风险,延长患者无复发生存时间[9]。同时,有证据表明,在后续接受维持膀胱灌注化疗的情况下,SI 仍然是有必要的。一项纳入了 2 243 例 NMIBC 患者的多中心 RCT 结果显示,与仅行即刻膀胱灌注丝裂霉素化疗相比,SI 联合膀胱维持灌注丝裂霉素化疗可显著降低中危和高危 NMIBC 患者的复发风险[10]。近期,有两项基于国内多个临床研究的荟萃分析结果表明,吉西他滨膀胱灌注化疗对比丝裂霉素和表柔比星,可显著降低 NMIBC 患者的复发风险以及不良反应发生率[11-14]。因此,基于以上证据,中、高危 NMIBC 患者在接受 SI 后,应继续行膀胱诱导灌注化疗(术后 4~8 周,每周 1 次)和膀胱维持灌注化疗(每个月 1 次,维持 6~12 个月)。

为提高膀胱灌注化疗疗效,以下方法可应用于临床。多项前瞻性研究表明,灌注前减少液体摄入、碱化尿液、减少尿液排泄、采用高浓度化疗可降低 NMIBC 患者的复发风险[15]。也有研究结果显示,1 小时膀胱灌注丝裂霉素化疗疗效优于半小时灌注化疗,但与 2 小时灌注化疗疗效相比无显著差异[16]。

3.1.2.3 术后辅助 BCG 膀胱灌注

有 5 项大型荟萃分析结果显示,相比于单行 TURBT 或 TURBT 联合膀胱灌注化疗,TURBT 联合 BCG 膀胱灌注能降低 NMIBC 患者肿瘤复发风险[17-21]。3 项 RCT 结果表明,与表柔比星单药灌注、表柔比星联合干扰素灌注及丝裂霉素单药灌注化疗相比,BCG 膀胱灌注能有效预防中、高危 NMIBC 患者肿瘤复发[22-24]。另有一项纳入了 9 篇 RCT 共 2 820 例 NMIBC 患者的基于个体患者数据的荟萃分析结果显示,在预防肿瘤复发方面,丝裂霉素灌注化疗疗效优于单纯 BCG 诱导灌注治疗,但不及 BCG 诱导治疗联合维持治疗[19]。

多项研究对 BCG 灌注治疗的最佳方案进行了探索。3 项荟萃分析结果显示 BCG 诱导灌注治疗后加以长期维持灌注治疗能使其疗效得以提高[19,25-26]。同时,SWOG 研究结果显示,3 周的 BCG 维持灌注方案可显著延长高危 NMIBC 患者的无复发生存时间和无进展生存时间[27]。一项纳入了 1 355 例 NMIBC 患者,随访时间中位数为 7.1 年的 RCT 结果表明,1/3 剂量 1 年 BCG 维持灌注的疗效并不优于全剂量 3 年 BCG 维持灌注[27]。对于中危患者,1 年 BCG 维持灌注治疗与 3 年 BCG 灌注治疗相比疗效无显著差异。但是,对于高危患者,3 年 BCG 维持灌注治疗相比于 1 年灌注治疗能降低肿瘤复发风险。因此,中、高危 NMIBC 患者应在术后 2~4 周内开始为期 6~8 周(每周 1 次)的 BCG 诱导灌注治疗,再进行 1~3 年 BCG 维持灌注治疗。维持治疗方案可采用术后第 3、6 个月分别进行维持 3 周的灌注治疗(每周 1 次),之后每半年重复 1 次(每周 1 次,共 3 周)。

近年来,BCG 短缺的问题日益严重。有 3 项前瞻性研究结果显示,低剂量 BCG 灌注治疗和全剂量 BCG 灌注治疗效果相似[29-31]。另有 1 项 RCT 结果表明,尽管全剂量 BCG 与低剂量 BCG 相比可以延长 NMIBC 患者无疾病生存时间,但两者对患者疾病进展和总生存的影响无显著差异[28]。一项随访时间长达 5 年的二期临床研究表明,两个周期的 BCG 诱导灌注治疗对于高危 NMIBC 具有较好的疗效,其 5 年无复发率为 69%,5 年总生存率达 97%[32]。此外,近期一项回顾性研究发现吉西他滨 + 多西他赛序贯灌注对比标准 BCG 灌注用于治疗高危 NMIBC 患者可显著降低患者复发率并减少治疗中断发生率[33]。因此,在 BCG 不可及或短缺的情况下,减量(1/3-1/2 剂量)BCG 灌注,2 周期 BCG 诱导灌注治疗和吉西他滨 + 多西他赛序贯灌注也可作为患者的可选治疗方案。

尽管有研究表明 BCG 灌注治疗与膀胱灌注化疗相比可导致更多的不良反应,但仅有不到 5% 的患者会发生严重不良反应,并且这些不良反应都可以通过相应的治疗得以控制和缓解[26,34]。对于有严重免疫抑制[淋巴瘤、白血病、类固醇激素应用、获得性免疫缺陷综合征(艾滋病)等]、肉眼血尿、泌尿道感染、近期有创伤性导尿史和活动性肺结核的患者,不宜使用 BCG 治疗。

3.1.2.4 联合灌注治疗

一项 RCT 结果显示,膀胱灌注化疗联合 BCG 膀胱灌注治疗相比于单纯 BCG 治疗能显著延长 NMIBC 患者无疾病生存时间,但会增加发生不良反应的风险[35]。两项荟萃分析结果亦表明,化疗与 BCG 联合灌注治疗效果优于单纯 BCG 膀胱灌注治疗[36-37]。与之相反,有 RCT 结果显示单纯 BCG 灌注治疗与表柔比星联合干扰素膀胱灌注治疗相比能显著降低 NMIBC 患者复发风险并延长疾病特异生存时间[38]。另有一项 Cochrane meta 分析结果显示,单纯 BCG 灌注治疗效果亦优于 BCG 联合干扰素灌注[39]。

3.1.2.5 CIS 辅助治疗策略

CIS 的检出与 NMIBC 患者更高的复发进展风险相关,因此对于合并 CIS 的患者,术后应积极给予辅助治疗。一项荟萃分析结果显示,在有 CIS 的 NMIBC 患者中,相比于膀胱灌注化疗,BCG 膀胱灌注治疗的缓解率更高且可使治疗失败率降低 59%[40]。另一项荟萃分析结果表明,对于有 CIS 的 NMIBC 患者,BCG 灌注治疗与膀胱灌注化疗相比可降低 35% 的疾病进展风险[24]。也有前瞻性研究表明,在 CIS 患者中,BCG 联合膀胱灌注化疗与单纯 BCG 灌注治疗效果无差异[41]。因此,有 CIS 的 NMIBC 患者术后应接受 BCG 膀胱灌注治疗。

3.1.2.6 NMIBC 复发后治疗

基于个体患者数据的荟萃分析结果显示,NMIBC 患者接受术后膀胱灌注化疗复发后仍可从后续 BCG 灌注治疗中获益[19]。对于 BCG 难治性膀胱癌的患者,后续 BCG 灌注治疗对其有效的概率很小,根治性膀胱切除应该作为首选方案。对于中危 NMIBC 患者经 BCG 治疗后再次出现低级别膀胱癌者,可根据患者具体情况继续使用 BCG 灌注化疗或行根治性膀胱切除术。而对于 BCG 治疗后再次出现高级别膀胱癌或 CIS 的患者,应行根治性膀胱切除术。总体而言,BCG 治疗失败的 NMIBC 患者,具有乳头状结构的 NMIBC 患者在保膀胱治疗中能获得较合并 CIS 的 NMIBC 患者更好的临床获益[42-46]。目前,关于放化疗保膀胱综合治疗在 BCG 失败的 NMIBC 应用的证据很少。一项小样本回顾性研究结果显示,BCG 治疗后复发的 NMIBC 患者接受放化疗保膀胱综合治疗后,7 年肿瘤无复发率为 56%,疾病特异生存率为 70%,总生存率 58%[47]。近年来,随着免疫治疗的进展,有研究表明 PD-1 抑制剂辅助治疗可以使 BCG 难治性高危 NMIBC 患者获益。KEYNOTE-057 II 期研究结果显示 BCG 难治性 NMIBC 患者接受帕博利珠单抗辅助治疗后完全缓解率可以达到 41%,46% 的完全缓解患者持续完全缓解时间 ≥ 12 个月[48]。因此,帕博利珠单抗治疗在 BCG 灌注失败且拒绝或无法耐受根治手术的 NMIBC 患者中应该成为可选方案。2021 年,基因疗法药物 Adstiladrin（nadofaragene firadenovec）公布了其膀胱灌注治疗的 III 期临床试验结果,结果显示在 BCG 无应答的 NMIBC 患者中,72.9% 发生高级别 T_a/T_1 期肿瘤复发的患者获得完全缓解,完全缓解维持时间 12.4 个月；53.3% 合并 CIS 患者获得完全缓解,完全缓解维持时间 9.7 个月[49]。2022 年,QUILT 3 032 临床试验公布了 IL-15 超级拮抗剂 N-803 联合 BCG 膀胱灌注治疗在 BCG 无应答的 NMIBC 中的疗效,结果显示发生高级别 T_a/T_1 期肿瘤复发的患者无复发生存时间为 19.3 个月,71% 合并 CIS 的患者达到完全缓解,完全缓解持续时间中位数达到 26.6 个月[50]。近期,THOR-2 临床试验队列 1 的研究结果表明,对于 BCG 灌注治疗失败的具有 FGFR 基因突变的乳头状膀胱肿瘤患者,厄达替尼治疗相比于膀胱灌注化疗可以显著延长患者无复发生存时间[51]。

3.1.2.7 放化疗保膀胱综合治疗

目前,关于辅助放疗在 NMIBC 中应用的 RCT 仅有一项[42]。该研究共纳入 210 例高危 NMIBC 患者分为观察组和辅助放疗组,结果显示两组在疾病进展和死亡风险上差异无统计学意义。一项大型回顾性研究结果显示,放化疗综合治疗相比于单纯辅助放疗可以提高高危 NMIBC 患者完全缓解率,延长患者总生存时间[43]。另一项单臂回顾性研究结果表明,接受放化疗保膀胱综合治疗的高危 NMIBC 患者 5 年生存率为 82%,且超过 80% 存活者最终保留了膀胱[44]。因此,对于无法耐受或不愿意接受根治性膀胱切除术的高危 / 极高危 NMIBC 患者,可尝试放化疗保膀胱综合治疗。

尿路上皮癌

3.2 肌层浸润性膀胱尿路上皮癌的治疗

3.2.1 肌层浸润性膀胱尿路上皮癌的治疗

分期	患者状态	Ⅰ级推荐	Ⅱ级推荐	Ⅲ级推荐
$T_{2\sim4a}$, $N_{0\sim x}$, M_0	可耐受膀胱癌根治手术 [a]	新辅助化疗 [b] + 膀胱癌根治术 [c]（1A类）	新辅助化疗 + 膀胱部分切除术（2A类）[d] 最大程度 TURBT+ 放化疗三联保膀胱治疗（2A类）[e]	单纯膀胱切除术 [f]
	不能耐受膀胱癌根治手术	最大程度 TURBT+ 同步放化疗（1A类）；系统性药物治疗（1A类）	膀胱部分切除术（2A类）无法耐受化疗则单纯放疗 [i]（2A类）	TURBT（3类）[g]
T_{4b}, $N_{0\sim x}$, $M_{0\sim 1}$		同步放化疗（1A类）；系统性药物治疗（1A类）		姑息性膀胱切除术 + 尿流改道（3类）[h] 姑息性放疗（2B类）[j]

【注释】

a 筛选可手术人群时，需充分考虑患者年龄、共病状态和一般情况。

b 对于可耐受顺铂的患者，推荐术前使用新辅助化疗，可获得 5%~8% 的生存获益[1-3]。常用的化疗方案为 ddMVAC 或 GC 方案，其他方案包括以顺铂为基础联合其他化疗药物在临床上使用较少；对于顺铂不耐受的患者，目前临床研究显示免疫检查点抑制剂以及抗体偶联药物如维迪西妥单抗等治疗也可以获得较好病理缓解率以及术前降期效果[32]，强烈建议这些新型创新药物的围术期应用，需在 MDT 的讨论下开展。总体而言，新辅助治疗后肿瘤达到 ypT_2 及以下的患者可以获得更多的生存获益[28-30]。

c 膀胱癌根治性手术可采用多种手术入路完成，如开放手术、腹腔镜手术和机器人辅助腹腔镜手术；各种手术方式在肿瘤控制方面没有显著差异，然而机器人手术可以减少术中出血和缩短术后住院时间[30]。男性通常要切除膀胱和前列腺，女性则切除膀胱、子宫及附件。在切除膀胱的同时，还要进行尿流改道术[4-6]。膀胱癌根治术采取的尿流改道方式的选择需综合考虑患者年龄、共病状态、心肺功能、认知状态以及社会支持和个人偏向等多重因素。回肠膀胱术（Bricker 术）由于手术简单，术后并发症相对较少，目前在我国使用最为广泛。原位新膀胱术更符合人体正常的生理结构，具有更高的术后生活质量，因此是最为理想的尿流改道方式；但这一手术方式对患者选择要求较高，一般需要患者年轻、一般情况良好，且具有良好的依从性[7-9]。对于高龄患者（>80 岁）可考虑使用双侧输尿管皮肤造口术。该手术操作简单、创伤较小、术后恢复快，但是术后生活质量较差。膀胱癌根治术中淋巴结清扫的范围目前仍存在争议，扩大淋巴结清扫理论上会给患者带来更好的临床获益和更低的复发率，但两项前瞻性随机对照研究（LEA 和 SWOG S1011）结果显示扩大淋巴结清扫的临床获益并不优于标准淋巴结清扫，并且会增加手术并发症和围手术期死亡率[10-16]。

d 膀胱部分切除术不能作为肌层浸润性膀胱尿路上皮癌的标准治疗方法。采用该术式的患者须经过严格筛选，最理想的患者为憩室肿瘤或是有严重合并症的患者。膀胱部分切除术的选择还需要考虑肿瘤的部位，原发肿瘤周围需要有足够未受累及的软组织及尿路上皮区域（如膀胱顶部），在确保切除干净肿瘤的同时，还可保证患者膀胱部分切除术后的尿控及膀胱容量无显著损失。其相对禁忌证包括位于膀胱三角区和膀胱颈部的病变；需要输尿管再植术并非绝对禁忌。

e 选择符合适应证病例，依托紧密的多学科合作及较高的患者依从性，TURBT 尽可能将肿瘤清除，联合化放疗以期达到对膀胱肿瘤和引流淋巴结的控瘤效果并保存膀胱功能，保膀胱综合治疗近些年来应用越来越多[17-19]来自北美的倾向性评分配比比较了根治性膀胱切除与 TURBT 联合化放疗在 722 例 $T_2\text{-}T_4N_0M_0$ 膀胱癌中的治疗疗效,5 年肿瘤特异生存率为 83% 和 85%,5 年无病生存率均为 76%,5 年总生存率分别为 72% 和 77%,综合治疗组只有 13% 的病例接受了挽救性膀胱切除术。荷兰肿瘤登记数据库的资料也表明：1 432 例 cT_2-$_4N_0M_0$ 膀胱癌,保膀胱综合治疗与根治性膀胱切除术两年无病生存率分别为 61.5% 和 55.3%,两年总生存率分别为 77.0% 和 66.0%。来自英国的研究认为,即便是 cN_+M_0 的膀胱癌病例,根治性放化疗与根治性膀胱癌手术也具有相当的疗效。因此,TURBT 联合化放疗已不仅仅局限用于 T_2-$_3N_0$ 病例,适应证可拓宽至 T_2-T_4 甚至 N_+ 病例[17-22]。同步化放疗应当给予根治剂量放疗,有条件要使用图像引导调强放疗技术保证放疗的准确性和安全性,根治放疗的推荐剂量为肿瘤部位 64~66Gy,分次剂量为 1.8~2Gy,全膀胱及盆腔淋巴引流区预防 45~50Gy,使用同步加量技术可考虑全膀胱及盆腔淋巴引流区预防 45Gy/1.8Gy/25 次同步局部膀胱肿瘤及同步盆腔转移淋巴结 60Gy/2.4Gy/25 次,大分割放疗推荐方案为：全膀胱 55Gy/20 次 /4 周。膀胱癌同步放化疗时化疗方案建议：1. 顺铂：没有肾功能受损时,顺铂 $40mg/m^2$/ 周,全放疗期间；2. 吉西他滨：放疗过程中 $100mg/m^2$/ 周,全放疗期间；3.MMC+5-Fu：5-Fu $500mg/m^2$/ 天,放疗第 1~5 天以及 16~20 天连续灌注,MMC $10~12mg/m^2$ 放疗第 1 天输注；4. 卡培他滨：年老体弱的患者可选择卡培他滨 1 650mg/m² / 天,分 2 次间隔 12 小时于放疗日口服。3Gy 以上的大分割放疗不适宜使用同步化疗,以免增加治疗毒性。

f 对于伴有年老体弱、抵抗力较差、长期营养不良等状况的无法耐受铂类化疗的患者,可考虑进行单纯膀胱切除术。

g 绝大部分患者无法从单纯的 TURBT 中获益。TURBT 多作为多模态保膀胱策略的一个组成部分来使用。

h 对于局部进展性肿瘤（T_{4b}）,因侵袭盆壁和腹壁,易伴随出血、疼痛、排尿困难、尿路梗阻等并发症,可考虑使用姑息性膀胱切除术加尿流改道以缓解症状,如能耐受可在术前采用以顺铂为基础的联合方案进行转化治疗。但其术后合并症较多,须谨慎使用。

i 肌层浸润性膀胱尿路上皮癌单纯放疗可取得 40% 以上 CR 率,25% 左右的长期生存率,同步化放疗疗效优于放疗,完全缓解率为 60%~80%,5 年生存率在 50%~60%,局部控制率 60%~80%,50%~80% 的病例可保存正常膀胱功能,新辅助化疗反应好的保膀胱治疗成功率更高[23-27]。

j 见姑息性放疗部分。

3.2.2 肌层浸润性膀胱尿路上皮癌的术后辅助治疗

分期	Ⅰ级推荐	Ⅱ级推荐	Ⅲ级推荐
T_3-$_{4a}$ 或者 N_+,M_0（标准膀胱癌根治术后）		纳武利尤单抗(1B 类)[a] 辅助性化疗(2A 类)[b]	帕博利珠单抗(1B 类)[c]
ypT_2-$_{4a}$ 或者 ypN_+,M_0（新辅助治疗后标准膀胱癌根治术后）		纳武利尤单抗(1B 类)[a]	帕博利珠单抗(1B 类)[c]
T_{4b} N_{0-x},M_0（标准膀胱癌根治术后）		纳武利尤单抗(1B 类)[a] 辅助性化疗(2A 类)[b]	辅助性放疗(2B 类)[d] 帕博利珠单抗(1B 类)[c]
T_x N_{0-x},M_0,R1/R2（标准膀胱癌根治术后）			辅助性放疗(2B 类)[d]
T_3-$_{4a}$ 或者 N_+,M_0（标准膀胱癌根治术后）		纳武利尤单抗(1B 类)[a] 辅助性化疗(2A 类)[b]	帕博利珠单抗(1B 类)[c]

【注释】

a CheckMate 274 研究中高危肌层浸润性尿路上皮癌（MIUC）患者根治性手术后纳武利尤单抗对比安慰剂辅助治疗,结果显示 ITT 人群中,纳武利尤单抗相较于安慰剂的 DFS 有显著延长（22.0 个月 vs. 10.9 个月,

$HR=0.71,95\%$ CI $0.58\sim0.86,P<0.001$）。PD-L1 $\geqslant1\%$ 人群中，也同样达到 DFS 主要终点（52.6 个月 vs. 8.4 个月，$HR=0.52,95\%$ CI $0.37\sim0.72,P<0.001$）[1]，在 MIBC 亚组人群中 DFS 获益与 ITT 人群一致（DFS 25.8 个月 vs 9.4 个月，$HR=0.61$）[2]。该研究纳入了 155 例亚洲患者，其中 72 例来自中国，亚洲患者中纳武利尤单抗辅助治疗亦显示出生存优势（$HR=0.83$）[3]。中国国家药品监督管理局于 2023 年 1 月批准纳武利尤单抗单药在中国作为根治性切除术后伴有高复发风险的尿路上皮癌患者辅助治疗适应证。

b　对于 $pT_{3/4}$ 和 / 或淋巴结阳性，且无远处转移（M_0）的患者，根治性膀胱切除术后行辅助化疗仍有争议[4-5]，主要原因是缺乏大规模随机对照临床研究证据。但由于此类患者术后复发率较高，若患者在术前未行新辅助化疗，术后应充分权衡患者的状态及病理分期，考虑给予含顺铂方案的辅助化疗。若患者不能耐受顺铂，目前无证据显示其他术后辅助化疗方案能改善患者的生存。

一项回顾性队列分析包括 3 974 例膀胱切除和淋巴结转移的患者，显示高危亚组患者（局部分期晚和淋巴结阳性）OS 存在获益（$HR=0.75,95\%$ CI $0.62\sim0.90$）[6]。此外，2003—2006 年一项大规模观察性研究比较术后辅助化疗和单纯观察组的疗效。研究入组了 5 653 例 pT_{3-4} 和 / 或淋巴结阳性的膀胱癌患者，23% 的患者接受了辅助化疗，结果辅助治疗组的 5 年 OS 率为 37%（$HR=0.70,95\%$ CI $0.64\sim0.76$），而观察组为 29.1%[7]。

目前支持常规术后辅助化疗的随机Ⅲ期临床研究证据有限，既往多项研究存在样本量小、统计方法不当、化疗方案不一等缺陷[2]。例如，研究使用的方案，包括使用 4 个周期的 CMV（卡铂、甲氨蝶呤和长春新碱）[8]、CISCA（顺铂、环磷酰胺和多柔比星）[9]、MVA（E）C（甲氨蝶呤、长春碱、多柔比星或表柔比星、顺铂）、CM（顺铂和甲氨蝶呤）[10-11]、顺铂单药治疗[12]等。部分方案已非临床常用方案。因此，早年针对辅助化疗研究所进行的荟萃分析为阴性结果[13]。

2014 年的荟萃分析[14]又增加了 3 项研究[15-17]，其中包括了更新的化疗方案吉西他滨 / 顺铂 + 紫杉醇 / 吉西他滨 + 顺铂。此时的分析结果显示，术后辅助化疗的患者无病生存时间（DFS）获益明显（$HR=0.66$；95% CI $0.48\sim0.92$），OS 也存在获益趋势（$HR=0.77$）。同时，对淋巴结阳性的分层分析显示 DFS 获益更明显（$HR=0.64$；95% CI $0.45\sim0.91$）。在基于顺铂的辅助化疗研究中，淋巴结阳性人群 DFS 的 HR 为 0.39（95% CI $0.28\sim0.54$），而淋巴结阴性人群 DFS 的 HR 为 0.89（95% CI $0.69\sim1.15$）。提示术后辅助化疗的获益人群可能是能耐受含顺铂方案的淋巴结阳性人群。

迄今为止，最大的术后辅助 RCT（EORTC 30994）研究，主要研究目前为术后即刻治疗与复发后再治疗对于早期膀胱癌患者生存的影响。现有数据显示与复发后再治疗相比，术后即刻治疗组的 PFS 有显著改善（$HR=0.54,95\%$ CI $0.4\sim0.73,P<0.000\ 1$），但是没有显著的 OS 获益[18]。目前认为淋巴结阳性且体能状况良好的患者中，以顺铂为主的联合化疗可改善 DFS[19-21]。

c　AMBASSADOR Alliance A031501 研究中高危肌层浸润性尿路上皮癌（MIUC）患者根治性手术后帕博利珠单抗对比安慰剂辅助治疗，最终纳入共有 702 例患者，Pembro 组 354 例，观察组 348 例；两组分别有 13.0% 和 21.6% 的患者未发生任何事件而退出研究。观察组中有 74 例（21%）接受了免疫检查点抑制剂（ICIs）治疗。DFS 和 OS 的中位随访时间分别为 22.3 个月和 36.9 个月。初步结果显示，Pembro 组的 DFS 显著优于观察组，中位 DFS 分别为 29.0 个月和 14.0 个月（$HR=0.69,95\%$ CI $0.54\sim0.87,P=0.001$），两组的中位 OS 差异无统计学意义（50.9 个月 vs. 55.8 个月）（$HR=0.98$；95% CI $0.76\sim1.26$；$P=0.883$）。帕博利珠单抗组和观察组分别有 48.4% 和 31.8% 的患者发生 3 级以上不良事件（AEs），帕博利珠单抗没有出现新的安全性信号[23]。

d　标准膀胱癌根治术后多出现远处转移，有病例对照研究结果显示，对于手术切缘不净、局部病变较晚，仅行姑息手术的患者，术后放疗有可能提高局部控制率。

3.3 晚期膀胱尿路上皮癌的治疗原则

3.3.1 转移性膀胱尿路上皮癌的一线治疗策略

分层	Ⅰ级推荐	Ⅱ级推荐	Ⅲ级推荐
可耐受顺铂	吉西他滨 + 顺铂(1A 类)[a] dd-MVAC(G-CSF 支持)(1A 类)	维恩妥尤单抗 + 帕博利珠单抗(1A 类)[b] 吉西他滨 + 顺铂 + 纳武利尤单抗(1A 类)[a]	维迪西妥单抗 + 特瑞普利单抗(2B 类) 吉西他滨 + 紫杉醇 + 顺铂(2A 类)[a]
不可耐受顺铂[b]	吉西他滨 + 卡铂(1B 类)	维恩妥尤单抗 + 帕博利珠单抗(1A 类)[b] 帕博利珠单抗(2A 类)[d]	维迪西妥单抗 + 特瑞普利单抗(2B 类) 吉西他滨 + 紫杉醇(2A 类)

【注释】

a 对于肾功能处于边界范围或轻度异常情况下（eGFR 为 40~60mL/min），顺铂可以考虑分次给药进行（如 35mg/m² d1、d2 或 d1、d8）。

b 中国国家药品监督管理局（NMPA）药品审评中心（CDE）已于 2024 年 3 月 27 日受理 EV+ 帕博利珠单抗联合用药用于一线治疗既往未经治疗的局部晚期或转移性尿路上皮癌（la/mUC）成年患者的补充生物制剂许可申请（sBLA），尚未公布审批结果。

c 符合以下一条或一条以上标准：①肾功能不全，eGFR ≥ 30mL/min 且 eGFR<60mL/min；②一般情况 ECOG 评分为 2 分；③听力下降或周围神经病变 2 级或 2 级以上。

d 帕博利珠单抗尚未在国内获得晚期尿路上皮癌治疗适应证，基于临床研究数据，其仅适用于 PD-L1 表达的患者，或不能耐受任何铂类化疗且 PD-L1 表达的患者。

● 转移性膀胱尿路上皮癌的一线治疗解析

晚期尿路上皮癌对于铂类为主方案的化疗较为敏感，有效率可达到 50% 左右，但部分患者无法耐受顺铂为主的化疗。对于晚期尿路上皮癌的治疗，根据铂类耐受情况分为两类人群，总体来说非顺铂方案化疗疗效有所下降。因此，对于能够耐受顺铂治疗情况下，不推荐任何不含顺铂的化疗方案或其他治疗。

1. 可耐受顺铂人群的治疗选择

(1)吉西他滨联合顺铂：

一项吉西他滨联合顺铂方案（GC 方案）与甲氨蝶呤 + 长春碱 + 多柔比星 + 顺铂方案（MVAC 方案）对照用于晚期尿路上皮癌一线治疗的随机对照Ⅲ期临床研究显示，GC 方案与 MVAC 方案的疗效相当，两组的客观有效率为 49.4% 与 45.7%，无进展生存时间中位数为 7.7 个月与 8.3 个月，总生存时间中位数为 14.0 个月与 15.2 个月，但 GC 方案治疗导致的中性粒细胞减少性发热、中性粒细胞减少脓毒症和黏膜炎显著低于 MVAC 对照组[1-2]。

推荐用法：吉西他滨 1 000mg/m² d1、d8、d15，顺铂 70mg/m² d1 或 d2，每 28d 为一周期。或者，吉西他滨 1 000mg/m² d1、d8，顺铂 70mg/m² d1 或 d2，每 21d 为一周期。

(2)G-CSF 支持下的剂量密集性 MVAC 方案：

一项 G-CSF 支持下的 dd-MVAC 方案与传统 MVAC 方案对照用于晚期尿路上皮癌一线治疗的随机Ⅲ期临床研究（EORTC3024）显示两组的客观有效率分别为 62% 与 50%，无进展生存时间中位数为 9.1 个月与 8.2 个月，总生存时间中位数为 15.1 个月与 14.9 个月，虽然疗效差异无统计学意义，但 dd-MVAC 方案更有利，且不良反应方面，耐受性更好[3-4]。

推荐用法：甲氨蝶呤 30mg/m² d1+ 长春碱 3mg/m² d1+ 多柔比星 30mg/m² d1+ 顺铂 70mg/m² d1。要求水化

和 G-CSF 支持。

(3)维恩妥尤单抗+帕博利珠单抗：

一项三期、全球、多中心、随机对照临床试验(EV-302 研究)，比较了 EV 和帕博利珠单抗对比化疗(吉西他滨+顺铂/卡铂)在未经治疗的局部晚期或转移性尿路上皮癌患者中的疗效和安全性，886 例患者随机分成两组，在中位随访 17.2 个月后，两组的中位无进展生存时间分别是 12.5 个月与 6.3 个月(*HR*=0.45；95% *CI*, 0.38~0.54；*P*<0.001)；中位总生存期分别是 31.5 个月与 16.1 个月(*HR*=0.47；95% *CI*, 0.38~0.58；*P*<0.001)；确认的客观缓解率分别为 67.7% 与 44.4%(*P*<0.001)；两组病例完全缓解率分别为 29.1% 与 12.5%。治疗相关的三级及以上不良反应，两组分别为 55.9% 与 69.5%[5]。2024 年 ASCO GU 公布了其亚组数据，无论顺铂是否耐受或者 PDL1 表达状况如何，无论是否存在肝或内脏转移，中位无进展生存时间及中位总生存时间与总体人群的结果一致[6]。

推荐用法：维恩妥尤单抗 1.25mg/kg d1、d8 静脉注射，帕博利珠单抗 200mg d1 静脉注射，每 21d 为一周期。

(4)吉西他滨+顺铂+纳武利尤单抗：

一项三期、随机、开放标签的临床研究(CheckMate 901 研究)，比较了纳武利尤单抗联合吉西他滨和顺铂对比吉西他滨和顺铂化疗在未经治疗的可耐受顺铂的不可切除或转移性尿路上皮癌患者中的疗效与安全性。中位随访 33.6 个月后，两组的中位生存时间分别为 21.7 个月与 18.9 个月(*HR*=0.78；95% *CI*, 0.63~0.96；*P*=0.02)；中位无进展生存时间分别是 7.9 个月与 7.6 个月(*HR*=0.72；95% *CI*, 0.59~0.88；*P*=0.001 2)；客观缓解率分别为 57.6% 与 43.1%。治疗相关的三级及以上不良反应，两组分别为 61.8% 与 51.7%[7]考虑到纳武利尤单抗尚未在国内获得晚期尿路上皮癌治疗适应证，故在晚期上尿路上皮癌一线治疗中该方案作为Ⅱ级推荐。

推荐用法：

治疗期间：吉西他滨 1 000mg/m² d1、d8 静脉注射，顺铂 75mg/m² d1 静脉注射，纳武利尤单抗 360mg d1 静脉注射；每 21d 为一周期。

维持期间：其后予以纳武利尤单抗维持治疗：480mg d1 静脉注射；每 28d 为一周期。

(5)紫杉醇+吉西他滨+顺铂(TGP)：

一项紫杉醇+顺铂+吉西他滨方案(PCG 方案)与吉西他滨联合顺铂用于晚期尿路上皮癌一线治疗的随机对照Ⅲ期临床研究(EORTC30987)显示两组的客观有效率分别为 55.5% 与 43.6%，无进展生存时间中位数为 8.3 个月与 7.6 个月，总生存时间中位数为 15.8 个月与 12.7 个月。统计分析显示 PCG 方案的有效率显著高于 GC 方案，但作为主要研究终点方面，虽然也有利于 PCG 方案组，但差异不具有统计学意义[8]。

推荐用法：紫杉醇 80mg/m² d1、d8，顺铂 70mg/m² d1 或 d2，吉西他滨 1 000mg/m² d1、d8，每 21d 为一周期。

2. 不可耐受顺铂人群治疗的选择

(1)吉西他滨联合卡铂：

一项评估吉西他滨联合卡铂与 MCV 方案(甲氨蝶呤+卡铂+长春碱)的随机对照Ⅱ/Ⅲ期临床研究(EORTC30986)显示两组客观有效率分别为 41.2% 与 30.3%，无进展生存时间中位数为 5.8 个月与 4.2 个月，总生存时间中位数分别为 9.3 个月与 8.1 个月，整体数据更有利于吉西他滨联合卡铂治疗组[9]。

推荐用法：吉西他滨 1 000mg/m² d1、d8，卡铂按照 AUC=4~5 计算 d1，每 21d 为一周期。

(2)吉西他滨联合紫杉醇：

紫杉类药物由于主要依靠肝脏代谢，因此对于肾功能不全的晚期尿路上皮癌可以作为选择，意大利一项Ⅱ期多中心临床研究入组了 ECOG 评分为 2 分或 eGFR<60mL/min 的部分患者，结果显示双周给药方案客观有效率可以达到 37%，无进展生存时间中位数为 5.8 个月，生存时间中位数为 13.2 个月[10]。推荐用法：吉西他滨 1 000mg/m² d1、d8，紫杉醇 80mg/m² d1、d8，每 21d 为一周期。

(3)帕博利珠单抗：

一项帕博利珠单抗用于不能耐受顺铂的晚期尿路上皮癌一线治疗的Ⅱ期单臂临床研究(KEYNOTE-052 研究)[10-11]，共有 370 例受试者接受治疗，最新五年长期随访结果显示帕博利珠单抗治疗的客观有效率为

28.9%，中位疗效持续时间为33.4个月，中位无进展生存时间为2.5个月，中位总生存时间为11.3个月，其中四年PFS率为10.3%，四年OS率为19.0%。PD-L1高表达人群（CPS≥10）与PD-L1低表达人群（CPS<10）的患者，客观有效率分别为达到47.3%与20.7%，中位无进展生存时间分别为4.9与2.1个月，中位总生存时间分别为未达到与21.2个月，四年生存率分别为57.6%与27.4%[10-11]。

推荐用法：帕博利珠单抗200mg，每3周给药一次。

（4）维迪西妥单抗＋特瑞普利单抗：

RC48-C014研究是一项开放标签的多中心Ⅰb/Ⅱ期临床试验，用于评价维迪西妥单抗联合特瑞普利单抗治疗晚期/转移性尿路上皮癌的安全性和有效性。2023年ASCO GU大会上报道的该项研究结果最新数据分析[12]，截至2022年11月18日，确认的客观缓解率（cORR）为73.2%（95% CI 57.1%~85.8%），完全缓解（CR）率为9.8%，疾病控制率（DCR）为90.2%（95% CI 76.9%~97.3%），无进展生存时间（PFS）中位数为9.2个月（95% CI 5.7~10.3个月），2年OS率为63.2%。亚组分析显示，HER2 IHC 2/3+、IHC 1+和IHC 0亚组ORR分别为83.3%、64.3%和33.3%。PD-L1阳性和阴性亚组ORR分别为61.5%和78.6%。安全性方面，最常见的治疗相关不良事件（TRAE）包括谷草转氨酶（GOT）/谷丙转氨酶（GPT）升高（68.3%）、外周感觉神经病变（61.0%）、乏力（61.0%）、高脂血症（53.7%），其中≥3级TRAE发生率为43.9%。

推荐用法：维迪西妥单抗2.0mg/kg，每两周一次，特瑞普利单抗3mg/kg，每2周一次。

EV-103是一项维恩妥尤单抗（EV）与帕博利珠单抗联合用于铂类不能耐受的晚期尿路上皮癌的Ⅰb/Ⅱ期临床研究[13-14]：45例子受试者，一线使用Enfortumab Vedotin联合帕博利珠单抗，确认的ORR（cORR）为73.3%，DCR为84.4%，CR率为15.6%，安全性可控，且各亚组均显示良好的ORR。一项三期、全球、多中心、随机对照临床试验（EV-302研究），比较了EV和帕博利珠单抗对比化疗（吉西他滨＋顺铂/卡铂）在未经治疗的局部晚期或转移性尿路上皮癌患者中的疗效和安全性，其中铂类不能耐受人群中接受EV联合帕博利珠单抗与吉西他滨＋卡铂化疗的患者分别为197例与205例，客观有效率分别为63.9%与34.9%，中位无进展生存时间分别为10.6与6.1个月（HR=0.43；95% CI，0.33~0.55），中位生存时间分别为NR与12.7个月（HR=0.43；95% CI，0.31~0.59）[5]。

推荐用法：维恩妥尤单抗1.25mg/kg d1、d8，帕博利珠单抗200mg d1，每3周为一周期。

转移性膀胱尿路上皮癌的一线化疗后的维持治疗策略

适合人群	Ⅰ级推荐	Ⅱ级推荐	Ⅲ级推荐
一线化疗4~6周期后获得疾病稳定或客观有效	临床研究	阿维鲁单抗（1A类）a	帕博利珠单抗（2A类）b

【注释】

a 阿维鲁单抗尚未在国内上市。

b 帕博利珠单抗尚未在国内获得晚期尿路上皮癌治疗适应证。

晚期尿路上皮癌对于铂类为主方案的化疗较为敏感，无进展生存时间中位数为6~9个月，因此化疗后客观有效或稳定的患者容易出现再次进展，而PD-1/L1单抗为代表的免疫治疗可以延缓复发与改善总生存。化疗后疾病控制患者序贯维持免疫治疗已经成为这部分患者的一线治疗选择。

（1）阿维鲁单抗：

一项阿维鲁单抗与安慰剂对照用于晚期尿路上皮癌一线化疗后疾病稳定或缓解后维持治疗的Ⅲ期随机临床研究，结果显示阿维鲁单抗联合最佳支持治疗（BSC）相比BSC对照组可显著延长患者的总生存时间，两组总生存时间中位数分别为21.4个月与14.3个月（P<0.001），亚组分析结果显示，在总人群、年龄、ECOG PS评分、PD-L1状态等亚组中，接受阿维鲁单抗联合最佳支持治疗患者的生存获益均优于单独BSC对照组，在无进

展生存方面,同样观察到阿维鲁单抗联合最佳支持治疗相比单独 BSC 治疗可明显改善患者的无进展生存时间,两者分别为 3.7 个月与 2.0 个月[15]。

推荐用法:阿维鲁单抗每次 10mg/kg,每 2 周给药一次。

（2）帕博利珠单抗:

一项帕博利珠单抗与安慰剂对照用于晚期尿路上皮癌化疗控制后维持治疗的随机双盲 II 期临床研究（HCRN GU14-182 研究）显示帕博利珠单抗维持治疗较安慰剂组显著延长无进展生存时间,两组分别为 5.4 个月与 3.0 个月,客观有效率分别为 23% 与 10%,总生存时间差异无统计学意义,两组总生存时间中位数为 22 个月与 18.7 个月[16]。

推荐用法:帕博利珠单抗每次 200mg,每 3 周给药一次。

3.3.2 转移性膀胱尿路上皮癌的二线治疗策略

分层	I 级推荐	II 级推荐	III 级推荐
既往化疗失败	临床研究	帕博利珠单抗（1A 类）b 特瑞普利单抗（2A 类） 替雷利珠单抗（2A 类）c 维迪西妥单抗（2A 类）d	维恩妥尤单抗（2A 类）b 纳武利尤单抗（2A 类） 维迪西妥单抗 + 特瑞普利单抗（2B 类） 厄达替尼（1B 类）b
既往免疫治疗失败 a	临床研究	吉西他滨 + 顺铂 吉西他滨 + 卡铂 维恩妥尤单抗（2A 类）b	长春氟宁（1A 类） 培美曲塞（2B 类） 紫杉类化疗药物 e（2B 类） 厄达替尼（1B 类）b

【注释】

a 既往免疫治疗失败人群包括术后辅助免疫治疗失败以及铂类不能耐受人群。

b 帕博利珠单抗、纳武利尤单抗在国内尚未获得晚期尿路上皮癌的治疗适应证,维恩妥尤单抗、长春氟宁、厄达替尼尚未在国内批准上市。

c 替雷利珠单抗仅适用于 PD-L1 高表达的局部晚期或转移性尿路上皮癌。

d 维迪西妥单抗用于既往化疗失败的 *HER2* 过表达的晚期及转移性尿路上皮癌。

e 紫杉类化疗药物包括临床常用的紫杉醇、多西他赛、白蛋白紫杉醇。

转移性膀胱尿路上皮癌的二线治疗解析

PD-1/PD-L1 单抗为主的免疫治疗较传统化疗显著改善了晚期尿路上皮癌的二线治疗客观有效率,开启了晚期尿路上皮癌二线治疗的新篇章,特别是帕博利珠单抗与化疗对照的随机对照 III 期临床研究（KEYNOTE045）显示免疫治疗改善了总生存,奠定了免疫治疗在晚期尿路上皮癌二线治疗地位。另外成纤维细胞生长因子受体（FGFR）突变抑制剂的问世,晚期尿路上皮癌的靶向治疗也获得突破,目前晚期尿路上皮癌的二线治疗呈现百花齐放的局面[18-19]。

1. 免疫治疗

（1）特瑞普利单抗:

一项特瑞普利单抗用于既往治疗失败后的晚期尿路上皮癌的 II 期注册临床研究（POLARIS-03),入组为所有化疗失败、不筛选 PD-L1 表达人群,结果显示其客观有效率为 26%,其中 PD-L1 阳性患者的客观有效率达到 42%,无进展生存时间中位数为 2.3 个月,总生存时间中位数为 14.4 个月[17]。2022 年 ASCO 会议公布了其两年随访,结果显示客观有效率达到 26.5%,疗效持续时间为 25.8 个月,总生存时间中位数为 14.6 个月[17]。

推荐用法:特瑞普利单抗每次 3mg/kg,每 2 周给药一次。

（2）替雷利珠单抗：

替雷利珠单抗用于 PD-L1 阳性（TC 或 IC ≥ 25%）的晚期尿路上皮癌常规治疗失败后人群治疗的 II 期注册临床研究，结果显示其客观有效率为 24%，无进展生存时间中位数为 2.1 个月，总生存时间中位数为 9.8 个月[18]。

推荐用法：替雷利珠单抗每次 200mg，每 3 周给药一次。

（3）帕博利珠单抗：

帕博利珠单抗与化疗（紫杉醇、多西他赛或长春氟宁）对照用于铂类化疗后进展的晚期尿路上皮癌患者的随机 III 期临床研究（KEYNOTE-045 研究）证实了帕博利珠单抗较化疗组显著改善总生存时间，两组分别为 10.3 个月与 7.4 个月，其他疗效终点：客观有效率分别为 21.1% 与 11.4%，无进展生存时间中位数为 2.1 个月与 3.3 个月[19]。5 年随访数据显示帕博利珠治疗组四年生存率为 16.7%，疗效持续时间为 29.7 个月[11]。

推荐用法：帕博利珠单抗 200mg，每 3 周一次。

（4）纳武利尤单抗：

Checkmate275 II 期试验是一项纳武利尤单抗治疗含铂治疗失败的尿路上皮癌的 II 期临床研究，共入组 265 例患者，结果表明纳武利尤单抗的客观有效率为 19.6%，PFS 中位数为 1.87 个月[20]。2017 年 2 月，美国 FDA 基于此结果批准了其晚期尿路上皮癌二线治疗适应证。

2. 化疗

帕博利珠单抗与化疗对照用于晚期尿路上皮癌二线治疗的 III 期临床研究（KEYNOTE-045 研究），对照组采用了紫杉醇、多西紫杉醇以及长春氟宁等化疗药物，这是目前晚期尿路上皮癌二线化疗药物的主要选择。这项 III 期临床研究证实了化疗用于晚期尿路上皮癌二线治疗的总体客观有效率为 11.4%，无进展生存时间中位数为 3.3 个月，总生存时间为 7.4 个月[19]。单独涉及多西他赛及长春氟宁两个药物均有相应的 III 期临床研究，一项多西他赛联合雷莫芦单抗用于晚期尿路上皮癌二线治疗的随机对照 III 期研究结果显示，多西他赛联合雷莫芦单抗与多西他赛联合安慰剂比较，可以显著改善无进展生存时间，其中作为多西他赛对照组的客观有效率为 14%，无进展生存时间中位数为 2.76 个月，总生存时间中位数为 7.9 个月[21]。另外一项长春氟宁与安慰剂对照用于晚期尿路上皮癌二线治疗的随机对照 III 期研究结果显示长春氟宁治疗组较安慰剂显著改善了总生存时间（6.9 个月 vs. 4.3 个月），客观有效率为 8.6%，无进展生存时间中位数为 3.0 个月[22]。

其他药物方面，白蛋白紫杉醇与紫杉醇、多西他赛同属于紫杉类化疗药物，可以作为晚期尿路上皮癌二线化疗的药物选择，其中白蛋白紫杉醇单药用于晚期尿路上皮癌二线治疗的 II 期临床研究数据证实其客观有效率为 27.7%，无进展生存时间中位数为 6.0 个月，总生存时间中位数为 8.0 个月[23]。此外，培美曲塞也可以作为晚期尿路上皮癌二线化疗药物的选择，一项培美曲塞用于晚期尿路上皮癌二线治疗的 II 期临床研究结果显示其客观有效率同样为 27.7%，无进展生存时间中位数为 2.9 个月，总生存时间中位数为 9.6 个月[24]。推荐用法如下。

多西他赛 75mg/m² d1，每 21d 为一周期。

紫杉醇 135~175mg/m² d1，每 21d 为一周期。

白蛋白紫杉醇 260mg/m² d1，每 21d 为一周期。

长春氟宁 320mg/m² d1，每 21d 为一周期。

培美曲塞 500mg/m² d1，每 21d 为一周期。

吉西他滨联合紫杉醇：吉西他滨 1 000mg/m² d1、d8，紫杉醇 80mg/m² d1、d8，每 21d 为一周期。

3. 靶向治疗

厄达替尼是一种口服的泛 FGFR 抑制剂（FGFR1~4 抑制剂），国外已经批准用于有 *FGFR3* 或 *FGFR2* 基因突变在铂类化疗期间或化疗后出现疾病进展的局部晚期或转移性尿路上皮癌（包括新辅助或辅助铂类化疗 12 个月内）的患者。BLC2001 研究是一项厄达替尼用于晚期尿路上皮癌靶向治疗的单臂 II 期临床研究，入组了 99 例合并 FGFR 变异、既往化疗失败（包括新辅助或辅助铂类化疗 12 个月内进展）的患者。79% 的患者合并内脏转移,43%的患者既往接受过至少两次治疗,2019年BLC2001研究公布了厄达替尼疗效及安全性的最终数据,独立评估的客观有效率为40%,其中CR率为3%,疾病控制率为79%,无进展生存时间中位数为5.5个月,总生存时间中位数为13.8个月,其中23例伴有内脏转移的上尿路上皮癌患者,客观缓解率为43%[25]。

THOR研究是一项全球多队列随机3期研究。其中,队列1:评估经过1-2线治疗且PD-(L)1经治的局部晚期或mUC患者,接受厄达替尼或者研究者选择化疗(多西他赛或长春氟宁)的疗效和安全性研究。共纳入266例合并FGFR突变的患者,其中上尿路上皮癌占33.5%。厄达替尼组的mOS显著优于化疗组(12.1个月 vs. 7.8个月),mPFS(5.6个月 vs. 2.7个月);队列2:厄达替尼对比帕博利珠单抗在FGFR突变未经ICI治疗的mUC患者,OS及PFS获益相似,两组ORR分别为40%和21.6%(P<0.001)。2023年ESMO Asia对76例亚洲患者进行了分析。其中,厄达替尼组37例,化疗组39例。68%的患者接受过二线治疗,51%的患者原发肿瘤位于上尿路。中位随访时间为15.7个月。厄达替尼组对比化疗组的mOS分别为23.3个月和11.3个月、mPFS分别为5.6个月和2.7个月、ORR分别为49%和8%,均显示厄达替尼组显著改善[26]。

推荐用法:厄达替尼片8mg,每日一次,d1~7,其后休7d(根据血清磷酸盐水平及不良反应耐受情况)可增加为9mg,每日一次,之后重复,每28d为一周期。

4. 抗体偶联药物治疗

(1)维迪西妥单抗:

维迪西妥单抗(RC48,Disitamab Vedotin)是一款抗人表皮生长因子受体2(HER2)的抗体药物偶联物(ADC),一项维迪西妥单抗的Ⅱ期临床研究(RC48-C005)纳入既往常规治疗失败的HER2阳性表达的晚期尿路上皮癌患者,入组总计43例二线及多线尿路上皮癌受试者,其中确证客观缓解率(cORR)为51.2%,疾病控制率(DCR)为90.7%,无进展生存时间中位数为6.9个月,总生存时间中位数为13.9个月[27]。另外一项关于维迪西妥单抗的关键Ⅱ期注册临床研究(RC48-C009)纳入了64例既往含铂化疗,包括吉西他滨及紫杉醇治疗均失败的HER2免疫组织化学检测为阳性(IHC 2+或3+)的晚期尿路上皮癌患者,所入组受试者中85.9%的患者接受了维迪西妥单抗的三线治疗,总人群疗效客观缓解率(ORR)为50.0%,其中接受维迪西妥单抗二线治疗人群的客观缓解率为55.6%,总体人群无进展生存时间中位数为5.3个月,总生存时间中位数为14.2个月[28-29]。

推荐用法:维迪西妥单抗2.0mg/kg,每2周一次。

(2)维恩妥尤单抗:

一项关于维恩妥尤单抗用于晚期实体癌Ⅰ期临床研究(EV101),共入组了既往治疗失败的112例接受单药维恩妥尤单抗治疗的转移性尿路上皮癌,客观有效率为43%,疗效持续时间为7.4个月,中位生存时间为12.3个月[30]。另外一项维恩妥尤单抗用于顺铂不能耐受,且既往免疫治疗失败的开放标签、单臂、多中心Ⅱ期临床研究(EV-201),总计纳入了89例患者,该研究结果于2021年ASCO GU会议公布,结果显示首要观察终点-客观缓解率(ORR)为51%,疾病控制率(DCR)达91%,无进展生存时间中位数为5.8个月,总生存时间中位数为14.7个月[31]。

推荐用法:维恩妥尤单抗注射剂1.25mg/kg,d1、d8、d15,每28d为一周期。

3.3.3 转移性膀胱尿路上皮癌的三线治疗策略

既往治疗史	Ⅰ级推荐	Ⅱ级推荐	Ⅲ级推荐
化疗及免疫治疗失败后	临床研究	维恩妥尤单抗(1A类)[a] 厄达替尼(1A类)[b] 维迪西妥单抗(2A类) Enfortumab Vedotin(1A类)[a] 厄达替尼(1A类)[b] 戈沙妥珠单抗(2B类)[c]	

【注释】

a   维恩妥尤单抗尚未在国内批准上市。

b   靶向药物厄达替尼尚未在国内批准上市，仅适用于合并 *FGFR2/3* 基因变异的晚期尿路上皮癌。

c   戈沙妥珠单抗在国内尚未获得晚期尿路上皮癌的治疗适应证。

转移性膀胱尿路上皮癌的三线治疗解析

抗体偶联药物近年来获得快速发展，美国 FDA 先后批准维恩妥尤单抗、戈沙妥珠单抗用于既往含顺铂方案及免疫治疗失败后转移性尿路上皮癌患者的三线治疗。

1. 维恩妥尤单抗：

EV-301 是一项 EV 与常规化疗对照用于既往接受过铂类与免疫治疗失败后晚期尿路上皮癌随机对照的Ⅲ期临床研究[32]，研究的主要终点为总生存时间中位数。结果显示 EV 的总生存时间长于化疗组（12.88 个月 vs. 8.97 个月；*HR*=0.70，*P*=0.001），EV 组的无进展生存时间也比化疗组长（5.55 个月 vs. 3.71 个月，*HR*=0.62，*P*<0.001），客观有效率为 40.6% 与 17.9%。EV-203 是一项单臂、开放标签、2 期临床研究，探索 EV 治疗既往接受过铂类化疗和 PD-1/PD-L1 抑制剂治疗的三线Ⅰa 期 /mUC 中国患者的疗效和安全性[33]，共入组 40 例患者。结果显示：IRC 评估的 ORR 为 37.5%，其中 1 例 CR，14 例 PR，DCR 为 72.5%，研究者评估的 ORR 为 42.5%，DCR 为 82.5%。生存方面：IRC 评估的 mPFS 为 4.67 个月，研究者评估的 mPFS 为 4.24 个月，中位随访 6.5 个月，mOS 尚未到达。安全性方面：最常见的治疗相关不良反应（TRAE）为 1~2 级，2 例患者因 EV 导致的 TRAE 而中止治疗。

推荐用法：维恩妥尤单抗注射剂：1.25mg/kg，d1、d8、d15，每 28d 为一周期。

2. 戈沙妥珠单抗（sacituzumab govitecan，SG）：

SG 是一种新型 Trop-2 靶向抗体偶联药物，由抗 Trop-2 人源化单克隆抗体 hRS7 IgG1 与拓扑异构酶Ⅰ抑制剂伊立替康活性代谢产物 SN-38 偶联形成。既往一项Ⅰ/Ⅱ期篮子试验（IMMU-132-01）纳入了 45 例接受过系统治疗的转移性尿路上皮癌患者，该探索性试验结果显示戈沙妥珠单抗的 ORR 为 28.9%，DoR 中位数为 12.9 个月，PFS 中位数为 6.8 个月，OS 中位数为 16.8 个月[34]。一项关键性Ⅱ期伞状多队列临床研究（TROPHY-U-01）队列 1 结果显示，对于既往多线治疗的局部晚期或转移性尿路上皮癌患者（共入组 113 例，既往治疗中位线数为 3，范围 1~8），戈沙妥珠单抗客观缓解率为 27%，起效时间中位数为 1.6 个月，DoR 中位数达 7.2 个月[35]。2023 年 ASCO GU 公布了 TROPHY U 01 研究截至 2022 年 7 月 26 日的更新结果[36]。队列 2：SG 治疗后 12 例患者部分缓解，总人群 ORR 为 32%（95% *CI* 17.5%~48.7%），DoR 中位数为 5.6 个月（95% *CI* 2.8~13.3 个月）。随访时间中位数为 9.3 个月（95% *CI* 0.5~30.6 个月）后，PFS 中位数为 5.6 个月（95% *CI* 4.1~8.3 个月），OS 中位数为 13.5 个月（95% *CI* 7.6~15.6 个月）。其中，不适用含铂化疗且既往仅接受过 CPI 治疗的 mUC 患者 ORR 为 53.8%。队列 3：入组患者 41 例，随访时间中位数为 12.5 个月（范围：0.9~24.6 个月）；SG 联合帕博利珠单抗中心评估的 ORR 为 41%（95% *CI* 26.3%~57.9%），CR 为 20%，CBR 为 46%（95% *CI* 30.7%~62.6%）；DoR 中位数为 11.1 个月（95% *CI* 4.8 个月 ~NE，*n*=17）；PFS 中位数为 5.3 个月（95% *CI* 3.4~10.2 个月）。至缓解时间中位数为 1.4 个月（95% *CI* 1.3~2.7 个月）；OS 中位数为 12.8 个月（95% *CI* 10.7 个月 ~NE）。

推荐用法：戈沙妥珠单抗 10mg/kg，d1、d8，每 21d 为一周期。

3. 厄达替尼：

THOR 研究是一项全球多队列随机 3 期研究。其中，队列 1：评估经过 1~2 线治疗且 PD-(L)1 经治的局部晚期或 mUC 患者，接受厄达替尼或者研究者选择化疗（多西他赛或长春氟宁）的疗效和安全性研究。共纳入 266 例合并 FGFR 突变的患者，其中上尿路上皮癌占比 33.5%。厄达替尼组的 mOS 显著优于化疗组（12.1 个月 vs. 7.8 个月），mPFS（5.6 个月 vs. 2.7 个月）；队列 2：厄达替尼对比帕博利珠单抗在 FGFR 突变未经 ICI 治疗的 mUC 患者，OS 及 PFS 获益相似，两组 ORR 分别为 40% 和 21.6%（*P*<0.001）。2023 年 ESMO Asia 对 76 例亚洲患者进行了分析。其中，厄达替尼组 37 例，化疗组 39 例。68% 的患者接受过二线治疗，51% 的患者原发

肿瘤位于上尿路。中位随访时间为 15.7 个月。厄达替尼组对比化疗组的 mOS 分别为 23.3 个月和 11.3 个月、mPFS 分别为 5.6 个月和 2.7 个月、ORR 分别为 49% 和 8%，均显示厄达替尼组显著改善[26]。

推荐用法：厄达替尼片 8mg，每日一次，d1~7，其后休 7d（根据血清磷酸盐水平及不良反应耐受情况）可增加为 9mg，每日一次，之后重复，每 28d 为一周期。

3.4 膀胱尿路上皮癌的姑息性放疗

适应证	放疗方案
• 病理确诊的膀胱恶性肿瘤 • 有血尿、排尿困难、膀胱刺激等症状 • 高龄或身体虚弱或合并症或病期晚不能耐受根治性治疗 • 如无法获取组织病理，可参考尿脱落细胞学、尿 FISH、PET/CT、MRI、CT 等结果综合判断或经过 MDT 讨论	• 35Gy/10 次；21Gy/3 次；30Gy/5 次；30Gy/10 次；8Gy/ 次；40~50Gy/20~25 次 a • 总剂量 60~66Gy，1.8~2Gy/ 次；55Gy/20 次 b • 可同步接受药物治疗 c

【注释】

a 关于最佳的姑息放疗方案研究数据较少，优先考虑开展临床研究或在临床研究背景下进行。如果患者预期寿命短，需照射全膀胱，可考虑 35Gy/10 次或 21Gy/3 次放疗方案，68% 的患者症状可缓解[1]，且患者耐受性良好。在没有图像引导的情况下，全膀胱姑息减症也可选择 40~50Gy/20~25 次。对于高龄，肿瘤体积不大或相对局限，可采用 SABR/SBRT（≥6Gy/ 次），共 5~6 次。如患者活动受限，也可每周 1~2 次[2]。膀胱局部大分割照射或 SABR/SBRT（≥6Gy/ 次）是可行的，患者耐受性好，且局控率和症状缓解率均较高。然而，膀胱内其他部位的肿瘤复发是需要关注的问题，对于预期寿命较长的患者，建议联合全膀胱预防照射或膀胱灌注治疗等。血尿缓解后，尿频、尿急、排尿困难、夜尿多等症状也会相应减轻，如果患者血尿缓解不明显，或缓解后再次加重，应警惕肿瘤复发。对于膀胱癌引起的骨转移病灶姑息减症，可考虑 30Gy/10 次或 8Gy/ 次。

b 如果患者身体情况好，预期寿命较长，肿瘤局部剂量可提升至 60~66Gy，1.8~2Gy/ 次或 55Gy/20 次放疗方案。肿瘤局部需要高剂量照射，而正常膀胱壁接受较低的预防剂量。由于膀胱每日充盈度不同，常规的照射方法难以提高照射剂量。在实现肿瘤局部高剂量照射的方法上，目前国内外常用的方法有：1. 插尿管人工充盈膀胱；2. 自适应放疗；3. 质子 / 重离子加量。在治疗肿瘤的同时，应尽量降低正常膀胱壁的照射剂量，尽可能保留膀胱的功能。此外，55Gy/20 次是 2024 年第 4 版 NCCN 指南推荐的全膀胱照射的剂量，然而，有回顾性研究数据显示，年老体弱患者接受 55Gy/20 次方案后副作用较大，临床使用需谨慎[3]。

c 在患者耐受的前提下，可以同步小剂量化疗增敏[4]。放疗与免疫检测点抑制剂有协同作用，尤其是大分割放疗，有基础研究显示 SABR/SBRT 可增加膀胱癌细胞 PD-L1 的表达[5]。关于放疗与免疫检测点抑制剂或 ADC 药物的联合，建议在临床研究中进行。随着对寡转移膀胱癌的深入了解，在全身治疗有效的前提下，放疗对局部残留或顽固病灶进行根治性治疗可以提高生存[6]。这在其他恶性肿瘤如前列腺癌、直肠癌等已得到了证实。然而，由于对寡转移患者的治疗方案尚未达成共识，建议开展相关临床研究进行探索。

4 上尿路尿路上皮癌的治疗

4.1 非转移性上尿路尿路上皮癌的治疗

4.1.1 非转移性上尿路尿路上皮癌的治疗

4.1.1.1 非转移性上尿路尿路上皮癌的危险分层

低危 a	高危 b
• 单发肿瘤 • 肿瘤直径<2cm • 脱落细胞学或者输尿管镜检低级别肿瘤 • CT 或 MRU 显示为非浸润性肿瘤	高危的严格标准 b： • 尿脱落细胞学或者输尿管镜检高级别肿瘤 • CT 或 MR 上显示为浸润性肿瘤 • 活检病理有其他组织成分 c 高危的弱标准 d： • 肾积水 • 肿瘤直径≥2cm • 多发肿瘤

【注释】

a 需要满足下列所有条件。

b 仅需满足下列任意 1 个条件。

c 其他组织成分：包括鳞状细胞癌、腺癌、微乳头状癌、肉瘤样癌和淋巴上皮瘤等[1-2]。

d 在低级别肿瘤中满足下列条件，并不是浸润性肿瘤的强预测因素。

4.1.1.2 非转移性上尿路尿路上皮癌的治疗

类型	肿瘤位置	危险分层	Ⅰ级推荐	Ⅱ级推荐	Ⅲ级推荐
肾盂癌	肾盏	低危	根治性肾输尿管切除术 a 术后单次膀胱灌注化疗 b（2A 类） 保肾手术 j（3 类）	输尿管镜手术（3 类）c 经皮肾镜手术（3 类）d	
		高危	根治性肾输尿管切除术（2A 类）e 术后单次膀胱灌注化疗（2A 类）b	肾功能不全者（3 类）i： 输尿管镜手术（3 类）c 经皮肾镜手术（3 类）d 新辅助化疗 f	局部放疗 g
	肾盂	低危	根治性肾输尿管切除术 a 术后单次膀胱灌注化疗（2A 类）b 保肾手术 j（3 类）	输尿管镜手术（3 类）c 经皮肾镜手术（3 类）d	
		高危	根治性肾输尿管切除术（2A 类）e 术后单次膀胱灌注化疗（2A 类）b	新辅助化疗 f	局部放疗 g

尿路上皮癌

类型	肿瘤位置	危险分层	Ⅰ级推荐	Ⅱ级推荐	Ⅲ级推荐
输尿管癌	中上段输尿管	低危	根治性肾输尿管切除术 a 术后单次膀胱灌注化疗（2A 类）b 保肾手术 j（3 类）	输尿管镜手术（3 类）c 输尿管节段切除吻合术（3 类）h 输尿管全长切除 + 肾造瘘术（3 类）h	
		高危	根治性肾输尿管切除术（2A 类）e,f 术后单次膀胱灌注化疗（2A 类）b	肾功能不全者（3 类）i： 输尿管节段切除吻合术（3 类） 输尿管全长切除 + 肾造瘘术（3 类） 新辅助化疗 f	局部放疗 g
	下段输尿管	低危	根治性肾输尿管切除术 a 术后单次膀胱灌注化疗（2A 类）b 保肾手术 j（3 类）	输尿管镜手术（3 类）c 输尿管下段切除 + 输尿管膀胱再植术（3 类）h	
		高危	根治性肾输尿管切除术（2A 类）e,f 术后单次膀胱灌注化疗（2A 类）b	肾功能不全者（3 类）i： 输尿管下段切除 + 输尿管膀胱再植术（3 类） 新辅助化疗 f	局部放疗 g

【注释】

a　针对低危上尿路尿路上皮癌（UTUC），虽然已有 3 级证据提示内镜治疗可获得与根治性手术（RNU）类似的生存数据，但鉴于证据等级、术后同侧输尿管高复发风险、挽救性 RNU 的比例以及国内技术条件和不同中心技术水平的差异，RNU 仍推荐作为低风险 UTUC 的首选治疗。

b　术后膀胱灌注应避免用于输尿管壁内段处理不可靠、存在漏尿风险的患者。UTUC 术后膀胱肿瘤复发风险为 20%~47%。数项 RCT 研究证实，术后单次膀胱内灌注化疗药物可降低术后膀胱内肿瘤复发风险[1-3]。

c　对于已经存在肾功能不全等需要保留肾功能的低危患者可以优先推荐使用输尿管软镜处理肿瘤。

d　对于肾下盏内低危 UTUC，若输尿管软镜难以处理，则可推荐行经皮肾镜手术[4-5]。经皮肾镜手术可能会有肿瘤种植转移的风险[6]。

e　可以通过开放性手术、腹腔镜手术或机器人手术等途径开展，手术方式对于肿瘤控制效果无明显差异[7-11]。对于临床考虑 T_2 期及以上或者 N_+ 患者推荐进行区域淋巴结清扫术；而对于 $T_{3/4}$ 或淋巴结明显肿大患者推荐行开放式根治性肾输尿管切除术和淋巴结清扫[12-14]。肾盂肿瘤应考虑清扫同侧肾门、主动脉旁或腔静脉旁淋巴结[15]，输尿管下段肿瘤则考虑清扫同侧髂血管淋巴结[15]。基于模板的淋巴结清扫可能使肌层浸润性 UTUC 患者获益，但仍有待于前瞻性随机对照研究来明确淋巴结清扫的具体适应证和清扫范围[16]。

f　一些 RCT 研究目前正在进行，目的是评估接受根治性肾输尿管切除术前新辅助化疗的作用。尽管一级证据尚不可用，但在高危患者中，与单纯根治性肾输尿管切除术相比，多模式治疗可显著降低手术分期，最终提高生存率[16-18]。最近的一项研究表明，术前新辅助治疗的获益人群主要是针对局部晚期的上尿路尿路上皮癌患者[19]。对于高危 UTUC 患者，与单纯根治性肾输尿管切除术相比，术前 GC 方案新辅助化疗可显著降低手术分期，最终提高生存率。对于顺铂不耐受的患者，是否使用其他药物也能够获得一定的肿瘤局部控制效果，尚缺乏高等级证据支持。

g　仅限于无法耐受手术患者。UTUC 好发于高龄患者，部分患者不耐受手术，尿路上皮癌对放疗敏感，现代放疗技术的应用使得早期不耐受手术局限期患者取得了较好的局部治疗效果[30-32]，单纯的局部放疗难以控制肿瘤远处转移，临床往往根据患者耐受性联合同步化疗或其他治疗[20-21]。

h 内镜下不能完全切除的输尿管下段低危肿瘤,或需要保留肾功能而行保留肾脏手术的高危肿瘤,可推荐行输尿管管段切除再吻合或者输尿管末段切除＋输尿管膀胱再植术[22-25]。

i 对于高危 UTUC 患者,若存在严重肾功能不全或孤立肾,可以考虑行保留肾脏手术[26-29]或立体定向放疗[31-32]。

j 对于严格选择的低危患者,在与患者充分沟通后可以谨慎选择进行保肾手术,保肾手术类型根据肿瘤部位,范围等可以选择输尿管镜手术,经皮肾镜手术,输尿管节段切除等手术方式。

4.1.2 非转移性上尿路尿路上皮癌术后辅助治疗

分期 c	Ⅰ级推荐	Ⅱ级推荐	Ⅲ级推荐
Ⅰ期（$pT_1N_0M_0$）	随访观察（2A 类）		
$T_{2\sim4a}$ 或者 N_+,M_0（肾输尿管切除术后）	吉西他滨＋铂类（1A 类）[a]		
$ypT_{2\sim4a}$ 或者 ypN_+,M_0（新辅助治疗后肾盂输尿管根治性切除术后） $T_{3\sim4a}$ 或者 N_+,M_0（标准根治术后）		纳武利尤单抗（1A 类）[b]	

【注释】

a 既往研究显示上尿路尿路上皮癌术后辅助化疗生存获益存在争议[1-4]。EORTC 30 994 显示术后辅助化疗相比于延迟（至复发时）化疗并未显著改善 OS。POUT 研究将 56 个中心 261 例 $pT_{2\sim4}N_{0\sim3}M_0$ 分期的 UTUC 术后患者随机分配至辅助化疗组和观察组,辅助化疗方案包括 GP 方案（要求 eGFR>50ml/min）或 GC 方案（eGFR：30~49ml/min）,术后辅助化疗 4 周期,主要研究终点是 DFS。2021 年 ASCO-GU 最新结果显示化疗组和观察组 DFS 比较的 HR 为 0.51（95% CI 0.35~0.76；P=0.000 6）,达到预设终点,3 年 OS 率分别为 79%（95% CI 71%~86%）和 67%（95% CI 58%~75%）,而 5 年 OS 率分别为 65%（95% CI 54%~74%）和 57%（95% CI 46%~66%）。辅助化疗组死亡风险较观察组降低了 30%,但差异无统计学意义（HR=0.70,95% CI 0.46~1.06；P=0.09）,POUT 研究在一定程度上体现了 UTUC 术后辅助化疗的价值[5]。

b CheckMate 274,一项 3 期随机双盲多中心研究,纳入肌层浸润性尿路上皮癌（MIUC）根治术后的高危患者（接受过新辅助顺铂化疗的 $ypT_{2\sim4a}$ 或 ypN_+ MIUC 患者；未接受过新辅助顺铂化疗且不适合/拒绝辅助顺铂化疗的 $pT_{3\sim4a}$ 或 pN_+ MIUC 患者）,其中约 20% 为上尿路尿路上皮癌,探索纳武利尤单抗对比安慰剂辅助治疗的疗效,中位随访至 36.1 个月,纳武利尤单抗组和安慰剂组的 DFS 中位数分别为 22.0 个月和 10.9 个月,疾病风险降低 29%（HR=0.71,95% CI 0.58~0.86）；在 PD-L1>1% 的患者中,纳武利尤单抗组的 DFS 中位数达到了 52.6 个月,相较于安慰剂组的 8.4 个月延长了 44.2 个月,疾病风险降低 48%（HR=0.52,95% CI 0.37~0.72）,OS 中期分析的数据倾向纳武利尤单抗组[6-7]。值得关注的是,本研究中上尿路尿路上皮癌（包括肾盂及输尿管癌）约占 20%,但其 DFS 亚组分析的结果为阴性。2024 年 ASCO GU 报道了一项开放标签、随机、Ⅲ期试验 AMBASSADOR 研究,纳入了经组织学证实的膀胱、上尿路或尿道 MIUC 患者给予帕博利珠单抗辅助治疗的疗效。纳入包括接受了 NAC,且手术（根治性膀胱切除术、肾切除术、肾输尿管切除术或输尿管切除术）后病理显示 ≥pT_2 和/或 pN_+ 或切缘阳性者或未予 NAC 但不能耐受顺铂或拒绝基于顺铂的辅助治疗,术后病理为 ≥pT_3 和/或 pN_+ 或切缘＋者,DFS 和 OS 的中位随访时间分别为 22.3 个月和 36.9 个月。帕博利珠单抗组和观察组的中位 DFS 分别为 29.0 个月和 14.0 个月,疾病进展风险下降 31%（HR=0.69,95% CI：0.55~0.87；P=0.001）,中位 OS 分别为 50.9 个月和 55.8 个月（HR=0.98,95% CI：0.76~1.26；P=0.883）。该研究中上尿路上皮癌占比在研究组为 22.9%,观察组 20.7%,DFS 亚组分析的结果为阴性[8]此外,IMvigor 010 研究与 CheckMate 274 设计近似,探索 PD-L1 抑制剂 Atezoliumab 在尿路上皮癌的辅助治疗中的疗效,Atezoliumab 组和观察组的 DFS 中位数分别为 19.4 个月和 16.6 个月,疾病风险降低 11%（*HR*=0.89,95% *CI* 0.74~1.08,*P*=0.24），主要研究终点 DFS 结果阴性[9]。

c 在对患者进行全面分期确保排除远处转移后,再遵循辅助化疗的建议[5]。

4.2 转移性上尿路尿路上皮癌的治疗

4.2.1 转移性上尿路尿路上皮癌的一线治疗策略

分层	Ⅰ级推荐	Ⅱ级推荐	Ⅲ级推荐
可耐受顺铂	吉西他滨 + 顺铂(1A 类)[a] dd-MVAC(G-CSF 支持)(1A 类)	维恩妥尤单抗 + 帕博利珠单抗(1A 类)[d] 吉西他滨 + 顺铂 + 纳武利尤单抗(1A 类)	维迪西妥单抗 + 特瑞普利单抗(2B 类) 吉西他滨 + 紫杉醇 + 顺铂(2A 类)[a]
不可耐受顺铂[b]	吉西他滨 + 卡铂(1B 类)	维恩妥尤单抗 + 帕博利珠单抗(1A 类)[d] 帕博利珠单抗(2A 类)[c]	吉西他滨 + 紫杉醇(2A 类)

【注释】

a 对于肾功能处于边界范围或轻度异常情况下(eGFR 为 40~60ml/min),顺铂可以考虑分次给药进行(如 $35mg/m^2$ d1、d2 或 d1、d8)。

b 符合以下一条或一条以上标准：①肾功能不全,eGFR ≥ 30ml/min 且 eGFR<60ml/min；②一般情况 ECOG 评分为 2 分；③听力下降或周围神经病变 2 级或 2 级以上。

c 帕博利珠单抗尚未在国内获得晚期尿路上皮癌治疗适应证,其仅适用于 PD-L1 表达的患者,或不能耐受任何铂类化疗且 PD-L1 表达的患者。

d 中国国家药品监督管理局(NMPA)药品审评中心(CDE)已于 2024 年 3 月 27 日受理维恩妥尤单抗 + 帕博利珠单抗联合用药用于一线治疗既往未经治疗的局部晚期或转移性尿路上皮癌(la/mUC)成年患者的补充生物制剂许可申请(sBLA),尚未公布审批结果。

转移性上尿路尿路上皮癌的一线治疗解析

转移性上尿路尿路上皮癌的相关治疗方案主要来源于转移性尿路上皮癌含膀胱癌的相关研究,晚期尿路上皮癌对于铂类为主方案的化疗较为敏感,有效率可达到 50% 左右,但部分患者无法耐受顺铂为主的化疗。因此对于晚期尿路上皮癌的治疗,根据铂类耐受情况分为两类人群,总体来说对于非顺铂方案化疗,其疗效有所下降。因此,对于能够耐受顺铂治疗情况下,不推荐任何不含顺铂的化疗方案或其他治疗。

1. 可耐受顺铂人群的治疗选择

(1)吉西他滨联合顺铂：

一项吉西他滨联合顺铂方案(GC 方案)化疗与甲氨蝶呤 + 长春碱 + 多柔比星 + 顺铂方案(MVAC 方案)对照用于晚期尿路上皮癌一线治疗的随机对照Ⅲ期临床研究显示 GC 方案与 MVAC 方案的疗效数据相当,两组的客观有效率为 49.4% 与 45.7%,无进展生存时间中位数为 7.7 个月与 8.3 个月,总生存时间中位数为 14.0 个月与 15.2 个月,但 GC 方案治疗导致的中性粒细胞减少性发热、中性粒细胞减少脓毒症和黏膜炎显著低于 MVAC 对照组[1-2]。

推荐用法：吉西他滨 $1\,000mg/m^2$ d1、d8、d15,顺铂 $70mg/m^2$ d1 或 d2,每 28d 为一周期。或者：吉西他滨 $1\,000mg/m^2$ d1、d8,顺铂 $70mg/m^2$ d1 或 d2,每 21d 为一周期。

(2)G-CSF 支持下的剂量密集性 MVAC 方案：

一项 G-CSF 支持下的 dd-MVAC 方案与传统 MVAC 方案对照用于晚期尿路上皮癌一线治疗的随机Ⅲ期临床研究(EORTC3024)显示两组的客观有效率分别为 62% 与 50%,无进展生存时间中位数为 9.1 个月与 8.2 个月,总生存时间中位数为 15.1 个月与 14.9 个月,虽然疗效差异并无统计学意义,但 dd-MVAC 方案更有利,且不良反应方面,耐受性更好[3-4]。

推荐用法:甲氨蝶呤 30mg/m² d1+ 长春碱 3mg/m² d1+ 多柔比星 30mg/m² d1+ 顺铂 70mg/m² d1。要求水化和 G-CSF 支持。

（3）紫杉醇 + 吉西他滨 + 顺铂（TGP）：

一项紫杉醇 + 顺铂 + 吉西他滨方案（PCG 方案）与吉西他滨联合顺铂用于晚期尿路上皮癌一线治疗的随机对照Ⅲ期临床研究（EORTC30987）显示两组的客观有效率分别为 55.5% 与 43.6%,无进展生存时间中位数为 8.3 个月与 7.6 个月,总生存时间中位数为 15.8 个月与 12.7 个月。统计分析显示 PCG 方案的有效率显著高于 GC 方案,但作为主要研究终点方面,虽然也有利于 PCG 方案组,但差异无统计学意义[8]。

推荐用法:紫杉醇 80mg/m² d1、d8,顺铂 70mg/m² d1 或 d2,吉西他滨 1 000mg/m² d1、d8,每 21d 为一周期。

（4）吉西他滨 + 顺铂 + 纳武利尤单抗：

一项三期、随机、开放标签的临床研究（CheckMate 901 研究），比较了纳武利尤单抗联合吉西他滨和顺铂对比吉西他滨和顺铂化疗在未经治疗的不可切除或转移性尿路上皮癌患者中的疗效与安全性（两组中除外膀胱尿路上皮癌的比例分别为 22.7% 与 28%）,其中接受化疗联合免疫治疗组的患者还接受了 2 年的纳武利尤单抗维持治疗。中位随访 33.6 个月后,两组的中位生存时间分别为 21.7 个月与 18.9 个月（HR=0.78; 95% CI, 0.63~0.96; P=0.02）;中位无进展生存时间分别是 7.9 个月与 7.6 个月（HR=0.72; 95% CI, 0.59~0.88; P=0.001 2）;客观缓解率分别为 57.6% 与 43.1%。治疗相关的三级及以上不良反应,两组分别为 61.8% 与 51.7%[7]这是目前不可切除或转移性 UC 患者的首个一线化疗联合免疫的疗法,改变了目前一线治疗标准。考虑到纳武利尤单抗尚未在国内获得晚期尿路上皮癌治疗适应证,但该试验目前尚未公布上尿路上皮癌亚组的治疗数据,故在转移性上尿路上皮癌一线治疗中该方案作为Ⅱ级推荐。

推荐用法:

治疗期间:吉西他滨 1 000mg/m² d1、d8 静脉注射,顺铂 75mg/m² d1 静脉注射,纳武利尤单抗 360mg d1 静脉注射;每 21d 为一周期。

维持期间:纳武利尤单抗 480mg d1 静脉注射;每 28d 为一周期。

（5）维恩妥尤单抗 + 帕博利珠单抗：

一项三期、全球、多中心、随机对照临床试验（EV-302 研究），比较了 EV 和帕博利珠单抗对比化疗（吉西他滨 + 顺铂 / 卡铂）在未经治疗的局部晚期或转移性尿路上皮癌患者中的疗效和安全性,886 例患者随机分成两组（目前上尿路上皮癌患者占比情况不详）。在中位随访 17.2 个月后,两组的中位无进展生存时间分别是 12.5 个月与 6.3 个月（HR=0.45; 95% CI, 0.38~0.54; P<0.001）;中位总生存期分别是 31.5 个月与 16.1 个月（HR=0.47; 95% CI, 0.38~0.58; P<0.001）;确认的客观缓解率分别为 67.7% 与 44.4%（P<0.001）;两组病例完全缓解率分别为 29.1% 与 12.5%。治疗相关的三级及以上不良反应,两组分别为 55.9% 与 69.5%[5]。2024 年 ASCO GU 公布了其亚组数据,无论顺铂是否耐受或者 PD-L1 表达状况如何,无论是否存在肝或内脏转移,中位无进展生存时间及中位总生存时间与总体人群的结果一致[6]。考虑到维恩妥尤单抗在国内的可及性原因,本指南将该方案作为Ⅱ级推荐。

推荐用法:维恩妥尤单抗 1.25mg/kg d1、d8 静脉注射,帕博利珠单抗 200mg d1 静脉注射,每 21d 为一周期。

2. 不可耐受顺铂人群治疗的选择

（1）吉西他滨联合卡铂：

一项评估吉西他滨联合卡铂与 MCV 方案（甲氨蝶呤 + 卡铂 + 长春碱）的随机对照Ⅱ / Ⅲ期临床研究（EORTC30986）显示两组客观有效率分别为 41.2% 与 30.3%,无进展生存时间中位数为 5.8 个月与 4.2 个月,总生存时间中位数分别为 9.3 个月与 8.1 个月,整体数据更有利于吉西他滨联合卡铂治疗组[9-10]。

推荐用法:吉西他滨 1 000mg/m² d1、d8,卡铂按照 AUC=4.5 计算 d1,每 21d 为一周期。

（2）吉西他滨联合紫杉醇：

紫杉类药物由于主要依靠肝脏代谢,因此对于肾功能不全的晚期尿路上皮癌可以作为选择,意大利一项Ⅱ

期多中心临床研究入组了 ECOG 评分为 2 分或 eGFR<60ml/min 的部分患者,结果显示双周方案给药客观有效率可以到达 37%,无进展生存时间中位数为 5.8 个月,总生存时间中位数为 13.2 个月[10-11]。

推荐用法:吉西他滨 1 000mg/m² d1、d8,紫杉醇 80mg/m² d1、d8,每 21d 为一周期。

（3）免疫治疗:

1）免疫联合治疗:

目前,已有多项评估 PD-1/PD-L1 单抗在可耐受铂类化疗的人群中一线联合治疗是否获益的Ⅲ期临床试验公布了研究结果。

IMvigor130 研究是阿替利珠单抗联合化疗用于晚期尿路上皮癌一线治疗的随机对照Ⅲ期临床试验[12]。该研究一共分为三组:阿替利珠单抗联合化疗组、阿替利珠单抗组和单纯化疗组,结果显示:总人群阿替利珠单抗联合化疗组与单纯化疗组的 PFS 分别为 8.2 个月与 6.3 个月（HR=0.82,P=0.007）,OS 分别为 15.7 个月与 13.1 个月（HR=0.83,P=0.027）,PFS 有改善,但 OS 没有显著改善。

KEYNOTE361 研究是帕博利珠单抗联合化疗用于晚期尿路上皮癌一线治疗的临床研究,其中期分析结果与 IMvigor130 类似[13],因此帕博利珠单抗对于能够耐受卡铂化疗的人群,仅适用于 PD-L1 阳性表达患者,而不能耐受任何铂类化疗的患者,则不受限于 PD-L1 表达情况。但试验结果表明对于化疗联合免疫组与化疗组相比,两组中位生存期及总生存期均无临床差异。

DANUBE 研究[14]对比了度伐利尤单抗联合或不联合 CTLA-4 抑制剂曲美木单抗（Tremelimumanb）与标准化疗在一线治疗不可切除的局部晚期或转移性尿路上皮癌的疗效。研究按 1:1:1 随机分为度伐利尤单抗治疗组、度伐利尤单抗 +tremelimumab（PD-L1+CTLA4）治疗组和铂类化疗组。在意向治疗分析人群（ITT）组中,IO-IO 联合治疗与化疗相比没有达到改善 OS 的主要研究终点,在 PD-L1 阳性人群中,度伐利尤单抗单药治疗与化疗相比的 OS 也没有改善。

综上,目前免疫治疗联合化疗或双免疫联合治疗在晚期上尿路尿路上皮癌一线治疗临床应用仍然不能取代化疗的作用。

2）免疫单药在顺铂不耐受人群中的一线治疗:

基于 KEYNOTE-052 单臂Ⅱ期临床试验的结果,帕博利珠单抗已被美国 FDA 和欧洲药物管理局（EMA）批准,用于 PD-L1 状态为阳性的顺铂不耐受患者的一线治疗[12]。该研究纳入受试者 374 例,结果证实帕博利珠单抗治疗的客观有效率为 29%,其中上尿路尿路上皮癌为 26%,58% 的患者出现肿瘤缩小,疗效持续时间中位数为 30.1 个月,无进展生存时间中位数为 2.2 个月,总生存时间中位数为 11.3 个月,随访结果显示两年 OS 率为 31.2%。PD-L1 高表达人群（CPS ≥ 10）的患者中,客观有效率达到 47.3%,总生存时间中位数为 18.5 个月。

IMvigor130 研究的 OS 最终分析结果显示,阿替利珠单抗对比单纯化疗组中:ITT 人群的 OS 没有显著获益（HR=0.98,95% CI 0.82~1.16）。2022 年 11 月,罗氏公司自愿撤回其 PD-L1 单抗阿替利珠单抗在美国用于治疗一线不适合接受顺铂化疗的尿路上皮癌（mUC）患者的适应证。因此,2023 版 CSCO 指南删除了阿替利珠单抗在转移性上尿路尿路上皮癌的一线治疗。

2022 年 ASCO-GU 公布了阿维鲁单抗一线治疗转移性尿路上皮癌患者的Ⅱ期临床研究（ARIES 研究）[14],研究定义 PD-L1 阳性为应用 SP263 法检测肿瘤细胞表达 ≥5%,定义顺铂不耐受为肌酐清除率<60ml/min、ECOG 评分 2 分、2 级及以上的周围神经病变或听力丧失,以及既往 6 个月内进行过顺铂辅助治疗。截至 2021 年 10 月 7 日,研究共纳入 71 例患者,随访时间中位数为 9.0 个月,总生存时间中位数为 10.0 个月（95% CI 5.7~14.3 个月）,1 年总生存率为 40.8%,无疾病进展时间中位数为 2.0 个月（95% CI 1.4~2.6 个月）,客观缓解率为 21.1%。应用 CPS 评分 ≥10 进行分层,两组的总生存时间中位数分别为 13.0 个月和 7.0 个月（P=0.09）。遗憾的是,这样研究没有达到预设的研究终点。研究结果显示,阿维鲁单抗疗效及安全性数据与既往 PD-1/PD-L1 单抗报道的数据相类似,验证了铂类不能耐受人群接受 PD-L1 单抗的疗效数据。

综合以上研究结果,对于转移性尿路上皮癌一线治疗,单药免疫在 PFS 和 OS 方面相较于化疗并没有增加获益。CSCO 指南中推荐帕博利珠单抗对于能够耐受卡铂化疗的人群,仅适用于 PD-L1 阳性表达患者,而不能耐受任何铂类化疗的患者,则不受限于 PD-L1 表达情况。

（4）抗体偶联药物治疗:

RC48-C014 研究是一项开放标签的多中心Ⅰb/Ⅱ期临床试验,用于评价维迪西妥单抗联合特瑞普利单抗治疗晚期/转移性尿路上皮癌的安全性和有效性。患者在剂量递增和扩增队列中每两周接受 1.5mg/kg 或 2mg/kg 的维迪西妥单抗联合 3mg/kg 特瑞普利单抗治疗,直到确认疾病进展、不可接受的毒性或自愿停药为止。2023 年 ASCO GU 大会上报道的该项研究结果数据分析[13],截至 2022 年 11 月 18 日,确认的客观缓解率（cORR）为 73.2%（95% CI 57.1%~85.8%),完全缓解（CR）率为 9.8%,疾病控制率（DCR）为 90.2%（95% CI 76.9%~97.3%),无进展生存时间（PFS）中位数为 9.2 个月（95% CI 5.7~10.3 个月),2 年 OS 率为 63.2%。亚组分析显示,初治患者 ORR 为 76.0%。HER2 IHC 2/3+、IHC 1+ 和 IHC 0 亚组 ORR 分别为 83.3%、64.3% 和 33.3%。PD-L1 阳性和阴性亚组 ORR 分别为 61.5% 和 78.6%。安全性方面,最常见的治疗相关不良事件（TRAE）包括谷草转氨酶（GOT）/谷丙转氨酶（GPT）升高（68.3%）、外周感觉神经病变（61.0%）、乏力（61.0%）、高脂血症（53.7%),其中 ≥3 级 TRAE 发生率为 43.9%。

推荐用法:维迪西妥单抗 2.0mg/kg,特瑞普利单抗 3mg/kg,每 2 周一次。

维恩妥尤单抗（EV）由抗肿瘤细胞表面分子 Nectin-4 的单克隆抗体和微管破坏剂 MMAE 组成。抗体偶联药物 Enfortumab Vedotin 联合帕博利珠单抗可作为顺铂不耐受的晚期或转移性尿路上皮癌患者的可选方案。

一项全球、多中心随机对照临床试验（EV-302 研究),比较了 EV 和帕博利珠单抗对比化疗（吉西他滨 + 顺铂/卡铂）在未经治疗的局部晚期或转移性尿路上皮癌患者中的疗效和安全性,886 例患者随机分成两组（目前上尿路上皮癌患者占比情况不详）。在中位随访 17.2 个月后,两组的中位无进展生存时间分别是 12.5 个月与 6.3 个月（HR=0.45;95% CI 0.38~0.54;P<0.001);中位总生存期分别是 31.5 个月与 16.1 个月（HR=0.47;95% CI 0.38~0.58;P<0.001);确认的客观缓解率分别为 67.7% 与 44.4%（P<0.001);两组病例完全缓解率分别为 29.1% 与 12.5%。治疗相关的三级及以上不良反应,两组分别为 55.9% 与 69.5%[7]。2024 年 ASCO GU 公布了其亚组数据,无论顺铂是否耐受或者 PDL1 表达状况如何,无论是否存在肝或内脏转移,中位无进展生存时间及中位总生存时间与总体人群的结果一致[8]。

推荐用法:维恩妥尤单抗 1.25mg/kg d1、d8 静脉注射,帕博利珠单抗 200mg d1 静脉注射,每 21d 为一周期。

转移性上尿路尿路上皮癌一线化疗后的维持治疗策略

适合人群	Ⅰ级推荐	Ⅱ级推荐	Ⅲ级推荐
一线化疗 4~6 周期后获得疾病稳定或客观有效	临床研究	阿维鲁单抗（1A 类）a	帕博利珠单抗（2A 类）b

【注释】

a　阿维鲁单抗尚未在国内上市。

b　帕博利珠单抗尚未在国内获得晚期尿路上皮癌治疗适应证。

● **转移性上尿路尿路上皮癌的一线化疗后的维持治疗解析**

晚期尿路上皮癌对于铂类为主方案的化疗较为敏感,无进展生存时间中位数为 6~9 个月,因此化疗后客观有效或稳定的患者容易出现再次进展,而 PD-1/PD-L1 单抗为代表的免疫治疗可以延缓复发与改善总生存。

（1）阿维鲁单抗:

一项阿维鲁单抗与安慰剂对照用于晚期尿路上皮癌一线化疗后疾病稳定或缓解后维持治疗的Ⅲ期随机临床研究,结果显示阿维鲁单抗联合最佳支持治疗（BSC）相比 BSC 对照组可显著延长患者的总生存时间,两组总生存时间中位数分别为 21.4 个月与 14.3 个月（P<0.001),亚组分析结果显示,在总人群、年龄、ECOG PS 评

分、PD-L1 状态等亚组中,接受阿维鲁单抗联合最佳支持治疗患者的生存获益均优于单独 BSC 对照组;在无进展生存方面,同样观察到阿维鲁单抗联合最佳支持治疗相比单独 BSC 治疗可明显改善患者的无进展生存时间,两者分别为 3.7 个月 vs. 2.0 个月[13]。

推荐用法:阿维鲁单抗每次 10mg/kg,每 2 周给药一次。

（2）帕博利珠单抗:

一项帕博利珠单抗与安慰剂对照用于晚期尿路上皮癌化疗控制后维持治疗的随机双盲Ⅱ期临床研究（HCRN GU14-182 研究）显示帕博利珠单抗维持治疗较安慰剂组显著延长无进展生存时间（5.4 个月 vs. 3.0 个月）,客观有效率分别为 23% 与 10%,总生存时间差异无统计学意义（22 个月 vs. 18.7 个月）。

推荐用法:帕博利珠单抗每次 200mg,每 3 周给药一次。

4.2.2 转移性上尿路尿路上皮癌的二线治疗策略

分层	Ⅰ级推荐	Ⅱ级推荐	Ⅲ级推荐
既往化疗失败	临床研究	帕博利珠单抗（1A 类）[b] 特瑞普利单抗（2A 类） 替雷利珠单抗（2A 类）[c] 维迪西妥单抗（2A 类）[d]	维恩妥尤单抗（2A 类）[f] 纳武利尤单抗（2A 类）[g] 维迪西妥单抗 + 特瑞普利单抗（2B 类） 厄达替尼（1B 类）[e]
既往免疫治疗失败[a]	临床研究	吉西他滨 + 顺铂 吉西他滨 + 卡铂 维恩妥尤单抗（2A 类）[f]	长春氟宁（1A 类） 培美曲塞（2B 类） 紫杉类化疗药物[h]（2B 类） 厄达替尼（1B 类）[d]

【注释】

a 既往免疫治疗失败人群包括术后辅助免疫治疗失败以及铂类不能耐受人群。

b 帕博利珠单抗在国内尚未获得晚期尿路上皮癌的治疗适应证。

c 替雷利珠单抗仅适用于 PD-L1 高表达的局部晚期或转移性尿路上皮癌。

d 维迪西妥单抗已在国内获批,用于既往化疗失败的 *HER2* 过表达的晚期及转移性尿路上皮癌。

e 厄达替尼尚未在国内批准上市,厄达替尼适用于合并 *FGFR2/3* 基因变异的晚期尿路上皮癌。

f 维恩妥尤单抗尚未在国内批准上市。

g 纳武利尤单抗尚未在国内获得晚期尿路上皮癌治疗适应证。

h 紫杉类化疗药物包括临床常用的紫杉醇、多西他赛、白蛋白紫杉醇。

转移性上尿路尿路上皮癌的二线治疗解析

PD-1/PD-L1 单抗为主的免疫治疗较传统化疗显著改善了晚期尿路上皮癌的二线治疗客观有效率,开启了晚期尿路上皮癌二线治疗的新篇章,特别是帕博利珠单抗与化疗对照的随机对照Ⅲ期临床研究（KEYNOTE-045）显示免疫治疗改善了总生存,奠定了免疫治疗在晚期尿路上皮癌二线治疗地位。另外 FGFR 突变抑制剂的问世,晚期尿路上皮癌的靶向治疗也获得突破,目前晚期尿路上皮癌的二线治疗呈现百花齐放的局面[15-16]。

1. 免疫治疗

（1）帕博利珠单抗:

帕博利珠单抗与化疗（紫杉醇、多西他赛或长春氟宁）对照用于铂类化疗后进展的晚期尿路上皮癌患者的随机Ⅲ期临床研究（KEYNOTE-045 研究）显示证实了帕博利珠单抗较化疗对照组改善总生存时间（10.3 个月 vs. 7.4 个月）。其他疗效终点:客观有效率分别为 21.1% 与 11.4%,无进展生存时间中位数为 2.1 个月与 3.3 个月[14]。在上尿路尿路上皮癌亚组中,OS 获益更大（50%）[19]。

推荐用法：帕博利珠单抗 200mg，每 3 周一次。

（2）特瑞普利单抗：

Polaris-03 是一项特瑞普利单抗用于既往治疗失败后的晚期尿路上皮癌的 Ⅱ 期临床研究[17]，入组为所有化疗失败、不筛选 PD-L1 表达人群，结果显示其客观有效率为 26%，DoR 中位数为 19.7 个月，无进展生存时间中位数为 2.3 个月，预估 OS 中位数为 14.4 个月。其中 PD-L1 阳性对比 PD-L1 阴性的 ORR 分别为（42% vs. 17%，P=0.002）。TMB-high 对比 TMB-low：ORR（48% vs. 42%，P=0.014），PFS（12.9 个月 vs. 1.8 个月，P=0.018）。

推荐用法：特瑞普利单抗每次 3mg/kg，每 2 周给药一次。

（3）替雷利珠单抗：

替雷利珠单抗用于 PD-L1 阳性（TC 或 IC ≥ 25%）的晚期尿路上皮癌常规治疗失败后人群治疗的 Ⅱ 期注册临床研究结果显示 104 例可分析病例中，客观有效率为 24%，无进展生存时间中位数为 2.1 个月，总生存时间中位数为 9.8 个月[18]。基于该临床研究数据，2020 年 4 月国家药品监督管理局（NMPA）批准替雷利珠单抗用于治疗含铂化疗失败（包括新辅助或辅助化疗 12 个月内进展）的局部晚期或转移性 PD-L1 高表达的尿路上皮癌患者。

推荐用法：替雷利珠单抗每次 200mg，每 3 周给药一次。

（4）其他 PD-1/PD-L1 单抗：

阿替利珠单抗、纳武利尤单抗、度伐利尤单抗及阿维鲁单抗均在国外获得晚期尿路上皮癌二线治疗适应证，目前阿替利珠单抗及度伐利尤单抗的适应证均已撤销，但前期数据表明免疫单药治疗均高于传统二线化疗，具有更高的客观反应率，免疫治疗的优势通常表现为有效的患者疗效维持时间长。

IMvigor210 Ⅱ 期试验纳入 310 例患者，研究表明对于含铂化疗治疗失败的尿路上皮癌患者，阿替利珠单抗的客观有效率为 16%，持续缓解时间中位数为 27.7 个月。基于此，2016 年 5 月，美国 FDA 批准了其晚期尿路上皮癌二线治疗适应证。而在 Ⅲ 期研究 IMvigor211 中，主要研究终点总生存期失败，2021 年 3 月自愿撤销了其晚期尿路上皮癌二线治疗适应证。

Checkmate275 Ⅱ 期试验，265 例可分析的含铂治疗失败的尿路上皮癌患者，研究表明纳武利尤单抗的客观有效率为 19.6%，PFS 中位数为 1.87 个月[20]。2017 年 2 月，美国 FDA 基于此结果批准了其晚期尿路上皮癌二线治疗适应证。

STUDY1 108 Ⅱ 期研究纳入了 191 例患者，结果表明对于含铂化疗治疗失败的尿路上皮癌患者，应用度伐利尤单抗的客观缓解率为 17.8%，持续缓解时间中位数未达到，PFS 和 OS 中位数分别为 1.5 个月（95% CI 1.4~1.9 个月）和 18.2 个月（95% CI 8.1 个月 ~ 未达到）。2017 年 5 月，美国 FDA 批准了其晚期尿路上皮癌二线治疗适应证。然而，2020 年 10 月，基于其 Ⅲ 期试验 DANUBE 研究并未达到其主要研究终点，阿斯利康公司自愿撤销了度伐利尤单抗在晚期尿路上皮癌二线治疗适应证。

在 JAVELIN Solid Tumor 的 Ⅰ 期扩展队列中对阿维鲁单抗治疗含铂方案失败的 161 例尿路上皮癌的合并分析，其客观有效率为 17%（27 例），其中 CR 为 6%（9 例），PR 为 11%（18 例）。在超过 2 年的随访中最新的安全及有效性结果显示其客观有效率为 16.5%，持续缓解时间中位数为 20.5 个月，2 年的生存率为 20.1%。

2. 化疗

帕博利珠单抗与化疗对照用于晚期尿路上皮癌二线治疗的 Ⅲ 期临床研究（KEYNOTE-045 研究），对照组采用了紫杉醇、多西紫杉醇以及长春氟宁等化疗药物，这是目前晚期尿路上皮癌二线化疗药物的主要选择，这项 Ⅲ 期临床研究证实了化疗用于晚期尿路上皮癌二线治疗的总体客观有效率为 11.4%，无进展生存时间中位数为 3.3 个月，总生存时间为 7.4 个月[19]。单独涉及多西他赛及长春氟宁两个药物均有相应 Ⅲ 期临床研究，一项多西他赛联合雷莫芦单抗用于晚期尿路上皮癌二线治疗的随机对照 Ⅲ 期研究结果显示多西他赛联合雷莫芦单抗与多西他赛联合安慰剂比较，可以显著改善无进展生存时间，其中作为多西他赛对照组的客观有效率为 14%，无进展生存时间中位数为 2.76 个月，总生存时间中位数为 7.9 个月[21]。另外一项长春氟宁与安慰剂对照用于晚期尿路上皮癌二线治疗的随机对照 Ⅲ 期研究结果显示长春氟宁治疗组较安慰剂显著改善了总生存时间（6.9

个月 vs. 4.3 个月），客观有效率为 8.6%，无进展生存时间中位数为 3.0 个月[22]。

其他药物方面，白蛋白紫杉醇与培美曲塞均可以作为晚期尿路上皮癌二线化疗的药物选择，其中白蛋白紫杉醇单药用于晚期尿路上皮癌二线治疗的Ⅱ期临床研究数据证实其客观有效率为 27.7%，无进展生存时间中位数为 6.0 个月，总生存时间中位数为 8.0 个月。一项培美曲塞用于晚期尿路上皮癌二线治疗的Ⅱ期临床研究结果显示其客观有效率同样为 27.7%，无进展生存时间中位数为 2.9 个月，总生存时间中位数为 9.6 个月[20]。

推荐用法：

多西他赛 75mg/m² d1，每 21d 为一周期。

紫杉醇 135~175mg/m² d1，每 21d 为一周期。

白蛋白紫杉醇 260mg/m² d1，每 21d 为一周期。

长春氟宁 320mg/m² d1，每 21d 为一周期。

培美曲塞 500mg/m² d1，每 21d 为一周期。

吉西他滨联合紫杉醇：吉西他滨 1 000mg/m² d1、d8，紫杉醇 80mg/m² d1、d8，每 21d 为一周期。

3. 靶向治疗

厄达替尼是一种口服的泛 FGFR 抑制剂（FGFR1~4 抑制剂），国外已经批准用于存在 *FGFR3* 或 *FGFR2* 基因突变在铂类化疗期间或化疗后出现疾病进展的局部晚期或转移性尿路上皮癌（包括新辅助或辅助铂类化疗 12 个月内进展）的患者。BLC2001 研究是一项厄达替尼用于晚期尿路上皮癌靶向治疗的单臂Ⅱ期临床研究，入组了 99 例合并 *FGFR* 变异、既往化疗失败（包括新辅助或辅助铂类化疗 12 个月内进展）的患者。79% 的患者合并内脏转移，43% 的患者既往接受过至少两次治疗，2019 年 BLC2001 研究公布了厄达替尼疗效及安全性的最终数据，独立评估的客观有效率为 40%，其中 CR 率为 3%，疾病控制率为 79%，无进展生存时间中位数为 5.5 个月，总生存时间中位数为 13.8 个月，其中 23 例伴有内脏转移的上尿路上皮癌患者，客观缓解率为 43%[25]。

THOR 研究是一项全球多队列随机 3 期研究。其中，队列 1：评估经过 1-2 线治疗且 PD-（L）1 经治的局部晚期或 mUC 患者，接受厄达替尼或者研究者选择化疗（多西他赛或长春氟宁）的疗效和安全性研究。共纳入 266 例合并 FGFR 突变的患者，其中上尿路上皮癌占 33.5%。厄达替尼组的 mOS 显著优于化疗组（12.1 个月 vs. 7.8 个月），mPFS（5.6 个月 vs. 2.7 个月）；队列 2：厄达替尼对比帕博利珠单抗在 FGFR 突变未经 ICI 治疗的 mUC 患者，OS 及 PFS 获益相似，两组 ORR 分别为 40% 和 21.6%（$P<0.001$）。2023 年 ESMO Asia 对 76 例亚洲患者进行了分析。其中，厄达替尼组 37 例，化疗组 39 例。68% 的患者接受过二线治疗，51% 的患者原发肿瘤位于上尿路。中位随访时间为 15.7 个月。厄达替尼组对比化疗组的 mOS 分别为 23.3 个月和 11.3 个月、mPFS 分别为 5.6 个月和 2.7 个月、ORR 分别为 49% 和 8%，均显示厄达替尼组显著改善[26]。

推荐用法：厄达替尼片 8mg，每日一次，d1~7，其后休 7d（根据血清磷酸盐水平及不良反应耐受情况）可增加为 9mg，每日一次，之后重复，每 28d 为一周期。

4. 抗体偶联药物治疗

（1）维迪西妥单抗：

维迪西妥单抗（RC48，Disitamab Vedotin）是一款抗人表皮生长因子受体 2（HER2）的抗体药物偶联物（ADC），其药物设计选用的人源化单克隆抗体 Disitamab 对 HER2 的亲和力强，内吞效率高，所携带的载药分子 MMAE（甲基澳瑞他汀 -E）是一种海兔毒素的衍生物，属于具有强效抗微管作用的细胞毒化学药物。一项维迪西妥单抗的Ⅱ期临床研究（RC48-C005）纳入既往常规治疗失败的 HER2 阳性表达的晚期尿路上皮癌患者，入组总计 43 例二线及多线尿路上皮癌受试者，其中确证客观缓解率（cORR）为 51.2%，疾病控制率（DCR）为 90.7%，无进展生存时间中位数为 6.9 个月，总生存时间中位数为 13.9 个月[27]。RC48-C009 是维迪西妥单抗的关键Ⅱ期注册临床研究，纳入了 64 例既往含铂化疗，包括吉西他滨及紫杉醇治疗均失败的 HER2 免疫组织化学检测为阳性（IHC 2+ 或 3+）的晚期尿路上皮癌患者，所入组受试者中 85.9% 患者接受了维迪西妥单抗的三线治疗，总人群疗效客观缓解率（ORR）为 50.0%，其中接受维迪西妥单抗二线治疗人群的客观缓解率为 55.6%，总体人群无进展生存时间中位数为 5.3 个月,总生存时间中位数为 14.2 个月[28]。

RC48-C011 是一项维迪西妥单抗用于 HER2 阴性(IHC 1+ 或 0)的患者应用维迪西妥单抗的观察研究[25],维迪西妥单抗的给药方法与剂量强度与既往 C005 及 C009 研究相同,结果显示对于 HER2 阴性患者整体疾病控制率(DCR)为 94.7%,客观缓解率(ORR)为 26.3%,其中 HER2 IHC 1+ 患者的 ORR 为 38%。研究结果同时提示,维迪西妥单抗治疗 HER2 阴性患者的无进展生存时间中位数为 5.5 个月,总生存时间中位数为 16.4 个月[29]。

推荐用法:维迪西妥单抗 2.0mg/kg,每 2 周一次。

（2）Enfortumab Vedotin：

Enfortumab Vedotin(EV)由晚期尿路上皮癌肿瘤细胞表面分子 Nectin-4 的单克隆抗体和微管破坏剂 MMAE 组成。EV-201 是一项关于 Enfortumab Vedotin 用于顺铂不能耐受且既往免疫治疗失败的开放标签、单臂、多中心 Ⅱ 期临床研究[30],分析 89 例患者,主要研究终点 - 客观缓解率(ORR)为 52%(46/89),CR 率为 20%(18/89),PR 为 31%(28/89),疾病控制率(DCR)达 91%,无进展生存时间中位数为 5.8 个月,总生存时间中位数为 14.7 个月。2023 年,EV-103 的 Ⅰ/Ⅱ 期研究更新了其 4 年随访数据,其队列 B,共入组 3 例 Enfortumab Vedotin 联合帕博利珠单抗治疗患者,没有发现新的安全信号,在特定条件下,可作为备选方案[14]。

推荐用法:Enfortumab Vedotin 注射剂 1.25mg/kg,d1、d8、d15,每 28d 为一周期。

4.2.3　转移性上尿路尿路上皮癌的三线治疗策略

既往治疗史	Ⅰ 级推荐	Ⅱ 级推荐	Ⅲ 级推荐
化疗及免疫治疗及 ADC 治疗失败后	临床研究	维恩妥尤单抗(1A 类)[a] 厄达替尼(1A 类)[b] 维迪西妥单抗(2A 类) 戈沙妥珠单抗(2B 类)[c]	

【注释】

a　维恩妥尤单抗尚未在国内批准上市。

b　靶向药物厄达替尼尚未在国内批准上市,仅适用于合并 *FGFR2/3* 基因变异的晚期尿路上皮癌。

c　戈沙妥珠单抗在国内尚未获得晚期尿路上皮癌的治疗适应证。

转移性上尿路尿路上皮癌的三线治疗解析

晚期尿路上皮癌的治疗选择越来越多,对于既往未接受过免疫治疗的患者,PD-1/PD-L1 单抗免疫治疗是较为合适的治疗选择,相应临床研究均入组了三线治疗患者。而合并 *FGFR2/3* 突变的患者,厄达替尼在免疫治疗失败后患者的客观有效率高达 59%,因此可以选择厄达替尼作为治疗选择[26]。

抗体偶联药物近年来获得快速发展,2019 年 12 月 18 日美国 FDA 批准维恩妥尤单抗用于既往含顺铂方案及免疫治疗失败后 mUC 患者的三线治疗,戈沙妥珠单抗于 2021 年 4 月获得美国 FDA 加速批准用于治疗接受过含铂化疗和 PD-1/PD-L1 抑制剂治疗的局部晚期或转移性尿路上皮癌的成人患者。

EV-301 是一项 EV 与常规化疗对照用于既往接受过铂类与免疫治疗失败后晚期尿路上皮癌随机对照的 Ⅲ 期临床研究[31],研究的主要终点为总生存时间中位数。结果显示 EV 的总生存时间长于化疗组(12.88 个月 vs. 8.97 个月；*HR*=0.70,*P*=0.001),EV 组的无进展生存时间也比化疗组长(5.55 个月 vs. 3.71 个月,*HR*=0.62,*P*<0.001),客观有效率为 40.6% 与 17.9%。EV-203 是一项单臂、开放标签、2 期临床研究,探索 EV 治疗既往接受过铂类化疗和 PD-1/PD-L1 抑制剂治疗的三线 Ⅰa 期/mUC 患者的疗效和安全性[32]。该研究为 EV-301 的中国区的桥接实验,共入组 40 例患者。结果显示:IRC 评估的 ORR 为 37.5%,其中 1 例 CR,14 例 PR,DCR 为 72.5%,研究者评估的 ORR 为 42.5%,DCR 为 82.5%。生存方面:IRC 评估的 mPFS 为 4.67 个月,研究者评估的 mPFS 为 4.24 个月,中位随访 6.5 个月,mOS 尚未到达。安全性方面:最常见的治疗相关不良反应(TRAE)

为 1~2 级，2 例患者因 EV 导致的 TRAE 而中止治疗。

推荐用法：维恩妥尤单抗注射剂：1.25mg/kg，d1、d8、d15，每 28d 为一周期。

戈沙妥珠单抗（sacituzumab govitecan，SG）是一种新型 Trop-2 靶向抗体偶联药物，由抗 Trop-2 人源化单克隆抗体 hRS7 IgG1 与拓扑异构酶 I 抑制剂伊立替康活性代谢产物 SN-38 偶联形成。既往一项 I / II 期篮子试验（IMMU-132-01）纳入了 45 例接受过系统治疗的转移性尿路上皮癌患者，该探索性试验结果显示戈沙妥珠单抗的 ORR 为 28.9%，DoR 中位数为 12.9 个月，PFS 中位数为 6.8 个月，OS 中位数为 16.8 个月[33]。一项关键性 II 期伞状多队列临床研究（TROPHY-U-01）队列 1 结果显示，对于既往多线治疗的局部晚期或转移性尿路上皮癌患者（共入组 113 例，既往治疗中位线数为 3，范围 1~8），戈沙妥珠单抗客观缓解率为 27%，起效时间中位数为 1.6 个月，DoR 中位数达 7.2 个月[34]。2023 年 ASCO GU 公布了 TROPHY U 01 研究截至 2022 年 7 月 26 日的更新结果[35]。队列 2：SG 治疗后 12 例患者部分缓解，总人群 ORR 为 32%（95% CI 17.5%~48.7%），DoR 中位数为 5.6 个月（95% CI 2.8~13.3 个月）。随访时间中位数为 9.3 个月（95% CI 0.5~30.6 个月）后，PFS 中位数为 5.6 个月（95% CI 4.1~8.3 个月），OS 中位数为 13.5 个月（95% CI 7.6~15.6 个月）。其中，不适用含铂化疗且既往仅接受过 CPI 治疗的 mUC 患者 ORR 为 53.8%。队列 3：入组患者 41 例，随访时间中位数为 12.5 个月（范围：0.9~24.6 个月）；SG 联合帕博利珠单抗中心评估的 ORR 为 41%（95% CI 26.3%~57.9%），CR 为 20%，CBR 为 46%（95% CI 30.7%~62.6%）；DoR 中位数为 11.1 个月（95% CI 4.8 个月 ~NE，n=17）；PFS 中位数为 5.3 个月（95% CI 3.4~10.2 个月）。至缓解时间中位数为 1.4 个月（95% CI 1.3~2.7 个月）；OS 中位数为 12.8 个月（95% CI 10.7 个月 ~NE）。

推荐用法：戈沙妥珠单抗 10mg/kg，d1、d8，每 21d 为一周期[22-25]。

THOR 研究是一项全球多队列随机 3 期研究。其中，队列 1：评估经过 1-2 线治疗且 PD-（L）1 经治的局部晚期或 mUC 患者，接受厄达替尼或者研究者选择化疗（多西他赛或长春氟宁）的疗效和安全性研究。共纳入 266 例合并 FGFR 突变的患者，其中上尿路上皮癌占比 33.5%。厄达替尼组的 mOS 显著优于化疗组（12.1 个月 vs. 7.8 个月），mPFS（5.6 个月 vs. 2.7 个月）；队列 2：厄达替尼对比帕博利珠单抗在 FGFR 突变未经 ICI 治疗的 mUC 患者，OS 及 PFS 获益相似，两组 ORR 分别为 40% 和 21.6%（P<0.001）。2023 年 ESMO Asia 对 76 例亚洲患者进行了分析。其中，厄达替尼组 37 例，化疗组 39 例。68% 的患者接受过二线治疗，51% 的患者原发肿瘤位于上尿路。中位随访时间为 15.7 个月。厄达替尼组对比化疗组的 mOS 分别为 23.3 个月和 11.3 个月、mPFS 分别为 5.6 个月和 2.7 个月、ORR 分别为 49% 和 8%，均显示厄达替尼组显著改善[26]。

推荐用法：厄达替尼片 8mg，每日一次，d1~7，其后休 7d（根据血清磷酸盐水平及不良反应耐受情况）可增加为 9mg，每日一次，之后重复，每 28d 为一周期。

4.3　上尿路尿路上皮癌的放疗

4.3.1　辅助性放疗

手术	分期及分级	I 级推荐	II 级推荐	III 级推荐
根治性肾输尿管膀胱切除术后	$T_{3~4}/N_+$			辅助性放疗（2B 类）[a]

【注释】

a　对于上尿路尿路上皮癌的术后辅助放疗仍有争议，病例对照研究结果显示，对于 pT3~4/N+ 患者，行根治术后放疗可提高局部控制率，改善生存[1-4]，放疗靶区需包括肿瘤床及相应淋巴结引流区，建议处方剂量为 45~50.4Gy（如为 R1/R2 切除且无法再次行根治性手术，则根据正常组织耐受量适当给予瘤床区加量至 54~60Gy）。

尿路上皮癌

4.3.2　姑息性放疗

适应证	放疗方案
• 病理确诊的上尿路恶性肿瘤 • 高龄、体弱、合并症多、分期晚、不能耐受手术治疗 • 有临床症状如输尿管梗阻、疼痛、血尿等。 • 如无法获取组织病理，可参考尿脱落细胞学、尿 FISH、PET/CT、MRI、CT 等结果综合判断或经过 MDT 讨论	• 总剂量常规分割方案 60~66Gy，1.8~2Gy/ 次；SBRT 40-60Gy/（5~10 次）[a] • 局部肿瘤体积较大患者也可采用部分立体定向消融推量放射治疗（P-SABR）[b] • 联合药物治疗 [c]

【注释】

a　关于最佳放疗剂量，目前国内外没有共识，建议开展相关研究探索或参考膀胱癌。目前有两项回顾性研究显示 SBRT 放疗对局限期不耐受手术或药物治疗患者局部控制率高[1-2]，该方案适合高龄或分期较早无区域淋巴结转移且肿瘤相对局限的患者。

b　P-SABR 是将大分割放疗与常规分割放疗结合起来的一种新型放疗模式。一般适用于肿瘤较大，伴有淋巴结转移，对淋巴结区域可采用常规分割方案，大块肿瘤内部可以前几次同步给予大分割放疗：6~8Gy/ 次，共 3~4 次；常规分割放疗：2Gy/ 次。肿瘤边缘剂量应 ≥60Gy。大分割照射时，重要器官（如肠管等）限量不超过 3Gy/ 次。

c　部分转移性患者药物治疗基础上对进展病灶姑息性放疗，可以达到减症的目的。近年来回顾性研究发现寡转移患者药物基础上联合放疗可以提高患者预后[3]，放疗模式可以 SBRT 也可以常规分割照射，需结合患者耐受情况决定。

【解析】

1.　图像引导放疗可减少摆位误差，减少小肠胀气等因素对肿瘤原发灶和转移淋巴结治疗精准性的影响，提高放疗安全性，肾盂肿瘤的放疗定位应考虑到呼吸运动的影响，推荐 4D-CT 定位。

2.　淋巴引流区预防放疗应当根据肿瘤情况、患者年龄和身体状况衡量利弊后选择，有条件患者可行 PET/CT 检查，根据肿瘤分期及淋巴结转移情况行淋巴引流区预防照射。

3.　上尿路模板化手术淋巴结清扫及术后淋巴结复发模式等研究均显示不同原发位置的上尿路肿瘤淋巴结转移规律不同，姑息减症患者多为高龄或基础状态不佳患者，淋巴结预防照射可根据原发肿瘤位置不同适当调整[4-6]。

5　随访原则

5.1　膀胱尿路上皮癌随访原则

5.1.1　非肌层浸润性膀胱尿路上皮癌 TURBT 术后的随访

危险分层	随访内容	随访频次
低危组	膀胱镜检查 [a,b]	第 1 年术后 3 个月及 12 个月各 1 次，以后每年 1 次至第 5 年，5 年后可替换为其他低侵入性的检查
	影像学检查： 上尿路影像 [c] 腹盆腔影像 [d]	术后 1 次

尿路上皮癌

续表

危险分层	随访内容	随访频次
中危组	膀胱镜检查 [e]	第1年术后3个月、6个月及12个月各1次，第2年每6个月1次，以后每年1次至终身
	影像学检查： 上尿路影像 腹盆腔影像	术后1次
	尿液检查： 尿液细胞学检测 [f,g]	第1年术后3个月、6个月及12个月各1次，第2年每6个月1次，以后每年1次至终身
高危组/ 极高危组	膀胱镜检查	术后前2年每3个月1次，第3年至第5年每6个月1次，5年以后每年1次至终身
	影像学检查： 上尿路影像 腹盆腔影像	术后1次，术后第12个月1次，以后每年1次直至第10年
	尿液检查 [h,i,j]： 尿液细胞学检测	术后前2年每3个月1次，第3~5年每6个月1次，5年以后每年1次至终身

【注释】

a　TURBT术后3个月的第一次膀胱镜检查结果是复发及进展的一个重要预后指标（Ⅰa）。

b　对于不能接受膀胱镜检查的低危组（T_a LG/G_{1-2}）患者也可用膀胱超声检查及尿液分子标志物代替。但依据现有证据，没有任何一种无创检测可以完全代替膀胱镜检查。

c　上尿路影像包括泌尿系CT（CTU）、磁共振泌尿系水成像（MRU）、静脉肾盂造影（IVP）、逆行肾盂造影和输尿管镜检查。

d　盆腹腔影像包括CT和MRI。

e　如果门诊膀胱镜检查有可疑结果或尿液细胞学检查阳性，应在麻醉下进行诊断性电切。

f　如尿液细胞学检测阳性而膀胱镜下无肉眼可见肿瘤，可进行随机活检、前列腺尿道活检或光动力学活检以及泌尿系增强CT。

g　非肌层浸润性膀胱尿路上皮癌的随访包含尿液细胞学检测和尿液分子标志物检测作为膀胱镜检查之外的辅助性手段。

h　因为尿液细胞学灵敏度低的特性，除了已有的FISH、FGFR3/TERT、微卫星分析等检测方法以外，基于尿液中蛋白质、mRNA、DNA甲基化联合检测FGFR3/TERT/ONECUT2/VIM、DNA测序及液体活检检测微小残留病灶（MRD）等检测工具被研发，一些已通过审批可应用于临床。

i　尿液检测（微卫星分析）的阳性结果对提高膀胱镜随访的质量有正面作用（Ⅰb），支持尿液检查在随访中的辅助作用。

j　目前，没有任何尿液标志物检测可以在随访中完全替代膀胱镜检查。一些尿液标志物在检测肿瘤复发时显示出较高的灵敏度与特异度，特别是在高级别肿瘤中具有非常高的阴性预测值，使这些标志物具备了作为随访工具的潜力，但仍需高级别证据的支持。如EpiCheck、ADX Bladder、utLIFE、UI-SEEK、ADX Bladder等。

5.1.2   膀胱尿路上皮癌根治性膀胱切除术后的随访[10-15]

目的	I 级推荐 a		II 级推荐 a	
	随访内容	频次	随访内容	频次
非肌层浸润性膀胱尿路上皮癌膀胱切除术后	• 病史 • 体格检查 • 实验室检查(血、尿常规,血电解质,肝肾功能,维生素 B_{12}) • 影像学检查(CTU 或 MRU,腹部 /盆腔 CT 或 MRI)	开始前 1 年第 3、12 个月各 1 次,然后每年 1次至术后 5 年	腹部超声 d 静脉尿路造影 逆行肾盂造影 输尿管镜检查 头颅 CT 或 MRI 胸部 X 线或 CT 骨扫描 全身 PET/CT	依据临床需要
	• 尿细胞学检查(尿脱落细胞 b,尿道冲洗细胞 c)	开始前 2 年每 6 个月 1次,然后依据临床需要		
肌层浸润性膀胱尿路上皮癌膀胱切除术后	①病史 ②体格检查 ③实验室检查(血、尿常规,血电解质,肝肾功能,维生素 B_{12}) ④影像学检查(CTU 或 MRU,胸部X 线或 CT,腹部 / 盆腔 CT 或 MRI)	开始前 2 年每 3 个月 1次,然后每年 1 次至术后 5 年	腹部超声 d 静脉尿路造影 逆行肾盂造影 输尿管镜检查 头颅 CT 或 MRI 骨扫描 全身 PET/CT	依据临床需要
	⑤尿细胞学检查(尿脱落细胞 b,尿道冲洗细胞 c)	开始前 2 年每 6 个月 1次,然后依据临床需要		

【注释】

a   随访的主要目的是及时发现肿瘤的复发或进展,并及时进行干预处理,以提高患者的生存率及改善生活质量。具体随访方案需建立在该指导方案的基础上进行个体化调整,进而确定最佳的随访方案[1-9]。

b   如果是膀胱原位癌,在膀胱镜检查时进行细胞学检查。

c   高危患者行尿道冲洗细胞学检查。高危包括尿道切缘阳性、多灶性原位癌、尿道前列腺部受侵犯。

d   术后 5 年以上,患者每年需复查腹部超声,了解是否有肾积水。

e   PET/CT 检查仅推荐用于临床怀疑复发或转移,不推荐用于非肌层浸润性膀胱尿路上皮癌保留膀胱治疗的随访。

5.1.3   肌层浸润性膀胱癌 - 保留膀胱治疗（膀胱部分切除 / 同步放化疗）随访

	随访内容	随访频次
膀胱部分切除 / 最大程度 TURBT+ 同步放化疗后	膀胱镜检查	术后 2 年内,3 个月 1 次; 术后 3~5 年内,6 个月 1 次;术后 5~10 年内 1 年 1 次; 术后 >10 年,根据临床需要,严密随诊
	影像学检查: CT 尿路造影 / 磁共振泌尿系水成像(上尿路成像 + 腹部 / 盆腔轴位成像) 胸部 CT 或全身 PET/CT(2B 类,仅在临床可疑远处转移时检查)	术后 2 年内 3~6 个月 1 次; 术后 3~5 年内 1 年 1 次; 术后 5~10 年内,根据临床需要,严密随诊

尿路上皮癌

续表

	随访内容	随访频次
膀胱部分切除/最大程度 TURBT+同步放化疗后	血液学检查： 肾功能检查（电解质和肌酐） 肝功能检查 a 血常规、血生化全项	术后 2 年内,3~6 个月 1 次; 术后 >2 年,根据临床需要,严密随诊
	尿液检查： 尿液脱落细胞学 尿道冲洗细胞学	术后 2 年内,6~12 个月 1 次; 术后 >2 年,根据临床需要,严密随诊

【注释】

a 肝功能通常包括谷丙转氨酶、谷草转氨酶、胆红素、碱性磷酸酶。所有推荐建议均属 2A 类证据（特殊说明者除外）。

　并无适合所有患者的单一随访计划。

　此随访计划表意义在于提供常规指导,应根据肿瘤部位、肿瘤生物学特性以及治疗持续时间等不同进行个体化调整。

　对于出现新发或恶化的肿瘤相关症状或体征的患者,无论先前检查的时间间隔如何,都应重新评估肿瘤的活性。

　需要进一步的研究来确定最佳的随访持续时间。

5.2 上尿路尿路上皮癌随访原则

目的	I 级推荐 a		II 级推荐 a	
	随访内容	频次	随访内容	频次
根治性肾盂输尿管切除术后（低风险上尿路尿路上皮癌 b）	• 病史 • 体格检查 • 实验室检查（尿脱落细胞,血、尿常规,肝、肾功能） • 影像学检查（CTU 或 MRU） • 膀胱镜检查	开始前 1 年第 3、9 个月各 1 次,然后每年 1 次,至术后 5 年	肺部 CT 平扫 头颅 CT 或 MRI d 盆腔 CT 或 MRI d 骨扫描 全身 PET/CT d	依据临床需要
根治性肾盂输尿管切除术后（高风险上尿路尿路上皮癌 c）	• 病史 • 体格检查 • 实验室检查（尿脱落细胞,血、尿常规,肝、肾功能） • 膀胱镜检查	开始前 2 年每 3 个月 1 次,然后每 6 个月 1 次至术后 5 年,然后每年 1 次	头颅/CT 或 MRI d 盆腔 CT 或 MRI d 骨扫描 全身 PET/CT d	依据临床需要
	• 影像学检查（CTU 或者 MRU,肺部 CT 平扫）	开始前 2 年每 6 个月 1 次,然后每年 1 次		
保留肾脏手术后（低风险上尿路尿路上皮癌 b）	• 病史 • 体格检查 • 实验室检查（尿脱落细胞,血、尿常规,肝、肾功能） • 影像学检查（CTU 或者 MRU）	开始前 1 年第 3、6 个月各 1 次,然后每 6 个月 1 次至术后 2 年,以后每年 1 次,至术后 5 年	泌尿系造影 肺部 CT 平扫 头颅 CT 或 MRI d 盆腔 CT 或 MRI d 骨扫描 全身 PET/CT d	依据临床需要
	• 输尿管镜检查	术后每 3 个月 1 次		

续表

尿路上皮癌

目的	Ⅰ级推荐[a]		Ⅱ级推荐[a]	
	随访内容	频次	随访内容	频次
保留肾脏手术后（高风险上尿路尿路上皮癌[c]）	• 病史 • 体格检查 • 实验室检查（尿脱落细胞,血、尿常规,肝、肾功能） • 膀胱镜 • 影像学检查（CTU 或者 MRU,肺部 CT 平扫）	开始前 1 年第 3、6 个月各 1 次,然后每 6 个月 1 次至术后 2 年,以后每年 1 次,至术后 5 年	泌尿系造影 肺部 CT 平扫 头颅 CT 或 MRI[d] 盆腔 CT 或 MRI[d] 骨扫描 全身 PET/CT[d]	依据临床需要
	• 输尿管镜检查	术后第 3、6 个月各 1 次		

【注释】

a 随访的主要目的是及时发现肿瘤的复发或进展,并及时进行干预处理,以提高患者的生存率及改善生活质量。具体随访方案需建立在该指导方案的基础上进行个体化调整,进而确定最佳的随访方案[1-8]。

b 低风险上尿路尿路上皮癌:①单病灶;②肿瘤直径<2cm;③细胞学检查低级别肿瘤;④输尿管镜穿刺活检低级别肿瘤;⑤CTU 检查肿瘤无浸润性生长。需满足所有条件。

c 高风险上尿路尿路上皮癌:①肾盂积水;②肿瘤直径≥2cm;③细胞学检查高级别肿瘤;④输尿管镜穿刺活检高级别肿瘤;⑤多病灶;⑥膀胱肿瘤根治术病史;⑦组织学异型性。满足任一条件即可。

d 头颅 CT 或 MRI 检查推荐于脑转移的患者;盆腔 CT 或 MRI 检查推荐于盆腔转移的患者;PET/CT 检查仅推荐用于怀疑复发或转移的患者[9-18]。

中国临床肿瘤学会（CSCO）
儿童及青少年淋巴瘤
诊疗指南 2024

组　长　马　军　张翼鷟

副组长　高怡瑾　李小秋　张永红

主　审　吴敏媛　汤静燕　高子芬　朱　军

顾　问　朱雄增　竺晓凡　孙晓非　陈　静　宋玉琴

秘书组　赵东陆　黄俊廷　郝文鹏　张　岩

专家组成员（以姓氏汉语拼音为序）（* 为执笔人）

鲍慧铮	吉林省肿瘤医院	刘爱春	哈尔滨医科大学附属肿瘤医院
常　健	吉林大学第一医院	刘卫平	北京大学肿瘤医院
陈　静	上海交通大学医学院附属上海儿童医学中心	罗学群	中山大学附属第一医院
段彦龙	首都医科大学附属北京儿童医院	马　军	哈尔滨血液病肿瘤研究所
高怡瑾*	上海交通大学医学院附属上海儿童医学中心	宋玉琴	北京大学肿瘤医院
		孙晓非*	中山大学肿瘤防治中心
高子芬	北京大学基础医学院 / 北京大学第三医院	汤静燕	上海交通大学医学院附属上海儿童医学中心
韩冰虹	哈尔滨血液病肿瘤研究所	王　娟*	中山大学肿瘤防治中心
郝文鹏*	哈尔滨血液病肿瘤研究所	吴敏媛*	首都医科大学附属北京儿童医院
贺湘玲	湖南省人民医院	杨丽华	南方医科大学珠江医院
胡绍燕	苏州大学附属儿童医院	张翼鷟*	中山大学肿瘤防治中心
黄　爽*	首都医科大学附属北京儿童医院	张永红*	首都医科大学附属北京儿童医院
黄东生	首都医科大学附属北京同仁医院	赵东陆*	哈尔滨血液病肿瘤研究所
黄俊廷*	中山大学肿瘤防治中心	周春菊	首都医科大学附属北京儿童医院
贾月萍	北京大学人民医院	朱　军	北京大学肿瘤医院
江　莲	河北医科大学第四医院	朱雄增	复旦大学附属肿瘤医院
李小秋*	复旦大学附属肿瘤医院	竺晓凡	中国医学科学院血液病医院

1 淋巴母细胞淋巴瘤 · 289

    1.1 治疗前评估 · 289

    1.2 病理诊断 · 289

    1.3 分期 · 290

    1.4 治疗（NHL-BFM-90/95 方案） · 291

2 霍奇金淋巴瘤 · 294

    2.1 治疗前评估 · 294

    2.2 病理诊断 · 294

    2.3 分期和中期反应评估 · 294

    ［附］ 霍奇金淋巴瘤 2014 年 Lugano 分期标准 · 295

    2.4 治疗 · 295

3 伯基特淋巴瘤 · 301

    3.1 治疗前评估 · 301

    3.2 病理诊断 · 301

    3.3 分期 · 302

    3.4 治疗 · 303

4 间变性大细胞淋巴瘤 · 308

    4.1 治疗前评估 · 308

    4.2 病理诊断 · 309

    4.3 分期 · 309

    4.4 治疗 · 309

    附录 1 体能评分 · 313

    附录 2 国际儿童非霍奇金淋巴瘤分期系统 · 313

5 儿童及青少年淋巴瘤常见肿瘤急诊处理 · 314

    5.1 肿瘤溶解综合征 · 314

    5.2 上腔静脉压迫综合征 / 上纵隔压迫综合征 · 315

6 儿童及青少年大剂量甲氨蝶呤临床应用 · 317

    6.1 大剂量甲氨蝶呤治疗前准备 · 317

    6.2 大剂量甲氨蝶呤输注方案 · 318

    6.3 大剂量甲氨蝶呤的剂量调整 · 318

    6.4 叶酸解救方案 · 319

    6.5 MTX 血浓度监测及指导 CF 解救的方案 · 320

    6.6 水化和碱化方案 · 321

    6.7 不良反应防治措施 · 321

1　淋巴母细胞淋巴瘤[1-15]

1.1　治疗前评估

	Ⅰ级推荐	Ⅱ级推荐	Ⅲ级推荐
常规检查	**完整病史采集**：主诉、现病史、既往史、家族史、生长发育史、疫苗接种史 **体格检查**：生命体征、全身浅表淋巴结、肝、脾，腹部体征，专科查体		
实验室检查	血常规，CRP，生化全项，凝血功能五项，免疫功能（体液免疫＋细胞免疫），病毒学指标［乙肝病毒、戊肝病毒、梅毒螺旋体、艾滋病病毒、EB病毒、巨细胞病毒（CMV）、TORCH抗体］，尿便常规		
影像学检查	心电图、心脏彩超，胸部＋腹部＋盆腔增强CT	PET/CT	超声（颈部、腹部、消化道、睾丸或子宫、卵巢、盆腔、腹股沟、腋下、纵隔、瘤灶部位）
骨髓检查	两个部位骨髓穿刺，骨髓活检，骨髓涂片，白血病免疫分型、骨髓染色体核型分析、FISH方法、融合基因定量RT-PCR	NGS方法	IgH/TCR重排检测、RNA-seq检测
中枢神经系统	头颅MRI，脑脊液常规、生化、找肿瘤细胞	脑脊液白血病免疫分型，脊髓增强MRI	
分期	修订国际儿童NHL分期系统（IPNHLSS）		

1.2　病理诊断

	Ⅰ级推荐	Ⅱ级推荐	Ⅲ级推荐
获取组织的方式	可疑淋巴结完整切除或切取活检 骨髓白血病免疫分型及活检	空芯针穿刺活检	
IHC	①淋巴母细胞的免疫分型标志［TdT、CD99、CD34、CD10、CD1a（有时可表达CD13、CD33）］； ② T-LBL表达（CD3、CD2、CD4、CD5、CD7、CD8）； ③ B-LBL［表达CD19、PAX5、CD22、CD79a（部分T-LBL也可阳性）、CD20］； ④早前T淋巴细胞白血病/淋巴瘤（ETP-ALL/LBL）表达［（CD13、CD33、CD117、CD11b、CD34、CD65、HLA-DR）、CD3、CD7、CD2等T细胞标志］		
流式细胞	①淋巴母细胞的免疫分型标志［TdT、CD99、CD34、CD10、CD1a（有时可表达CD13、CD33）］； ② T-LBL表达（CD3、CD2、CD4、CD5、CD7、CD8）； ③ B-LBL［表达CD19、PAX5、CD22、CD79a（部分T-LBL也可阳性）、CD20］； ④早前T淋巴细胞白血病/淋巴瘤（ETP-ALL/LBL）表达（CD13、CD33、CD117、CD11b、CD34、CD65、HLA-DR）、CD3、CD7、CD2等T细胞标志）		
遗传及基因检测	$ETV6::RUNX1$：t(12；21)(p12；q22)，$BCR::ABL$：t(9；22)(q34；q11.2)，$MLL::AF4$：t(4；11)，$E2A::PBX1$：t(1；19)(q23；13.3)Ph-like基因或突变、核型分析	NGS方法	

儿童及青少年淋巴瘤

【注释】

早前 T 淋巴母细胞白血病 / 淋巴瘤（ETP-ALL/LBL）表达特点：缺乏 CD1a、CD8 表达；CD5 弱表达或不表达；至少有一个髓系或干细胞抗原表达（CD13、CD33、CD117、CD11b、CD34、CD65、HLA-DR 等），但 MPO 阴性。

1.3 分期

修订国际儿童 NHL 分期系统（IPNHLSS）

分期	肿瘤侵犯范围
Ⅰ 期	单个肿瘤（淋巴结、结外骨或皮肤），除外纵隔或腹部病变
Ⅱ 期	单个结外肿瘤伴区域淋巴结侵犯 膈肌同侧 ≥2 个淋巴结区域侵犯 原发于胃肠道肿瘤（常在回盲部）± 相关肠系膜淋巴结受累，肿瘤完全切除。如果伴随恶性腹水或肿瘤扩散到邻近器官应定为Ⅲ期
Ⅲ 期	膈肌上和 / 或膈肌下 ≥2 个结外肿瘤（包括结外骨或结外皮肤） 膈肌上下 ≥2 个淋巴结区域侵犯 任何胸腔内肿瘤（纵隔、肺门、肺、胸膜或胸腺） 腹腔内或腹膜后病变，包括肝、脾、肾和 / 或卵巢，不考虑是否切除 任何位于脊柱旁或硬脑膜外病变，不考虑其他部位是否有病变 单个骨病灶同时伴随结外侵犯和 / 或非区域淋巴结侵犯
Ⅳ 期	任何上述病变伴随中枢神经系统侵犯（Ⅳ期 CNS），骨髓侵犯（Ⅳ期 BM）或中枢和骨髓侵犯（Ⅳ期 BM+CNS）采用常规形态学方法检测
低危组	按照修订国际儿童 NHL 分期系统，不具有高危因素的 Ⅰ、Ⅱ 期患者（存在早期肿瘤自发溶解或巨大瘤块的Ⅱ期患者除外）

危险分层

危险分层	定义
低危组	Ⅰ 期和Ⅱ 期
中危组	Ⅲ 期和Ⅳ期（除外高危组）
高危组	1. 中危组患者诱导 Ⅰa（VDLP）第 33 天疗效评估符合以下任意一点：①肿瘤缩小 < 70%；②骨髓淋巴瘤细胞 > 5%；③脑脊液仍找到淋巴瘤细胞；④肿瘤进展 2. 完成诱导方案后肿瘤活性残留或进展

骨髓侵犯定义：

骨髓穿刺细胞形态学：骨髓幼稚细胞或淋巴瘤细胞 ≥ 5%，适用于所有组织学亚型。

每一期、每一类型骨髓肿瘤侵犯程度和检查方法均需要特定简称描述：

BMm：骨髓形态学阳性（特指淋巴瘤细胞百分比）。

BMi：骨髓免疫表型方法阳性（免疫组织化学或流式细胞术分析：特指淋巴瘤细胞百分比）。

BMc：骨髓细胞遗传学或 FISH 分析阳性（特指淋巴瘤细胞百分比）。

BMmol：骨髓分子生物学技术阳性（PCR 基础：特指侵犯水平）。

外周血侵犯同样采用相同方式表达（PBMm、PBMi、PBMc、PBMmol）。

需要行两个部位骨髓穿刺和髂后骨髓活检进行分析定义骨髓侵犯。

中枢神经系统（CNS）侵犯定义：

影像学检查（如 CT、MRI）证实 CNS 肿瘤包块。

不能用硬膜外病变解释的脑神经瘫痪。

脑脊液细胞形态学检测到幼稚细胞。

定义 CNS 侵犯应特指：CNS 阳性 / 包块，CNS 阳性 / 瘫痪，CNS 阳性 / 幼稚细胞。

脑脊液（CSF）状况：

CSF 阳性：以脑脊液淋巴瘤细胞形态学为依据。

CSF 检测到任何数量的幼稚细胞均应考虑 CSF 阳性。

CSF 状况不明（未做，技术困难）。

与骨髓相似，尽可能描述脑脊液侵犯的检测方法：

CSFm：脑脊液形态学阳性（特指幼稚细胞数 /ml）。

CSFi：脑脊液免疫表型方法阳性（免疫组织化学或流式细胞术分析，特指淋巴瘤细胞百分比）。

CSFc：脑脊液细胞遗传学或 FISH 分析阳性（特指淋巴瘤细胞百分比）。

CSFmol：脑脊液分子生物学技术阳性（PCR 基础，特指侵犯水平）。

睾丸侵犯的诊断：表现为单侧或双侧睾丸肿大；阴囊透光试验阴性；超声检查可发现睾丸呈非均质浸润灶。

1.4 治疗（NHL-BFM-90/95 方案）

NHL-BFM-90/95 方案	Ⅰ级推荐	Ⅱ级推荐	Ⅲ级推荐
低危组	诱导方案Ⅰ（VDLP，CAM） 巩固方案 M（6-MP+HD-MTX×4） 维持治疗（6-MP+MTX） 总治疗时间为 2 年（1A 类）		
中危组	诱导方案Ⅰ（VDLP，CAM） 巩固方案 M（6-MP+HD-MTX×4） 再诱导方案Ⅱ（VDLP，CAM） 维持治疗（6-MP+MTX） 总治疗时间为 2 年（1A 类）		
高危组	诱导方案Ⅰ（VDLP，CAM） 强化巩固方案（Block1+Block2+Block3）×2 再诱导方案Ⅱ（VDLP，CAM） 选择性局部放疗 维持治疗（6-MP+MTX） 总治疗时间为 2 年 （有条件移植患者 3 个 Block 后行 异基因造血干细胞移植）（1A 类）		
难治及复发治疗	T-LBL：挽救化疗 CR 后行 异基因造血干细胞移植（2A 类）	可选择参加正在进行的临床试验，如奈拉滨、达雷妥尤单抗、维奈克拉等	
	B-LBL：挽救化疗 CR 后行 异基因造血干细胞移植（2A 类）	可选择参加正在进行的临床试验，如硼替佐米、氯法拉滨、贝林妥欧单抗、奥加依珠单抗、维奈克拉、CAR-T 等	

注：NHL-BFM-90 方案：对所有初诊、中枢无侵犯的 T 淋巴母细胞淋巴瘤患者均需行头颅 12Gy 预防照射。但 NHL-BFM-95 方案中取消了中枢神经系统阴性患者的预防性头颅照射，中枢神经系统复发未见增加，因此，目前 T 淋巴母细胞淋巴瘤患者治疗中可采用 HD-MTX 和鞘内注射化疗药物取代头颅预防照射。对于起病时中枢神经系统侵犯的淋巴母细胞淋巴瘤患者，需要在维持化疗前行全脑放疗，2 岁以上 18Gy，1~2 岁 12Gy。各医院可根据自身情况改良。

常用化疗方案（NHL-BFM-90/95 方案）

药物	剂量和用法	给药时间
诱导方案 I		
泼尼松	60mg/m²*，p.o.	d1~28 后每 3 天减半，9 天后减停
长春新碱	1.5mg/m²（最大 2mg），i.v.	d8、d15、d22、d29
柔红霉素	30mg/m²，i.v.，大于 1h	d8、d15、d22、d29
门冬酰胺酶	5 000U/m²，i.v.，大于 1h	d12、d15、d18、d21、d24、d27、d30、d33
环磷酰胺	1 000mg/m²，i.v.，大于 1h	d36、d64
美司钠	400mg/m²，i.v.，环磷酰胺第 0、4、8h	d36、d64
阿糖胞苷	75mg/m²，i.v.	d38~41、d45~48、d52~55、d59~62
巯嘌呤	60mg/m²，p.o.	d36~63
甲氨蝶呤	按年龄选择剂量，i.t.	d1、d15、d29、d45、d59
巩固方案 M		
巯嘌呤	25mg/m²，p.o.	d1~56
甲氨蝶呤	5g/m²，持续静脉滴注（24h）	d8、d22、d36、d50
甲氨蝶呤	按年龄选择剂量，i.t.（MTX 后 2h）	d8、d22、d36、d50
强化巩固方案		
Block1		
地塞米松	20mg/m²，p.o. 或 i.v.	d1~5
长春新碱	1.5mg/m²（最大 2mg），i.v.	d1、d6
阿糖胞苷	2 000mg/m²，q.12h.，i.v.（3h），q.12h.	d5
甲氨蝶呤	5g/m²，持续静脉滴注（24h）	d1
环磷酰胺	200mg/m²，i.v.（1h）	从 d2 下午开始，q.12h.×5 次 d2~4
门冬酰胺酶	25 000IU/m²，i.v.（2h）	d6、d11
三联鞘内注射	按年龄选择剂量 i.t.（甲氨蝶呤后 1h）	d1
Block2		
地塞米松	20mg/m²，p.o. 或 i.v.	d1~5
长春地辛	3mg/m²（最大 5mg），i.v.	d1、d6
多柔比星（阿霉素）	30mg/m²，i.v.（24h）	d5
甲氨蝶呤	5g/m²，持续静脉滴注（24h）	d1
异环磷酰胺	800mg/m²，i.v.（1h）	从 d2 下午开始，q.12h.×5 次，d2~4
门冬酰胺酶	25 000IU/m²，i.v.（2h）	d6、d11
三联鞘内注射	按年龄选择剂量 i.t.（甲氨蝶呤后 1h）	d1

续表

药物	剂量和用法	给药时间
Block3		
地塞米松	20mg/m², p.o. 或 i.v.	d1~5
阿糖胞苷	2 000mg/m², i.v.（3h），q.12h.	d1~2
依托泊苷	100mg/m², i.v.（1h）	从 d3 下午开始，q.12h.×5 次
左旋门冬酰胺酶	25 000IU/m², i.v.（2h）	d6、d11
三联鞘内注射	按年龄选择剂量，i.t.	d5
再诱导方案Ⅱ		
地塞米松	10mg/m², p.o.	d1~21 后每 3 天减半，9 天后减停
长春新碱	1.5mg/m²（最大 2mg），i.v.	d8、d15、d22、d29
柔红霉素	30mg/m², i.v.，大于 1h	d8、d15、d22、d29
门冬酰胺酶	10 000U/m², i.v.，大于 1h	d8、d11、d15、d18
环磷酰胺	1 000mg/m², i.v.，大于 1h	d36
美司钠	400mg/m², i.v.，环磷酰胺第 0、4、8 小时	d36
阿糖胞苷	75mg/m², i.v.	d38~41、d45~48
巯嘌呤	60mg/m², p.o.	d36~49
甲氨蝶呤	按年龄选择剂量，i.t.	d38、d45
维持治疗		
巯嘌呤	50mg/m², p.o.	每日 1 次，直至 2 年
甲氨蝶呤	20mg/m², p.o.	每周 1 次，直至 2 年

注：p.o.，口服；i.v.，静脉注射；i.t.，鞘内注射；q.12h.，每 12 小时一次。

按年龄三联鞘内注射剂量

年龄 / 岁	MTX/mg	Ara-C/mg	Dex/mg
<1	6	18	2
1~2	8	24	2.5
2~3	10	30	3
≥3	12	36	4

儿童及青少年淋巴瘤

2 霍奇金淋巴瘤

2.1 治疗前评估

	Ⅰ级推荐	Ⅱ级推荐	Ⅲ级推荐
病史	B症状（发热、盗汗、体重减轻），既往感染、潜在免疫缺陷和家族史		
体格检查	身高，体重，浅表肿大淋巴结的大小和部位，韦氏环，肝、脾、皮肤、心脏、肺和神经系统体征		
实验室检查	全血细胞计数，红细胞沉降率，肝、肾功能检查，乳酸脱氢酶，肝炎和艾滋病等传染病检查		
影像学检查	PET/CT 颈部、胸部、腹部、盆腔增强CT/MRI 心脏彩超 心电图和胸部X线		
骨髓检查	骨髓穿刺和活检		

2.2 病理诊断

	Ⅰ级推荐	Ⅱ级推荐	Ⅲ级推荐
活检方式	病变淋巴结或结外病灶切除或切取活检 骨髓穿刺及活检	淋巴结或结外病灶空芯针穿刺活检	
组织形态学	初步区分经典型和结节性淋巴细胞为主型，并注意和富于T细胞与组织细胞的大B细胞淋巴瘤、间变性大细胞淋巴瘤、外周T细胞淋巴瘤等类型鉴别		
IHC	经典型霍奇金淋巴瘤（CHL）： CD45，CD20，PAX5，BOB.1，Oct-2，CD3，CD30，CD15，EBV-LMP1或EBER-ISH，Ki67 结节性淋巴细胞为主型霍奇金淋巴瘤（NLPHL）： CD45，CD20，PAX5，BOB.1，Oct-2，CD3，CD30，CD15，EBV-LMP1或EBER-ISH，EMA，IgD，Ki67		

【注释】

a CHL典型表型：$CD45^-$，$CD20^-$（或异质性阳性）、PAX5（弱阳性）、BOB.1和Oct-2至少一个失表达，$CD30^+$，$CD15^{+/-}$，$LMP1^{+/-}$或$EBER^{+/-}$；NLPHL典型表型：$CD45^+$，$CD20^+$、$PAX5^+$、BOB.1和Oct-2均阳性，$EMA^{+/-}$，$IgD^{+/-}$，$CD30^-$，$CD15^-$，LMP^-或$EBER^-$。

b 儿童霍奇金淋巴瘤诊断同成人：①对亚型而言，NLPHL相对少见，CHL中LDCHL相对少见；②肿瘤细胞EBV阳性且伴有CD20表达的CHL病例须注意和EBV阳性的弥漫性大B细胞淋巴瘤鉴别。

2.3 分期和中期反应评估

目前儿童和成人的分期都采用2014年Lugano分期标准来确定。

危险分层	
低危	Ⅰ A、Ⅱ A 期且无危险因素
中危	Ⅰ A 或Ⅱ A 期伴危险因素，Ⅰ B 期伴或不伴危险因素，Ⅱ B 期不伴大肿块，Ⅲ A 期
高危	Ⅱ B 期伴大肿块、Ⅲ B 期、Ⅳ A 或Ⅳ B 期

【注释】

a 儿童霍奇金淋巴瘤在不同协作组危险分层各不相同，为与推荐的治疗策略相对应，本危险分层主要参考了高证据级别的 AHOD 0031 研究和 AHOD 1331 研究[1-2]。

b 危险因素包括：大肿块疾病和结外病变。

c 大肿块疾病[1]：①纵隔大肿块，定义为胸部 X 线正位片提示肿瘤横向直径大于胸廓内径的 1/3；②纵隔外淋巴结大肿块：单个或多个互相融合淋巴结直径>6cm。

d 中期反应评估[1-2]：快反应，两个治疗周期后，对患者进行 FDG-PET/CT 中期评估，1~3 分表示病变反应迅速；未进行 FDG-PET/CT 扫描者，CT 显示所有目标病变的垂直径的乘积减小 60% 或更多，或者恢复正常大小。未达以上标准者为慢反应。

［附］ 霍奇金淋巴瘤 2014 年 Lugano 分期标准

分期	受累部位
Ⅰ	侵及单一淋巴结区或淋巴样结构，如脾、甲状腺、韦氏环等或其他结外器官 / 部位（Ⅰ E）
Ⅱ	在横膈一侧，侵及两个或更多淋巴结区，外加局限侵犯 1 个结外器官 / 部位（Ⅱ E）
Ⅲ	受侵犯的淋巴结区在横膈的两侧（Ⅲ），或外加局限侵犯 1 个结外器官 / 部位（Ⅲ E）或脾（Ⅲ S）或二者均有受累（Ⅲ SE）
Ⅲ1	有或无脾门、腹腔或门脉区淋巴结受累
Ⅲ2	有主动脉旁、髂部、肠系膜淋巴结受累
Ⅳ	弥漫性或播散性侵犯 1 个或更多的结外器官，同时伴或不伴淋巴结受累
A	无症状
B	发热（体温超过 38℃）、夜间盗汗、6 个月内不明原因的体重下降 10% 以上
E	单一结外部位受累，病变累及淋巴结 / 淋巴组织直接相连或邻近的器官 / 组织
S	脾受累

2.4 治疗

2.4.1 初治方案

经典型霍奇金淋巴瘤

危险分层	Ⅰ 级推荐	Ⅱ 级推荐	Ⅲ 级推荐
低危	AV-PC×3 个疗程 ±IFRT（21Gy）（2A 类）	VAMP×4 个疗程 ±IFRT（21Gy），第 2 周期后 CR 的患者省略 RT（2A 类）	ABVD×4 个疗程 ±IFRT（21Gy）（2B 类）
中危	ABVE-PC×4 个疗程后 ±IFRT（21Gy）（1A 类）	COPP/ABV×6 个疗程 ±IFRT（21Gy）（1A 类）	ABVD×6 个疗程 +IFRT（21Gy）（2B 类）

续表

危险分层	Ⅰ级推荐	Ⅱ级推荐	Ⅲ级推荐
高危	BV-AVE-PC×5个疗程,纵隔大肿块或慢反应接受 IFRT（21Gy）（1A类）或 ABVE-PC×2个疗程后评估 快反应:ABVE-PC×2个疗程 +RT（起病时大肿块区域）（21Gy） 慢反应:IFO+VNB（IV）×2个疗程 + ABVE-PC×2个疗程 +RT（2个疗程后 PET/CT 阳性区域和任何>2.5cm 病灶）（21Gy）（2A类）	OEPA×2个疗程 + COPDAC×4个疗程 ± IFRT（19.8Gy）（1A类）	

【注释】

a 欧洲 EuroNet-PHL-C1 系列研究[3-4]根据危险分层和两个周期 OEPA 后的治疗反应,调整后续治疗方案,旨在尽量省略放疗和改良巩固化疗,也都取得了很好的疗效,应注意不同方案对应的危险度分层方法略有不同,应按该方案设计进行调整。

b 低危组:目前推荐 3 个疗程 AV-PC,接受或不接受 IFRT 治疗。AHOD0431 研究提示,3 个 AV-PC 化疗周期获得 CR 的患者不放疗,虽然总体人群的 4 年 OS 率可达到 99.6%,但是 1 个疗程后 PET（PET1）阳性的未放疗患者,4 年 EFS 率仅为 59.6%[5]。对于 PET1 阳性患者,应评估增加化疗强度或结合有效的新药。EuroNet-PHL-C1 研究提示,低危且对 2 个疗程 OEPA 有充分反应（形态学 PR 或以上 +PET 阴性）的患者,省略放疗不影响生存,5 年 EFS 率为 86.5%,但有危险因素的患者 5 年 EFS 率仅为 81.2%,可能需要更强化的治疗[3]。St.Jude 研究显示儿童低危 HL 采用 VAMP 方案化疗 CR 后不做放疗,不影响 EFS 和 OS[6],但该研究的样本量相对较小。AIEOP MH'96 研究提示低危患者经过 ABVD 化疗后 CR 不放疗的 15 年 OS 率和 EFS 率分别为 100% 和 84.5%[7-8]。

c 中危组:现阶段研究探讨中危患者根据早期反应指导后续治疗方案。AHOD0031 随机试验结果提示,2 个疗程 ABVE-PC 治疗后 CT 扫描显示快反应（淋巴结直径缩小 ≥60%）,继续行 2 个疗程 ABVE-PC 后实现 CR 的患者,放疗与不放疗组患者 EFS 差异无统计学意义[1],但进一步分析提示本组中诊断时伴有贫血或Ⅰ~Ⅱ期巨大肿块未放疗者预后差[9]。EuroNet-PHL-C1 研究中危组结果显示,对 2 个疗程 OEPA 有充分反应（形态学 PR 或以上 +PET 阴性）的患者,可以省略放疗,接受 2 个疗程 COPDAC 巩固,5 年 EFS 率高于 90%,且比 COPP 巩固具有更低的性腺毒性[4]。

d 高危组:大型Ⅲ期随机对照临床试验已证实,维布妥昔单抗（BV）在一线治疗高危儿童 HL 中取得良好的疗效。AHOD1331 研究显示,BV 组的 3 年 EFS 率为 92.1%,而标准治疗组为 82.5%,尤其对于慢反应患者,接受标准治疗的 3 年 EFS 率为 68.3%,接受 BV 治疗显著提升为 90.7%,以 BV 为基础的方案具有优越的 EFS 率[10]。因此高危儿童 HL 的标准治疗是 5 个疗程 BV-AVE-PC 化疗,对于大纵隔肿块和慢反应患者,在全身治疗后给予 IFRT（21Gy）。另一项德国的研究显示 BV 应用在 OEPA/COPDac 中取代长春新碱,生存得到了极大提升,3 年 EFS 率和 OS 率分别为 97.4% 和 98.7%,并可能减少放疗的使用,也具有较好的前景[11]。对于 BV 不可及的患者,根据 2 个疗程 ABVE-PC 后治疗反应调整方案也是合理的治疗选择之一。AHOD0831 是针对高危儿童 HL 的临床试验[12],采用 ABVE-PC×2 个疗程后进行 CT 或 PET-CT 评估,快反应（2 个疗程化疗后 CR）患者继续 2 个疗程 ABVE-PC,慢反应则增加 2 个疗程异环磷酰胺 + 长春瑞滨（IV）和 2 个疗程 ABVE-PC 方案化疗,大肿块和慢反应患者均需要放疗。4 年 EFS 率和 OS 率分别为 80.3% 和 96.5%。EuroNet-PHL-C1 研究中的高危患者,在 2 个疗程 OEPA 有充分反应后接受 4 个疗程 COPDAC 并省略放疗,5 年 EFS 率为 83.8%[13-17]。

结节性淋巴细胞为主型 HL（NLPHL）[17-21]

危险分层	Ⅰ级推荐	Ⅱ级推荐	Ⅲ级推荐
低危	AV-PC × 3 个疗程（2A 类）或 COPP/ABV × 4~6 个疗程 ± RT（21Gy）（2A 类） 或 VAMP × 4 个疗程（2A 类）	完整切除后仅观察（2B 类） 或 CVP 方案（2B 类）	
中危	同经典型 HL		
高危	同经典型 HL		

2.4.2 复发或难治性 HL

危险分层	Ⅰ级推荐	Ⅱ级推荐	Ⅲ级推荐
复发时为低危且初诊治疗未行放疗	按初诊中危或高危方案挽救化疗 + RT（1A 类）	IGEV × 2~4 个疗程 + 大剂量化疗联合自体造血干细胞移植（2A 类）	
其他复发难治性 HL	参与临床试验 挽救化疗 + 大剂量化疗联合自体干细胞移植（2A 类） 挽救性化疗方案包括： BV+ 吉西他滨 BV+ 纳武利尤单抗 BV+ 苯达莫司汀 IGEV（异环磷酰胺、吉西他滨、长春瑞滨） DHAP（地塞米松、阿糖胞苷、顺铂） GV（吉西他滨、长春瑞滨） IV（异环磷酰胺、长春瑞滨） 维持治疗：对高复发风险患者进行 BV 维持治疗		

【注释】

　　大部分儿童 HL 采用标准治疗可获得治愈，但仍有 10%~20% 患者复发或进展。复发 / 难治儿童 HL 采用积极挽救治疗仍然可获得较好的生存。选择挽救化疗方案时需要考虑既往治疗、短期和长期毒性、干细胞采集和生育力保护等多个方面，通常采用非交叉耐药的联合化疗。目前尚无标准的挽救化疗方案，鼓励患者参加临床试验。AHOD1221 研究是一项针对 CAYA 人群原发性难治或早期复发 HL 的 1/2 期研究，4 个周期 BV 联合吉西他滨治疗取得 CR 率为 67%[18]。KEYNOTE-051 研究评估了帕博利珠单抗治疗儿童复发难治性 HL，取得 60% 的 ORR，但 CR 率仅为 13%[19]。一项针对中国儿童患者研究中，信迪利单抗治疗 HL 表现出相似的 ORR 和 CR 率（60% 和 20%）[20]。但在 COG 和 EuroNet 的合作的 CheckMate-744 研究中，一种风险分层、反应适应方法作为儿童复发难治性 HL 的首次挽救治疗[21]，纳武利尤单抗（Nivo）联合 BV 诱导，然后对于次优反应的患者使用 BV 加苯达莫司汀强化治疗，结果显示 4 个周期 Nivo+BV 后完全代谢缓解（CMR）率为 59%，经强化治疗后总体的 CMR 率高达 94%。BV 联合苯达莫司汀治疗儿童复发难治性 HL 表现出较高的完全缓解率，在一项 Ⅱ 期研究中取得了 66% 的 CR 率和 79% 的 ORR，不影响后续干细胞动员和采集[22]。另有研究显示 IGEV 方案（异环磷酰胺、吉西他滨、长春瑞滨和泼尼松龙）治疗有效率高，ORR 为 83%，该方案也被广泛使用，并具有高效低毒的干细胞动员潜力[23]。此外，AETHERA 研究表明，自体干细胞移植（ASCT）后采用 BV 维持治疗显著改善成人复发难治性 HL 患者的无进展生存，对于具有高复发风险的儿童患者，可以考虑 ASCT 后 BV 维持治疗[24]。

2.4.3 常用化疗方案

AV-PC

药物	剂量	给药途径	给药时间	给药间隔
多柔比星（阿霉素，ADM）	$25mg/m^2$	静脉推注	d1~2	每3周重复
长春新碱（VCR）	$1.4mg/m^2$（最大2mg）	静脉推注	d1、d8	
泼尼松（Pred）	$40mg/m^2$	分3次口服	d1~7	
环磷酰胺（CTX）	$600mg/m^2$	静脉滴注	d1~2	

VAMP

药物	剂量	给药途径	给药时间	给药间隔
长春碱（VLB）	$6mg/m^2$	静脉推注	d1、d15	每4周重复
多柔比星（阿霉素，ADM）	$25mg/m^2$	静脉推注	d1、d15	
甲氨蝶呤（MTX）	$20mg/m^2$	静脉推注	d1、d15	
泼尼松（Pred）	$40mg/m^2$	分3次口服	d1~14	

ABVE-PC

药物	剂量	给药途径	给药时间	给药间隔
多柔比星（阿霉素，ADM）	$25mg/m^2$	静脉推注	d1~2	每3周重复
博来霉素（BLM）	$5mg/m^2$（d1） $10mg/m^2$（d8）	静脉推注	d1、d8	
长春新碱（VCR）	$1.4mg/m^2$（最大2mg）	静脉推注	d1、d8	
依托泊苷（VP16）	$125mg/m^2$	静脉滴注	d1~3	
泼尼松（Pred）	$40mg/m^2$	分3次口服	d1~7	
环磷酰胺（CTX）	$600mg/m^2$	静脉滴注	d1~2	

BV-AVE-PC

药物	剂量	给药途径	给药时间	给药间隔
维布妥昔单抗（BV）	$1.8mg/kg$（最大180mg）	静脉滴注（30min以上）	d1（在其他化疗药之前）	每3周重复
多柔比星（阿霉素，ADM）	$25mg/m^2$	静脉推注	d1~2	
长春新碱（VCR）	$1.4mg/m^2$（最大2mg）	静脉推注	d1、d8	
依托泊苷（VP16）	$125mg/m^2$	静脉滴注	d1~3	
泼尼松（Pred）	$40mg/m^2$	分2次口服	d1~7	
环磷酰胺（CTX）	$600mg/m^2$	静脉滴注	d1~2	

儿童及青少年淋巴瘤

IV

药物	剂量	给药途径	给药时间	给药间隔
异环磷酰胺（IFO）	3 000mg/m^2	静脉滴注	d1~4	每3周重复
长春瑞滨（NVB）	25mg/m^2	静脉滴注	d1、d5	

ABVD

药物	剂量	给药途径	给药时间	给药间隔
多柔比星（阿霉素，ADM）	25mg/m^2	静脉推注	d1、d15	每4周重复
博来霉素（BLM）	10mg/m^2	静脉推注	d1、d15	
长春碱（VLB）	6mg/m^2	静脉推注	d1、d15	
达卡巴嗪（DTIC）	375mg/m^2	静脉滴注	d1、d15	

COPP/ABV

药物	剂量	给药途径	给药时间	给药间隔
环磷酰胺（CTX）	600mg/m^2	静脉滴注	d1	每4周重复
长春新碱（VCR）	1.4mg/m^2（最大2mg）	静脉推注	d1	
丙卡巴肼（PCZ）	100mg/m^2	分3次口服	d1~7	
泼尼松（Pred）	40mg/m^2	分3次口服	d1~14	
多柔比星（阿霉素，ADM）	35mg/m^2	静脉推注	d8	
博来霉素（BLM）	10mg/m^2	静脉推注	d8	
长春碱（VLB）	6mg/m^2	静脉推注	d8	

OEPA

药物	剂量	给药途径	给药时间	给药间隔
长春新碱（VCR）	1.4mg/m^2（最大2mg）	静脉推注	d1、d8、d15	每4周重复
依托泊苷（VP16）	125mg/m^2	静脉滴注	d3~6	
泼尼松（Pred）	60mg/m^2	分3次口服	d1~15	
多柔比星（阿霉素，ADM）	40mg/m^2	静脉推注	d1、d15	

OPPA

药物	剂量	给药途径	给药时间	给药间隔
长春新碱（VCR）	1.4mg/m^2（最大2mg）	静脉推注	d1、d8、d15	每4周重复
丙卡巴肼（PCZ）	100mg/m^2	分3次口服	d1~15	
泼尼松（Pred）	60mg/m^2	分3次口服	d1~15	
多柔比星（阿霉素，ADM）	40mg/m^2	静脉推注	d1、d15	

儿童及青少年淋巴瘤

COPDAC

药物	剂量	给药途径	给药时间	给药间隔
环磷酰胺（CTX）	650mg/m²	静脉滴注	d1、d8	每4周重复
长春新碱（VCR）	1.4mg/m²（最大2mg）	静脉推注	d1、d8	
达卡巴嗪（DTIC）	250mg/m²	静脉滴注	d1~3	
泼尼松（Pred）	40mg/m²	分3次口服	d1~15	

APPA

药物	剂量	给药途径	给药时间	给药间隔
维布妥昔单抗（Bv）	1.2mg/kg	静脉滴注30min	d1、d8、d15	每4周重复
丙卡巴肼（PCZ）	100mg/m²	分3次口服	d1~15	
泼尼松（Pred）	60mg/m²	分3次口服	d1~15	
多柔比星（阿霉素,ADM）	40mg/m²	静脉推注	d1、d15	

CAPDAC

药物	剂量	给药途径	给药时间	给药间隔
环磷酰胺（CTX）	650mg/m²	静脉滴注	d1、d8	每4周重复
维布妥昔单抗（Bv）	1.2mg/kg	静脉滴注30min	d1、d8	
达卡巴嗪（DTIC）	250mg/m²	静脉滴注	d1~3	
泼尼松（Pred）	40mg/m²	分3次口服	d1~15	

COPP

药物	剂量	给药途径	给药时间	给药间隔
环磷酰胺（CTX）	650mg/m²	静脉滴注	d1、d8	每4周重复
长春新碱（VCR）	1.4mg/m²（最大2mg）	静脉推注	d1、d8	
丙卡巴肼（PCZ）	100mg/m²	分3次口服	d1~15	
泼尼松（Pred）	40mg/m²	分3次口服	d1~15	

CVP

药物	剂量	给药途径	给药时间	给药间隔
环磷酰胺（CTX）	500mg/m²	静脉滴注	d1	每3周重复
长春碱（VLB）	6mg/m²	静脉推注	d1、d8	
泼尼松（Pred）	40mg/m²	口服	d1~8	

IGEV

药物	剂量	给药途径	给药时间	给药间隔
异环磷酰胺（IFO）	$2\,000mg/m^2$	静脉滴注	d1~4	每3周重复
长春瑞滨（VRB）	$25mg/m^2$	静脉推注	d1、d5	
吉西他滨（GEM）	$800mg/m^2$	静脉滴注	d1、d4	
甲泼尼龙（MP）	$100mg/m^2$	静脉滴注	d1~4	

3 伯基特淋巴瘤[1-8]

3.1 治疗前评估

	Ⅰ级推荐	Ⅱ级推荐	Ⅲ级推荐
常规检查	**完整病史采集：** 主诉、现病史、既往史、家族史、生长发育史、疫苗接种史 **体格检查：** 生命体征,全身浅表淋巴结、肝、脾、腹部体征、专科查体(瘤灶描述)		
实验室检查	血常规,CRP,生化全项(肿瘤溶解套系),凝血功能五项,免疫功能(体液免疫＋细胞免疫),病毒学指标(乙肝病毒、戊肝病毒、梅毒螺旋体、艾滋病病毒、EB病毒、CMV、TORCH抗体),尿、便常规		NGS筛查遗传易感基因和免疫缺陷基因
影像学检查	心电图、心脏彩超,胸部＋腹部＋盆腔增强CT(瘤灶部位),CNS瘤灶建议做MRI(头颅、脊髓) 超声(颈部、腹部、消化道、睾丸或子宫、卵巢、盆腔、腹股沟、腋下、纵隔、瘤灶部位)	PET/CT	
骨髓检查	胸骨及髂骨两个部位骨髓穿刺,骨髓形态学及流式细胞免疫分型(包括成熟B细胞标记)	骨髓 *MYC* 基因检测（FISH方法）	
中枢神经系统	头颅MRI,脑脊液常规、生化、找肿瘤细胞	脑脊液白血病免疫分型、脊髓增强MRI	
分期	IPNHLSS		

3.2 病理诊断

	Ⅰ级推荐	Ⅱ级推荐	Ⅲ级推荐
获取组织的方式	1. 肿瘤组织:可疑肿瘤完整切除或肿物穿刺活检 2. 骨髓活检 3. 胸腹水病理检查(沉渣离心包埋)		
免疫组化	CD20,CD3,CD10,Bcl-2,Bcl-6,MYC,MUM1,Ki67	CD19,CD22,TdT,p53,EBER-ISH	CD163计数,CD68计数

续表

	Ⅰ级推荐	Ⅱ级推荐	Ⅲ级推荐
流式细胞	CD45，CD20，CD10，CD3，CD5，κ/λ，CD19，TDT		
遗传及基因检测	t(8；14)(q24；q32)，FISH 检测 *MYC* 基因重排	FISH 检测 *BCL2*，*BCL6* 基因重排检测，11q 异常检测，*IRF4* 重排	肿瘤细胞 NGS 深度测序检测肿瘤癌基因突变激活及抑癌基因突变失活（*TP53*、*ID3*、*CCND3*、*ARID1A* 和 *TCF3*）

3.3 分期

修订国际儿童 NHL 分期系统（IPNHLSS）

分期	肿瘤侵犯范围
Ⅰ期	单个肿瘤（淋巴结、结外骨或皮肤），除外纵隔或腹部病变
Ⅱ期	单个结外肿瘤伴区域淋巴结侵犯
	膈肌同侧 ≥2 个淋巴结区域侵犯
	原发于胃肠道肿瘤（常在回盲部）± 相关肠系膜淋巴结受累，肿瘤完全切除。如果伴随恶性腹水或肿瘤扩散到邻近器官应定为Ⅲ期
Ⅲ期	膈肌上和/或膈肌下 ≥2 个结外肿瘤（包括结外骨或结外皮肤）
	膈肌上下 ≥2 个淋巴结区域侵犯
	任何胸腔内肿瘤（纵隔、肺门、肺、胸膜或胸腺）
	腹腔内或腹膜后病变，包括肝、脾、肾和/或卵巢，不考虑是否切除
	任何位于脊柱旁或硬脑膜外病变，不考虑其他部位是否有病变
	单个骨病灶同时伴随结外侵犯和/或非区域淋巴结侵犯
Ⅳ期	任何上述病变伴随中枢神经系统侵犯（Ⅳ期 CNS），骨髓侵犯（Ⅳ期 BM）或中枢神经系统和骨髓侵犯（Ⅳ期 BM+CNS）
	采用常规形态学方法检测

骨髓侵犯定义：

详见"1.3 分期"。

中枢神经系统（CNS）侵犯定义：

影像学技术证实 CNS 肿瘤包块（如 CT、MRI）不能用硬膜外病变解释的脑神经瘫痪。

脑脊液细胞形态学检测到幼稚细胞。

定义 CNS 侵犯应特指：CNS 阳性/包块、CNS 阳性/瘫痪、CNS 阳性/幼稚细胞。

脑脊液（CSF）状况：

CSF 阳性以脑脊液淋巴瘤细胞形态学为依据。

CSF 检测到任何数量的幼稚细胞均应考虑 CSF 阳性。

CSF 状况不明（未做，技术困难）。

与骨髓相似，尽可能描述脑脊液侵犯的检测方法。

CSFm：脑脊液形态学阳性（特指幼稚细胞数/μl）。

CSFi：脑脊液免疫表型方法阳性（免疫组织化学或流式细胞术分析：特指淋巴瘤细胞百分比）。

CSFc：脑脊液细胞遗传学或 FISH 分析阳性（特指淋巴瘤细胞百分比）。

CSFmol：脑脊液分子生物学技术阳性（PCR 基础：特指侵犯水平）。

3.4 治疗

儿童伯基特淋巴瘤（BL）的治疗方案，主要采用高剂量、短疗程、按不同危险因素进行的分层治疗。国际上比较有共识的方案主要包括 LMB 协作组方案和 BFM 协作组方案，随着这两组方案的应用，儿童 BL 的预后得到了大幅度的提高。

3.4.1 LMB 协作组方案

LMB 协作组方案主要以 89 方案为骨架，在此基础上又相继诞生了 96 方案和 02 方案。研究报道 LMB89 方案的疗效 A、B、C 3 个治疗组的 5 年 EFS 率分别为 98%、92% 及 84%；89 方案中 C 组患者全部接受颅脑放疗治疗，减少 CNS 的复发。而 96 方案及 02 方案均是在 89 方案的基础上进行了新的临床对照研究，包括 C 组患者取消颅脑放疗，增加 MTX 剂量，从而减少放疗的副作用；同时设对照组探讨减低化疗强度对预后的影响。最终结果显示，取消放疗、增加 MTX 剂量可以很好地预防及治疗中枢神经系统受累，但减低化疗强度的同时会减低患者的无事件生存率。因此，目前的改良方案仍以 LMB89 方案作为儿童 BL 主要的治疗方案，同时取消颅脑放疗。

改良 LMB89 方案：①首剂 HD-MTX 剂量减量（等同窗口试验），以减少初期 MTX 治疗相关死亡率。具体方案：C 组 CNS+ 患者除首次应用 MTX 为 $5g/m^2$ 外，余疗程 MTX 均为 $8g/m^2$，而 C 组 CNS– 患者首次应用 MTX 为 $3g/m^2$，余疗程均为 $5g/m^2$。取消 C 组患者的放疗。②为了适应国情，将 COPADM 巩固治疗中的蒽环类药物输注时间由 $60mg/m^2$，48 小时持续输注改为每次 $30mg/m^2$，6 小时，分 2 天输注。具体方案如下。

LMB 协作组方案

	Ⅰ级推荐	Ⅱ级推荐	Ⅲ级推荐
A 组 完全切除的 Ⅰ～Ⅱ期	COPAD（长春新碱、环磷酰胺、泼尼松、柔红霉素）→ COPAD（1A 类）		
B 组 未完全切除的 Ⅰ～Ⅱ期、无中枢神经系统侵犯并且骨髓中肿瘤细胞 ≤25% 的 Ⅲ～Ⅳ期	COP（长春新碱、泼尼松、环磷酰胺、鞘内注射）→ COPADM（长春新碱、环磷酰胺、泼尼松、柔红霉素、甲氨蝶呤、鞘内注射）→ COPADM → CYM（甲氨蝶呤、阿糖胞苷、鞘内注射）→ CYM → COPADM，甲氨蝶呤剂量为 $3g/m^2$（1A 类）	利妥昔单抗（2A 类）	
C 组 骨髓中肿瘤细胞 > 25%、存在巨大瘤灶（单个瘤灶直径 > 10cm 或 > 4 个器官浸润）、存在 CNS 和／或睾丸侵犯，以及 A 组和 B 组早期治疗反应不好（COP 方案化疗第 7 天瘤灶缩小<25% 和／或中期评估存在残留病灶）	COP → COPADM → COPADM → CYVE（小剂量阿糖胞苷、大剂量阿糖胞苷、依托泊苷）+甲氨蝶呤 → CYVE → M1（长春新碱、环磷酰胺、泼尼松、柔红霉素、甲氨蝶呤、鞘内注射）→ M2（阿糖胞苷、依托泊苷）→ M3（长春新碱、泼尼松、柔红霉素、环磷酰胺）→ M4（阿糖胞苷、依托泊苷），甲氨蝶呤剂量为 $5\sim8g/m^2$，联合 4~6 剂利妥昔单抗，$375mg/m^2$（> 3 岁）（1A 类）	利妥昔单抗（2A 类）	
难治／复发患者	1. 若为 B 组患者：R+C 组方案 2. 若为 C 组患者：R+ICR，R+EPOCH，如 CR，+ 自体干细胞移植（预处理选择 VICI） 3. 加入临床试验研究，应用免疫靶向治疗（1B 类）		

【注释】

若患儿化疗前检查提示存在免疫功能缺陷或乙肝病毒感染，方案中取消利妥昔单抗的应用。

改良 LMB89 方案（A 组）

药物 / 方案	剂量	给药时间
COPAD		
CTX	500mg/m^2	d1~3（分 2 次输注）
VCR	2mg/m^2（最多 2mg）	d1、d6
Pred	60mg/m^2	d1~5,减量 3 天
DNR	30mg/m^2	d1~2,6h 输注

改良 LMB89 方案（B 组 /C 组）

药物 / 方案	剂量	给药时间
预治 COP 方案		
CTX	0.3g/m^2	d1
VCR	2mg/m^2	d1
Pred	60mg/m^2	d1~7
鞘内注射	MTX+Dex	d1（B 组）
	MTX+Dex+Ara-C	d1、d3、d5（C 组）
COPADM1 方案（d8 起）		
VCR	2mg/m^2	d1
HD-MTX	3g/m^2（B 组,C 组 CNS–）	d1,3h
	5g/m^2（C 组 CNS+）	d1,4h
CFR	15mg/m^2	d2~4（MTX 24h 起）
DNR	30mg/m^2	d2~3,6h 输注
CTX	0.5g/m^2	d3、d4（分 2 次）
Pred	60mg/m^2	d1~5,减停 3 天
鞘内注射	MTX+Dex	d2、d6
	MTX+Dex+Ara-C	d2、d4、d6
COPADM2 方案（除以下外同 COPADM1 方案）		
HD-MTX	3g/m^2（B 组）	d1,3h
	5g/m^2（CNS– 的 C 组患者）	d1,4h
	8g/m^2（CNS+ 的 C 组患者）	d1,4h
CTX	1g/m^2	d2、d3、d4（分 2 次）

续表

药物 / 方案	剂量	给药时间
B 组巩固治疗		
CYM1/CYM2 方案（完全相同）		
HD-MTX	$3g/m^2$	d1，3h
Ara-C	$100mg/m^2$	d2~6，24h 持续静脉滴注
鞘内注射	MTX+Dex	d2
	Ara-C+Dex	d7
C 组巩固治疗		CYVE2 的 d1
CYVE1/CYVE2 方案（仅 CYVE1 后追加 MTX 及鞘内注射）		
Ara-C	$50mg/m^2$	d1~5（8pm—8am）
HD-Ara-C	$3g/m^2$	d2~5（8am—11pm）
VP16	$100mg/m^2$	d2~5（2pm—4pm）
HD-MTX	$8g/m^2$	CYVE1 后 d18~25
MTX+Dex+Ara-C（鞘内注射）	15mg/ 次 +4mg/ 次 +30mg/ 次	MTX 后 24h
COPADM3 方案（仅 B 组患者）（除以下外同 COPADM2 方案）		
ADR	$30mg/m^2$	d1/d2
鞘内注射	MTX+Dex	d2
M1 方案（仅 C 组患者）（除以下外同 COPADM2 方案）		
HD-MTX	$5g/m^2$（CNS−）	d1
	$8g/m^2$（CNS+）	d1
CTX	$1g/m^2$	d2、d3（分 2 次）
ADR	$60mg/m^2$	d2、d3，6h
鞘内注射	MTX+Dex+Ara-C	d2
M3 方案（仅 C 组患者）		
VCR	$2mg/m^2$	d1
ADR	$30mg/m^2$	d1、d2
CTX	$0.5g/m^2$	d1、d2
Pred	$60mg/m^2$	d1~5，减停 3 天
M2 及 M4 方案（仅 C 组患者）		
VP16	$150mg/m^2$	d1~3
Ara-C	$100mg/m^2$	d1~5

注：CTX. 环磷酰胺；VCR. 长春新碱；Pred. 泼尼松；Dex. 地塞米松；MTX. 甲氨蝶呤；Ara-C. 阿糖胞苷；CFR. 四氢叶酸钙；ADR. 多柔比星（阿霉素）；DNR. 柔红霉素；VP16. 依托泊苷；HD. 大剂量。

【注释】

LMB96 方案是以 89 方案为基础进行改良：①在 B 组和 C 组设置不同的随机对照组，该方案将 B 组患者分为 4 个治疗组，其中一个随机对照是将 COPADM2 方案中的环磷酰胺减半，另一个随机对照是去除 M1 方案；②将 C 组患者分成 4 个对照组，分别为标准化疗组、化疗减量组（将 CYVE 中的阿糖胞苷及依托泊苷减量，并去除了 M2~M4 方案）。疗效：A 组患者 EFS 率为 98%；B 组患者 4 个随机对照组 EFS 率分别为 91%、92%、93%、93%；C 组患者 CNS- 组的标准方案化疗组及化疗减量组 EFS 率分别为 94%、86%；C 组 CNS+ 组的标准方案化疗组及化疗减量组 EFS 率分别为 84%、72%。

3.4.2 BFM95 方案

BFM95 方案也是目前国际上常用的儿童 BL 化疗方案。该方案疗效：A 组患者 5 年 EFS 率为 95%，B 组患者 R2 和 R3 组患者的 EFS 率分别为 94%、85%，C 组患者的 EFS 率为 81%，具体方案如下。

BFM 协作组方案

	Ⅰ级推荐	Ⅱ级推荐	Ⅲ级推荐
R1 组 Ⅰ期和Ⅱ期肿瘤完全切除	A（地塞米松、甲氨蝶呤，依托泊苷、异环磷酰胺、阿糖胞苷，鞘内注射）→ B（地塞米松、甲氨蝶呤、环磷酰胺、阿糖胞苷、多柔比星，鞘内注射）（1A 类）		
R2 组 Ⅰ期和Ⅱ期肿瘤未完全切除或Ⅲ期且 LDH < 500U/L	预治疗 V（地塞米松、环磷酰胺，鞘内注射）→ A（长春新碱、地塞米松、甲氨蝶呤、依托泊苷、异环磷酰胺、阿糖胞苷，鞘内注射）→ B（地塞米松、甲氨蝶呤、环磷酰胺、阿糖胞苷、多柔比星，鞘内注射）→评估完全缓解→ A → B（1A 类）		
R3 组 Ⅲ期且 LDH 水平 500~1 000U/L Ⅳ期 + 伯基特白血病，且无中枢神经系统侵犯，并且 LDH 水平 < 1 000U/L	V → AA（长春新碱、地塞米松、甲氨蝶呤、依托泊苷、异环磷酰胺、阿糖胞苷，鞘内注射）→ BB（地塞米松、甲氨蝶呤、环磷酰胺、阿糖胞苷、多柔比星，鞘内注射）→ CC（地塞米松、长春地辛、阿糖胞苷、依托泊苷）→ AA → BB（1A 类）	利妥昔单抗（2A 类）	
R4 组 Ⅲ/Ⅳ期 + 伯基特白血病期，LDH ≥ 1 000U/L，伴或不伴中枢神经系统侵犯	V-AA-BB-CC-AA-BB-CC（1A 类）	利妥昔单抗（2A 类）	

BFM95 方案

药物 / 方案	剂量	给药时间
预治疗		
地塞米松	5mg/m², 10mg/m²	d1~2、d3~5
CTX	200mg/m²	d1~5
鞘内注射		d1

儿童及青少年淋巴瘤

续表

药物 / 方案	剂量	给药时间
Course A		
Dex	$10mg/m^2$	d1~5
VCR	$1.5mg/m^2$（最多 2mg）	d1
IFO	$800mg/m^2$	d1~5
MTX（4h 输注）	$1\,000mg/m^2$	d1
Ara-C	$300mg/m^2$（分 2 次）	d4~5
VP-16	$100mg/m^2$	d4~5
鞘内注射		d1
Course B		
Dex	$10mg/m^2$	d1~5
VCR	$1.5mg/m^2$（最多 2mg）	d1
CTX	$200mg/m^2$	d1~5
MTX（4h 输注）	$1\,000mg/m^2$	d1
ADR	$25mg/m^2$	d4~5
鞘内注射		d1
Course AA 同 Course A 方案，除了		
MTX（4h 输注）	$5\,000mg/m^2$	d1
鞘内注射		d1、d5
Course BB 同 Course B 方案，仅增加		
MTX（4h 输注）	$5\,000mg/m^2$	d1
鞘内注射		d1、d5
Course CC		
Dex	$20mg/m^2$	d1~5
VDS	$3mg/m^2$（最多 5mg）	d1
Ara-C	$3g/m^2$	d1~2，q.12h.
VP-16	$150mg/m^2$	d3~5
鞘内注射		d5

【注释】

　　若患儿化疗前检查提示存在免疫功能缺陷或乙肝病毒感染，方案中取消利妥昔单抗的应用。

儿童及青少年淋巴瘤

各组方案不同危险度化疗药物累积量的对比 （单位：mg/m²）

药物	PRED/Dex	CTX/IFO	VCR	MTX	Adr	Ara-C	VP-16	IT/ 次数
A 组								
LMB89	720	3 000	8	0	120	0	0	0
NHL-BFM95	100（地塞米松）	1 000/4 000	3	2 000	50	600	200	2
B 组								
LMB89	1 440	5 800	9	15 000	180	1 000	0	6
NHL-BFM95（R2/R3）	240/340（地塞米松）	2 400/2 400 8 000/8 000	6/6	4 000/ 20 000	100/ 100	1 200/ 13 200	400/ 900	5/10
C 组								
LMB89	1 740	6 800	11	24 000	240	2 450	2 500	10
NHL-BFM95	440（地塞米松）	2 400/8 000	6/6	20 000	100	25 200	1 400	11

4 间变性大细胞淋巴瘤[1-27]

4.1 治疗前评估

	I 级推荐	II 级推荐	III 级推荐
常规检查	1. 完整的病史采集 2. 体格检查：一般情况（包括身高、体重、生命体征和体表面积），全身皮肤、浅表淋巴结、肝、脾和腹部肿块 3. B 症状 4. 体能状态评估：根据 WHO Lansky 体能评分（1~16 岁）和 Karnowski 评分（17 岁以上）（附录 1）		
实验室检查	1. 全血细胞计数、尿常规、便常规 2. 血生化全项（包括尿酸、LDH 和电解质） 3. 肝炎全套、梅毒及 HIV	外周血或骨髓 $NPM::ALK$ 定量 PCR 检测	
影像学检查	1. 增强 CT 或 MRI（包括原发病灶、颈、胸、腹和盆腔） 2. 胸部 X 线片（正、侧位） 3. 心脏超声或心电图 4. 骨扫描（仅针对原发灶在骨骼的骨患者）	PET	
骨髓检查	双侧骨髓穿刺 / 活检		
脑脊液检查	1. 常规 2. 找肿瘤细胞		
分期	国际儿童非霍奇金淋巴瘤分期系统		

【注释】

儿童和青少年间变性大细胞淋巴瘤（ALCL）结外受累常见，多伴有全身症状，可以嗜血细胞综合征（HLH）起病；由于临床表现时起时伏，易诊断延迟；CNS 和骨髓受累并不常见；一部分病例可以表现为外周血白血病细胞受累，此类患者常表现为严重的呼吸衰竭；PET 在儿童 NHL 诊断和评估的价值并未完全被证实。ALCL99 多中心研究（回顾性）及 COG ANHL2P1（前瞻性）结果均显示，诊断时外周血或骨髓 *NPM∷ALK* 阳性者（定量 PCR），预后明显差于阴性者。

4.2 病理诊断

	Ⅰ级推荐	Ⅱ级推荐	Ⅲ级推荐
获取组织的方式	可疑病灶切取或切除活检（不影响功能）	空芯针穿刺	
IHC	CD20，PAX5，CD3，CD2，CD5，CD4，CD8，CD43，CD45RO，CD30，ALK，EMA，细胞毒分子，EBER		
流式细胞			
遗传学和基因检测		克隆性 TCR 基因重排；t(2;5)(p23;q35)；FISH 检测 *ALK* 基因重排	

【注释】

儿童 ALCL 占儿童 NHL10%~15%，90% 以上病例具有累及 *ALK* 基因的染色体易位。其中，t(2;5)(p23;q35) 占 85%，致形成 NPM-ALK 融合蛋白；其余 15% 病例为累及 *ALK* 的其他异位。罕见病例可涉及 *DUSP22*、*TP63* 等其他基因重排。

4.3 分期

参照国际儿童非霍奇金淋巴瘤分期系统，见附录 2。

4.4 治疗

分层	Ⅰ级推荐	Ⅱ级推荐	Ⅲ级推荐
低危 完全切除的Ⅰ或Ⅱ期	NHL-BFM-90 K1 arm（1A 类） FRE-IGR-ALCL99（1A 类）		
高危 没有完全切除的Ⅰ或Ⅱ期 Ⅲ或Ⅳ期	NHL-BFM-90 K2 或 K3 arm（1A 类） FRE-IGR-ALCL99 MTX3 arm（1A 类）	FRE-IGR-ALCL99 MTX3 arm-VBL（2A 类）	
疾病治疗失败 （进展/复发） 病灶增大>25% 或出现新病灶	长春碱 ICE CC 克唑替尼 阿雷替尼 维布妥昔单抗 异基因造血干细胞移植（2A 类）		长春瑞滨（3 类） 帕博利珠单抗（3 类） 纳武利尤单抗（3 类）

【注释】

儿童和青少年 ALCL 高危患者的无病生存（DFS）率为 60%~75%。目前尚无数据证实一线治疗中某个方案优于另一种治疗方案；NHL-BFM-90 被认为是 FRE-IGR-ALCL99 的前身；FRE-IGR-ALCL99 随机研究中证实，长春碱（VBL）不能最终提高 EFS，但可以推迟复发时间；COG-ANHL0131 随机研究证实，APO 方案基础上增加 VBL，只能增加不良反应发生率，不能提高生存率；FRE-IGR-ALCL99 随机研究中证实，MTX3-arm 的疗效与 MTX1-arm 相同，但不良反应较小；对于儿童和青少年 ALCL，残留病灶（＜原发病灶 25%~30%）不是疾病治疗失败的表现；一线治疗失败后，进展／复发儿童和青少年 ALCL 的总体生存率为 40%~60%；目前并无标准二线治疗方案。总体治疗原则，高危复发患儿（复发时间＜停药后 1 年，CD3 阳性或既往使用过 VBL）通过各种治疗手段使疾病缓解后进行异基因造血干细胞移植，各种手段包括强化疗，阿雷替尼、克唑替尼和维布妥昔单抗等，可以单独使用，也可以联合使用；低危复发患儿（复发时间＞停药后 1 年，CD3 阴性且既往未曾使用过 VBL）长春碱单药治疗 24 个月（5 年无事件生存率可达 81%）；病例报道中，长春瑞滨单药可使复发病儿获得缓解；抗 PD-1 单抗可使多次复发者持续缓解。

常用化疗方案

儿童和青少年 ALCL 低危组 FRE-IGR-ALCL99 方案（即 NHL-BFM-90 K1 arm 方案）

方案／药物	剂量	用药时间	备注
P（5 天）			
地塞米松	5mg/（m²·剂），q.d.	d1、d2	
	5mg/（m²·剂），b.i.d.	d3~5	
环磷酰胺	200mg/m²，1h	d1、d2	
Course A（21 天）			
地塞米松	5mg/（m²·剂），b.i.d.	d1~5	
甲氨蝶呤	0.5g/m²，24h （总量的 10% 在 0.5h 内滴入，剩余 90% 的剂量在 23.5h 内滴入） ［要求： CCr>60ml/（min·1.73m²）；ALT<3UNL］	d1	1. MTX 后，CF 12mg/（m²·剂），48h，54h；如 MTX 排泄延迟，持续解救到 MTX 浓度＜0.3μmol/L（本院机器最低值） 2. 测 MTX 浓度，24h，48h 或每间隔 24h，直到＜本院机器最低值
异环磷酰胺	800mg/m²，1h	d1~5	MTX 前； 美司钠 160/（m²·剂），0h、4h、8h
阿糖胞苷	150mg/（m²·剂），q.12h.×2 剂	d4、d5	
依托泊苷	100mg/m²，2h	d4、d5	
鞘内注射		d1	1. MTX 开始滴注后 2h 2. 三联，剂量根据年龄
Course B（21 天）			
地塞米松	5mg/（m²·剂），b.i.d.	d1~5	
甲氨蝶呤	0.5g/m²，24h	d1	CF 同 Course A 用法
环磷酰胺	200mg/m²，1h	d1~5	MTX 前
多柔比星（阿霉素）	25mg/m²，1h	d4、d5	
鞘内注射		d1	同 Course A

注：q.d.，每日一次；b.i.d.，每日 2 次；q.12h.，每 12 小时一次。

【注释】

a　P 方案后，d6 开始 A 方案；以后各疗程，在 d22 开始；共 3 个疗程（A/B/A）；每一疗程开始条件：ANC>0.5 × 10^9/L，PLT>50 × 10^9/L 和 ALT<3ULN。

b　此方案如进行 6 个疗程（A/B/A/B/A/B），即 NHL-BFM-90 K2 arm 方案，也可用于儿童和青少年 ALCL 高危组。

儿童和青少年 ALCL 高危组 FRE-IGR-ALCL99 MTX3 arm 方案

方案 / 药物	剂量	给药时间	备注
P（5 天）			
地塞米松	5mg/（m²·剂），q.d.	d1、d2	
	5mg/（m²·剂），b.i.d.	d3~5	
环磷酰胺	200mg/m²，1h	d1、d2	
鞘内注射		d1	三联，剂量根据年龄
Course A（21 天）			
地塞米松	5mg/（m²·剂），b.i.d.	d1~5	
甲氨蝶呤	3g/m²，3h ［要求： CCr>60ml/（min·1.73m²）；ALT<3ULN］	d1	1. CF 15mg/（m²·剂），MTX 开始滴注后 24h 起，q.6h.，持续解救到 MTX 浓度<0.3μmol/L（本院机器最低值） 2. 测 MTX 浓度，24h、48h 或每间隔 24h，直到<本院机器最低值
异环磷酰胺	800mg/m²，1h	d1~5	MTX 前； Mesna 160mg/（m²·剂），0h、4h、8h
阿糖胞苷	150mg/（m²·剂），× 2 剂	d4、d5	
依托泊苷	100mg/m²，2h	d4、d5	
Course B（21 天）			
地塞米松	5mg/（m²·剂），b.i.d.	d1~5	
甲氨蝶呤	3g/m²，3h	d1	CF 同 Course A 用法
环磷酰胺	200mg/m²，1h	d1~5	MTX 前
多柔比星 （阿霉素）	25mg/m²，1h	d4、d5	

【注释】

a　P 方案后，第 6 天开始 A 方案；以后各疗程，在第 22 天开始；共 6 个疗程（A/B/A/B/A/B）；每一疗程开始条件：ANC>0.5 × 10^9/L，PLT>50 × 10^9/L 和 ALT<3ULN。

b　第一个 Course B 起，每疗程第 1 天加入 VBL 6mg/（m²·剂）（最大剂量 10mg）（A/BV/AV/BV/AV/BV），且全部 6 个疗程结束后第 3 周起，每周 1 剂 VBL 6mg/（m²·剂）（最大剂量 10mg），总疗程 1 年，即为 FRE-IGR-ALCL99 MTX3 arm-VBL 方案。

儿童和青少年 ALCL 高危组 NHL-BFM-90 K3 arm 方案

方案/药物	剂量	给药时间	备注
P（5 天）			
地塞米松	5mg/（m²·剂），q.d.	d1、d2	
	5mg/（m²·剂），b.i.d.	d3~5	
环磷酰胺	200mg/m²，1h	d1、d2	
Course AA（21 天）			
地塞米松	5mg/（m²·剂），b.i.d.	d1~5	
甲氨蝶呤	5g/m²，24h （总量的 10% 在 0.5h 内滴入，剩余 90% 的剂量在 23.5h 内滴入） ［要求：CCr>60ml/（min·1.73m²）；ALT<3UNL］	d1	1. MTX 后，CF 30mg/（m²·剂），42h，然后 CF 15mg/（m²·剂），48h、54h；如 MTX 排泄延迟，持续解救到 MTX 浓度<0.3μmol/L（本院机器最低值） 2. 测 MTX 浓度，24h、48h 或每间隔 24h，直到<本院机器最低值
异环磷酰胺	800mg/m²，1h	d1~5	MTX 前 美司钠 160mg/（m²·剂），0h,4h,8h
长春新碱	1.5mg/m²	d1	最大剂量 2mg
阿糖胞苷	150mg/（m²·剂），q.12h.×2 剂	d4、d5	
依托泊苷	100mg/m²，2h	d4、d5	
鞘内注射		d1	1. MTX 开始滴注后 2h 2. 三联，剂量根据年龄
Course BB（21 天）			
地塞米松	5mg/（m²·剂），b.i.d.	d1~5	
甲氨蝶呤	5g/m²，24h	d1	CF 同 Course AA 用法
环磷酰胺	200mg/m²，1h	d1~5	MTX 前
长春新碱	1.5mg/m²	d1	最大剂量 2mg
多柔比星（阿霉素）	25mg/m²，1h	d4、d5	
鞘内注射		d1	同 Course AA
Course CC（21 天）			
地塞米松	10mg/（m²·剂），b.i.d.	d1~5	
长春地辛	3mg/m²	d1	最大剂量 5mg
阿糖胞苷	2g/（m²·剂），3h，q.12h.×2 剂	d1、d2	
依托泊苷	150mg/m²，2h	d3~5	
鞘内注射		d1	三联，剂量根据年龄

【注释】

P 方案后,第 6 天开始 A 方案;以后各疗程,在第 22 天开始;共 6 个疗程(AA/BB/CC/A/A/BB/CC);每一疗程开始条件:ANC>0.5×10^9/L,PLT>50×10^9/L 和 ALT<3ULN。

附录 1 体能评分

	Karnowski 评分（≥ 17 岁）		Lansky（1~16 岁）
100	正常,无不适主诉,无疾病表现	100	完全正常
90	可以正常活动,微小的疾病症状和体征	90	体力活动轻微受限
80	需要"用力"才能维持正常活动,有一些疾病症状和体征	80	正常,但很容易疲劳
70	只能照顾自己,不能进行正常活动或工作	70	体力活动进一步受限,越来越不愿意活动
60	大部分时间可以自己照顾自己,偶尔需要帮助	60	很少主动活动,喜欢较为"安静"的活动
50	需要大量帮助,并需要医学照护	50	大多数时间躺着,可以有安静的主动活动
40	无法自己照顾自己,需要特别照护	40	完全卧床
30	毫无照顾自己的能力,需要住院,但不会马上死亡	30	卧床,很安静的活动也需要帮助
20	非常虚弱,需要住院,不会马上死亡	20	经常睡着,有限的被动活动
10	病情进展快,已经无法挽回,即将死亡	10	没有任何活动

附录 2 国际儿童非霍奇金淋巴瘤分期系统

Ⅰ期	单个肿块(可以是淋巴结 / 结外肿块 / 骨质 / 皮肤),除外纵隔和腹部起源
Ⅱ期	1 个淋巴结外肿块,伴有区域淋巴结浸润
	横膈同侧的病变,≥2 个淋巴结区域
	可完全切除的原发于胃肠道肿块(通常在回盲部),伴或不伴相关肠系膜淋巴结累及(如有腹水或肿块延伸至相邻脏器,为Ⅲ期)
Ⅲ期	横膈两侧有病变
	所有原发于胸腔的病变(纵隔、肺门、肺、胸膜或胸腺)
	所有广泛的未完全切除的腹腔病变
	所有脊柱旁或硬膜外肿瘤
	≥2 个结外肿块(包括 ≥2 个骨质受累,包括 ≥2 个皮肤受累)
	单个骨病变同时伴结外和 / 或非区域淋巴结受累
Ⅳ期	有中枢神经系统受累或骨髓浸润或同时受累

【注释】

a 影像学诊断基于增强 MRI/CT；骨髓或脑脊液受累诊断基于传统形态学。

b 国际儿童非霍奇金淋巴瘤分期系统是 St.Jude 儿童和青少年 NHL 分期系统的修订版。原版 St.Jude 儿童和青少年 NHL 分期系统于 1980 年被提出，当时 X 线检查是唯一的影像学诊断方法，且 ALCL 还不是一种独立的病理类型。

5 儿童及青少年淋巴瘤常见肿瘤急诊处理[1-10]

5.1 肿瘤溶解综合征

肿瘤溶解综合征（tumor lysis syndrome，TLS）分为实验室 TLS（LTLS）和临床 TLS（CTLS）。儿童和青少年伯基特白血病 / 淋巴瘤（B-AL/BL）、淋巴母细胞淋巴瘤和弥漫性大 B 细胞淋巴瘤属于发生 TLS 的中高危人群。预防或治疗 TLS 的临床措施包括水化、利尿、减少尿酸形成或增加尿酸排泄及密切监护并维持电解质出入量平衡。

值得注意的是，即使正规处理，仍有部分患者会发生严重急性肾损伤需要肾脏替代疗法，如传统血液透析或持续静脉血液透析滤过。TLS 需要肾脏替代治疗的指征与其他原因导致的急性肾损伤相同，但由于拉布立海的使用，高尿酸血症触发肾脏替代治疗风险很低，高钾血症（尤其是少尿患者）较其他患者突出。

LTLS 和 CTLS 诊断标准 #

代谢异常	LTLS 诊断标准	CTLS 诊断标准
高尿酸血症	尿酸>476mmol/L 或同年龄儿童正常值高限；或较基础值上升>25%	
高磷酸血症	磷酸>2.1mmol/L（儿童）或 1.45mmol/L（成人）；或较基础值上升>25%	
高钾血症	钾>6mmol/L；或较基础值上升>25%	可能或肯定由高钾血症引起心律失常或猝死
低钙血症	钙<1.75mmol/L，离子钙<0.3mmol/L；或较基础值下降>25%	可能或肯定由低钙血症引起：心律失常、猝死、抽搐、神经肌肉易激惹（手足搐搦、感觉异常、肌肉抽搐、缺钙束臂征阳性、面神经征阳性、腕足痉挛、喉痉挛或支气管痉挛）、低血压或心力衰竭
急性肾损伤 &		血清肌酐上升 26.5mmol/L（或 > 各年龄段 / 性别正常值上限 1.5 倍 *）；少尿［6h 尿量 < 0.5ml/(kg·h)］

注：LTLS. 实验室肿瘤溶解综合征；CTLS. 临床肿瘤溶解综合征。

#. LTLS 需要同一 24 小时内 2 项或以上代谢异常（肿瘤治疗前 3 天至治疗后 7 天）；CTLS 在 LTLS 基础上，出现肌酐升高、抽搐、心律失常或死亡中任一项。

*. 如果治疗医院无年龄 / 性别正常值上限标准，建议参照如下标准：1~12 岁，61.6mmol/L（男 / 女相同）；12~16 岁，88mmol/L（男 / 女相同）；16 岁，女 105.6mmol/L，男 114.4mmol/L。

&. 急性肾损伤一旦出现，即可诊断 CTLS。

儿童和青少年非霍奇金淋巴瘤肿瘤溶解综合征危险度分组

高风险 （发生率>5%）	中风险 （发生率1%~5%）	低风险 （发生率<1%）
所有 B-AL BL Ⅲ/Ⅳ期 BL Ⅰ/Ⅱ期 +LDH≥2ULN	BL Ⅰ/Ⅱ期 +LDH<2ULN	其他类型
淋巴母细胞淋巴瘤Ⅲ/Ⅳ期 淋巴母细胞淋巴瘤Ⅰ/Ⅱ期 + LDH ≥2ULN	淋巴母细胞瘤Ⅰ/Ⅱ期 +LDH<2ULN	
	间变大细胞淋巴瘤Ⅲ/Ⅳ期 +LDH≥2ULN	
DLBCL Ⅲ/Ⅳ期 +LDH≥2ULN	DLBCL Ⅲ/Ⅳ期 +LDH<2ULN	

注：B-AL.伯基特白血病；BL.伯基特淋巴瘤；DLBCL.弥漫性大B细胞淋巴瘤；LDH.乳酸脱氢酶；ULN.正常值高限。

预防或治疗儿童和青少年肿瘤溶解综合征的临床措施

一般措施	①避免或减少使用损害肾功能药物,如造影剂或影响损害肾功能的抗生素；②限制钾和磷酸盐摄入
监测	高危患者：①每4~6h总结出入液量；②每4~6h检测电解质、尿酸和肌酐；③持续心电监护
	中危患者：①每8h总结出入液量；②每8h检测电解质、尿酸和肌酐；③持续心电监护
水化	①化疗前6~12h开始；②通常不含钙、磷和钾；③高危患者：3 000ml/(m²·24h)[125ml/(m²·h)],5%葡萄糖1/4张(低NaCl含量可以降低尿酸过饱和风险)
利尿	①呋塞米每次0.5mg/kg(首选)；②甘露醇0.5g/kg,15min慢推；③合适水化后,仍有少尿[尿量<2ml/(kg·h)]者,低血容量者,不需要
降低尿酸	①高危患者：首选拉布立海,推荐剂量0.20mg/kg,静脉30min,每日1次,最多5d；使用拉布立海患者无须使用别嘌醇；②低危患者：可选用别嘌醇,300mg/(m²·d),每日1次,口服
高钾血症	①聚苯乙烯磺酸钠口服(也利于预防TLS和急性肾损伤)；②胰岛素0.1U/kg+25%葡萄糖2ml/kg(暂时性措施)；③血液透析前,可使用葡萄糖酸钙降低心律失常风险(剂量见下)
低钙血症	①限制磷酸盐摄入(预防低钙血症)；②无症状者,无须干预；③有临床症状者,10%葡萄糖酸钙1~2mg/kg,以缓解症状(无须使血钙达到正常值)
碱化尿液	①通常不需要；②如果使用拉布立海均不需要(无论尿pH)；③如果未使用拉布立海,仅在尿pH<7时,可能需要

5.2 上腔静脉压迫综合征 / 上纵隔压迫综合征

疾病诊断之初,儿童非霍奇金淋巴瘤(尤其是前体T淋巴母细胞淋巴瘤)、T细胞急性淋巴细胞白血病和霍奇金病最易出现上腔静脉压迫综合征(superior vena cava syndrome,SVCS)和/或上纵隔压迫综合征(superior mediastinal syndrome,SMS)。

急诊处理的目标包括正确诊断和经验性治疗两部分。整个处理流程的关键包括：麻醉风险评估和管理、"最小侵袭性操作"原则,以及必要的经验性治疗后落实肿块活检与预防及处理可能出现的肿瘤溶解综合征。

儿童及青少年淋巴瘤

表现为 SVCS/SMS 且具有纵隔占位淋巴瘤患儿的麻醉风险分级

	低风险	中风险	高风险
体征	放射学检查无气道压迫 无心脏、血管压迫	轻度气管压迫，小于70% 无支气管压迫	气管压迫＞70% 气管横截面＜70%，伴支气管压迫、大血管压迫 超声心动图显示有生理学改变的心脏压塞
症状	无症状	适应性体位	端坐呼吸 喘鸣或发绀

表现为 SVCS/SMS 且具有纵隔占位淋巴瘤患儿的麻醉管理

流程要素	注释
1. 保持适应性体位	最有利于自身呼吸和循环生理的患儿自主选择体位
2. 选择下肢静脉通路	
3. 以保留自主呼吸为基本策略的麻醉方式	• 尽可能使用局部麻醉或浅镇静下局部麻醉 • 中高风险患儿需接受经验性治疗后才能进入麻醉手术环节 • 当必须在全身麻醉下获取组织样本时，推荐不使用肌肉松弛剂
4. 麻醉全程监护	• 脉搏氧饱和度、心电图、血压等基本监测 • 呼气末二氧化碳分压检测 • 中高风险患儿尽可能建立持续有创动脉压监测
5. 急救设备和团队随时就位（一旦发生严重的呼吸道压迫）	• 放置适应性体位 • 放置硬式气管镜 • 快速建立体外膜肺氧合（ECMO）（应在麻醉诱导之前做好准备） • 快速正中切口手术干预

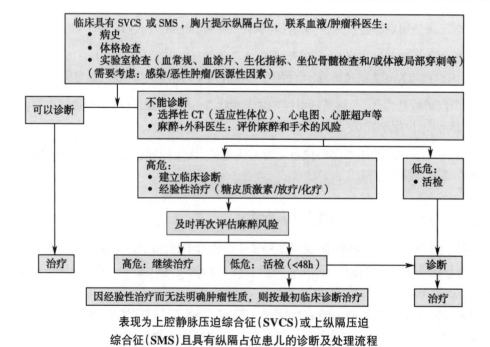

表现为上腔静脉压迫综合征（SVCS）或上纵隔压迫
综合征（SMS）且具有纵隔占位患儿的诊断及处理流程
注：急诊糖皮质激素全身给药是目前的"标准经验性治疗"。

6 儿童及青少年大剂量甲氨蝶呤临床应用[1-20]

6.1 大剂量甲氨蝶呤治疗前准备

病史	1. 没有做过头颅放疗 2. 无 MTX 过敏
体格检查	1. 一般状况良好：Karnofsky（KPS）功能状态评分>60% 2. 无严重感染 3. 无浆膜腔积液 4. 无尿路和肠道梗阻 5. 皮肤、黏膜完整
影像学检查	心脏彩超：EF ≥ 50%
实验室检查	1. 血常规：细胞呈上升趋势，WBC>1.5×10^9/L 且 ANC>0.5×10^9/L 且 PLT>50×10^9/L 且 Hb>70g/L 2. 肝功能：ALT 及 AST<5 × ULN 且 TBIL<2 × ULN 且 DBIL<2 × ULN 3. 肾功能：血清肌酐（Scr）、内生肌酐清除率（Ccr）及预估肾小球滤过率（eGFR）在同年龄正常范围，有条件的单位尽可能做内生肌酐清除率或者肾图 　　（1）不同年龄的 Scr（mmol/L）：<2 岁，35~40；2~8 岁，40~60；8~18 岁，50~80。Scr 的单位换算： 　　　1mg/dl=88.4mmol/L 　　（2）校正 Ccr（ml/min）＝ $\dfrac{Ccr \times 1.73m^2}{实际体表面积（m^2）}$ 　　（3）Ccr（ml/min）＝ $\dfrac{Ucr（\mu mol/L） \times 24h\ 尿量（ml）}{Ccr（\mu mol/L） \times 24 \times 60min}$ 　　（4）eGFR＝ $\dfrac{K \times 身长（cm） \times 88.4}{Scr（\mu mol/L）}$ （K 为常数，女孩 =0.55，男孩 =0.7） 4. 尿 pH>7.0 5. 有条件可行 MTX 代谢关键酶相关基因多态性检测 　　（1）亚甲基四氢叶酸还原酶（*MTHFR*）：A1298C/C677T/ATICC347G 　　（2）还原性叶酸载体（RFC，*SLC19A1*）：G80A 　　（3）ATP 结合盒亚家族 C2（*ABCC2*）：–24C > T 有机阴离子转运多肽 1B1（*OATP1B1* 或 *SLCO1B1*）：521T > C
合并用药	1. 大剂量甲氨蝶呤（high dose methotrexate，HDMTX）前 24h 停用不必要用药 　　（1）阿昔洛韦（无环鸟苷）：增加神经学毒性，密切观察 　　（2）降低磷苯妥英、苯妥英的浓度，密切监测药物浓度 　　（3）奥美拉唑、泮托拉唑等质子泵抑制剂通过抑制 BCRP 介导的 MTX 转运，导致 MTX 排泄延迟，尽量避免合用 　　（4）非甾体抗炎药（双氯芬酸、布洛芬、氟比洛芬和萘普生）抑制 MTX 尿排泄，尽量避免合用 　　（5）青霉素和磺胺类可增加 MTX 浓度，观察 MTX 毒性 　　（6）MTX 可增加茶碱浓度，密切监测茶碱浓度 　　（7）日光照射可引起光过敏反应，要求患者避免过度日光照射 　　（8）糖皮质激素可升高 MTX 血药浓度和毒性 　　（9）TKI 会导致 MTX 排泄延迟，避免合用

317

续表

合并用药	2. 联合用药的前后顺序及时间间隔 (1)给药前 24h 或后 10min 使用阿糖胞苷,可增强本药的抗癌活性 (2)用门冬酰胺酶 10 天后用 MTX 或用 MTX 后 24h 用门冬酰胺酶,可增效且减少胃肠道和骨髓的不良反应 (3)氢化可的松、博来霉素、长春碱类化疗药物等可能降低细胞对 MTX 的摄取率,合用时要间隔 24h (4)唐氏综合征患者用 HDMTX,胃肠道不良反应较重且 MTX 排泄延迟,要适当减少剂量
静脉通路	留置 PICC 或者 CVC 或者输液港
观察表	建立 HDMTX 的不良反应观察表及毒性反应处置表

6.2 大剂量甲氨蝶呤输注方案

方案	总量(输注时间)	负荷量(输注时间)	余量(输注时间)
(LBL)NHL-BFM90	$5g/m^2$(24h)	$0.5g/m^2$(0.5h)	$4.5g/m^2$(23.5h)
	$2g/m^2$(24h)	$0.2g/m^2$(0.5h)	$1.8g/m^2$(23.5h)
(BL)NHL-BFM95	$1g/m^2$(4h)	0	$1g/m^2$(4h)
	$5g/m^2$(24h)	$0.5g/m^2$(0.5h)	$4.5g/m^2$(23.5h)
(BL)LMB89	$8g/m^2$(4h)	0	$8g/m^2$(4h)
	$3g/m^2$(3h)	0	$3g/m^2$(3h)
FRE-IGR-ALCL99	$3g/m^2$(3h)	0	$3g/m^2$(3h)

药物配制	1. 有负荷量的方案 (1)静脉配置中心配药:负荷量 MTX 加至 0.9% 氯化钠注射液中,配成 30ml 药液,置入一次性 50ml 避光注射器中 (2)余量 MTX 加至 0.9% 氯化钠注射液中,配成 94ml 的药液,分置入两个一次性 50ml 避光注射器中 2. 没有负荷量的方案: MTX 加至 0.9% 氯化钠注射液中,配成 80ml($8g/m^2$,静脉滴注 4h,20ml/h)或者 60ml($3g/m^2$,静脉滴注 3h,20ml/h)的药液,分置入两个一次性 50ml 避光注射器中 根据各单位情况酌情调整配制方法
药物输注	1. 将装有药液的注射器连接一次性避光压力延长管,然后装入注射泵 2. 有负荷剂量的方案:负荷量的泵入速度为 60ml/h,余药的泵入速度为 4ml/h 3. 没有负荷剂量的方案:泵入速度为 20ml/h 4. 水化和碱化液体用输液泵,通过三通管与注射泵一同接入 PICC 5. 输注记录表:当班护士每小时观察药液输注速度是否准确、有无外渗等,并在记录表上记录、签名

6.3 大剂量甲氨蝶呤的剂量调整

根据内生肌酐清除率调整初始用药剂量

校正 Ccr/$(ml \cdot min^{-1})$	初始 MTX 剂量校正
>100	100%
>80~100	80%

>60~80	70%
>40~60	50%
20~40	40%

根据上一疗程 48h 的 MTX 浓度值调整后续疗程的剂量

上一疗程 48h MTX 浓度 /(mmol·L⁻¹)	HDMTX 剂量校正
<0.5	+20%
0.5~1	无须调整
>1	−20%

根据药物基因组学适当调整用药剂量

基因	多态性	影响
亚甲基四氢叶酸还原酶(*MTHFR*)	677C>T 1298A>C	酶活性降低,毒性增加
ATP 结合盒亚家族 C2(*ABCC2*)	−24C>T	转运缺陷,血药浓度高,加重骨髓抑制
ATP 结合盒亚家族 B1(*ABCB1*)	3435C>T	转运缺陷,血药浓度高,加重骨髓抑制
有机阴离子转运多肽 1B1(*OATP1B1* 或 *SLCO1B1*)	c.521T>C	清除率下降,血药浓度高,毒性增加

说明:目前尚无根据基因型调整大剂量甲氨蝶呤(HDMTX)剂量的指导性方案报道,仅供参考

6.4 叶酸解救方案

不同解救药物的特性

亚叶酸	甲酰四氢叶酸(leucovorin,LCV),叶酸在肝和骨髓转为 LCV 才能起作用,LCV 的 $t_{1/2}$ 为 6~7h
四氢叶酸钙	calcium folinate(CF),LCV 和 CF 的剂量可以等量换算
左亚叶酸钙	*L*-calcium levofolinate(*L*-LV),是四氢叶酸(THF)的 5- 甲酰衍生物的非对映异构体混合物,是 LCV 的活性形式,*L*-LV 向细胞的转运能力高于亚叶酸,*L*-LV 分布容积远高于 LCV,药效和安全性均优于 LCV。血浆 *L*-LV 的 $t_{1/2}$ 为 0.5h,*L*-LV 仅需要 LCV 的一半 LCV、CF 和 *L*-LV 不含防腐剂,故配制时充分注意细菌污染,配制后 24h 内使用

CF 解救方案

MTX 方案	开始解救时间(MTX 开始输注后),首剂量	CF 解救 6h 后的剂量
5g/m²(24h)	42h,15mg/m²	q.6h.,每次的 CF 剂量根据 MTX 血浓度进行调整
2g/m²(24h)	42h,15mg/m²	
1g/m²(4h)	24h,15mg/m²	
8g/m²(4h)	24h,15mg/m²	
3g/m²(3h)	24h,15mg/m²	
备注	严密观察患者的皮肤、黏膜、消化道、骨髓、肝肾等器官的不良反应,并酌情追加解救剂量和次数,尤其是 Scr 超过基线的 25mmol/L 或 1.5 倍时	

6.5 MTX 血浓度监测及指导 CF 解救的方案

MTX 的血药浓度检测方法

采样时间	HDMTX 静脉滴注结束时（了解 MTX 峰浓度或者稳态血浓度），结束后（了解 MTX 排泄情况）12h、24h、48h、72h，或根据血药浓度适当增加采样次数，至少每日监测一次 MTX 血药浓度
样品与处理	避开输液部位（最好不在输液用的肢体）采集外周血 2ml，血清（常用）或血浆样品避光送检，立即检测，若无法及时送检，应按时间点留取标本，抽血后放置在 4℃ 冰箱中避光保存
测定方法	荧光偏振免疫法（FPIA）、固相萃取高效液相色谱法（SPE-HPLC）最常用

MTX 排泄正常时 MTX 血药浓度监测以及 CF 解救方案

MTX$_{24}$ < 150mol/L	CF 开始解救的时间和剂量遵照原始方案中的要求进行，直至 MTX ≤ 0.25mmol/L
MTX$_{36}$ < 3.0mol/L	
MTX$_{42}$ ≤ 1.0mol/L	
MTX$_{48}$ ≤ 0.4mol/L	

MTX 排泄延迟时 MTX 血药浓度监测以及 CF 解救方案

MTX$_{24}$ ≥ 150mol/L	对于持续 24h 输注方案，由 MTX 开始输注后 42h 开始解救改为 36h 开始解救，15mg/m^2，q.6h.，i.v.，之后根据 MTX$_{42}$ 调整
MTX$_{36}$ ≥ 3.0mol/L	首剂 15mg/m^2，之后根据 MTX 调整，q.6h.，i.v.，直至 MTX ≤ 0.25mmol/L
MTX$_{42}$ ≥ 5.0mol/L（MTX 中毒）	当 MTX$_{42}$ ≥ 5.0mmol/L 时 （1）CF 与 MTX 竞争 RFC 介导的细胞摄取，当 MTX 血浆浓度很高时，CF 解救效果欠佳，应采用 CRRT 中的 CVVH 模式体外清除 MTX（血液透析和血液滤过容易导致 MTX 血浓度反跳），同时积极水化、碱化和 CF 解救 （2）葡聚糖酶（羧肽酶 G2）在细胞外将 MTX 分解成两个不经肾消除的非活性代谢物，在 HDMTX 输注开始后 48~60h 内使用，对细胞内的 MTX 没有作用，在 MTX 被充分清除之前，CF 解救治疗仍必需；在用葡聚糖酶之前或之后 2h 内不用 CF，因为 CF 也是葡聚糖酶的代谢底物 （3）CF（mg）= MTX 浓度（mmol/L）× 体重（kg），q.6h.，持续输注 1h，每次最大量 <20mg/kg （4）当 MTX$_{42}$ 1~5.0mmol/L 时，按下图调整，q.6h.，i.v.，直至 MTX ≤ 0.25mmol/L
MTX$_{42}$：1~5.0mol/L 或 MTX$_{48}$：≥ 0.4mol/L	按以下调整剂量，q.6h.，i.v.，直至 MTX ≤ 0.25mmol/L 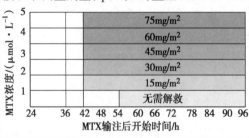

6.6 水化和碱化方案

水化

时间	剂量	配制	注意事项
MTX 输注 –4~72h	3 000ml/（m²·24h），即 125ml/（m²·h）持续匀速	1/2 张液体，10% 氯化钾稀释为 2‰，5% 碳酸氢钠 5ml/（kg·24h）	• 鼓励患儿饮水，占总液体的 1/4~1/3，余量匀速静脉滴注 • 每 12h 估算一次出入量，入量比出量 >400ml/（m²·12h），呋塞米 0.5mg/kg（单次最大量 20mg），i.v.
如果 MTX 排泄延迟，可延长水化时间	200ml/（m²·h）		• 若无 MTX 排泄延迟，48h 后可适当减少水化量

碳酸氢钠（SB）静脉碱化

时间	方案	注意事项
MTX 输注 –4~0h	5%SB 1.25ml/（kg·h），使尿 pH 维持在 7.0~8.0	• 每次排尿均须测定尿 pH（尿常规）；如果尿 pH<7，酌情静脉补充碳酸氢钠
MTX 输注 0~72h	同静脉水化，5%SB 5ml/（kg·24h）	• 儿童不主张口服乙酰唑胺或者 SB 片剂碱化尿液

6.7 不良反应防治措施

药物不良反应（ADR）评价标准参照 NCI 常见不良反应分级标准（NCI-CTCAE）4.0 版

ADR 类型	3~4 级的表现	防治措施
黏膜	黏膜红斑、溃疡，影响正常进食（仅进食流质或不能进食）	监测患儿一般状况，液体出入量，血、尿常规及肝、肾功能；加强口腔护理、局部应用黏膜生长因子、利多卡因稀释后漱口止痛，稀释后的 CF 和粒细胞集落刺激因子（G-CSF）漱口，以促进口腔黏膜的修复；预防感染、补充液体和肠外营养支持；可酌情延用或加量 CF
肝功能	ALT/AST>5×ULN 或 TBIL>3×ULN	停用所有具有肝损害的药物，化疗过程中，清淡饮食，监测肝功能，酌情使用保肝药物
肾功能	Scr>3×ULN	肾功能损害较隐匿，若 Scr 升高，及时加强水化和碱化，同时增加 CF 解救的次数和剂量（CF 解救方案）；若发生肾衰竭或 MTX₄₂≥5.0mmol/L，要用连续性肾脏替代治疗（CRRT）中的连续静脉 - 静脉血液透析（CVVH）模式体外清除 MTX（血液透析和血液滤过容易导致 MTX 血浓度反跳）；有条件的单位可以用葡聚糖酶（羧肽酶 G2）并加强 CF 解救（MTX 中毒的处理）
消化道	呕吐 6~10 次 /24h，不能进食，排便 7~9 次 /d，或大便失禁或严重腹痛	监测液体出入量和血电解质，HD-MTX 化疗前使用 5- 羟色胺受体拮抗剂和地塞米松预防恶心、呕吐，必要时选择性使用 NK-1 受体拮抗剂；腹泻严重者，积极止泻，改流食或要素膳食，必要时禁食，肠外营养支持；呕吐和腹泻会影响 MTX 排泄，密切监测 MTX 浓度，并酌情增加 CF 解救剂量或次数
骨髓	WBC<1.0×10⁹/L 或 ANC<0.5×10⁹/L 或 PLT<20.0×10⁹/L 或 Hb<60g/L	监测血常规，成分输血，G-CSF 和 TPO 等细胞因子，预防感染

续表

ADR 类型	3~4 级的表现	防治措施
感染	持续发热>3d,血液感染、复合感染或血流动力学不稳定	皮肤及黏膜破溃、呕吐和腹泻、粒细胞缺乏等,会增加感染的发生率,加强局部的护理和感染的预防等支持治疗,按相关指南选用敏感抗生素
皮肤	有症状的全身性斑疹、丘疹或疱疹、剥脱性皮炎或溃疡性皮炎	注意皮肤清洁,勤换衣被,衣物宽松;干痒明显时,可用炉甘石洗剂涂擦;加强 CF 解救,HD-MTX 治疗期间要避免强紫外线照射;发生光敏感性皮炎、多形红斑和 Steven-Johnson 综合征时,可局部甚至全身应用糖皮质激素,对症支持治疗
神经	头痛、厌食、恶心、呕吐、意识模糊、眩晕、视物模糊、失语、易激惹、嗜睡、抽搐、感知迟钝到昏迷和偏瘫等	镇静、降颅压等对症处理;氨茶碱 2.5mg/kg 持续静脉输注 45~60min,或 0.5mg/(kg·h)持续静脉输注 12h

儿童及青少年淋巴瘤

中国临床肿瘤学会（CSCO）
黑色素瘤诊疗指南 2024

组　长 郭　军　林桐榆

副组长（以姓氏汉语拼音为序）

梁　军　刘基巍　牛晓辉　潘宏铭　秦叔逵　斯　璐　吴　荻　张晓实

执笔人 斯　璐　连　斌　毛丽丽

专家组成员（以姓氏汉语拼音为序）

陈　静	华中科技大学同济医学院附属协和医院肿瘤中心	刘基巍	大连医科大学附属第一医院肿瘤内科
		刘佳勇	北京大学肿瘤医院骨与软组织肿瘤科
陈　誉	福建省肿瘤医院肿瘤内科特需病房／生物免疫治疗中心	刘巍峰	北京积水潭医院骨肿瘤科
		楼　芳	浙江大学医学院附属邵逸夫医院肿瘤内科
陈晓红	首都医科大学附属北京同仁医院耳鼻咽喉头颈肿瘤外科	罗志国	复旦大学附属肿瘤医院肿瘤内科
崔传亮	北京大学肿瘤医院黑色素瘤与肉瘤内科	毛丽丽	北京大学肿瘤医院黑色素瘤与肉瘤内科
方美玉	浙江省肿瘤医院肿瘤内科	牛晓辉	北京积水潭医院骨肿瘤科
冯慧晶	山西白求恩医院肿瘤中心	潘宏铭	浙江大学医学院附属邵逸夫医院肿瘤内科
郭　军	北京大学肿瘤医院黑色素瘤与肉瘤内科		
郭　伟	首都医科大学附属北京同仁医院耳鼻咽喉头颈部肿瘤科	秦叔逵	中国药科大学附属南京天印山医院
		任秀宝	天津市肿瘤医院生物治疗科
江仁兵	新疆医科大学附属肿瘤医院骨与软组织肿瘤科	斯　璐	北京大学肿瘤医院黑色素瘤与肉瘤内科
		孙阳春	中国医学科学院肿瘤医院妇瘤科
姜　愚	四川大学华西医院肿瘤中心	陶　敏	苏州大学附属第一医院肿瘤内科
李　科	云南省肿瘤医院肿瘤生物治疗中心	王　锋	中国人民解放军东部战区总医院秦淮医疗区肿瘤科
李丹丹	中山大学肿瘤防治中心生物治疗中心		
李金銮	福建省肿瘤医院放疗科	王佃灿	北京大学口腔医院口腔颌面外科
李先安	湖南省肿瘤医院骨与软组织肿瘤科	王丽萍	包头市肿瘤医院肿瘤内科
李永恒	北京大学肿瘤医院放疗科	王之龙	北京大学肿瘤医院医学影像科
李忠武	北京大学肿瘤医院病理科	魏文斌	首都医科大学附属北京同仁医院眼科
连　斌	北京大学肿瘤医院黑色素瘤与肉瘤内科	吴　荻	吉林大学第一医院肿瘤中心
林桐榆	四川省肿瘤医院肿瘤内科	吴令英	中国医学科学院肿瘤医院妇瘤科
刘　欣	复旦大学附属肿瘤医院肿瘤内科	项晓琳	首都医科大学附属北京同仁医院眼科

姚　宏　云南省肿瘤医院肿瘤生物治疗中心

叶　挺　华中科技大学同济医学院附属协和医院肿瘤中心

张　睿　辽宁省肿瘤医院结直肠外科

张维真　郑州市第三人民医院肿瘤内科

张晓实　中山大学肿瘤防治中心生物治疗中心

张雪莹　吉林省肿瘤医院肿瘤内科

张寅斌　西安交通大学第二附属医院肿瘤内科

邹征云　南京鼓楼医院肿瘤内科

1　黑色素瘤诊疗总则　•326

2　黑色素瘤的诊断原则　•326

　　2.1　病理诊断原则　•326

　　2.2　影像诊断原则　•327

　　2.3　分期　•328

3　皮肤黑色素瘤的治疗原则　•330

　　3.1　皮肤黑色素瘤的手术治疗原则　•330

　　　　3.1.1　0期、ⅠA、ⅠB期黑色素瘤的治疗　•330

　　　　3.1.2　ⅡA、ⅡB、ⅡC期黑色素瘤的治疗　•331

　　　　3.1.3　Ⅲ期黑色素瘤的外科治疗　•331

　　　　3.1.4　可完全切除的Ⅳ期黑色素瘤的治疗　•332

　　3.2　皮肤黑色素瘤的辅助治疗原则　•332

　　　　3.2.1　皮肤黑色素瘤的系统辅助治疗　•332

　　　　3.2.2　淋巴结辅助放疗原则　•334

　　3.3　皮肤黑色素瘤的晚期治疗原则　•335

　　　　3.3.1　无脑转移患者的系统治疗　•335

　　　　3.3.2　存在脑转移患者的治疗　•336

4　肢端黑色素瘤的治疗原则　•337

　　4.1　肢端黑色素瘤的手术治疗原则　•337

　　　　4.1.1　0期、ⅠA、ⅠB期黑色素瘤的治疗　•337

　　　　4.1.2　ⅡA、ⅡB、ⅡC期黑色素瘤的治疗　•338

　　　　4.1.3　Ⅲ期黑色素瘤的外科治疗　•338

　　　　4.1.4　可完全切除的Ⅳ期黑色素瘤的治疗　•339

　　4.2　肢端黑色素瘤的辅助治疗原则　•340

　　　　4.2.1　肢端黑色素瘤的系统辅助治疗　•340

　　　　4.2.2　淋巴结辅助放疗原则　•341

　　4.3　肢端黑色素瘤的晚期治疗原则　•342

　　　　4.3.1　无脑转移患者的系统治疗　•342

　　　　4.3.2　存在脑转移患者的治疗　•343

5　黏膜黑色素瘤的治疗原则　•344

6　眼部葡萄膜黑色素瘤的治疗原则　•348

7　随访原则　•349

　　7.1　皮肤和肢端黑色素瘤的随访　•349

　　7.2　黏膜黑色素瘤的随访　•351

　　7.3　眼部黑色素瘤的随访　•351

8　附录　•352

　　附录1　皮肤黑色素瘤的手术切缘　•352

　　附录2　皮肤黑色素瘤常用的术后辅助治疗方案　•353

　　附录3　皮肤黑色素瘤常用的晚期治疗方案　•353

　　附录4　肢端黑色素瘤常用的术后辅助治疗方案　•354

　　附录5　肢端黑色素瘤常用的晚期治疗方案　•354

　　附录6　黏膜黑色素瘤TNM分期　•355

　　附录7　AJCC第8版脉络膜、睫状体黑色素瘤分期　•355

1　黑色素瘤诊疗总则

黑色素瘤的 MDT 诊疗模式

内容	Ⅰ级推荐	Ⅱ级推荐	Ⅲ级推荐
MDT 学科构成 a,b	外科：骨与软组织肿瘤科，头颈外科，结直肠外科，妇瘤科 肿瘤内科 放射治疗科 影像科	介入治疗科 病理科 内镜科 超声科	其他相关学科
MDT 成员要求	高年资主治医师及以上	副主任医师及以上	
MDT 讨论内容 c,d	需要局部治疗的晚期患者 转移瘤潜在可切除的晚期患者	需要特殊辅助治疗决策的患者	主管医师认为需要 MDT 的患者（例如诊治有困难或争议） 推荐进入临床研究的患者
MDT 日常活动	固定学科／固定专家 固定时间（建议每 1~2 周一次） 固定场所 固定设备（投影仪、信息系统）	根据具体情况设置	

【注释】

a　黑色素瘤的诊治应重视多学科团队（multidisciplinary team,MDT）的作用,推荐有条件的单位将尽可能多的黑色素瘤患者诊疗纳入 MDT 的管理。

b　MDT 的实施过程由多个学科的专家共同分析患者的临床表现、影像、病理和分子生物学资料,对患者的一般状况、疾病的诊断、分期／侵犯范围、发展趋向和预后做出全面的评估,并根据当前的国内外治疗规范／指南或循证医学依据,结合现有的治疗手段,为患者制订最适合的整体治疗策略。

c　MDT 原则应该贯穿每例患者的治疗全程。

d　MDT 应根据治疗过程中患者机体状况的变化、肿瘤的反应而适时调整治疗方案,以期最大限度地延长患者的生存期、提高治愈率和改善生活质量。

2　黑色素瘤的诊断原则

2.1　病理诊断原则

目的	Ⅰ级推荐	Ⅱ级推荐	Ⅲ级推荐
获取组织技术	切除活检		
病理学诊断	Breslow 厚度,是否溃疡,有丝分裂率,Clark 分级,切缘,有无微卫星灶,相关免疫组化检测	有无脉管浸润,是否垂直生长期（VGP）,肿瘤浸润淋巴细胞（TIL）,慢性日光晒伤小体,退行性变,分子检测	
分子分型	*BRAF*、*c-KIT* 和 *NRAS* 基因突变检测	NGS 热点基因检测	

注：除特殊标注,证据类别均为 2A 类。

【注释】

a 送检标本处理：对于临床初步判断无远处转移的黑色素瘤患者，活检一般建议完整切除，不建议穿刺活检或局部切除，部分切取活检不利于组织学诊断和厚度测量，增加了误诊和错误分期风险。如病灶面积过大或已有远处转移需要确诊的，可行局部切取活检。标本需完整送检，手术外科医师做好标记切缘，10% 甲醛溶液固定标本达 6~48h。

b 专家组建议病理报告中必须包括的内容为肿瘤厚度、是否伴有溃疡，这两个指标与 T 分期直接相关，也是判断预后最重要的特征[1-4]。在第 8 版 AJCC 肿瘤分期中，对于 T_1 期肿瘤进行了重新定义，T_{1a} 为肿瘤厚度 <0.8mm，且不伴有溃疡；T_{1b} 为肿瘤厚度 0.8~1.0mm，无须考虑有无溃疡形成，或肿瘤厚度 <0.8mm，伴溃疡。另外，为了精确性和可操作性，肿瘤厚度要求精确到小数点后 1 位即可[5]。

c 有丝分裂率（mitotic rate，MR）是肿瘤增殖的指标，记为每平方毫米的有丝分裂细胞数。第 8 版 AJCC 分期指南继续沿用"热点"技术推算有丝分裂率[4,6]，但不再影响肿瘤 T 分期。Barnhill 等比较了 MR 与溃疡作为影响局限期黑色素瘤预后的重要性，对 MR 和溃疡、肿瘤厚度进行多因素分析，发现 MR（<$1/mm^2$、$1~6/mm^2$、>$6/mm^2$）是最重要的独立预后因素。另外，还有很多研究也证实了 MR 是皮肤黑色素瘤的重要预后因子[7-10]。MR ≥ $1/mm^2$ 的患者疾病特异生存期（DSS）较差是预后的独立不良因素[11-12]。

d 切缘阳性的，需描述范围（如是原位还是浸润性）；切缘阴性的，美国病理学家协会（CAP）指南要求以毫米为单位报告显微镜下测量的肿瘤与切缘的横向或纵向距离。

e 微卫星灶指直径大于 0.05mm，距离原发灶至少 0.3mm 的真皮网状层、脂膜或脉管中的瘤巢，与区域淋巴结转移相关性高。

f 建议所有患者治疗前都做基因检测，目前成熟的靶点是 *BRAF*、*c-KIT* 和 *NRAS*，基因检测结果与预后、分子分型和晚期治疗有关。黑色素瘤依基因变异可分为 4 种基本类型：①肢端型；②黏膜型；③慢性日光损伤型（CSD）；④非慢性日光损伤型（non-CSD，包括原发病灶不明型）。其中，日光损伤型主要包括头颈部和四肢黑色素瘤，日光暴露较多，高倍镜下可观察到慢性日光晒伤小体，国外资料显示 28% 的黑色素瘤患者发生 *KIT* 基因变异（突变或拷贝数增多），10% 发生 *BRAF* 变异，5% 发生 *NRAS* 变异；肢端型和黏膜型发生 *KIT* 基因变异较多，其次为 *BRAF* 突变；非慢性日光损伤型，如躯干黑色素瘤，大部分发生 *BRAF* V600E 突变（60%）或 *NRAS* 突变（20%）[13-16]。我国 502 例原发黑色素瘤标本 *KIT* 基因检测结果显示总体突变率为 10.8%，基因扩增率为 7.4%；其中肢端型、黏膜型、慢性日光损伤型、非慢性日光损伤型和原发灶不明型分别为 11.9% 和 7.3%，9.6% 和 10.2%，20.7% 和 3.4%，8.1% 和 3.2% 及 7.8% 和 5.9%。我国 468 例原发黑色素瘤标本 *BRAF* 突变率为 25.9%，肢端和黏膜黑色素瘤的突变率分别为 17.9% 和 12.5%，其中 15 号外显子的 V600E 是最常见的突变位点（87.3%）。多因素分析显示 *KIT* 基因和 *BRAF* 基因突变均是黑色素瘤的独立预后因素，危险系数分别为 1.989（95% *CI* 1.263~3.131）和 1.536（95% *CI* 1.110~2.124），*P* 分别为 0.003 和 0.01[17]。

g 针对皮肤切缘和早期黑色素瘤，不推荐做冰冻病理。

2.2 影像诊断原则

目的	I 级推荐	II 级推荐	III 级推荐
筛查	全面的皮肤检查		
影像分期	区域淋巴结超声 胸部 CT 腹盆部超声、增强 CT 或 MRI 全身骨扫描 头颅增强 CT 或增强 MRI[1]	全身 PET/CT[2]	

注：除特殊标注，证据类别均为 2A 类。

【注释】

影像学检查有助于判断患者有无远处转移,以及协助术前评估(包括 X 线、超声等)。

如原发灶侵犯较深,局部应行 CT、MRI 检查。

如临床怀疑区域淋巴结转移,建议首选淋巴结超声,淋巴结转移的超声表现特征:淋巴结呈类圆形,髓质消失,边缘型血流[3]。

2.3 分期[1]

原发肿瘤(T)分期		区域淋巴结(N)分期		远处转移(M)分期	
T_X	原发肿瘤厚度无法评估	N_X	区域淋巴结无法评估	M_0	无远处转移证据
T_0	无原发肿瘤证据	N_0	无区域淋巴结转移证据		
T_{is}	原位癌				
T_1	厚度 ≤ 1.0mm	N_1	1 个淋巴结或者无淋巴结转移但是出现以下转移:移行转移、卫星结节和 / 或微卫星转移	M_1	有远处转移
T_{1a}	厚度 <0.8mm 且 无溃疡	N_{1a}	1 个临床隐匿淋巴结转移(镜下转移,例如经前哨淋巴结活检诊断)	M_{1a}	转移至皮肤、软组织(包括肌肉)和 / 或非区域淋巴结转移
				$M_{1a}(0)$	LDH 正常
				$M_{1a}(1)$	LDH 升高
T_{1b}	厚度 <0.8mm 且 有溃疡 0.8~1.0mm	N_{1b}	1 个临床显性淋巴结转移	M_{1b}	转移至肺伴或不伴 M_{1a} 转移
				$M_{1b}(0)$	LDH 正常
				$M_{1b}(1)$	LDH 升高
		N_{1c}	无区域淋巴结转移,但是出现以下转移:移行转移,卫星转移和 / 或微卫星转移	M_{1c}	非中枢神经系统的其他内脏转移伴或不伴 M_{1a} 或 M_{1b} 转移
				$M_{1c}(0)$	LDH 正常
				$M_{1c}(1)$	LDH 升高
				M_{1d}	转移至中枢神经系统伴或不伴 M_{1a} 或 M_{1b} 或 M_{1c} 转移
				$M_{1d}(0)$	LDH 正常
				$M_{1d}(1)$	LDH 升高
T_2	厚度 >1.0~2.0mm	N_2	2~3 个淋巴结或 1 个淋巴结伴有移行转移,卫星转移和 / 或微卫星转移		
T_{2a}	无溃疡	N_{2a}	2~3 个临床隐匿淋巴结转移(镜下转移,例如经前哨淋巴结活检诊断)		
T_{2b}	有溃疡	N_{2b}	2~3 个淋巴结转移中至少 1 个临床显性淋巴结转移		

黑色素瘤

续表

原发肿瘤（T）分期		区域淋巴结（N）分期		远处转移（M）分期
		N_{2c}	至少1个淋巴结转移(临床显性或隐性)伴有移行转移,卫星转移和/或微卫星转移	
T_3	厚度>2.0~4.0mm	N_3	4个及以上淋巴结;或2个以上淋巴结伴有移行转移,卫星转移和/或微卫星转移;融合淋巴结无论是否伴有移行转移,卫星转移和/或微卫星转移	
T_{3a}	无溃疡	N_{3a}	4个及以上临床隐匿淋巴结转移(镜下转移,例如经前哨淋巴结活检诊断)	
T_{3b}	有溃疡	N_{3b}	4个及以上淋巴结转移中至少1个临床显性淋巴结转移或可见融合淋巴结	
		N_{3c}	2个及以上临床隐匿淋巴结转移或临床显性淋巴结转移伴/不伴融合淋巴结且伴有移行转移,卫星转移和/或微卫星转移	
T_4	厚度>4.0mm			
T_{4a}	无溃疡			
T_{4b}	有溃疡			

黑色素瘤

AJCC 第 8 版病理分期

	N_0	N_{1a}	N_{1b}	N_{1c}	N_{2a}	N_{2b}	N_{2c}	N_{3a}	N_{3b}	N_{3c}
T_{is}	0	—	—		—	—		—		
T_0	—	—	ⅢB	ⅢB	—	ⅢC	ⅢC	—	ⅢC	ⅢC
T_{1a}	ⅠA	ⅢA	ⅢB	ⅢB	ⅢA	ⅢB	ⅢC	ⅢC	ⅢC	ⅢC
T_{1b}	ⅠA	ⅢA	ⅢB	ⅢB	ⅢA	ⅢB	ⅢC	ⅢC	ⅢC	ⅢC
T_{2a}	ⅠB	ⅢA	ⅢB	ⅢB	ⅢA	ⅢB	ⅢC	ⅢC	ⅢC	ⅢC
T_{2b}	ⅡA	ⅢB	ⅢB	ⅢB	ⅢB	ⅢB	ⅢC	ⅢC	ⅢC	ⅢC
T_{3a}	ⅡA	ⅢB	ⅢB	ⅢB	ⅢB	ⅢB	ⅢC	ⅢC	ⅢC	ⅢC
T_{3b}	ⅡB	ⅢC	ⅢC	ⅢC	ⅢC	ⅢC	ⅢC	ⅢC	ⅢC	ⅢC
T_{4a}	ⅡB	ⅢC	ⅢC	ⅢC	ⅢC	ⅢC	ⅢC	ⅢC	ⅢC	ⅢC
T_{4b}	ⅡC	ⅢC	ⅢC	ⅢC	ⅢC	ⅢC	ⅢC	ⅢD	ⅢD	ⅢD
M_{1a}	Ⅳ	Ⅳ	Ⅳ	Ⅳ	Ⅳ	Ⅳ	Ⅳ	Ⅳ	Ⅳ	Ⅳ
M_{1b}	Ⅳ	Ⅳ	Ⅳ	Ⅳ	Ⅳ	Ⅳ	Ⅳ	Ⅳ	Ⅳ	Ⅳ
M_{1c}	Ⅳ	Ⅳ	Ⅳ	Ⅳ	Ⅳ	Ⅳ	Ⅳ	Ⅳ	Ⅳ	Ⅳ

3 皮肤黑色素瘤的治疗原则

3.1 皮肤黑色素瘤的手术治疗原则

3.1.1 0期、ⅠA、ⅠB 期黑色素瘤的治疗

分期	分层	Ⅰ级推荐	Ⅱ级推荐	Ⅲ级推荐
0 期	原位癌	手术切除，无须辅助治疗，切缘 0.5~1cm		慢 Mohs 显微描记手术
ⅠA 期	厚度<0.8mm	手术切除，无须辅助治疗，切缘 1cm（1 类）		
ⅠB 期	0.8mm ≤ 厚度<1mm，且合并危险因素	手术切除，无须辅助治疗，切缘 1cm（1 类）	原发灶手术 ± 前哨淋巴结活检	
	T2a	原发灶手术 + 前哨淋巴结活检，切缘 1~2cm（1 类）		

注：除特殊标注，证据类别均为 2A 类。推荐入组合适的临床研究。

【注释】

a 外科切缘是指外科医师进行手术时测量到的临床切缘，而不是病理医师测量的大体或病理切缘。可根据患者具体的原发病灶解剖结构和功能对切缘进行调整[1-7]。通常需要根据活检病理报告的厚度来决定进一步扩大切除的切缘。对于活检病理未能报告明确深度或病灶巨大的患者，可考虑直接扩大切除 2cm。

b 对于面积较大的原位癌，如雀斑痣样黑色素瘤，可能需要大于 0.5cm 的切缘才能保证完整切除[8]。皮肤科的慢 Mohs 显微描记手术对于部分原位癌切除有帮助[9]。对于部分切缘阳性无法手术的患者，可行咪喹莫特外敷或局部放疗（2 类）。

c 外科手术标准：皮肤黑色素瘤的切除要求完整切除皮肤以及深达肌筋膜的皮下组织。对于 T1 及部分 T2 病变，局部复发与 0.8mm 距离相关，1cm 切缘能降低复发率[10-11]，厚度>2mm 的肿瘤，1cm 的切缘是不够的，需要达到 2cm[9-12]。通常无须切除筋膜，但对浸润较深的原发灶（>4mm）可考虑切除筋膜[13]。

d 危险因素包括溃疡、高有丝分裂率及淋巴与血管侵犯等[14-15]。

e 前哨淋巴结活检是病理分期评估区域淋巴结是否转移的手段。肿瘤厚度>1mm 推荐行前哨淋巴结活检。通常不推荐对原发肿瘤厚度 ≤ 0.8mm 的患者行前哨淋巴结活检，传统的危险因素，例如溃疡、高有丝分裂率及淋巴与血管侵犯在这些患者前哨淋巴结活检中的指导意义有限。这些危险因素一旦出现，是否行前哨淋巴结活检需考虑患者的意愿。病灶厚度为 0.8~1.0mm 的可结合临床考虑行前哨淋巴结活检[16-19]。鉴于我国皮肤黑色素瘤的溃疡发生率高达 60% 以上[20]，且伴有溃疡的皮肤黑色素瘤预后较差，故当活检技术或病理检测技术受限从而无法获得可靠的浸润深度时，合并溃疡的患者均推荐经前哨淋巴结活检（SLNB）。SLNB 有助于准确获得 N 分期，提高患者的无复发生存率，但对总生存期无影响[21]。前哨淋巴结内低肿瘤负荷（前哨淋巴结的转移灶直径<0.1mm）的患者无须接受扩大淋巴结清扫[22]。

f 针对皮肤切缘有无肿瘤残留及早期色素性病变的良恶性判断，不推荐冰冻病理诊断。

3.1.2 ⅡA、ⅡB、ⅡC期黑色素瘤的治疗

分期	分层	Ⅰ级推荐	Ⅱ级推荐	Ⅲ级推荐
ⅡA 期	T_{2b}	原发灶手术 + 前哨淋巴结活检，切缘 1~2cm（1 类）		
	T_{3a}	原发灶手术 + 前哨淋巴结活检，切缘 2cm（1 类）		
ⅡB、ⅡC 期		原发灶手术 + 前哨淋巴结活检，切缘 2cm（1 类）		

注：除特殊标注，证据类别均为 2A 类。推荐入组合适的临床研究。

3.1.3 Ⅲ期黑色素瘤的外科治疗

临床分期	分层	Ⅰ级推荐	Ⅱ级推荐	Ⅲ级推荐
ⅢA、ⅢB、ⅢC 期	经前哨淋巴结证实的淋巴结微转移	原发病灶扩大切除	区域淋巴结清扫或者区域淋巴结的密切监测	
Ⅲ期	淋巴结存在临床或影像学显性转移	原发病灶扩大切除 + 区域淋巴结清扫		
	卫星结节 / 移行转移灶（可切除）	原发病灶扩大切除 + 移行转移 / 卫星结节切除	前哨淋巴结活检	转移灶瘤内局部治疗
	无法手术	参见Ⅳ期系统性治疗	区域淋巴结清扫 + 隔离肢体灌注或者隔离肢体输注或者溶瘤病毒瘤内注射	转移灶瘤内局部治疗

注：除特殊标注，证据类别均为 2A 类。推荐入组合适的临床研究。

【注释】

a 对于前哨淋巴结阳性的ⅢA~ⅢC 期患者的区域淋巴结处理

以往所有经前哨淋巴结活检（SLNB）证实区域淋巴结存在微转移的患者，都被推荐行即刻的区域淋巴结清扫术（CLND）。预测非前哨淋巴结存在转移风险的因素包括前哨淋巴结内的转移负荷、前哨淋巴结阳性的数目以及原发灶的浸润深度和溃疡情况。

但最新的两项Ⅲ期多中心随机对照临床研究，DeCOG-SLT 研究和 MSLT-Ⅱ研究结果显示，对于前哨淋巴结微转移的患者，即刻的 CLND 与观察组相比，并未能改善患者的总生存时间，在无复发生存时间方面的获益也存在争议[1-2]。故目前对于经 SLNB 证实区域淋巴结微转移的Ⅲ期患者，可考虑行即刻清扫，亦可行区域淋巴结的密切监测。监测内容至少包括每 3~6 个月的区域淋巴结超声检查，可根据预测淋巴结复发的风险而定。

中国患者原发病灶 Breslow 平均浸润深度较深，故前哨淋巴结的阳性率及清扫后非前哨淋巴结的阳性率都较欧美地区的数据高，为 28%~30%。故对于中国患者前哨淋巴结阳性后，是否可以摒弃区域淋巴结清扫存在争议，特别对于 Breslow 浸润深度厚和存在溃疡的患者，临床应谨慎处理。

b 淋巴结清扫原则[3]

（1）区域淋巴结须充分清扫。

（2）受累淋巴结基部须完全切除。

（3）通常，各部位清扫的淋巴结个数应达到一定数目：腹股沟 ≥ 10 个，腋窝 ≥ 15 个，颈部 ≥ 15 个。

（4）腹股沟区，若临床发现有髂窝淋巴结转移迹象或腹股沟淋巴结转移数 ≥ 3 个，可考虑行预防性髂窝和闭

黑色素瘤

孔区淋巴结清扫。

  (5)如果盆腔CT检查证实存在转移或证实Cloquet（股管）淋巴结转移，推荐行髂窝和闭孔区淋巴结清扫。

  (6)头颈部原发皮肤黑色素瘤，若存在腮腺淋巴结显性或微转移，建议在颈部引流区域淋巴结清扫的同时，行浅表腮腺切除术。

  (7)如受客观条件所限仅行转移淋巴结切除，需采用淋巴结超声或CT、MRI严密监测淋巴结复发情况。

c 存在临界可切除的区域淋巴结转移或术后具有高复发风险的患者，可考虑推荐参加新辅助治疗研究。已有相关的Ⅰ期和Ⅱ期临床研究证实，免疫或靶向的新辅助研究能够使部分患者疾病降期，甚至出现病理完全缓解，期望能提高手术切除率和延长无病生存期和总生存期[4-5]。

d 移行转移（in-transit metastasis）指原发病灶（周围直径2cm以外）与区域淋巴结之间，通过淋巴管转移的皮肤、皮下或软组织转移结节。

e 卫星灶（satellite）指在原发病灶周围直径在2cm内发生的转移结节。

f 对于孤立性的可切除的移行转移，若能根治性切除原发病灶和转移灶，且区域淋巴结无显性临床转移证据时，则同样推荐行前哨淋巴结活检。

g 隔离热灌注化疗（ILP）和隔离热输注化疗（ILI）主要用于肢体移行转移的治疗。ILI是一种无氧合、低流量输注化疗药物的局部治疗手段，通过介入动静脉插管来建立化疗通路输注美法仑（马法兰）。研究发现Ⅲ期MM有效率约80%，完全缓解（CR）率达31%~63%[6-8]。

h 瘤体内药物注射的作用机制为局部消融肿瘤和诱导全身抗肿瘤免疫。

i T-VEC溶瘤病毒瘤内注射治疗：T-VEC为HSV-1衍生的溶瘤免疫治疗药物，已被美国食品药品监督管理局（FDA）批准用于治疗黑色素瘤，并可诱导远处部位肿瘤细胞死亡。最新的研究报道，对部分无法切除的转移性黑色素瘤，T-VEC瘤内注射持续超过6个月的有效率约为16%，其有效性在AJCC第7版的ⅢB期和ⅢC期中被证实，特别对于初治的患者[9]。

j 其他的转移灶的局部治疗还包括射频消融、PV-10、BCG、IFN或IL-2的瘤内注射。

k 系统性治疗参见Ⅳ期。

l 原发灶切缘参见附录1。

3.1.4　可完全切除的Ⅳ期黑色素瘤的治疗

分期	分层	Ⅰ级推荐	Ⅱ级推荐	Ⅲ级推荐
Ⅳ期	单个或多个转移病灶可完全切除	原发灶切除＋转移灶完整切除		

注：除特殊标注，证据类别均为2A类。推荐入组合适的临床研究。

【注释】

a 转移灶切除应符合R0切除的原则[1-2]。如有残余病灶，则应按不可切除的Ⅳ期对待。原发灶切缘参见附录1。

3.2　皮肤黑色素瘤的辅助治疗原则

3.2.1　皮肤黑色素瘤的系统辅助治疗

病理分期	分层	Ⅰ级推荐	Ⅱ级推荐	Ⅲ级推荐
0期	原位癌	观察		
ⅠA期	T_{1a}、T_{1b}	观察		

续表

病理分期	分层	Ⅰ级推荐	Ⅱ级推荐	Ⅲ级推荐
ⅠB 期	T_{2a}	观察或临床试验		
ⅡA 期	T_{2b}	观察或临床试验		
ⅡA 期	T_{3a}	临床试验或观察		
ⅡB、ⅡC 期		高剂量干扰素 α-2b×1 年 或临床试验	帕博利珠单抗 1 年 ⅡC 期携带 BRAF V600 突变：维莫非尼 b 1 年	
ⅢA、ⅢB、ⅢC、ⅢD 期	可切除的淋巴结转移、移行转移或卫星灶	Ⅲ期携带 BRAF V600 突变：达拉非尼＋曲美替尼(1 类) 或 临床试验	帕博利珠单抗 1 年(1 类) 高剂量干扰素 α-2b×1 年	特瑞普利单抗 1 年 ⅢA、ⅢB 期携带 BRAF V600 突变： 维莫非尼 1 年 帕博利珠单抗新辅助治疗
Ⅳ期	单个转移病灶或多个转移病灶可完全切除			帕博利珠单抗 1 年 特瑞普利单抗 1 年 纳武利尤单抗 1 年(1 类)

注：除特殊标注,证据类别均为 2A 类。推荐入组合适的临床研究。

【注释】

a 对于ⅡB~Ⅲ期的高危黑色素瘤患者,推荐大剂量干扰素辅助治疗。多项临床研究证实大剂量干扰素 α-2b 能延长患者的无复发生存期,但并未显著改善总生存期[1-3]。大型荟萃分析同样证实上述观点[4]。而目前干扰素的给药剂型、最优剂量和给药时间仍在探讨中[5-11],长期随访数据提示,并不是所有患者获益,合并溃疡ⅡB~Ⅲ期的患者,大剂量干扰素辅助治疗能降低无复发生存和无远处转移风险[12]。长效干扰素(PEG-IFN)方面,EORTC18991 是迄今为止使用 PEG-IFN 辅助治疗Ⅲ期患者的最大型研究,该研究显示长效干扰素在无复发生存时间(RFS)方面有明显优势(P=0.05),但对于无远处转移生存期中位数(DMFS)和 OS 无差别;亚组分析表明,显微镜下淋巴结转移患者以及原发肿瘤有溃疡的患者在 RFS、OS 和 DMFS 方面有最大的获益。美国 FDA 于 2011 年批准了长效干扰素治疗高危Ⅲ期术后黑色素瘤[13-14]。但由于长效干扰素国内并没有成熟的临床研究数据,所以本指南不做推荐。

b BRIM8 研究是维莫非尼单药辅助治疗的随机、双盲、安慰剂对照Ⅲ期临床研究[15]。入选ⅡC~ⅢC 期术后 BRAF V600 突变的黑色素瘤患者,结果显示在ⅡC~ⅢB 期患者中,安慰剂组 DFS 中位数为 36.9 个月,而维莫非尼组尚未达到,维莫非尼可降低 46% 的复发转移风险,但上述获益未在ⅢC 期患者中观察到。

c 基于 COMBI-AD 临床研究[16-17]结果,2018 年 4 月 30 日,美国 FDA 批准达拉非尼联合曲美替尼用于 BRAF V600 突变的Ⅲ期黑色素瘤患者的术后辅助治疗。该研究对比达拉非尼联合曲美替尼和安慰剂在Ⅲ期黑色素瘤患者的术后辅助治疗的疗效。与安慰剂组相比,联合治疗组疾病复发或死亡风险显著降低 53%,安慰剂组 RFS 中位数为 16.6 个月,而联合治疗组尚未达到;安慰剂组 3 年、4 年无复发生存

黑色素瘤

率分别为40%和38%,联合治疗组分别为59%和54%。联合治疗在所有患者亚组均表现出了RFS治疗受益。

d 2017年12月,美国FDA批准PD-1抑制剂纳武利尤单抗(nivolumab)作为ⅢB、ⅢC或者Ⅳ期完全切除的皮肤黑色素瘤患者术后的单药辅助治疗。该获批基于CheckMate 238 Ⅲ期随机对照研究[18]。该研究对比纳武利尤单抗(3mg/kg)与伊匹木单抗(10mg/kg)在ⅢB、ⅢC、Ⅳ期黑色素瘤患者的术后辅助治疗,12个月的RFS率分别为70.5%和60.8%,纳武利尤单抗组复发或死亡风险较伊匹木单抗组下降35%(HR=0.65,P<0.001);而纳武利尤单抗组3~4级不良反应发生率只有14.4%,显著低于伊匹木单抗组的45.9%。

e 2017年2月19日,美国FDA批准帕博利珠单抗(pembrolizumab)用于高风险Ⅲ期黑色素瘤手术完全切除患者的辅助治疗。这一获批基于大型Ⅲ期临床研究KEYNOTE-054数据[19]。该研究纳入完全切除的Ⅲ期患者(包括ⅢA、ⅢB、ⅢC淋巴结转移1~3个以及ⅢC淋巴结转移超过4个),结果提示与安慰剂相比,帕博利珠单抗辅助治疗1年能显著延长患者的无复发生存期。帕博利珠单抗组1年无复发生存率为75.4%,安慰剂组为61%,复发风险下降43%。

f KEYNOTE-716是一项针对ⅡB期和ⅡC期黑色素瘤辅助治疗的3期研究,对比帕博利珠单抗或安慰剂对患者复发转移的影响,结果显示帕博利珠单抗显著延长患者的无复发生存期,更多的生存数据还需要进一步随访[21]。

g SWOG S1801是一项针对黑色素瘤围手术期治疗的随机Ⅱ期临床研究,纳入313例ⅢB期至Ⅳ期可切除黑色素瘤患者,分别接受帕博利珠单抗新辅助治疗和单纯辅助治疗,结果显示试验组与对照组相比,2年无事件生存率显著升高(72% vs. 49%,HR=0.58)。

h 2015年10月美国FDA批准CTLA-4单抗伊匹木单抗(ipilimumab)用于Ⅲ期黑色素瘤术后的辅助治疗,该Ⅲ期随机对照研究(NCT00636168)纳入Ⅲ期皮肤恶性黑色素瘤完全切除术后的患者[20],随机分为伊匹木单抗组和安慰剂对照组,伊匹木单抗组5年的无复发生存率是40.8%,安慰剂组是30.3%。伊匹木单抗组5年的总生存率是65.4%,安慰剂组是54.4%。亚组分析显示,伊匹木单抗可显著提高原发灶溃疡及淋巴结微小转移合并原发灶溃疡(相当于部分ⅢA和ⅢB期)患者或大于3个淋巴结受累的ⅢC期患者的生存时间。但伊匹木单抗组免疫相关的3/4级不良事件的发生率是41.6%,而安慰剂对照组是2.7%。伊匹木单抗组中52%的患者由于不良反应中断,5例患者(1.1%)死于免疫相关的不良事件。由于伊匹木单抗单药的有效率低且不良反应显著,其在辅助治疗中的地位已被PD-1单抗所取代,本指南中不做推荐。

3.2.2 淋巴结辅助放疗原则

辅助放疗可提高局部控制率,但未能改善无复发生存时间或总生存时间,可能增加不良反应(水肿、皮肤、皮下组织纤维化、疼痛等)。仅推荐用于以控制局部复发为首要目的的患者,或在无法进行全身性辅助治疗的患者中作为备选。淋巴结区复发的高危因素包括:临床显性淋巴结转移的囊外侵犯(肉眼或镜下);腮腺受累淋巴结≥1个;颈部或腋窝受累淋巴结≥2个,腹股沟受累淋巴结≥3个,颈部或腋窝淋巴结≥3cm和/或腹股沟淋巴结≥4cm[22-23](2B类)。目前缺乏中国循证医学证据。

目前尚未建立统一的放疗剂量,常用剂量如下所示。

- 50~66Gy/(25~33)F/(5~7)周
- 48Gy/20F/连续4周
- 30Gy/5F/2周(每周两次或隔天一次)

应由有经验的放射肿瘤医师确定淋巴结辅助外照射治疗的最佳方案。较新的放疗方式,例如IMRT或容积调强技术(VMAT)可降低淋巴结辅助放疗的毒性风险,并应在适当可行时加以考虑。

3.3 皮肤黑色素瘤的晚期治疗原则

3.3.1 无脑转移患者的系统治疗

分期	分层	Ⅰ级推荐	Ⅱ级推荐	Ⅲ级推荐
转移性或不可切除Ⅲ或Ⅳ期	一线	如携带 *BRAF* V600 突变： 达拉非尼 + 曲美替尼（1 类） 达卡巴嗪 / 替莫唑胺 ± 铂类 ± 重组人血管内皮抑制素注射液（恩度）	帕博利珠单抗 特瑞普利单抗 如携带 *BRAF* V600 突变： 维莫非尼 如携带 *KIT* 突变：伊马替尼 如肿瘤负荷偏大或减瘤为首要目的： 紫杉醇 / 白蛋白紫杉醇 ± 铂类 ± 抗血管药物	PD-1 单抗 + 伊匹木单抗 relatlimab+ 纳武利尤单抗 纳武利尤单抗单药 如携带 *BRAF* V600 突变： 维莫非尼 / 考比替尼 + 阿替利珠单抗 一般状况较差的患者可考虑采用最佳支持治疗
	二线	帕博利珠单抗（1A 类） 特瑞普利单抗 普特利单抗 紫杉醇 / 白蛋白紫杉醇 ± 铂类 ± 贝伐珠单抗 如携带 *NRAS* 突变： 妥拉美替尼	伊匹木单抗 + 纳武利尤单抗 福莫司汀	relatlimab+ 纳武利尤单抗

注：除特殊标注，证据类别均为 2A 类。推荐入组合适临床研究。

【注释】

• 化疗

应用于晚期黑色素瘤的化疗药物主要包括达卡巴嗪、替莫唑胺、紫杉醇、白蛋白紫杉醇、顺铂 / 卡铂、福莫司汀。国内一项多中心随机对照双盲研究证实了达卡巴嗪加重组人血管内皮抑制素（恩度）在晚期黑色素瘤一线治疗中的作用，达卡巴嗪单药组的无进展生存时间（PFS）为 1.5 个月，联合恩度组 PFS 提高到 4.5 个月[1]。替莫唑胺也是烷化剂的一种，被证实可以通过血脑屏障[2]。紫杉醇 ± 卡铂在黑色素瘤开展了多项 Ⅱ 期研究[3-4]，显示出一定的抗肿瘤作用。一项 Ⅲ 期研究显示，与达卡巴嗪相比，白蛋白紫杉醇提高了患者的 PFS[5]。福莫司汀由于显著的骨髓毒性，通常应用于肝转移的局部治疗[6]。

• 靶向药物

中国黑色素瘤患者的 *BRAF* 突变率为 20%~25%，针对 *BRAF* V600 突变的患者，国内率先获批的 BRAF 抑制剂是维莫非尼[7]。此后，达拉非尼 + 曲美替尼亦被批准用于 *BRAF* V600 突变患者的治疗，有效率超 60%[8]。国外研究显示 BRAF 抑制剂 +MEK 抑制剂联合 PD-1/PD-L1 亦有较高的有效率，但是否优于单纯靶向治疗还需进一步探索[9-10]。中国黑色素瘤患者的 *KIT* 突变率约为 10%，针对 *KIT* 突变的患者，已有研究证实伊马替尼[11]、尼洛替尼[12]具有一定疗效。*NRAS* 突变患者一直缺乏有效的靶向药物，目前国内外研究显示 MEK 抑制剂对 *NRAS* 突变的晚期黑色素瘤患者具有一定疗效[21-24]。2024 年 3 月 15 日国家药品监督管理局（National Medical Products Administration，NMPA）批准妥拉美替尼用于含抗 PD-1/PD-L1 治疗失败的 NRAS 突变的晚期黑色素瘤患者。这一批准基于妥拉美替尼的 Ⅱ 期研究结果，ORR 达 34.7%；无进展生存时间中位数（mPFS）为 4.2 个月[24-25]。

• 免疫药物

帕博利珠单抗是首个在国内获批黑色素瘤适应证的 PD-1 单抗，用于不可切除或转移性黑色素瘤的二线治疗[13]。2018年，特瑞普利单抗亦获NMPA批准上市，用于治疗既往接受全身系统治疗失败的不可切除或转移性黑色素瘤患者[14]。2022年9月20日，普特利单抗获NMPA批准上市，成为我国第三个获批黑色素瘤适应证的PD-1单抗[15]。其他二线治疗选择包括纳武利尤单抗单药[16]、纳武利尤单抗联合伊匹木单抗[17]，但国内尚未获批黑色素瘤适应证，需等待中国临床研究数据进一步证实。国外报道PD-1单抗+伊匹木单抗联合治疗有效率高，但不良反应发生率较高[18-19]，临床需谨慎使用。2021年LAG3单抗+PD-1单抗针对晚期黑色素瘤的研究结果公布，显示这一联合治疗显著延长患者的中位PFS［10.1个月 vs. 4.6个月（PD-1单药组）],3/4级治疗相关不良事件的发生率为18.9%[20]。

一般状况较差（PS评分3~4分）的患者应采用最佳支持治疗。

3.3.2 存在脑转移患者的治疗

对于存在脑转移的患者，应优先处理中枢神经系统（CNS）的病灶，以延迟或防止出现瘤内出血、癫痫或神经相关功能障碍。黑色素瘤脑转移的局部治疗包括手术或放疗，具体的选择应基于症状、脑转移灶的数目和部位综合考虑。如患者出现颅内占位效应，首先考虑有无手术切除脑转移灶的可能。在可行的情况下，放疗首选立体定向放疗（SRS）[1-3]，如患者存在软脑膜转移，可考虑行姑息性全脑放疗（WBRT）[4-6]。与WBRT相比，SRS可能具有更好的长期安全性，能更早地使CNS病灶达到稳定，因此能使患者更早地接受全身系统性抗肿瘤治疗。待CNS病灶稳定后，应尽快给予药物抗肿瘤治疗，如患者存在BRAF V600突变，首选达拉非尼+曲美替尼[7]。对于非BRAF V600突变患者，药物选择包括可通过血脑屏障的化疗药物[8]，以及研究证实对脑转移有效的免疫检查点抑制剂[9-11]。

晚期黑色素瘤的放疗原则[12-15]

对于脑转移灶而言，SRS可作为一线治疗或辅助治疗。全脑放疗可作为一线治疗，也可考虑作为辅助治疗（3类推荐），但作为辅助治疗时疗效不确切，需结合患者个体情况综合选择。

（1）SRS和分次立体定向放射治疗（SRT）作为一线治疗方法

1）对于较小的脑转移瘤病灶，基于RTOG90-05剂量爬坡试验[16]所制订的最大承受剂量的体积指南，建议单次照射最大剂量为15~24Gy。病灶>3cm需谨慎推荐，病灶>4cm时，单次SRS不作为常规推荐。

2）对于较大的脑转移瘤病灶，可行SRT。

可选择的治疗方案：24~27Gy/3次或25~35Gy/5次[17-18]。

（2）SRS和SRT作为辅助治疗方法

1）对于较小的脑转移瘤病灶，根据NCCTG N107C试验[19]，建议单次SRS最大剂量为12~20Gy。

2）病灶>5cm，一般不推荐单次SRS作为辅助治疗。

3）对于更大的病灶，可行分次SRT，可选择的方案：24~27Gy/3次或25~35Gy/5次。

4）不建议黑色素瘤患者在切除术或SRS后进行辅助性全脑放疗[20-22]。

（3）全脑放疗（WBRT）作为一线治疗方法

1）WBRT并非黑色素瘤脑转移的首选，SRS/SRT通常是更优选的治疗方案。

2）对于出现瘤负荷症状但无法行SRS/SRT的患者，可考虑行WBRT。

3）应充分考虑患者的个体倾向及治疗目标来衡量WBRT的利弊。

4）临床症状、影像学或病理证实有脑膜转移，可考虑行WBRT治疗。

5）WBRT推荐方案：30Gy/10次，2周内完成；37.5Gy/15次，3周内完成；20Gy/5次，1周内完成。

（4）对于其他有症状或即将出现症状的软组织转移灶和/或骨转移灶而言，可选择放疗，具体剂量和分次没有统一规定，但低分次照射放疗方案可能会增加长期并发症的风险。

4　肢端黑色素瘤的治疗原则

4.1　肢端黑色素瘤的手术治疗原则

4.1.1　0期、ⅠA、ⅠB期黑色素瘤的治疗

分期	分层	Ⅰ级推荐	Ⅱ级推荐	Ⅲ级推荐
0期	原位癌	手术切除，无须辅助治疗，切缘0.5~1cm		慢Mohs显微描记手术
ⅠA期	厚度<0.8mm	手术切除，无须辅助治疗，切缘1cm（1类）		
ⅠB期	0.8mm ≤ 厚度<1mm，且合并危险因素	手术切除，无须辅助治疗，切缘1cm（1类）	原发灶手术 ± 前哨淋巴结活检	
	T_{2a}	原发灶手术 + 前哨淋巴结活检，切缘1~2cm（1类）		

注：除特殊标注，证据类别均为2A类。推荐入组合适的临床研究。

【注释】

a　肢端黑色素瘤分期目前参照AJCC皮肤黑色素瘤分期。外科切缘是指外科医师进行手术时测量到的临床切缘，而不是病理医师测量的大体或病理切缘。可根据患者具体的原发病灶解剖结构和功能对切缘进行调整[1-7]。通常需要根据活检病理报告的厚度来决定进一步扩大切除的切缘。对于活检病理未能报告明确深度或病灶巨大的患者，可考虑直接扩大切除2cm。

b　对于面积较大的原位癌，如雀斑痣样黑色素瘤，可能需要大于0.5cm的切缘才能保证完整切除[8]。皮肤科的慢Mohs显微描记手术对于部分原位癌切除有帮助[9]。对于部分切缘阳性无法手术的患者，可行咪喹莫特外敷或局部放疗。

c　外科手术标准：皮肤黑色素瘤的切除要求完整切除皮肤及深达肌筋膜的皮下组织。对于T_1及部分T_2病变，局部复发与8mm距离相关，1cm切缘能降低复发率[10-11]，厚度>2mm的肿瘤，1cm的切缘是不够的，需要达到2cm[9-12]。通常无须切除筋膜，但对浸润较深的原发灶（>4mm）可考虑切除筋膜[13]。

d　危险因素包括溃疡、高有丝分裂率、淋巴及血管侵犯等[14-15]。

e　厚度>1mm的患者可考虑进行SLNB，可于完整切除的同时或分次进行。鉴于我国皮肤黑色素瘤的溃疡发生率高达60%以上[16]，且伴有溃疡发生的皮肤黑色素瘤预后较差，故当活检技术或病理检测技术受限，无法获得可靠的浸润深度时，合并溃疡的患者均推荐SLNB。SLNB有助于准确获得N分期，提高患者的无复发生存率，但对总生存期无影响[17]。如果发现前哨淋巴结阳性，结合MSLT-Ⅱ结果，对于肢端病灶和具有高危因素患者一般仍建议及时进行淋巴结清扫[18-19]。前哨淋巴结内低肿瘤负荷（前哨淋巴结的转移灶直径<0.1mm）的患者无须接受扩大淋巴结清扫[20]。

f　针对皮肤切缘有无肿瘤残留及早期色素性病变的良恶性判断，不推荐冰冻病理诊断。

g　肢端黑色素瘤与皮肤黑色素瘤切除和重建原则基本一致，肢端由于在手足部位而解剖位置相对复杂和精细。手足的皮肤和浅筋膜致密、坚厚，尤其以足跟、第一跖骨头和第五跖骨头这三处支持体重的三个支撑点更为明显，浅筋膜中结缔组织致密成束，纵横交错，连接皮肤和深筋膜，束间夹有大量脂肪，形成纤维脂肪垫，有利于耐受压力和横向剪力。这种结构在切除重建过程中造成了与皮肤切除后的差异：①切除后缺损面积难以横向牵拉缩小，也不会因切除后皮肤张力而使自然缺损面积扩大；②负重区或者骨面裸露的部分

黑色素瘤

往往需要皮瓣覆盖,而不能单纯植皮。③手足肢端甲下黑色素瘤需要拔甲,切除和修复甲床,难以重建的病例需要进行截指/趾[21-22]。

4.1.2　ⅡA、ⅡB、ⅡC期黑色素瘤的治疗

分期	分层	Ⅰ级推荐	Ⅱ级推荐	Ⅲ级推荐
ⅡA期	T_{2b}	原发灶手术+前哨淋巴结活检,无须辅助治疗,切缘1~2cm(1类)		
	T_{3a}	原发灶手术+前哨淋巴结活检,无须辅助治疗,切缘2cm(1类)		
ⅡB、ⅡC期		原发灶手术+前哨淋巴结活检,切缘2cm(1类)		

注:除特殊标注,证据类别均为2A类。推荐入组合适的临床研究。

4.1.3　Ⅲ期黑色素瘤的外科治疗

临床分期	分层	Ⅰ级推荐	Ⅱ级推荐	Ⅲ级推荐
ⅢA、ⅢB、ⅢC期	经前哨淋巴结证实的淋巴结微转移	原发病灶扩大切除	区域淋巴结清扫或区域淋巴结的密切监测	
Ⅲ期	淋巴结存在临床或影像学显性转移	原发病灶扩大切除+区域淋巴结清扫		
	卫星结节/移行转移灶(可切除)	原发病灶扩大切除+移行转移/卫星结节切除	前哨淋巴结活检	转移灶瘤内局部治疗
	无法手术	参见Ⅳ期系统性治疗	区域淋巴结清扫+隔离肢体灌注或隔离肢体输注或溶瘤病毒瘤内注射	转移灶瘤内局部治疗

注:除特殊标注,证据类别均为2A类。推荐入组合适的临床研究。

【注释】

a　对于前哨淋巴结阳性的ⅢA~ⅢC期患者的区域淋巴结处理

以往所有经前哨淋巴结活检(SLNB)证实区域淋巴结存在微转移的患者,都推荐行即刻的区域淋巴结清扫术(CLND)。预测非前哨淋巴结存在转移风险的因素包括前哨淋巴结内的转移负荷、前哨淋巴结阳性的数目及原发灶的浸润深度和溃疡情况。

但最新的两项Ⅲ期多中心随机对照临床研究——DeCOG-SLT研究和MSLT-Ⅱ研究的结果显示,对于前哨淋巴结微转移的患者,即刻的CLND与观察组相比,并未能改善患者的总生存时间,在无复发生存时间方面的获益也存在争议[1-2]。故目前对于经SLNB证实区域淋巴结微转移的Ⅲ期患者,可考虑行即刻清扫,亦可行区域淋巴结的密切监测。监测内容至少包括每3~6个月的区域淋巴结超声检查,可根据预测淋巴结复发的风险而定。

中国患者原发病灶Breslow平均浸润深度较深,故前哨淋巴结的阳性率及清扫后非前哨淋巴结的阳性率都

较欧美地区的数据高,为28%~30%。故对于中国患者前哨淋巴结阳性后是否可以摒弃区域淋巴结清扫尚存在争议,特别对于Breslow浸润深度厚和存在溃疡的患者,临床应谨慎处理。

b 淋巴结清扫原则[3]

(1)区域淋巴结须充分清扫。

(2)受累淋巴结基部须完全切除。

(3)通常来说,各部位清扫的淋巴结个数应达到一定数目:腹股沟≥10个,腋窝≥15个,颈部≥15个。在腹股沟区,若临床发现有髂窝淋巴结转移迹象或腹股沟淋巴结转移数≥3个,可考虑行预防性的髂窝和闭孔区淋巴结清扫。

(4)如果盆腔CT检查证实存在转移,或证实Cloquet(股管)淋巴结转移,推荐行髂窝和闭孔区淋巴结清扫。

(5)对于头颈部原发的皮肤黑色素瘤的患者,若存在腮腺淋巴结显性或微转移,都建议在颈部引流区域淋巴结清扫的同时,行浅表腮腺切除术。

(6)如受客观条件所限仅行转移淋巴结切除,需采用淋巴结超声或CT、MRI严密监测淋巴结复发情况。

c 对于存在临界可切除的区域淋巴结转移或术后具有高复发风险的患者,可考虑推荐参加新辅助治疗研究。已有相关的Ⅰ期和Ⅱ期临床研究证实,免疫或靶向的新辅助研究能够使部分患者疾病降期,甚至出现病理完全缓解,期望能提高手术切除率和延长无病生存和总生存时间[4-5]。

d 移行转移(in-transit metastasis)指原发病灶(周围直径2cm以外)与区域淋巴结之间,通过淋巴管转移的皮肤、皮下或软组织转移结节。

e 卫星灶(satellite)指在原发病灶周围直径2cm内发生的转移结节。

f 临床显性淋巴结:指临床查体或影像学可明确的转移淋巴结。

g 对于孤立性的可切除的移行转移,若能根治性切除原发病灶和转移灶,且区域淋巴结无临床显性转移证据时,则同样推荐行前哨淋巴结活检。

h 隔离热灌注化疗(ILP)和隔离热输注化疗(ILI)主要用于肢体移行转移的治疗。ILI是一种无氧合、低流量输注化疗药物的局部治疗手段,通过介入动静脉插管来建立化疗通路输注美法仑(马法兰)。研究发现,Ⅲ期MM有效率约80%,CR率达31%~63%[6-8]。

i 瘤体内药物注射的作用机制为局部消融肿瘤和诱导全身抗肿瘤免疫。

j T-VEC溶瘤病毒瘤内注射治疗:T-VEC为HSV-1衍生的溶瘤免疫治疗药物,已被美国FDA批准用于治疗黑色素瘤,并可诱导远处部位肿瘤细胞死亡。最新的研究报道,对部分无法切除的转移性黑色素瘤,T-VEC瘤内注射持续超过6个月的有效率约为16%,其有效性在AJCC第7版的ⅢB和ⅢC中被证实,特别是对于初治的患者[9]。

k 其他转移灶的局部治疗还包括射频消融、PV-10、BCG、IFN或IL-2的瘤内注射。

l 系统性治疗参见Ⅳ期。

m 原发灶切缘参见附录1。

4.1.4 可完全切除的Ⅳ期黑色素瘤的治疗

分期	分层	Ⅰ级推荐	Ⅱ级推荐	Ⅲ级推荐
Ⅳ期	单个或多个转移病灶可完全切除	原发灶切除 + 转移灶完整切除		

注:除特殊标注,证据类别均为2A类。推荐入组合适的临床研究。

【注释】

a 转移灶切除应符合R0切除的原则[1-2]。如有残余病灶,则应按不可切除的Ⅳ期对待。原发灶切缘参见附录1。

4.2 肢端黑色素瘤的辅助治疗原则

4.2.1 肢端黑色素瘤的系统辅助治疗

病理分期	分层	Ⅰ级推荐	Ⅱ级推荐	Ⅲ级推荐
0 期	原位癌	观察		
Ⅰ A 期	厚度 ≤ 0.8mm	观察		
Ⅰ B 期	0.8mm<厚度<1mm,且合并危险因素	观察		
	T_{2a}	观察或临床试验		
Ⅱ A 期	T_{2b}	观察或临床试验		
	T_{3a}	观察或临床试验		
Ⅱ B、Ⅱ C 期		高剂量干扰素 α-2b 4 周或 1 年	Ⅱ C 期携带 BRAF V600 突变:维莫非尼 1 年	帕博利珠单抗 1 年
Ⅲ A、Ⅲ B、Ⅲ C、Ⅲ D 期、Ⅳ期	可切除的淋巴结转移、移行转移或卫星灶、可切除的远处转移	高剂量干扰素 α-2b× 4 周或 1 年 或 Ⅲ期携带 BRAF V600 突变:达拉非尼 + 曲美替尼 1 年		帕博利珠单抗 1 年 特瑞普利单抗 1 年 Ⅲ A、Ⅲ B 期携带 BRAF V600 突变:维莫非尼 1 年

注:除特殊标注,证据类别均为 2A 类。推荐入组合适的临床研究。

【注释】

a 对于 Ⅱ B~ Ⅲ 期的高危黑色素瘤患者,推荐大剂量干扰素辅助治疗。多项临床研究证实大剂量干扰素 α-2b 能延长患者的无复发生存期,但并未显著改善总生存[1-3]。大型荟萃分析同样证实上述观点[4]。而目前干扰素的给药剂型、最优剂量和给药时间仍在探讨中[5-11],长期随访数据提示,并不是所有患者获益,存在溃疡的 Ⅱ B~ Ⅲ 期患者,大剂量干扰素辅助治疗能降低局部复发和远处转移风险[12]。长效干扰素(PEG-IFN)方面,EORTC18991 是迄今为止使用 PEG-IFN 辅助治疗 Ⅲ 期患者的最大型研究[13-14]。该研究显示长效干扰素在 RFS 方面有明显优势(P=0.05),但对于 DMFS 和 OS 无差异,亚组分析表明,显微镜下淋巴结转移患者及原发肿瘤有溃疡的患者在 RFS、OS 和 DMFS 方面有最大的获益。美国 FDA 于 2011 年批准了长效干扰素治疗高危 Ⅲ 期术后黑色素瘤。但由于长效干扰素国内并没有成熟的临床研究数据,所以本指南不做推荐。

b 有关肢端黑色素瘤(AM)术后辅助研究较少,2011 年郭军团队专门针对肢端黑色素瘤 Ⅱ 期临床研究显示,高危(Ⅱ B~ Ⅲ C 期)术后 AM 患者随机分为高剂量干扰素辅助治疗 4 周(A 组)和 1 年(B 组),两组的 RFS 中位数分别为 17.9 个月和 22.5 个月[10]。分层分析显示,Ⅲ B~ Ⅲ C 期患者的 RFS 曲线在 A 组与 B 组差异有统计学意义(P=0.02),淋巴结转移数 ≥3 个的患者中,A 组的 RFS 中位数(3.3 个月)明显短于 B 组(11.9 个月),差异有统计学意义(P=0.004)。大剂量干扰素辅助治疗诱导剂量为 15 × 10⁶U/m²,维持剂量为 9 × 10⁶U/m²,根据此研究结果,对于 Ⅲ B~ Ⅲ C 期 AM 或 ≥3 个淋巴结转移的患者,1 年方案可能更加获益,针对 Ⅱ B~ Ⅲ A 期的患者或耐受性欠佳的患者,4 周方案亦可选择。

c BRIM8 研究是维莫非尼单药辅助治疗的随机、双盲、安慰剂对照Ⅲ期临床研究[15]。入组患者为Ⅱ C~Ⅲ C 期术后 *BRAF* V600 突变的黑色素瘤患者,结果显示在Ⅱ C~Ⅲ B 期患者中,安慰剂组 DFS 中位数为 36.9 个月,而维莫非尼组尚未达到,维莫非尼可降低 46% 的复发转移风险,但上述获益未在Ⅲ C 期患者中观察到。

d 基于 COMBI-AD 临床研究[16-17]结果,2018 年 4 月 30 日,美国 FDA 批准达拉非尼联合曲美替尼用于 *BRAF* V600 突变的Ⅲ期黑色素瘤患者的术后辅助治疗。该研究对比达拉非尼联合曲美替尼和安慰剂在Ⅲ期黑色素瘤患者的术后辅助治疗的疗效,与安慰剂组相比,联合治疗组疾病复发或死亡风险显著降低 53%,安慰剂组 RFS 中位数为 16.6 个月,而联合治疗组尚未达到;安慰剂组 3 年、4 年无复发生存率分别为 40% 和 38%,联合治疗组分别为 59% 和 54%。联合治疗在所有患者亚组均表现出了 RFS 治疗受益。

e 2017 年 12 月,美国 FDA 批准 PD-1 抑制剂纳武利尤单抗(nivolumab)作为Ⅲ B、Ⅲ C 或者Ⅳ期完全切除的皮肤黑色素瘤患者术后的单药辅助治疗。该获批基于 CheckMate 238 Ⅲ期随机对照研究[18],该研究对比纳武利尤单抗(3mg/kg)与伊匹木单抗(10mg/kg)在Ⅲ B、Ⅲ C、Ⅳ期黑色素瘤患者的术后辅助治疗,12 个月的 RFS 率分别为 70.5% 和 60.8%,纳武利尤单抗组复发或死亡风险较伊匹木单抗组下降 35%($HR=0.65, P<0.001$);而纳武利尤单抗组 3~4 级不良反应发生率只有 14.4%,显著低于伊匹木单抗组的 45.9%。

f 2017 年 2 月 19 日,美国 FDA 批准帕博利珠单抗(pembrolizumab)用于高风险Ⅲ期黑色素瘤手术完全切除患者的辅助治疗。这是基于大型Ⅲ期临床研究 KEYNOTE-054 数据[19]。该研究纳入完全切除的Ⅲ期患者(包括Ⅲ A、Ⅲ B、Ⅲ C 淋巴结转移 1~3 个及Ⅲ C 淋巴结转移超过 4 个),结果提示与安慰剂相比,帕博利珠单抗辅助治疗 1 年能显著延长患者的无复发生存期。帕博利珠单抗组 1 年无复发生存率为 75.4%,安慰剂组为 61%,无复发风险下降 43%。

g 2015 年 10 月,美国 FDA 批准 CTLA-4 单抗伊匹木单抗(ipilimumab)用于Ⅲ期黑色素瘤术后的辅助治疗,该Ⅲ期随机对照研究(NCT00636168)纳入Ⅲ期皮肤恶性黑色素瘤完全切除术后的患者[20],随机分为伊匹木单抗组和安慰剂对照组,伊匹木单抗组 5 年的无复发生存率是 40.8%,安慰剂组是 30.3%。伊匹木单抗组 5 年的总生存率是 65.4%,安慰剂组是 54.4%。亚组分析显示,伊匹木单抗组可显著提高原发灶溃疡及淋巴结微小转移合并原发灶溃疡(相当于部分Ⅲ A 和Ⅲ B 期)患者或大于 3 个淋巴结受累的Ⅲ C 期患者的生存时间。但伊匹木单抗组免疫相关的 3/4 级不良事件的发生率是 41.6%,而安慰剂对照组是 2.7%。伊匹木单抗组中 52% 的患者由于不良反应中断治疗,5 例患者(1.1%)死于免疫相关的不良事件。由于伊匹木单抗单药的有效率低且不良反应显著,其在辅助治疗中的地位已被 PD-1 单抗所取代,本指南中不做推荐。

h KEYNOTE-716 是一项针对Ⅱ B 期和Ⅱ C 期黑色素瘤辅助治疗的Ⅲ期研究,对比帕博利珠单抗或安慰剂对患者复发转移的影响,结果显示帕博利珠单抗显著延长患者的无复发生存期,更多的生存数据还需要进一步随访[21]。

4.2.2 淋巴结辅助放疗原则

辅助放疗可提高局部控制率,但未能改善无复发生存时间或总生存时间,可能增加不良反应(水肿、皮肤、皮下组织纤维化、疼痛等)。仅推荐用于以控制局部复发为首要目的的患者,或在无法进行全身性辅助治疗的患者中作为备选。淋巴结区复发的高危因素包括:临床显性淋巴结转移的囊外侵犯(肉眼或镜下);腮腺受累淋巴结≥1 个;颈部或腋窝受累淋巴结≥2 个,腹股沟受累淋巴结≥3 个,颈部或腋窝淋巴结≥3cm,和 / 或腹股沟淋巴结≥4cm[22-23](2B 类)。目前缺乏中国循证医学证据。

目前尚未建立统一的放疗剂量,常用剂量:

- 50~66Gy/25~33F/5~7 周

- 48Gy/20F/ 连续 4 周
- 30Gy/5F/2 周（每周两次或隔天一次）

应由有经验的放射肿瘤医师来确定淋巴结辅助外照射治疗的最佳方案。较新的放疗方式，例如 IMRT 或容积调强技术（VMAT）可降低淋巴结辅助放疗的毒性风险，并应在适当可行时加以考虑。

4.3 肢端黑色素瘤的晚期治疗原则

4.3.1 无脑转移患者的系统治疗

分期	分层	Ⅰ级推荐	Ⅱ级推荐	Ⅲ级推荐
转移性或不可切除Ⅲ或Ⅳ期	一线	如携带 *BRAF* V600 突变：达拉非尼＋曲美替尼（1 类）达卡巴嗪/替莫唑胺 ± 铂类 ± 恩度	替莫唑胺＋阿帕替尼＋卡瑞利珠单抗如肿瘤负荷偏大或减瘤为首要目的：紫杉醇/白蛋白紫杉醇 ± 铂类 ± 贝伐珠单抗如携带 *KIT* 突变：伊马替尼	帕博利珠单抗特瑞普利单抗如携带 *BRAF* V600 突变：维莫非尼
转移性或不可切除Ⅲ或Ⅳ期	二线	帕博利珠单抗（1A 类）特瑞普利单抗普特利单抗如携带 *NRAS* 突变：妥拉美替尼紫杉醇/白蛋白紫杉醇 ± 铂类 ± 贝伐珠单抗	伊匹木单抗＋纳武利尤单抗福莫司汀	relatlimab＋ 纳武利尤单抗

注：除特殊标注，证据类别均为 2A 类。推荐入组合适的临床研究。

【注释】

应用于晚期黑色素瘤的化疗药物主要包括达卡巴嗪、替莫唑胺、紫杉醇、白蛋白紫杉醇、顺铂/卡铂、福莫司汀。国内一项多中心随机对照双盲研究证实了达卡巴嗪＋重组人血管内皮抑制素（恩度）在晚期黑色素瘤一线治疗中的作用，达卡巴嗪单药组的 PFS 为 1.5 个月，联合恩度组 PFS 提高到 4.5 个月[1]。替莫唑胺也是烷化剂的一种，被证实可以通过血脑屏障[2]。紫杉醇 ± 卡铂在黑色素瘤开展了多项 Ⅱ 期研究，显示出一定的抗肿瘤作用[3-4]。一项 Ⅲ 期研究显示与达卡巴嗪相比，白蛋白紫杉醇提高了患者的 PFS[5]。福莫司汀由于显著的骨髓毒性，通常应用于肝转移的局部治疗[6]。

中国黑色素瘤患者的 *BRAF* 突变率为 20%~25%，针对 *BRAF* V600 突变的患者，国内率先获批的 BRAF 抑制剂是维莫非尼[7]，此后，达拉非尼＋曲美替尼亦被批准用于 *BRAF* V600 突变患者的治疗，有效率超 60%[8]。国外研究显示 BRAF 抑制剂 +MEK 抑制剂联合 PD-1/PD-L1 亦有较高的有效率，但是否优于单纯靶向治疗还需进一步探索[9-10]。中国黑色素瘤患者的 *KIT* 突变率约为 10%，针对 *KIT* 突变的患者，已有研究证实伊马替尼[11]、尼洛替尼[12]具有一定的疗效。

2022 年 ASCO 会议上报道了一线替莫唑胺、阿帕替尼联合卡瑞利珠单抗针对肢端黑色素瘤一线治疗的临床研究，ORR 高达 66.7%，生存随访仍在进行中[13]。

帕博利珠单抗是首个在国内获批黑色素瘤适应证的 PD-1 单抗，用于不可切除或转移性黑色素瘤的二线治疗[14]。2018 年，特瑞普利单抗亦获 NMPA 批准上市，用于治疗既往接受全身系统治疗失败的不可切除或转移性黑色素瘤患者[15]。LEAP004 研究显示，对 PD-1 失败的黑色素瘤患者，仑伐替尼联合帕博利珠单抗的 ORR 为 21.4%，OS 中位数为 13.9 个月[16]。其他二线治疗选择包括纳武利尤单抗单药[17]、纳武利尤单抗联合伊匹木单抗[18],但国内尚未获批黑色素瘤适应证,需等待中国临床研究数据进一步证实。PD-1 单抗 + 伊匹木单抗联合治疗国外报道有效率高,但不良反应发生率较高[19-20],临床需谨慎使用。2021 年,LAG3 单抗 +PD-1 单抗针对晚期黑色素瘤的研究结果公布,显示这一联合治疗显著延长患者的 PFS [10.1 个月 vs. 4.6 个月(PD-1 单药组)],3/4 级治疗相关不良事件的发生率为 18.9%[21]。

NRAS 突变患者一直缺乏有效的靶向药物,目前国内外研究显示 MEK 抑制剂对 *NRAS* 突变的晚期黑色素瘤患者具有一定疗效[22-24]。2024 年 3 月 15 日 NMPA 批准妥拉美替尼用于含抗 PD-1/PD-L1 治疗失败的 *NRAS* 突变的晚期黑色素瘤患者。这一批准基于妥拉美替尼的 Ⅱ 期研究结果,ORR 达 34.7%; mPFS 为 4.2 个月[24]。

2022 年 9 月 20 日,普特利单抗获 NMPA 批准上市,成为我国第三个获批黑色素瘤适应证的 PD-1 单抗[25]。一般状况较差(PS 评分 3~4 分)的患者应采用最佳支持治疗。

4.3.2 存在脑转移患者的治疗

对于存在脑转移的患者,应优先处理中枢神经系统(CNS)的病灶,以延迟或防止出现瘤内出血、癫痫或神经相关功能障碍。黑色素瘤脑转移的局部治疗(手术或放疗)应基于症状、脑转移灶的数目和部位来综合考虑。如患者出现颅内占位效应,首先考虑有无手术切除脑转移灶的可能。在可行的情况下,放疗首选 SRS[1-3],如患者存在软脑膜转移,可考虑行姑息性全脑放疗(WBRT)[4-6]。与 WBRT 相比,SRS 可能具有更好的长期安全性,能更早地使 CNS 病灶达到稳定,因此能使患者更早地接受全身系统性抗肿瘤治疗。待 CNS 病灶稳定后,应尽快给予药物抗肿瘤治疗,如患者存在 *BRAF* V600 突变,首选达拉非尼 + 曲美替尼[7]。对于非 *BRAF* V600 突变患者,药物选择包括可通过血脑屏障的化疗药[8]及研究证实对脑转移有效的免疫检查点抑制剂[9-11]。

晚期黑色素瘤的放疗原则[12-15]

对于脑转移灶而言,SRS 可作为一线治疗或辅助治疗。全脑放疗可作为一线治疗,也可考虑作为辅助治疗 (3 类推荐),但作为辅助治疗时疗效不确切,需结合患者个体情况综合选择。

(1)SRS 和 SRT 作为一线治疗方法

1)对于较小的脑转移瘤病灶,基于 RTOG90-05 剂量爬坡试验[16]制订的最大承受剂量的体积指南,建议单次照射最大剂量为 15~24Gy。病灶>3cm 需谨慎推荐,病灶>4cm 时,单次 SRS 不作为常规推荐。

2)对于较大的脑转移瘤病灶,可行 SRT。

可选择的治疗方案: 24~27Gy/3 次或 25~35Gy/5 次[17-18]。

(2)SRS/SRT 作为辅助治疗方法

1)对于较小的脑转移瘤病灶,根据 NCCTG N107C 试验[19],建议单次 SRS 最大剂量为 12~ 20Gy。

2)病灶>5cm,一般不推荐单次 SRS 作为辅助治疗。

3)对于更大的病灶,可行分次 SRT,可选择的方案: 24~27Gy/3 次或 25~35Gy/5 次。

4)不建议黑色素瘤患者在切除术或立体定向放疗后进行辅助性全脑放疗[20-22]。

(3)全脑放疗(WBRT)作为一线治疗方法

1)WBRT 并非黑色素瘤脑转移的首选,SRS/SRT 通常是更优选的治疗方案。

2)对于出现瘤负荷症状但无法行 SRS/SRT 的患者,可考虑行 WBRT。

3)应充分考虑患者的个体倾向及治疗目标来衡量 WBRT 的利弊。

4)临床症状、影像学或病理证实有脑膜转移,可考虑行 WBRT 治疗。

5)WBRT 推荐方案: 30Gy/10 次,2 周内完成; 37.5Gy/15 次,3 周内完成; 20Gy/5 次,1 周内完成。

(4)对于其他有症状或即将出现症状的软组织转移灶和 / 或骨转移灶而言,可选择放疗,具体剂量和分次没有统一规定,但低分次照射放疗方案可能会增加长期并发症的风险。

黑色素瘤

5 黏膜黑色素瘤的治疗原则

可手术切除的黏膜黑色素瘤

分期	分层	Ⅰ级推荐	Ⅱ级推荐	Ⅲ级推荐
可手术切除的Ⅰ、Ⅱ、Ⅲ期	手术治疗	原发灶完整切除术（若临床或影像学可见区域淋巴结转移：同时行区域淋巴结清扫术）		
	术前新辅助治疗			特瑞普利单抗＋阿昔替尼 帕博利珠单抗＋仑伐替尼
	术后辅助治疗	替莫唑胺＋顺铂,6周期	达拉非尼＋曲美替尼（*BRAF* V600突变） 局部放疗（头颈部）	大剂量干扰素,1年 特瑞普利单抗,1年

不可手术切除或晚期黏膜黑色素瘤

分期	分层	Ⅰ级推荐	Ⅱ级推荐	Ⅲ级推荐
不可切除或者Ⅳ期黏膜黑色素瘤	一线治疗	特瑞普利单抗＋阿昔替尼 紫杉醇/白蛋白紫杉醇＋卡铂＋贝伐珠单抗 达拉非尼＋曲美替尼（*BRAF* V600突变）	达卡巴嗪/替莫唑胺＋顺铂＋恩度/贝伐珠单抗 伊马替尼（*c-Kit*突变）	阿替利珠单抗＋贝伐珠单抗 维莫非尼（*BRAF* V600突变）
	二线治疗	帕博利珠单抗 特瑞普利单抗 普特利单抗 妥拉美替尼（*NRAS*突变）		

注：除特殊标注,证据类别均为2A类。推荐入组合适的临床研究。

【注释】

a　黏膜黑色素瘤（mucosal melanoma, MM）为亚洲人群黑色素瘤第二大亚型（占22.6%）,包括鼻腔/鼻窦/鼻咽、口腔、直肠及肛管、生殖道、食管、泌尿道等部位来源的黑色素瘤。一项黏膜黑色素瘤全球最大宗队列研究（706例、前瞻设计、回顾随访）比较了不同原发部位黏膜黑色素瘤自然病程、转移模式。研究结果提示头颈部、消化道、泌尿生殖道等部位来源黑色素瘤的1年、2年、5年生存率相似,提示不同部位来源的黏膜黑色素瘤具有类似的生物学行为、自然病程、转移模式[1-2]。目前黏膜黑色素瘤的TNM分期已初步建立。2022年北京大学肿瘤医院牵头联合全国4家中心,共纳入1 814例黏膜黑色素瘤患者的全球最大队列研究发表,经过多因素分析,再次验证了不同原发部位黏膜黑色素瘤具有类似的预后,适用于统一分期[3]。研究发现,对于黏膜黑色素瘤,原发肿瘤厚度和溃疡不是独立预后因素,提出肿瘤浸润深度（T_1,肿瘤侵犯黏膜或黏膜下层；T_2,肿瘤侵犯肌层；T_3,肿瘤侵犯外膜；T_4,肿瘤侵犯邻近结构）为早中期黏膜黑色素瘤的分层预后因素。不同于皮肤黑色素瘤,Ⅲ期黏膜黑色素瘤按区域淋巴结转移个数分为：ⅢA,1个淋巴结转移（N_1）；ⅢB期,≥2个淋巴结转移（N_2）。对于晚期黏膜黑色素瘤,皮肤黑色素瘤的分层因素得到验证并应用。基于此,提出黏膜黑色素瘤分期国际新标准,Ⅰ期:$T_1N_0M_0$;Ⅱ期:$T_{2-4}N_0M_0$;ⅢA期:$T_{1-4}N_1M_0$;ⅢB期:$T_{1-4}N_2M_0$;Ⅳ期:$T_{any}N_{any}M_1$。见附录6。该分期系统为全球首个针对不同原发部位黏膜黑色素瘤的分期系统,未来将有助于规范化黏膜黑色素瘤分期,为临床诊治和转化研究提供基础。

b 可切除的鼻腔、鼻窦及鼻咽黏膜黑色素瘤:手术方法包括鼻侧切开入路和内镜手术,具体要根据肿瘤范围和外科医师的内镜技术水平。总体的治疗原则为尽量整块切除,禁忌局部挤压和力求切缘阴性。病灶的黏膜切除范围包括肿瘤边界外 1.5~2cm 外观正常黏膜(包括卫星灶)。部分黏膜黑色素瘤患者伴有色素沉着斑,如沉着斑局限则一并切除;无法切除者,需要密切随访局部变化。病灶的深部切除范围根据病灶不同而各异,一般对深部切缘进行术中冰冻来确定是否切净;对于鼻腔、鼻窦及鼻咽黑色素瘤,瘤床多为骨质,无法在术中经冰冻了解切缘,切除到肿瘤组织周边影像正常毗邻解剖区的组织间隔即可。肿瘤累及上颌骨骨膜时,行上颌骨部分、水平或垂直切除,通常距肿瘤边缘的距离为 2cm 以上[4]。鼻腔、鼻窦及鼻咽黑色素瘤的颈部淋巴结转移率低,原则上不做预防性清扫[5-7],建议密切随访。对于临床或影像学检查提示有转移的,常规进行区域性或根治性淋巴结清扫;由于头颈部黏膜淋巴引流复杂,特别是上颈部有咽淋巴环,淋巴结组织非常丰富,因此鼻腔、鼻窦和鼻咽黏膜黑色素前哨淋巴结的定位困难,前哨淋巴结活检不作为常规检查推荐[7-8]。

c 可切除的口腔黑色素瘤:总的原则是广泛切除并获取阴性切缘。切除的边界包括黏膜切缘和深部切缘。黏膜边界通常指包括肿瘤边界外 1.5~2cm 外观正常黏膜,深部边界根据肿瘤的原发部位的变异要求不同,由于口腔内解剖空间有限,应考虑邻近重要组织器官的保留,因此对切除的边界不必片面追求宽度和深度,此时可通过送检冰冻切片确定切缘的安全性;肿瘤累及下颌骨骨膜时,通常切除骨质与肿瘤的距离为2cm[9-10]。由于头颈部淋巴循环解剖复杂,不建议以前哨淋巴结活检作为颈淋巴清扫的依据。对于 cN_0 的患者是否采用同期淋巴清扫还有争议,通常建议观察或延期进行颈淋巴清扫[11]。

d 可切除的直肠及肛管黑色素瘤:R0 切除是外科切除的主要目标。建议手术方法为经腹会阴直肠切除(APR)。APR 局部控制更好,可获得阴性切缘并清扫肠系膜淋巴结,但手术范围大、不保留肛门括约肌会影响患者的生活质量。APR 也可用于梗阻患者及需要补救手术者。局部扩大切除(WLE)要求切缘 ≥10mm。两种手术方式预后无显著差别。目前推荐以 APR 作为标准。对于外科切除方式的选择,需权衡能否获得 R0 切除、局部复发风险及患者生活质量等因素[12]。

e 可切除的生殖道黑色素瘤:在保证阴性切缘的前提下,不推荐预防性全子宫和双附件切除,除非有明确受侵[13]。

f 可切除黏膜黑色素瘤的新辅助治疗:目前国际报道了两项黏膜黑色素瘤新辅助研究,均来自北京大学肿瘤医院黑色素瘤中心。①特瑞普利单抗联合阿昔替尼[14]:单中心、开放标签的Ⅱ期临床试验纳入年龄为18~75 岁、ECOG PS 评分为 0 或 1、既往接受过免疫治疗、局限性、区域淋巴结转移或寡转移、可切除的黏膜黑色素瘤患者为研究对象,接受 4 个周期的特瑞普利单抗(3mg/kg,每两周 1 次)和 8 周的阿昔替尼(5mg,b.i.d.)作为新辅助治疗,而后进行手术,在术后接受特瑞普利单抗(3mg/kg,每两周 1 次)辅助治疗,共 44周。疗效:29 例接受治疗的患者 EFS 中位数为 11.1 个月。中位无复发生存期(RFS)为 9.5 个月,12 个月RFS 率为 45.8%。24 例行手术治疗的患者中,8 例(33.3%)患者达到病理学缓解,其中 4 例(16.7%)患者达到病理学完全缓解(pCR),4 例(16.7%)达到病理学部分缓解(pPR)。达到病理学缓解的患者 RFS 中位数为 11.7 个月,DFMS 中位数为 11.7 个月,OS 中位数未达到;未达到病理学缓解的患者 RFS 中位数为 6.2 个月,DFMS 中位数为 7.6 个月,OS 中位数未达到。安全性:29 例接受至少 1 剂药物治疗的患者纳入安全性分析,29 例(100.0%)患者均发生治疗相关不良事件(TRAE),大多数 TRAE 为 1~2 级,最常见的 TRAE 是心律失常(58.6%)、丙氨酸氨基转移酶升高(51.7%)、天冬氨酸氨基转移酶升高(51.7%)、血脂异常(41.4%)、高血压(41.4%)和甲状腺功能减退(41.4%)。8 例(27.5%)患者发生 3~4 级 TRAE,无 TRAE 相关的死亡。②帕博利珠单抗联合仑伐替尼[15]:单臂、开放标签、单中心、2 期研究,纳入 18~75 岁、组织学证实可切除的黏膜黑色素瘤患者。接受仑伐替尼 20mg q.d. 和帕博利珠单抗 200mg 每三周 1 次治疗两个周期,随后进行手术。术后继续使用帕博利珠单抗 200mg 每三周 1 次治疗 15 个周期。截至 2022 年 12 月，19 例患者入组，15 例患者接受了手术，2 例患者达到 pCR（13.3%），1 例主要病理学缓解（MPR），3 例部分病理学缓解（pPR），病理学缓解率为 40%（6/15）。4 例因患者偏好未按计划进行手术。尚未达到 EFS 中位数。肿瘤免疫组化数据显示，病理学缓解者（R=pCR+MPR+pPR）的 CD8$^+$T 细胞密度高于非缓解者（NR=pNR）（P=0.04）。在具有配对治疗前后样本的 6 例患者（1 例 pPR 和 5 例 pNR）中，治疗后 CD3$^+$ 和 CD8$^+$T 细胞显著增加。最常见的不良事件（AE）为蛋白尿（32%）、甲状腺功能减退症（32%）、语言障碍（26%）。1 例患者（5%；1/19）ALT 升高 3 级；未见 4~5 级不良反应。

g 黏膜黑色素瘤的生物学行为有别于皮肤黑色素瘤，其更易侵及血管，更易出现复发转移，术后辅助治疗更为关键。黏膜黑色素瘤全球首个前瞻性辅助治疗研究由北京大学肿瘤医院 2012 年 ASCO 大会发布。该研究为前瞻性随机对照研究，比较了黏膜黑色素瘤术后接受观察、大剂量干扰素治疗、替莫唑胺 + 顺铂化疗的辅助治疗方案，研究初步提示替莫唑胺 + 顺铂化疗组延长了无复发生存时间[13,16]。2018 年 ASCO 大会，一项国内多中心、前瞻性、随机对照Ⅲ期黏膜黑色素瘤辅助治疗研究公布，研究共入组 204 例黏膜黑色素瘤术后无远处转移患者，按 1∶1 随机至大剂量干扰素组［干扰素 α-2b，静脉注射 $15×10^6$U/（m²·d），第 1~5 天 / 周，持续 4 周，然后皮下注射 $9×10^6$U/d，每周 3 次，持续 48 周］和辅助化疗组［口服替莫唑胺 200mg/（m²·d），第 1~5 天；顺铂静脉滴注 25mg/（m²·d），第 1~3 天，每 21 天重复，持续 6 个周期］。研究结果显示：干扰素组无复发生存时间（RFS）中位数为 9.47 个月，化疗组为 15.53 个月，化疗组复发风险降低 44%（P<0.001）。干扰素组无远处转移生存（DMFS）时间为 9.57 个月，化疗组为 16.80 个月，化疗组远处转移风险降低 47%（P<0.001）[17]。研究结果进一步证实，辅助化疗优于辅助干扰素治疗。

h 对于鼻腔 / 鼻窦 / 鼻咽、口腔黏膜黑色素瘤，术后辅助放疗能够改善肿瘤的局部控制率，但尚无高级别循证医学证据提示术后放疗能延长总生存期[18]。来自北京大学肿瘤医院的一项综合分析研究探讨了"鼻腔和鼻旁窦黏膜黑色素瘤（NPMM）切除术后辅助放疗的疗效和安全性"。研究纳入 2009 年 3 月至 2020 年 1 月间治疗的 300 例 NPMM 患者进行分组，分为单纯手术（SA；158 例）和手术联合放疗（SR；142 例）两组。推荐放疗总剂量为 GTV 65~70Gy/（30~35）F，CTV 60Gy/30F。主要终点是无复发生存。次要终点包括局部无复发生存、远处转移无复发生存和总生存。结果显示：在随访时间中位数为 50.0 个月时，SA 组和 SR 组的无复发生存分别为 9.8 个月和 15.2 个月（HR=0.714；P=0.014）。SA 组和 SR 组的远处转移无复发生存分别为 23.8 个月和 21.3 个月（HR=0.896；P=0.457）。SA 组和 SR 组的总生存分别为 31.0 个月和 35.1 个月（HR=0.816；P= 0.178）。对于 IVA 期 NPMM 患者，放疗将复发率降低了 0.43 倍。结论提示术后放疗在 NPMM 术后患者局部控制，降低复发率方面起着至关重要的作用，尤其是对于 T$_{4a}$ 或Ⅳ A 期疾病患者[19]。一般建议放疗时间在术后 6 周之内，给予瘤床及颈部淋巴引流区域放疗，口腔原发灶放疗仅限于局部极晚期或为了保护功能无法达到阴性切缘者，颈部高危区域（转移淋巴结数目 ≥2 个，直径 ≥3cm，淋巴结结外侵犯，淋巴清扫后局部再次复发）可辅助行颈部淋巴引流区域放疗[20-21]。对于不可切除局部晚期，原发灶放疗亦有助于局部肿瘤控制。

i 辅助大剂量干扰素治疗可作为黏膜黑色素瘤患者的备选，总体改善无复发生存时间（RFS）不如辅助化疗，但部分患者仍可从中获益。具体用法：干扰素 α-2b，静脉注射 $15×10^6$U/（m²·d），第 1~5 天 / 周，持续 4 周，然后皮下注射 $9×10^6$U/d，每周 3 次，持续 48 周[13,16-17,22]。因既往临床研究中采用的甘乐能停产，国产干扰素建议等量应用。根据说明书给予皮下或肌内注射。

j 辅助 PD-1 单抗治疗目前已在皮肤黑色素瘤中得到疗效验证。黏膜黑色素瘤辅助 PD-1 单抗对比大剂量干扰素的研究于 2022 年 7 月于 *Annals of Oncology* 发表，研究共入组 145 例黏膜黑色素瘤术后无转移患者，按 1∶1 随机至大剂量干扰素组和 PD-1 单抗（特瑞普利单抗）组，研究结果显示：干扰素组 RFS 中位数为 13.9 个月，特瑞普利单抗组为 13.6 个月，干扰素组 DMFS 为 14.6 个月，特瑞普利单抗组为 16.3 个月；PD-L1 表达阳性亚组，干扰素组 RFS 中位数为 11.1 个月，特瑞普利单抗组为 17.4 个月，干扰素组 DMFS 为 11.1 个月，特瑞普利单抗组为 17.8 个月。研究结果证实，辅助干扰素治疗和辅助 PD-1 单抗治疗均能延长黏膜黑色素瘤患者的 PFS,在 PD-L1 表达阳性(JS311 试剂盒)人群中,辅助 PD-1 单抗治疗可能更能获益[22]。目前具体用法:特瑞普利单抗 3mg/kg,每 2 周一次,治疗 1 年。

k 基于 COMBI-AD 临床研究结果,2018 年 4 月 30 日,美国 FDA 批准 dabrafenib(达拉非尼)联合 trametinib(曲美替尼)用于 *BRAF* V600 突变的Ⅲ期黑色素瘤患者的术后辅助治疗[23-24]。该研究对比 dabrafenib 联合 trametinib 和安慰剂在Ⅲ期黑色素瘤患者的术后辅助治疗的疗效,与安慰剂组相比,联合治疗组疾病复发或死亡风险显著降低 53%,安慰剂组 RFS 中位数为 16.6 个月,而联合治疗组尚未达到;安慰剂组 3 年、4 年无复发生存率分别为 40% 和 38%,联合治疗组分别为 59% 和 54%。联合治疗在所有患者亚组均表现出了 RFS 治疗受益。

l 黏膜黑色素瘤易侵及血管,可能是其对抗血管生成药物相对敏感的原因之一[25]。2018 年 ESMO 大会公布的中国回顾性研究分析提示,一线(DTIC+ 顺铂 + 恩度)方案的 PFS 为 4 个月,二线(紫杉醇 + 卡铂 + 贝伐珠单抗)的 PFS 为 2 个月,因此,化疗 + 抗血管生成药物可作为不可切除或者晚期黏膜黑色素瘤的方案备选[26]。常用化疗 + 抗血管生成药物方案如下:①达卡巴嗪 + 顺铂 + 恩度方案:DTIC 250mg/m^2,d1~5,顺铂 25mg/m^2,d1~3,恩度 7.5mg/m^2,d1~14,每 4 周一次。②替莫唑胺 + 顺铂 + 恩度方案:TMZ 200mg/m^2,d1~5,顺铂 25mg/m^2,d1~3,恩度 7.5mg/m^2,d1~14,每 4 周一次。③紫杉醇 + 卡铂 ± 贝伐珠单抗方案:紫杉醇 175mg/m^2,d1,卡铂 AUC=5,± 贝伐珠单抗 5mg/kg,d1、d15,每 4 周一次。④白蛋白结合型紫杉醇 + 卡铂 ± 贝伐珠单抗方案:白蛋白结合型紫杉醇 260mg/m^2 d1,卡铂 AUC=5,± 贝伐珠单抗 5mg/kg,d1、d15,每 4 周一次。

m *BRAF* 突变黑色素瘤患者可从 BRAF 抑制剂维莫非尼治疗中获益,皮肤黑色素瘤相关研究均已证实,详见皮肤黑色素瘤部分。黏膜黑色素瘤中 *BRAF* 突变占 12% 左右,中国的维莫非尼研究及上市后回顾性研究中,同样可看到维莫非尼在 *BRAF* 突变黏膜黑色素瘤的类似疗效。具体用法:维莫非尼 960mg,每日 2 次[27-28]。

n 一项Ⅲ期临床研究纳入了 423 例 *BRAF* V600 基因突变的晚期患者,评价联合治疗(BRAF 抑制剂 + MEK 抑制剂)的安全性和疗效。该研究随机分为两组:dabrafenib(达拉非尼)单药与 dabrafenib 联合 trametinib(曲美替尼)。结果显示,联合用药组的 PFS(11.0 个月 vs. 8.8 个月;*HR*=0.67,95%*CI* 0.53~0.84;*P*=0.000 4)和 OS(25.1 个月 vs. 18.7 个月;*HR*=0.71,95%*CI* 0.55~0.92;*P*=0.010 7)明显提高。2015 年 ASCO 会议报道了维莫非尼联合 MEK 抑制剂(cobimetinib)的 coBRIM 研究最新结果,截至 2015 年 1 月,随访时间中位数为 14 个月,维莫非尼 + 安慰剂组的 PFS 为 7.2 个月,联合治疗组的为 12.3 个月,联合治疗组显著降低进展风险。常用方案具体用法:dabrafenib 150mg,每日 2 次 + trametinib 2mg,每日 1 次[29-31]。黑色素瘤 *NRAS* 突变患者一直缺乏有效的靶向药物,目前国内外研究显示 MEK 抑制剂对 *NRAS* 突变的晚期黑色素瘤患者具有一定疗效[32-33]。其中,妥拉美替尼Ⅱ期研究结果显示 ORR 达 34.7%,mPFS 为 4.2 个月[34]。

o 血管内皮生长因子(VEGF)在黏膜黑色素瘤中起着重要的免疫抑制作用,VEGF 抑制剂与 PD-1 抑制剂的组合可能提供治疗机会。2019 年 8 月 12 日,*J Clin Oncol*(临床肿瘤学杂志)在线发表了"特瑞普利单抗联合阿昔替尼一线治疗晚期黏膜黑色素瘤的Ⅰb 期临床研究",2020 年 ASCO 年会公布了该研究的患者总生存期等结果。该研究共入组 33 例患者,在 29 例初治黏膜黑色素瘤患者中,14 例出现疾病部分缓解(PR)、11 例疾病稳定(SD),客观有效率(ORR)为 48.3%,疾病控制率(DCR)为 86.2%,疾病缓解持续时间(DoR)中位数为 13.7 个月。患者的 mPFS 为 7.5 个月,总生存时间中位数(mOS)为 20.7 个月。安全性方面,97% 的患者经历了与治疗相关的不良事件(TRAE),最常见的 TRAE 为轻度(1 级或 2 级),包括腹泻、蛋白尿、手足综合征、疲劳、AST 或 ALT 升高、高血压、甲减或甲亢及皮疹,39.4% 的患者发生 3 级或 3 级以上 TRAE[35-36]。基于该研究,特瑞普利单抗联合阿昔替尼方案获得美国 FDA 治疗黏膜黑色素瘤的孤儿药资格认定。目前具体用法:特瑞普利单抗 3mg/kg,每 2 周一次 + 阿昔替尼 5mg,每日 2 次。

其他很多 VEGF 抑制剂与 PD-1 抑制剂联合治疗也进行了尝试。2021 年 ASCO 会议公布了阿替利珠

黑色素瘤

单抗联合贝伐珠单抗在晚期黏膜黑色素瘤的中期研究结果,研究第 1 部分入组 22 例患者,经确认的最佳 ORR 为 36.4%,mPFS 为 5.2 个月,经确认的最佳 DCR 为 59.1%。安全性方面,80% 的患者出现与治疗相关的不良事件(TRAE),14.3% 的患者发生 3 级或 3 级以上 TRAE[37]。

p 黏膜黑色素瘤中 *KIT* 突变占 10% 左右,C-KIT 抑制剂伊马替尼的 Ⅱ 期临床研究显示,存在 *KIT* 突变或者扩增的转移性黑色素瘤患者的总体有效率为 20%~30%,疾病控制率为 35%~55%,但是大部分有效的患者维持时间较短。这些 Ⅱ 期临床研究纳入了相当大比例皮肤亚型以外的黑色素瘤(46%~71% 为黏膜型)。结果显示,黏膜型比肢端或阳光损伤型黑色素瘤具有更好的反应率,并且 *KIT* 突变患者比单纯扩增的患者显示出更好的疗效。中国的一项 Ⅱ 期单臂临床研究纳入了 43 例 *c-KIT* 突变的转移性黑色素瘤患者,结果显示伊马替尼对 *c-KIT* 突变患者的总体有效率 53.5%,1 年 OS 为 51%。其中达到 PR 的 10 例患者中 9 例存在 11 或 13 外显子突变,疗效达到 PR 和 SD 的患者预后相差较大,PFS 分别为 9.0 个月和 1.5 个月 (*P*<0.001),OS 分别为 15 个月和 9 个月 (*P*=0.036)。具体用法:伊马替尼 400mg,每日一次[38-41]。

q 对于不可切除的局部晚期黑色素瘤或者远处转移的黏膜黑色素瘤,PD-1 单抗治疗效果欠佳,对部分人群可能获益,可作为治疗选择。KEYNOTE-151 研究报道了中国黑色素瘤患者接受帕博利珠单抗作为二线治疗的临床数据,该研究入组 103 例黑色素瘤患者,其中黏膜亚型 15 例,总人群客观缓解率(ORR)为 16.7%,黏膜亚型 ORR 为 13.3%[42]。POLARIS-01 研究报道了中国黑色素瘤患者接受特瑞普利单抗作为二线治疗的临床数据,该研究入组 128 例黑色素瘤患者,其中黏膜亚型 22 例,总人群 ORR 为 17.3%,黏膜亚型 ORR 为 0[43]。2022 年 9 月 20 日,普特利单抗获 NMPA 批准上市,成为我国第三个获批黑色素瘤适应证的 PD-1 单抗,其评估了在既往标准治疗失败后的不可切除或者转移性黑色素瘤中的疗效,其中黏膜型 ORR 为 8.7%[44]。

6 眼部葡萄膜黑色素瘤的治疗原则

分期	分层	Ⅰ级推荐	Ⅱ级推荐	Ⅲ级推荐
Ⅰ、Ⅱ、Ⅲ期	手术治疗	眼球摘除术 巩膜表面敷贴器放疗	肿瘤局部切除术或眶内容剜除术	
	术后辅助治疗	临床研究	大剂量干扰素	
Ⅳ期	任何 T,任何 N,M_1	临床研究	紫杉醇 / 白蛋白紫杉醇 + 卡铂 + 贝伐珠单抗 达卡巴嗪 / 替莫唑胺 + 顺铂 + 恩度 / 贝伐珠单抗 如有肝转移,同时联合肝动脉化疗栓塞(顺铂 ± 福莫司汀)	tebentafusp(HLA-A*02：01 阳性) 帕博利珠单抗 特瑞普利单抗 普特利单抗 曲美替尼

注:以上Ⅲ级推荐为 2B 类,其余证据类别均为 2A 类。推荐入组合适的临床研究。

【注释】

a 参见 AJCC 的眼部葡萄膜黑色素瘤(uveal melanoma,UM)分期(附录 7)。

b 眼球摘除术:建议大型肿瘤、疼痛无视力的或无光感的眼球采用眼球摘除。

c 巩膜表面敷贴器放疗:为国外部分眼科中心的首选疗法,属于一种近距离放疗。具体方法是在局部巩膜表面放置一个含 ^{125}I 或 ^{106}Ru 放射性粒子的金属盘。建议小型和中型肿瘤采用敷贴放疗[1]。

d 局部切除术:位于虹膜、睫状体的肿瘤,或者位于周边脉络膜的小基底肿瘤,可考虑肿瘤局部切除术。

e 眶内容剜除术:适宜于较大范围的肿瘤穿出眼球扩散至眼眶的病例。

f　国内外部分研究证实大剂量干扰素可改善眼部黑色素瘤的无复发生存时间，另有一些联合细胞毒化疗和免疫治疗药物的研究在进行之中，对于经转移风险评估为高风险的患者，可考虑入组新的临床研究[2-6]。大剂量干扰素具体用法：干扰素 α–2β，静脉注射 15×10^6U/（m^2·d），第 1~5 天 / 周，持续 4 周，然后皮下注射 9×10^6U/d，每周 3 次，持续 48 周。

g　目前研究报道，化疗 + 抗血管生成药物可改善晚期眼部黑色素瘤生存时间[2,7-8]，常用化疗 + 抗血管生成药物方案：①达卡巴嗪 + 顺铂 + 恩度方案：DTIC 250mg/m^2，d1~5，顺铂 25mg/m^2，d1~3，恩度 7.5mg/m^2，d1~14，每 4 周一次；②替莫唑胺 + 顺铂 + 恩度方案：TMZ 200mg/m^2，d1~5，顺铂 25mg/m^2，d1~3，恩度 7.5mg/m^2，d1~14，每 4 周一次；③紫杉醇 + 卡铂 ± 贝伐珠单抗方案：紫杉醇 175mg/m^2，d1，卡铂 AUC=5，± 贝伐珠单抗 5mg/kg，d1、d15，每 4 周一次；④白蛋白结合型紫杉醇 + 卡铂 ± 贝伐珠单抗方案：白蛋白结合型紫杉醇 260mg/m^2，d1，卡铂 AUC=5，± 贝伐珠单抗 5mg/kg，d1、d15，每 4 周一次。

h　UM 最常见转移部位为肝。对于肝转移患者，除了全身治疗，另需要行肝局部治疗，目前研究证实肝动脉化疗栓塞（顺铂、福莫司汀）可提高肝转移局部控制率，延长生存时间[9-13]。

i　最近报道的一项三期随机研究评估了未曾接受治疗的 HLA-A*02∶01 阳性转移性葡萄膜黑色素瘤患者，随机分配接受 tebentafusp（一种双特异性蛋白质）或医生选择的 pembrolizumab、ipilimumab 或达卡巴嗪中的一种治疗。结果显示，与对照治疗相比，tebentafusp 治疗延长了总生存时间[14]。

g　PD-1 单抗：有关临床报道尚少，从一些小样本前瞻性的或者回顾性的研究报道看结果不甚乐观，转移 UM 对抗 PD-1 或抗 PD-L1 单抗的反应率很低。一项前瞻性研究提示接受 PD-1 单抗治疗的 17 名患者中没有出现任何反应[15]，另外三项前瞻性试验和一项扩展准入计划报告的总体有效率在 6%~38% 之间，81 名患者中有 8 名出现了有效反应（8%），其中无进展生存期中位数在 2.3~11 个月[16-19]。

k　在一项 Ⅰ 期试验中，对 16 名转移性葡萄膜黑色素瘤患者未观察到对曲美替尼的疗效反应，无进展生存期（PFS）中位数未改善（1.8 个月）[20]。在随后的 Ⅱ 期研究中，18 名转移性葡萄膜黑色素瘤患者中有 1 人（5.6%）对曲美替尼产生了疗效反应，PFS 略有改善（中位数为 3.6 个月）[21]。

7　随访原则

7.1　皮肤和肢端黑色素瘤的随访

目的	Ⅰ 级推荐	Ⅱ 级推荐	Ⅲ 级推荐
0 期 （原位）	随访频率： 每年一次		
	随访内容： 常规随访； 病史和查体（重点检查皮肤）； 不推荐行常规影像学检查排除无症状的复发或转移		
Ⅰ A~ Ⅱ A 期 （NED）	随访频率： 前 5 年每 6~12 个月一次； 5 年后根据临床要求每年一次		
	随访内容 常规随访； 病史和查体（重点检查淋巴结和皮肤）； 不推荐行常规影像学检查排除无症状的复发或转移； 有特殊症状或体征时行影像学检查		

续表

目的	Ⅰ级推荐	Ⅱ级推荐	Ⅲ级推荐
ⅡB~Ⅳ期（NED）	随访频率： 前2年每3~6个月一次； 第3~5年每3~12个月一次； 5年后根据临床需求每年一次		
	随访内容： 常规随访； 病史和查体（重点检查淋巴结和皮肤）； 浅表淋巴结超声； 胸部CT； 腹盆腔增强CT或MRI； 头颅增强MRI或CT； 骨扫描； 有特殊症状或体征时行影像学检查	PET/CT	
症状恶化或新发症状者	随时随访		

【注释】

a　目前没有明确的数据表明,何种监测手段及间隔时间是最合适的。

b　随访的目的在于尽早发现肿瘤的复发及第二肿瘤的发生。但目前没有明确的证据表明,在出现症状前发现内脏转移,可以改善预后。因此需要权衡随访与生存获益、患者的生活质量、检查所带来的辐射之间的关系[1]。

c　常规随访[2]

- 终生每年至少行1次病史问诊和体格检查（重点检查淋巴结和皮肤）。
- 通过对人工智能算法的分析,已经开发了几款用于智能手机的皮肤癌检测应用程序,为普通人群使用这些技术提供了可能。
- 教育患者定期行皮肤和淋巴结自检。
- 教育患者日光安全防护原则。
- 体检时发现可疑淋巴结时,需行区域淋巴结超声检查。
- 对建议行前哨淋巴结活检但没有进行的,或者无法行前哨淋巴结活检的,或者前哨淋巴结活检不成功的,或者前哨淋巴结活检阳性但未行淋巴结清扫术的患者,根据淋巴结复发的风险,在确诊后的前2~3年每3~12个月行区域淋巴结超声检查;对于前哨淋巴结活检阳性但未行淋巴结清扫术的患者,也可以参照MSLT-Ⅱ和DeCOG研究进行体检和区域淋巴结超声检查:前2年每4个月一次,第3~5年每6个月一次。
- 随访受以下因素影响:复发风险、新原发黑色素瘤风险、黑色素瘤家族史及不典型痣、患者和医师的关注程度。
- 对于同时存在3个及以上侵袭性黑色素瘤,或者侵袭性黑色素瘤、胰腺癌和/或星形细胞瘤同时发生的个人或家庭,可以考虑行遗传咨询,检测*p16/CDKN2A*突变;对于一级亲属患胰腺癌的黑色素瘤患者,建议行包含*CDKN2A*的多基因检测;也可考虑检测其他容易诱发黑色素瘤的基因,如*CDK4*,*TERT*,*MITF*、*BAP1*、*MC1R*、*BRCA2*和*PTEN*等。

d　常规血液学检查作为可选项目,因为少数复发可以由LDH和S-100升高发现[3]。

e　患者自查和医师的体检对于发现黑色素瘤局部复发和区域淋巴结转移非常重要。前者发现17%~67%的复发,后者发现14%~55%的复发[4-7]。

f　影像学检查更容易发现远处转移,对于局部复发的检出阳性率较低。一项荟萃分析显示,超声检查对于区域淋巴结转移的阳性发现率最高,PET/CT 对远处转移的阳性发现率最高[8]。

g　分期越早,发生远处转移的风险越低。Ⅰ~Ⅱ期复发患者,局部复发占 15%~20%,区域淋巴结转移占 50%,远处转移占 29%[9-10]。Ⅲ期复发患者,远处转移可以占 50%[11]。

h　初诊患者的分期与复发时间密切相关。Ⅰ~Ⅱ期患者出现复发高峰期在 4.4 年以内[5],ⅢA~ⅢB 期患者复发高峰期在 3 年以内,ⅢC 期患者复发高峰在 2 年以内[11]。

7.2　黏膜黑色素瘤的随访

目前缺乏黏膜黑色素瘤患者最佳随访策略的数据,随访原则可参考皮肤黑色素瘤的随访原则。基于一项黏膜黑色素瘤全球最大宗队列研究(706 例、前瞻设计、回顾随访)的结果,不同部位来源的黏膜黑色素瘤可以作为同一种疾病对待[12]。另一项回顾性研究分析了 1 012 例华南地区行根治性切除的局限性黑色素瘤患者的复发模式[13],其中纳入了 298 例黏膜黑色素瘤。总体而言,黏膜黑色素瘤的复发风险高于皮肤黑色素瘤,更需强调随访的重要性。黏膜黑色素瘤患者 RFS 中位数为 11 个月,1 年、2 年、3 年、5 年和 10 年复发率分别为 40%、34%、33%、18% 和 0,与皮肤黑色素瘤推荐的随访时间相吻合。另外黏膜黑色素瘤患者局部复发和 M_{1c} 转移的概率要高于皮肤黑色素瘤,因此建议定期根据原发灶部位行鼻内镜 / 口腔专科检查 / 胃镜 / 肠镜 / 妇科专科检查 / 泌尿外科专科检查等。

7.3　眼部黑色素瘤的随访

目的	Ⅰ级推荐	Ⅱ级推荐	Ⅲ级推荐
患眼的常规随访	随访频率: 前 3~5 年每 3~6 个月一次; 随后每 6~12 个月一次		
	随访内容: 眼科检查(包括检眼镜、裂隙灯、眼压等); 彩色眼底照相; 眼部超声; 放疗相关视网膜病变及治疗相关并发症		
低危远转风险患者的随访检查: Class 1A 3 号染色体二倍体 6 号染色体短臂扩增 *EIF1AX* 突变 T_1(AJCC)	随访频率: 每 12 个月一次		
	随访内容: 肝功能检查; 肝脏增强 MRI 或超声; 胸部 / 腹部 / 盆腔增强 CT; 有特殊症状或体征时行影像学检查	PET/CT	
中危远转风险患者的随访检查: Class 1B *SF3B1* 突变 T_2 和 T_3(AJCC)	随访频率: 10 年内每 3~12 个月一次; 随后根据临床需求决定		
	随访内容: 肝功能检查; 肝脏增强 MRI 或超声; 胸部 / 腹部 / 盆腔增强 CT; 有特殊症状或体征时行影像学检查	PET/CT	

黑色素瘤

续表

目的	Ⅰ级推荐	Ⅱ级推荐	Ⅲ级推荐
高危远转风险患者的随访检查： Class 2 3 号染色体单体 8 号染色体长臂扩增 *BAP1* 突变 PRAME 表达 T_4（AJCC）	随访频率： 5 年内每 3~6 个月一次； 第 6~10 年每 6~12 个月一次； 随后根据临床需求决定		
	随访内容： 肝功能检查； 肝脏增强 MRI 或超声； 胸部 / 腹部 / 盆腔增强 CT； 有特殊症状或体征时行影像学检查	PET/CT	

【注释】

a 眼部黑色素瘤的局部复发非常少见,因此目前没有明确的数据表明何种随诊间隔时间是最合适的。局部复发的风险与初始肿瘤的直径、厚度和位置相关,如近视神经盘(视乳头)区域和睫状体受累时有较高的复发风险;复发风险还与接受的局部治疗手段相关,如接受眼球摘除后局部复发率仅 1%[14],接受后装治疗为 9.45%,接受粒子放疗为 3%~10%,接受 SRT 为 2%~16%[15]。局部复查的时间间隔需依据复发风险进行调整。

b 20%~70% 的眼部黑色素瘤患者在接受局部治疗后的 20 年里会发生远处转移,且转移发生的概率随着时间的延长并不能逐渐下降到一个稳定的平台,如 COMS 研究中 5 年和 10 年累计转移率分别为 25% 和 34%[16],因此往往需要持续随访。

c 眼部黑色素瘤转移风险除了取决于肿瘤的分期外,还与原发肿瘤的基因特征密切相关。染色体变异是最早发现的可以预测转移风险的分子标志物,3 号染色体单体及 8 号染色体长臂扩增是发生转移的高危因素,另外 8 号染色体短臂、1 号染色体短臂、16 号染色体长臂、6 号染色体长臂的丢失,也可以增加转移的风险,而 6 号染色体长臂的扩增则可以降低转移的风险[17-18]。另外一种名为 GEP 的基因表达谱能将眼部黑色素瘤区分为 Class 1 和 Class 2,前者发生转移的比例为 1.1%,后者为 25.9%[19]。除此之外,部分基因的突变和表达也与转移的风险相关,如 *EIF1AX*、*SF3B1*、*BAP1*、*PRAME* 等。

d 眼部黑色素瘤最常见的转移部位是肝,占所有转移患者的 90%,其次是肺、骨、皮肤 / 软组织和淋巴结。增强 MRI 或超声是排查肝脏转移灶最重要的项目,其灵敏度甚至高于 CT[20] 或 PET/CT[21]。其他检查包括胸部 / 腹部 / 盆腔增强 CT。

8 附录

附录 1 皮肤黑色素瘤的手术切缘

肿瘤厚度	临床推荐切除边缘
原位癌	0.5~<1cm
≤1.00mm	1.0cm（1 类）
1.01~<2.00mm	>1.0~<2.0cm（1 类）
2.01~4.00mm	2.0cm（1 类）
>4.00mm	2.0cm（1 类）

附录 2　皮肤黑色素瘤常用的术后辅助治疗方案

［大剂量干扰素 α-2b］

剂量 1 500 万 IU/(m^2·d),d1~5, ×4 周 +900 万 IU,每周 3 次 ×48 周,治疗 1 年。

因既往临床研究中采用的甘乐能停产,国产干扰素建议等量应用。根据说明书给予皮下或肌内注射。

［帕博利珠单抗的单药方案］

200mg 或 2mg/kg,每 3 周一次,治疗 1 年。

［纳武利尤单抗的单药方案］

3mg/kg,每 2 周一次,治疗 1 年。

［达拉非尼联合曲美替尼方案］

达拉非尼(150mg,每日 2 次),曲美替尼(2mg,每日 1 次),治疗 1 年。

［维莫非尼的单药方案］

960mg,每日 2 次,治疗 1 年。

附录 3　皮肤黑色素瘤常用的晚期治疗方案

【化疗方案】

● 达卡巴嗪单药:DTIC 250mg/m^2,d1~5,每 3~4 周一次或 850mg/m^2,d1,每 3~4 周一次。

● 替莫唑胺单药:TMZ 200mg/m^2,d1~5,每 4 周一次。

● 达卡巴嗪 ± 铂类 ± 恩度:DTIC 250mg/m^2,d1~5 ± 铂类 ± 恩度 7.5mg/m^2,d1~14,每 4 周一次。

● 紫杉醇 ± 卡铂 ± 贝伐珠单抗:紫杉醇 175mg/m^2,d1 ± 卡铂 AUC=5, ± 贝伐珠单抗 5mg/kg,d1、d15,每 4 周一次。

● 白蛋白结合型紫杉醇 ± 卡铂 ± 贝伐珠单抗:白蛋白结合型紫杉醇 260mg/m^2,d1 ± 卡铂 AUC=5, ± 贝伐珠单抗 5mg/kg,d1、d15,每 4 周一次。

【靶向治疗方案】

● 达拉非尼(dabrafenib)联合曲美替尼(trametinib)方案:达拉非尼(150mg,每日 2 次)+ 曲美替尼(2mg,每日 1 次)直至进展或不能耐受。

● 维莫非尼的单药方案:960mg,每日 2 次,直至进展或不能耐受。

● 伊马替尼:400mg,每日 1 次,直至进展或不能耐受。

【免疫治疗方案】

● 帕博利珠单抗(pembrolizumab):帕博利珠单抗 2mg/kg 或 200mg 静脉输注 30min 以上,每 3 周重复,直至进展或不能耐受或用满 2 年。

● 纳武利尤单抗(nivolumab):纳武利尤单抗 3mg/kg 静脉输注 30min 以上,每 2 周重复,直至进展或不能耐受或用满 2 年。

● 特瑞普利单抗:特瑞普利单抗 240mg 静脉输注 30min 以上,每 2 周重复,直至进展或不能耐受或用满 2 年。

普特利单抗:普特利单抗 200mg,静脉滴注,输液时间为 60min(±15min),每 3 周重复,直至进展或不能耐受或用满 2 年。

【联合方案】

● PD-1 单抗 + 伊匹木单抗:纳武利尤单抗 1mg/kg+ 伊匹木单抗 3mg/kg,静脉输注 30min 以上,每 3 周一次 ×4 次→纳武利尤单抗 3mg/kg,每 2 周重复,直至进展或不能耐受或用满 2 年(CheckMate067);或纳武利尤单抗 3mg/kg + 伊匹木单抗 1mg/kg,静脉输注 30min 以上,每 3 周重复 ×4 次→纳武利尤单抗 3mg/kg,每 2 周重复,直至进展或不能耐受或用满 2 年(CheckMate511);或帕博利珠单抗 2mg/kg+ 伊匹木单抗 1mg/kg,静脉

黑色素瘤

输注 30min 以上,每 3 周重复 ×4 次→帕博利珠单抗 2mg/kg,每 3 周重复,直至进展或不能耐受或用满 2 年
（Keynote-029）。

附录 4　肢端黑色素瘤常用的术后辅助治疗方案

［大剂量干扰素 α-2b］

剂量 1 500 万 IU/（m²·d）,d1~5,×4 周 +900 万 IU,每周 3 次 ×48 周,治疗 1 年。

因既往临床研究中采用的甘乐能停产,国产干扰素建议等量应用。根据说明书给予皮下或肌内注射。

［帕博利珠单抗的单药方案］

200mg 或 2mg/kg,每 3 周一次,治疗 1 年。

［纳武利尤单抗的单药方案］

3mg/kg,每 2 周一次,治疗 1 年。

［达拉非尼联合曲美替尼方案］

达拉非尼（150mg,每日 2 次）,曲美替尼（2mg,每日 1 次）,治疗 1 年。

［维莫非尼的单药方案］

960mg,每日 2 次,治疗 1 年。

［伊匹木单抗方案］

10mg/kg,每 3 周一次 ×4 次,序贯 10mg/kg,每 12 周一次,治疗 3 年。

附录 5　肢端黑色素瘤常用的晚期治疗方案

【化疗方案】

- 达卡巴嗪单药：DTIC 250mg/m²,d1~5,每 3~4 周一次或 850mg/m²,d1,每 3~4 周一次。

- 替莫唑胺单药：TMZ 200mg/m²,d1~5,每 4 周一次。

- 达卡巴嗪 ± 铂类 ± 恩度：DTIC 250mg/m²,d1~5 ± 铂类 ± 恩度 7.5mg/m²,d1~14,每 4 周一次。

- 紫杉醇 ± 卡铂 ± 贝伐珠单抗：紫杉醇 175mg/m²,d1 ± 卡铂 AUC=5, ± 贝伐珠单抗 5mg/kg,d1、d15,每 4 周一次。

- 白蛋白结合型紫杉醇 ± 卡铂 ± 贝伐珠单抗：白蛋白结合型紫杉醇 260mg/m²,d1 ± 卡铂 AUC=5, ± 贝伐珠单抗 5mg/kg,d1、d15,每 4 周一次。

【靶向治疗方案】

- 达拉非尼（dabrafenib）联合曲美替尼（trametinib）方案：达拉非尼（150mg,每日 2 次）+ 曲美替尼（2mg,每日 1 次）直至进展或不能耐受。

- 维莫非尼的单药方案：960mg,每日 2 次,直至进展或不能耐受。

- 伊马替尼：400mg,每日 1 次,直至进展或不能耐受。

【免疫治疗方案】

- 帕博利珠单抗（pembrolizumab）：帕博利珠单抗 2mg/kg 或 200mg 静脉输注 30min 以上,每 3 周重复,直至进展或不能耐受或用满 2 年。

- 纳武利尤单抗（nivolumab）：纳武利尤单抗 3mg/kg 静脉输注 30min 以上,每 2 周重复,直至进展或不能耐受或用满 2 年。

- 特瑞普利单抗：特瑞普利单抗 240mg 静脉输注 30min 以上,每 2 周重复,直至进展或不能耐受或用满 2 年。

普特利单抗：普特利单抗 200mg,静脉滴注,输液时间为 60min（±15min）,每 3 周重复,直至进展或不能耐受或用满 2 年。

【联合方案】

- PD-1 单抗 + 伊匹木单抗：纳武利尤单抗 1mg/kg+ 伊匹木单抗 3mg/kg,静脉输注 30min 以上,每 3 周重

复 ×4 次→纳武利尤单抗 3mg/kg，每 2 周重复，直至进展或不能耐受或用满 2 年（CheckMate067）；或纳武利尤单抗 3mg/kg+ 伊匹木单抗 1mg/kg，静脉输注 30min 以上，每 3 周重复 ×4 次→纳武利尤单抗 3mg/kg，每 2 周重复，直至进展或不能耐受或用满 2 年（CheckMate511）；或帕博利珠单抗 2mg/kg+ 伊匹木单抗 1mg/kg，静脉输注 30min 以上，每 3 周重复 ×4 次→帕博利珠单抗 2mg/kg，每 3 周重复，直至进展或不能耐受或用满 2 年（KEYNOTE-029）。

- 替莫唑胺 + 阿帕替尼 + 卡瑞利珠单抗：TMZ 200mg/m², d1~5，阿帕替尼 250mg，每日一次，直至进展或不能耐受；卡瑞利珠单抗 200mg 静脉输注 30min 以上，每 3 周重复，直至进展或不能耐受或用满 2 年。

附录6　黏膜黑色素瘤 TNM 分期

TNM 分期	N_0	N_1	N_2
T_1	I	ⅢA	ⅢB
T_2	II	ⅢA	ⅢB
T_3	II	ⅢA	ⅢB
T_4	II	ⅢA	ⅢB
M_1	IV	IV	IV

T：按照浸润深度分为：T_1，肿瘤侵犯黏膜或黏膜下层；T_2，肿瘤侵犯肌层；T_3，肿瘤侵犯外膜；T_4，肿瘤侵犯邻近结构。
N：按区域淋巴结转移个数分为：ⅢA，1 个淋巴结转移（N_1）；ⅢB 期，≥2 个淋巴结转移（N_2）。
M：晚期黏膜黑色素瘤可参考皮肤黑色素瘤的分层因素，并得到验证。

附录7　AJCC 第 8 版脉络膜、睫状体黑色素瘤分期

T 分期	分期标准	N 分期	分期标准	M 分期	分期标准
				M_0	临床分期无远处转移
T_1	肿瘤大小 1 级	N_1	区域淋巴结转移或存在眼眶肿瘤	M_1	有远处转移
T_{1a}	肿瘤大小 1 级，不伴睫状体累及，无球外生长	N_{1a}	一个或一个以上区域淋巴结转移	M_{1a}	最大转移灶的最大径 ≤3.0cm
T_{1b}	肿瘤大小 1 级，伴睫状体累及	N_{1b}	无区域淋巴结转移，但有与眼球不连续的独立肿瘤侵犯眼眶	M_{1b}	最大转移灶的最大径为 >3.1~ <8.0cm
T_{1c}	肿瘤大小 1 级，不伴睫状体累及，伴球外生长，且最大径 ≤5mm			M_{1c}	最大转移灶的最大径 ≥8.1cm
T_{1d}	肿瘤大小 1 级，伴睫状体累及，且球外生长最大径 ≤5mm				
T_2	肿瘤大小 2 级				
T_{2a}	肿瘤大小 2 级，不伴睫状体累及，无球外生长				

续表

T 分期	分期标准	N 分期	分期标准	M 分期	分期标准
T_{2b}	肿瘤大小 2 级,伴睫状体累及				
T_{2c}	肿瘤大小 2 级,不伴睫状体累及,伴球外生长,且最大径 ≤5mm				
T_{2d}	肿瘤大小 2 级,伴睫状体累及,且球外生长最大径 ≤5mm				
T_3	肿瘤大小 3 级				
T_{3a}	肿瘤大小 3 级,不伴睫状体累及,无球外生长				
T_{3b}	肿瘤大小 3 级,伴睫状体累及				
T_{3c}	肿瘤大小 3 级,不伴睫状体累及,伴球外生长,且最大径 ≤5mm				
T_{3d}	肿瘤大小 3 级,伴睫状体累及,且球外生长最大径 ≤5mm				
T_4	肿瘤大小 4 级				
T_{4a}	肿瘤大小 4 级,不伴睫状体累及,无球外生长				
T_{4b}	肿瘤大小 4 级,伴睫状体累及				
T_{4c}	肿瘤大小 4 级,不伴睫状体累及,伴球外生长,且最大径 ≤5mm				
T_{4d}	肿瘤大小 4 级,伴睫状体累及,且球外生长最大径 ≤5mm				
T_{4e}	任何肿瘤大小,伴有球外生长,最大径>5mm				

黑色素瘤

AJCC 第 8 版脉胳膜、睫状体黑色素瘤分期

T	N_0	N_1
T_{1a}	I	IV
$T_{1b\sim d}$	II A	IV
T_{2a}	II A	IV
T_{2b}	II B	IV
T_{3a}	II B	IV
$T_{2c\sim d}$	III A	IV
$T_{3b\sim c}$	III A	IV
T_{4a}	III A	IV
T_{3d}	III B	IV
$T_{4b\sim c}$	III B	IV
$T_{4d\sim e}$	III C	IV
$M_{1a\sim c}$	IV	IV

黑色素瘤

中国临床肿瘤学会（CSCO）
骨与软组织肿瘤诊疗指南 2024

组　长　牛晓辉　首都医科大学附属北京积水潭医院骨肿瘤科
　　　　　陈　静　华中科技大学同济医学院附属协和医院肿瘤中心
副组长　周宇红　复旦大学附属中山医院肿瘤内科
　　　　　徐海荣　首都医科大学附属北京积水潭医院骨肿瘤科
　　　　　于世英　华中科技大学同济医学院附属同济医院肿瘤科
　　　　　张　星　中山大学附属肿瘤医院黑色素瘤与肉瘤内科
　　　　　刘雨桃　中国医学科学院肿瘤医院肿瘤内科
秘　书　黄　真　首都医科大学附属北京积水潭医院骨肿瘤科
　　　　　李茹恬　南京大学医学院附属鼓楼医院肿瘤中心
　　　　　叶　挺　华中科技大学同济医学院附属协和医院肿瘤中心

专家组成员（以姓氏汉语拼音为序）（* 为执笔人）

蔡建强　中国医学科学院肿瘤医院腹部外科
蔡郑东　上海市第一人民医院骨科
陈　静*　华中科技大学同济医学院附属协和医院肿瘤中心
程晓光　首都医科大学附属北京积水潭医院放射科
丁　宜*　首都医科大学附属北京积水潭医院病理科
董　扬　上海市第六人民医院骨科
樊征夫　北京大学肿瘤医院骨与软组织肿瘤科
郭　卫　北京大学人民医院骨肿瘤科
郝纯毅　北京大学肿瘤医院软组织与腹膜后肿瘤中心
胡宇贤　北京朝阳中西医结合急诊抢救医院骨肿瘤科
华莹奇　上海市第一人民医院骨科
金　晶*　中国医学科学院肿瘤医院放射治疗科
李　宁*　中国医学科学院肿瘤医院放射治疗科

李　涛　浙江省肿瘤医院骨和软组织肿瘤科
李　远*　首都医科大学附属北京积水潭医院骨肿瘤科
李建民　山东大学齐鲁医院骨肿瘤科
刘巍峰*　首都医科大学附属北京积水潭医院骨肿瘤科
刘雨桃*　中国医学科学院肿瘤医院肿瘤内科
卢学春　中国人民解放军总医院血液病科
陆维祺　复旦大学附属中山医院普外科
罗成华　北京大学国际医院腹膜后肿瘤外科
罗志国　复旦大学附属肿瘤医院肿瘤内科
牛晓辉*　首都医科大学附属北京积水潭医院骨肿瘤科
邵增务　华中科技大学同济医学院附属协和医院骨科
沈　赞　上海市第六人民医院肿瘤内科
沈靖南　中山大学附属第一医院骨肿瘤科
斯　璐　北京大学肿瘤医院黑色素瘤及肉瘤内科

屠重棋　四川大学华西医院骨科

王　坚[*]　复旦大学附属肿瘤医院病理科

王　洁　中国医学科学院肿瘤医院肿瘤内科

王　臻　中国人民解放军空军军医大学西京医院骨肿瘤骨病科

王斌梁[*]　复旦大学附属中山医院放疗科

王佳玉　中国医学科学院肿瘤医院肿瘤内科

吴　荻　吉林大学第一医院肿瘤中心

吴朝阳　福建医科大学附属第一医院骨科

肖建如　中国人民解放军海军军医大学第二附属医院(上海长征医院)骨肿瘤外科

徐兵河　中国医学科学院肿瘤医院肿瘤内科

徐海荣[*]　首都医科大学附属北京积水潭医院骨肿瘤科

叶招明　浙江大学医学院附属第二医院骨科

于世英[*]　华中科技大学同济医学院附属同济医院肿瘤科

鱼　锋　首都医科大学附属北京积水潭医院骨肿瘤科

张　清　首都医科大学附属北京积水潭医院骨肿瘤科

张　星[*]　中山大学肿瘤防治中心黑色素瘤与肉瘤内科

张红梅[*]　中国人民解放军空军军医大学西京医院肿瘤科

张晓晶　辽宁省肿瘤医院骨软组织肿瘤科

张宇辉　中国医学科学院阜外医院心力衰竭中心

周宇红[*]　复旦大学附属中山医院肿瘤内科

庄荣源[*]　复旦大学附属中山医院肿瘤内科

顾　问

孙　燕　中国医学科学院肿瘤医院肿瘤内科

秦叔逵　中国药科大学附属南京天印山医院

李　进　中国药科大学附属上海高博肿瘤医院

郭　军　北京大学肿瘤医院黑色素瘤及肉瘤内科

梁　军　北京大学国际医院肿瘤内科

一、总论 • 363

    1. 概述 • 363

    2. 诊断基本原则 • 363

    3. 治疗基本原则 • 364

    4. 多学科诊疗 • 364

    5. 随访 • 365

二、骨肿瘤 • 365

    （一）经典型骨肉瘤 • 365

    1. 诊断与分期 • 365

    2. 术前化疗 • 368

    3. 外科治疗 • 370

    4. 术后化疗 • 373

    5. 二线药物治疗 • 376

    6. 放射治疗 • 378

    （二）骨巨细胞瘤 • 379

    1. 诊断 • 379

    2. 外科治疗 • 382

    3. 药物治疗 • 384

    4. 放射治疗 • 387

    5. 栓塞治疗 • 388

三、软组织肿瘤 • 388

    （一）软组织肉瘤 • 388

    1. 诊断与分期 • 388

    2. 外科治疗 • 392

    3. 放射治疗 • 399

    4. 化学治疗 • 403

    5. 靶向 / 免疫治疗 • 408

    （二）韧带样纤维瘤病 • 413

    1. 诊断 • 413

    2. 治疗 • 415

    （三）腱鞘巨细胞瘤 • 419

    1. 诊断 • 419

    2. 治疗策略 • 421

    3. 外科治疗 • 422

    4. 放射治疗 • 424

    5. 药物治疗 • 425

    6. 随访 • 426

四、未分化小圆细胞肉瘤 • 426

    1. 诊断与分期 • 426

    2. 化学治疗 • 431

    3. 外科治疗 • 435

    4. 放射治疗 • 435

    5. 靶向 / 免疫治疗 • 437

五、附录 • 437

附录 1　第 5 版骨与软组织肿瘤 WHO 分类（2020）和 ICD
　　　　编码 • 437

附录 2　软组织肉瘤病理规范化报告 • 440

附录 3　骨与软组织肿瘤的分子检测 • 440

附录 4　Huvos 评级系统 • 443

附录 5　美国癌症联合委员会（AJCC）骨肿瘤分期系统（第八版）
　　　　（不包括淋巴瘤和骨髓瘤） • 444

附录 6　骨及软组织肿瘤外科分期系统（Enneking 外科分期 /
　　　　MSTS 分期 /SSS 分期） • 446

附录 7　美国癌症联合委员会（AJCC）软组织肉瘤分期系统（第
　　　　八版，2017 年） • 446

附录 8　生育功能相关知情同意 • 448

附录 9　横纹肌肉瘤治疗前 TNM 临床分期标准 • 449

附录 10　美国横纹肌肉瘤研究组（IRS）术后 - 病理分期
　　　　系统 • 449

附录 11　胚胎型和腺泡型横纹肌肉瘤危险分度 • 449

一、总论

1. 概述

骨与软组织肿瘤是一组起源于骨或软组织等结缔组织的肿瘤，全身各部位及器官均可发病，以四肢、腹膜后或腹腔、躯干及头颈部最为常见。恶性骨肿瘤及软组织肉瘤总体发病率低，大约占成人恶性肿瘤的1%，儿童恶性肿瘤的15%。骨与软组织肿瘤的病理亚型繁多，按照2020年发布的第五版《WHO软组织与骨肿瘤分类》，可将其分为四大类：软组织肿瘤、骨肿瘤、骨与软组织未分化小圆细胞肉瘤和骨与软组织遗传性肿瘤综合征。每一大类下又可细分为若干亚型。其中，骨肉瘤（约占所有骨原发恶性肿瘤35%）、软骨肉瘤（约30%）和尤因肉瘤（约16%）是较常见的3种骨原发恶性肿瘤。软组织肿瘤可分为12大类和100多种亚型，良性与恶性的发病比例大约为10∶1，最常见的恶性软组织肿瘤亚型是脂肪肉瘤、平滑肌肉瘤及未分化多形性肉瘤等。骨与软组织肿瘤的临床特点差异巨大，良性或恶性程度低者表现惰性、生长缓慢、以局部占位性生长为主；而恶性程度高者具有较强的局部侵袭性，呈浸润性或破坏性生长，且容易局部复发和远处转移。

本版指南基于世界卫生组织（WHO）第五版组织学分类，分为骨肿瘤、软组织肿瘤、未分化小圆细胞肉瘤三大板块。囿于篇幅，原发骨肿瘤仅包括经典性骨肉瘤及骨巨细胞瘤；软组织肿瘤除软组织肉瘤外，还纳入了临床局部侵袭性强及治疗困难的韧带样纤维瘤病；未分化小圆细胞肉瘤虽可见于骨及软组织，但因其对化疗极度敏感，系统治疗占有重要地位，国际组织均将其单独分类，以区别于其他骨及软组织肿瘤。本指南立足于我国基本国情，结合国内外最新临床研究数据，分别对以上肿瘤的诊断、分期、治疗原则等做出推荐并进行了简要阐述，希望对从事骨与软组织肿瘤临床的医务工作者起到指引作用，以提升我国肉瘤诊疗的总体规范化水平。未来随着新的研究证据不断涌现、治疗理念持续更新以及临床医生的需求日益增长，指南还将纳入更多亚型的肿瘤。

因CSCO指南主要以简表及简要注释对肿瘤的诊治提出纲领性指导意见，具体治疗细节还需参考相关专著，如手术相关的 *Musculoskeletal Tumor Surgery*[1]、*Campbell's Operative Orthopaedics*[2]及其他[3-4]，放射治疗（放疗）相关的《肿瘤放射治疗学》[5]和《肿瘤放射治疗靶区勾画与射野设置》[6]，化学治疗（化疗）相关的《骨与软组织肉瘤化疗方案手册》[7]等。

2. 诊断基本原则

由于发病率低、组织病理学分类复杂、生物学行为差异巨大、临床表现千差万别等多种原因，骨与软组织肿瘤的诊断难度和误诊概率远高于其他瘤种，因此，骨与软组织肿瘤的诊断尤其强调"临床-影像-病理"三结合的原则。

骨与软组织肿瘤患者的临床表现与发病部位及病理亚型有关，原发性骨肿瘤常表现为肢体进行性疼痛，可有夜间痛、活动受限甚至病理性骨折，软组织肉瘤一般表现为无痛性包块及相应部位的压迫症状，全身症状少见，但后期可以出现发热、恶病质及转移部位相应症状如胸腔积液、腹水、梗阻等。

影像学检查除了针对原发灶完善检查外，还需重视和分期相关的影像学检查。根据病变的具体情况，选择X线、局部磁共振成像（MRI）和/或增强CT扫描、超声、骨扫描等检查。有条件者可考虑应用PET/CT对肿瘤进行辅助分期及疗效评估，但因价格昂贵不作为首选推荐。

实验室检查包括全血细胞计数、碱性磷酸酶（ALP）以及乳酸脱氢酶（LDH）等，其中ALP及LDH升高与骨肉瘤和尤因肉瘤预后不良相关。通常不需要检测肿瘤标志物，但如需与骨转移瘤及多发性骨髓瘤鉴别时，可行肿瘤标志物和血清蛋白电泳检测。

当临床症状和影像学表现疑似肉瘤，除了影像学具有较强特异性的腹膜后/腹腔内肿瘤（例如分化良好的脂肪肉瘤），并且不计划术前治疗可不做活检外，组织学活检非常必要。活检部位要严格设计，使之能获得代表性组织，并利于后期对穿刺道及肿瘤的切除。穿刺方法中以带芯针吸活检（core needle biopsy）最常用，特点是

骨与软组织肿瘤

创伤小,取材量也较少;切开活检损伤较大,但取材充分,诊断准确性高;切除活检除适于临床症状和影像学考虑良性(小)肿瘤外,影像学表现为典型恶性肿瘤但病变位于腓骨近端、尺骨远端及桡骨近端,手术可完整切除病灶且切除后不会造成重大功能障碍,如行穿刺活检会造成相对于原病灶更大的污染,也可行切除活检。鉴于冰冻活检组织变形较大,与石蜡切片的组织形态相符度低,除部分单位用于术中外科边界的评价外,一般仅用于提示临床和病理医师是否取到有效肿瘤组织。因骨与软组织肉瘤存在一定的不均质性,活检应尽量获得较多的组织,以满足病理学组织结构诊断、免疫组织化学、分子生物学分析及生物样本库建设等需求。

肉瘤的病理诊断基础是形态学观察,辅以免疫组织化学(immunohistochemistry,IHC)标记。荧光原位杂交(fluorescence *in situ* hybridization,FISH)和基因突变检测(一代测序)可检测特定亚型肉瘤的基因变异也日渐应用广泛。由于基因融合是骨与软组织肿瘤常见的变异形式,必要时可采用(DNA+RNA)二代基因测序(next-generation sequencing,NGS)技术协助病理诊断。肉瘤组织学分类极其复杂,肉瘤的病理诊断难度极大,误诊率高,因此对于存疑的诊断建议至经治肉瘤患者多的单位进行会诊。

肉瘤的病理诊断确定后,还需要明确肿瘤的分期,以便判断预后及制订治疗计划。肉瘤通用分期有外科分期系统(surgical staging system,SSS)和美国癌症联合委员会(AJCC)的 TNM 分期系统。两种分期系统具有不同的特点,前者根据肿瘤的组织学级别、局部累及范围和有无远隔转移对肿瘤进行分期,更利于外科局部治疗;后者通过评估肿瘤大小(T)、淋巴结是否转移(N)、是否有远处转移(M)、结合肿瘤的组织学分级(G)等因素确认肿瘤分期,更利于内科系统治疗。

3. 治疗基本原则

肉瘤的治疗是基于其组织病理学亚型、临床分期、病变部位、基因变异状态以及患者体能、治疗意愿和经济情况等多种因素综合决定的。

手术是骨与软组织肿瘤最基本的治疗手段,可获得安全边界的扩大切除术是局限期患者获得根治的主要途径。

对于预计无法达到满意手术边界或扩大切除可能造成肢体功能残障及器官损失的患者,可考虑行术前放化疗,尤其是对化疗高度敏感的未分化小圆细胞肉瘤更强调术前化疗。对于无法手术切除的局限期肉瘤患者,放疗可以作为手术的替代方案成为根治性的治疗选择。

术后是否需要放化疗,主要取决于肿瘤复发的风险和肿瘤对放化疗的敏感性。肿瘤转移风险越高、对化疗越敏感,术后化疗的意义越明确,如非多形性横纹肌肉瘤、尤因肉瘤、骨肉瘤等;同理,术后局部复发风险越高、对放疗越敏感,术后放疗的地位也越重要。术后放化疗的目的是降低复发率,提高总生存率。

对于多发转移患者,系统治疗则成为主要的治疗手段,包括化疗、靶向治疗、免疫治疗等,需要根据肿瘤病理亚型及患者全身情况选择合适的治疗方案。手术、放疗、介入治疗等局部治疗手段则在缓解疼痛、减轻压迫症状时予以考虑。对于寡转移患者,除了系统治疗外,根治性的局部治疗手段对改善患者生存至关重要。

鉴于肉瘤目前常规药物治疗的有限性,基因指导下的药物治疗也逐步成为临床常规治疗失败后的选择,可为部分进展期患者寻找到可能获益的靶向药物。临床试验作为患者最快接触到国内外前沿新药的途径,也为肉瘤患者的治疗提供了更多可能。

肉瘤的化疗不良反应在所有实体瘤中最严重,需特别注意化疗不良反应的管理,常用的化疗药物如蒽环类药物、大剂量甲氨蝶呤、大剂量异环磷酰胺等药物具有较大毒性,若处理不当可能造成严重后果,具体处理细则详见本指南附录部分相关章节。

此外,还需特别强调肉瘤初程治疗的重要性。非计划切除或者不规范手术、不合理的药物使用,不仅使患者承受不必要的心理和经济负担,甚至可能延误患者病情,丧失最佳治疗机会,因此,建议患者初程治疗尽量选择经治肉瘤患者较多的单位进行。

4. 多学科诊疗

多学科诊疗(multi-disciplinary team,MDT)是指由多学科专家以共同讨论、互相协作的方式,为患者制订规范化、个性化诊疗方案,尤其适用于复杂疾病的诊疗。肉瘤因其发病率低及诊疗困难,特别强调多学科诊疗,一般是以来自骨与软组织肿瘤外科、肿瘤内科、放疗科、影像科、病理科的专家团队为核心,并由在诊断、治疗过程中涉及其他相关科室专家组成的多学科资深专家团队,针对某个复杂的肉瘤病例,通过会议的形式协作讨论,在综合各学科意见的基础上为患者明确诊断和制订适合患者的最佳治疗方案,继而由相关学科或多学科联合执行。多学科诊疗不仅可以充分有效地利用各相关科室的专家资源,使患者最大程度获益,还能促进并加强各专业的协作,提高整体诊疗水平。

由于肉瘤本身在诊断及治疗上的复杂性,建议肉瘤的 MDT 成员由专门从事肉瘤诊疗或有肉瘤诊疗经验的医师组成。在有条件的医疗机构中,建议成立固定的肉瘤诊疗团队或者肉瘤诊疗中心,以最大程度保证肉瘤诊疗的规范化、个体化、系统化。

5. 随访

随访可以早期发现治疗相关并发症、局部复发和远处转移,有助于及时进行干预治疗。一般肉瘤患者治疗结束后即应开始随访。手术治疗需随访伤口不愈合、感染、假体松动移位、内固定失效等;药物治疗后需监测患者药物相关不良反应,如心功能、骨髓造血功能等;放疗结束后需关注患者肢体功能、关节僵化、下肢水肿等,对于青少年患者还应特别注意是否出现肢体不等长等。对于育龄患者,应在实施治疗前后关注其生育功能等保护,并在之后的随访中保持关注(详见附录)。

治疗结束后 2~3 年是肉瘤复发的高峰时间,高危患者的复发早于低危患者,因此高级别肉瘤一般 2~3 年内需保持 3~4 个月复查一次的频率,然后每半年 1 次直到 5 年,此后每年 1 次;低级别软组织肉瘤患者在前 3~5 年中每隔 4~6 个月随访,然后每年 1 次。此外,肉瘤治疗结束后多年还会有继发肿瘤的可能,在随访中也需注意。

随访的内容包括全面体格检查、超声、MRI 或 CT、骨扫描、肢体功能评分等。其中,每次随访均应包括全面体格检查、局部超声和胸部 CT 检查,有助于评估患者器官功能,早期发现局部复发或远处转移。如怀疑有复发可能,需行局部增强 MRI 和 / 或 CT 检查;累及骨的患者,全身骨扫描在治疗结束后 5 年内每 6 个月检查 1 次,5 年以后每年检查 1 次。

二、骨肿瘤

(一) 经典型骨肉瘤

1. 诊断与分期

1.1 自然病程

经典型骨肉瘤*是最常见的骨原发恶性肿瘤,年发病为(2~3)/100 万[1-3],占人类恶性肿瘤的 0.2%[1-2],占原发骨肿瘤的 11.7%[1-3]。经典型骨肉瘤好发于青少年,约 75% 的患者发病年龄在 15~25 岁,发病年龄中位数为 20 岁,小于 6 岁或大于 60 岁发病相对罕见[3-8]。本病男性多于女性,比例约为 1.4 : 1,这种差异在 20 岁前尤其明显[3-8]。80%~90% 的经典型骨肉瘤发生在长管状骨,最常见的发病部位是股骨远端和胫骨近端,其次是肱骨近端,这三个部位约占所有肢体骨肉瘤的 85%[8-11]。经典型骨肉瘤主要发生在干骺端,发生于骺(骨)端和骨干的病例相对罕见。经典型骨肉瘤的病史常为 1~3 个月,局部疼痛为早期症状,可发生在肿块出现前,起初为间断性疼痛,渐转为持续性剧烈疼痛,尤以夜间为甚。骨端近关节处肿大,硬度不一,有压痛,局部温度高,静脉曲张,有时可触及搏动,可有病理骨折[12-15]。

经典型骨肉瘤的自然病程有以下特点[16]。

(1)生长方式:肿瘤从中心向周围生长,最不成熟的组织一般位于肿瘤边缘,肿瘤生长挤压周围组织时形成包膜,包膜并不能限制肿瘤的生长,肿瘤会沿着阻力最小的方向生长,主要是血管周围间隙。肿瘤生长可刺激周围组织产生反应性变化,在推挤性包膜和周围正常组织之间形成反应区。反应区中有3种反应:间质反应、血管反应和炎症反应。这些反应不仅局限于反应区中,肿瘤组织中也可能有这些反应。假包膜可以理解为包膜和周围的反应区,是一个解剖结构。假包膜内可能有卫星病灶。在正常组织中可出现跳跃病灶。

(2)宿主-肿瘤相互作用:肿瘤表现为高度恶性肿瘤的生长方式,局部侵袭性强,可通过特异性和非特异性反应直接破坏周围包绕的组织,并有突破进入反应区的倾向。

(3)自然屏障:骨肉瘤生长过程中遇到的自然屏障主要包括皮质骨、关节软骨、肌间隔、关节囊、腱鞘、神经鞘膜和韧带等。少血运的解剖结构都有暂时的屏障作用,如关节软骨可暂时阻碍肿瘤的生长。肿瘤组织通过挤压、刺激吸收和直接破坏正常组织向周围生长,表现为比良性或低度恶性肿瘤更强的局部扩散能力。

(4)创伤和医源性的影响:外伤或不当手术导致的创伤会影响肿瘤的自然病程,不当手术主要包括不当活检和非计划手术。肿瘤本身的自然病程受影响主要表现在以下几个方面:自然屏障受破坏,肿瘤向外扩散生长;引起血肿,导致肿瘤细胞突破原有边界;直接引起肿瘤细胞或组织播散。

(5)肿瘤播散:大约90%的转移发生于肺,转移多发生于2年内。经典型骨肉瘤极少出现淋巴结转移,区域转移与远处转移具有相同的预后[17],出现区域和/或远处转移都定义为晚期肿瘤(AJCC分期Ⅳ期,SSS分期为Ⅲ期)。

*本指南描述的骨肉瘤均为经典型骨肉瘤,后文亦将经典型骨肉瘤简称为骨肉瘤。

1.2 影像学诊断

分层1	分层2	Ⅰ级推荐	Ⅱ级推荐	Ⅲ级推荐
肿瘤部位	原发肿瘤	• X线片 • CT(平扫+增强) • MRI(平扫+增强) • 全身骨扫描(ECT ^{99m}Tc)		• PET/CT(FDG)
	复发肿瘤	• X线片 • CT(平扫+增强)/MRI(平扫+增强) • 超声 • 全身骨扫描(ECT ^{99m}Tc)	• PET/CT(FDG)	
	转移瘤	• CT(平扫+增强)/MRI(平扫+增强) • 全身骨扫描(ECT ^{99m}Tc)	• X线片 • PET/CT(FDG)	
分期检查		• 胸部CT平扫 • 全身骨扫描(ECT ^{99m}Tc)	• 胸部X线片 • 区域淋巴结超声和MRI	• PET/CT(FDG)

【注释】

1　所有疑似骨肉瘤的患者标准诊断步骤应包括体格检查、原发病灶的影像学检查(X线片、局部增强CT扫描、局部增强MRI)、全身骨扫描、胸部CT;然后进行活检(首选穿刺活检)获得组织学诊断,完成骨肉瘤分期诊断。如条件允许,可应用PET/CT对肿瘤进行分期,为化疗后疗效评估提供基线值[1-6]。

2　原发肿瘤的影像学诊断:X线检查包括病灶部位的正侧位X线片,一般可表现为骨质破坏、不规则新生骨。在长管状骨,多于干骺端发病。增强CT检查包括病灶部位骨窗、软组织窗和软组织增强窗,可显示骨破坏状况、显示肿瘤内部矿化程度、强化后可显示肿瘤的血运状况、肿瘤与血管的关系、在骨与软组织中的范围。MRI对软组织显示清楚,便于术前计划,可显示肿瘤在软组织内侵及范围,清晰显示骨髓腔内侵及范围,发现跳跃病灶,提供计划截骨长度的依据。增强CT和MRI确定的肿瘤范围的精确性已被手术切除标本所证实,因此增强CT和MRI是骨肉瘤影像学检查的必要手段。增强CT可以较好地显示皮质破坏的界限以及三维的解剖情况[4-5,7]。与 CT 相比,MRI 在显示肿瘤的软组织侵犯方面更具优势,能精确显示肿瘤的反应区范围、与邻近肌肉、皮下脂肪、关节以及主要神经血管束的关系。另外,MRI 可以很好地显示病变远近端的髓腔情况及发现有无跳跃转移灶[8-11]。骨扫描（ECT [99m]Tc）和 PET/CT（FDG）作为功能成像检查,可反映肿瘤部位的代谢活跃程度,对于判断化疗效果也有指导意义,如骨扫描可以显示肿瘤部位的浓聚程度变化[12],PET/CT 可以显示肿瘤部位的 SUV_{max} 值变化[13]。骨扫描和 PET/CT 作为功能影像,不仅可以用于局部,如化疗前后的评估,还可用于全身筛查和评估。

3　分期的影像学诊断:肺转移是骨肉瘤最常见的转移部位,也是影响患者预后的重要因素,因此胸部 CT 是必需的影像学检查。全身骨扫描可以显示全身其他部位骨骼的病灶,有助于诊断多中心骨肉瘤或跳跃转移病灶,为化疗后评估提供基线值。有条件者可行 PET/CT 检查全身其他部位病灶情况[14]。虽然骨肉瘤的区域淋巴结转移很少见,但淋巴结也可受到骨肉瘤的侵犯,因此区域淋巴结超声和 MRI 检查是诊断区域淋巴结转移的可选策略[15-16]。

4　复发肿瘤需要对局部肿瘤进行细致的影像学检查。同时需要注意,复发患者转移的风险较前明显增高,包括不常见部位的转移,因此复发肿瘤同时需要做分期检查。PET/CT 的推荐级别提高到 II 级推荐。

5　转移瘤一般需要根据具体部位和疾病情况,对其进行 CT/MRI 检查。如果转移灶位于骨骼,还应进行 X 线、骨扫描等检查。

1.3　实验室检查

检查	I 级推荐	II 级推荐	III 级推荐
实验室检查	• 碱性磷酸酶（ALP）（2A 类） • 乳酸脱氢酶（LDH）（2A 类）		• 骨特异碱性磷酸酶（BALP）（3 类）

【注释】

1　骨肉瘤有特殊诊断意义的实验室检查主要包括碱性磷酸酶（ALP）和乳酸脱氢酶（LDH）。

2　碱性磷酸酶、乳酸脱氢酶与骨肉瘤诊断与预后相关[1-6]。40%~80% 的骨肉瘤患者碱性磷酸酶水平有升高,伴有转移或多中心骨肉瘤患者的碱性磷酸酶和乳酸脱氢酶水平升高更显著[7-9]。需要注意的是,碱性磷酸酶和乳酸脱氢酶的升高可能缺乏特异度,不仅见于骨肿瘤。碱性磷酸酶包含不同类型的同工酶,其水平升高还可见于儿童期生理性增高和肝胆疾病等,有条件者可检查骨特异碱性磷酸酶（BALP）,以提高骨肉瘤诊断的特异度[10]。乳腺脱氢酶分为不同亚型,其水平升高还可见于肝炎、溶血性贫血、肾脏疾病等多种疾病。化疗前碱性磷酸酶大幅度增高可能提示多中心骨肉瘤。

3　碱性磷酸酶和乳酸脱氢酶动态观察的意义。实验室检查应在患者接受新辅助化疗前进行,在化疗的过程中应监测碱性磷酸酶和乳酸脱氢酶水平,化疗结束后和随访期间应定期复查,碱性磷酸酶或乳酸脱氢酶水平显著升高往往提示患者预后不良或肿瘤复发。新辅助化疗后碱性磷酸酶和乳酸脱氢酶水平降低可能提示化疗有效[6,11-12]。化疗中或化疗后出现碱性磷酸酶和乳酸脱氢酶大幅度增高可能提示肿瘤复发或远处转移。

1.4　病理学诊断和分子分型

标本类别	分析类别	I 级推荐	II 级推荐	III 级推荐
活检标本	切片	组织学镜下观察	免疫组化	NGS
术后标本	大体	边界分析		
	切片	组织学镜下观察	免疫组化 坏死率	NGS
复发/转移标本	大体	边界分析		
	切片	组织学镜下观察	免疫组化	NGS

骨与软组织肿瘤

【注释】

1　经典型骨肉瘤的病理诊断需要结合患者病史、体征、影像学检查和组织学形态，必要时行免疫组化和分子检测，由有经验的骨肿瘤病理学专家确定。

2　经典型骨肉瘤是骨内高级别恶性肿瘤，肿瘤细胞直接产生瘤骨或肿瘤性骨样基质是其主要特点[1-4]。HE染色下符合骨肉瘤组织学特征的活检标本，可直接进行诊断。

3　经典型骨肉瘤组织学形态多样，诊断要点：①浸润性生长方式，肿瘤替代固有髓腔组织，包围并浸润宿主骨小梁生长，破坏骨单位（Haversian system）。②肿瘤细胞异型性及多形性常明显，可以呈上皮样、浆细胞样、纺锤型、小细胞型、梭形细胞型等，肿瘤细胞胞质常嗜酸或透亮，但有时由于骨样基质围绕，肿瘤细胞小而看似正常，不同形态特点的细胞可混合存在。坏死及病理学核分裂象易见。③肿瘤性成骨可多可少，形态多样，可呈编织状、花边状、细网状、斑片状、佩吉特（Paget）骨病样等，"脚手架"现象及同时合并存在肿瘤性软骨并不少见。经典型骨肉瘤分为多个组织学亚型，最常见的亚型依次为成骨型（76%~80%）、成软骨型（10%~13%）和成纤维型（10%）。经典型骨肉瘤是高级别恶性肿瘤，无须进行组织学分级。如果组织学形态典型，可直接诊断（Ⅰ级推荐）。

4　骨肉瘤的大体标本应该进行边界评估，规范化取材后注意观察骨内边界和软组织边界[5-6]。对于可疑边界受累的部位应进行着重取材，在显微镜下判断边界是否安全。

5　经典型骨肉瘤具有广泛的免疫组化表达谱，缺乏特异度，诊断意义有限，多数用于鉴别诊断。可检测的项目包括SATB2、Osteocalcin、Osteonectin、Osteopontin、RUNX2、S100、Desmin、SMA、NSE、CD99、MDM2、CDK4、Ki67及P53、P16等[2]。部分骨肉瘤亦可表达CKpan和EMA（Ⅱ级推荐）。

6　经典型骨肉瘤存在复杂的染色体数目和结构异常。目前没有有效的辅助手段可以明确诊断。对于诊断和治疗有困难的病例，可以尝试NGS检测，既可以提供更全面的肿瘤分子特征分析，找到可能有提示意义的基因异常，也有利于治疗潜在靶点的筛选（Ⅲ级推荐）。经典型骨肉瘤较常出现的基因异常包括*TP53*、*RB1*、*VEGFA*、*CCND3*、*ATRX*等[7]。

7　新辅助化疗后组织学评估（坏死率）是预测骨肉瘤患者预后的重要指标。将骨肿瘤标本沿长轴锯开，取最大径薄片（包括肿瘤主体和周围组织，以及邻近的皮质、骨膜、骨髓、关节软骨及软组织交界区域等），对照标本图像，并复习手术前影像学资料，核对肿瘤位置及大小，对薄片进行脱钙处理后进行"网格"样地图分割，每厘米取材一块并逐一编号，取材部分应包括累及软组织的部分，肿瘤与正常组织交界处等，进行逐块评估，最后汇总数据[8-10]。根据Huvos评级系统（参见附录），发出报告[11-12]。

2. 术前化疗

目前骨肉瘤治疗通常采用术前化疗-外科手术-术后化疗的综合治疗模式。采用术前化疗的治疗亦被称为新辅助化疗。术前化疗前需要详细评估患者的一般情况，评估其对治疗的耐受性，综合制订治疗方案。

分期		Ⅰ级推荐	Ⅱ级推荐	Ⅲ级推荐
ⅡA		化疗2~3个月，限期手术（1A类）	不行术前化疗*	
ⅡB	可保肢	化疗2~3个月，限期手术（1A类）	化疗联合重组人血管内皮抑制素（2A类）	
	不可保肢	化疗2~3个月，限期手术（1A类）	化疗联合重组人血管内皮抑制素（2A类） 不行术前化疗*	
Ⅲ	可切除	化疗2~3个月，限期手术（1A类）	化疗联合重组人血管内皮抑制素*	
	不可切除	姑息性化疗（1A类）	化疗联合重组人血管内皮抑制素*	

注：*. 因缺乏研究证据，仅为临床医师经验，故未注明证据级别。

骨与软组织肿瘤

【注释】

1　术前化疗于20世纪70年代开始应用于骨肉瘤的综合治疗,并有效提高了保肢率,从而开始骨肉瘤的新辅助化疗时代[1-2]。

2　目前观点认为,新辅助化疗并不能在辅助化疗的基础上提高生存率[3],但至少有以下优点:促使肿瘤边界清晰化,缩小肿瘤所需的外科边界,使得外科手术更易于进行[1,4];降低局部复发率,使得保肢手术可以更安全地进行;可能迅速改善症状,结合肿瘤坏死率评估疗效和判断预后[5-6]。骨肉瘤新辅助化疗的多数研究尽管纳入了Ⅱ期患者,但并没有将ⅡA期和ⅡB期区分开来。我国临床实践中对ⅡB期可保肢患者选择术前化疗基本达成共识,但对ⅡA期和没有保肢条件的ⅡB期患者,部分有经验的医师会推荐不行术前化疗,直接手术。原因在于,对于ⅡA期患者,如果术前化疗进展,转变为ⅡB期,反而增加手术难度,潜在增加局部复发率,而对于没有保肢条件的ⅡB期,如果术前化疗进展,肿瘤可能进一步增大,甚至出现破溃,给截肢造成困难。但也有部分有经验的医师会选择先进行化疗2~3个月再手术。目前尚无研究证实哪种方案对患者的预后更有益,存在争议。

3　骨肉瘤新辅助化疗推荐药物为大剂量甲氨蝶呤、多柔比星、顺铂、异环磷酰胺[5-8](证据级别:1A类/Ⅰ级专家推荐),给药方式可考虑序贯用药或联合用药。

4　每例患者要选用两种以上药物,并保证足够的剂量强度。动脉或静脉给药(MTX、IFO不适合动脉给药),可参考的剂量范围:甲氨蝶呤8~12g/m²(MTX化疗需行血药浓度监测),多柔比星75~90mg/m²,顺铂120~140mg/m²,异环磷酰胺12~15g/m²,以上为单药应用推荐剂量,若联合用药则需酌情减量,用药时间达2~3个月[9]。

5　骨肉瘤新辅助化疗的推荐方案:

- MAP方案(大剂量甲氨蝶呤、多柔比星、顺铂)
- MAPI方案(大剂量甲氨蝶呤、多柔比星、顺铂、异环磷酰胺)
- API方案(多柔比星、顺铂、异环磷酰胺)
- AP方案(多柔比星、顺铂)

　　一项荟萃分析统计了50项单药治疗骨肉瘤的Ⅱ期临床研究,结果显示单药有效率大于20%的四种药物是多柔比星、顺铂、异环磷酰胺和大剂量甲氨蝶呤,因此这些药物被列入骨肉瘤的一线化疗药物。该研究还显示三药联合方案(8种不同联合方式)较两药联合方案(4种不同联合方式)在EFS及OS上更有优势,5年EFS率分别为58%及48%,5年OS率分别为70%及62%;而四药联合(6种不同联合方式)与三药联合方案在EFS及OS上差异无统计学意义[6]。INT-0133研究也间接比较了MAP方案(顺铂、多柔比星和甲氨蝶呤)和MAPI方案(顺铂、多柔比星、甲氨蝶呤和异环磷酰胺)治疗非转移性可切除骨肉瘤患者的疗效,显示两组的6年EFS率(63% vs. 64%)和OS率(73% vs. 75%)差异无统计学意义[10]。鉴于MAP方案(大剂量甲氨蝶呤、多柔比星、顺铂)具有高级别循证医学证据且共识度高[11-14],因此MAP方案为1A类/Ⅰ级专家推荐。

　　高龄患者出现MTX代谢延迟的概率明显高于年轻患者(11% vs. 3%),由此而导致的不良反应发生率和严重程度均显著升高,且国际上多项包含MTX化疗方案的临床研究均将入组标准定为年龄<40岁[15-16],因此50~60岁患者不常规使用大剂量MTX(high-dose MTX,HD-MTX),60岁及以上患者不建议使用HD-MTX。对于不能行MTX化疗或者不能监测MTX血药浓度时可将API方案或者AP方案作为首选。

6　年龄是否影响新辅助化疗效果目前尚存在争议,荟萃分析发现儿童肿瘤化疗坏死率高于成人。研究表明40岁以上骨肉瘤化疗风险大、受益率低,但也有观点认为41~60岁的骨肉瘤患者应用新辅助化疗仍可获益[6,17-18]。

7　20世纪70年代,术前化疗＋手术＋术后化疗应用于骨肉瘤治疗后,5年生存率获得了显著提高,由原来的10%~20%提高到60%~80%,但近30年进入平台期,尚未发现证据级别较高的、能显著提高生存率的药物。在有限的证据内,某些药物的使用可提高生存率[18-21],例如米伐木肽(MTP-PE)、重组人血管内皮抑制素。

由于米伐木肽未在中国上市，因而本指南中未推荐。重组人血管内皮抑制素（recombinant human endostatin）在体外能够显著抑制内皮细胞增殖、迁移和管状结构形成，在体内能够抑制肿瘤的生长。动物实验的体内的实验结果显示，重组人血管内皮抑制素单药对骨肉瘤具有抑瘤作用，与多柔比星联合用药具有协同作用，联合治疗的协同作用支持重组人血管内皮抑制素促使"肿瘤血管正常化"理论。临床研究显示，围手术期给予重组人血管内皮抑制素治疗骨肉瘤能够增加5年总生存率，安全性好[20-21]，有一定参考价值。另外，与普通多柔比星相比，多柔比星脂质体的安全性已获得广泛认可。在骨肉瘤治疗中，已有报道多柔比星脂质体与普通多柔比星疗效相当，但仅为回顾性研究，有待前瞻性研究进一步证实[22]。如果考虑使用多柔比星脂质体，在单次给药的前提下，顺铂为$100mg/m^2$时，多柔比星脂质体的最大耐受剂量为$50mg/m^2$[23]，多疗程治疗时，需要注意患者的耐受情况。

8　骨肉瘤术前化疗效果评估（具体见术后化疗部分）包括以下几点。①症状与体征：肢体疼痛有无改善、皮温（与健侧对比）、肢体肿胀及表浅静脉怒张（与化疗前比较）、关节活动度（与化疗前比较）、患肢周径变化。②实验室检查：碱性磷酸酶、乳酸脱氢酶的变化趋势。③影像学检查：X线、CT、MRI、ECT变化。需要根据以上结果，进行综合评估，判断新辅助化疗效果。④肿瘤坏死率的评估（具体见术后化疗部分）。

3. 外科治疗

3.1　外科治疗原则

骨肉瘤外科治疗边界的推荐策略

是否行术前化疗	术前化疗是否有效	Ⅰ级推荐	Ⅱ级推荐	Ⅲ级推荐
是	有效	广泛切除边界（2A类）	边缘切除边界（1B类）	
	无效	根治/广泛切除边界（2A类）		
否		广泛/根治切除边界（2A类）		

【注释】

1　经典型骨肉瘤的治疗是以外科治疗为主的综合治疗。外科治疗边界是手术成功最关键的因素。

2　成功的保肢手术是建立在安全的外科边界和良好的化疗反应上。随着新辅助化疗的应用，保肢手术能获得更好的功能。研究表明，良好化疗反应后的保肢与截肢术后的生存率和局部复发率没有显著差异[1-2]。化疗效果不佳或未行化疗的患者，根治或广泛外科边界的截肢仍然是肿瘤局部控制的最好方法。因外科边界不够导致的局部复发将是灾难性的后果。不可切除的肿瘤见指南的放疗部分。化疗是否有效要依据临床和影像综合评估。

3　骨肉瘤的外科手术需要有周密的术前设计，术中按计划严格实施，术后准确评估外科边界。这一系列术前设计—术中实施—术后评估系统是保证手术成功的关键[3]。

3.2　肢体ⅡA期骨肉瘤的外科治疗

分期	Ⅰ级推荐	Ⅱ级推荐	Ⅲ级推荐
ⅡA期	保肢手术[1-2]（2A类）	截肢手术（1B类）	

【注释】

1　肢体骨肉瘤的外科治疗方式通常分为截肢和保肢。

2　新辅助化疗的主要作用是提高保肢率。对于ⅡA期骨肉瘤，由于肿瘤位于间室内，因此保肢手术作为Ⅰ级推荐，截肢手术作为早期的外科治疗方式，仍可以有效安全去除肿瘤，而作为次选推荐。

3　如果ⅡA期骨肉瘤接受了术前化疗,但在术前化疗中出现进展,转变为ⅡB期,治疗策略应参考ⅡB期骨肉瘤的外科治疗策略。

3.3　肢体ⅡB期骨肉瘤的外科治疗

化疗分层 a	参数分层	Ⅰ级推荐	Ⅱ级推荐	Ⅲ级推荐
有效	血管、神经未侵犯	保肢手术[1-2](2A类)	截肢手术(1B类)	
	血管、神经受侵犯	截肢手术[4](2A类)	保肢手术 b,c,d(1B类)	
无效		截肢手术[4-5](2A类)	保肢手术(1B类)	

a. 对于ⅡB期肢体骨肉瘤,建议术前新辅助化疗有效作为保肢手术的前提。
b. 血管如果穿行进入肿瘤,只能行血管置换;如紧邻肿瘤,可采取血管外膜剥离术。
c. 神经切除后肢体感觉和运动功能受影响。
d. 病理骨折术前化疗有效,未累及神经、血管,具有安全边界可以保肢治疗。

【注释】

1　对于化疗反应好且有截肢要求的患者,截肢手术可以作为Ⅱ级推荐。

2　截肢包括经骨截肢和关节离断术。其优点在于能最大限度地切除原发病灶,手术操作简单,无须特别技术及设备,而且费用低廉,术后并发症少,术后即可尽快施行化疗及其他辅助治疗,控制和杀灭原发病灶以外的转移。截肢的适应证:预计手术难以达到安全的外科边界,患者要求截肢、化疗无效的肿瘤、重要血管及神经束受累、缺乏保肢后骨或软组织重建条件、预计假肢功能优于保肢[5]。旋转成型术可认为是一种改良的截肢,在早期运用中发挥了较好的效果,但是因为较低的社会认可度而难以被大多数患者接受。

3　目前,大约90%的患者可接受保肢治疗。保肢适应证:预计手术可以达到安全的外科边界,化疗有效的肿瘤、重要血管及神经束未受累、软组织覆盖完好、预计保留肢体功能优于假肢。远处转移不是保肢的禁忌证,因此对于Ⅲ期肿瘤,也可以进行保肢治疗,甚至可以行姑息性保肢治疗。但是需要重视的是,化疗反应好仍然是保肢治疗的前提;如果化疗反应不好,保肢治疗的复发风险会增高[6]。

3.4　肢体Ⅲ期骨肉瘤的外科治疗

化疗分层	参数分层 e	Ⅰ级推荐	Ⅱ级推荐	Ⅲ级推荐
有效		局部手术 + 转移瘤切除[7-8]f(2A类)		
无效 g	局部有效、转移灶进展	局部手术[9-10](2A类)		转移灶切除 / 放疗[11](2B类)
	局部及转移灶均进展			局部姑息手术 + 转移灶切除[8](2B类)

注: e. 骨肉瘤淋巴结转移罕见。
f. 肺外转移灶主要包括骨、软组织、内脏,须个体化评估,多学科协作。
g. Ⅲ期骨肉瘤为晚期患者,化疗无效情况下,患者预计生存期短,为保证生活质量,以姑息手术为主。

【注释】

1　肢体Ⅲ期骨肉瘤患者在局部病灶和转移瘤化疗均有效的前提下,推荐进行局部手术和转移瘤切除。术前化疗反应不好,预示患者疗效不好,不建议行局部根治术,推荐放疗(参见放射治疗)。

2　保肢手术包括肿瘤切除和功能重建两个步骤,对应骨肿瘤学所涵盖的肿瘤学和骨科学。骨肉瘤的治疗,首

骨与软组织肿瘤

先要满足肿瘤学的要求,完整、彻底切除肿瘤(细胞学意义上的去除肿瘤),其次才是骨科学重建因切除肿瘤所造成的骨骼及肌肉系统功能缺损(骨及软组织的重建)[3]。重建方法包括生物重建和非生物重建(如金属假体)。生物重建如获成功,则持久有效,缺点是具有较高的早期并发症;非生物重建则具有较高比例的晚期并发症,如假体松动;儿童重建后的短肢和不等长虽尚未能完全解决,可以根据患儿的参数进行评估和计算[12]。

3 病理骨折不是保肢的绝对禁忌证,肢体骨肉瘤发生病理骨折,由于间室破坏及血肿污染,建议术前化疗后再行评估保肢治疗。部分研究显示病理骨折截肢率更高,复发率增加且病理骨折患者的生存率较低,但是在术前化疗有效前提下,多个研究表明病理骨折保肢治疗复发率并不增加[13-14]。

3.5 骨盆骨肉瘤的外科治疗

分期	化疗分层	参数分层	Ⅰ级推荐	Ⅱ级推荐	Ⅲ级推荐
无远处转移	有效	主要血管、主要神经及髋关节共3项,有0~1项侵犯	保肢手术[15-16](2A类)		截肢手术[1](3类)
		主要血管、主要神经及髋关节(共3项),有2~3项侵犯 h	截肢手术(2A类)	保肢手术/局部放疗(1B类)	
	无效				局部姑息手术/局部放疗(2B类)i
有远处转移	有效		局部手术+转移瘤切除[18](2A类)		
	无效	局部有效+转移瘤进展 i		局部手术[19](1B类)	局部放疗[16-17]+转移灶切除/放疗
		局部及转移瘤均进展			局部姑息手术/局部放疗+转移灶切除(3类)

注: h. 股神经、坐骨神经和髋关节中,如其中两者被肿瘤侵犯而无法保留,则下肢功能丧失,建议行截肢手术。

i. 骨盆肿瘤建议在化疗有效且能达到安全外科边界前提下进行手术,如化疗无效,不建议手术或仅姑息手术,局部放疗,或参加临床试验。

【注释】

1 骨盆骨肉瘤为少见病变,临床有效证据少。由于其复杂的解剖结构,毗邻重要脏器,血管及神经等结构使得难以获得和肢体骨肉瘤一样的外科边界[15]。骨盆骨肉瘤手术可能出现盆腔脏器、神经及血管损伤,皮瓣坏死等较高的并发症及高复发率,预后差。

2 化疗作为重要的辅助手段可以获得全身和局部控制,如化疗无效且不能达到广泛的外科边界,不建议手术治疗。众多研究表明骨盆骨肉瘤的局部复发率和转移率均高于肢体,预后较差[20]。

3 研究表明,肿瘤大小、边界、早期发生转移、是否累及骶骨是影响骨盆骨肉瘤预后的因素。手术治疗中外科边界是关键因素,对于外科治疗失败和难以达到足够外科边界的骨盆骨肉瘤,局部放疗和全身化疗则非常必要,可改善患者生存率[16-17]。

4 骨盆保肢除了化疗有效外,主要血管、主要神经及髋关节(3项)有2项保留才能保证术后肢体功能,因此,如果有2项或3项不能保留,应建议截肢。

3.6 骶骨和脊柱骨肉瘤的外科治疗

分期	化疗分层	参数分层	Ⅰ级推荐	Ⅱ级推荐	Ⅲ级推荐
无远处转移	有效		局部手术[21-23]（2A类）		
	无效				姑息手术 + 放疗[24-25]（3类）
有远处转移	有效		局部手术 + 转移瘤切除[26]（2A类）		
	无效	局部有效 + 转移灶进展	局部手术（2A类）		局部放疗 + 转移灶切除（3类）
		局部及转移瘤均进展			局部姑息手术 / 局部放疗 + 转移灶切除 / 放疗或化疗（3类）

注：局部手术安全有效的外科边界仍是成功的关键。

【注释】

1　骶骨骨肉瘤为少见病变,临床有效证据少。骶骨骨肉瘤由于解剖结构深在,涉及重要的盆腔脏器和骶神经,以及血运丰富,外科治疗并发症和风险较高。对化疗有效的骶骨骨肉瘤,研究表明安全的外科边界切除有利于减少局部复发和提高无疾病生存[10,24]。肿瘤大小、对化疗的反应、远处转移直接影响预后,由于骶神经受损,患者的生活质量下降,但是仍不推荐牺牲边界而保留功能。因此对于化疗无效的骶骨骨肉瘤,放疗可作为局部控制的重要手段。

2　脊柱骨肉瘤为少见病变,临床有效证据少,安全有效的外科边界仍是成功的关键,但基于解剖结构的局限性,外科治疗具有其局限性,辅助放疗在脊柱骨肉瘤中具有重要意义。其外科治疗选择需要根据术前化疗反应、病灶部位、是否存在脊髓及神经根压迫等因素来考虑。同样,化疗有效对于脊柱肿瘤外科治疗意义重大,随着外科技术的提高,报道显示全椎体整块切除术对局部复发控制明显优于分块切除[22-23],总体而言,脊柱肿瘤由于本身解剖结构的限制,其局部复发率高及远处转移,尤其是如果化疗无效,其生存率很低[30]。对于不可切除或难以整块切除的病例,辅助放疗和化疗仍然是重要的治疗手段[21,27-29]。

3　骨盆、骶骨、脊柱及其他部位的骨肉瘤发病率低,其治疗结果比肢体骨肉瘤差。

4. 术后化疗

4.1 辅助化疗前评估及检查

项目	Ⅰ级推荐	Ⅱ级推荐	Ⅲ级推荐
术前化疗效果评估	• 临床（症状和体征） • 影像学检查（X线、局部平扫 + 增强 CT、局部平扫 + 增强 MRI、胸部 CT、全身骨扫描）	• 肿瘤坏死率检测[1]	• PET/CT（FDG）
自身状况评估	• 病史采集（包括：年龄,恶性肿瘤化疗史,放疗史,内科基础病）[1] • 体格检查 • 血液学检查（血常规、肝肾功能、乳酸脱氢酶、碱性磷酸酶、凝血功能） • 重要脏器功能评价（心脏、肝、肾、肺等） • 评估术前化疗毒性（骨髓抑制、消化道症状、神经毒性、静脉炎等）		• 育龄期患者,必要时可考虑进行生育咨询

骨与软组织肿瘤

【注释】

1　术前化疗效果影响术后化疗方案的选择，本部分主要描述术前化疗的评估。

2　骨肉瘤术前化疗效果评估[2-4]：①症状与体征；②实验室检查；③影像学检查；④肿瘤坏死率的评估。术前可对前三者进行评估，有时候会出现三者不一致，需要具体分析判断。肿瘤坏死率的评估只能在术后进行，目前可作为术前化疗效果评估的金标准。

3　评估肿瘤坏死率的切片，工作量巨大，费用高，目前难以在国内大多数医院推广，故作为可选策略。如条件允许，可作为基本检测项目。骨肉瘤化疗效果的评价最重要的是组织病理学对肿瘤坏死率的评估。研究人员以术后标本中肿瘤细胞的构成和坏死情况为基础，制订了多种病理评分标准，但是存在主观性过强和受取材部位影响的问题，因此要求多点、足量取材。关于肿瘤坏死率评估的具体技术方法和标准，文献报道各个中心不尽相同，其中 Huvos 评级系统是至今应用最广泛的方法[5]（附录4）。肿瘤坏死率是预测患者预后的重要指标，5 年无病生存（disease free survival，DFS）率和 OS 与肿瘤坏死率显著相关。化疗反应好者（肿瘤坏死率>90%）和化疗反应差者（肿瘤坏死率<90%）的 5 年 DFS 率和 OS 率分别为 67.9% 与 51.3%（$P<0.0001$）和 78.4% 与 63.7%（$P<0.0001$）[6]。

4.2　术后化疗

4.2.1　骨肉瘤术后化疗选择

分层 1	分层 2	Ⅰ 级推荐	Ⅱ 级推荐	Ⅲ 级推荐
已行术前化疗	术前化疗效果好（TNR>90%）	维持原化疗方案（1A 类）		
	术前化疗效果不好（TNR≤90%）	调整/维持原化疗方案（1A 类）		临床试验（2B 类）
未行术前化疗		一线化疗（1A 类）		

注：调整化疗方案指在一线化疗药物（多柔比星/甲氨蝶呤/顺铂/异环磷酰胺）中更换化疗药物种类或调整剂量。

【注释】

1　尽管 20 世纪 70 年代前就有学者对骨肉瘤进行试验性化疗，但直至 20 世纪 70 年代，有学者将一些细胞毒性药物联合用于骨肉瘤的术后治疗，骨肉瘤的术后化疗才真正拉开了序幕[1]。许多学者进行了前瞻性随机对照临床研究证实辅助化疗的确切疗效：辅助化疗组和单纯手术组的 2 年生存率分别为 63% 和 12%（$P<0.01$）[2]。此后，众多研究数据均显示术后辅助化疗能够显著提高患者生存率[3-7]，其主要原因在于化疗能够杀灭肺微小转移灶或者延迟肺转移灶出现时间。目前文献报道无转移骨肉瘤患者的 5 年生存率通常为 50%~80%[4-7]。

2　骨肉瘤辅助化疗推荐药物亦为大剂量甲氨蝶呤、多柔比星、顺铂、异环磷酰胺[8-10]，给药方式可考虑序贯用药或联合用药。建议骨肉瘤患者术后化疗维持总的药物剂量强度，用药时间 6~10 个月。需要说明的是，国际上关于骨肉瘤的化疗方案众多，包括多个版本的 T 方案、不同历史时期的 COSS 方案和 Rizzoli 方案等。尽管不同的治疗中心采用的具体方案各异，但由于使用的药物种类和剂量强度相似，其疗效相似。中国人口众多，研究中心遍布全国各地，很难实行统一化疗方案。因此，本版指南并不强烈推荐某一具体化疗方案，但强调药物种类和剂量强度。

3　年龄是影响预后的因素之一。虽存在争议，但荟萃分析结果显示，年龄>18 岁的患者预后较<18 岁患者差，并随着年龄增加而更差[11]；40 岁以上患者的辅助化疗也存在不同专家意见，但与新辅助化疗不一样的是，更多专家倾向于辅助化疗仍是有效的，预后较不接受化疗的患者好[12-14]。除此之外，肿瘤部位和大小、转移瘤的存在及其位置、对化疗的组织学反应、手术类型和手术切缘，体重指数（BMI）、血清碱性磷酸酶（ALP）和乳酸脱氢酶（LDH）水平也是骨肉瘤患者的重要预后因素[15-17]。

骨与软组织肿瘤

4　术后化疗需要详细评估患者的体力状态、术前化疗的疗效和毒性,综合考虑以制订治疗方案。术前化疗效果影响术后化疗方案的选择。

(1)已行术前化疗且疗效好(TNR>90%)的患者,术后可维持术前化疗药物种类和剂量强度。

(2)已行术前化疗但疗效不好(TNR≤90%)的患者,过去认为应该换用新的方案,但是通过更换方案来改善预后的尝试尚未成功[18-22]。EURAMOS-1前瞻性试验根据术前化疗的TNR决定可切除骨肉瘤的治疗策略,发现对于术前MAP方案TNR<90%的患者,术后增加异环磷酰胺和依托泊苷与继续使用MAP方案化疗患者相比,未能提高患者的生存率[19]。因此除非一线化疗药物使用不充分或者剂量不足时可以在一线化疗药物中调整化疗方案,还是推荐维持原化疗方案。另外,术前化疗效果不好提示患者整体预后可能不好,须在复查时密切注意。

(3)术前未进行化疗的,术后进行一线常规化疗。

4.2.2　骨肉瘤肺转移治疗选择

不同时期出现肺转移	分层	Ⅰ级推荐	Ⅱ级推荐	Ⅲ级推荐
术前*出现	术前化疗中疾病未进展且术前化疗效果好(TNR≥90%)	局部治疗**+原化疗方案(1A类)		
	术前化疗中疾病未进展但术前化疗效果不好(TNR<90%)	局部治疗+原化疗方案(1A类)	局部治疗+调整化疗方案(2A类)	局部治疗+临床试验(2B类)
	术前化疗中疾病进展	调整/更换化疗方案***(2A类)		临床试验(2B类)
	未行术前化疗	一线化疗+局部治疗(2A类)		
辅助化疗期出现	可行局部治疗	局部治疗±更换/调整化疗方案(2A类)		临床试验(2B类)
	不可行局部治疗	更换/调整化疗方案(2A类)	临床试验(2A类)	
化疗结束后1年内出现	可行局部治疗	局部治疗±更换/调整化疗方案(2A类)		临床试验(2B类)局部治疗(2B类)
	不可行局部治疗	更换/调整化疗方案(2A类)	临床试验(2A类)	
化疗结束1年后出现	可行局部治疗	局部治疗±原化疗方案(2A类)		局部治疗(2B类)
	不可行局部治疗	原化疗方案(2A类)		

注:*.术前出现以下情况:初诊时发现肺转移,以及新辅助化疗期间或新辅助化疗结束时的术前检查发现肺转移。在原发灶术前通常不考虑转移灶的局部治疗,因此在此阶段不再对可否局部治疗进行分层。

**.局部治疗:本表中指肺转移瘤的局部治疗。

***.更换/调整化疗方案:①调整化疗方案指在一线化疗药物(多柔比星/甲氨蝶呤/顺铂/异环磷酰胺)中更换化疗药物种类或调整剂量;②更换化疗方案指换用二线治疗药物如吉西他滨等。

骨与软组织肿瘤

【注释】

1　肺是骨肉瘤最常见的转移部位,不论肺转移灶何时出现,均将是否可以行局部治疗作为一个分层考虑因素,能够局部治疗者均应行局部治疗。已有多个研究证实手术可改善骨肉瘤肺转移患者的预后,提高总体生存率。如果所有肺转移瘤都能被完全切除,行切除术的患者可以长期生存。二次手术缓解的患者超过 1/3 可以存活超过 5 年,而且复发是可以切除的,多次复发的患者也可能通过多次开胸手术治愈[20-23]。

2　射频消融和立体定向放疗也是可选的肺转移灶治疗方式[24-25]。一项法国的回顾性研究分析了 2006—2012 年 10 例骨肉瘤肺转移儿童,接受了 13 次共 22 个病灶的肺转移射频消融,7 例患者完全缓解,治疗部位无一例复发,不良反应包括咯血和气胸各 3 例。另一项骨肉瘤肺转移的研究回顾性对比了 33 例接受立体定向放疗和 40 例接受手术切除的患者,两者治疗后的 PFS 和 OS 均没有差异,且放疗组耐受良好,认为立体定向放疗可以作为手术的替代方案。因此,对于初诊时出现肺转移且术前化疗未出现疾病进展的患者,推荐术后局部治疗联合原化疗方案。

3　在转移瘤局部治疗的基础上,初诊时出现肺转移且术前化疗未出现疾病进展的患者,术后化疗推荐原化疗方案;初诊时出现肺转移且术前化疗中出现疾病进展的患者,应考虑术后更换或调整化疗方案;初诊时出现肺转移且未行术前化疗的患者,推荐术后采用一线化疗方案。

4　化疗结束后出现的肺转移灶如果能手术完全切除,这类患者术后是否还需要接受化疗,目前缺乏前瞻性研究,仍存在争议。多数回顾性研究认为,肺转移灶完全切除后行辅助化疗并不能带来生存获益[23,26-27];但是进一步分层分析显示,当存在某些高危因素(如转移灶 ≥ 3 个或存在肺外转移灶)时,化疗有生存获益倾向[23]。鉴于目前缺乏高质量证据,这类患者是否需要接受化疗可结合患者具体情况决定。如果决定化疗,对化疗过程中出现的肺转移或化疗结束 1 年内出现的肺转移,可选择二线药物治疗;化疗结束 1 年后出现的肺转移则推荐原方案化疗。化疗结束 1 年后出现的肺转移,如果不能行局部治疗,推荐按照原方案化疗。

5. 二线药物治疗

治疗方案	I 级推荐	II 级推荐	III 级推荐
骨肉瘤 二线药物	临床试验	• 大剂量异环磷酰胺和依托泊苷(3 类) • 吉西他滨 ± 多西他赛(3 类) • 环磷酰胺和依托泊苷(3 类) • 环磷酰胺和托泊替康(3 类) • 异环磷酰胺、卡铂和依托泊苷(3 类) • 大剂量甲氨蝶呤、依托泊苷和异环磷酰胺(3 类) • 吉西他滨和西罗莫司(3 类) • 仑伐替尼 + 依托泊苷 + 异环磷酰胺(3 类) • 大剂量异环磷酰胺(3 类) • 瑞戈非尼(2B 类) • 索拉非尼(3 类) • 卡博替尼(3 类) • 索拉非尼 + 依维莫司(3 类) • 免疫检查点抑制剂(MSI-H/dMMR 阳性或者 TMB-H 者)(3 类)	• 镭 -223(3 类) • 最佳支持治疗(3 类)

【注释】

1　由于暂无总体生存率获益的二线治疗方案,骨肉瘤患者一线化疗失败后,参加临床试验是一个获得更好疗效或者最新治疗的机会,更有可能获得免费的药物和检查,以大大减轻患者的经济负担,同时很可能为后来的患者提供宝贵治疗经验和方向。研究认为,临床试验中有效药物标准认为是 3 个月 PFS 率>40%[1]。

2　骨肉瘤二线药物治疗方案循证医学证据力度均较弱，现将应用较多的方案分述如下。

（1）大剂量异环磷酰胺和依托泊苷：一项Ⅱ期研究探索了大剂量异环磷酰胺联合中剂量依托泊苷治疗复发难治儿童骨肉瘤的效果。异环磷酰胺3g/（m²·d），依托泊苷75mg/（m²·d），共4d。结果显示完全缓解6例，部分缓解7例，轻微缓解3例，稳定6例，进展5例（包括1例混合反应），应答率为48%（95% CI 29%~67%）[2]。

（2）吉西他滨 ± 多西他赛：吉西他滨 ± 多西他赛可作为骨肉瘤肺转移的二线治疗选择，疾病控制率为9.6%~67%，但此方案尚缺乏较大病例研究及与其他化疗方案比较的临床数据[3-6]。

（3）环磷酰胺和依托泊苷：在一项复发或难治骨肉瘤患者的Ⅱ期临床研究中，大剂量环磷酰胺联合依托泊苷（CTX 4g/m² d1 和 VP16 100mg/m²，每日2次，d2~4，每3~4周1次）的ORR为19%，DCR为54%，4个月PFS率亦可达42%[7]，但需要注意防治4级血液学毒性反应。

（4）环磷酰胺和托泊替康：在一项关于83例复发或难治性儿童实体瘤的Ⅱ期临床研究中，采用环磷酰胺和托泊替康（CTX 250mg/m² d1~5 和 TPT 0.75mg/m² d1~5）联合化疗，18例骨肉瘤患者中有2例达到PR，疗效有待进一步研究[8]。

（5）异环磷酰胺、卡铂联合依托泊苷（ICE）：一项Ⅱ期临床研究中，采用ICE（异环磷酰胺1 800mg/m² d1~5+卡铂400mg/m² d1~2+ 依托泊苷100mg/m² d1~5）治疗34例骨肉瘤，ORR达到36%，1年和2年OS率分别为41%和26%，3~4级血液学毒性反应发生率为100%[9]，因其不良反应严重，需慎重选择。

（6）大剂量甲氨蝶呤、异环磷酰胺联合依托泊苷：一项研究将此联合方案用于复发性骨肉瘤（MTX 8g/m² d10 + IFO 2.5g/m² d1~3 + VP16 150mg/m² d1~3，每3周1次），总生存期中位数18个月，3~4级骨髓抑制占80%[10]。

（7）吉西他滨联合西罗莫司治疗：在一项吉西他滨联合西罗莫司治疗标准化疗后进展的不可切除骨肉瘤患者的Ⅱ期临床研究中，可分析的33例患者的4个月PFS率为44%，2例患者达PR，14例达SD，DCR为48.5%，3~4级不良事件包括中性粒细胞减少（37%）、血小板减少（20%）、贫血（23%）和疲乏（15%）[11]。

（8）仑伐替尼 + 依托泊苷 + 异环磷酰胺：一项在6个国家的17家医院开展的多中心、开放性多中心1/2期试验评估了仑伐替尼 + 依托泊苷 + 异环磷酰胺治疗复发性/难治性骨肉瘤的疗效和安全性，第1部分是探索联合方案的剂量，第2部分进行扩展研究。共纳入42例受试者，其中35例接受了最佳的2期剂量治疗，4个月无进展生存率为51%（95% CI 34%~69%）[12]。

（9）大剂量异环磷酰胺：一项意大利儿童肿瘤血液学协会的五个中心及意大利肉瘤小组参与的回顾性多中心队列研究显示，14d（1g/m²·d）持续高剂量异环磷酰胺治疗复发/难治性高级别骨肉瘤的ORR达到19.2%（5/26），PFS中位数为4.1个月，OS中位数为13.7个月，PFS中位数为4.1个月，OS中位数为13.7个月[13]。

（10）瑞戈非尼：在一项治疗成年转移性骨肿瘤的随机双盲安慰剂对照的Ⅱ期临床研究中，26例患者纳入瑞戈非尼组（160mg/d，服用3周，停1周），12例患者纳入安慰剂组，8周PFS率分别为65%和0，瑞戈非尼组PFS和OS中位数分别为16.4周和11.3个月，3~4级不良事件占24%（安慰组0），较常见的不良反应包括高血压、手足综合征、疲乏、胸痛等，无治疗相关死亡[14]。SARC024是瑞戈非尼用于转移性骨源性肉瘤的研究，42例骨肉瘤患者，PFS中位数为3.6个月，而安慰剂组为1.7个月（P=0.017）[15]。

（11）索拉非尼：索拉非尼具有双重抗肿瘤效应。意大利肉瘤协作组的一项Ⅱ期临床研究采用索拉非尼治疗一线失败的复发及不可切除的骨肉瘤患者，PFS中位数为4个月，临床获益率为29%，17%患者临床获益时间超过6个月[16]。

（12）卡博替尼：法国一项多中心、单臂、两阶段、Ⅱ期研究纳入12岁以上晚期尤文肉瘤或骨肉瘤患者各45例，接受卡博替尼（成人60mg，<16岁儿童40mg/m²）口服，每天一次，28d为一个周期，骨肉瘤的主要终点包括6个月的客观缓解率和无进展生存率。在可评价疗效的42例（93%）骨肉瘤患者中，5例（12%）达PR，14例（33%）6个月无进展，最常见的3级或4级不良事件是低磷血症[17]。

骨与软组织肿瘤

(13) 索拉非尼联合依维莫司：一项 II 期临床研究发现，仅使用索拉非尼的 6 个月 PFS 率为 29%，而索拉非尼联合依维莫司（索拉非尼 500mg/d+ 依维莫司 5mg/d）可达 65%，但 3~4 级不良事件占 10%，且 66% 的患者因与研究相关的不良反应需要减少剂量或中断治疗[18]。

(14) 免疫检查点抑制剂[19-24]：一项前瞻性研究评估了帕博利珠单抗治疗 86 例 dMMR 晚期恶性肿瘤患者，包括 1 例骨肉瘤患者。研究发现 ORR 为 53%，CR 率为 21%，且反应持久，PFS 和 OS 中位数尚未达到。除了帕博利珠单抗外，斯鲁利单抗、替雷利珠单抗、普特利单抗、恩沃利单抗（PD-L1 单抗）均获得了 MSI-H/dMMR 的全瘤种适应证，但并不明确是否纳入骨肉瘤患者。

(15) 镭 -233 二氯化物（^{223}Ra）：^{223}Ra 主要通过释放 α 粒子作用于骨组织，一项 ^{223}Ra 治疗高危骨肉瘤的 I 期 3+3 剂量递增研究入选 18 例患者，进行定量定性和生物标志物评估，1 例在 FDG-PET 和 NaF-PET 上有代谢反应，4 例有混合反应，1 例患者脑转移灶缩小，3 级血小板减少所致的支气管肺出血（n=1）为 DLT，总生存期中位数为 25 周[25]。

3 总体而言，骨肉瘤的靶向治疗循证医学证据尚不充分，寻求或采用新的细胞毒性药物或靶向药物治疗方有可能为骨肉瘤的二线治疗带来新的契机[2,26-28]。目前国内也有部分抗血管生成靶向药物用于晚期骨肉瘤患者的二线治疗，但缺乏循证医学证据，鼓励开展相关药物的随机对照研究。

6. 放射治疗

适应证	I 级推荐	II 级推荐	III 级推荐
不可切除部位的骨肉瘤	化疗 + 放疗（2A 类）	单纯放疗（2A 类）	
切除后边界不佳或复发的骨肉瘤		术后辅助放疗（2A 类）	

【注释】

1 骨肉瘤 R0 手术切除联合化疗的局部控制率已经达到 90%~98%。然而，未获得根治性切除甚至无法接受手术的病例预后差，特别是盆腔、脊柱和颅骨等，放疗成为治疗的选择之一。

　　骨肉瘤协作研究组（COSS）发现，新辅助化疗反应差和手术切缘不充分是影响发生于躯干的骨肉瘤总生存的预后不良因素[1]。多个研究同样发现切缘不充分导致躯干部位骨肉瘤局部复发率高，盆腔部位、脊柱和颅骨分别达到 70%、68% 和 50%[2-5]。此类患者可能从放疗中获益。然而，即使是非 R0 手术切除联合放疗的预后也优于单纯放疗[6]。因此，骨肉瘤的放疗应尽量结合手术切除。

　　不能接受手术的骨肉瘤单纯放疗效果较差，治疗策略可以考虑结合化疗。研究报道，新辅助化疗后再接受辅助放疗患者的 10 年局部控制率、无病生存率和总生存率可达到 82%、58% 和 73%[7]。但是有学者认为新辅助化疗不敏感的患者预后较差。对化疗敏感的病例，放疗后的 5 年局部控制率可达到 100%，不敏感者则局部均失败[8]。因此，骨肉瘤对放疗不敏感，单纯放疗效果差，可以作为综合治疗的一种手段，用于以下情况[4-6,8-12]：

(1) 因内科疾病不可外科手术的骨肉瘤。

(2) 不可或难以手术切除部位（如骶骨 / 骨盆 / 脊柱等）的骨肉瘤。

(3) 切缘阳性的骨肉瘤。

2 放疗范围应尽可能结合更多的影像学资料准确地判断病变累及的范围以及边界，并在可见肿瘤范围的基础上外放一定的体积作为亚临床病灶区域[6]。对于 R1 手术切除术后的患者，则应根据术前影像、手术记录以及术后病理情况，明确切缘阳性的部位，避免靶区范围和剂量的不足。

(1) 未手术者应包括原发灶和亚临床病灶区域。GTV：影像学（CT 和 MRI）所见原发病灶；CTV：GTV 外放 2~3cm 范围。

(2) 术后应包括瘤床、切缘阳性区域以及手术瘢痕。

3　放疗剂量是重要的影响因素,局部控制率与剂量呈正相关关系[9-10]。临床实践中,放疗剂量可根据放疗部位以及周围正常器官限量进行调整。另外,调强放疗技术对于靶区范围的剂量给予非常确定,可以给予靶区的高剂量和正常组织的保护。调强放疗应作为推荐的标准放疗技术。对于调强技术难以给予病变区以及亚临床病变足够高剂量的特殊部位病变放疗,可推荐质子重离子放疗[10-11,13]。

　　骨肉瘤软组织内复发再次切除后参考软组织肉瘤的放疗原则,放疗剂量建议如下。

（1）近切缘但切缘阴性:56~60Gy/2Gy。

（2）切缘阳性:60~70Gy/（1.8~2）Gy。

（3）未手术:≥70Gy/（1.8~2）Gy。

　　对整个 CTV 或 PTV 进行全剂量照射可能导致正常组织放射性损伤发生率升高,可对计划的 CTV 或 PTV 给予 45~50.4Gy 的中等剂量照射（GTV+2cm 骨缘和 1cm 软组织缘,并包括活检针道、术后瘤床及置换的假体）,然后对残存的 GTV 加 5~10mm 的边缘或高危区域加量,直至最终达到预计总剂量。

　　放疗剂量须根据放疗部位以及周围正常器官限量进行调整。

（二）骨巨细胞瘤

1. 诊断

1.1　流行病学

　　骨巨细胞瘤（giant cell tumor of bone,GCTB）是一种交界性的原发骨肿瘤[a],在临床上,疾病具有局部侵袭性,可局部复发,偶可出现远处转移[1-2]。

　　骨巨细胞瘤的确切发病率并不清楚。不同国家和地区报道的发病率可能并不相同。在欧美,骨巨细胞瘤占所有原发骨肿瘤的 3%~5%,但我国骨巨细胞瘤占所有原发骨肿瘤的 13.7%~17.3%[3]。在美国,男女发病人数比例约为 0.8:1,而我国男女发病人数比例为（1.26~1.77）:1。骨巨细胞瘤可发生于任何年龄,但常见于 20~40 岁。

　　骨巨细胞瘤最常见的发病部位是肢体,主要累及长骨骨端,其中以股骨远端、胫骨近端、股骨近端、肱骨近端最为常见[3],骨盆和脊柱也常受累,在脊柱,最常见的是骶骨,然后是腰椎、胸椎和颈椎[4-5]。

　　骨巨细胞瘤的确切发病机制并不清楚[6-8]。骨巨细胞瘤影像学表现为溶骨,研究认为[9-10],骨巨细胞瘤的溶骨过程是通过 RANK-RANKL 通路的激活诱发。骨巨细胞瘤在病理形态上主要有两种细胞:单核细胞和破骨细胞样多核巨细胞。其中,单核细胞又分两类,一类是梭形基质细胞,另一类是单核巨噬细胞样细胞。梭形基质细胞是骨巨细胞瘤的肿瘤细胞,具有增殖潜能。单核巨噬细胞样细胞是破骨细胞样细胞的前体,它们聚集融合而成为破骨细胞样多核巨细胞。破骨细胞样巨细胞表达 RANK,而梭形基质细胞表达 RANKL,RANKL 与 RANK 结合,从而激活 RANK-RANKL 通路,产生溶骨过程。

【注释】

a　骨巨细胞瘤的 ICD-O 编码为 1,含义为交界性、生物学行为不确定。

1.2　自然病程

　　骨巨细胞瘤临床上主要表现为疼痛,一般呈缓慢发展、进行性加重的特点。就诊前,患者疼痛的病史为 1~6 个月,病史长者可达 18 个月[1]。骨巨细胞瘤一般并不引起发热等全身症状,实验室检查并无明显异常,碱性磷酸酶和血沉可均正常。

　　位于肢体部位的骨巨细胞瘤,伴随着疼痛,邻近关节可出现肿胀和肿块[2-3],肿块较大时,可有皮温升高。因肿瘤常发生在长骨骨端,靠近关节,肿瘤较大时往往影响关节的活动,严重时可因疼痛而使关节处于被动屈曲位。骨巨细胞瘤不治疗,肿瘤可持续增大,甚至出现病理骨折,其发生率大约为 1/3[2]。如果治疗不及时,残留骨质变少,肿瘤的治疗可能不得不从刮除改为切除,即本来可采取保留关节的手术而不得不采取切除关节的手术,在某些情况下,甚至可能需要截肢。

骨与软组织肿瘤

位于脊柱和骶骨的骨巨细胞瘤可引起神经系统症状和体征[4]，一般表现为对应部位的疼痛，在负重或行走时加重；如果未予及时治疗，可症状加重或者发生病理骨折，压迫脊髓，出现下肢感觉和运动功能障碍；累及骶尾部神经，可能会出现大小便失禁；位于骨盆部位的骨巨细胞瘤症状可很隐匿，影响到骨强度时，可出现局部疼痛。

手术治疗是骨巨细胞瘤的主要治疗手段，但手术后可出现局部复发，文献报道的局部复发率不一，可低至8.6%，也可以高达88.9%，但大多数复发率为10%~40%[5-11]。一般认为肿瘤去除不彻底是局部复发的主要原因。而发生于骨盆、骶骨及脊柱的骨巨细胞瘤也可能因为无法手术而导致肿瘤持续进展，严重影响患者的生活质量，甚至威胁生命。

骨巨细胞瘤的诊疗需要多学科协作（multiple disciplinary team，MDT）。在多学科协作中，有些病例被认为是"手术困难"或"不可切除"，需要其他手段辅助治疗。"手术困难"是指可以通过外科手术将肿瘤彻底切除，但彻底切除可能造成严重的功能障碍或并发症，其情况可能包括：①肿瘤侵犯关节或与关节软骨毗邻的；②没有条件进行刮除，需要切除并行人工假体置换的；③肿瘤位于骶骨、骨盆或者脊柱的；④手术可能导致肢体坏死、截肢。"不可切除"是指无法通过外科手术将肿瘤彻底切除，其原因可能：①肿瘤巨大、位置深在、解剖复杂，肿瘤侵犯重要结构，如重要主干血管、脊髓或马尾神经、内脏等，如果切除，势必造成死亡；②远处广泛转移，无法彻底切除所有病灶；③原发病变广泛或复发后肿瘤，即使考虑局部截肢，术前也难以从临床和影像上辨别侵及范围；④患者不接受或者不愿意进行手术治疗。"手术困难"和"不可切除"都定义为"不可切除"（unresectable），其他不符合"手术困难"和"不可切除"的情况属于"可切除"（resectable）。有些"不可切除"病例，经过药物治疗可能会转变为"可切除"病例，药物的作用即为降期。

骨巨细胞瘤还可发生肺转移，是指肿瘤细胞转移到肺部，活检或者手术切除病灶证实与原发骨巨细胞瘤镜下细胞一致，而这些结节仍然保持良性生物学行为，患者通常无明显症状，是在影像学检查中发现，临床上也称良性肺转移，其发生率为3%~4%[5,12-13]，骨巨细胞瘤发生良性肺转移的5年总生存率约为94.4%[12]，一般认为远处转移与局部复发存在相关关系。对于骨巨细胞瘤良性肺转移的管理存在争议，因为其生物学行为难以预测[14]。对于无症状患者，推荐采取影像学检查主动观察，仅在疾病进展时进行治疗。对于可切除病灶，建议进行手术治疗。对于不可切除病灶，可采用RANKL抑制剂治疗。

骨巨细胞瘤也可表现为不同部位多病灶特点，即多中心骨巨细胞瘤，包括同时性和异时性，其发生率大约是0.5%[5,15]。

骨巨细胞瘤还可出现继发恶变，其发生率为1%~4%[16-17]，发生恶变的5年生存率约为50%[18 19]，其诊治可参考本指南经典型骨肉瘤。

1.3 影像学检查

分层 1	分层 2	Ⅰ级推荐	Ⅱ级推荐	Ⅲ级推荐
局部肿瘤	原发病灶	• X 线 • CT（平扫＋增强）/MRI（平扫＋增强） • 全身骨扫描（ECT ^{99m}Tc）		• PET/CT（FDG）
	复发病灶	• X 线 • B 超 • CT（平扫＋增强）/MRI（平扫＋增强） • 全身骨扫描（ECT ^{99m}Tc）	• PET/CT（FDG）	
	多中心病灶（骨多发）	• X 线 • CT（平扫＋增强）/MRI（平扫＋增强） • 全身骨扫描（ECT ^{99m}Tc）	• PET/CT（FDG）	
分期检查		• 胸部 CT 平扫 • 全身骨扫描（ECT ^{99m}Tc）		• PET/CT（FDG）

【注释】

1 所有疑似骨巨细胞瘤的患者，标准诊断步骤：体格检查、原发病灶的影像学检查［X线，CT（平扫＋增强）/MRI（平扫＋增强）］、全身骨扫描（ECT ^{99m}Tc）、胸部 CT 平扫；然后进行活检（首选穿刺活检）获得组织学诊断，完成诊断和分期如果诊断多中心病灶，对每处局部病灶都应完善 X 线片，CT（平扫＋增强）/MRI（平扫＋增强）检查。如条件允许，可应用 PET/CT 对肿瘤进行分期，为药物治疗的疗效评估提供基线值[1]。

2 原发肿瘤的影像学诊断[2-4]

   （1）X 线检查包括病灶部位的正侧位片，可显示病灶的轮廓，肿瘤一般表现为偏心性溶骨破坏，可出现膨胀性改变。在长管状骨，肿瘤多位于干骺端。

   （2）增强 CT 检查包括病灶部位骨窗、软组织窗和软组织增强窗，可显示骨破坏状况，强化后可显示肿瘤的血运状况，如果有软组织包块，还可以显示肿瘤与血管的关系。

   （3）增强 MRI 对软组织包块显示清楚，便于术前计划，也可清晰显示骨髓腔内侵及范围，提供计划病灶刮除或截骨长度的依据。

3 分期检查一般推荐胸部 CT 平扫和全身骨扫描（ECT ^{99m}Tc），主要用于发现肺转移瘤和骨多中心病灶。全身骨扫描（ECT ^{99m}Tc）和 PET/CT（FDG）作为功能成像检查，可反映肿瘤部位的代谢活跃程度，不仅可以用于局部，如应用于评价药物的疗效，还可用于全身筛查和评估。PET/CT 可以显示肿瘤部位的 SUV_{max} 值变化，对于药物评效价值更高，但因费用较高，推荐级别较低。

4 转移病灶的影像学检查[5-6]：肺是骨巨细胞瘤最常见的转移部位，因此常采用胸部 CT 平扫对其进行评估，其他部位如腹部、盆腔、脑等可选择相应的 CT（平扫＋增强）以及 MRI（平扫＋增强）。对于骨累及的转移病灶，同时推荐 X 线检查。全身骨扫描和 PET/CT 检查作为功能成像，对转移病灶的评价也非常重要。

5 多中心病灶（骨多发）的影像学检查[6-7]：可参照对原发肿瘤的影像学检查进行检查和评估，但由于已诊断为多中心病灶，PET/CT 的推荐级别提升。对于初诊发现多中心病灶的患者仍有必要进行分期检查，明确全身有无转移病灶。

6 复发病灶的影像学检查[6,8]：可参照对原发肿瘤的影像学检查进行检查和评估，由于骨巨细胞瘤存在软组织复发的可能，超声的筛查和诊断价值均很高。注意在进行复发病灶检查时，同时应进行分期检查。由于远处转移与复发存在相关关系，如条件许可，PET/CT 的推荐级别可提升。对复发病灶也必须进行分期检查，明确全身有无转移病灶或骨多发病灶。

1.4 病理学诊断

标本类别	Ⅰ级推荐	Ⅱ级推荐	Ⅲ级推荐
活检 / 术后标本	组织学镜下观察 免疫组化	Sanger 测序	NGS

【注释】

1 骨巨细胞瘤是交界性肿瘤，有局部侵袭性，偶可出现转移。恶性骨巨细胞瘤少见[1-3]。

2 骨巨细胞瘤由多少不等的多核巨细胞及单核细胞构成。其中单核细胞分两类，一类是梭形单核基质细胞，即真正的肿瘤成分（高表达 RANKL）；另一类是单核吞噬细胞样细胞，这些细胞属于破骨细胞样细胞的前体细胞，它们[4-6]聚集融合而成为破骨细胞样多核巨细胞（高表达 RANKL）。结合临床及影像学特点，骨巨细胞瘤依靠组织学形态镜下观察一般可以进行初步诊断。

3 骨巨细胞瘤组织学常有异质性。经典骨巨细胞瘤由无明显异型性的单核细胞和多核巨细胞组成，同时可以合并有坏死出血，灶片状纤维组织增生及黄瘤样组织细胞，反应骨 / 化生骨和软骨的出现，合并动脉瘤样骨囊肿等情况均不少见。坏死、单核细胞轻度异型性、丰富的核分裂象、脉管内瘤栓等都不提示恶性，与骨巨细胞瘤整体预后无关[1-3]。但脉管内瘤栓提示可能有更高的肺转移可能[7-9]。

4 骨巨细胞瘤需要与其他富含巨细胞的肿瘤和瘤样病变鉴别,包括软骨母细胞瘤、动脉瘤样骨囊肿、富巨细胞骨肉瘤、棕色瘤、非骨化性纤维瘤、巨细胞修复性肉芽肿等。

5 90%~96% 骨巨细胞瘤会出现 *H3F3A* 突变,最常见突变类型为 p.G34W,少见突变类型为 p.G34L,p.G34R 和 p.G34V 等,极少数为野生型[10-14]。

6 病理诊断过程中推荐在组织学镜下观察的基础上,使用免疫组化抗体 H3.3G34W,H3.3G34R,H3.3G34V 等来协助骨巨细胞瘤诊断[15],同时完善 H3K36M、SATB2、Ki67、RANK、RANKL、SMA、P53、P16、CD68、P63 等辅助鉴别诊断（Ⅰ级推荐）。对于组织学符合骨巨细胞瘤,但 H3.3G34W 等相关免疫组化结果为阴性的病例,建议使用 Sanger 测序完善 *H3F3A* 基因突变检测（Ⅱ级推荐）,经综合评估必要性后,也可完成 NGS 检测（Ⅲ级推荐）。

7 地舒单抗治疗后的骨巨细胞瘤标本,破骨细胞常消失或大量减少,同时伴有较多量新生骨,易与骨肉瘤混淆,必须结合临床用药史仔细分析[16-17],同时完善免疫组化等方可进行诊断。质硬标本脱钙过程可能影响进一步分子检测。

8 口服双膦酸盐治疗后的骨巨细胞瘤标本,病理组织学基本无明显改变,部分病例仅见肿瘤外周有少许骨化/矿化物[18]。

9 年龄、发病部位及组织形态不典型的骨巨细胞瘤在临床工作中并不少见,建议密切结合临床影像学,同时完善免疫组化和分子病理检测。

2. 外科治疗

2.1 外科治疗边界选择

是否接受过术前骨靶向药物治疗	Ⅰ级推荐	Ⅱ级推荐	Ⅲ级推荐
否	囊内边界 a		边缘边界
是	囊内边界 b/ 边缘边界 c		

注：a. 指通过扩大刮除术获得类似边缘边界的范围,具体见注释 2。
b.囊内边界的计划须基于药物治疗前的影像,而不是药物治疗后的影像。
c.边缘边界的计划须基于药物治疗后的影像,而不是药物治疗前的影像。

【注释】

1 上表分层中骨靶向药物治疗指地舒单抗或双膦酸盐,主要是前者,使用均为术前应用。骨巨细胞瘤的外科治疗必须重视外科边界的安全性,扩大刮除术的囊内切除对于骨巨细胞瘤的局部控制可以达到满意的效果[1]。可切除、不可切除[2]是骨巨细胞瘤各种治疗方式应用策略中常用的概念,详见本指南分期部分。

2 对于未接受术前药物治疗的患者,多骨壳完整,关节面未受侵,Ⅰ级推荐采取囊内切除边界,但是需要注意的是,获得此囊内边界需扩大刮除术,需要借助高速磨钻、氩氦刀、苯酚或无水乙醇等物理和化学的方法,在肢体肿瘤原则上皮质骨去除 1mm,松质骨去除 1cm,使囊内切除达到边缘外科边界[1,3-4]。对于部分病例在患者意愿、医师本身因素难以将复发率达到良好控制的前提下,边缘切除边界也作为治疗选择之一,因功能损失较大,仅作为Ⅲ级推荐。临床发现,骨巨细胞瘤属于中间型肿瘤,即使囊内边界导致局部软组织复发,亦可以通过切除达到治愈,但整块切除重建后的功能丧失则往往伴随终生。对于肢体可切除病灶而无需重建部位如腓骨近端、尺骨远端等非负重区域,常采取整块切除而不影响功能。

3 术前应用地舒单抗可显著降低术中出血发生率,但是应用时间过长而导致的局部成骨硬化,易增加手术刮除难度。目前该药物与局部复发之间的关系存在争议[5],有研究发现地舒单抗增加了病灶内刮除术的局部复发率[6-7]。大多数学者认为是肿瘤基质细胞隐匿于成骨病灶内难以去除,进而增加复发率,因此术前应用时限仍需进一步研究[2,8]。

4　部分病例因肿瘤较大,骨壳薄弱,侵犯关节面或伴有软组织包块,术前药物治疗后仍有机会行囊内刮除。地舒单抗运用后具有局部成骨作用,此时外科边界参考影像须基于药物治疗前,否则可能使肿瘤基质细胞残留而导致复发率增高。同时,可辅助应用苯酚或无水乙醇等方法灭活可能残存于硬化骨中的肿瘤基质细胞,降低局部复发率。对于无条件行囊内刮除边界的患者,为减少肿瘤破溃风险,降低复发率,可采取术前应用地舒单抗后再行整块边缘边界切除,但此时边缘边界的参考影像须基于药物治疗后范围,否则容易导致肿瘤残留。对于整块切除后需重建的病例,重建方法大致分为生物重建和非生物重建,生物重建以异体骨为主,而非生物重建多选择肿瘤型人工关节置换,由于骨巨细胞瘤患者的生存期长,如果选择非生物重建,患者将会面临人工假体翻修的可能[9]。

5　对于不可切除范畴的骨盆、骶骨和脊柱骨巨细胞瘤,地舒单抗的问世使许多中轴骨骨巨细胞瘤能得到长期的疾病控制,并且安全可靠[2,10-11]。但是地舒单抗应用的方式(维持用药剂量是否应该用120mg,是否需要延长用药时间间隔,停药指征等问题)仍未达成统一共识[2,8,12]。

2.2　外科治疗的选择策略

分层	是否接受过术前骨靶向药物治疗	Ⅰ级推荐	Ⅱ级推荐	Ⅲ级推荐
可切除	是	病灶内刮除术(2A类)		
	否	病灶内刮除术(2A类)		整块切除术(3类)
不可切除	是	病灶内刮除术(2A类)/整块切除术(2A类)		
	否		病灶内刮除术(2A类)/整块切除术(2A类)	截肢手术/姑息切除(3类)

【注释】

1　外科手术是骨巨细胞瘤最主要的治疗手段,由于肿瘤转移和多中心病灶引起的死亡发生率低[13],控制局部复发是目前临床治疗中的肿瘤学核心目标。对于可切除的骨巨细胞瘤,分为整块切除术和病灶内刮除术两种主要方式。大宗病例报道整块切除术后的复发率为1.6%~12%[1],病灶内刮除术后局部复发率为10%~65%,随着外科技术的提高,近期大宗报道局部扩大刮除术复发率已降至8.6%[1-2,7],对于术前运用了药物治疗后的骨巨细胞瘤,病灶内刮除术仍作为Ⅰ级推荐。手术的方式选择以及肿瘤的影像学分级被认为是局部复发的高危因素[14],Companacci分级为Ⅰ和Ⅱ级的骨巨细胞瘤,行刮除术后的复发率显著低于Companacci Ⅲ级的患者[15]。病灶内刮除术目前建议为扩大刮除[1,16]。整块切除对于解剖部位复杂的骨盆和脊柱骨巨细胞瘤的局部控制较病灶刮除更为满意,对于肢体病灶整块切除虽然复发率降低,但同时伴随并发症增高及功能评分降低[9,17-18],故仅作为Ⅲ级推荐。

2　目前四肢骨巨细胞瘤的分级多采用Companacci法,对于Ⅰ和Ⅱ级病例,常规推荐病灶内刮除术。对于部分Ⅲ级病例,可采用整块切除方法。但是部分四肢长骨骨巨细胞瘤Companacci Ⅲ级病例行整块切除目前仍值得商榷,一方面,外科技术的发展,结合辅助治疗的扩大刮除术能够达到满意的局部控制;另一方面,药物的发展,选择性术前应用地舒单抗,对于手术降级具有积极作用,故而部分Companacci Ⅲ级肢体骨巨细胞瘤仍可以选择病灶内刮除术[1]。

3　病灶内刮除术的填充主体仍推荐使用骨水泥[19],虽然骨水泥瞬时的热度对于肿瘤的杀伤作用目前并不认为是主要目的,但是其对于病灶的观察和随访具有重要意义,研究表明骨水泥的使用较植骨降低了局部复发率[20]。

4　对于肢体病理骨折的骨巨细胞瘤治疗策略选择,通常根据骨折类型、复发风险和术后功能及并发症来权衡,虽然整块切除的局部复发风险降低,但选择合适的病例进行病灶内刮除并不一定增加复发率,且整块切除

骨与软组织肿瘤

术后功能评分降低以及术后并发症增高[9,18]。

5　局部复发的骨巨细胞瘤仍需根据病灶侵袭范围和分级来确定手术方式。根据不同的复发风险来评估再次手术的策略[4]。

6　对于外科手术降级适用的范畴，目前并无全球公认的共识或指南，根据临床研究的数据来看[21]，主要是针对不可切除病例应用。对于降级病例选择的适应证，目前相对一致的建议：对于肢体关节软骨受累，无刮除条件及部分复发的病例强烈推荐术前应用地舒单抗治疗，原本不能保留关节的病例接受病灶内刮除术。但前提是病例的选择和手术去除的彻底性。对于肢体的不可切除病灶，地舒单抗可以使原本需要截肢的患者进行保肢；骨盆和脊柱及多发转移病例，地舒单抗的治疗作为目前的首要推荐进行维持治疗[2]，对于部分病例可以进行个体化评估，进行术前治疗降级，进行整块切除或姑息减瘤手术[22]。

7　由于骨盆解剖复杂，位置深在，骨盆骨巨细胞瘤属无标准的治疗方案，尤其是累及骨盆Ⅱ区的骨巨细胞瘤，属于不可切除范畴，术前药物治疗一般作为首要推荐。病灶内刮除具有相对肢体较高的复发率，故而病灶内刮除和整块切除的手术均只作为Ⅱ级推荐。主要原因在于骨盆部位解剖复杂，出血较多而导致术中病灶刮除难以彻底，动脉栓塞治疗是一项行之有效的辅助方法。

　　据报道，骨盆骨巨细胞瘤局部复发率甚至超过 40%，所以对于某些特定的骨盆部位肿瘤，术前应用地舒单抗治疗后再行整块切除虽然功能会受到较大影响，但是能够降低局部复发率[23]。如为了挽救生命或缓解症状而行截肢或姑息手术，虽然有时是必要的，但由于病例罕见，证据较少，只作为Ⅲ级推荐。

8　脊柱骨巨细胞瘤解剖复杂，位置深在，属于不可切除范畴。外科手术有较高的复发风险，整块切除方式的全椎体切除术是目前报道的外科治疗选择之一。对于无法行全椎体切除手术的患者，切缘灭活处理和辅助药物治疗的病灶内刮除或椎体次全切除术、动脉栓塞和放疗是治疗选择之一。颈椎骨巨细胞瘤往往难以做到全椎体切除术，椎体次全切除术辅助药物治疗及放疗可以降低局部复发。随着外科技术发展，颈椎的全椎体切除报道逐渐增多[24]。对于部分选择性病例，术前应用地舒单抗治疗后手术对于降低手术操作难度和减少手术带来的损害具有积极意义。

9　骶骨骨巨细胞瘤亦属于不可切除范畴。因保留神经和术后功能的需要，高位骶椎（$S_1 \sim S_2$）多采取病灶内刮除术，低位骶椎（S_3 及以下）多采取整块切除术[25]。骶骨血运非常丰富，术中出血量大，术前建议动脉栓塞治疗。术前应用地舒单抗治疗对于减少术中出血，降低手术风险，减少术后并发症具有积极意义。

3. 药物治疗

3.1　药物治疗选择策略

分层	应用时机	Ⅰ级推荐	Ⅱ级推荐	Ⅲ级推荐
可切除	术前		地舒单抗（2A 类） 纳鲁索拜单抗（2A 类）	地舒单抗生物类似药 唑来膦酸*（2B 类）
不可切除		地舒单抗（2A 类） 纳鲁索拜单抗（2A 类）	地舒单抗生物类似药	唑来膦酸*（2B 类）

【注释】

1　地舒单抗（denosumab）是一种全人源化的抗 RANKL（receptor activator of nuclear factor-κB ligand，NF-κB 受体活化因子配体）单克隆抗体。地舒单抗能竞争性结合基质细胞分泌的 RANKL，从而显著减少或消除破骨细胞样巨细胞，减少骨质溶解，增加新骨形成，从而延缓肿瘤进展[1]。

2　对于不可切除的骨巨细胞瘤，推荐地舒单抗治疗。地舒单抗获批的适应证为不可手术切除或者手术切除可能导致严重功能障碍（如血管、神经损伤，严重的功能障碍，甚至死亡）的成人和骨骼发育成熟（定义为至少一处成熟长骨且体重 ≥45kg）的青少年骨巨细胞瘤患者[2-3]。在骨巨细胞瘤中，地舒单抗获批的药物使用方法：单次皮下注射剂量 120mg，建议第 1 个月的第 1、8、15 天各 120mg 作为负荷剂量，如需要继续使用，之后为每个月1次。对于复发的骨巨细胞瘤,不管之前是否用过地舒单抗,都可以再次给予地舒单抗药物治疗,仍需要先给予负荷剂量[4]。

3　对于不可切除的骨巨细胞瘤,没有手术机会的患者,可考虑长期使用地舒单抗治疗,用于控制疾病进展、缓解或消除症状。地舒单抗临床应用的时间还不长,据最早开展的大宗病例Ⅱ期临床研究最新报道[4],267例不可切除骨巨细胞瘤,中位应用地舒单抗治疗的时间为44.4个月(23.8~69.3个月),疾病可以获得良好的控制。但鉴于长期应用地舒单抗治疗可能会出现药物相关不良事件,特别是颌骨坏死,其发生率随着用药时间延长而增加,目前最高可至8%(药物治疗时间中位数为44个月)。故对于无法手术治疗,确需长期使用地舒单抗药物治疗的,有新的前瞻性研究从第3年开始,每3个月给药一次[4]。对于不可切除骨巨细胞瘤,在应用地舒单抗治疗后,应定期MDT评估药物治疗效果,如果从不可切除转变为可切除,后续应按可切除病灶处理。应尽量追求手术彻底切除机会,以尽早停药。

4　对于可切除或者用药后可期待转变为可切除的骨巨细胞瘤,如果选择地舒单抗,应选择在术前应用,主要用于降低血运,使肿瘤边界变得清晰,进而降低手术难度。应用地舒单抗治疗后,需定期评估药物治疗效果,有可能再次选择的手术方案比应用药物治疗前对患者的功能损害小,即起到降期的作用。一项开放性的Ⅱ期临床试验显示[4-5],222例原发性或复发的骨巨细胞瘤患者,最初计划的手术可能造成潜在的功能障碍或严重的并发症,经过地舒单抗的治疗,48%的患者不再需要外科手术,38%的患者接受了比原计划更小的手术治疗。接受手术治疗的患者116例,随访时间中位数为13个月(8.5~7.9个月),局部复发率为15%(17例)。但是,地舒单抗在降期应用中,需要多长时间等问题尚有待进一步研究明确[6-7]。对于降期应用地舒单抗的时间,目前还没有共识。迄今最大宗的临床研究报道[4],共253例患者,应用地舒单抗时间中位数为20.1个月(13.4~45.6个月)。在实际临床工作中,制定本指南的医师术前应用地舒单抗的时间有1、3和6个月,都可以获得理想的肿瘤降期效果,该经验可供临床医师参考,但循证医学证据需等待进一步的文献报道(该推荐为"highly recommended but no evidence")。到目前为止,地舒单抗没有术后辅助应用的理论依据和有效临床研究证据。

5　患者在使用地舒单抗的过程中,进行评效时发现治疗反应差或者肿瘤进展(PD)、症状加重的,X线或CT没有出现预期矿化表现,应怀疑最初的诊断是否为骨巨细胞瘤,需排除恶性骨巨细胞或富于巨细胞的骨肉瘤等,应再次会诊病理,必要时再次活检及辅助分子检测。

6　应用地舒单抗药物治疗应注意监测药物相关不良反应,地舒单抗药物不良反应的发生率与用药时间相关,尤其是颌骨坏死[4]。在526例接受地舒单抗治疗的患者中,28例(5%)出现颌骨坏死。不可切除组患者中位使用43剂地舒单抗(IQR 23~67剂),新辅助治疗组(肿瘤完全切除)中位使用20剂(IQR 15~43剂)。调整后的年发生率为1.6%,28例中,57%与拔牙有关,50%与口腔感染有关。此外,21%的患者之前使用过唑来膦酸。不可切除组有4例(<1%)患者出现非典型股骨骨折,出现高钙血症发生率<1%。这些不良反应强调了长期使用地舒单抗的风险。

7　所有应用地舒单抗的患者,治疗前和治疗后定期需要口腔科医师对患者进行评估,以便及时发现颌骨坏死;治疗过程中也应补充足够的维生素D和钙,应注意低钙血症的发生,避免在用药期间进行侵袭性口腔操作;中止药物治疗后应注意高钙血症的发生。治疗过程中还应注意隐性股骨骨折的风险,出现髋部、大腿或腹股沟区域疼痛,应注意进行相应影像学检查[4]。地舒单抗应用时间仍较短,长期应用需要注意以下几点:地舒单抗属于靶向药,长期应用有耐药的风险;需要严密监控以发现可能的未知不良反应;应密切监控肿瘤恶变情况。

8　纳鲁索拜单抗(narlumosbart)是一种全人源IgG4 RANKL抑制剂,可竞争性结合基质细胞分泌的RANKL,从而显著减少或消除破骨细胞样巨细胞,减少骨质溶解,增加新骨形成,从而延缓肿瘤进展。在其上市研究中,纳入不可手术切除或手术切除困难的139例骨巨细胞瘤患者,用药12周时肿瘤反应率(对比基线肿瘤中破骨细胞样巨细胞减少至少90%或12周内影像学(ICDS或EORTC标准)肿瘤反应(CR+PR)为93.3%,ICDS标准评估影像学显示肿瘤反应的至肿瘤反应时间中位数为0.95个月。

9 国家药品监督管理局还批准了几种地舒单抗生物类似药用于不可手术切除或者手术切除可能导致严重功能障碍的骨巨细胞瘤的治疗，但还缺乏在骨巨细胞瘤中应用的数据。生物类似药是指与已批准的原研生物药(也称参考药物)高度相似的药物。一般认为，生物类似药在质量、安全性和有效性方面与其参考药物没有显著差异。

10 双膦酸盐(bisphosphonate, BP)(本指南仅指唑来膦酸)是焦膦酸盐的衍生物，对羟基磷灰石晶体具有高亲和力。BP 通过抑制破骨细胞、单核巨细胞前体细胞以及肿瘤破骨细胞生成的自分泌环，为 BP 用于骨巨细胞瘤的辅助治疗提供依据。

11 对于不可切除的骨巨细胞瘤，可以选择唑来膦酸用于肿瘤的控制。对于可切除的骨巨细胞瘤，有少量研究提示术前应用唑来膦酸可以降低术后复发率。例如，Tse 等[8]报道，唑来膦酸辅助治疗骨巨细胞瘤患者 44 例，治疗组的局部复发率为 4.2%(1/24)，对照组为 30%(6/20)。Pannu 等[9]报道了 13 例脊柱骨巨细胞瘤患者，6 例接受唑来膦酸辅助治疗的患者无复发，7 例未接受唑来膦酸治疗的患者中 2 例复发。2019 年报道的共纳入 7 项对照研究的一项荟萃分析提示[10]唑来膦酸组的局部复发率显著低于对照组($P<0.001$)；亚组分析显示，接受刮除术的患者获益明显，而接受广泛切除术的患者差异无统计学意义($P=0.16$)。因病例数较少，目前唑来膦酸用于骨巨细胞瘤辅助治疗的证据级别较低，还需要进一步开展大规模的临床试验验证[11]。

3.2 疗效评价标准

Ⅰ级推荐	Ⅱ级推荐	Ⅲ级推荐
• 病理评估(2A 类)	• RECIST 1.1 标准(2B 类) • EORTC 标准(2B 类) • Inverse Choi- 密度 / 大小标准(2B 类) • 基于 CT 图像的放射学分类评估标准(2B 类)	• 增强 CT 的强化率变化联合以上各标准(3 类)

【注释】

1 骨巨细胞瘤的疗效评估是特指地舒单抗治疗后的疗效评估。

2 骨巨细胞瘤经地舒单抗治疗后的疗效评估，目前还是个挑战，在临床试验中应用到的评价标准通常包括临床症状、影像学变化、病理学评估 3 个方面[1-13]，近期针对四肢患者，有学者提出新的放射学分类评估标准，可能能更准确地评估疗效。

　(1)临床症状上，绝大多数患者在 1 个月内疼痛缓解、肢体活动度增加。如需要客观评价临床症状，可试采用以下评估方法。

　　1)疼痛(PRO)：基于 BPI 最疼痛 NRS(数字评分量表)项和 BPI-30 定义的镇痛药使用的应答比例。

　　2)PROMIS- 躯体功能量表：PROMIS 躯体功能量表和基线评分相比平均变化。

　　3)EuroQol 五维描述性系统评价：EQ-5D-5L 是基于偏好的一般健康状况或是由两部分组成的与健康相关的生活质量工具。第一部分包括 5 个方面(活动度、自我照顾、日常活动、疼痛 / 不适和焦虑 / 抑郁)，每一方面有 5 个级别，从没有问题到有巨大困难。

　　4)MSTS 功能评价。

　(2)病理学评估：用药后活检或术后标本，测定肿瘤组织中巨细胞的百分比减少＞90%，就认为治疗有效。

　(3)影像学评估标准尚未统一，但根据临床试验通常采用以下标准。

　　1)改良的 RECIST 1.1 标准：根据病灶的大小评估肿瘤负荷，肿瘤最大径较基线百分比改变来定义疗效。

　　2)改良 EORTC 标准：基于 PET/CT 扫描标准摄取值来评估代谢反应，根据所有 PET/CT 靶病灶的标准摄取值(SUV_{max})的最大值之和的百分比变化($\%\Delta SUV_{max}$)分 5 种：完全缓解(CR)、部分缓解(PR)、病灶稳定（SD）、疾病进展（PD）、无法评价（UE）。

3）改良的 inverse Choi（密度／大小）标准：CT/MRI 检查中以肿瘤密度和大小的变化作为判断疗效的标准。

（4）基于 CT 图像的放射学分类评估方法：在大多数已发表的系列文献中，地舒单抗在骨巨细胞瘤中被证明是临床有效的，然而这些标准均更多地关注于肿瘤大小的减少，没有考虑到实际临床应用中见到的肿瘤周围骨壳骨化或肿瘤内部骨化情况，这给确定地舒单抗的实际疗效以及治疗后的选择造成了困难，因此有研究者在四肢骨巨细胞瘤患者中对比 Choi 标准评估，提出了新的评估方案，更全面地考虑了临床实际反应、与复发的相关性，可能比 Choi 标准更准确地识别由于地舒单抗治疗引起的早期变化（附录 5）[14]。

（5）在最近研究中，研究者发现针对地舒单抗的疗效评价，增强 CT 强化率的变化对于评估药物的疗效有很大的帮助[15-16]。该方法比改良 EORTC 标准方法经济，同时又比单纯的改良的 inverse Choi（密度／大小）标准或基于 CT 图像标准的标准有更多的信息，反映了肿瘤的功能变化，因此可推荐将增强 CT 强化率的变化单独或与其他评价标准联合应用，该方法值得进一步前瞻性大宗病例研究。

无论采用何种方式，对无反应者进行仔细评估是必要的，需要警惕原发恶性可能。

4. 放射治疗

分层	I 级推荐	II 级推荐	III 级推荐	不推荐
可切除				放射治疗（2B 类）
不可切除		放射治疗（2B 类）		

【注释】

1　骨巨细胞瘤的治疗仍然是以手术切除为主。肿瘤位于四肢，手术后局部控制率可达到 90% 以上，但是躯干的局部控制率则有所下降。另外，由于内科疾病或者其他原因无法进行外科治疗的患者，原发灶则处于不可控的状态。

　　既往认为骨巨细胞瘤对放射线不敏感，并且骨骼变形等放疗相关的长期不良反应可高达 24%。但是，越来越多的临床研究发现放疗对于骨巨细胞瘤是有效的[1-13]。同时，在兆伏级光子照射的精准放疗年代，严重不良反应发生率仅不足 1%[14-15]。另外，有报道显示放疗可以诱发骨巨细胞瘤恶性转化，但一项回顾性荟萃分析显示兆伏级治疗骨巨细胞瘤的恶性转化率仅为 1.8%[16]。因此，考虑到骨巨细胞瘤的良性特征及放疗导致骨巨细胞瘤恶性转化的可能，根据现有研究证据，放疗用于对系统治疗及栓塞治疗无效的以下情况：①因内科疾病无法进行外科手术的骨巨细胞瘤；②不可切除的骨巨细胞瘤。

2　放疗范围应尽可能结合更多的影像学资料，以便能准确地判断病变累及的范围以及边界，并在可见肿瘤范围的基础上，外放一定的体积作为亚临床病灶区域[4,6,12]。对于 R1 手术切除术后的患者，则应根据术前影像、手术记录以及术后病理情况，明确切缘阳性的部位，避免靶区范围和剂量的不足。

　　GTV：影像学（CT 和 MRI）所见原发病灶。

　　CTV：GTV 上下外放 3~4cm 范围，前后左右外放 1cm，同时结合具体解剖位置和周围正常器官适当调整。

　　R1 术后：术腔上下外放 3~4cm 范围，前后左右外放 1cm，同时结合具体解剖位置和周围正常器官适当调整。

　　PTV：应结合肿瘤部位和摆位重复性难易程度，考虑 PTV 的外放范围。

3　根据既往文献报道，放疗高剂量组的局部控制率显著高于低剂量组。因此，对于骨巨细胞瘤，特别是负荷大的病变，应给予更高的剂量[4-7,9,12]。同时，放疗剂量可根据放疗部位以及周围正常器官限量进行调整。另外，调强放疗技术对于靶区范围的剂量给予非常确定，可以给予靶区的高剂量和正常组织的保护。调强放

骨与软组织肿瘤

疗应作为推荐的标准放疗技术。

放疗剂量建议如下。

<4cm 病灶 /R1 切除：45Gy/1.8Gy。

≥4cm 病灶：56Gy/2Gy。

5. 栓塞治疗

分层	Ⅰ级推荐	Ⅱ级推荐	Ⅲ级推荐
可切除			选择性动脉栓塞治疗（3 类）
不可切除	选择性动脉栓塞治疗（2A 类）		

【注释】

1 栓塞治疗是指选择性动脉栓塞（selective arterial embolization，SAE），通过超选择动脉导管和栓塞剂来实现，用以阻断肿瘤供血，达到缩小肿瘤的目的[1]。选择性动脉栓塞分为临时选择性动脉栓塞治疗和永久选择性动脉栓塞治疗。

2 对于可切除病灶，很少采用选择性动脉栓塞治疗，但如果术者认为选择性动脉栓塞治疗可以帮助减少术中出血，仍然可以采用[2]。

3 对于可切除病灶[3-4]，选择性动脉栓塞治疗主要应用在骨盆、脊柱、骶骨等部位，作为术前辅助应用。术前选择性动脉栓塞治疗有利于减少术中出血，降低手术风险，改善手术效果。选择性动脉栓塞有再通的可能，因此，必要时可以反复多次栓塞。为减少手术出血的选择性动脉栓塞治疗一般选用临时栓塞，也可以选择永久栓塞。

4 对于不可切除病灶，选择性动脉栓塞治疗还可用于肿瘤的治疗。采取反复多次选择性动脉栓塞治疗可以达到控制和稳定肿瘤的效果，据报道[1]，选择性动脉栓塞治疗骶骨骨巨细胞瘤 10 年复发率为 31%，15 年和 20 年复发率为 43%。

5 对于不可切除病灶，术前选择性动脉栓塞治疗也可以起到降期的作用[5]，病情改善明显的患者，经过重新评估，有可能获得手术切除的机会，即将不可切除病灶转变为可切除病灶。

6 如果选择选择性动脉栓塞联合药物治疗，建议先应用药物治疗再进行选择性动脉栓塞。

三、软组织肿瘤

（一）软组织肉瘤

1. 诊断与分期

1.1 自然病程

软组织肉瘤（soft tissue sarcoma，STS）是指来源于非上皮性骨外组织的一组恶性肿瘤，但不包括单核吞噬细胞系统、神经胶质细胞和各个实质器官的支持组织[1]。STS 主要来源于中胚层，部分来源于神经外胚层，包括肌肉、脂肪、纤维组织、血管及外周神经等。STS 是一组高度异质性肿瘤，具有局部侵袭性，呈浸润性或破坏性生长，可局部复发和远处转移。

软组织肉瘤占人类所有恶性肿瘤的 0.72%~1.05%[2-3]。不同国家和地区所报道的发病率不尽相同，美国年发病率约为 3.5/10 万[3]，欧洲年发病率为（4~5）/10 万[4]，我国年发病率约为 2.91/10 万[5-6]。根据 SEER 数据库统计，不同人种也存在发病率的差异[6]。美国患者男女比例约为 1.4∶1[7]，而我国患者男女比例接近 1∶1[5]。随着年龄的增长，发病率明显增高，根据年龄校准后的发病率，80 岁时发病率约为 30 岁时的 8 倍[6]。

软组织肉瘤最常见的好发部位是肢体，约占50%，其次是腹膜后和躯干（40%）、头颈部（10%）[8]。STS分为12大类，50多种亚型[9]。常见的亚型包括脂肪肉瘤（liposarcoma，LPS）、平滑肌肉瘤（leiomyosarcoma，LMS）、未分化多形性肉瘤（undifferentiated pleomorphic sarcoma，UPS）和滑膜肉瘤（synovial sarcoma，SS）等。儿童和青少年最常见的是横纹肌肉瘤（rhabdomyosarcoma，RMS）和尤因肉瘤（Ewing sarcoma）等。

软组织肉瘤的发病机制及病因学仍不明确，遗传易感性以及*NF1*、*RB*和*TP53*等基因突变可能与某些STS的发生有关。化学因素、病毒感染、物理因素和放射损伤等可能与发病相关。

软组织肉瘤的症状不具有特异性，隐匿性强，主要表现为逐渐生长的无痛性包块，病程从数月至数年。当肿瘤增大压迫神经或血管时，可出现疼痛、麻木和肢体水肿等[10]。有些肿块短期内迅速增大，伴局部皮肤温度升高、区域淋巴结肿大等表现，往往提示肿瘤级别较高[11-12]。高级别肉瘤可表现为病程短、较早出现血行转移及治疗后易复发等特点[13-15]。

软组织肉瘤如果不治疗，包块可持续增大，甚至出现破溃，也会发生远处转移，最常见的转移部位是肺。不当手术会影响肿瘤的自然病程。不当手术主要包括不当活检和非计划手术，会使自然屏障破坏，肿瘤向外扩散生长，肿瘤细胞突破原有边界，直接引起肿瘤播散，最终导致局部复发和远处转移。

软组织肉瘤生长过程中遇到的自然屏障主要包括肌间隔、关节囊、腱鞘、神经鞘膜、韧带、骨及关节软骨等[16]。血运少的解剖结构都有暂时的屏障作用，如皮质骨、关节软骨等。肿瘤组织通过挤压、刺激，直接破坏正常组织，向周围生长，表现为较强的局部侵袭能力。

软组织肉瘤的5年生存率为60%~80%。影响STS生存预后的主要因素包括年龄、肿瘤部位、肿瘤大小、组织学分级、是否存在转移以及转移部位等[17-18]。影响STS局部复发的主要因素包括不充分的外科边界、多次复发、肿瘤体积大、组织学分级高等[19]。STS分期系统可以反映预后，例如病理学分级1级、2级和3级的无转移生存率分别为98%、85%和64%[20]；肿瘤大小为<5cm、5~10cm、10~15cm和>15cm，其5年生存率分别为84%、70%、50%和33%[21]。MSTS分期为Ⅰ期、Ⅱ期和Ⅲ期的5年生存率分别为90%、81%和56%[22]。AJCC分期为ⅠA期、ⅠB期、Ⅱ期、ⅢA期、ⅢB期和Ⅳ期的5年生存率分别为85.3%、83.0%、79.0%、62.4%、50.1%和13.9%[23]。

腹膜后肉瘤（retroperitoneal sarcoma，RPS）占所有软组织肉瘤的10%~15%，年发病率为（0.5~1）/10万[24-25]。受腹膜后特有的解剖结构限制，RPS难以获得安全外科边界下的广泛切除。因此，RPS术后的局部复发率比肢体原发的肉瘤更高，预后更差。RPS常见的病理类型与肢体原发的STS也存在差异，腹膜后肉瘤中常见的病理亚型为高分化/去分化脂肪肉瘤（WD/DDLPS）和平滑肌肉瘤（LMS），其他少见的类型包括孤立性纤维性肿瘤（solitary fibrous tumour，SFT）、恶性神经鞘膜瘤（malignant peripheral nerve sheath tumour，MPNST）和UPS等。其中，WD/DDLPS和LMS分别占50%~63%和19%~23%[26]。不同亚型的RPS具有不同的生物学行为、复发模式、转移风险、治疗反应及预后。

由于腹膜后潜在间隙巨大，RPS早期症状隐匿，发现时往往体积巨大，后期受肿瘤的影响可能出现腹部包块、腹胀、营养不良、气短、乏力、下肢水肿等症状。

影响RPS术后OS和DFS的主要因素包括年龄、肿瘤大小、组织学分级、病理亚型、是否为多灶性以及是否获得完整切除等[26-27]。获得完整切除的RPS中，5年局部复发率为26%~39%，5年远处转移率为21%~24%[25-26]。组织学亚型和病理分级是影响局部复发和远处转移的主要因素。局部复发是腹膜后LPS主要的疾病特异性死亡原因，其组织学分级具有重要的预后意义。高分化脂肪肉瘤（WDLPS）的5年累积局部复发率为20%，G₁₋₂DDLPS为40%，G₃DDLPS为35%；WDLPS很少出现远处转移，G₁₋₂DDLPS的5年远处转移率为10%，而G₃DDLPS转移率为30%。WDLPS的5年OS为90%，G₁₋₂DDLPS为70%，G₃DDLPS为40%[28-29]。LMS是RPS中第二常见亚型，可起源于大血管，如下腔静脉、肾静脉、生殖静脉或髂静脉。腹膜后高级别LMS的局部复发率仅为6%~10%，而远处转移风险>50%[30]。SFT是腹膜后第三种常见亚型，恶性潜能低，术后5年局部复发率约为7%，远处转移率为20%，预后较好[31]。MPNST往往起源于腹膜后神经丛，R0切除极具挑战性，预后较差。

1.2 影像学检查

部位 a		Ⅰ级推荐	Ⅱ级推荐	Ⅲ级推荐
局部肿瘤	肢体 / 胸壁 头颈部	• MRI（平扫 + 增强）（优选） • CT（平扫 + 增强）	• 超声 • X线平片	
	腹腔内 / 腹膜后	• CT（平扫 + 增强）（优选） • MRI（平扫 + 增强）	• CTA/CTV • 同位素肾图 • 超声	
区域淋巴结及远处转移	肺	• CT（平扫 +/– 增强）	• X线平片	
	腹盆腔	• CT 或 MRI（平扫 + 增强）	• 超声	
	中枢神经系统	• MRI（平扫 + 增强）（优选） • CT（平扫 + 增强）		
	脊柱	• MRI（平扫 + 增强）		
	区域淋巴结	• CT（平扫 + 增强）	• 超声	
	软组织	• MRI（平扫 + 增强）	• 超声	
	骨	• 全身骨扫描 • MRI 或 CT（平扫 + 增强）	• X线平片	
	任何部位		• PET/CT	

注：a. 局部肿瘤包括原发肿瘤和外科治疗后的复发肿瘤两种情况。

【注释】

1. 所有疑似软组织肉瘤的患者诊断步骤应包括病史采集、体格检查、原发肿瘤部位的影像学检查，以及区域和全身影像学检查，然后进行活检（首选穿刺活检）获得组织学诊断，完成 STS 的分期诊断。

2. MRI 是软组织肉瘤最重要的检查手段[1]，能精确显示肿瘤与邻近肌肉、皮下脂肪、关节，以及主要神经、血管束的关系，对术前计划非常有用。通常 T_1 为中等信号，T_2 为高信号，增强 MRI 可了解肿瘤的血运情况，对脂肪瘤、非典型性脂肪瘤和脂肪肉瘤有鉴别诊断意义。此外，MRI 可以很好地显示肿瘤在软组织内侵及范围、骨髓腔内侵及范围、发现跳跃病灶[2]。在 CT 造影剂过敏的情况下可选择 MRI 平扫或增强。

3. CT 可以显示软组织肿块大小、范围、软组织肉瘤邻近骨有无骨破坏及破坏情况，强化后可显示肿瘤的血运状况、肿瘤与血管的关系。

4. X 线用来除外骨肿瘤，确认软组织肿块位置，也可用于评估 STS 骨受侵时发生病理骨折的风险。X 线表现为软组织包块，有 / 无钙化特征，局部有无骨质异常（皮质破坏、骨膜反应、骨髓侵犯）等。具体的病理类型、X 线特征性表现各异，例如 LPS 表现为脂肪样的低密度影，而钙化多见于 SS 和软组织的间叶软骨肉瘤等。另外还可用于鉴别诊断，如血管瘤可观察到静脉石，骨化性肌炎可观察到骨化[3-4]。

5. 超声用于判断肿物是囊性或实性，判断肿物的血流情况及区域淋巴结有无肿大等，对于局部复发肿瘤有较高的灵敏度和特异度。超声在淋巴结转移检查时起重要的作用，对于血管肉瘤、RMS、SS、上皮样肉瘤、腺泡状软组织肉瘤以及透明细胞肉瘤等可行超声区域淋巴结检查[5]。

6. RPS 的术前影像学检查极为重要，可以了解肿瘤大小、与周围脏器及血管的关系。由于腹膜后最主要的病

骨与软组织肿瘤

理类型为脂肪肉瘤,推荐增强 CT 作为首选的影像学检查手段。RPS 通常与周围血管关系密切,尤其是血管起源的肿瘤,如血管来源 LMS,判断肿瘤与血管的关系及肿瘤的血供时,CTA/CTV 发挥重要的作用。同时,对于指导手术方案的制订也有一定的意义。当手术可能切除一侧肾脏时,建议评估对侧肾功能,一般应用同位素肾图或增强 CT 评估[6]。

7 肺是软组织肉瘤最常见的转移部位,肺转移也是影响患者预后的重要因素。因此,胸部 CT 或 X 线平片是必需的影像学检查[7],但优选 CT 检查有助于更早发现微小转移灶。

8 黏液样脂肪肉瘤需进行腹部 CT 检查[8]。

9 黏液样脂肪肉瘤和尤因肉瘤可进行全脊髓 MRI 检查。

10 腺泡状软组织肉瘤及血管肉瘤可进行中枢神经系统检查[9]。

11 有条件的地区和单位建议用 PET/CT 对肿瘤进行分期检查,同时可为新辅助化疗或放疗的疗效评估提供基线数据。PET/CT 不仅可显示原发肿瘤部位的代谢状况,更重要的是可评价患者的区域和全身情况。但由于费用昂贵,有很多地区不可及,因此将其列为 Ⅱ 级推荐[10-12]。

1.3 病理学诊断

标本类型	Ⅰ级推荐		Ⅱ级推荐		Ⅲ级推荐
	大体检查[1]	镜下检查	免疫组化[11]	分子检测[12]	
活检标本[2]	标本类型[4] 部位 组织大小和数目	组织学类型和分级[9]	辅助诊断 靶标检测	FISH Sanger 测序 NGS[13]	RT-PCR
手术标本[3]	标本类型[5] 部位 组织大小和数目[6] 切缘涂色[7] 标本取材[8]	组织学类型和分级[10]	辅助诊断 靶标检测	FISH Sanger 测序 NGS[13]	RT-PCR 放/化疗后组织学改变评估[14] 新鲜组织留取[15]

【注释】

1 拍摄送检标本在新鲜状态及固定以后的大体形态,包括外观和切面,标本下方放置标尺。

2 活检标本离体后应立即放入 10% 甲醛溶液(中性缓冲福尔马林固定液)中,固定 6~24h。对活检标本中病变组织过少不足以诊断的病例,视具体情况决定是否重取活检[1-3]。

3 外科医师应对手术切除大标本的各个切缘进行定位,可采用缝线(单、双根等)。手术标本离体后 30min 内放入 10% 甲醛溶液(中性缓冲福尔马林固定液)中,固定液至少 3 倍于标本体积。室温下大标本切开固定 12~48h。对于直径 ≥2cm 的肿瘤组织,必须每隔 1cm 予以切开,以达到充分固定,保证后续免疫组化和分子检测的可行性和准确性[4]。

4 活检标本:①细针穿刺活检(FNA);②空芯针穿刺活检(CNB);③开放式活检(包括切取、切除或咬取活检等)。日常工作中推荐空芯针穿刺活检,在超声或 CT 定位下进行[1-3]。

5 外科医师应注明手术标本类型。主要的标本类型:①病灶内切除;②边缘性切除;③扩大切除;④根治性切除;⑤其他,如间室切除和盆腔廓清术。

6 测量肿瘤的 3 个径线(长径、纵径和横径)[4-5]。

7 建议对肿物 6 个平面使用不同颜色墨汁标记,如标本方位明确也可采用单色标记,记录肿瘤组织边缘距每个切缘的距离[4-5]。

8 视不同质地和颜色予以充分取材,如有坏死,也要包括坏死灶。若肿块最大径 ≤2cm,全部取材;若肿块最大径 ≤5cm,应至少每 1cm 取材一块,必要时全部取材;若肿块最大径>5cm,应每 1cm 至少取材一块。建议对肿瘤的最大截面全部取材,不同质地或不同区域,以及肿瘤与正常组织交界处予以分别取材。辅助治疗后的手术标本,需仔细观察原肿瘤部位的改变并进行记录,根据疑似病变大小常规进行充分取材,必要时全部取材[5]。

9　活检标本病理诊断的基本原则:①确定有无病变组织;②诊断软组织肿瘤前,需注意除外恶性黑色素瘤、淋巴造血系统肿瘤和癌;③组织学评估(寻找特异性分化线索,观察瘤细胞异型性、核分裂活性和有无坏死)[6];④根据需要合理加做辅助检测(免疫组化和分子检测);⑤如各项检测均符合某种特定肿瘤,则给出明确诊断,如不能作出明确的定型诊断,尽可能做出定性诊断(良性、低度恶性或高度恶性);⑥推荐对需要鉴别诊断的疾病类型进行描述性加注。

10　组织学类型参照第五版软组织肉瘤 WHO 分类(2020)(附录 1)。组织学分级推荐采用 FNCLCC 分级法[6-8],需注意的是经过放 / 化疗或活检取材不佳的标本不宜分级[6],活检标本分级可能被低估(活检标本显示为低级别,但切除标本可含有高级别区域)。推荐采用软组织肉瘤病理规范化报告(附录 2)。

11　采用免疫组化标记需结合临床特点和镜下形态,合理使用免疫组化抗体[6-7,9]。

12　分子检测需在有资质的单位或机构进行。多种软组织肿瘤存在特异性的基因改变,如基因融合、扩增、突变或缺失(附录 3),根据实际需要分别采用 FISH、Sanger 测序、NGS 或 RT-PCR 等方法检测,以辅助诊断或指导临床治疗。另需注意,多种肿瘤可涉及同一基因(如 *EWSR1*)异常,同一肿瘤也可出现多种基因异常,最终诊断需根据临床、组织学形态和免疫表型及分子检测结果综合考虑[6-7,9-10]。

13　软组织肿瘤 NGS(DNA-seq+RNA-seq)检测有助于发现软组织肿瘤中新的基因异常,对肉瘤的分子诊断和潜在的靶向治疗具有重要价值。对于活检标本的 NGS 检测,应首先满足常规病理诊断的需要[10-13]。

14　部分研究支持软组织肉瘤放 / 化疗后组织学改变在评估治疗效果及预后方面有作用,但尚无统一意见。欧洲推荐使用 EORTC-STBSG 标准[14]。

15　患者知情同意后,对手术标本,有条件的单位(如建有生物样本库者)在标本固定前留取不影响病理诊断的适量新鲜组织放入液氮罐中,然后再移置 –80℃超低温冰箱,以备日后检测和研究使用[15-17]。

16　腹膜后肉瘤病理标本处理、诊断原则和注意事项同软组织肉瘤。

2. 外科治疗

2.1　肢体 / 躯干软组织肉瘤的外科治疗

2.1.1　外科边界的定义[1-3]

分层		切除平面	切缘显微镜下表现
囊内切除	R1 和 R2 切除	经病灶切除	切缘阳性 [a]
边缘切除	R0 切除	包膜外反应区内切除	切缘为反应区组织(内可含卫星灶)
广泛切除		反应区外正常组织内切除	切缘为正常组织(可含跳跃灶)
根治切除		间室外正常组织内切除	正常组织

a. 肿瘤切缘(R0 为完整切除,所有切缘阴性;R1 为肿瘤切除不完整并有显微镜下阳性切缘;R2 为肉眼下可见肿瘤残留的不完整切除)。

2.1.2　不同分期外科治疗原则

本指南的外科治疗部分采用 MSTS 外科分期系统,边界采用"囊内 / 边缘 / 广泛 / 根治外科边界评价系统"进行评估[5-9]。

骨与软组织肿瘤

2.1.2.1 Ⅰ期软组织肉瘤的外科治疗

分期	分层 b	Ⅰ级推荐	Ⅱ级推荐	Ⅲ级推荐
ⅠA		• 局部广泛切除（2A 类） • 局部根治切除（2A 类）		• 截肢手术 c（2B 类）
ⅠB	神经血管 无受累	• 局部广泛切除（2A 类） • 局部根治切除（2A 类）		• 截肢手术（2B 类）
	主要血管 受累	• 截肢手术（2A 类）	• 局部广泛切除 + 血管置换 d（2A 类）	• 局部边缘切除 e+ 血管外膜剥离 f+ 放疗（3 类） • 新辅助放疗 + 局部边缘切除（3 类）
	主要神经 受累	• 局部广泛切除（2A 类） • 局部根治切除（神经一并 切除）（2A 类）	• 截肢手术（2A 类）	• 局部边缘切除 + 神经外膜切除 g+ 放疗（3 类） • 新辅助放疗 + 局部边缘切除（3 类）

b. 根据有无主要血管神经受累，作为保肢手术的重要考虑因素。
c. 恶性肿瘤患者，如有截肢意愿或截肢局部控制更有利，可以考虑截肢手术。
d. 连同血管一并切除，达到广泛切除外科边界。
e. 此类切除中为显露血管，外科边界不足需术后辅助放疗局部控制。
f、g. 血管和神经外膜剥离有严格要求，建议显微镜下显微外科操作。

2.1.2.2 Ⅱ期软组织肉瘤的外科治疗

分期	分层	Ⅰ级推荐	Ⅱ级推荐	Ⅲ级推荐
ⅡA	神经血管 无受累	• 局部广泛切除（2A 类） • 局部根治切除 h（2A 类）		• 截肢手术（2B 类）
ⅡB	神经血管 无受累	• 局部广泛切除（2A 类） • 局部根治切除 h（2A 类）		• 截肢手术（2B 类）
	主要血管 受累	• 截肢手术（2A 类）	• 局部广泛切除 + 血管置换（2A 类）	• 局部边缘切除 + 血管外膜剥离 + 放疗（3 类） • 新辅助放疗 + 局部切除（3 类）
	主要神经 受累	• 局部广泛切除（2A 类） • 局部根治切除（神经一 并切除）（2A 类）	• 截肢手术（2A 类）	• 局部边缘切除 + 神经外膜切除 + 放疗（3 类） • 新辅助放疗 + 局部边缘切除（3 类）

h. 肿瘤位于深筋膜浅层，达到安全边界时需要考虑皮肤扩大切除作为外科边界的一部分，需要进行测量和计算。

2.1.2.3 Ⅲ期软组织肉瘤的外科治疗 i

分期	分层		Ⅰ级推荐	Ⅱ级推荐	Ⅲ级推荐
ⅢA	低级别 i	转移灶可 切除	• 原发灶广泛切除 + 转移灶 切除（2A 类）	• 截肢手术 + 转移灶 切除（2A 类）	• 原发灶边缘切除 + 放疗 + 转移灶切除（3 类）
		转移灶不 可切除	• 原发灶边缘及以上切除 ± 放疗（2A 类）		• 原发灶截肢手术 j（3 类） • 原发灶放疗（3 类） • 临床试验 k（3 类）
	高级别 i	转移灶可 切除	• 原发灶广泛切除 + 转移灶切除（2A 类）	• 原发灶边缘切除 + 放疗，转移灶切除 （2A 类）	• 原发灶截肢手术 + 转移灶切除（3 类）
		转移灶不 可切除	• 原发灶边缘及以上切除 ± 放疗（2A 类）		• 原发灶截肢手术 j（3 类） • 原发灶放疗（3 类） • 临床试验（3 类）

续表

分期	分层			Ⅰ级推荐	Ⅱ级推荐	Ⅲ级推荐
ⅢB	无主要神经血管受累	低级别	转移灶可切除	• 原发灶广泛切除[4]+转移灶切除（2A类）	• 截肢手术+转移灶切除（2A类）	• 原发灶边缘切除+放疗+转移灶切除（3类）
			转移灶不可切除	• 原发灶边缘及以上切除±放疗（2A类）		• 原发灶截肢手术ʲ（3类） • 原发灶放疗（3类） • 临床试验（3类）
		高级别	转移灶可切除	• 原发灶广泛切除+转移灶切除（2A类）	• 原发灶边缘切除+放疗+转移灶切除（2A类）	• 原发灶截肢手术+转移灶切除（3类）
			转移灶不可切除	• 原发灶边缘及以上切除±放疗（2A类）		• 原发截肢手术ʲ（3类） • 原发灶放疗（3类） • 临床试验（3类）
	主要血管受累	低级别	转移灶可切除	• 原发灶广泛切除+血管置换,转移灶切除（2A类）	• 截肢手术+转移灶切除（2A类）	• 原发灶边缘切除+血管外膜剥离+放疗+转移灶切除（3类） • 新辅助放疗+局部边缘切除（3类）
			转移灶不可切除	• 原发灶边缘及以上切除±放疗（2A类）		• 原发灶截肢手术ʲ（3类） • 原发灶放疗（3类） • 临床试验（3类）
		高级别	转移灶可切除	• 原发灶广泛切除+血管置换+转移灶切除（2A类）	• 原发灶边缘切除+血管外膜剥离+放疗+转移灶切除（2A类）	• 原发灶截肢手术+转移灶切除（3类） • 新辅助放疗+局部边缘切除（3类）
			转移灶不可切除	• 原发灶边缘及以上切除±放疗（2A类）		• 原发灶截肢手术ʲ（3类） • 原发灶放疗（3类） • 临床试验（3类）
	主要神经受累	低级别	转移灶可切除	• 原发灶广泛切除（神经一并切除）ˡ+转移灶切除（2A类） • 局部根治切除（神经一并切除）ˡ+转移灶切除（2A类）	• 截肢手术（2A类）	• 原发灶边缘切除+神经外膜切除+放疗（3类） • 新辅助放疗+局部边缘切除（3类）
			转移灶不可切除	• 原发灶边缘及以上切除±放疗（2A类）		• 原发灶截肢手术ʲ（3类） • 原发灶放疗（3类） • 临床试验（3类）
		高级别	转移灶可切除	• 原发灶广泛切除（神经一并切除）（2A类） • 局部根治切除（神经一并切除）（2A类）	• 原发灶边缘切除+神经外膜切除+放疗（2A类） • 新辅助放疗+局部边缘切除（2A类）	• 原发灶截肢手术+转移灶切除（3类）
			转移灶不可切除	• 原发灶边缘及以上切除±放疗（2A类）		• 原发灶截肢手术（3类） • 原发灶放疗（3类） • 临床试验（3类）

i. Ⅲ期软组织肉瘤主要在于全身系统治疗,经 MDT 团队讨论决策手术治疗后,按照本表推荐原则进行。低/高级别肉瘤的全身治疗详见化疗和靶向治疗内容。

j. 对于原发灶巨大、疼痛或者严重影响生活质量的软组织肉瘤,即使转移灶不可切除,为缓解症状,提高生活质量,延长生命,本指南经 MDT 讨论决策可行截肢手术。

k. 不可切除的肿瘤参见本指南术前化疗部分。

l. 下肢神经尤其是坐骨神经受累,含神经一并切除后造成严重肢体功能障碍,如预计假肢功能优于患肢,截肢手术可以作为选择。神经血管原位载体灭活技术对于 R0 及 R1 切除效果为佳。

2.1.3　非计划切除的软组织肉瘤外科治疗

分期	分层[m]		Ⅰ级推荐	Ⅱ级推荐	Ⅲ级推荐
ⅠA和ⅠB	深筋膜浅层	切缘阴性,MRI诊断无残留证据	• 观察[n](2A类)	• 扩大切除+创面覆盖(2A类)	
		切缘阳性,MRI诊断无残留证据	• 扩大切除+创面覆盖(2A类)	• 放疗(2A类)	• 观察[n](3类)
		MRI诊断肿瘤残留	• 扩大切除+创面覆盖(2A类)		• 放疗(3类)
	深筋膜深层	切缘阴性,MRI诊断无残留证据	• 观察[n](2A类)	• 扩大切除[o](2A类)	
		切缘阳性,MRI诊断无残留证据	• 扩大切除(2A类)	• 放疗(2A类)	• 观察[n]
		MRI诊断肿瘤残留	• 扩大切除(2A类)		• 放疗(3类)
ⅡA和ⅡB	深筋膜浅层	切缘阴性,MRI诊断无残留证据	• 观察[n](2A类)	• 扩大切除+创面覆盖(2A类)	
		切缘阳性,MRI诊断无残留证据	• 扩大切除+创面覆盖(2A类)	• 放疗(2A类)	• 观察[n](3类)
		MRI诊断肿瘤残留	• 扩大切除+创面覆盖(2A类)		• 放疗(3类)
	深筋膜深层[p]	切缘阴性,MRI诊断无残留证据	• 观察[n](2A类)	• 扩大切除[o](2A类)	• 化疗[q](3类)
		切缘阳性,MRI诊断无残留证据	• 扩大切除(2A类)	• 放疗和化疗[q](2A类)	• 观察[n](3类)
		MRI诊断肿瘤残留	• 扩大切除(2A类)		• 放疗和化疗[q](3类)

骨与软组织肿瘤

续表

分期	分层[m]	Ⅰ级推荐	Ⅱ级推荐	Ⅲ级推荐
ⅢA 和 ⅢB[r]	转移灶可切除	切缘阴性,MRI诊断无残留证据	• 观察[n](2A 类)	• 扩大切除 + 创面覆盖(2A 类)	
		切缘阳性,MRI诊断无残留证据	• 扩大切除 + 创面覆盖(2A 类)	• 放疗和化疗(2A 类)	• 观察[n](3 类)
		MRI 诊断肿瘤残留	• 扩大切除 + 创面覆盖(2A 类)		• 放疗和化疗(3 类)
	转移灶不可切除	切缘阴性,MRI诊断无残留证据	• 观察[n](2A 类)	• 化疗(2A 类)	• 扩大切除(3 类)
		切缘阳性,MRI诊断无残留证据	• 放疗和化疗(2A 类)	• 扩大切除(2A 类)	• 观察[n](3 类)
		MRI 诊断肿瘤残留	• 扩大切除(2A 类)		• 放疗和化疗(3 类)

注: m. 肿瘤大小和深度也是重要分层因素,<5cm 和深筋膜浅层肿瘤更容易经历非计划切除。

n. 密切随访直至明确肿瘤复发,观察期间根据肿瘤类型选择化疗方案,见注释 15。切缘阳性部分患者选择局部放疗,见注释 16。

o. 如肿瘤累及浅层皮肤,则需创面覆盖。

p. 神经血管受累情况处理同表 1。

q. 肿瘤直径>5cm,化疗中高度敏感型。

r. 此处的外科治疗均指原发病灶。

【注释】

1 软组织肉瘤分期主要采用 MSTS/Enneking 外科分期系统[1,5]和 AJCC 分期系统[6-7]。外科边界评价有国际抗癌联盟(UICC)的 R0/R1/R2 切除标准[8]和 MSTS/Enneking 外科边界评价系统。在本专业外科,MSTS 外科边界评价系统的囊内切除、边缘切除、广泛切除、根治性切除的外科边界评价标准更为常用[6,9]。

(1)囊内切除时肿瘤的包膜会被保留,可切除部分或全部肿瘤组织。

(2)边缘切除是指经肿瘤的真性或假性包膜外切除的手术方式,可能会残留微小的肿瘤组织(卫星灶),可用于肿瘤紧邻重要解剖结构或包块巨大、无理想切缘、具有强烈保肢要求的情况。

(3)广泛切除是指整块切除肿瘤和肿瘤外的正常组织,是在正常组织中进行手术,手术野无肿瘤残留。

(4)根治性切除是指以间室概念为基础的手术方法,将解剖间室结构连同软组织肉瘤全部切除,可视为局部根治性切除。根治性切除对肢体功能损伤一般较为严重,需术前综合评估[10-11]。

2 软组织肉瘤的切除为术前计划性切除,非计划切除是导致复发率增高的原因之一[12]。

3 软组织肉瘤的安全外科边界指的是达到边缘、广泛或根治性切除,即边缘及以上切除边界(R0 切除)。软组织肉瘤安全外科边界的界定与肿瘤性质(包括恶性程度)相关,不同软组织肉瘤其安全边界的标准并不一致[13]。

4 软组织肉瘤采用以外科为主的综合治疗策略[14]。外科治疗的原则:手术应达到安全的外科边界。手术包括保肢和截肢[15]。

5　保肢的适应证：①保肢手术可以获得满意的外科边界；②重要血管神经束未受累；③软组织覆盖完好；④预计保留肢体功能优于假肢；⑤区域或远隔转移不是保肢禁忌证。

6　截肢的适应证：①患者要求或者同意截肢手术；②重要神经血管束受累；③缺乏保肢后骨或软组织重建条件；④预计假肢功能优于保肢；⑤区域或远隔转移不是截肢手术的禁忌证。

7　对于位于深筋膜浅层或者侵犯皮肤的肿瘤，应考虑切除足够的皮肤、皮下、深筋膜浅层、深层，甚至部分正常肌肉，以获取安全的外科边界。对于软组织肉瘤侵及骨的病变，需要计算好安全边界，连同受侵骨质一并切除[4]。

8　Ⅱ期高级别肉瘤术前化疗联合放疗可能有益于提高局部控制率[16]。如具有肿瘤位于深筋膜深层、直径>5cm 等高危因素者，术后进行辅助化疗可能获益[17]。

9　对于肿瘤体积较大、紧邻重要血管、神经或骨的软组织肉瘤患者，术前行新辅助放疗可能有助于增加手术局部控制率[18-19]，外科边界切缘不足时，术后放疗仍是改善局部控制的辅助方法之一[20]。

10　软组织肉瘤切除后需要进行功能重建。重建方法：①皮肤覆盖，可以选择植皮和皮瓣转移；②血管修复和移植，在软组织肉瘤侵犯重要血管时，为了达到安全外科边界，有时需要将血管做一期切除和重建；③骨骼重建，软组织肉瘤侵犯骨骼一并切除后，需要进行骨重建，可采用生物重建和机械重建两种方式；④动力重建，包括神经移植和肌肉、肌腱移位重建。

11　关于可切除肿瘤和不可切除肿瘤的定义。可切除肿瘤是指通过外科手术方式可以在安全外科边界下完整切除的肿瘤。对于不可切除肿瘤的定义仍有争议，一般是指通过外科手术无法获得安全外科边界的肿瘤或肿瘤切除后会造成重大功能障碍，甚至严重时危及生命。常见于以下4种情况：①肿瘤巨大或累及重要脏器；②肿瘤位于重要血管神经部位；③肿瘤多发转移，难以通过外科手术来控制；④合并严重内科疾病可造成致命外科手术风险。

12　非计划切除通常指将软组织肉瘤误诊为良性肿瘤而实施的不恰当外科手术切除，导致肿瘤标本切缘阳性或者肿瘤残留。通常认为缺乏术前活检和有效的磁共振影像学诊断是导致误诊的主要原因[21]。

13　非计划切除手术后的处理仍存在争议。多中心研究、大规模病例及数据库结果等循证医学证据表明，需要根据不同结果的分层来进行处理[21-22]。多中心研究数据显示非计划切除术后的局部复发未对远处转移生存率和总生存率产生影响，但是对于局部无复发生存及局部控制率影响显著[21-26]。

14　局部放疗对非计划切除的局部控制具有显著的效果，且与外科手术的彻底性呈现负相关，也就是外科切缘越差的患者，放疗的获益空间越大[22]。

15　对于非计划切除后的高级别软组织肉瘤，分为两种情况：①在切缘阴性观察期间根据不同的亚型分类采取是否化疗的策略；②切缘阳性或肿瘤残留，但 MRI 显示局部水肿范围较大，难以确定扩大切除范围时，考虑根据不同的肿瘤类型采用化疗，详见"4. 化学治疗"。

16　对于非计划切除后的软组织肉瘤，切缘阳性患者如扩切困难，或扩切后丧失重要功能严重影响生活质量，可以放疗科会诊进行局部放疗，参见放疗部分。

2.2　腹膜后软组织肉瘤的外科治疗

分层	Ⅰ级推荐	Ⅱ级推荐	Ⅲ级推荐
首次手术	完整切除	术前放疗（2A 类）	术前放疗 +/– IORT 同步放化疗（3 类） 术后放疗（高度选择的患者）（3 类）
肉眼残留或复发后再次手术	完整切除	观察（无症状的高分化脂肪肉瘤） 术前放疗 药物治疗	放疗 +/– 药物治疗（3 类） 临床试验
不可切除或转移	全身治疗	姑息放疗	姑息手术

【注释】

1　首次手术切除是 RPS 获得根治的关键机会。完整切除有助于提高患者预后，降低局部复发和远处转移风险。RPS 的首次手术应达到肉眼完整切除肿瘤（R0 及 R1 切除），手术计划应以影像学检查结果为基础精心设计，结合术中探查确定手术切除范围，应包括整个肿瘤及邻近受累脏器[1-5]。

2　手术方案的制订必须考虑到肿瘤的不同病理类型[6-10]。腹膜后脂肪肉瘤有较高的局部复发风险，局部复发也是造成疾病相关死亡的主要原因。腹膜后高分化脂肪肉瘤与正常的脂肪组织颇为相似，因此，腹膜后脂肪肉瘤的切除范围至少应包括影像上左右侧不对称的区域，患侧全腹膜后脂肪廓清可能有助于降低肿瘤残留的潜在风险[11]。对于边界更为清晰的平滑肌肉瘤，肿瘤邻近的器官如果不是直接粘连或受到侵犯，在保证切缘阴性的前提下，应尽量保留邻近脏器。对于起源于大血管的 LMS，需要特别关注静脉切缘是否在镜下是阴性的。对于孤立性纤维性肿瘤，局部复发风险低，一般不需要扩大切除范围。而 MPNST 往往起源于腹膜后神经丛，获得 R0 切除极具挑战，预后差。术前应充分评估手术对邻近重要血管神经结构可能造成的损伤。

3　由于肿瘤巨大，常推移或侵犯周围的脏器和血管，手术难度较大，常常需要联合切除周围脏器，如肾脏、肾上腺、脾脏、小肠或结肠等。所有 RPS 手术的实施均建议在具备专业手术经验与技术的中心。进行腹膜后肿瘤手术切除的外科医师团队需要具备从腹部到盆腔的多种专业技术，包括处理大血管的技能、全层胸腹壁切除及重建、膈肌切除及重建、大血管的切除及重建、骨的切除及重建等专业知识和技能，方可完成腹膜后肿瘤的切除[11]。

4　对于原发 RPS 的手术，有些重要器官是否需要保留，如肾脏、十二指肠、胰头、膀胱等，需要由处理 RPS 专业经验的外科医生根据肿瘤的生物学行为和其侵犯的程度进行综合考量后决定。对于哪些血管神经结构可以切除，也需要充分考虑到切除后可能出现的围手术期并发症及远期功能损伤。

5　如果 RPS 的首次手术只是单纯切除，在术后短期内的影像学检查中发现有肿瘤残留，应考虑进行再次根治性切除。也可以通过密切观察来排除可能存在的多灶性播散。为了达到根治性切除的目标，再次切除应该参考原发肿瘤存在时的手术切除范围。

6　术后复发是 RPS 常见的治疗失败模式，患者往往可能经历多次复发。复发的时间间隔长短、组织学亚型及分级，以及是否可再次肿瘤的完整切除，是影响患者再次术后 DFS 和 OS 的重要预后因素[11-15]。

7　再次手术的时机：如果肉眼下残留的肿瘤为高分化脂肪肉瘤，可以选择紧密随访，再次手术可以保留至肿瘤生长迅速或出现去分化成分时[11,16]。

8　不可切除 RPS 的定义：累及肠系膜上动脉、腹主动脉、腹腔干和/或门静脉；累及骨；生长至椎管；平滑肌肉瘤侵犯肝后下腔静脉并延伸至右心房；肝后段侵犯右心房；多个主要脏器，如肝脏、胰腺和/或大血管受侵[11]。

9　RPS 进行姑息减瘤术（肿瘤大部分或部分切除），一般情况下无临床获益[11,17]。在选择姑息性手术时应充分考虑的患者的年龄、合并症、病理类型及组织学分级，并评估患者的手术意愿及对手术目的的理解。

10　RPS 患者如伴有肝脏、肺等远处转移，需要根据其病理亚型、生物学行为、原发灶能否完整切除及手术目的，综合考虑是否进行手术切除。如果肿瘤恶性程度较低或转移灶可通过手术或其他方法控制，可考虑原发灶切除。

11　手术切除被认为是寡转移的首选治疗策略。

12　腹腔减瘤联合热灌注化疗：对于手术难以完整切除腹腔多发性病灶，在有症状的情况下，仅作为姑息性治疗手段考虑。腹腔的热灌注化疗（HIPEC）在腹腔"肉瘤病"患者中的使用尚在研究，缺乏获益的证据[18]。

骨与软组织肿瘤

3. 放射治疗

3.1 四肢及躯干软组织肉瘤的放射治疗

3.1.1 术前放疗

适应证	Ⅰ级推荐	Ⅱ级推荐	Ⅲ级推荐
Ⅰ期($T_{1\sim4}N_0M_0$,G_1 或 G_X)预期无法达到满意手术切缘或可能造成严重功能损害	• 术前放疗(2A 类)		
Ⅱ期($T_1N_0M_0$,$G_{2\sim3}$)预期无法达到满意手术切缘或可能造成严重功能损害	• 术前放疗(2A 类)		
Ⅲ期($T_2N_0M_0$,$G_{2\sim3}$)或($T_{3\sim4}N_0M_0$,$G_{2\sim3}$)	• 术前放疗(2A 类)		• 术前化疗 + 放疗(2B 类)

【注释】

1　随着外科、药物和放疗技术的进步,软组织肉瘤的综合治疗不断进步。放疗的目的在于提高肿瘤的局部控制率、延长总生存期,并更好地保留肢体功能。已有随机研究证实,切缘阴性的外科保肢手术联合辅助放疗,具有与截肢手术相同的局部控制率和总生存率[1-5]。

2　对于Ⅰ/Ⅱ期可手术的四肢及躯干肉瘤患者,优先考虑手术治疗。但若预期直接手术无法达到满意手术切缘或可能造成严重功能损害者,推荐行术前放疗后再手术。

3　对于Ⅲ期四肢及躯干肉瘤患者,推荐手术联合放疗。现有证据显示,无论术前放疗还是术后放疗,都较单纯手术明显提升了局部控制率。但术前放疗有助于获得更高的 R0 切除率,更好地保留肢体功能,且对总生存改善更明显[2-3,6-7]。即使对于初始可切除的Ⅲ期软组织肉瘤患者,也优先推荐术前放疗。研究显示初始可根治性切除的肢体和躯干软组织肉瘤患者术前放疗较术后放疗更能提高 OS(HR=0.72,P<0.01)[7]。

4　术前放疗的优点:使肿瘤范围更清晰,放疗体积更小、血运好、乏氧细胞少、放疗剂量低。

　　近年研究数据体现了术前放疗与术后放疗比较在长期预后中的优势,并且可以降低关节僵硬、纤维化等远期并发症发生率[6-11]。

　　由于术前放疗发生伤口并发症的风险相对较高[10-12],对放疗时机的选择仍存在争议。但专家组更倾向于推荐术前放疗,尤其当放射野较大时,术前放疗更为优选。放疗后距离手术的间隔时间至少为3~6 周[13]。

　　对于局部复发病灶,如未接受过放疗并且可手术切除,可考虑行术前放疗。

5　放疗范围

　　GTV:CT/MRI 图像显示可见的肿瘤。

　　CTV:GTV 向四周扩 1.5cm、纵向方向上下各扩 3~4cm 边界,包括 MRI 图像 T_2 序列显示的水肿区,避开关节。如外扩超过肌肉起止点则缩至肌肉起止点;如外扩超过天然解剖屏障(如皮肤、肌群筋膜、骨),则缩至解剖屏障处。

6　放疗剂量:95% PTV(50~50.4)Gy/(1.8~2)Gy 为目前推荐的标准剂量。其他非常规分割放疗方式,如大分割放疗的疗效与不良反应是否与常规分割放疗相当,目前仍缺乏高级别的证据支持,推荐在有条件的中心可进行相关的临床研究。

　　摆位原则:患侧病变部位或肢体尽量采取自然体位,以固定良好、重复性好为原则,采用真空垫、发泡胶或其他体位固定装置,减少靶区部位各方向的位移及旋转。同时,应注意保护正常组织器官或患侧肢体,从而利于放射野设置。摆位还应考虑治疗中心应在肿瘤区域皮肤表面清晰可见,不被肢体或定位装置遮挡。

骨与软组织肿瘤

7 术前化疗加放疗：对于ⅢA期（$T_2N_0M_0$，G_2/G_3）或ⅢB期（$T_3/T_4N_0M_0$，G_2/G_3）患者，术前化疗加放疗可能增加射线对肿瘤细胞的杀伤效应，提高pCR率，并减少远处微转移。新辅助化疗与放疗联合的报道有一些Ⅱ期单臂前瞻性研究和回顾性研究，涉及的模式包括化疗与常规放疗交替（RT0G 9514研究）[14]、化疗与大分割放疗同步[15-18]等；报道的化疗药物或方案包括多柔比星[15]、异环磷酰胺[17]、异环磷酰胺与表柔比星联合[16-18]、MAID方案[14-15]等。其他一些具有放疗增敏的药物如吉西他滨[19]、替莫唑胺[20]等，研究数据极少。术前化疗联合放疗可能明显增加骨髓抑制的风险和影响术后伤口愈合，目前仅作为Ⅲ级推荐。

8 术前放疗的疗效评估应在术前放疗结束后3~6周进行。评估方式包括查体、CT、MRI和/或PET/CT，评估方式应与放疗前一致。术后应评估治疗后病理反应率，包括切缘状态、残留活细胞比例或肿瘤坏死率等。

9 术前放疗后拟进行广泛切除术前，建议再次进行分期检查，以避免漏诊在此期间可能出现的远处转移。

10 所有患者在开始放疗前均建议进行生育功能的知情同意（附录8）。

3.1.2 术后放疗

适应证	Ⅰ级推荐	Ⅱ级推荐	Ⅲ级推荐
ⅠA期（$T_1N_0M_0$，G_1）切缘不足，术前未行放疗	• 再次手术（2A类）	• 术后放疗（2A类）	
ⅠB期（$T_{2~4}N_0M_0$，G_1）切缘充分，术前未行放疗	• 术后放疗（2A类）		
ⅠB期（$T_{2~4}N_0M_0$，G_1）切缘不足，术前未行放疗	• 再次手术+术后放疗（2A类）	• 术后放疗（2B类）	
Ⅱ期（$T_1N_0M_0$，$G_{2~3}$）切缘充分，术前未行放疗		• 术后放疗（2A类）	
Ⅱ期（$T_1N_0M_0$，$G_{2~3}$）切缘不足，未行术前放疗	• 再次手术+术后放疗（2A类）	• 术后放疗（2B类）	
Ⅲ期（$T_{2~4}N_0M_0$，$G_{2~3}$）切缘充分，未行术前放疗	• 术后放疗（2A类）		
Ⅲ期（$T_{2~4}N_0M_0$，$G_{2~3}$）切缘不足，未行术前放疗	• 术前放疗+手术（2A类）	• 再次手术+术后放疗（2A类）	
术前放疗后切缘阳性或肉眼残存			• 术后放疗补量（2B类）

【注释】

1 术后辅助放疗与单纯手术比较，虽然无法提高总生存，但是显著改善了高级别软组织肉瘤的局部控制率。两项随机试验证实了术后放疗联合保留肢体手术在治疗高级别（以及部分低级别）软组织肉瘤中的作用。研究认为局部复发率可以控制在15%以下[2,6]。

2 对于ⅠA期及Ⅱ期肢体及躯干肉瘤患者，手术后发现切缘不足，优先推荐再次手术治疗。研究显示，对于肿块小于5cm而切缘不足的肉瘤，再次手术获得R0切缘后其5年局部复发率为7.9%，而若直接补充放疗其5年局部复发率为43%（P=0.001 5）[21]。但若二次手术困难，且术前未行放疗，可考虑直接行术后放疗，较单纯手术亦可提升其局部控制率。另有研究显示，无论对于低级别（G_1）还是高级别（$G_{2~3}$）肢体肉瘤患者，手术联合辅助放疗较单纯手术均可显著降低其局部复发率[2]（P分别为0.016和0.028）。该研究中纳入51例低级别患者，其中术后放疗组26例，5年局部复发率4%，单纯手术组24例，5年局部复发率33%（P=0.016），但5年OS率差异无统计学意义（92.3% vs. 91.7%，P>0.05）。因此，结合上述两项研究的结果，对于ⅠB期患者，推荐术后辅助放疗以降低局部复发率，而ⅠA期患者因局部复发风险相对较低，可选择密切

骨与软组织肿瘤

随诊,不推荐术后放疗。

一项研究利用 SEER 数据库回顾性分析放疗对肉瘤患者 OS 的影响。低级别肉瘤患者是否接受放疗的 OS 差异无统计学意义。在高级别肿瘤患者中,接受放疗患者 3 年 OS 率为 73%,而未接受放疗的患者为 63%(HR=0.67,P<0.001)。在>5cm 的高级别肿瘤的患者中,接受放疗患者的三年 OS 率为 66%,而未接受放疗的患者为 53%(HR=0.63,P<0.001)。但文中没有分析<5cm 的高级别肿瘤患者是否能从放疗中取得 OS 的获益[3]。因此,对于 Ⅱ 期手术后已获得满意手术切缘的患者,局部复发风险较低,放疗可酌情考虑。对于 Ⅲ 期肢体及躯干肉瘤术后患者,切缘充分但未行术前放疗,推荐行辅助放疗。切缘不足者优先推荐放疗后再次手术,也可选择先再次手术后再补充放疗。

3 对于术前放疗术后阳性切缘的患者,建议再次手术。对于无法手术者,可行术后放疗补量,但放疗补量是否可以提高局部控制率目前缺乏证据[22-23]且多为回顾性研究数据。一项回顾性研究收集了 216 例新辅助放疗(剂量为 50Gy)后手术切缘阳性的肢体肉瘤患者,病理分型包括脂肪肉瘤、平滑肌肉瘤、多形性未分化肉瘤以及不明分类的 STS。其中 52 例未行补量放疗,41 例接受了术后放疗补量(16Gy),两组局部复发率分别为 11.5%(6/52)和 22.0%(9/41),5 年的无复发生存率分别为 90.4% 和 73.8%(P=0.13)[22],放疗补量组未能降低局部复发率。另一项回顾性研究分析了 67 例新辅助放疗后切缘阳性的患者,未补量照射 10 例,术后粒子植入或术中电子线放疗补量 10 例,47 例术后外照射放疗补量。结果显示 3 组患者 5 年局部控制率分别为 100%、78% 和 71%(P=0.5)[23],术后放疗补量未能提升局部控制率,但可能改善患者 OS(未补量放疗者,HR=3.4,P=0.02)。因此术后补量放疗的价值尚未确认,需有更多前瞻性的大样本临床研究去验证。目前临床上对这一类患者需充分考虑到患者潜在治疗不良反应再决定。

4 术后放疗的优势是可以有明确完整的病理结果和切缘状态,急性手术伤口并发症低。但是由于放疗的靶区范围大,剂量高,晚期并发症发生率较高,包括纤维化、关节僵硬、水肿和骨折。这些晚期毒性大多是不可逆的。

术后复发再次术后的放疗适应证,也可参考上述推荐。

5 放疗范围

GTV(如有肉眼残存):CT/MRI 图像显示的可见肿瘤。

低危 CTV:瘤床区域(需参考术前 MRI 影像资料确认),在此区域四周扩 1.5cm、纵向方向上下各扩 4cm 边界,包括手术瘢痕及引流口,避开关节。如外扩超过肌肉起止点,则缩至肌肉起止点;如外扩超过天然解剖屏障,如皮肤、肌群筋膜、骨,则缩至解剖屏障处。

高危 CTV:瘤床区域[+GTV(如有)],在区域四周扩 1.5cm,纵向方向上下各扩 1.5~2cm。

PTV:结合各单位摆位误差等情况,一般需在 CTV 基础上四周及上下各外扩 0.5~1cm 左右。但遇到皮肤等组织需退缩回皮肤内。

6 放疗剂量

95% 低危 PTV:(50~50.4)Gy/(1.8~2)Gy。

95% 高危 PTV:需同步加量照射,总剂量达到:

对于 R0 切除者:60~66Gy。

对于 R1/R2 切除者:66~70Gy。

7 摆位原则同术前。

3.1.3 姑息放疗

全身远处转移的软组织肉瘤临床预后差,姑息放疗目的是减轻痛苦,提高生活质量。

1. 放疗范围

GTV:CT/MRI 图像显示的可见肿瘤。

CTV:范围与术前放疗相同,可根据病变情况及患者一般状态调整靶区。

2. 放疗剂量:95% PTV,(50~60)Gy/(25~30)F 或 30Gy/6F。

3. 摆位原则同术前。

3.2 腹膜后软组织肉瘤的放射治疗

分层		I 级推荐	II 级推荐	III 级推荐
初发	可切除		• 术前放疗（2A 类）	• 术前放疗 +/– IORT • 同步放化疗（3 类） • 术后放疗（高度选择的患者）（3 类）
	不可切除		• 转化放疗（2A 类），再考虑能否手术	• 转化放疗 +/– 药物治疗（3 类），再考虑能否手术
复发先前未行放疗	可切除		• 术前放疗（2A 类）	• 术前放疗 +/– 药物治疗（3 类）
	不可切除		• 转化放疗（2A 类），再考虑能否手术	• 药物治疗（3 类），再考虑能否手术

【注释】

1 由于腹膜后肉瘤通常邻近腹腔内的重要脏器或结构，手术难以获得广泛切除，局部复发和肿瘤进展是大部分肿瘤致死的主要原因，通常需要采取多模式的综合治疗。

2 对于放疗是否可以改善 RPS 的治疗效果目前尚存在争议。一项系统综述和荟萃分析的结果显示，对比单纯手术，手术联合放疗显著提高了患者的中位 OS（$P<0.000\ 01$）和 5 年 OS 率（$P<0.001$）。无论是术前放疗（$P<0.001$）还是术后放疗（$P=0.001$），对比单纯手术组，中位 RFS 均显著延长[1]。在另一项纳入 9 068 例患者的大型病例对照、倾向性评分匹配的回顾性研究中，术前放疗 563 例，术后放疗 2 215 例，单纯手术 6 290 例。研究结果发现，与单独手术相比，术前放疗（$HR=0.70$，95% CI 0.59~0.82；$P<0.000\ 1$）和术后放疗（$HR=0.78$，95% CI 0.71~0.85；$P<0.000\ 1$）均能显著提高总生存率[2]。但一项 III 期前瞻性随机对照研究 STRASS 研究（EORTC62092）显示，手术联合术前放疗，对比单纯手术，新辅助放疗未提高局部控制率，也未显示出生存获益，尤其是高级别 LPS 和 LMS；但对于复发主要以腹腔内（局部）为主的 RPS，如高分化脂肪肉瘤和低级别去分化脂肪肉瘤，术前放疗可能有助于减少局部复发风险[3]。因此，还需要更多的前瞻性临床随机对照研究证实术前放疗的获益。

3 术前放疗优于术后放疗的依据在于，原发肿瘤可以将腹腔肠道或重要脏器推移，术前放疗尽可能减少对周围重要脏器结构的放射损伤。同时，术前放疗降低了手术时肿瘤播散的风险，放疗后肿瘤边界更清晰，可能使肿瘤更易于切除。对于预期难以达到理想外科切缘，复发风险高或暂时不可切除的患者，行术前放疗是较好的选择。局部复发病灶如未接受过放疗，亦可考虑行术前放疗后争取手术。

4 术前放疗范围：推荐对有髂嵴上方病灶的腹膜后肿瘤均进行 4D 扫描。

GTV：体格检查和影像学显示的大体肿瘤。

CTV：若在 4D 影像指导下，GTV 向四周及上下方向各扩 1.5cm 边界得到 CTV，如果肿瘤延伸至腹股沟管，则需将 GTV 向下扩 3cm。如果未能行 4D 扫描，对于髂嵴上方病灶，GTV 向四周扩 1.5~2cm，纵向方向上下各扩 2~2.5cm；对于髂嵴下方的病灶，GTV 向四周及上下方向各扩 1.5cm 边界得到 CTV，如果肿瘤延伸至腹股沟管，则需将 GTV 向下扩 3cm。以上所有勾画结束后均需修整，某些解剖屏障及重要器官需调整至 0~5mm。

PTV：CTV 四周及上下各外扩 5mm（若无 IGRT 引导，建议外扩边界为 9~12mm）[4]。

术前放疗剂量：一般外照射剂量为 95% PTV（45~50.4）Gy/（1.8~2.0）Gy。然而，在经验丰富的医疗中心，可给予整个临床靶区（CTV）剂量（45~50）Gy/（1.8~2）Gy，同时对经外科医生和放射肿瘤科医生共同确定的高危腹膜后边缘，勾画出高危 CTV 行同步推量照射，单次分割为 2.3Gy，最后至高危 CTV 总剂量为 57.5Gy/25F[5]。

摆位原则：采取自然体位，以固定良好、重复性好为原则，采用真空垫、发泡胶或其他体位固定装置，减少靶区部位各方向的位移及旋转。摆位还应考虑治疗中心应在肿瘤区域皮肤表面清晰可见，不被遮挡。

5 放疗技术：外照射放疗的各种放疗技术，其安全性和有效性尚未在多中心随机对照研究中进行评估。因此，根据各医疗中心情况，可采用 3D 适形放疗，调强放疗（IMRT），螺旋断层放疗或质子治疗等技术。

6 术中放疗（IORT）技术的研究也在开展。有研究评估了行术前放疗，手术切除及 IORT 的 RPS 患者，相比仅接受单纯手术切除的患者，手术联合 IORT，其 OS（30% vs. 74%）和局部控制率（61% vs. 83%）更高[6]。因此，对于接受过术前放疗，但术中对于切缘状态不明确或怀疑切缘阳性时，可考虑 IORT[6-7]。

7 术前同步放化疗的作用尚未确定，缺乏比单纯术前放疗更有效的前瞻性研究数据，且可能增加相关毒性，故仅在临床试验的前提下，由具有丰富临床治疗经验的中心开展。

8 由于正常组织在术后重新进入原瘤床区域，术后放疗的并发症风险高，腹膜后肉瘤术后不应常规行辅助放疗。如果在手术切除前没有做过放疗，则可考虑随访，在局部复发时再选择行术前外照射放疗。如果肿瘤部位特殊，局部复发风险高，挽救性手术不可行，或局部复发将引起严重并发症的患者，可考虑行术后放疗。为行术后放疗，最好在术中，在高危复发或预期为 R1/R2 切除的区域，放置夹子标记需要照射的范围。也建议用网膜或其他组织移位材料将肠道从肿瘤床移位，以降低放疗相关肠道毒性的风险。

9 放疗既可作为可切除 RPS 的术前治疗，也可作为不可切除患者的姑息治疗选择。

4. 化学治疗

4.1 术前化疗

病理类型		I 级推荐	II 级推荐	III 级推荐
非多形性横纹肌肉瘤*	可切除**	• 直接手术（1A 类）	• 术前化疗（1A 类） • VAC	
	不可切除**	• 术前化疗（1A 类） • 低危： 　VAC 　VA • 中危： 　VAC 　VAC/VI 交替 　VDC/IE 交替 • 高危： 　VAC/VI/VDC/IE 交替 • 中枢侵犯： 　VAI/VACa/VDE/VDI 交替		
多形性横纹肌肉瘤		• 参照非特指型软组织肉瘤		
非特指型软组织肉瘤	可切除	• 直接手术（1A 类）	• 临床研究	
	不可切除	• 术前放疗（1A 类）	• 术前化疗（2A 类） • A • AI • EI • MAID	

注：*关于非多形性横纹肌肉瘤定义见注释 3。**关于可切除和不可切除的概念见外科治疗（MSTS/Enneking 外科分期）注释 11。

VAC：长春新碱 + 放线菌素 D+ 环磷酰胺；VA：长春新碱 + 放线菌素 D；VI：长春新碱 + 伊立替康；VDC：长春新碱 + 多柔比星 + 环磷酰胺；IE：异环磷酰胺 + 依托泊苷；VAI：长春新碱 + 放线菌素 D+ 异环磷酰胺；VACa：长春新碱 + 放线菌素 D+ 卡铂；VDE：长春新碱 + 多柔比星 + 依托泊苷；VDI：长春新碱 + 多柔比星 + 异环磷酰胺；A：多柔比星；AI：多柔比星 + 异环磷酰胺；EI：表柔比星 + 异环磷酰胺；MAID：美司钠 + 多柔比星 + 异环磷酰胺 + 达卡巴嗪。

【注释】

1 术前化疗，又称新辅助化疗，主要用于肿瘤巨大、累及重要脏器、与周围重要血管神经关系密切、预计手术切除无法达到安全外科边界或切除后会造成重大机体功能残障甚至危及生命的高级别软组织肉瘤患者。术前化疗优点：①可以使肿瘤与神经、血管、肌肉的边界清晰，降低截肢风险，提高保肢率和肢体功能；②腹膜后肉瘤的术前化疗可以减少对正常器官的切除；③提高手术切缘阴性率，降低局部复发风险；④与术前放疗联合使用时具有增敏的效果；⑤具有杀灭微小转移灶的效果；⑥很多患者因为术后并发症不能按时行辅助化疗，术前化疗可以减少这种情况对生存的影响；⑦依据术前化疗的病理缓解率可以制订后续化疗方案。

2 化疗敏感性是软组织肉瘤是否选择化疗的重要依据。常见软组织肉瘤的化疗敏感性大致分为：①高度敏感：胚胎性/腺泡状横纹肌肉瘤；②中高度敏感：滑膜肉瘤、黏液样脂肪肉瘤和子宫平滑肌肉瘤；③中度敏感：多形性脂肪肉瘤、黏液纤维肉瘤、上皮样肉瘤、多形性横纹肌肉瘤、平滑肌肉瘤、恶性周围神经鞘膜瘤、血管肉瘤、促结缔组织增生性小圆细胞肿瘤、头皮和面部血管肉瘤；④不敏感：去分化脂肪肉瘤和透明细胞肉瘤；⑤极不敏感：腺泡状软组织肉瘤和骨外黏液样软骨肉瘤。

3 横纹肌肉瘤可分为胚胎性RMS、腺泡状RMS、多形性RMS以及梭形细胞/硬化性RMS四类，其中多形性RMS的化疗方案参考非特指型软组织肉瘤。非多形性RMS包括胚胎性RMS、腺泡状RMS和梭形细胞/硬化性RMS。目前关于成人RMS的研究报道较少，一般认为成人RMS的预后比儿童RMS差，但是意大利米兰国家癌症研究所通过对171例成人RMS的随访发现，如果成人RMS患者按儿童RMS方案化疗，能取得与儿童患者相似的疗效。因此本指南推荐成人非多形性RMS的化疗证据主要来源于儿童RMS的研究[1]。

胚胎性RMS和腺泡状RMS对化疗非常敏感，对于肿块巨大或累及重要脏器和结构、无法完整切除的患者，可在活检病理明确诊断后予以术前化疗。其化疗方案需要根据病理类型、是否存在FOXO1融合基因、年龄、TNM分期、IRS分组和是否存在中枢受累等因素进行危险度分级来选择[2-5]（附录9~11）。完成12周左右的化疗后，经外科会诊，若能达到完整切除者可以选择手术治疗。其中胚胎性RMS是预后良好的病理类型，腺泡状RMS中70%~80%存在13号染色体的FOXO1基因与2号染色体的PAX7或1号染色体的PAX3基因转位，形成融合基因PAX3::FKHR或PAX7::FKHR，其OS和EFS差，远处转移率高，而FOXO1融合基因阴性患者的预后和胚胎型RMS类似[6]。因此推荐有条件的单位对腺泡状RMS常规进行FOXO1融合基因检测，根据危险度确定化疗方案。

梭形细胞/硬化性RMS是非多形性RMS中的罕见类型，占5%~10%，从2013版WHO软组织肿瘤分类开始将其列为一类单独的亚型。针对这类亚型化疗的临床研究较少，且均为回顾性研究，目前并无标准化疗方案推荐。日本国立癌症中心医院1997—2014年收治了16例梭形细胞/硬化性RMS患者，选用VAC方案化疗，56%的患者达到客观缓解，但一半以上患者后期出现复发或病情进展，因此推荐VAC作为初始化疗方案，但需明确其化疗敏感性及预后比胚胎性RMS和腺泡状RMS患者的要差[7]。

4 非特指型软组织肉瘤需除外以下三类亚型。①化疗高度敏感的肉瘤：胚胎性/腺泡状横纹肌肉瘤；②化疗极不敏感的肉瘤：腺泡状软组织肉瘤和骨外黏液样软骨肉瘤；③需要特殊处理的软组织肿瘤：胃肠道间质瘤和韧带样纤维瘤病。在非特指型软组织肉瘤中，对化疗相对敏感、肿瘤体积较大、累及重要脏器、与周围重要血管神经关系密切、预计手术切除无法达到安全外科边界或切除后会造成重大机体功能残障甚至危及生命的高级别软组织肉瘤患者可以进行术前化疗，而Ⅰ期手术可以达到安全外科边界下完整切除的患者不推荐术前化疗。

5 非特指型软组织肉瘤的术前化疗方案可以选择多柔比星（A）、多柔比星+异环磷酰胺（AI）、美司钠+多柔比星+异环磷酰胺+达卡巴嗪（MAID）等。在术前化疗中，为争取降期，通常推荐联合化疗方案[8-10]。术前化疗方案需要根据患者的一般情况、治疗耐受性和意愿综合制订。

6 软组织肉瘤的化疗效果与剂量强度密切相关。推荐剂量：多柔比星单药75mg/m²，联合化疗时为60mg/m²，每3周为1个周期[11-12]；异环磷酰胺单药剂量8~12g/m²，联合化疗时可考虑为7.5g/m²，每3周为1个周期[13-14]。

骨与软组织肿瘤

7 ISG-STS 1001 研究探索了根据软组织肉瘤亚型选择不同的术前化疗方案,分别为黏液样脂肪肉瘤(MLPS)选择曲贝替定,SS 选择大剂量异环磷酰胺,LMS 选择吉西他滨 + 达卡巴嗪,UPS 选择吉西他滨 + 多西他赛,MPNST 选择异环磷酰胺 + 依托泊苷,与标准的表柔比星 + 异环磷酰胺(EI)方案对比,发现两组的 5 年 OS 率分别为 66% 和 76%(P=0.018),提示术前化疗采用 EI 方案可带来生存获益[15]。

8 一项多柔比星(阿霉素)和异环磷酰胺联合安罗替尼对不可切除软组织肉瘤新辅助转化治疗的研究结果表明[16],共纳入 28 例患者,总体 ORR 为 28.57%,DCR 为 100%,共有 24 例患者接受了手术,保肢率和 R0 切除率分别为 91.67%(22/24) 和 87.50%(21/24)。直至末次随访,平均 PFS 和 RFS 分别为 21.70 个月和 23.97 个月。在治疗期间 67.87% 的患者出现 ≥3 级不良事件(AE),未发生与治疗相关的死亡。此研究也为不可切除软组织肉瘤患者的新辅助治疗阶段提供了新的思路。

9 所有年轻患者在开始化疗前均建议进行生育功能相关的知情同意(附录 8)。

4.2 术后化疗

肿瘤类型及风险分级		Ⅰ级推荐	Ⅱ级推荐	Ⅲ级推荐
非多形性横纹肌肉瘤	低危*	• VA(1A 类)		
	中危*	• VAC(1A 类) • VAC/VI 交替(1A 类) • VDC/IE 交替(1A 类)		
	高危*	• VAC/VI/VDC/IE 交替(1A 类)		
	中枢侵犯*	• VAI/VACa/VDE/VDI 交替(1A 类)		
多形性横纹肌肉瘤		参照非特指型软组织肉瘤		
非特指型软组织肉瘤	Ⅰ~Ⅱ期	• 观察(2A 类)	• 伴高危因素时可行术后化疗方案(2B 类) • AI • EI • A	
	Ⅲ期	• 术后化疗方案(2A 类) • AI • EI • A	• 观察(2B 类)	

注:* 关于低危、中危、高危和中枢侵犯的概念见附录 11。表中化疗方案同术前化疗表中相应类型的肿瘤化疗方案。

【注释】

1 术后化疗旨在消灭亚临床病灶,减少远处转移和复发的风险,提高患者的生存率。

2 术后化疗可改善非多形性横纹肌肉瘤患者的 DFS 和 OS,推荐按危险度级别选择化疗方案。

3 非特指型软组织肉瘤的辅助化疗一直存在争议,主要是因为 EORTC 62931 研究表明术后 AI(多柔比星 + 异环磷酰胺)方案辅助化疗未改善 OS、RFS、5 年局部复发率和 5 年远处转移率[1]。但该研究存在设计上的缺陷,比如入组了Ⅱ~Ⅲ期肉瘤患者;肿瘤大小及部位不受限制;异环磷酰胺使用剂量偏低(仅使用 5g/m²,低于常用的 8~10g/m²)等。对美国国家癌症数据库进行大数据分析,筛选出 1998—2012 年Ⅲ期软组织肉瘤患者 16 370 例,其中 5 377 例可以纳入生存分析,化疗组的中位 OS 为 82.7 个月,观察组的中位 OS 为 51.3 个月(P<0.01)[2]。法国肉瘤组的随访数据也显示 FNCLCC 3 级的患者可以从辅助化疗中获益,

骨与软组织肿瘤

5 年无转移生存率（metastasis-free survival, MFS）由 49% 提高到 58%（$P=0.01$），5 年 OS 率由 45% 提高到 58%（$P=0.000\,2$）[3]。因此，对于Ⅲ期化疗敏感的肉瘤患者推荐术后化疗，Ⅱ期患者具备以下高危因素时也可考虑术后化疗：肿瘤位置深，肿瘤累及周围血管，包膜不完整或突破间室，FNCLCC 3 级，局部复发二次切除术等。

4　1997 年发表的一项荟萃分析显示以多柔比星为基础的辅助化疗可以明显延长局部复发及远处转移的时间，改善无复发生存时间，但 OS 仅有延长的趋势[4]。在此基础上，2008 年的一项荟萃分析更新了部分临床研究，结果显示辅助化疗对比术后观察的局部复发风险比为 0.73（$P=0.02$），远处转移及复发风险比均为 0.67（$P=0.000\,1$）[5]，而且在死亡风险比方面，单药多柔比星（A）为 0.84（$P=0.09$），多柔比星 + 异环磷酰胺（AI）为 0.56（$P=0.01$），提示联合化疗在 OS 方面更具有优势。2001 年意大利肉瘤研究组发表了一项表柔比星 + 异环磷酰胺（EI）方案用于辅助治疗的研究，纳入了 3 级软组织肉瘤患者 104 例（直径 ≥5cm 或复发），随机分为试验组和观察组，试验组接受 5 个周期 EI 方案辅助化疗，结果显示辅助化疗显著改善 DFS 和 OS，两组 mDFS 分别为 48 个月和 16 个月（$P=0.03$），mOS 分别为 75 个月和 46 个月（$P=0.04$）[6]。

5　建议术后化疗在伤口愈合后尽早开始，共完成 4~6 周期[7]。是否选择联合治疗以及治疗疗程，还需要根据患者的具体情况及意愿，综合制订治疗方案。

4.3　转移或复发的不可切除软组织肉瘤的化疗

肿瘤类型	线数	Ⅰ级推荐	Ⅱ级推荐	Ⅲ级推荐
非多形性横纹肌肉瘤	一线	• VAC/VI/VCD/IE 交替（1A 类） • VAI/VACa/VDE/VDI 交替（中枢侵犯）（1A 类）		
	二线	• 环磷酰胺 + 托泊替康（2A 类） • 长春瑞滨（2A 类） • 环磷酰胺 + 长春瑞滨（2A 类） • 吉西他滨 + 多西他赛（2A 类） • 多柔比星 + 异环磷酰胺（2A 类） • 卡铂 + 依托泊苷（2A 类）	• 临床试验	• 最佳支持治疗
多形性横纹肌肉瘤		参照非特指型软组织肉瘤		
非特指型软组织肉瘤	一线	• A（2A 类） • AI（2A 类）	• 多柔比星 + 曲贝替定（LMS）（2A 类） • 多柔比星 + 达卡巴嗪（LMS）（2B 类） • 临床试验	• 最佳支持治疗
	二线	• 依据具体类型选择化疗方案（2A 类）	• 临床试验	• 最佳支持治疗

注：表中化疗方案同术前化疗表中相应类型的肿瘤化疗方案。
所有患者开始化疗前均建议进行生育功能的知情同意（附录8）。

【注释】

1　姑息性化疗是对于转移或复发且不能完整切除肿瘤患者采取的化疗，目的是使肿瘤缩小、稳定，以减轻症状，延长生存期，提高生活质量。考虑到软组织肉瘤的多样性、异质性和化疗较明显的不良反应，姑息化疗方案的制订需要因人而异。

骨与软组织肿瘤

2　转移性非多形性横纹肌肉瘤患者,化疗方案应按照高危组选择 VAC/VI/VDC/IE 交替,有部分化疗效果好但仍存在病灶残留者也可积极选择手术或放疗等局部治疗。二线化疗可选方案包括:环磷酰胺 + 托泊替康、长春瑞滨、环磷酰胺 + 长春瑞滨、吉西他滨 + 多西他赛、多柔比星 + 异环磷酰胺和卡铂 + 依托泊苷。

3　多柔比星和异环磷酰胺是非特指型软组织肉瘤的基石用药。EORTC 62012 研究比较了单药多柔比星（A）和多柔比星 + 异环磷酰胺（AI）方案治疗晚期软组织肉瘤患者的疗效,结果显示 AI 组的 ORR 远高于单药 A 组（26% vs. 14%,$P<0.000\ 6$）,中位 PFS 也高于单药 A 组（7.4 个月 vs. 4.6 个月,$P=0.003$）,但两组的 OS 差异无统计学意义（14.3 个月 vs. 12.8 个月,$P=0.076$）。分层分析显示,除了未分化多形性肉瘤亚组 OS 具有显著获益以外,其他亚型均没有显著的 OS 获益,且联合治疗的不良反应发生率较高[1]。一项随机对照Ⅲ期临床研究,将 AI 方案中的多柔比星剂量由 $50mg/m^2$ 提高到 $75mg/m^2$,中位 PFS 由 19 周显著提高到 29 周（$P=0.03$）,但中位 OS 差异无统计学意义（55 周 vs. 56 周,$P=0.98$）[2]。因此姑息一线化疗方案可以个体化选择 A 或者 AI 方案,而且不推荐提高化疗药物剂量。

4　表柔比星和多柔比星脂质体的心脏毒性小于多柔比星,但疗效相当[3],对于多柔比星的累积剂量较大,或年龄较大、存在基础心脏疾病的患者,可以考虑使用表柔比星和多柔比星脂质体代替多柔比星,但缺乏大规模临床研究证据。

5　D'Ambrosio 等[4]报道的一项 EORTC-STBSG 回顾性研究,评价了多柔比星 + 达卡巴嗪（AD）、多柔比星 + 异环磷酰胺（AI）和多柔比星（A）一线治疗晚期 / 转移性平滑肌肉瘤的疗效。2010 年 1 月至 2015 年 12 月在 EORTC-STBSG 的 18 家中心收集 330 例患者。117 例（39%）接受 AD 治疗,71 例（23%）接受 AI 治疗,115 例（38%）接受 A 治疗。在 2∶1∶2 倾向评分匹配的 205 例患者中,三组患者的中位 PFS 分别为 9.2 个月、8.2 个月和 4.8 个月,ORR 分别为 30.9%、19.5% 和 25.6%。AD 组的 mPFS 明显优于 A 组（$HR=0.72$,95% CI 0.52~0.99）。三组的中位 OS 分别为 36.8 个月、21.9 个月和 30.3 个月,没有显著性差异。在倾向评分匹配的人群中,多柔比星 + 达卡巴嗪在 ORR 和 PFS 方面表现出较好的疗效,值得在前瞻性试验中进一步评估。

6　LMS-04 是一项多中心、开放标签、优效性的随机Ⅲ期临床试验[5],从 2017 年 1 月 18 日至 2019 年 3 月 21 日,纳入了来自法国肉瘤组（French Sarcoma Group）20 个中心既往未接受过化疗的转移性或复发性不可切除平滑肌肉瘤患者 150 例,子宫平滑肌肉瘤 67 例,软组织平滑肌肉瘤 83 例。随机分配（1∶1）接受多柔比星（$75mg/m^2$）,每 3 周一次,最多 6 个周期;或多柔比星（$60mg/m^2$）+ 曲贝替定（$1.1mg/m^2$,d1）,每 3 周一次,最多 6 个周期,随后单用曲贝替定维持治疗。多柔比星组 76 例,多柔比星 + 曲贝替定组 74 例。结果显示,多柔比星 + 曲贝替定组的中位无进展生存期显著优于多柔比星组,分别为 12.2 个月和 6.2 个月（$HR=0.41$,95% CI 0.29~0.58,$P<0.000\ 1$）。最常见的 3~4 级 AE 为中性粒细胞减少,两组 SAE 的发生率分别为 12% 和 20%。研究表明,与单独使用多柔比星相比,多柔比星 + 曲贝替定一线治疗转移性或不可切除平滑肌肉瘤患者可显著提高无进展生存期,尽管毒性较高但可控制,可考虑作为转移性平滑肌肉瘤一线治疗的一种选择。

7　非特指型软组织肉瘤的二线治疗没有公认的化疗方案,可以参照病理类型进行选择:如平滑肌肉瘤可以选择吉西他滨 + 达卡巴嗪、吉西他滨 + 多西他赛或者曲贝替定;脂肪肉瘤可以选择曲贝替定或者艾立布林;滑膜肉瘤可以选择大剂量异环磷酰胺;未分化多形性肉瘤可以选择吉西他滨 + 多西他赛;血管肉瘤可以选择紫杉醇等[6-7]。METASARC 观察性研究在 2 225 例转移性 STS 患者中探索了真实世界的结果,发现前线的联合化疗、病理亚型为平滑肌肉瘤、转移病灶接受局部治疗和 OS 正相关,但是除了平滑肌肉瘤外,其他病理类型接受二线之后系统治疗的获益非常有限[8]。

8　在一项多中心、随机Ⅲ期临床试验[9]中纳入既往接受过蒽环类药物治疗的晚期中高级别肉瘤患者 452 例,其中 LPS 143 例和 LMS 309 例,对比艾立布林与达卡巴嗪的疗效,其中艾立布林组 228 例,达卡巴嗪组 224 例。与达卡巴嗪相比,艾立布林显著改善了总体人群的 OS（13.5 个月 vs. 11.5 个月,$HR=0.77$,$P=0.016\ 9$）。亚组分析显示,艾立布林为 LPS 患者也带来了明显生存获益,艾立布林和达卡巴嗪治疗的 mOS 分别为

15.6 个月和 8.4 个月（HR=0.51,95%CI 0.35~0.75）；而 LMS 亚组没有显著差异,mOS 分别为 12.7 个月和 13.0 个月（HR=0.93,95%CI 0.71~1.20）。根据这项研究结果,美国食品药品监督管理局（FDA）批准了艾立布林用于蒽环类药物治疗失败的晚期 LPS 患者。

9　曲贝替定被 FDA 批准用于平滑肉瘤和脂肪肉瘤的二线化疗,与达卡巴嗪相比,中位 PFS 由 1.5 个月提高到 4.2 个月（P<0.001）。分层分析显示,曲贝替定治疗平滑肌肉瘤和脂肪肉瘤均有效,尤以黏液样脂肪肉瘤疗效更佳。但是,曲贝替定较达卡巴嗪并没有带来 OS 获益[10]。

10　对于复发/转移不可切除的 RPS,姑息性化疗原则及方案参照四肢躯干复发/转移不可切除肉瘤的治疗部分。

5. 靶向/免疫治疗

5.1　靶向治疗

5.1.1　晚期或不可切除软组织肉瘤的靶向治疗

靶向药物	Ⅰ级推荐	Ⅱ级推荐	Ⅲ级推荐
安罗替尼 (anlotinib)	软组织肉瘤（1A 类） （二线）		
培唑帕尼 (pazopanib)		软组织肉瘤（1A 类） （脂肪肉瘤除外）（二线）	
瑞戈非尼 (regorafenib)			软组织肉瘤（2B 类） （脂肪肉瘤除外）（二线）

【注释】

1　抗肿瘤靶向药物作为新的治疗手段,已成功应用于多种类型肿瘤的治疗。靶向药物相对于化疗,具有不良反应小和耐受性好的特点。近年来一些靶向治疗药物对特定组织学类型的晚期软组织肉瘤（STS）显示出较好前景,已有多种靶向药物应用于晚期或不可切除 STS 的治疗。本部分所列靶向药物均用于晚期或不可切除软组织肉瘤的药物治疗,不用于术后辅助治疗。

2　安罗替尼、培唑帕尼和瑞戈非尼可以作为不可切除或晚期软组织肉瘤的二线治疗选择,但培唑帕尼和瑞戈非尼不推荐用于脂肪肉瘤。

3　安罗替尼是一种多靶点酪氨酸酶抑制剂,具有抑制肿瘤血管新生及抑制肿瘤生长的双重靶向作用。安罗替尼二线治疗晚期软组织肉瘤的Ⅱ期研究显示,安罗替尼有效率为 12.6%,12 周无进展生存率达 68.4%,中位无进展生存期为 5.63 个月,中位总生存期为 12.33 个月[1]。在随机对照的ⅡB 期研究中（ALTER 0203）,与安慰剂相比,安罗替尼可以显著延长患者无进展生存期,降低疾病进展风险（6.27 个月 vs. 1.47 个月,HR=0.33,P<0.000 1）。亚组分析显示,安罗替尼能显著延长滑膜肉瘤（5.73 个月 vs. 1.43 个月,P<0.000 1）、平滑肌肉瘤（5.83 个月 vs. 1.43 个月,P<0.000 1）及腺泡状软组织肉瘤（18.23 个月 vs. 3 个月,P<0.000 1）等多种亚型患者的 PFS[2]。安罗替尼除了常规监测血压外,还需要注意定期监测甲状腺功能。

4　培唑帕尼是一种特异性靶向肿瘤血管生成和肿瘤细胞增殖相关受体的小分子酪氨酸激酶抑制剂。2012 年 4 月 26 日美国 FDA 批准培唑帕尼用于化疗失败的除脂肪肉瘤以外转移性软组织肉瘤的二线治疗。一项随机对照的Ⅲ期研究（PALETTE）入组了 369 例经标准化疗失败且未曾接受血管生成抑制剂治疗的转移性软组织肉瘤患者。与安慰剂相比,培唑帕尼能显著延长患者的无进展生存期（4.6 个月 vs. 1.6 个月,HR=0.35,P<0.000 1）。两者的总生存期差异无统计学意义（12.5 个月 vs. 11 个月,P=0.25）[3]。

　　一项在中国 STS 人群中的临床研究,收集了培唑帕尼治疗的不同亚型 STS 成人患者 40 例。结果表明,ORR 为 37.5%（15/40）,疾病控制率（DCR）为 80.0%（32/40）,中位无进展生存期（mPFS）为 5.3 个月[4]。

　　培唑帕尼在 STS 患者中的最常见不良事件为疲乏、腹泻、恶心、皮肤毛发色素脱失、体重减轻和高血压。临床应用中要注意监测患者的肝功能，一旦出现肝功能异常应及时处理。对于基线存在中度肝损伤患者，可减量至 200mg/d；严重肝损伤患者不建议使用。

5 在一项安慰剂对照的随机 II 期临床试验（REGOSARC）中，瑞戈非尼可以显著提高多柔比星治疗失败的非脂肪肉瘤组 STS 患者的 mPFS（4.0 个月 vs. 1.0 个月，$P<0.0001$）；而 mOS 没有显著获益，分别为 13.4 个月和 9 个月（$P=0.059$）。除了脂肪肉瘤亚组以外，滑膜肉瘤、平滑肌肉瘤和其他肉瘤患者中，瑞戈非尼治疗均有 mPFS 获益[5]。

6 对于不适合化疗的晚期非特指型软组织肉瘤患者（例如高龄），没有公认的治疗方案。ALTER-S003 研究采用安罗替尼一线治疗不适合化疗的晚期软组织肉瘤患者，结果显示 4 个月和 6 个月的临床获益率（CBR）分别为 65.4%（17/26）和 38.5%（10/26）[6]。安全性良好，大部分 AE 为 1~2 级，最常见的 3 级 AE 为高血压（17.2%）。安罗替尼有望成为不适合化疗的晚期软组织肉瘤患者一线治疗选择。另外一项安罗替尼联合表柔比星一线治疗晚期软组织肉瘤患者的单臂 II 期临床研究结果显示[7]：ORR 为 13.3%，DCR 为 80%，中位 PFS 达 11.5 月。据此，一项大型多中心 III 期注册临床研究正在国内开展，期待该方案成为晚期软组织肉瘤的一线治疗选择。ALTER-S006 研究评估了在晚期软组织肉瘤一线蒽环类药物化疗 4~6 个疗程后达到部分缓解或病情稳定的患者中，安罗替尼作为维持治疗的有效性和安全性。研究入组 49 例患者，安罗替尼维持治疗的总体中位 PFS 为 9.1 个月，其中滑膜肉瘤（4 例）、脂肪肉瘤（17 例）、平滑肌肉瘤（15 例）亚组 PFS 分别为 19.1 个月、12.5 个月和 7.1 个月，安罗替尼维持治疗的最佳客观缓解率和疾病控制率为 16% 和 94%[8]。

5.1.2 特殊病理亚型晚期或不可切除软组织肉瘤的靶向治疗

病理亚型	I 级推荐	II 级推荐	III 级推荐
腹膜后高分化 / 去分化脂肪肉瘤			• 哌柏西利（3 类） • 阿贝西利（3 类）
腺泡状软组织肉瘤	安罗替尼（2A 类）		• 培唑帕尼（3 类） • 舒尼替尼（3 类）
透明细胞肉瘤	安罗替尼（2A 类）		
ALK 融合的炎性 肌纤维母细胞瘤			• 克唑替尼（3 类） • 塞瑞替尼（3 类）
恶性孤立性纤维瘤			• 索拉非尼（3 类） • 舒尼替尼（3 类） • 培唑帕尼（3 类） • 贝伐珠单抗 + 替莫唑胺（3 类）
隆突性皮肤纤维肉瘤	• 伊马替尼（3 类）		
恶性血管周 上皮样细胞瘤		• 白蛋白结合型 西罗莫司（2B 类）	• 依维莫司（3 类） • 西罗莫司（3 类） • 替西罗莫司（3 类）
上皮样肉瘤		• 他泽司他（2B 类）	
NTRK 融合的肉瘤	• 拉罗替尼（3 类） • 恩曲替尼（3 类）		
RET 融合的肉瘤			• 塞普替尼（3 类）

【注释】

1 通常情况下，靶向治疗用于不可切除或晚期软组织肉瘤的二线治疗。但在一些特殊病理亚型由于缺乏标准、有效的一线化疗方案,所以特定的靶向药物可以考虑用于特定类型不可切除或晚期软组织肉瘤的一线治疗,如 CDK4 抑制剂哌柏西利、阿贝西利可以用于高分化 / 去分化脂肪肉瘤的一线治疗;安罗替尼、培唑帕尼和舒尼替尼可以用于腺泡状软组织肉瘤的一线治疗;克唑替尼和塞瑞替尼用于 ALK 融合的炎性肌纤维母细胞瘤的一线治疗;白蛋白结合型西罗莫司、依维莫司和西罗莫司用于恶性血管周上皮样细胞瘤的一线治疗;伊马替尼可以用于隆突性皮肤纤维肉瘤的一线治疗。

2　在基因检测方面,克唑替尼和塞瑞替尼用于炎性肌纤维母细胞瘤的治疗,需要检测 ALK 融合基因,特别需要注意的是,与肺癌 EML4 :: ALK 融合基因不同,炎性肌纤维母细胞瘤的 ALK 融合基因为 PM3 :: ALK、TPM4 :: ALK、CLTC :: ALK、RANBP2 :: ALK、CARS :: ALK 和 ATIC :: ALK,需要特殊的分子诊断检测。

3　脂肪肉瘤有以下几个亚型:高分化脂肪肉瘤（WDLPS）、去分化脂肪肉瘤（DDLPS）、黏液样脂肪肉瘤、多形性脂肪肉瘤和黏液样多形性脂肪肉瘤。黏液样脂肪肉瘤对化疗较为敏感,可以考虑含多柔比星为主的化疗。对于局部晚期或转移性的 WDLPS 和 DDLPS 患者仍然缺乏效果较好的治疗方法。90% 的 WDLPS 和 DDLPS 患者存在 CDK4 基因扩增,提示该部分患者有可能从 CDK4 抑制剂中获益。哌柏西利（palbociclib）是一种选择性的 CDK4 抑制剂。在一项开放性Ⅱ期研究中,哌柏西利治疗 CDK4 扩增的晚期 WD/DDLPS 患者 30 例,29 例可评估疗效。结果显示,12 周的 PFS 率为 66%,超过了预设的主要终点（40%）。中位 PFS 为 18 周,1 例患者部分缓解（PR）。3/4 级 AE 包括贫血（17%）、血小板减少（30%）、中性粒细胞减少（50%）和发热性中性粒细胞减少（3%）[1]。在该项研究的扩展队列中,CDK4 抑制剂哌柏西利治疗 WD/DDLPS 60 例,其中 WDLPS 13 例,DDLPS 47 例。全组可评价的患者 59 例,12 周 PFS 率为 57.2%,中位 PFS 为 17.9 周,哌柏西利显示一定的疗效[2]。阿贝西利（abemaciclib）也是一种选择性的 CDK4 抑制剂,在一项Ⅱ期临床研究中,阿贝西利治疗复发或转移性 DDLPS 患者 30 例,可评估疗效者 29 例,12 周 PFS 率为 75.9% （22/29）,mPFS 为 30 周,ORR 为 6.9%（2/29）[3-4]。

4　腺泡状软组织肉瘤（ASPS）是一种罕见的、对化疗极不敏感的软组织肉瘤。一项安罗替尼和安慰剂随机对照、双盲、多中心Ⅱb 期临床研究中,亚组分析显示,安罗替尼治疗 ASPS 患者（n=56）较安慰剂组的 mPFS 显著延长,分别为 18.23 个月和 3 个月（P<0.000 1）;透明细胞肉瘤和上皮样肉瘤患者（n=17）的 mPFS 有延长的趋势（9.07 个月 vs. 4.3 个月,P=0.82）[5]。一项回顾性研究中,30 例接受培唑帕尼治疗的 ASPS 患者,可评估者 29 例,1 例 CR,7 例 PR,17 例 SD,ORR 为 27.6%,DCR 为 86.2%。中位随访 19 个月,mPFS 为 13.6 个月,1 年 PFS 率为 59%,mOS 未达到。结果显示,培唑帕尼在 ASPS 患者中取得了一定疗效[6]。2011 年报道的一项回顾性分析中,在 9 例 ASPS 患者中对舒尼替尼的疗效进行评价,其中 5 例 PR,3 例 SD,1 例 PD,mPFS 为 17 个月。在另一项舒尼替尼和西地尼布（cediranib）治疗 ASPS 的小样本随机对照Ⅱ期研究中,两组的 ORR 分别为 7.1%（1/14）和 6.7%（1/15）,DCR 分别为 78.6%（11/14）和 86.7%（13/15）。舒尼替尼可能通过 PDGFR 和 RET 等相关机制在 ASPS 中产生抗肿瘤活性[7-8]。

5　炎性肌纤维母细胞瘤（inflammatory myofibroblastic tumor,IMT）的组织学特征是炎性浸润的梭形细胞增生,具有局部侵袭性。IMT 是低度恶性软组织肉瘤,手术切除是治疗 IMT 的主要手段,少数病例用塞来昔布等非甾体抗炎药物治疗有效。大约一半的 IMT 患者伴有 ALK 基因融合,导致 ALK 表达异常。一项 ALK 抑制剂克唑替尼单药治疗晚期、不能手术的 IMT 患者的多中心、前瞻性Ⅱ期临床试验中,50%（6/12）ALK 阳性患者和 14%（1/7）ALK 阴性患者达到客观缓解（ORR）[9]。在一项多中心、开放标签、Ⅰ期剂量爬坡和扩展研究中,塞瑞替尼治疗 ALK 阳性复发难治性 IMT 患者 10 例,ORR 为 70%[10]。

6　恶性孤立性纤维瘤（solitary fibrous tumor,SFT）/ 血管外皮瘤是一种罕见的软组织肉瘤亚型,通常是低度恶性肿瘤,但在 20% 的病例中仍可能表现出转移潜能。在转移性或不可切除的情况下,蒽环类药物为基础的化疗效果较差。索拉非尼治疗 SFT 患者有一定的效果。一项来自法国的Ⅱ期临床研究中,亚组分析显示,5 例进展期 SFT 患者经过索拉非尼治疗,有 2 例获得 9 个月的疾病控制[11]。2012 年,一项单中心回顾性研究中,分析了舒尼替尼治疗的进展性晚期 SFT 患者 35 例。按照 RECIST 标准,可评估患者 31 例,PR 2 例,SD 16 例,PD 13 例,ORR 为 6.5%,DCR 为 58.0%,mPFS 6 个月;按照 Choi 标准,可评估患者 29 例,PR

4 例,ORR 为 13.8%[12]。一项欧洲的多中心、单臂、Ⅱ期试验评价了培唑帕尼在恶性 SFT 和去分化 SFT 患者中的疗效和安全性。2014 年 6 月至 2016 年 11 月共纳入 36 例患者（恶性 SFT 34 例,去分化 SFT 2 例）。根据 Choi 标准,可评价患者 35 例,PR 18 例（51.4%）,SD 9 例（25.7%）。由于 2 例去分化 SFT 患者出现早期快速进展,停止入组该类患者。无治疗相关死亡。3 级以上 AE 包括高血压 31%（11/36）、中性粒细胞减少 11%（4/36）和 ALT 升高 11%（4/36）等[13]。一项回顾性研究中,贝伐珠单抗联合替莫唑胺治疗局部晚期、复发、转移性恶性 SFT 患者 14 例。结果显示,根据 Choi 标准,11 例 PR（79%）,2 例 SD（14%）,1 例 PD（7%）。中位至反应时间为 2.5 个月,中位 PFS 为 9.7 个月,6 个月 PFS 率为 78.6%。常见 AE 为骨髓抑制[14]。

7　90% 以上的隆突性皮肤纤维肉瘤（dermatofibrosarcoma protuberans,DFSP）患者伴有 17 号染色体 COL1A1 和 22 号染色体的 PDGFB 基因融合,从而导致 PDGFR 通路的过度活化,提示隆突性皮肤纤维肉瘤患者有可能从相应的靶向治疗中获益。Rutkowski 等[15]对 EORTC 和 SWOG 的两项伊马替尼治疗局部晚期或转移性 DFSP 患者的Ⅱ期临床试验进行汇总分析,结果显示,24 例患者中,PR 11 例（45.8%）,SD 6 例（25%）,PD 4 例（16.7%）,中位至进展时间为 1.7 年,1 年 OS 率为 87.5%。目前,伊马替尼获批用于治疗不能切除的复发或转移性 DFSP 患者。

8　恶性血管周上皮样细胞瘤（perivascular epithelioid cell tumor,PEComa）是一种极为罕见的间充质肿瘤,最常见于内脏（尤其是胃肠道和子宫）、腹膜后、腹壁和盆腔等部位。对于晚期疾病患者而言,mTOR 信号传导通路异常活化为靶向治疗提供了理论依据。在一项前瞻性、单臂的Ⅱ期临床研究中,探讨 mTOR 抑制剂白蛋白结合型西罗莫司（100mg/m^2,静脉注射,d1、d8,每 3 周 1 次）治疗恶性 PEComa 的疗效和安全性。34 例患者接受治疗,31 例可评估疗效。总有效率为 39%,2 例 CR 和 10 例 PR,16 例 SD（52%）,3 例 PD（10%）。中位缓解持续时间为 2.5 年。9 例 TSC2 突变患者中有 8 例（89%）获得缓解,16 例无 TSC2 突变患者中有 2 例（13%）获得缓解。mPFS 为 10.6 个月,mOS 为 40.8 个月。大多数治疗相关不良事件为 1 级或 2 级,未发生 ≥4 级治疗相关不良事件[16]。2021 年 11 月,FDA 批准白蛋白结合型西罗莫司用于进展期不可切除或转移性 PEComa 的治疗。2010 年,报道了西罗莫司治疗转移性恶性 PEComa 患者 3 例,均观察到肿瘤对西罗莫司的反应。[17]2014 年,一项回顾性研究报道了西罗莫司或替西罗莫司治疗的恶性 PEComa 患者 10 例,其中 9 例接受西罗莫司,1 例接受替西罗莫司。按照 RECIST 标准,5 例 PR（50%）,1 例 SD（10%）,1 例 PD（10%）[18]。

9　90% 的上皮样肉瘤具有 INI1 表达缺失,导致依赖于转录抑制子 EZH2（组蛋白甲基转移酶）的恶性转化和肿瘤发生。他泽司他（tazemetostat）是一种选择性的口服 EZH2 抑制剂,属于表观遗传学药物。在一项多中心、开放标签的Ⅱ期篮子研究中,>16 岁的上皮样肉瘤患者 62 例,口服他泽司他 800mg/ 次,每日两次。研究结果显示,mPFS 为 5.5 个月,mOS 为 19 个月,ORR 为 15%（9/62）,DCR 为 71%。3 级以上毒性反应包括贫血（6%）和体重下降（3%）。2020 年 1 月,FDA 批准他泽司他上市,用于治疗不适合手术的转移性或局部晚期上皮样肉瘤患者[19]。

10　一项拉罗替尼（larotrectinib）治疗标准治疗失败的不能手术或转移性 NTRK 融合实体瘤患者的Ⅰ/Ⅱ期临床试验,纳入 4 个月至 76 岁的患者 55 例,软组织肉瘤 21 例,其中 7 例为婴儿型纤维肉瘤。NTRK 融合软组织肉瘤患者的客观缓解率 ORR 为 95%,而且缓解持续时间较长。55 例患者中,1 年后,71% 的患者持续缓解。到临床研究停止时,中位的缓解时间和无进展时间尚未达到。拉罗替尼不良反应较轻微,大部分是 1 级,5% 的患者有 3~4 级不良反应,没有患者因不良反应而中断治疗。拉罗替尼对具有 NTRK 融合的软组织肉瘤具有显著而持久的疗效[20]。2018 年 11 月 FDA 批准拉罗替尼上市,用于治疗 NTRK 融合基因阳性的实体瘤患者。在一项恩曲替尼（entrectinib）治疗 NTRK 融合阳性实体瘤患者的Ⅱ期临床研究中,共纳入软组织肉瘤患者 26 例,占全组患者的 21.5%（26/121）。结果显示,STS 患者的 ORR 为 57.7%（15/26）,中位缓解持续时间为 15.0 个月,中位 PFS 为 10.1 个月,中位 OS 为 18.7 个月。恩曲替尼在 NTRK1（26/48,54.2%）或 NTRK3（47/67,70.1%）基因融合患者中产生了相似的应答率。6 例 NTRK2 基因融合患者中有 1 例（16.7%）肿瘤减少。总的来说,没有观察到恩曲替尼应答和融合伴侣之间的关系。安全性分析显示,

TRAE 大多为 1~3 级，最常见的是味觉障碍、腹泻、疲劳和体重增加。大多数 TRAE 是可逆的，并在剂量调整后得到缓解[21-22]。

11 一项多中心、开放标签、多队列试验入组 41 例 *RET* 融合阳性实体瘤患者（非小细胞肺癌和甲状腺癌除外）。大多数患者（95%）具有转移性疾病。90% 的患者之前接受过全身性治疗。在所有患者均接受塞普替尼治疗，ORR 为 44%，其中 CR 率为 4.9%。中位缓解持续时间（DOR）为 24.5 个月，67% 的患者缓解持续时间至少 6 个月。获得缓解的肿瘤类型包括软组织肉瘤[23]。

12 软组织肉瘤的大型Ⅲ期临床研究较少，Ⅱ期、小样本或回顾性研究较多。本章节所列相关靶向治疗药物，因国内外相关临床研究显示出一定的治疗效果，可作为患者个体化治疗的选择参考。

5.2 免疫治疗

特殊病理亚型晚期或不可切除软组织肉瘤的免疫治疗

病理亚型	Ⅰ级推荐	Ⅱ级推荐	Ⅲ级推荐
腺泡状软组织肉瘤		• 阿替利珠单抗（3 类） • 帕博利珠单抗（3 类） • 帕博利珠单抗联合阿昔替尼（3 类）	• 其他获批上市的免疫检查点抑制剂
任何亚型：TMB-H、dMMR/MSI-H		• 帕博利珠单抗（3 类） • 纳武利尤单抗 +/− 伊匹木单抗（3 类）	• 其他获批上市的免疫检查点抑制剂
未分化多形性肉瘤 皮肤血管肉瘤 经典型卡波西肉瘤 黏液纤维肉瘤		• 帕博利珠单抗（3 类） • 纳武利尤单抗 +/− 伊匹木单抗（3 类）	• 其他获批上市的免疫检查点抑制剂
去分化脂肪肉瘤			• 帕博利珠单抗（3 类） • 其他获批上市的免疫检查点抑制剂

【注释】

1 基于免疫检查点抑制剂 PD-1/PD-L1 抗体的免疫治疗在多种肿瘤中表现出的有效性，其在软组织肉瘤治疗中的效果也受到了特别的关注。

2 一项多中心、单臂、开放标签的Ⅱ期研究（SARC-028）探索了帕博利珠单抗（pembrolizumab）对于治疗晚期软组织肉瘤或骨肉瘤患者的有效性和安全性[1]。研究纳入了 40 例软组织肉瘤、40 例骨肉瘤患者，在软组织肉瘤队列中分别包括了未分化多形性肉瘤（UPS）10 例、去分化脂肪肉瘤（DDLPS）10 例、平滑肌肉瘤（LMS）10 例、滑膜肉瘤（SS）10 例。UPS 组中 4 例有效（ORR 40%），DDLPS 组中 2 例 PR（ORR 20%）。2019 年 ASCO 上进一步报道了 UPS 和 DDLPS 组的队列扩展试验结果，分别入组 40 例和 39 例患者。在 UPS 组中，总体 ORR 为 23%，中位 PFS 为 12 周，而 DDLPS 组总体 ORR 为 10%，中位 PFS 为 8 周[2]。

3 2017 年发表的一项针对晚期软组织肉瘤免疫治疗的单中心、Ⅰ期篮式试验发现[3]，帕博利珠单抗对腺泡状软组织肉瘤（ASPS）的疗效较好，4 例 ASPS 患者中 2 例达到 PR，2 例 SD。NCI 发起了另一项阿替利珠单抗（atezolizumab）治疗转移性 ASPS 的单臂、Ⅱ期研究，中期分析显示，19 例可评价患者中，8 例获得 PR，ORR 为 42%[4]。这项研究的入组人群中包含了阿替利珠单抗作为姑息一线治疗的转移性 ASPS 患者。

4 在一项单中心、单臂、Ⅱ期研究[5]中，探索了阿昔替尼联合帕博利珠单抗在既往至少一线治疗失败的进展期或转移性软组织肉瘤中的疗效。研究共入组了 33 例患者，其中包括 12 例 ASPS。所有可评价患者总体的 ORR 为 26.7%,中位 PFS 为 4.7 个月。亚组分析显示,非 ASPS 患者组的中位 PFS 为 3.0 个月,ASPS 亚组的 ORR 为 54.5%,中位 PFS 为 12.4 个月。阿昔替尼联合帕博利珠单抗对于 ASPS 的作用更为突出。

5　在一项多中心、单臂、Ⅱ 期研究中,17 例卡波西肉瘤患者(8 例经典型、9 例地方型)接受每 3 周 200mg 帕博利珠单抗治疗,2 例达到 CR,10 例达到 PR,总的 ORR 为 71%[6]。另一项 Ⅱ 期研究探索了纳武利尤单抗联合伊匹木单抗在既往至少一线治疗失败的进展期经典型卡波西肉瘤中的疗效,入组的 18 例患者接受纳武利尤单抗(240mg 静脉注射,每 2 周)和伊匹木单抗(1mg/kg 静脉注射,每 6 周)治疗,总体 ORR 为 87%,中位 PFS 尚未达到,12 个月 PFS 为 58.8%。该项研究显示纳武利尤单抗联合伊匹木单抗在进展期经典型卡波西肉瘤中具有良好的疗效,可作为该人群新的治疗选择[7]。

6　Saerens 等[8]在一项荟萃分析中,纳入了 2017—2020 年发表的 27 项软组织肉瘤免疫治疗临床研究,其中 Ⅰ 期研究 3 项,Ⅰ/Ⅱ 期研究 2 项,Ⅱ 期研究 22 项。总共包括软组织肉瘤患者 1 012 例,中位年龄为 37 (6~85) 岁,涵盖 25 种病理亚型,其中 UPS 157 例(16.5%),LPS 137 例(14.4%),LMS 120 例(12.6%)。总有效率为 14%,疾病控制率为 55%,中位 PFS 为 1.8~11.5 个月,中位 OS 为 6.1~34.7 个月。PD-1 单抗单药治疗的 ORR 为 14%,PD-1 单抗 +CTLA-4 单抗治疗的 ORR 为 16%,PD-1 单抗 + 酪氨酸激酶抑制剂治疗的 ORR 为 20%,PD-1 单抗 + 化疗的 ORR 为 20%,PD-1 单抗 + 免疫调节剂治疗的 ORR 为 8%。新辅助治疗的 ORR 为 9%,晚期一线治疗的 ORR 为 23%,晚期二线以上治疗的 ORR 为 13%。有效率较高的是经典型卡波西肉瘤(CKS)、腺泡状软组织肉瘤(ASPS)和未分化多形性肉瘤(UPS),ORR 分别为 69%(22/32)、35%(38/109) 和 20%(32/158)。其次是血管肉瘤 26%(6/23)、黏液纤维肉瘤 22%(2/9)、骨外软骨肉瘤 20%(5/25) 和上皮样肉瘤 18%(3/17) 等。子宫平滑肌肉瘤(ORR 为 6%)、平滑肌肉瘤(ORR 为 10%)和脂肪肉瘤 (ORR 为 11%)的疗效有限。

7　一项前瞻性、开放标签、多中心 Ⅱ 期临床试验使用伊匹木单抗(1mg/kg 静脉注射每 6 周 1 次)和纳武利尤单抗(240mg 静脉注射每 2 周 1 次)治疗转移性或不可切除的血管肉瘤[9]。主要终点为 RECIST 1.1 的客观有效率(ORR)。次要终点包括无进展生存期(PFS)和总生存期,以及毒性。采用两阶段设计。共有 16 例可评估患者。中位年龄 68 岁(25~81 岁);既往治疗的中位线数为 2 线。9 例为皮肤血管肉瘤,7 例为非皮肤肿瘤。ORR 为 25%(4/16)。60% 的原发性皮肤头皮或面部血管肉瘤患者(3/5)获得了确认的反应。6 个月 PFS 率为 38%。75% 的患者经历了不良事件,25% 为 3~4 级不良事件;免疫相关不良反应(irAE)为 68.8%,其中 3 级或 4 级 irAE 为丙氨酸转氨酶 / 天冬氨酸转氨酶升高和腹泻。研究同时发现,评估肿瘤突变负荷(TMB)的 7 例患者中有 1 例显示高 TMB(24 个突变 /mb);该患者实现了部分缓解(PR)。3 例 PD-L1 免疫组化患者中有 2 例 PD-L1 高表达;一例取得了 PR。结果显示伊匹木单抗联合纳武利尤单抗治疗血管肉瘤的疗效可,尤其头皮或面部皮肤血管肉瘤反应佳,不良反应与其他双免研究相似,值得进一步研究。

（二）韧带样纤维瘤病

1. 诊断

1.1　自然病程

韧带样纤维瘤病(desmoid fibromatosis,DF),又称侵袭性纤维瘤病(aggressive fibromatosis,AF)、硬纤维瘤(desmoid tumor,DT),是一种罕见的、起源于软组织的纤维母 / 肌纤维母细胞克隆性增生性疾病,局部呈侵袭性、浸润性生长,易复发,无远处转移潜能,属于交界性软组织肿瘤[1]。

据报道,韧带样纤维瘤病的年发病率约为 0.4/10 万,可发生于任何年龄,最常见于 30~40 岁,育龄期女性较为多见[2]。在家族性腺瘤性息肉病(familial adenomatous polyposis,FAP)患者中,5%~10% 会发生 DF,其中大多数是肠系膜纤维瘤病[3],又称 Gardner 综合征。

韧带样纤维瘤病可发生于身体的任何部位。根据发生部位不同,可分为腹壁外纤维瘤病(extra-abdominal

aggressive fibromatosis)、腹壁纤维瘤病(abdominal aggressive fibromatosis)、腹腔内和肠系膜纤维瘤病(intra-abdominal and mesenteric fibromatosis)[4]。其中,发生于腹壁占16%,肢体占32%,腹腔内/腹膜后为11%,其他部位为41%[5]。

韧带样纤维瘤病的发病机制尚不明确,与遗传和环境等多种因素有关。可能的诱发因素包括外伤、手术、妊娠和口服避孕药等。大多数散发性DF伴有*CTNNB1*基因突变,激活Wnt通路,导致β-catenin的过度积聚,促进肿瘤的发生、发展[6]。FAP相关的DT与*APC*基因缺失有关,*APC*基因功能性失活同样会导致细胞内β-catenin的过度积聚,从而引起*CCND1*和*MYC*等基因的过度激活,导致肿瘤细胞的增殖。随着基因检测技术的进步,发现了一些其他的基因改变,其中包括*AKT1*(G311S/D和T312I)、*ALK*(R806H和G924S)、*AR*(A159T)、*EGFR*(P848L)、*ERBB2*(H174Y)、*IDH2*(H354Y)、*KIT*(V559D)、*RET*(T1 038A)、*SDHA*(R325M)和*SDHD*(R115W)等[7]。

Notch和Wnt信号通路之间存在交互作用,Wnt通路失调也可以进一步激活Notch通路,在DF的发生发展中起到关键作用[8]。

韧带样纤维瘤病的生物学行为具有高度异质性,自然病程多变,难以预料。一般情况下,肿瘤生长缓慢,局部呈侵袭性生长,不会发生远隔转移,有时可能出现自然退缩,但有时也会迅速进展,甚至发生危及生命的并发症。

韧带样纤维瘤病的临床表现与病变部位、肿瘤大小和发展速度直接相关。位于肢体近端或腹壁的DF常表现为局限性、固定的、质硬肿块。发生于神经附近的肿瘤浸润生长时,会产生感觉异常、疼痛或多发性神经病变[9]。腹腔内的肿瘤早期一般没有症状,随着肿瘤体积逐渐增大,可引起肠梗阻、缺血,甚至穿孔或出血等[10-11]。

Salas等[12]回顾性分析了欧洲24家癌症中心的300多例DF患者的临床资料,5年和10年PFS率分别为35.0%和22.8%,mPFS为41个月。不良预后因素包括年龄(小于37岁)、肿瘤大小(大于7cm)以及肿瘤部位(原发腹部外)等。

1.2 影像学检查

	Ⅰ级推荐	Ⅱ级推荐	Ⅲ级推荐
基线检查	• MRI或CT(平扫+增强) (根据患者情况选择)		• 超声 • X线平片

【注释】

1 韧带样纤维瘤病局部呈侵袭性生长,不会发生区域淋巴结转移和远处转移,个别患者在同一肢体或身体部位可以表现为多灶性病变。

2 DF的主要影像学检查手段是原发部位的MRI或CT(平扫+增强),用于诊断、随访和疗效评估[1-4]。CT检查对于腹腔内DF的诊断更有帮助,而且能发现一些并发症,如肠梗阻、肠缺血和肾积水等。MRI对于腹外DF(肢体、头颈部、胸腹壁)更为有用,尤其是不适合CT增强检查的碘过敏患者,还有需要减少放射线暴露的年轻患者。

3 软组织内DF可采用超声作为初筛的检查手段之一[5]。发生于肢端或骨旁的DF,会侵及骨或刺激邻近骨质增生,可行X线平片检查。

4 FDG-PET/CT对于DF的诊断价值以及疗效评估和预后判断价值尚不明确,目前不做推荐。

1.3 病理学诊断

标本类别	Ⅰ级推荐	Ⅱ级推荐	Ⅲ级推荐
活检标本	• 组织学镜下观察 免疫组化检测	• Sanger测序	• NGS
手术标本	• 组织学镜下观察 免疫组化检测	• Sanger测序	• NGS

【注释】

1 韧带样纤维瘤病的病理诊断需要结合病史、症状、体征、影像学检查、组织学形态、免疫表型以及基因检测，由有经验的软组织肿瘤病理学专家确定。

2 组织学上，DF 表现为均一的纤维母 / 肌纤维母细胞样的梭形细胞增生，向周围软组织浸润性生长，通常伴有不同程度的胶原纤维背景[1]。梭形细胞核染色质较稀疏，可见个别小核仁，核分裂象罕见。腹腔内 DF 较易出现致密的嗜酸性韧带样胶原，而肠系膜 DF 常见大量黏液样基质。免疫组化方面，约 80% 的病例肿瘤细胞具有特征性的 β-catenin 核染色表达。此外，不同程度的表达 SMA、MSA 和 desmin，不表达 S-100、CD34 和 CD117 等[2]。一般结合组织学形态特点及免疫组化结果可做出 DF 诊断（Ⅰ级推荐）。

3 90%~95% 的散发型 DT 伴有 *CTNNB1* 基因突变，常见突变类型包括 T41A、S45F 和 S45P 等，其他少见突变类型包括 T41I、G34A 和 S33T 等[3]。如果 β-catenin 核染色阴性，推荐使用 Sanger 测序法进一步协助诊断和鉴别诊断（Ⅱ级推荐）。*CTNNB1* 野生型 DF 需要排除 FAP。*APC* 基因胚系突变有助于 Gardner 综合征的遗传学筛查[4]。

4 NGS（next generation sequencing）检测有助于发现新的基因异常和突变位点[5-7]。

2. 治疗

韧带样纤维瘤病是一种少见的特殊类型软组织肿瘤，自然病程具有高度异质性，治疗方法和药物选择多种多样，孰优孰劣争议颇多，缺乏高级别循证医学证据支持。通常需要多学科诊疗团队（multidisciplinary team，MDT）的讨论，对患者的病情进行全面评估，根据患者的年龄、性别、有无相关症状、身体机能状况；肿瘤的部位、大小、对功能的影响、有无并发症；治疗可能带来的不良反应；患者的治疗意愿等综合因素，特别要观察病程中肿瘤生长的动态变化，制订合理的个体化治疗方案，以期达到最佳治疗效果，改善症状、延长生存期，并尽可能减少治疗相关不良反应[1-5]。

韧带样纤维瘤病的治疗

原发部位	分层	Ⅰ级推荐	Ⅱ级推荐	Ⅲ级推荐
腹壁	无症状 无功能受损	• 主动观察		
	症状轻 功能轻度受损	• 主动观察	• 手术	• 药物治疗 • 放射治疗
	持续增大 或症状明显	• 手术	• 药物治疗	• 放射治疗
腹腔内 / 腹膜后 / 盆腔	无症状 无功能受损	• 主动观察		
	症状轻 功能轻度受损	• 主动观察	• 药物治疗	
	症状明显 或功能受损严重 或伴有并发症	• 药物治疗 • 手术	• 放疗 • 手术 + 放疗	
头颈部 / 胸腔内 胸壁 / 躯 干 / 四肢	无症状 无功能受损	• 主动观察		
	症状轻 或功能轻度受损	• 主动观察	• 药物治疗	• 手术和 / 或放疗
	症状明显 或功能受损严重	• 药物治疗	• 手术和 / 或放疗	

骨与软组织肿瘤

2.1 主动观察

主动观察（active surveillance）是韧带样纤维瘤病的重要策略。

一般情况下，韧带样纤维瘤病的肿瘤生长缓慢，如果肿瘤无明显症状、且肿瘤增大不会引起严重功能障碍的情况下，则推荐主动观察[1-6]。

无症状的 DF 患者在观察期间，5 年的 PFS 率为 50% 左右，甚至 20%~30% 的患者在观察过程中肿瘤会出现自然退缩。肿瘤退缩可发生在身体任何部位，其中以腹部纤维瘤病较为多见[6-8]。

Bonvalot 等[9]回顾性分析 DF 患者 142 例，72 例患者采取主动观察，另外 45 例患者采用药物治疗。结果显示，两组患者的 3 年 PFS 率无显著差异（65% vs. 68%，$P > 0.05$）。

在主动观察期间，应当进行定期监测，包括症状、体征和影像学检查等。无症状患者，通常建议每 3~6 个月检查一次，如果病情稳定，可以逐渐延长间隔时间。原发于头颈部和肠系膜等部位者，应适当缩短随访间隔时间。一旦出现症状加重、功能受损或出现并发症等情况，应当随时进行相关检查。

主动观察期间，如果患者出现相关症状并且持续性加重；肿瘤持续性增大；出现功能受损或并发症等情况，可以考虑选择系统治疗、手术和 / 或放疗等积极治疗手段。治疗目标是缓解症状，并且获得肿瘤的长期控制。

2.2 外科治疗

外科治疗是可切除韧带样纤维瘤病的治疗手段之一[1-3]。

韧带样纤维瘤病的肿瘤生长缓慢，局部呈侵袭性生长，与正常组织没有明确的边界，即使广泛切除术后，仍有较高的局部复发风险，术后 5 年的局部复发率为 50%~70%。术后复发的相关因素包括肿瘤部位、肿瘤大小、患者年龄以及手术切缘等[4-6]。

手术治疗前需要结合肿瘤的部位、大小、症状、功能受损情况、患者的体能状况，考虑手术可能出现的并发症，权衡手术和其他治疗方法的利弊，经过 MDT 讨论，制订个体化的治疗方案。

当患者需要进行治疗时，在预期手术创伤对功能的影响可接受的前提下，R0 手术是治疗的首要目标，尤其是腹壁原发的 DF。R0 术后，建议定期随访。如果 R0 切除可能造成功能损伤或外形毁损时，R1 切除也是可以接受的。腹腔内、腹膜后和盆腔等部位 R1 术后，建议定期随访；其他部位也推荐定期随访，慎重考虑放疗和再次手术。当无法获得完整切除或不可切除时，可考虑其他非手术的替代治疗。

2.3 放射治疗

放射治疗（radiation therapy）是韧带样纤维瘤病的局部治疗选择之一。根据放疗的目的可分为单纯放疗、术后辅助放疗。

单纯放疗适用于不能手术切除的 DF 患者。Keus 等[1]开展了不可切除 DF 行单纯放疗的前瞻性 II 期临床研究，入组 44 例不可切除 DF 患者（排除腹腔内靠近小肠的大肿块病灶），放疗剂量为 56Gy/28F，中位随访期为 4.8 年，结果显示 3 年局部控制率为 81.5%，前 3 年最佳总体反应的 DCR 达 90.9%（CR 率为 13.6%，PR 率为 36.4%，SD 率为 40.9%）。Seidensaal 等[2]报道海德堡大学医学院单中心 2009 年 8 月—2018 年 12 月收治 40 例行放疗的 DF 患者，其中 31 例放疗前有肉眼可见的病灶，行中位放疗剂量 54Gy 后，ORR 达 51.6%（CR 率 12.9%，PR 率 38.7%）；该报道也指出腹盆腔 DF 特别是合并 FAP 的患者放疗后可能导致严重并发症如瘘管、穿孔、脓肿等。

但单纯放疗不常规推荐用于儿童、年轻患者，一般也不推荐对腹膜后或腹腔原发的韧带样纤维瘤病患者进行放疗。

不可切除的 DF 患者行单纯放疗的推荐剂量为 56Gy/28F[1]，剂量 >56Gy 不能提高疗效反而明显增加放疗晚期并发症[3]。

术后辅助放疗的价值存在争议。一些研究认为术后放疗可以提高局部控制率，延长 DFS，推荐用于局部复发风险高的 DF 患者，尤其是复发性 DF。一项关于手术切缘和辅助放疗对散发性韧带样型纤维瘤病术后局部复发影响的荟萃分析包括 16 项研究，1 295 例患者，其中原发性 DF 患者 1 053 例（81.3%），单纯手术 1 005 例（77.6%），手术 + 放疗 290 例（22.4%）[3]。中位随访 25~135 个月，肿瘤复发 376 例，单纯手术组 297 例，手

骨与软组织肿瘤

术＋放疗组 79 例。单纯接受手术的患者中,镜下切缘阳性的患者,局部复发率几乎比切缘阴性患者的高 2 倍(RR=1.78,95% CI 1.40~2.26)。在获得阴性切缘的患者中,辅助放疗未显示进一步获益。相反,对于切除不完整的患者,无论是原发性 DF 还是复发性 DF,辅助放疗均明显降低了复发风险。进一步亚组分析显示,放疗能明显降低 R2 切除患者的复发风险,也能降低复发患者再次 R1 切除的复发风险,但不能降低初次手术 R1 切除的复发风险。

也有研究认为术后放疗并没有降低复发风险。据 Gluck 等报道,95 例 DF 患者分别进行手术(54 例)、放疗(13 例)和手术＋放疗(28 例),中位随访 38 个月,3 年局部控制率分别为 84.6%、92.3% 和 69%,三种治疗模式之间差异无统计学意义(P=0.3);与复发相关的危险因素是肿瘤部位(头颈部)和既往手术复发者,而不是放疗和切缘状态[4]。Ma 等[5]报道 47 例胸部韧带样纤维瘤病患者,其中 19 例包括切缘阳性(R1、R2)和复发患者 R0切除的患者行术后辅助放疗,结果发现术后放疗并没有减少复发风险。

2.4　系统治疗

韧带样纤维瘤病的系统治疗适用于主动观察期间肿瘤持续增大、伴有明显症状和功能受损等,尤其是不可手术切除或不宜手术的患者。

系统治疗药物包括靶向药物、化疗药物和 NSAIDs 等。由于缺乏大型随机对照临床研究和荟萃分析等高级别循证医学证据支持,目前无法明确提出全身治疗药物的优选方案。关于现有药物治疗选择的优先顺序,本指南推荐可参考以下几点综合考虑:证据水平、总有效率、无进展生存率、药物使用的便利性、药物的不良反应等。一般来说,首选采用疗效明确、毒性较小的药物,然后逐步使用毒性较大的药物。如果疾病进展快、症状明显、有可能发生严重并发症、甚至危及生命的情况下,例如肠系膜 DF,建议采用更为积极的治疗方案。

DF 好发于育龄期女性,尤其是妊娠期、产后和口服雌激素类避孕药时发病风险较高,而部分患者在绝经后或抗雌激素治疗后出现肿瘤消退。因此,雌激素可能参与 DF 的调控。一项回顾性的荟萃分析显示,不同抗雌激素药物单药或联合 NSAIDs 药物的 ORR 约为 51%(n=168)。但是,证据级别有限,都是一些回顾性、小样本的单臂研究,缺乏随机对照研究支持,难以明确抗雌激素治疗的疗效。因此,目前不常规推荐抗雌激素治疗[1-3]。

韧带样纤维瘤病的系统治疗推荐

Ⅰ级推荐	Ⅱ级推荐	Ⅲ级推荐
• 索拉非尼(2A)	• 培唑帕尼(2B 类) • 伊马替尼(2B 类) • 甲氨蝶呤＋长春碱／长春瑞滨(2B 类) • 多柔比星为基础的方案(2B 类) 　nirogacestat(2A 类)	• 非甾体抗炎药(3 类)(用于止痛) • 临床试验

【注释】

1　索拉非尼[4]

在一项随机、双盲、安慰剂对照的Ⅲ期研究中,87 例进展性、症状性或复发性 DF 患者被随机分配,分别接受索拉非尼(400mg,每日 1 次)或安慰剂治疗。安慰剂组患者疾病进展后,允许转入索拉非尼组。主要终点为研究者评估的无进展生存期。次要终点是客观缓解率和不良事件。中位随访 27.2 个月,索拉非尼组 2 年无进展生存率为 81%,安慰剂组为 36%(HR=0.13,P<0.001)。交叉入组前,索拉非尼组的客观缓解率为 33%,安慰剂组为 20%。索拉非尼组达到客观缓解的中位时间为 9.6 个月,安慰剂组为 13.3 个月。在接受索拉非尼治疗的患者中,最常见的不良事件为 1 级或 2 级皮疹、疲劳、高血压和腹泻。研究表明,在进展性、难治性或症状性 DF 患者中,索拉非尼显著延长无进展生存率。

2　培唑帕尼[5]

DESMOPAZ 是一项非比较、随机、开放标签的Ⅱ期临床试验,在法国肉瘤组的 12 个中心进行。该研究

骨与软组织肿瘤

招募进展性 DF 成人患者（≥18 岁），随机分配（2∶1）口服培唑帕尼 800mg/d，持续 1 年；或静脉注射长春碱（5mg/m²）和甲氨蝶呤（30mg/m²），每周给药一次，连续 6 个月，然后每隔一周给药一次，连续 6 个月。共纳入 72 例患者，随机分配，培唑帕尼组 48 例，甲氨蝶呤＋长春碱组 24 例。中位随访时间为 23.4 个月。可评估患者 66 例，其中培唑帕尼组 46 例，甲氨蝶呤＋长春碱组 20 例。培唑帕尼组可评估主要终点的前 43 例患者中，6 个月无进展的比例为 86.7%。甲氨蝶呤＋长春碱治疗的患者中，6 个月无进展的比例为 45.0%。培唑帕尼组中最常见的 3 级或 4 级不良事件是高血压和腹泻，氨甲蝶呤＋长春碱组中最常见的 3 级或 4 级不良事件是中性粒细胞减少和转氨酶升高。

3 伊马替尼[6-9]

伊马替尼是第一个用于不可手术切除的进展期韧带样纤维瘤病的酪氨酸激酶抑制剂。肉瘤合作研究联盟（Sarcoma Alliance for Research through Collaboration，SARC）的一项前瞻性 Ⅱ 期试验中，纳入 10 岁以上的进展期 DF 患者，均为不能手术切除或者根治性手术可能导致功能严重受损。治疗方案：伊马替尼 300mg/ 次，每日 2 次（BSA≥1.5m²）；200mg/ 次，每日 2 次（BSA=1.00~1.49m²）；100mg/ 次，每日 2 次（BSA<1.0m²）。主要终点是 2 个月和 4 个月的无进展生存率。结果：入组患者 51 例，根据 Kaplan-Meier 估算，2 个月和 4 个月无进展生存率分别为 94% 和 88%，1 年无进展生存率为 66%，客观有效率为 6%（3/51）。

在一项法国肉瘤研究组（FNCLCC/French Sarcoma Group）的 Ⅱ 期研究中，入组不可切除且症状持续进展的 DF 患者 40 例，女性 28 例、男性 12 例，平均年龄 41 岁。腹部外 DF 24 例，家族性腺瘤性息肉病 6 例。主要终点为 3 个月的 PFS 率。患者口服伊马替尼 400mg/d，持续 1 年，直至疾病进展或毒性反应不能耐受；如疾病进展，剂量可上调至 400mg，每日 2 次；如出现 G2/G3 不良反应可减量。中位随访时间为 34 个月，35 例可评价患者中，1 例 CR，3 例 PR，28 例 SD。中位 PFS 为 25 个月，3 个月、6 个月、12 个月的 PFS 率分别为 91%、80% 和 67%，2 年 PFS 率和总生存率分别为 55% 和 95%。2 例肠系膜 DF 患者死于疾病进展。伊马替尼的耐受性良好，无 4 级不良反应发生，18 例患者出现 3 级不良反应，发生率为 45%。

一项来自德国跨学科肉瘤组（German Interdisciplinary Sarcoma Group，GISG）的多中心 Ⅱ 期研究中，评估伊马替尼在进展性、无法接受 R0 手术切除或伴有不可接受的功能受损的 DF 患者中的疗效。38 例患者，中位年龄 44 岁（19~80 岁），女性占 68%，90% 的患者 ECOG PS 为 0 分，接受伊马替尼 800mg/d 治疗，为期 2 年。主要终点是 6 个月的进展停滞率（progression arrest rate，PAR）。伊马替尼治疗疾病进展的患者可口服尼罗替尼 800mg/d。2010 年 7 月，在 GISG 的四个中心开始入组，2013 年 9 月入组结束。在可评估的患者中，主要终点 6 个月的 PAR 为 65%，9、12、15、18、21、24 个月的 PAR 分别为 65%、59%、53%、53%、50% 和 45%。在研究观察期内，没有死亡患者。7 例部分缓解，总有效率为 19%。8 例接受尼罗替尼治疗的患者，3 个月的 PAR 为 88%（7/8），直至研究结束，未发生疾病进展。总体而言，伊马替尼不良事件均为轻度至中度。

4 甲氨蝶呤＋长春瑞滨 / 长春碱[10-13]

一项系统综述旨在评价低剂量甲氨蝶呤＋长春碱治疗腹部外纤维瘤病的疗效。检索 1990 年 1 月至 2017 年 8 月的相关研究 40 项，经过质量评估，纳入 9 项研究，共 183 例患者，其中有 3 个前瞻性病例系列研究，但没有随机对照和病例对照研究。治疗方案为低剂量甲氨蝶呤＋长春碱类。其中 7 项研究方案为甲氨蝶呤 30mg/m² 和长春碱 5~6mg/m²，每周一次；另外 2 项研究方案为甲氨蝶呤 50mg/m² 和长春碱 3~6mg/m² 或 10mg/m²，每周一次；此外，还包括甲氨蝶呤 50mg/d 和长春瑞滨 20mg/m²，每周一次。根据 RECIST 标准，总体缓解率为 36%，临床获益率为 85%。G₃ 或 G₄ 不良事件发生率为 31%。研究显示，经过化疗后，87.5% 的患者疼痛得到改善。也有研究显示，MTX+VBL 化疗两周给药与每周给药相比，耐受性良好，疗效相当。

5 多柔比星为基础的方案[14-15]

Gega 等[14]报道了一项前瞻性研究，评估多柔比星（DOX）和达卡巴嗪（DTIC）方案治疗不能手术的 FAP 相关性 DF 患者的疗效。在初始组的 120 例 FAP 患者中，11 例属于症状性、不可切除的 DF 患者，而且对常规内分泌治疗无反应，其中的 7 例患者被纳入本研究。化疗方案包括 DOX（20mg/m²，d1~4）＋ DTIC

（150mg/m², d1~4），每 28d 为 1 个周期，4 或 5 个周期后使用环氧合酶 -2 抑制剂美洛昔康（10mg/m²）。主要终点为无复发生存期。次要终点包括毒性、临床改善和 CT 显示的肿瘤消退。结果：7 例患者均有明显的肿瘤消退。3 例患者完全缓解。平均无进展生存期为 74.0 个月。3 例患者出现 3 级不良事件，无治疗相关死亡。所有 7 例患者都存活，肿瘤没有进展。研究结果显示，DOX+DTIC 方案序贯美洛昔康治疗 FAP 相关性 DF 患者是一种安全有效的治疗方案。对于常规药物治疗无反应的有症状的 DF 患者，应考虑将这种方案作为一线化疗。

一项系统综述纳入 5 项非随机对照研究，比较多柔比星为基础和多柔比星脂质体治疗 DF 患者的疗效。结果显示，两组有效率分别为 44% 和 33.3%。另外，有两项研究显示，多柔比星为基础方案的 ORR 优于非多柔比星方案，分别为 54% vs. 12% 和 40% vs. 11%。3~4 级不良反应发生率分别为 28% 和 13%，包括中性粒细胞减少和心脏毒性[15]。

6 Nirogacestat[16]

在一项随机、双盲、安慰剂对照的国际多中心 Ⅲ 期临床研究中，142 例进展性或难治 / 复发性 DF 按 1∶1 随机分配，接受 γ 分泌酶抑制剂 Nirogacestat（150mg，每天 2 次）或安慰剂治疗，主要研究终点是无疾病进展生存期。结果显示，Nirogacestat 显著改善患者的无进展生存期，患者疾病进展风险显著降低 71%。根据 RECISTv1.1 确认的 ORR，Nirogacestat 组为 41%，而安慰剂组为 8%；治疗组的完全缓解率为 7%，安慰剂组为 0%。Nirogacestat 组达到确认首次缓解的中位时间为 5.6 个月，安慰剂组为 11.1 个月。安全性方面，Nirogacestat 耐受性良好，Nirogacestat 治疗组常见的任何级别不良事件包括腹泻（84%）、恶心（54%）、疲劳（51%）和低磷血症（42%），95% 的不良事件为 1 级或 2 级。2023 年 11 月美国 FDA 批准 Nirogacestat 用于 DF 的治疗药物[16]。

7 非甾体抗炎药[17-18]

非甾体抗炎药环氧合酶 2（COX2）抑制剂治疗韧带样纤维瘤病的疗效和安全性尚不清楚。Emori 等[17] 系统回顾相关文献，评估 COX2 抑制剂治疗 DF 的疗效和安全性。检索 1999 年 1 月至 2017 年 8 月的相关文献，选择的关键结局是 COX2 抑制剂的疗效和不良反应。当患者表现出完全缓解、部分缓解和疾病稳定时，根据临床获益来评估疗效。检索了 6 项研究，包括 3 项病例报告，共纳入 36 例患者，分别口服塞来昔布（200mg/d）、美洛昔康（10mg/d）和依托度酸（200mg/d）。临床获益率为 64%。从 6 项研究提取的记录中确定了 3 种不良反应：胃炎、腹泻和潮热。对于 DF 患者，尤其是主动观察期间，伴有疼痛的 DF 患者，推荐使用不良反应小的 COX2 抑制剂，但推荐级别低。

（三）腱鞘巨细胞瘤

1. 诊断

1.1 流行病学

腱鞘巨细胞瘤（tenosynovial giant cell tumor, TGCT）是一种罕见的好发于关节、腱鞘及滑囊的间叶性肿瘤[1]。在临床上，腱鞘巨细胞瘤可分为结节型（nodular-type TGCT, N-TGCT）和弥漫型（diffuse-type TGCT, D-TGCT），其中结节型对应于病理的局限型（localized-type TGCT, L-TGCT），与结节型腱鞘巨细胞瘤相比，弥漫型腱鞘巨细胞瘤具有更强的局部侵袭性，局部复发率高[2-3]。N-TGCT 的好发部位为手和足，也可出现在大关节[1]。D-TGCT 好发于膝关节、踝关节和髋关节[4]。

腱鞘巨细胞瘤的确切发病率并不清楚。不同国家或地区报道的发病率可能并不相同。据报道，结节型腱鞘巨细胞瘤发病率为每年 30~39 例 / 百万人口，弥漫型腱鞘巨细胞瘤发病率为每年 5~8 例 / 百万人口。局限型及弥漫型病例中女性人数均高于男性，男女发病比例约为 1∶1.5[2]。腱鞘巨细胞瘤可发生于任何年龄，好发年龄在 20~40 岁[2]。

腱鞘巨细胞瘤的确切发病机制尚不明确。据报道，腱鞘巨细胞瘤存在克隆细胞遗传学异常。在部分腱鞘巨细胞瘤中,发现了典型的染色体畸变,包括染色体基因易位和染色体三倍体等异常。这些细胞遗传学异常可能激活并促进肿瘤的生长,进而导致异常高的集落刺激因子1(colony-stimulating factor 1, CSF1)表达。研究表明,腱鞘巨细胞瘤中只有一小部分细胞(2%~16%)属于肿瘤克隆群体。这些肿瘤克隆细胞表达高水平的集落刺激因子1,从而导致表达 CSF1 受体(CSF1R)的非肿瘤细胞的募集。这些非肿瘤细胞包括巨噬细胞和炎症细胞,这一现象称为景观效应。因此,腱鞘巨细胞瘤中只有少数细胞为肿瘤细胞[5-8]。

本节只涉及腱鞘巨细胞瘤,关于恶性腱鞘巨细胞瘤的诊治请参考本指南软组织肉瘤部分的非特指型软组织肉瘤。

1.2 自然病程

N-TGCT 的自然病程较为温和,持续时间为数月至数年不等。关节外 N-TGCT 可表现为缓慢进展的肿块/肿胀、偶尔可伴疼痛,通常无关节功能障碍[1]。关节内 N-TGCT 常见的临床症状是包块,还可出现关节积液、疼痛、僵硬、卡顿以及运动范围受限等症状。

D-TGCT 临床发病进展缓慢,可表现为肿胀和/或疼痛,伴僵硬、活动范围缩小和关节不稳定。据报道,患者从最初出现临床症状到明确诊断时间可为 5 个月到 54 个月不等。腱鞘巨细胞瘤一般并不引起发热等全身症状[1-2]。

腱鞘巨细胞瘤的传统治疗方法是手术切除,但手术后可出现局部复发,文献报道的局部复发率不一。据报道,N-TGCT 的术后 3 年、5 年和 10 年的无复发生存率分别为88%、83% 和 79%[3]。D-TGCT 的术后 3 年、5 年和 10 年的无复发生存率分别为 62%、55% 和 40%[4]。D-TGCT 术后并发症的发生率约为 12%,包括表浅伤口感染、深部伤口感染、关节僵硬、出血、神经血管损伤和血栓等。特别是开放手术后,关节僵硬是较常见的并发症。腱鞘巨细胞瘤反复多次复发会严重影响患者生活质量,严重时甚至威胁生命[5]。一般认为切除不彻底或无法彻底切除是局部复发的主要原因。

腱鞘巨细胞瘤通常不发生转移。弥漫型腱鞘巨细胞瘤可出现继发恶变。

1.3 影像学诊断

肿瘤部位	Ⅰ级推荐	Ⅱ级推荐	Ⅲ级推荐
手足(浅表)	• 超声	• X 线平片 • MRI※	
关节(手足以外)	• MRI※	• X 线平片 • CT※	
其他	• MRI※	• X 线平片	

注: ※MRI 和 CT 检查时,有条件的医疗机构推荐同时行 "平扫 + 增强" 扫描。

【注释】

1 超声常用于手足浅表病灶的诊断和随访,用以判断肿物与邻近肌腱、神经、血管的关系,提供肿物的血流情况及区域淋巴结有无肿大等[1-2];85% 的结节型 TGCT 发生于手指[3],且超声检查简便、无辐射、成本低,因此 Ⅰ级推荐超声作为手足浅表 TGCT 的影像学检查[4]。

2 X 线平片作为 Ⅱ级推荐主要用于评估 TGCT 病程中可能出现的骨质改变,如骨质受压、骨质侵蚀、关节退变等;也可无阳性征象,或仅表现为关节肿胀、软组织肿胀、周围稍高密度软组织肿块等[1-2,5-7]。

3 CT 主要用于发现 X 线平片未显示或显示不佳的骨质改变,同时也可以显示软组织肿块的大小、范围,但征象缺乏特异性;增强扫描有助于显示病变[5-7]。

4 MRI 是 TGCT 最重要的影像学检查手段,作为 Ⅰ级推荐用于除手足浅表部位外的 TGCT[1-2,5-6,8]:推荐的最小扫描方案包括 T_1WI、T_2WI 和液体敏感序列;低 T_1、T_2 信号的含铁血黄素沉积对 TGCT 的诊断具有重要提示意义,因此当怀疑 TGCT 时,推荐加做梯度回波序列用于明确含铁血黄素的存在;MRI 也用于评估

骨与软组织肿瘤

TGCT 的大小、范围、邻近骨和关节软骨以及关节、腱鞘间隙的侵犯；增强 MRI 有助于发现肿瘤、明确边界、评估疗效和术后随访[1-2,5-7,9-12]。

1.4 病理学诊断

标本类别	I 级推荐	II 级推荐	III 级推荐
活检 / 术后标本	HE 染色切片（1A 类证据）	免疫组化（2A 类证据）	*CSF1* 基因断裂或融合检测（2B 类证据）

【注释】

1　腱鞘巨细胞瘤（tenosynovial giant cell tumor，TGCT）大部分为良性，部分具有侵袭性，少数可发生恶变[1]。

2　病理学分为局限型 TGCT（9252/0）和弥漫型 TGCT（9252/1）[1-3]。

3　局限型 TGCT 主要累及小关节，一般体积较小（0.5~4cm），边界较清晰，分叶状，灰白或黄褐色。弥漫型 TGCT 主要累及大关节，体积常大于 5cm，海绵状质韧，关节腔内常呈绒毛状，关节腔外常呈多结节状外观，黄白色或棕褐色[1-3]。

4　TGCT 组织学形态多样，主要由多少不等的单核及多核巨细胞，泡沫细胞，炎细胞，含铁血黄素及胶原样基质构成。局限型 TGCT 多核巨细胞较常见，泡沫细胞与胆固醇裂隙常出现在结节外围，可见明显的含铁血黄素沉积伴胶原成分。弥漫型 TGCT 呈浸润生长方式，可见裂隙样结构及假乳头状突起，20% 的病例中多核巨细胞常量少，甚至完全缺如[1,5]。

5　多数 TGCT 可通过组织学直接诊断，诊断困难时可辅助免疫组化或分子检测。TGCT 免疫组化常表达 clusterin，45%~80% 病例中可见散在细胞表达 Desmin[1,4,5]，体积较小的组织细胞样细胞 CD68、CD163 和 CD45 阳性，多核巨细胞表达破骨细胞样细胞的相关免疫表型。CSF1 仅在部分单核细胞中阳性，CSF1R 表达则不具特异性[6,7]。

6　CSF1-CSF1R 信号通路是 TGCT 肿瘤发生的关键事件，常见的（1；2）(p13；q37) 易位产生 *CSF1::COL6A3*，少见的融合形式包括 *CSF1::VCAM1*，*CSF1::CDH1* 和 *CSF1::CD96* 等[6,8,9]。另外有部分病例不发生 *CSF1* 基因易位，但其 *CSF1* 表达模式及水平与 *CSF1* 易位病例相同，提示可能存在其他导致 *CSF1* 上调的替代机制。影响 TGCT 肿瘤发生的因素还包括 *CSF1* 第 9 外显子的缺失，*CBL* 基因错义突变以及 5 号和 7 号染色体三倍体的存在[6-11]。

2. 治疗策略

亚型	症状	可 / 不可切除	I 级推荐	II 级推荐	III 级推荐
N-TGCT	无	可	主动观察	外科治疗	
	有	可	外科治疗		
D-TGCT	无	可	主动观察	外科治疗	药物治疗
		不可	主动观察	药物治疗	
	有	可	外科治疗	药物治疗 放疗	
		不可	药物治疗	放疗	外科治疗

【注释】

1　腱鞘巨细胞瘤的诊断与治疗需要经过多学科团队（MDT）的深入讨论和全面评估[1-2]。有关 MDT 可参见本指南第一节。

2　在 MDT 讨论中，团队需要全面评估患者的健康状况，包括是否有症状，症状的具体情况（如疼痛、肿胀、活

骨与软组织肿瘤

动范围受限、关节不稳定、关节交锁或麻木）、肿瘤的生长位置,肿瘤对患者生活的影响程度,患者心理状况以及患者的整体健康状况等[2-3]。

3 MDT 讨论需要根据患者具体情况,就主动观察、外科治疗、药物治疗、放疗等治疗的风险 / 收益比进行彻底讨论,相关信息应与患者分享。

4 MDT 讨论中,有些病例被认为"不可切除 TGCT",是指肿瘤弥漫生长,边界欠清,广泛侵犯关节滑膜及周围韧带、肌肉、肌腱等软组织或侵蚀骨质,预计手术困难,存在无法彻底切除肿瘤,或无法达到安全外科边界,或无法避免患者难以承受的功能损失,或术后复发概率较高等可能者,或患者拒绝手术治疗,即称不可切除的TGCT,包括弥漫型腱鞘巨细胞瘤（D-TGCT）。手术切除可能会导致患者肢体功能障碍加重或严重并发症,由至少 2 名外科医生或者多学科团队确定。在 MRI 上具备以下特点之一：①肿瘤突破到关节外；②肌肉、肌腱、韧带、神经或血管受累；③关节软骨受侵。经过辅助治疗后,如果肿瘤退缩,边界变清,仍有彻底切除可能。

5 主动观察是一种对选定的 D-TGCT 患者进行定期随访和影像学监测,而不立即进行手术或其他积极治疗的策略。目的是观察病情进展,并根据患者症状和影像学变化来决定是否需要进一步干预。

6 主动观察应被视为弥漫型 TGCT 无症状患者的首选。如果外科治疗或药物治疗存在严重并发症的风险,包括慢性肝炎或既往治疗的严重不良反应病史,也应考虑主动观察[1]。

7 选择主动观察时,应根据肿瘤生长模式、解剖位置和症状,采取个体化随访频率。

8 有症状的弥漫型 TGCT 患者,如果肿瘤可切除,优选治疗仍是手术,如果不可切除,优选治疗是药物治疗[4]。即使不可切除,有时也可通过减瘤手术减轻患者症状,提高生活质量。

3. 外科治疗

亚型	关节内外	部位	关节内位置	骨破坏	Ⅰ级推荐	Ⅱ级推荐	Ⅲ级推荐
N-TGCT		手指及足趾			开放手术		
	关节内	膝关节	前关节囊		关节镜手术 开放手术		
			后关节囊		开放手术		
		髋关节			开放手术		
		踝关节和距下关节			开放手术		
		肩关节和肘关节			开放手术 关节镜手术		
		中足、下颌骨或脊柱等部位			开放手术		
	关节外	所有部位			开放手术		
D-TGCT	关节内	膝关节		无	开放手术 前关节囊关节镜手术 + 后路开放手术 关节镜手术		
				有	开放手术 ± 骨重建术 开放手术 + 关节成形术		

续表

亚型	关节内外	部位	关节内位置	骨破坏	Ⅰ级推荐	Ⅱ级推荐	Ⅲ级推荐
D-TGCT	关节内	髋关节、肩关节、肘关节		无	开放手术		
				有	开放手术 ± 骨重建术 开放手术 + 关节置换术		
		踝关节和距下关节		无	开放手术		
				有	开放手术 ± 骨重建术 开放手术 + 关节融合术		
		其他关节			开放手术		
	关节外	所有部位		无	开放手术		
				有	开放手术 ± 骨重建术		

【注释】

1　手术是彻底去除肿瘤的唯一方法,但手术会破坏正常组织结构,有可能造成临床症状加重,因此,有症状的TGCT 外科治疗时,需评估外科治疗给患者造成功能障碍严重程度以及复发风险[1-2]。

2　TGCT 手术治疗成功的关键是完全切除肿瘤[3-5]。TGCT 术后复发率高。文献报道手术后复发率6%~64%[6-8]。

3　结节型 TGCT 术后复发率明显低于弥漫型 TGCT[3,9-10]。所有部位的结节型 TGCT 均可通过开放手术切除。关节镜可以完全切除肿瘤的部位,也可以使用损伤较小的关节镜手术[1,9]。

4　手指、足趾部位结节型 TGCT 较常见,开放手术已被证明复发率低,临床疗效好[11-14]。如肿瘤生长严重破坏指 / 趾骨或小关节可考虑截指 / 趾手术[15-16]。

5　Patel 等[9]报道,膝关节结节型 TGCT 开放手术和关节镜滑膜切除术后复发率差异无统计学意义(8.6% vs 9.1%,$P<0.05$)。Jain 等[6]报道 11 例关节镜手术后无复发。如肿瘤位于膝关节前关节囊可行前路关节镜切除[3],如肿瘤位于膝关节后关节囊,开放手术更容易完整切除肿瘤。

6　髋关节结节型 TGCT,如肿瘤位于髋臼窝或累及圆韧带,需要髋关节脱位后切除;其他部位肿瘤可经前路或后路切除[1,17-18]。

7　弥漫型 TGCT 最常见于膝关节。一项国际多中心回顾性队列研究发现,膝关节弥漫型 TGCT 未经治疗的患者(471 例),手术方式(开放 / 关节镜)与首次局部复发无关(单变量分析,$P=0.11$;多变量分析,$P=0.63$)[7]。如肿瘤仅累及关节内,位于前关节囊肿瘤,可以采用关节镜或开放切除;位于后关节囊肿瘤,采用后路开放手术可以获得更好疗效。Colman 等[8]报道,Ⅰ期或分期行前路使用关节镜,联合后路开放手术疗效优于前后路均使用关节镜或开放手术。

　　肿瘤侵袭至膝关节外的肌肉、肌腱、韧带或血管神经束,需要采用开放手术[7,19-20]。

　　如肿瘤侵袭关节内骨需要刮除骨内肿瘤,根据骨破坏范围可使用植骨等重建方式;如关节破坏严重,需切除全部滑膜后同时行关节成形术[21-22]。关节成形术不能避免 TGCT 复发,Houdek 等[21]报道 48 例膝关节 TGCT 患者行全膝关节置换术后仍有 13% 患者复发。

8　髋关节弥漫型 TGCT,往往需要髋关节脱位后行开放滑膜切除,如合并严重骨破坏完全切除肿瘤同时行关节成形术[23-24]。

9　肩关节及肘关节内弥漫型 TGCT,如无骨破坏可以行开放手术切除,如合并骨破坏可行骨重建术或关节成形术[25-26]。

骨与软组织肿瘤

10 踝关节和距下关节的弥漫型 TGCT,如无骨破坏可以行开放手术切除[10,27],如合并骨破坏,术中需要刮除骨内肿瘤,根据破坏范围选择植骨等重建方式,如破坏严重可行关节融合术[15]。

11 其他关节内的弥漫型 TGCT,往往需要开放手术切除[28-29]。

12 位于腱鞘或滑囊等其他位置的弥漫型 TGCT,需要开放手术切除。如侵袭周围骨,需要刮除骨内肿瘤,并根据侵袭范围选择骨重建方式。

13 肿瘤累及正常组织广泛,完全切除肿瘤会严重影响患者生活质量或无法完全切除肿瘤的病例,在 MDT 讨论后,可以采取部分切除以配合内科治疗。

14 肿瘤累及神经血管或切除后大范围组织缺损,局部手术后残余功能差于截肢手术的病例,经 MDT 讨论后可以采取截肢手术[15,30]。

4. 放射治疗

分层	Ⅰ级推荐	Ⅱ级推荐	Ⅲ级推荐	不推荐
D-TGCT 完全切除术			术后放疗(2B 类)	
D-TGCT 部分切除术		术后放疗(2A 类)		

【注释】

1 手术是腱鞘巨细胞瘤的主要治疗手段,完整的手术切除能获得良好的局部控制率。但在某些情况下如肿瘤较大、侵袭范围较广,特别是关节腔内弥漫性腱鞘巨细胞瘤,手术可能无法达到完整切除,总体复发率高达45%,可以考虑采用术后放疗以降低复发率。但目前已发表的研究多为小样本、非随机的回顾性研究,致使放疗的证据级别较低,因此放疗存在争议。

　　一项回顾性研究发现 24 例 D-TGCT 接受肿瘤全切后,放疗组的复发率显著低于未放疗组(8.3% vs. 57.1%,P=0.038)[1];还有两项小样本回顾性研究报道滑膜全切术后放疗的局部控制率分别为 83% 和 100%[2-3]。

　　对于 D-TGCT 接受肿瘤部分切除的患者,术后放疗的长期局部控制率为 75%~94%[4-8]。

　　一项关于膝关节 TGCT 接受手术和放疗效果的荟萃分析,纳入了 35 项观察性研究共计 630 例患者,448 例 D-TGCT 患者中的 166 例接受了术后放疗,其中 43 例接受同位素内照射,123 例接受外照射。值得注意的是,接受放疗的患者相对于不接受放疗的患者,导致疾病复发的风险因素更多,如 81 例复发性患者中的 81.8%、39 例关节外受累病例中的 94.9% 以及 16 例骨侵蚀病例中的 62.5% 接受了术后放疗。同位素内照射、外照射的局部复发率分别为 14%、11%,均低于未接受放疗患者的 37%(P<0.001),提示术后放疗可降低 D-TGCT 的复发率(OR=0.31,95% CI 0.14~0.70; P =0.01)[9]。

　　关节腔中注射放射性同位素也有报道用于 D-TGCT 的放疗[9-10],但由于证据级别和应用范围弱于外照射,因此可尝试用于外照射后复发且无法再次手术的患者。

2 一般术后 2 周 ~2 个月内开始治疗,如采用了植骨术,放疗应于植骨成活后进行。放疗范围应该包括整个关节腔,手术切口,以及关节外受侵犯的部位。为尽可能保留回流带,常采用前后对穿或两侧对穿的照射野。为避免关节挛缩,放射治疗期间适当活动,且逐渐增多。

3 放疗剂量:目前尚无统一推荐的放疗剂量,现有的文献报道中放疗多采用低至中剂量放疗,范围是 10~50Gy,但大多集中在 20~40Gy[1-8]。有学者提出,可以根据肿瘤残留情况和疾病复发风险调整放疗剂量[11],但缺乏高级别证据。由于放疗剂量较低,接受放疗的患者,并没有在手术的基础上增加额外的关节功能障碍[1],但放疗仍有导致关节僵硬、活动障碍的可能。

5. 药物治疗

5.1 TGCT 的药物治疗

	Ⅰ级推荐	Ⅱ级推荐	Ⅲ级推荐
有症状、不可切除 TGCT	• 临床研究	• pexidartinib（1A 类证据）	• 尼洛替尼（3 类证据） • 伊马替尼（3 类证据）

【注释】

1 Pexidartinib 是一种口服小分子 TKI,能够抑制 CSF1R、c-kit 和 FLT3-ITD[1]。随机、多中心 Ⅲ 期 ENLIVEN 临床研究纳入手术切除肿瘤会导致功能受限、恶化或重度病变的症状性 TGCT,在 25 周时,pexidartinib 组（n=61）相比安慰剂组（n=59）,ORR 显著提高 [39% vs. 0（RECIST 标准）,P<0.000 1],[56% vs. 0（TVS 标准）,P<0.000 1] [1-2]。随访时间中位数 31.2 个月的延长随访中,ORR 增加至 61%[3]。在 ENLIVEN 研究中,61 例患者中有 8 例（13%）因不良事件停用 pexidartinib（其中 7 例与肝脏相关不良反应相关）,23 例（38%）由于不良事件（通常由于肝脏相关不良反应）导致治疗中断或剂量减少[4]。

2 其他靶向治疗药物,其中尼洛替尼是一种靶向 ABL、KIT、PDGFR 和 CSF1R 的口服 TKI,Ⅱ 期临床试验（NCT01261429）纳入 56 例不可切除或仅能接受截肢手术的进展期或复发的 TGCT 患者,51 例可评估患者在第 12 周时无进展患者占 92.6%,1 年研究期间达到 ORR 的患者比例为 6%（95% CI 1.2%~15.9%）[5]。后续对 48 例患者进行了 102 个月的随访,45 例患者（93.8%）达到 SD,PFS 中位数为 77 个月,5 年 PFS 率为 53%[6]。伊马替尼是具有抗 CSF1R 活性的 TKI。一项早期多中心回顾性研究纳入局部晚期 / 转移性 TGCT,27 例可评估患者中 RECIST 标准 ORR 为 19%[7]。另外一项国际多中心回顾性研究中 58 例可评估患者 ORR 为 29.3%,1 年和 5 年 PFS 率分别为 71% 和 48%[8]。

3 由于 pexidartinib 尚未在中国上市,其他已上市药物缺乏大型随机对照临床研究和荟萃分析等高级别循证医学证据支持,目前推荐对有症状、会导致重度病变或功能限制,且不能通过手术改善症状的 TGCT 患者首选参加临床研究。Vimseltinib（DCC-3014）是一种口服、高选择性的 CSF1R 抑制剂,一项随机、双盲、对照 Ⅲ 期临床试验结果显示第 25 周的 ORR 为 40%,安慰剂组为 0（P<0.000 1）[9]。Pimicotinib（ABSK021）是口服的高选择性 CSF1R 小分子抑制剂,Ⅰb 期研究（NCT04192344）根据 RECIST 标准评估,50mg 每日 1 次组的 ORR 为 77.4%[10]。Emactuzumab[11]、lacnotuzumab（MCS-110）[12] 和 cabiralizumab（FPA008）[13] 均是在研的单克隆抗体类药物。CSF1R 单抗 AMB-05X 目前用于关节内注射研究[14]。

5.2 TGCT 药物治疗疗效评价

	Ⅰ级推荐	Ⅱ级推荐	Ⅲ级推荐
评价标准		RECIST 1.1 标准（2B 类证据）	肿瘤体积评分（TVS）（3 类证据） 患者报告结局测量信息系统（PROMIS）（3 类证据）

【注释】

1 推荐使用 MRI 评估肿瘤大小的变化,基线和随访应采用同样的检查方法和扫描方案[1-2]。

2 目前没有针对 TGCT 药物治疗疗效评估的最佳影像学标准,只能采用恶性肿瘤的评价标准。临床试验通常采用以下标准。

(1)RECIST 1.1 标准[3]：根据病灶的大小评估肿瘤负荷,肿瘤最大径较基线百分比改变来定义疗效。

(2)肿瘤体积评分（tumour volume score,TVS）[4-5]（附录）：弥漫型 TGCT 由于不规则的形状、缺乏清晰的边界使得既往以线性测量为主的影像学评估标准存在局限性。TVS 作为一种半定量测量法用于最近的研究中,以肿瘤占受累关节正常滑膜腔最大扩张体积的百分比来表示肿瘤体积大小,测量结果包括

骨与软组织肿瘤

所有肿瘤区域。随着与人工智能相结合的体积量化技术的发展,该方法值得进一步前瞻性大宗病例研究。

3 TGCT 的疗效评估需要考虑患者的症状和生活质量改善程度。在临床评价上,可试采用以下评价方法。

(1)关节活动度(range of motion,ROM)

(2)患者报告结局测量信息系统(patient-reported outcomes measurement information system,PROMIS)躯体功能量表:通过项目反应理论(IRT)、计算机自适应测验(CATs)等全面地评价身体功能,是一个广泛应用的工具。

(3)患者报告结局(patient-reported outcome,PRO):基于简明疼痛评价量表(brief pain inventory,BPI)最疼痛数字评分量表(NRS)和BPI-30定义的镇痛药使用的应答比例。

(4)僵硬度:使用最僵硬 NRS 项目评价。最僵硬 NRS 项目是一份单题自填问卷,评价过去 24h 内"最差"的僵硬度。比较最差僵硬度 NRS 评分和基线评分相比平均变化。

6. 随访[1-4]

腱鞘巨细胞瘤(TGCT)的随访策略尚无明确的最佳时间和频率。对于 D-TGCT,大多数中心建议对有症状的患者每 6~12 个月进行一次 MRI 复查;而对于接受积极全身治疗的患者,需要更频繁地进行疾病评估,通常每 3~4 个月一次。对于 N-TGCT,建议每 6~12 个月进行一次 MRI 或超声复查。这样的随访策略旨在根据患者的具体情况,确保及时监测和应对疾病变化,从而提供最佳的治疗效果。

TGCT 药物治疗的安全性随访至关重要,旨在确保治疗的有效性的同时,根据不同药物的特点,及时发现和管理潜在的不良反应。

四、未分化小圆细胞肉瘤

1. 诊断与分期

1.1 自然病程

未分化小圆细胞肉瘤(undifferentiated small round cell sarcomas)是一组不断被认识的、具有高度侵袭性、预后较差的间充质恶性肿瘤,好发于儿童、青少年及年轻成人。虽组织形态具有相似性,但实际上包含了多种具有不同分子特征、发病机制、自然病程、治疗反应的病理亚型。

未分化小圆细胞肉瘤包括尤因肉瘤(Ewing sarcoma)、*EWSR1*- 非 ETS 家族基因融合圆细胞肉瘤(round cell sarcoma with *EWSR1*-Non-ETS fusions;主要是 *EWSR1*::*NFATC2* 和 *FUS*::*NFATC2*)、*CIC* 重排肉瘤(*CIC* Rearranged sarcoma;主要是 *CIC*::*DUX4*)、具有 *BCOR* 遗传学改变肉瘤(sarcomas with *BCOR* genetic alterations;主要是 *BCOR*::*CCNB3*)等[1-2]。近年来的研究发现,在既往被误诊为尤因肉瘤及其他类型小圆细胞肿瘤的患者中,3%~5% 为非尤因肉瘤的未分化小圆细胞肉瘤[3]。

尤因肉瘤多见于儿童和青少年,高峰发病年龄为 15 岁,男女比例约为 3:2[4],在亚裔人群中,尤因肉瘤的发病率约为 0.08/10 万(儿童)和 0.02/10 万(青少年)[5]。尤因肉瘤约占儿童恶性肿瘤的 2%,也是儿童第二常见的骨恶性肿瘤[3]。尤因肉瘤可发生于人体任何部位,80% 原发于骨,以骨盆、脊柱、肋骨和四肢长骨常见;骨外尤因肉瘤约占 20%,以成人更常见,最常见于脊椎旁及胸壁软组织[6],少数病例可发生于实质脏器内。尤因肉瘤常见的转移部位包括肺、骨和骨髓。

EWSR1- 非 ETS 家族基因融合圆细胞肉瘤,发病率约为 0.02/10 万[1],其中最典型的 *EWSR1*::*NFATC2* 融合的未分化小圆细胞肉瘤的好发年龄为 30~40 岁,男女比例为(5~7):1。该类型未分化小圆细胞肉瘤主要发生于长骨的干骺端或者骨干,较少发生于软组织[骨与软组织比例为(4~5):1],常见的转移部位为肺和软组织[7]。

CIC 重排肉瘤发病率约为 0.004/10 万[8],好发年龄为 30~50 岁,男女比例接近,约为 1.2:1[3,9]。该类型未分

化小圆细胞肉瘤主要发生于躯体软组织（四肢、躯干、头颈，约占 85%）和内脏（约占 10%），常见转移部位包括肺、腹膜和肝脏[1]。

　　具有 *BCOR* 遗传学改变肉瘤年发病率约为 0.003/10 万[8]，其中 *BCOR* 基因重排，主要为 *BCOR::CCNB3* 融合的肉瘤，好发年龄为 10~20 岁，高峰发病年龄为 15 岁，男女比例悬殊，为（6~9）:1[1,10]。该类型未分化小圆细胞肉瘤相对常见于骨（例如骨盆、下肢、脊柱），约有 5% 的患者在诊断时即发现转移[1,11]。

　　未分化小圆细胞肉瘤的症状缺乏特异性，起病症状主要与病灶部位相关。发生于骨的未分化小圆细胞肉瘤，早期症状多表现为局部疼痛[12]，起初为间断性疼痛，夜间或者活动后加重，由于疼痛往往轻微，常被误认为是外伤。疼痛可伴有局部肿胀，表现为骨端近关节处肿大，硬度不一，有压痛，局部皮温高，静脉曲张，有时可触及搏动，10%~15% 的尤因肉瘤患者可发生病理骨折[13]。部分患者起病时并无疼痛，仅表现为偶然触及的局部包块[14]。发生于软组织的未分化小圆细胞肉瘤则主要表现为逐渐生长的包块，病程可从几天至数月，当肿瘤逐渐增大压迫神经或血管时，可出现疼痛、麻木，甚至肢体水肿，但症状往往缺少特异性。有研究发现，*CIC* 重排肉瘤更易表现为迅速生长的无痛性浅表包块[15]。总体而言，未分化小圆细胞肉瘤患者出现 B 症状（低热、夜间盗汗、食欲降低）的比例不高，且多见于转移患者[1]。由于早期症状缺乏特异性且不明显，尤因肉瘤的中位诊断时间为 3~9 个月[16]，但诊断时间与疾病结局并无显著相关性[17-18]。

　　在未分化小圆细胞肉瘤中，尤因肉瘤的预后相对更好，总体 5 年生存率为 70% 左右。尤因肉瘤最重要的预后因子是诊断时是否存在远处转移。诊断时不存在远处转移的患者，5 年生存率高于 70%，而诊断时合并转移的患者，5 年生存率不足 30%。对于转移性尤因肉瘤，转移灶局限于肺部的患者预后相对较好。对于诊断时未发生转移的尤因肉瘤，最重要的预后因素是原发病灶的部位，病灶位于中轴部位（骨盆、脊柱）者的预后较肢体更差。其他的不良预后因素包括诊断时的肿瘤体积大（>100ml）、大于 18 岁及乳酸脱氢酶升高[19-21]。

　　其他未分化小圆细胞肉瘤的预后相关数据相对较少，其中，具有 *BCOR* 遗传学改变肉瘤 5 年生存率约为 75%，与尤因肉瘤类似；*CIC* 重排肉瘤 5 年生存率约为 40%，预后明显更差。与尤因肉瘤相似，诊断时的临床分期是其他未分化小圆细胞肉瘤最重要的预后因素。此外，由于多数非尤因未分化小圆细胞肉瘤的化疗敏感性低于尤因肉瘤，诊断时可手术切除的患者预后更好，特别是 *CIC* 重排肉瘤。关于 *EWSR1*- 非 ETS 家族基因融合圆细胞肉瘤，预后相关报道很少，有报道显示，*EWSR1::PATZ1* 融合未分化小圆细胞肉瘤预后较差，推测与其携带高比例的 *CDKN2A* 与 *CDKN2B* 缺失突变相关[22]。

　　1.2　影像学诊断与分期

未分化小圆细胞肉瘤的分期检查

分期检查		Ⅰ级推荐	Ⅱ级推荐	Ⅲ级推荐
尤因肉瘤	原发病灶	• MRI（平扫＋增强）和/或 CT（平扫 ± 增强）	• X 线平片（骨原发）	
	全身检查	• 胸部 CT 扫描（平扫 ± 增强） • 全腹部 CT 和/或 MRI（平扫＋增强） • 全身骨扫描 • 骨髓穿刺活检	• PET/CT	• PET/MRI
非尤因未分化小圆细胞肉瘤	原发病灶	• 参照骨肉瘤（原发于骨）或软组织肉瘤（原发于软组织）的分期检查		
	全身检查	参照尤因肉瘤的分期检查		

【注释】

1 所有疑似尤因肉瘤的患者,在完成病理诊断前,应进行影像学诊断及分期检查。除原发肿瘤部位的增强MRI ± 增强 CT 外,由于尤因肉瘤有较高的全身转移潜能,需要进行系统评估。影像学检查应包括胸部 CT（增强 ± 平扫）[1]、全腹部增强 CT ± MRI、骨扫描。对于伴有骨转移,或 PET 提示骨髓 FDG 代谢增高的患者,建议行骨髓穿刺活检[1-2]。

2 建议有条件的情况下,进行 PET/CT 或 PET/MRI 检查[3],扫描的范围应尽可能包含从头顶至足尖。考虑到目前国内只有较大规模医院配备 PET/CT,少数医院配备 PET/MRI,因此上述检查分别作为Ⅱ级和Ⅲ级推荐。

3 非尤因未分化小圆细胞肉瘤既可发生于骨,也可发生于骨外软组织[4]。原发于骨的未分化小圆细胞肉瘤的影像学诊断,原发灶的检查可参照经典型骨肉瘤部分;原发于软组织的未分化小圆细胞肉瘤的影像学诊断,原发灶的检查可参照软组织肉瘤部分。小圆细胞未分化肉瘤属于高度恶性的肉瘤亚型,转移潜能高,但由于发病率低,对其临床经过的了解仍不足。因此,建议可参考尤因肉瘤的系统分期检查策略。

4 目前,未分化小圆细胞肉瘤暂无单独的分期系统。原发于骨的未分化小圆细胞肉瘤可参照经典型骨肉瘤的分期;原发于软组织的未分化小圆细胞肉瘤可参照软组织肉瘤的分期。

1.3 病理学检查

1.3.1 病理学诊断

	Ⅰ级推荐	Ⅱ级推荐	Ⅲ级推荐
未分化小圆细胞肉瘤	组织学镜下观察 免疫组化 FISH（断裂 / 分离探针）a RNA-seqb 数字 PCRc	RT-PCR FISH（融合探针）	新辅助治疗后组织学（坏死率）评估

注: a. FISH 主要用于检测尤因肉瘤和 *CIC* 重排肉瘤。
b. RNA-seq 主要用于检测 *EWSR1-* 非 ETS 融合的圆细胞肉瘤和 *BCOR* 重排肉瘤。
c. 数字 PCR 主要用于检测 *BCOR*-ITD。

【注释】

对于组织学形态呈现小圆细胞恶性肿瘤的病例,通过组织学镜下观察及完成套餐形式的免疫组化排除淋巴造血系统肿瘤、上皮源性肿瘤及黑色素瘤后,方可使用以下诊断策略。

1 尤因肉瘤的基本诊断需结合镜下形态、免疫组化和 FISH 检测。经典型尤因肉瘤（classic Ewing sarcoma）由形态一致的小圆细胞组成,核呈圆形,染色质均匀细腻,核仁不明显,胞质稀少透亮状或嗜伊红色,胞界不清,部分病例可见 Homer-Wright 菊形团[1]。经典尤因肉瘤免疫组化标记显示弥漫表达 CD99 和 NKX2.2,涉及 *ERG* 伴侣基因者可表达 ERG。Fli1 标记不特异,不建议使用。少数病例可表达 CK 或 desmin 等标记[2-4]。临床工作中常采用 FISH（*EWSR1* 断裂 / 分离探针）检测明确尤因肉瘤的诊断,确有必要时采用 RT-PCR、FISH（融合探针）和 NGS（RNA-seq）检测相关融合基因的具体类型。对包括尤因肉瘤在内的小圆细胞肉瘤的新辅助治疗后病理学评估尚缺乏统一意见,EORTC-STBSG 推荐肉瘤治疗后病理组织学评估分为 5 组,以残留的"可染色的肿瘤细胞"所占比例 0、1%、10%、50% 作为分界值[5]。新辅助治疗后组织学评估报告中应注明肿瘤坏死的比例[6]。

2 *EWSR1-* 非 ETS 融合圆细胞肉瘤包括: ① *EWSR1/FUS::NFATC2* 肉瘤,主要发生于骨内,由小至中等大圆形细胞和或梭形细胞组成,胞质较少,嗜伊红色或透亮状,瘤细胞呈条索状、小巢状、梁状或假腺泡状排列,间质呈纤维样或纤维黏液样。部分病例内细胞核可显示有多形性。核分裂象和坏死多少不等。半数病例弥漫性表达 CD99,可表达 PAX7、NKX2.2 和 NKX3.1 [7,9]。② *EWSR1::PATZ1* 肉瘤,主要发生于深部软组织,包括胸壁、腹壁、四肢和头颈部,部分病例可发生于中枢神经系统。镜下形态由成片或成巢的小圆细胞或梭形细胞组成,染色质细腻,核仁小或不明显,胞质中等量,间质呈纤维样,瘤细胞间可有毛细血管网。免疫组化标记常显示为多表型性分化,除可部分或灶性表达 CD99 外,可表达 desmin、myogenin、MyoD1、S100 蛋白、SOX10、CD34、GFAP、PAX7 和 AE1/AE3 等[8]。③ *EWSR1::SMARCA5* 肉瘤和 *EWSR1::SP3* 肉瘤均较少见。*EWSR1*- 非 ETS 融合圆细胞肉瘤的诊断由于免疫组化不特异,主要依靠 RNA-seq 检测相应的融合基因。

3　*CIC* 重排肉瘤镜下形态与尤因肉瘤相似,主要由分叶状或片状分布的小圆细胞组成,部分病例可含有梭形细胞成分。与尤因肉瘤相比,瘤细胞核形不规则,可有多形性,核染色质粗,可见核仁,胞质淡嗜伊红色至透亮状,肿瘤内常见地图状坏死,部分病例内间质可伴有黏液样变性。CD99 标记常呈斑驳状阳性,瘤细胞常弥漫表达 WT1 和 DUX4,不表达 NKX2.2 [10-12]。涉及 *NUMT1* 重排者还可表达 NUT 蛋白[13]。常采用 FISH 检测(断裂 / 分离探针)确诊 *CIC* 重排肉瘤,必要时采用 RNA-seq 方法检测相关融合基因。

4　*BCOR* 遗传学改变肉瘤包括 2 组肿瘤类型:① *BCOR* 基因重排,主要为 *BCOR::CCNB3* 肉瘤,好发于骨,也可发生于软组织,后者包括盆腔、下肢和椎旁,少数病例位于头颈部、肺和肾。镜下由成片分布的小圆形、卵圆形至胖梭形细胞组成,瘤细胞间为丰富的毛细血管网。部分病例可由短条束状排列的胖梭形至梭形细胞组成。核染色质均匀,核仁不明显,核分裂象多少不等。间质可显示程度不等的黏液样变性[14]。② *BCOR*-ITD(*BCOR*- 内部串联重复)肿瘤,包括婴儿未分化圆细胞肉瘤(infantile undifferentiated round cell sarcoma, IURCS)和婴儿原始黏液样间叶性肿瘤(primitive myxoid mesenchymal tumor of infancy, PMMTI),多发生于躯干、腹膜后和头颈部软组织,少见于四肢。IURCS 主要由实性片状分布的原始小圆形细胞、卵圆形细胞或短梭形细胞组成,核分裂象易见,间质可呈黏液样。PMMTI 瘤细胞密度低,主要由轻度异型的短梭形或胖梭形细胞组成,间质常呈黏液样,可有囊变,并富含毛细血管网。免疫组化标志物显示,伴有 *BCOR* 遗传学改变的肿瘤常弥漫表达 BCOR、cyclinD1、SATB2 和 TLE1,其中 *BCOR::CCNB3* 肉瘤还可表达 CCNB3 (其他 *BCOR*-ITD 肿瘤不表达)[15-16]。*BCOR* 遗传学改变肉瘤的诊断主要依靠分子检测,采用 RNA-seq 检测 *BCOR* 基因重排及其融合基因和数字 PCR 等方法检测 *BCOR*-ITD。

1.3.2　分子诊断

病理类型及分子改变	Ⅰ级推荐	Ⅱ级推荐	Ⅲ级推荐
尤因肉瘤 *EWSR1::FLI1* *EWSR1::ERG* *EWSR1::ETV1* *EWSR1::ETV4* *EWSR1::FEV* *FUS::ERG* *FUS::FEV*	FISH(*EWSR1* 断裂 / 分离探针)	RNA-seq FISH(融合探针) RT-PCR	
EWSR1- 非 ETS 融合圆细胞肉瘤 *EWSR1::NFATC2* *FUS::NFATC2* *EWSR1::PAZT1* *EWSR1::SMARCA5* *EWSR1::SP3* *EWSR1::POU5F1*	RNA-seq	RT-PCR	FISH(融合探针)

骨与软组织肿瘤

续表

病理类型及分子改变	Ⅰ级推荐	Ⅱ级推荐	Ⅲ级推荐
CIC 重排肉瘤 *CIC::DUX4* *CIC::DUX4L* *CIC::FOXO4* *CIC::NUTM1* *CIC::NUTM2A* *CIC::LEUTX*	FISH（*CIC* 断裂 / 分离探针）	RNA-seq RT-PCR	FISH（融合探针）
BCOR 遗传学改变肉瘤 *BCOR* 重排肉瘤 *BCOR::CCNB3* *BCOR::MAML3* *ZC3H7B::BCOR* *BCOR*-ITD 肿瘤 婴幼儿未分化小圆细胞肉瘤 婴幼儿原始黏液样间叶性肿瘤	RNA-seq 数字 PCR	RT-PCR FISH（分离探针） 靶向 RNA-seq	FISH（融合探针）

【注释】

病理科或病理检验机构常规工作中所使用的福尔马林固定、石蜡包埋（formalin-fixed paraffin-embedded，FFPE）的组织适用于未分化小圆细胞肉瘤的分子诊断，但需注意：①分子病理诊断实验室的建设和管理应符合相关规定。②标本前处理：新鲜标本离体后（热缺血时间）需在 30min 内放置于适量的福尔马林固定液中，最小体积比推荐为，福尔马林：组织 =10：1；对于体积较大的活检样本必须尽快剖开固定。③标本固定时间：活检样本 6~24h，手术大标本切开固定 12~48h。④骨标本推荐以 EDTA 为基础的脱钙液，建议将待脱钙样本切薄片后再放到脱钙液中。⑤尽可能采用 3 年内（常温、干燥、避光保存）的 FFPE 蜡块。⑥ FFPE 白片厚度推荐［(3~4) ± 1］m，已经切好的白片在常温下保存不应超过 4 周，如需保存更长时间，可保存在 −20℃冰箱。⑦液体标本如外周血等应在收到样本后 2h 内处理[1-3]。

1　尤因肉瘤的诊断常需结合镜下形态、免疫组化（CD99、NKX2.2 等）和 FISH（*EWSR1* 断裂 / 分离探针）检测[4-6]。少数病例镜下形态和免疫组化均符合尤因肉瘤但 FISH 检测 *EWSR1* 为阴性，此时可采用 RNA-seq 等方法检测具体的融合类型以明确诊断[7-8]。

2　*EWSR1*- 非 ETS 融合圆细胞肉瘤根据镜下形态、免疫组化或 *EWSR1* 断裂 / 分离探针 FISH 检测均难以做出明确诊断，确诊需要检测相应的融合基因[9-11]。

3　对 CD99 灶性阳性、NKX2.2 阴性但 WT1 呈弥漫阳性的小圆细胞未分化肉瘤需考虑 *CIC* 重排肉瘤，采用 *CIC* 断裂分离探针的 FISH 检测常可帮助明确诊断。如需了解具体的融合类型，则可采用 RNA-seq[12-13]。

4　免疫组化标记 BCOR、CCNB3、cyclinD1、SATB2 和 TLE1 对 *BCOR* 遗传学改变肉瘤的诊断有提示作用，但确诊需要分子检测[14-17]。因 *BCOR* 遗传学改变肉瘤涉及 *BCOR* 重排和 *BCOR*-ITD 两种类型的分子改变，故在实际工作中常需分别采用 RNA-seq 和数字 PCR 检测[18-20]。

2. 化学治疗

2.1　未分化小圆细胞肉瘤的围手术期化疗

病理亚型	Ⅰ级推荐	Ⅱ级推荐	Ⅲ级推荐
尤因肉瘤	• VDC/IE 交替（长春新碱 + 多柔比星 + 环磷酰胺 / 异环磷酰胺 + 依托泊苷）（1A 类） • VDC（长春新碱 + 多柔比星 + 环磷酰胺）（1A 类） • VIDE（长春新碱 + 异环磷酰胺 + 多柔比星 + 依托泊苷）（1A 类） • VAI（长春新碱 + 放线菌素 D+ 异环磷酰胺）（1A 类） • VAIA（长春新碱 + 放线菌素 D+ 异环磷酰胺 + 多柔比星）（1A 类） • EVAIA（依托泊苷 + 长春新碱 + 放线菌素 D+ 异环磷酰胺 + 多柔比星）（1A 类） • VACA（长春新碱 + 放线菌素 D+ 环磷酰胺 + 多柔比星）（1A 类）		
伴有 *EWSR1*- 非 *ETS* 家族基因融合圆细胞肉瘤	参照尤因肉瘤围手术期化疗策略（3 类）	• 可切除者,可考虑直接手术	• 临床试验
CIC 重排肉瘤	参照尤因肉瘤围手术期化疗策略（3 类）	• 可切除者,可考虑直接手术 • AI 方案（3 类）	• 临床试验
伴有 *BCOR* 遗传学改变肉瘤	参照尤因肉瘤围手术期化疗方案（2B 类）	• 骨肉瘤的化疗方案（3 类） • AI 方案（3 类）	• 临床试验

【注释】

1　尤因肉瘤对化疗高度敏感,通过化疗可能获得治愈机会;没有接受全身治疗的患者,90% 将死于肿瘤广泛转移。关于尤因肉瘤的众多研究都明确指出化疗的重要性。尤因肉瘤在局部治疗(手术或者放疗)之前,推荐应接受至少 9 周的多药联合化疗(Ⅰ级推荐)。对于初诊时伴有转移且化疗有效的患者,可以延长局部治疗前的化疗时间。对于手术(扩大切除或者截肢)后的尤因肉瘤患者,无论切缘情况如何,都推荐进行28~49 周的化疗(具体时长取决于化疗方案)。

2　在 INT-0091 研究中,尤因肉瘤患者随机分为 VDC/IE 交替方案化疗组和 VDC 方案化疗组,术前化疗 4 周期,后进行局部治疗(手术和 / 或放疗),术后化疗 13 周期,围手术期共 17 周期。结果显示:无转移患者,交替治疗组 5 年 EFS 率为(69%±3%),标准治疗组为(54%±4%)(*P*=0.005),5 年 OS 率分别为(72%±3.4%)和(61%±3.6%)(*P*=0.01);而转移患者 EFS 差异无明显统计学意义。对于诊断时无转移的尤因肉瘤,采用密集型 VDC/IE 交替方案(每 2 周为一周期)比每 3 周为一周期更有效(5 年 EFS 率由 65% 提升至 73%,*P*=0.048),且不良反应并未增加[1-4]。

3　在 Euro-Ewing 99 研究中,281 例尤因肉瘤患者接受 6 周期 VIDE 方案化疗,1 周期 VAI 方案化疗,局部治疗(手术和 / 或放疗),以及高剂量化疗联合干细胞移植,随访时间中位数为 3.8 年。结果显示,EFS 率为(27%±3%),3 年 OS 率为(34%±4%)[5-7]。

4　EICESS-92 研究评价了在标准风险尤因肉瘤(肿瘤体积<100ml)患者中,VAIA 与 EVAIA 方案化疗的疗效。

骨与软组织肿瘤

结果表明，高危（肿瘤体积≥100ml）伴转移的患者采用更大强度的 EVAIA 方案并不优于 VAIA 方案，不伴转移患者术前采用 EVAIA 方案疗效优于 VAIA 方案。因此非高危患者（肿瘤体积<100ml）推荐术前采用 EVAIA 方案化疗[8-9]。

5 Euro-EWING99-R1 研究是基于 EICESS-92 方案的大型、国际、随机、非劣效试验，对接受 VIDE 方案强化诱导化疗的标准风险尤因肉瘤患者（肿瘤未发生转移、体积<100ml），采用双平行分组设计，分别给予 7 个 VAC 疗程（试验组）和 7 个 VAI 疗程（对照组）的巩固治疗。随访时间中位数为 5.9 年，3 年 EFS 率与 OS 率差异均无统计学意义[10]。

6 EICESS-86 研究中，将尤因肉瘤分为高危组（肿瘤体积>100ml 和／或肿瘤原发于中轴部位）及标准风险（肿瘤原发于肢体且肿瘤体积较小）。标准风险组接受 12 周期 VAC 交替 VACA 方案化疗；高危组采用 VAIA 方案化疗。结果显示，两组间无事件生存率分别为 52% 和 51%（P=0.92）。肿瘤体积>200ml、对诱导化疗的组织学反应情况是影响 EFS 的主要因素[9]。EICESS-92 研究中，标准风险组患者分别接受 VAIA 方案或 VACA 方案化疗，随访时间中位数为 8.5 年，EFS 和 OS 的风险比（VACA vs. VAIA）分别为 0.91 和 1.08。VACA 组血液学毒性发生率较高。提示环磷酰胺对 SR 患者的 EFS 和 OS 的影响与异环磷酰胺相似，但不良反应严重程度增加[9]。

7 目前缺乏针对非尤因未分化小圆细胞肉瘤的临床研究，化疗方案可参考尤因肉瘤，但预后、疗效均存在不同，需要更多的循证医学证据或更多的研究报道来认识这类患者的生物学行为及治疗方案。现有研究表明，伴有 *EWSR1*-non-ETS 融合圆细胞肉瘤和 *CIC* 重排肉瘤对化疗的敏感性和预后比尤因肉瘤差，伴有 *BCOR* 遗传学改变肉瘤的预后好于 *CIC* 重排肉瘤，对化疗的反应也更好[11]。

8 关于 *EWSR1*- 非 ETS 家族基因融合圆细胞肉瘤，现有的报道集中于 *EWSR1::NFATC2* 融合肉瘤，多采用尤因肉瘤的方案，其中最多的是 VDC/IE 方案[12-13]。Diaz-Perez 等[13]分析了 43 例 *EWSR1/FUS::NFATC2* 融合肉瘤，有 13 例采用了尤因肉瘤的化疗方案，但仅有 1 例有较好的疗效。在一些小样本的报道中，*EWSR1::NFATC2* 融合肉瘤，术前接受 VAC/IE 方案、VIDE 方案或骨肉瘤方案，化疗后手术切除原发肿瘤。临床、影像学或组织学反应均不佳[12]。

9 Antonescu 等[14]回顾性分析了 115 例 *CIC::DUX4* 融合肉瘤，其中 22 例接受了新辅助化疗，29 例在确诊后进行手术（术后有 22 例接受了辅助化疗）。绝大多数患者采用了尤因肉瘤的化疗方案。接受新辅助化疗的患者中，有 10 例可分析病理反应率，其中 3 例患者为Ⅲ级化疗反应（肿瘤纤维化>90%），其余 7 例均未达到该标准。此外，确诊后先进行手术的患者，生存期较接受新辅助化疗的患者更长（需要注意的是两组患者肿瘤基线情况不同）。在另一项针对 18 例该类型肉瘤的回顾性分析中显示，这类肉瘤不仅对于化疗的敏感性低，也较少从术前化疗中获益，部分患者还因为延迟手术而发生了肿瘤远处转移[15]。2021 年 ESMO 会议报道了一项关于 64 例 *CIC::DUX4* 融合肉瘤患者的系列研究的初步报告。在这项研究中，对于非转移的 *CIC::DUX4* 融合肉瘤，采用类似于尤因肉瘤的多药化疗方案作为术前化疗方案，与采用成人软组织肉瘤的化疗方案（多柔比星单药或者 AI 方案）相比，并未提高患者的 OS。因此，对于该类型的未分化小圆细胞肉瘤，更应强调局部控制[16]。

10 2023 年，Palmerini 等[17]发表了全球性回顾性研究，分析了 1983—2019 年共 33 例分子检测明确的 *BCOR::CCNB3* 融合肉瘤，其中 15 例患者接受了新辅助化疗，10 例采用尤因肉瘤的方案（ORR 70%），4 例采用骨肉瘤的方案（ORR 50%），1 例采用 AI 联合方案（ORR 100%）。Kao 等[18]回顾性分析了 10 例 *BCOR::CCNB3* 融合肉瘤，其中 9 例采用了尤因肉瘤的术前方案，这些患者中的 7 例，手术标本中均检测到病理反应（60%~100% 的肿瘤坏死或者纤维化）。Puls 等[19]回顾性分析了 6 例 *BCOR::CCNB3* 融合肉瘤，在经过一线化疗后手术，其中 4 例达到病理 CR。

11 所有患者在开始接受化疗前均建议进行生育功能的知情同意（附录8）。

2.2 未分化小圆细胞肉瘤晚期患者的化疗

肿瘤类型	线数	Ⅰ级推荐	Ⅱ级推荐	Ⅲ级推荐
尤因肉瘤	一线	• VDC（1A 类） • VDC/IE 交替（1A 类） • VAIA（1A 类） • VIDE（1A 类）	• EVAIA（1A 类）	
	二线	• 伊立替康＋替莫唑胺（2A 类） • VIT（长春新碱＋伊立替康＋替莫唑胺）（2A 类） • 托泊替康＋环磷酰胺（2B 类） • 临床试验	• 高剂量异环磷酰胺（2A 类） • 依托泊苷＋卡铂/顺铂（2B 类） • 异环磷酰胺＋依托泊苷＋卡铂/顺铂（3 类） • 环磷酰胺＋依托泊苷＋卡铂（3 类）	• HDC+HSCT（2B 类） • 最佳支持治疗
EWSR1- 非 ETS 家族基因融合圆细胞肉瘤	一线	临床试验	可参照尤因肉瘤的治疗策略（2B 类）	
	二线	临床试验		
CIC 重排肉瘤	一线	临床试验	• 可参照尤因肉瘤的一线治疗（2B 类） • 非特殊类型软组织肉瘤方案（2B 类） • 临床试验（2B 类）	
	二线	临床试验		
BCOR 遗传学改变肉瘤	一线	参照尤因肉瘤的一线治疗（2B 类）	• 骨肉瘤方案（2B 类） • 非特殊类型软组织肉瘤方案（1A 类） • 临床试验（2B 类）	
	二线	临床试验		

【注释】

1 对于初诊时即伴有转移的尤因肉瘤，一线化疗仍参照围手术期化疗方案（详见 4.1）。如在完成围手术期化疗后出现不可切除或复发转移的情况，后续化疗方案的选择需根据一线化疗的疗效、化疗停止至复发的时间、药物的累积剂量、不良反应以及患者的耐受情况等因素综合判断。通常，对于一线化疗完成后 6 个月内复发的患者，考虑采用二线化疗方案；一线化疗结束后 6 个月以上复发的患者，可以再次尝试一线化疗方案。总体而言，尤因肉瘤的二线及以上治疗尚缺乏高级别循证证据，且客观疗效总体不理想，因此，指南同时推荐该类患者积极参与临床试验（Ⅰ级推荐）。

2 INT-0091 研究显示，对于无远处转移的尤因肉瘤患者，VDC/IE 交替的多药方案化疗提高了患者的 5 年 EFS 和 OS 率。对于 120 例确诊时即存在转移的患者，VDC/IE 组与 VDC 组的 5 年 OS 率分别为 34% 和 35%[1]，8 年 EFS 率均为 20%，8 年 OS 率分别为 20% 和 29%[2]。VDC/IE 方案化疗较 VDC 方案化疗未使转移性尤因肉瘤患者有进一步的生存获益。EICESS-92 研究显示，对于伴有转移的尤因肉瘤患者，VAIA 方案化疗基础上联合依托泊苷（EVAIA 方案）并未进一步改善 OS[3]。考虑到多药联合方案具有较高的客观缓解率，对于疗效好且潜在可切除的转移性患者，仍建议多药联合方案化疗。

3 EURO EWING 2012（EE2012）研究 1:1 纳入了 640 例尤因肉瘤患者，比较 VDC/IE 交替方案化疗与 VIDE

方案化疗对尤因肉瘤一线治疗的疗效。结果显示，对于新诊断的尤因肉瘤，无论是否伴有转移，剂量强化的 VDC/IE 方案化疗组患者，不仅有更好的 EFS 获益，且不良反应更低、治疗时间更短[4]。

4 　尤因肉瘤的二线化疗中，作为 I 级推荐的化疗方案包括了伊立替康＋替莫唑胺、VIT（长春新碱＋伊立替康＋替莫唑胺）及托泊替康＋环磷酰胺，上述三个化疗方案大多基于大样本回顾性研究或者较小样本的前瞻／回顾性研究，显示出较好的疗效。Wang 等[5]回顾性分析了 6 项研究中共 184 例复发、难治性尤因肉瘤患者接受伊立替康＋替莫唑胺方案化疗的疗效。发现总体的 ORR 为 44%，DCR 为 66%。Raciborska 等[6]对 22 例复发、难治性尤因肉瘤患者采用 VIT 方案化疗，ORR 为 54.5%，DCR 为 68%。Xu 等[7]比较了不同给药模式 VIT 方案（短程较高剂量：伊立替康 $50mg/m^2$，d1~5 vs. 长程较低剂量：伊立替康 $20mg/m^2$，d1~5，d8~12）对于复发、难治性尤因肉瘤的疗效。研究共入组 46 例患者，结果显示，短程较高剂量组的 12 周 ORR 低于长程较低剂量组（20.8% vs. 54.5%，$P=0.019$），但两种给药模式的 PFS（2.3 个月 vs. 4.3 个月）和 OS（14.8 个月 vs. 12.8 个月）相当。2 项 II 期研究分别评估了环磷酰胺＋托泊替康方案化疗治疗复发、难治性尤因肉瘤患者的疗效，可评估患者分别为 17 例、49 例，ORR 分别为 35.3% 和 32.6%[8-9]。

5 　尤因肉瘤的二线化疗方案中，作为 II 级推荐的化疗方案包括了依托泊苷联合卡铂或顺铂方案以及大剂量异环磷酰胺方案。一项回顾性研究分析了 1980—2012 年在欧洲 6 个主要的肉瘤中心接受依托泊苷联合卡铂或顺铂方案治疗的复发、难治性尤因肉瘤患者 107 例（61 例卡铂，46 例顺铂）。依托泊苷联合卡铂治疗组的 PFS 中位数为 14.5 个月，5 年 OS 率为 24.5%；依托泊苷联合顺铂治疗组的 PFS 中位数为 6.3 个月，5 年 OS 率为 20%[9]。2022 年 ASCO 大会报道了一项前瞻性随机对照研究，对比托泊替康＋环磷酰胺、伊立替康＋替莫唑胺、吉西他滨＋多西他赛、高剂量异环磷酰胺 4 个方案对于复发、难治性尤因肉瘤的疗效。结果提示，高剂量 IFO 在延长 EFS 和 OS 方面更有效，且在儿童中的获益更加明显。由于该研究目前仅以会议摘要形式报道，故在本指南中作为 II 级推荐[10-11]。

6 　尤因肉瘤的二线化疗中，III 级推荐的化疗方案包括 HDC+HSCT（大剂量化疗联合自体干细胞移植），最佳支持治疗。对于 HDC+HSCT，EURO-EWING99 研究中，采用 HDC+HSCT 获得 CR 或者 PR 的患者，其 3 年 EFS 率分别为 57% 和 25%，但该研究未能比较采用或者不采用 HDC+HSCT 的疗效[12]。Whelan 等[7]将 EURO-EWING99 与 Ewing-2008 两个研究进行了合并分析，发现采用 HDC（白消安＋美法仑）+HSCT 的患者对比采用 VAI 方案进行巩固性化疗的患者具有更高的 3 年及 8 年 EFS 率，但出现了更严重的不良反应和更多的治疗相关死亡。由于上述结果存在一定争议，指南将 HDC+HSCT 作为 III 级推荐。

7 　对于晚期非尤因未分化小圆细胞肉瘤的化疗，目前相关循证证据少，特别是对于化疗相对不敏感的 *EWSR1-* 非 ETS 家族基因融合圆细胞肉瘤和 *CIC* 重排肉瘤，指南 I 级推荐为加入临床研究。

8 　关于 *EWSR1-* 非 ETS 家族基因融合圆细胞肉瘤，治疗相关报道少。采用尤因肉瘤化疗方案大多疗效有限[13-14]。

9 　2023 年，Palmerini 等[15]发表了一项全球性的回顾性研究，88 例 *CIC* 重排肉瘤，晚期转移患者 OS 明显低于局限期可切除的患者（$P=0.000\ 2$）。60 例患者接受了尤因肉瘤的方案化疗，16 例接受了非特殊类型软组织肉瘤方案化疗，两组间 ORR 差异无统计学意义。2021 年 ESMO 会议报道 64 例 *CIC::DUX4* 融合肉瘤患者，发现转移性 *CIC* 重排肉瘤患者似乎受益于类似于尤因肉瘤方案的强化、多药联合方案[16]。Connolly 等[17]总结了 15 例仅接受全身治疗的 *CIC* 重排肉瘤患者，治疗方案包括 VDC/IE（4/15）、VID、多柔比星（阿霉素）单药、吉西他滨＋多西他赛、依托泊苷等。多数患者疗效为 PD，但 4 例接受 VDC/IE 方案的患者，1 例 CR，1 例 PR，1 例 PR/SD，另外 1 例 PR 为接受 VID 方案的患者。

10 　从新辅助化疗的数据看，*BCOR* 遗传学改变肉瘤总体对于化疗的敏感性高于 *CIC* 重排肉瘤。Kao 等[18]回顾性分析 10 例接受术前化疗的 *BCOR::CCNB3* 融合肉瘤，9 例采用尤因肉瘤的术前方案，其中 7 例手术标本中检测到病理反应，提示该类型患者对于尤因肉瘤的化疗方案有较好的反应。一项全球性回顾性研究共纳入 33 例 *BCOR::CCNB3* 融合肉瘤患者，分别接受了尤因肉瘤的方案化疗、骨肉瘤的方案化疗、表柔比星联合异环磷酰胺等不同化疗方案,均显示出一定的疗效[15]。

3. 外科治疗

未分化小圆细胞肉瘤的治疗是以化疗、外科治疗及放疗为主的综合治疗[1]。成功的外科局部控制是建立在良好的化疗反应上。新辅助化疗的应用,保证了肿瘤能够得到更好的控制,以及保肢手术能获得更好的局部安全性和功能[2]。

骨与软组织未分化小圆细胞肉瘤的外科治疗可分别参照本指南经典型骨肉瘤的外科治疗部分和软组织肉瘤的外科治疗部分。建议外科手术有周密的术前设计,术中按计划严格实施,术后准确评估外科边界,这一系列术前设计-术中实施-术后评估系统是保证手术成功的关键[3]。

合并转移灶的患者,为保证生活质量,必要时可以考虑原发灶姑息手术[4-5]。骨盆、骶骨和脊柱未分化小圆细胞肉瘤需术前化疗有效方可获得满意切除边界,如化疗无效且不能达到安全的外科边界,不建议手术治疗,系统治疗和放疗为主[6-9]。骨盆、骶骨、脊柱及其他部位的未分化小圆细胞肉瘤发病率低,其治疗结果差于肢体未分化小圆细胞肉瘤[10]。

4. 放射治疗

尤因肉瘤对放疗非常敏感,放疗是其重要的局部治疗手段;其他未分化小圆细胞肉瘤因发病率较低,放疗相关研究证据较少,可参考尤因肉瘤的放疗原则。

局限期尤因肉瘤放射治疗

放疗适应证	Ⅰ级推荐	Ⅱ级推荐	Ⅲ级推荐
化疗后可切除		术前放疗(原发骨盆)+手术(3类)	根治性放疗(2B类)
化疗后潜在可切除	手术+术后放疗(3类)	根治性放疗(2B类)	
化疗后不可切除	根治性放疗(2B类)		
术后切缘阳性	术后放疗(3类)		
术后切缘阴性(原发骨盆或术前化疗反应差)		术后放疗(3类)	

转移性尤因肉瘤放射治疗

放疗适应证	Ⅰ级推荐	Ⅱ级推荐	Ⅲ级推荐
合并寡转移	立体定向放疗(3类)		
肺转移化疗后稳定或部分缓解			全肺放疗+残留病灶推量(3类)
肺转移化疗后完全缓解			全肺放疗(3类)
胸壁原发肿瘤			半胸放疗(3类)
合并广泛转移	姑息性放疗(3类)		

4.1 术前放疗

一项回顾性研究分析了放疗时机对原发骨盆的尤因肉瘤患者预后的影响,共纳入49例患者,其中27例接受术前非选择性放疗加手术,22例根据手术情况选择性进行术后放疗(单纯手术11例,手术+术后放疗11

骨与软组织肿瘤

例）。放疗靶区为化疗后的肿瘤或者术后瘤床外放2cm，剂量为（44.8~54.4）Gy/（28~30）F。术前放疗组的局部无复发生存率为88.0%，高于对照组的66.5%（P=0.028），两组患者无转移生存率分别为60.0%和54.5%（P=0.728），总生存率分别为57.7%和63.6%（P=0.893）[1]。

4.2 根治性放疗

由于原发骨盆和椎体的未分化小圆细胞肉瘤单纯接受手术往往难以达到安全边界，放疗可代替手术作为根治性的局部治疗手段。

法国的回顾性研究探索了不同局部治疗方式下脊柱尤因肿瘤的局部控制率。研究共纳入75例脊柱尤因肉瘤患者，分为手术＋放疗（n=50）、单纯放疗（n=19）和单纯手术（n=6）三组，80%接受手术治疗的患者未达到R0切除。手术＋放疗组和单纯放疗组的5年局部控制率分别是83%和74%，均优于单纯手术组的50%[2]。另一研究回顾性分析了Euro-EWING99研究中骨盆尤因肉瘤的局部控制率。研究中未转移的骨盆尤因肉瘤患者180例，其中原发骶骨患者行根治性放疗的5年局部复发率和生存率分别是17%和73%，手术联合放疗的5年局部复发率和生存率分别是0和78%，两者差异无统计学意义；原发非骶骨患者行手术＋放疗的局部复发和总生存均优于单纯放疗及单纯手术[3]。但上述研究存在一定选择偏倚，仅接受放疗而不能手术的患者，往往是肿瘤累及范围广泛的人群，复发风险本身就会升高。目前放疗技术的快速发展如质子、重离子的应用，使得放疗的疗效更好、不良反应更轻，有望进一步扩展放疗的应用范围。

放疗靶区的确定原则：手术或化疗前磁共振检查所见的骨异常病变和软组织肿块作为肿瘤靶区（GTV），外放1.5~2.0cm并包括亚临床病灶构成放疗临床靶区（CTV），根据摆位误差形成计划靶区（PTV）。如果肿瘤在诊断时突入体腔，但化疗后肿瘤缩小使正常组织恢复到原来位置者，GTV可不包括化疗前突入体腔的肿瘤。

放疗剂量推荐：目前推荐原发椎体肿瘤的根治性放疗剂量为45Gy/25F（受限于脊髓耐受剂量），原发其他部位为55.8Gy/31F。但2022年一项关于尤因肉瘤根治性放疗的Ⅲ期随机对照临床研究比较了55.8Gy/31F和70.2Gy/39F在局部控制率上的差别，共纳入95例患者，1:1随机分为两组，高剂量组的5年局部控制率明显优于标准剂量组（76.4% vs. 49.4%），所有≥3级的急性放疗不良反应除了放射性皮肤损伤高于标准剂量组外，其他不良反应差别无统计学意义。而且两组患者均没有骨折发生，美国骨骼肌肉系统肿瘤协会保肢手术疗效评分得分均为29分[4]。提示在危及器官可耐受的前提下，可提高根治性放疗剂量以提高局部控制率。

4.3 术后放疗

对于手术切除不彻底、切缘阳性或近切缘的肿瘤，放疗可以降低局部复发率[2]；对于原发骨盆或术前化疗反应差的尤因肉瘤患者，即使术后切缘阴性，辅助放疗也可以降低局部复发率。

一项回顾性研究分析了EE99-R1研究中术后辅助放疗对尤因肉瘤局部复发的影响[5]。1999—2009年纳入599例患者，其中142例（24%）患者接受了术后辅助放疗（剂量中位数45Gy）。随访期中位数为6.2年，与单纯手术相比，接受术后辅助放疗患者的局部复发率显著降低（HR=0.43，95% CI 0.21~0.88，P=0.02）。

波兰一项回顾性研究显示，原发肢体尤因肉瘤的5年OS率和5年PFS率分别为71.0%和59.4%，原发中轴骨的5年OS率和5年PFS率分别为44.4%和34.9%，两者差异有明显统计学意义（P=0.001 2）；而中轴骨中原发部位为骨盆和非骨盆的预后无明显差别[6]。有研究回顾性分析了7项临床研究中术后放疗对骨盆尤因肉瘤5年OS率的影响，这7项研究中术后放疗的比例为9%~61%，结果显示放疗比例越高的研究中患者5年OS率越接近全体人群[7]。因此对于原发骨盆的尤因肉瘤可考虑行术后放疗。

上述报道还分析了（EI）CESS研究中化疗反应对行肿瘤广泛切除患者局部复发率的影响，结果显示化疗反应良好且接受单纯手术治疗的局部复发率只有1%（1/101），化疗反应不良且接受单纯手术治疗的局部复发率上升到了12%（3/25），而化疗反应不良的患者如果接受手术及术后放疗，局部复发率则可降低到6%（3/59）[7]。

放疗剂量推荐：原发椎体肿瘤的放疗剂量为45Gy/25F，其余部位R2切除者为55.8Gy/31F，R1切除者为50.4Gy/28F。

4.4　姑息性放疗

对于肿瘤转移灶引起的疼痛或脊髓压迫等症状,可通过 20Gy/5F 或 30Gy/10F 方案的放疗缓解症状。随着放疗技术的进步,目前认为,对于转移灶负荷相对较小的寡转移病变,行 SBRT 治疗相对安全,且能有效缓解症状并提高局部控制[8]。

4.5　肺转移患者的全肺放疗

对于存在肺转移且化疗有效的患者,无论化疗后肺部病灶是否完全缓解,全肺放疗均可改善患者的预后,对于肺部明显残留的病灶还可以进行局部放疗加量。一项回顾性研究分析了全肺放疗在尤因肉瘤肺转移中的作用,研究筛选了 1 270 例患者中,114 例存在肺转移,其中 100 例患者可供分析[9]。75 例接受 15~18Gy 的全肺放疗,25 例没有接受全肺放疗,两组发生肺 / 胸膜复发率为 20% 和 40%(卡方检验,P=0.046),5 年 EFS 率分别为 38%(95% CI 25%~51%)和 27%(95% CI 9%~45%,P=0.002 2)。75 例接受全肺放疗的患者中,有 3 例发生急性肺炎,7 例诊断为限制性通气障碍。另外一项研究回顾性分析了 171 例肺 / 胸膜转移的患者,其中 39 例接受全肺放疗且可用于分析,另外选择 20 例未接受全肺放疗的患者进行对照,4 年 EFS 率分别为 40% 和 19%(P=0.047 3)[10]。全肺放疗推荐剂量:14 岁和 ≥ 14 岁患者接受放疗剂量分别为 15Gy/1.5Gy 和 18Gy/1.5Gy。

4.6　原发胸壁尤因肉瘤的半胸放疗

一项回顾性研究分析了 1985—1996 年 138 例胸壁非转移性尤因肿瘤患者接受半胸放疗的预后[11]。其中 42 例患者接受半胸放疗,86 例患者未行半胸放疗,<14 岁和 ≥ 14 岁患者接受放疗剂量分别为 15Gy 和 20Gy,单次剂量为 1.5Gy,每日 1 次或者 1.25Gy,每日 2 次,然后向原发肿瘤区域加量 30Gy,结果显示两组患者 7 年无事件生存率分别为 63% 和 46%(P>0.05),肺转移发生率分别为 7.3% 和 20.9%。由于胸壁肿瘤容易发生胸膜转移,因此建议对于原发胸壁肿瘤特别是合并恶性胸腔积液的患者术后需行半胸照射。

5. 靶向 / 免疫治疗

1 目前,靶向及免疫治疗在未分化小圆细胞肉瘤中的研究尚处于起步阶段,相关临床研究较少,证据级别低。

2 一项多中心、单臂、Ⅱ 期临床试验研究了卡博替尼(cabozantinib)对晚期尤因肉瘤患者(入组前接受全身治疗的线数没有限制)的疗效。在 39 例可评估疗效的尤因肉瘤患者中,10 例有效(均为 PR),疗效维持时间为 6 个月[1]。还有一些包含尤因肉瘤的 Ⅰ 期临床研究以及小样本研究提示,部分靶向药物联合化疗可能对于尤因肉瘤有一定疗效。例如 mTOR 抑制剂替西罗莫司(temsirolimus)联合替莫唑胺和伊立替康[2],PARP 抑制剂他拉唑帕尼(talazoparib)联合伊立替康或伊立替康 + 替莫唑胺[3]等。此外,新型靶向药物 TK216[4],IGF-1R 单克隆抗体[5-6]等也处于临床研究阶段。

3 一般认为未分化小圆细胞肉瘤是 "免疫荒漠型肿瘤" / "冷肿瘤"[7-8],单药免疫检查点抑制剂治疗的效果极有限。SARC028 研究是一项探索帕博利珠单抗对于多种骨与软组织肉瘤疗效的多队列、Ⅱ 期研究,共入组了 13 例尤因肉瘤患者,ORR 为 0,SD 2 例,PD 11 例[9]。目前,关于 PD-1+CTLA-4 单抗(NCT02304458)、PD-1 单抗联合靶向药物(NCT03190174、NCT02636725)用于尤因肉瘤的临床研究正在开展[10]。

五、附录

附录 1　第 5 版骨与软组织肿瘤 WHO 分类(2020)和 ICD 编码*

名称	ICD-O
骨肿瘤	
经典型骨肉瘤	9180/3
骨巨细胞瘤	9250/1
恶性骨巨细胞瘤	9250/3

名称	ICD-O
脂肪细胞肿瘤	
非典型性脂肪瘤样肿瘤	8850/1
高分化脂肪肉瘤	8851/3
去分化脂肪肉瘤	8858/3
黏液样脂肪肉瘤	8852/3
多形性脂肪肉瘤	8854/3
黏液样多形性脂肪肉瘤	8859/3
纤维母细胞/肌纤维母细胞肿瘤	
隆突性皮肤纤维肉瘤	8832/1
纤维肉瘤型隆突性皮肤纤维肉瘤	8832/3
色素性隆突性皮肤纤维肉瘤	8833/1
孤立性纤维性肿瘤	8815/1
恶性孤立性纤维性肿瘤	8815/3
炎性肌纤维母细胞瘤	8825/1
低度恶性肌纤维母细胞肉瘤	8825/3
黏液炎性纤维母细胞性肉瘤	8811/1
婴儿型纤维肉瘤	8814/3
成人型纤维肉瘤	8810/3
黏液纤维肉瘤	8811/3
低度恶性纤维黏液样肉瘤	8840/3
硬化性上皮样纤维肉瘤	8840/3
所谓的纤维组织细胞性肿瘤	
恶性腱鞘巨细胞瘤	9252/3
脉管肿瘤	
卡波西肉瘤	9140/3
上皮样血管内皮瘤	9133/3
血管肉瘤	9120/3
血管周皮细胞（血管周）肿瘤	
恶性血管球瘤	8711/3
平滑肌肿瘤	
炎性平滑肌肉瘤	8890/3
平滑肌肉瘤	8890/3
骨骼肌肿瘤	
胚胎性横纹肌肉瘤	8910/3
腺泡状横纹肌肉瘤	8920/3
多形性横纹肌肉瘤	8901/3
梭形细胞/硬化性横纹肌肉瘤	8912/3
外胚层间叶瘤	8921/3
软骨-骨肿瘤	
骨外骨肉瘤	9180/3

续表

名称	ICD-O
周围神经鞘膜肿瘤	
恶性周围神经鞘膜瘤	9540/3
上皮样恶性周围神经鞘膜瘤	9542/3
恶性蝾螈瘤	
恶性色素性神经鞘膜瘤	9540/3
恶性颗粒细胞瘤	9580/3
恶性神经束膜瘤	9571/3
分化不确定的肿瘤	
恶性混合瘤	8940/3
肌上皮癌	8982/3
恶性磷酸盐尿性间叶性肿瘤	8990/3
NTRK 重排梭形细胞间叶性肿瘤	
滑膜肉瘤,非特指性	9040/3
滑膜肉瘤,梭形细胞型	9041/3
滑膜肉瘤,双向型	9043/3
滑膜肉瘤,差分化型	9043/3
上皮样肉瘤	8804/3
腺泡状软组织肉瘤	9581/3
软组织透明细胞肉瘤	9044/3
骨外黏液样软骨肉瘤	9231/3
促结缔组织增生性小圆细胞肿瘤	8806/3
恶性肾外横纹肌样瘤	8963/3
恶性血管周上皮样细胞分化的肿瘤（PEComa）	8714/3
(动脉)内膜肉瘤	9137/3
恶性骨化性纤维黏液瘤	8842/3
未分化肉瘤	8805/3
未分化梭形细胞肉瘤	8801/3
未分化多形性肉瘤	8802/3
未分化圆细胞肉瘤	8803/3
韧带样型纤维瘤病	8821/1
骨和软组织未分化小圆细胞肉瘤	
尤因肉瘤	9364/3
伴有 *EWSR1*- 非 ETS 融合的圆细胞肉瘤	9366/3
CIC 重排肉瘤	9367/3
伴有 *BCOR* 遗传学改变的肉瘤	9368/3

*仅列本指南涉及的骨与软组织肿瘤亚型。

骨与软组织肿瘤

附录2　软组织肉瘤病理规范化报告

参数	内容
标本类型	活检标本：FNA，CNB，开发性活检 手术标本：病灶内切除，边缘性切除，扩大切除，间室切除，根治性切除，截肢，盆腔廓清术，其他（非特指），+区域淋巴结清扫
肿瘤解剖部位	头颈部，躯干，四肢，盆腔/腹膜后，纵隔，关节内，其他
肿瘤深度	浅表，真皮内，皮下；深部　筋膜下，肌肉内，骨旁，深部体腔；其他
镜下肿瘤境界	境界清楚，或有假包膜；境界不清，或呈浸润性
组织学类型	第5版WHO软组织和骨肿瘤分类（2020），其他
组织学分级	FNCLCC，不能分级 [a]，不能评价，其他评估系统 [b]
疾病编码	ICD-O，ICD-11
肿瘤数目	孤立性；多发性，具体数目
肿瘤大小	长径 × 横径 × 纵径（cm），或直径范围
核分裂象	$2mm^2$（10HPF），不作评估（不能分级者），不能评估
坏死评估	无；有，$\leqslant 50\%$，$> 50\%$
脉管和神经侵犯情况	有，无
其他病理形态特征	间质改变，等
切缘情况	假包膜；$\geqslant 2cm$；$< 2cm$，注明哪一侧并测量（mm）；紧邻，注明哪一侧；累及，注明哪一侧
淋巴结	无转移；转移，具体数目
免疫组化	标记结果
分子检测	FISH，或DNA测序，或NGS，或RT-PCR
新辅助放/化疗后组织学评估	存活肿瘤细胞所占比例

【注释】

1　腺泡状软组织肉瘤、血管肉瘤、骨外黏液样软骨肉瘤、软组织透明细胞肉瘤和恶性颗粒细胞瘤等不作分级。

2　胃肠道间质瘤、上皮样血管内皮瘤、孤立性纤维性肿瘤和PEComa有着各自的危险度评估或分级系统。

附录3　骨与软组织肿瘤的分子检测 [*]

组织学类型	细胞遗传学异常	分子检测
经典型骨肉瘤	复杂核型改变	无特异分子事件
骨巨细胞瘤	1q42.12异常	*H3F3A* 突变（H3.3G34W，H3.3G34R，H3.3G34V，H3.3G34L，H3.3G34M）
非典型脂肪瘤样肿瘤/ 高分化脂肪肉瘤 去分化脂肪肉瘤	amp（12）（q13-15）	*MDM2*，*CDK4*，*HMGA2*，*YEATS4*，*CPM*，*FRS2*，*GLI* 基因扩增

骨与软组织肿瘤

续表

组织学类型		细胞遗传学异常	分子检测
黏液样脂肪肉瘤		t(12；16)(q13；p11) t(12；22)(q13；q12)	*FUS::DDIT3* *EWSR1::DDIT3*
孤立性纤维性肿瘤		inv(12)(q13q13)	*NAB2::STAT6*
炎性成肌纤维细胞瘤		t(1；2)(q22；p23) t(2；19)(p23；p13) t(2；17)(p23；q23) t(2；2)(p23；q13) inv(2)(p23；q35) t(2；11)(p23；p15) t(2；4)(p23；q21) t(2；12)(p23；p11) t(6；3)(q22；q12) t(6；17)(q22；p13) inv(2)(p23；q35)	*TPM3::ALK* *TPM4::ALK* *CLTC::ALK* *RANBP2::ALK* *ATIC::ALK* *CARS::ALK* *SEC31L1::ALK* *PPFIBP1::ALK* *TFG::ROS1* *YWHAE::ROS1* *ATIC::ALK*
隆突性皮肤纤维肉瘤/巨细胞成纤维细胞瘤		r(17；22) t(17；22)(q21；q13)	*COL1A1::PDGFB*
婴儿型纤维肉瘤		t(12；15)(p13；q25)	*ETV6::NTRK3*
低级别纤维黏液样肉瘤		t(7；16)(q33；p11) t(11；16)(p13；p11)	*FUS::CREB3L2* *FUS::CREB3L1*
硬化性上皮样纤维肉瘤		t(11；22)(p11；q12) t(11；16)(p11；p11) t(7；16)(p21；q11)	*EWSR1::CREB3L1* *FUS::CREB3L1* *FUS::CREB3L2*
腱鞘巨细胞瘤		t(1；2)(p13；q37)	*CSF1::COL6A3*
上皮样血管内皮瘤		t(1；3)(p36；q23-25) t(X；11)(p11；q22)	*WWTR1::CAMTA1* *YAP1::TFE3*
血管肉瘤（放疗后和慢性肢体水肿相关性）		8q24	*MYC* 基因扩增
腺泡状横纹肌肉瘤		t(2；13)(q35；q14) t(1；13)(p36；q14) t(X；2)(q13；q35) t(2；2)(q35；p23) t(2；8)(q35；q13) t(8；13)(p12；q13)	*PAX3::FOXO1* *PAX7::FOXO1* *PAX3::FOXO4* *PAX3::NCOA1* *PAX3::NCOA2* *FOXO1::FGFR1*
梭形细胞/硬化性横纹肌肉瘤	先天性/婴儿梭形细胞横纹肌肉瘤	8q13	*SRF::NCOA2* *TEAD1::NCOA2* *VGLL2/NCOA2* *VGLL2::CITED2*
	成人梭形细胞/硬化性横纹肌肉瘤		*MYOD1* 基因突变（*MYOD1* p.L122R）

骨与软组织肿瘤

续表

组织学类型	细胞遗传学异常	分子检测
间叶性软骨肉瘤	del(8)(q13; q21)/ t(8; 8)(q21; q13)	HEY1::NCOA2
恶性周围神经鞘膜瘤	17q11.2 9p21.3 11q14.2, 17q11.2	NF1 CDNK2A/B PRC2(EED 或 SUZ12)
恶性色素性神经鞘膜肿瘤	17q22-24	PRKAR1A 基因突变
软组织肌上皮肿瘤	t(6; 22)(p21; q12) t(1; 22)(q23; q12) t(1; 16)(p34; p11) t(9; 22)(q33; q21) t(19; 22)(q13; q12)	EWSR1::POU5F1 EWSR1::PBX1 FUS::KLF17 EWSR1::PBX3 EWSR1::ZNF444
NTRK 重排梭形细胞肿瘤	t(1; 1)(q22; q23) inv(1)(q23; q31) inv(1)(q21; q23) t(9; 15)(q21; q25)	LMNA::NTRK1 TPR::NTRK1 TPM3::NTRK1 NTRK2/NTRK3
滑膜肉瘤	t(X; 18)(p11; q11)	SS18::SSX1, SS18::SSX2 或 SS18::SSX4
上皮样肉瘤	22q11.2 异常	SMARCB1(INI1)失活, 缺失或突变
腺泡状软组织肉瘤	t(X; 17)(p11; q25)	ASPSCR1::TFE3
软组织透明细胞肉瘤/胃肠道透明细胞肉瘤样肿瘤	t(12; 22)(q13; q12) t(2; 22)(q33; q12)	EWSR1::ATF1 EWSR1::CREB1
骨外黏液样软骨肉瘤	t(9; 22)(q22; q12) t(9; 17)(q22; q11) t(9; 15)(q22; q21) t(3; 9)(q11; q22)	EWSR1::NR4A3 TAF2N::NR4A3 TCF12::NR4A3 TFG::NR4A3
促结缔组织增生性小圆细胞肿瘤	t(11; 22)(p13; q12)	EWSR1::WT1
肾外横纹肌样瘤	22q11.2 异常	SMARCB1(INI1)失活
内膜肉瘤	Gain or amp(12)(q12-15) 和 4q12	MDM2, CDK4, TSPAN31, GLI 基因扩增
PEComa	9q34/16p13.3 t(X; 17)(p11; p13)	TSC1/TSC2 基因突变 DVL2::TFE3
韧带样纤维瘤病	3p22.1 异常 5q21 异常	CTNNB1 突变(T41A, S45F, S 45P 等) APC 突变

续表

组织学类型		细胞遗传学异常	分子检测
尤因肉瘤		t(11；22)(q24；q12)	*EWSR1*::*FLI1*
		t(21；22)(q22；q12)	*EWSR1*::*ERG*
		t(2；22)(q33；q12)	*EWSR1*::*FEV*
		t(7；22)(p22；q12)	*EWSR1*::*ETV1*
		t(17；22)(q12；q12)	*EWSR1*::*ETV4*
		inv(22)(q12；q12)	*EWSR1*::*ZSG*
		t(16；21)(p11；q22)	*FUS*::*ERG*
		t(2；16)(q35；p11)	*FUS*::*FEV*
CIC 重排肉瘤		t(4；19)(q35；q13)	*CIC*::*DUX4*
		t(10；19)(q26；q13)	*CIC*::*DUX4*
		t(x；19)(q13；q13.3)	*CIC*::*FOXO4*
		t(15；19)(q14；q13.2)	*CIC*::*NUTM1*
		t(10；19)(q23.3；q13)	*CIC*::*NUTM2B*
伴 *BCOR* 遗传学改变的肉瘤	*BCOR* 重排肉瘤	inv(x)(p11.4；p11.22)	*BCOR*::*CCNB3*
		t(x；4)(p1.4；q31.1)	*BCOR*::*MAML*
		t(x；22)(p11；q13.2)	*ZC3H7B*::*BCOR*
	婴幼儿未分化圆细胞肉瘤 / 婴幼儿原始黏液样间叶性肿瘤	*BCOR*-ITD t(10；17)(q23.3；p13.3)	*BCOR*::ITD *YWHAE1*::*NUTM2B*
EWSR1- 非 ETS 融合的圆细胞肉瘤		t(20；22)(q13；q12)	*EWSR1*::*NFATC2*
		t(1；22)(q36.1；q12)	*EWSR1*::*PATZ1*
		t(2；22)(q31；q12)	*EWSR1*::*SP3*
		t(6；22)(p21；q12)	*EWSR1*::*POU5F1*
		t(4；22)(q31；q12)	*EWSR1*::*SMARCA5*
		t(20；16)(q13.2；p11.2)	*FUS*::*NFATC2*

注：仅列本指南涉及的骨与软组织肿瘤亚型。

附录 4　Huvos 评级系统

Huvos 评级系统的具体标准
Ⅰ级：几乎未见化疗所致的肿瘤坏死
Ⅱ级：化疗轻度有效，肿瘤组织坏死率>50%且≤90%，尚存有活的肿瘤组织
Ⅲ级：化疗部分有效，肿瘤组织坏死率>90%，部分组织切片上可见残留的存活的肿瘤组织
Ⅳ级：所有组织切片未见活的肿瘤组织

骨与软组织肿瘤

附录5　美国癌症联合委员会（AJCC）骨肿瘤分期系统（第八版）（不包括淋巴瘤和骨髓瘤）

原发肿瘤（T）包括四肢、躯干、头面骨

T 分期	定义
T_x	原发肿瘤无法评估
T_0	无原发肿瘤
T_1	肿瘤最大径为 ≤8cm
T_2	肿瘤最大径>8cm
T_3	原发部位的不连续肿瘤

原发肿瘤（T）脊柱

T 分期	定义
T_x	原发肿瘤无法评估
T_0	无原发肿瘤
T_1	肿瘤局限于一个椎体或 2 个相邻椎体
T_2	肿瘤局限于 3 个相邻椎体
T_3	肿瘤累及 4 个或 4 个以上相邻椎体或任意不相邻椎体
T_4	肿瘤累及椎管或大血管
T_{4a}	肿瘤累及椎管
T_{4b}	肿瘤侵犯血管或有大血管瘤栓证据

原发肿瘤（T）骨盆

T 分期	定义
T_x	原发肿瘤无法评估
T_0	无原发肿瘤
T_1	肿瘤局限于骨盆一个区,同时没有骨外受累
T_{1a}	肿瘤最大径 ≤8cm
T_{1b}	肿瘤最大径>8cm
T_2	肿瘤局限于骨盆一个区伴骨外受累,或者肿瘤累及骨盆两个区同时没有骨外受累
T_{2a}	肿瘤最大径 ≤8cm
T_{2b}	肿瘤最大径>8cm
T_3	肿瘤累及骨盆两个区,同时伴有骨外受累
T_{3a}	肿瘤最大径 ≤8cm
T_{3b}	肿瘤最大径>8cm
T_4	肿瘤累及骨盆三个区或跨越骶髂关节
T_{4a}	肿瘤累及骶髂关节和达到骶神经孔内侧
T_{4b}	肿瘤累及髂外血管或主要盆腔大血管有瘤栓

注：AJCC 预后分期组不包括脊柱和骨盆。

区域淋巴结（N）

区域淋巴结（N）	定义
N_x	区域淋巴结无法评估
N_0	无区域淋巴结转移
N_1	有区域淋巴结转移

注：由于肉瘤的淋巴结转移很罕见，当没有淋巴结浸润的临床证据时，采用上述 N_x 可能不合适，应使用 N_0 表示。

远处转移（M）

远处转移（M）	定义
M_0	无远处转移
M_1	有远处转移
M_{1a}	肺转移
M_{1b}	骨或其他远处转移

组织学级别（G）

组织学级别（G）	定义
G_x	无法评定级别
G_1	高分化 - 低级别
G_2	中分化 - 低级别
G_3	低分化 - 高级别

● 美国癌症联合委员会（AJCC）骨肿瘤分期系统（第八版）（不包括淋巴瘤和骨髓瘤）

ⅠA 期	T_1	N_0	M_0	G_1, G_x
ⅠB 期	T_2/T_3	N_0	M_0	G_1, G_x
ⅡA 期	T_1	N_0	M_0	G_2, G_3
ⅡB 期	T_2	N_0	M_0	G_2, G_3
Ⅲ 期	T_3	N_0	M_0	G_2, G_3
ⅣA 期	任何 T	N_0	M_{1a}	任何 G
ⅣB 期	任何 T	N_1	任何 M	任何 G
	任何 T	任何 N	M_{1b}	任何 G

附录6　骨及软组织肿瘤外科分期系统(Enneking 外科分期 /MSTS 分期 /SSS 分期)

分期	分级	部位	转移
ⅠA	G_1	T_1	M_0
ⅠB	G_1	T_2	M_0
ⅡA	G_2	T_1	M_0
ⅡB	G_2	T_2	M_0
Ⅲ	$G_{1\sim2}$	$T_{1\sim2}$	M_1

附录7　美国癌症联合委员会(AJCC)软组织肉瘤分期系统(第八版,2017 年)

AJCC 四肢 / 躯干软组织肉瘤分期

● TNM 分期

ⅠA 期	T_1	N_0	M_0	G_1,G_x
ⅠB 期	$T_2/T_3/T_4$	N_0	M_0	G_1,G_x
Ⅱ 期	T_1	N_0	M_0	G_2,G_3
ⅢA 期	T_2	N_0	M_0	G_2,G_3
ⅢB 期	T_3/T_4	N_0	M_0	G_2,G_3
Ⅳ期	任何 T 任何 T	N_1 任何 N	M_0 M_1	任何 G 任何 G

● TNM 定义

原发肿瘤(T)

T_x　原发肿瘤无法评价

T_0　无原发肿瘤证据

T_1　肿瘤最大径 ≤ 5cm

T_2　肿瘤最大径 >5cm, ≤ 10cm

T_3　肿瘤最大径 >10cm, ≤ 15cm

T_4　肿瘤最大径 >15cm

区域淋巴结(N)

N_0　无区域淋巴结转移或淋巴结状态未知

N_1　区域淋巴结转移

远处转移(M)

M_0　无远处转移

M_1　有远处转移

骨与软组织肿瘤

组织学分级（G）采用 FNCLCC 分级系统

A. 肿瘤分化

1 分　类似成人正常间叶组织的肉瘤（如低级别平滑肌肉瘤）

2 分　组织学分型明确的肉瘤（如黏液样脂肪肉瘤）

3 分　胚胎性或未分化肉瘤，类型不明确的肉瘤（如滑膜肉瘤、软组织骨肉瘤、尤因肉瘤）

B. 核分裂计数

1 分　0~9/10HPF

2 分　10~19/10HPF

3 分　≥20/10HPF

C. 肿瘤坏死

0 分　无坏死

1 分　<50% 肿瘤坏死

2 分　≥50% 肿瘤坏死

组织学分级

1 级　2、3 分

2 级　4、5 分

3 级　6、7、8 分

AJCC 腹膜后软组织肉瘤分期

- TNM 分期

Ⅰ A 期	T_1	N_0	M_0	G_1, G_x
Ⅰ B 期	$T_2/T_3/T_4$	N_0	M_0	G_1, G_x
Ⅱ 期	T_1	N_0	M_0	G_2, G_3
Ⅲ A 期	T_2	N_0	M_0	G_2, G_3
Ⅲ B 期	T_3/T_4	N_0	M_0	G_2, G_3
	任何 T	N_1	M_0	任何 G
Ⅳ 期	任何 T	任何 N	M_1	任何 G

- TNM 定义

原发肿瘤（T）

T_x　原发肿瘤无法评价

T_0　无原发肿瘤证据

T_1　肿瘤最大径 ≤5cm

T_2　肿瘤最大径>5cm，≤10cm

T_3　肿瘤最大径>10cm，≤15cm

T_4　肿瘤最大径>15cm

区域淋巴结（N）

N_0　无区域淋巴结转移或淋巴结状态未知

N_1　区域淋巴结转移

远处转移（M）

M_0　无远处转移

M_1　有远处转移

AJCC 头颈部软组织肉瘤分期

- TNM 定义

原发肿瘤（T）

T_x	原发肿瘤无法评价
T_1	肿瘤 ≤ 2cm
T_2	肿瘤 > 2cm，≤ 4cm
T_3	肿瘤 > 4cm
T_4	肿瘤侵及邻近结构
T_{4a}	肿瘤侵及眼眶、颅底 / 硬脑膜、中央腔室脏器、面骨或翼状肌
T_{4b}	肿瘤侵及脑实质、颈动脉包绕、椎前肌受累或经神经周围扩散累及中枢神经系统

区域淋巴结（N）

N_0	无区域淋巴结转移或淋巴结状态未知
N_1	区域淋巴结转移

远处转移（M）

M_0	无远处转移
M_1	有远处转移

AJCC 腹腔 / 胸腔内脏器软组织肉瘤分期

- TNM 定义

原发肿瘤（T）

T_x	原发肿瘤无法评价
T_1	肿瘤局限于器官
T_2	肿瘤累及器官外组织
T_{2a}	肿瘤侵及浆膜或脏层腹膜
T_{2b}	肿瘤侵及浆膜外（肠系膜）
T_3	肿瘤侵及其他器官
T_4	多部位受累
T_{4a}	2 个部位受累
T_{4b}	3~5 个部位受累
T_{4c}	> 5 个部位受累

区域淋巴结（N）

N_0	无区域淋巴结转移或淋巴结状态未知
N_1	区域淋巴结转移

远处转移（M）

M_0	无远处转移
M_1	有远处转移

附录 8　生育功能相关知情同意

对还有生育要求的生育期患者和未成年人来说,保存生育功能是保证肿瘤治疗后生活质量的重要组成部分。无论是成人患者还是儿童患者,接诊医生都应在放化疗开始前尽早强调不孕不育可能,对明确希望保留生育功能及犹豫不决的患者,应转诊至妇产科或泌尿外科专家,尽可能地满足患者要求,在治疗开始前尽早与其讨论保留生育功能的方案,减轻患者焦虑、改善其生活质量;随访期间有生育需求,也需再次沟通并进行转诊。

对于男性:精子冻存是有效的保留生育功能方案,强烈建议开始治疗前收集精液,治疗即使仅仅一次,精子遗传学损伤的风险也较高。其他如睾丸组织冻存及再植、人类睾丸组织移植等仅在临床试验中应用。

对于女性：胚胎冻存是确实有效的生育能力保留方案，未受精卵母细胞冻存是女性生育能力保留方案之一，应在专业的中心进行。盆腔放疗时进行的卵巢移位不能确保成功，无法确保卵巢得到了保护，卵巢有再复位可能，这一方案应接近放疗时进行。卵巢组织冻存用于后期移植时，无须卵巢刺激，且可立即进行。对于进入青春期的儿童患者：建议采取明确有效的保留生育能力方案（如精子冻存、卵母细胞冻存），并取得患者知情同意、父母或监护人的知情同意。未进入青春期的儿童，唯一的保留生育能力方案是卵巢或睾丸组织冻存，目前尚处于研究阶段。

附录 9　横纹肌肉瘤治疗前 TNM 临床分期标准

分期	原发部位	肿瘤浸润	肿瘤最大径 /cm	淋巴结	远处转移
1	预后良好的位置	T_1 或 T_2	≤ 5 或 >5	N_0、N_1、N_x	M_0
2	预后不良的位置	T_1 或 T_2	≤ 5	N_0、N_x	M_0
3	预后不良的位置	T_1 或 T_2	≤ 5	N_1	M_0
			或 >5	N_0、N_1、N_x	
4	预后良好和不良的位置	T_1 或 T_2	≤ 5 或 >5	N_0、N_1	M_1

位置：预后良好：眼眶、头颈（除外脑膜旁区域）、肝脏、胆道、非膀胱和前列腺区泌尿生殖道。
　　　　预后不良：膀胱和前列腺、肢体、脑膜，背部腹膜后、盆腔、会阴部及肛周、胃肠道。
T 分期：T_1：肿瘤局限于原发解剖部位；T_2：肿瘤超出原发解剖部位，侵犯邻近器官或组织。
N 分期：N_0：无区域淋巴结转移；N_1：有区域淋巴结转移；N_x：区域淋巴结转移不详。
M 分期：M_0：无远处转移；M_1：有远处转移。

附录 10　美国横纹肌肉瘤研究组（IRS）术后 - 病理分期系统

分组	临床特征
I	局限性病变，肿瘤完全切除，且病理证实已完全切除，无区域淋巴结转移（除头颈部病灶外，需要淋巴结活检或切除以证实无区域淋巴结受累） I a 肿瘤局限于原发肌肉或原发器官 I b 肿瘤侵犯至原发肌肉或器官以外的邻近组织，如穿过筋膜层
II	肉眼所见肿瘤完全切除，肿瘤具有局部浸润或区域淋巴结转移 II a 肉眼所见肿瘤完全切除，但镜下有残留，区域淋巴结无转移 II b 肉眼所见肿瘤完全切除，镜下无残留，但区域淋巴结转移 II c 肉眼所见肿瘤完全切除，镜下有残留，区域淋巴结有转移肿瘤
III	肿瘤未完全切除或仅活检取样，肉眼有明显残留肿瘤 III a 仅做活检取样 III b 肉眼所见肿瘤大部分被切除，但肉瘤有明显残留肿瘤
IV	有远处转移：肺、肝、骨、骨髓、脑、远处肌肉或淋巴结转移（脑脊液细胞学检查阳性，胸腔积液或腹水，以及胸膜或腹膜有瘤灶种植）

附录 11　胚胎型和腺泡型横纹肌肉瘤危险分度

胚胎型和腺泡型横纹肌肉瘤依据病理类型、TNM 分期和 IRS 分组可进行危险分度。

危险组	病理亚型	TNM 分期	IRS 分组
低危	胚胎型	1	I ～ Ⅲ
低危	胚胎型	2~3	I ～ Ⅱ
中危	胚胎型	2~3	Ⅲ
中危	腺泡型	1~3	I ～ Ⅲ
高危	胚胎型、腺泡型	4	Ⅳ
中枢侵犯组	胚胎型、腺泡型	同时伴有颅内转移扩散、脑脊液阳性、颅底侵犯或者脑神经麻痹中任意一项	

在上述基础上,推荐有条件的单位对腺泡型横纹肌肉瘤常规进行 *FOXO1* 融合基因检测,并结合年龄进行危险分度。

危险组	*FOXO1* 融合基因及年龄	TNM 分期	IRS 分组
低危	融合基因阴性	1~2	I ～ Ⅱ
		1（仅眼眶）	Ⅲ
中危	融合基因阳性	1~3	I ～ Ⅲ
	融合基因阴性	3	I ～ Ⅱ
		1~3（1 期眼眶除外）	Ⅲ
	融合基因阴性且<10 岁	4	Ⅳ
高危	融合基因阴性且>10 岁	4	Ⅳ
	融合基因阳性	4	Ⅳ
中枢侵犯	任何基因状态及年龄	同时伴有颅内转移扩散、脑脊液阳性、颅底侵犯或者脑神经麻痹中任意一项	

骨与软组织肿瘤

中国临床肿瘤学会（CSCO）
神经内分泌肿瘤诊疗指南 2024

组　长　徐建明　白春梅　梁后杰
副组长　郝纯毅　白玉贤　徐　农　依荷芭丽·迟　谭煌英
专家组成员（以姓氏汉语拼音为序）（* 为执笔人）

白春梅*　北京协和医院肿瘤内科

白雪莉　浙江大学医学院附属第一医院肝胆胰
　　　　外科

白玉贤　哈尔滨医科大学附属肿瘤医院消化
　　　　肿瘤内科

曹　丹*　四川大学华西医院腹部肿瘤科

常晓燕　北京协和医院病理科

陈　嘉　江苏省肿瘤医院肿瘤内科

陈　晓*　中国医学科学院肿瘤医院肝胆外科

陈治宇　复旦大学肿瘤医院肿瘤内科

程月鹃*　北京协和医院肿瘤内科

依荷芭丽·迟*　中国医学科学院肿瘤医院内科

崔云英*　北京协和医院内分泌科

郝纯毅*　北京大学肿瘤医院肝胆胰外二科

侯英勇　复旦大学附属中山医院病理科

胡涵光*　浙江大学医学院附属第二医院肿瘤内科

黄　莎　福建省肿瘤医院腹部肿瘤内科

霍　力*　北京协和医院核医学科

纪　元*　复旦大学附属中山医院病理科

贾　茹*　中国人民解放军总医院第五医学中心
　　　　肿瘤内科

姜玉勃　山东省肿瘤医院内四科

蒋力明*　中国医学科学院肿瘤医院影像科

李　刚*　北京大学第三医院普通外科

李　洁*　北京大学肿瘤医院消化肿瘤内科

李恩孝　西安交通大学第一附属医院肿瘤内科

李婷婷　中国人民解放军总医院第二医学中心
　　　　消化内科

李宇红　中山大学附属肿瘤医院肿瘤内科

梁后杰　中国人民解放军陆军军医大学西南医院
　　　　肿瘤内科

林锦源　福建省肿瘤医院腹部肿瘤内科

林振宇　华中科技大学同济医学院附属协和医院
　　　　肿瘤内科

刘　磊　哈尔滨医科大学附属肿瘤医院消化肿瘤
　　　　内科

刘　可*　北京大学第三医院泌尿外科

刘天舒　复旦大学附属中山医院肿瘤内科

刘自民　青岛大学附属医院肿瘤科

楼文晖*　复旦大学附属中山医院普外科

陆　明　北京大学肿瘤医院消化肿瘤内科

罗　杰*　中日友好医院病理科

马　冬　广东省人民医院肿瘤内科

马　虹　华中科技大学同济医学院附属协和医院
　　　　肿瘤内科

马怡辉　郑州大学第一附属医院病理科

毛晨宇　浙江大学医学院附属第一医院肿瘤内科

秦叔逵　中国药科大学附属南京天印山医院

施伟伟　中国人民解放军总医院第一医学中心
　　　　肿瘤内科

宋丽杰*　郑州大学第一附属医院肿瘤内科

隋　红　哈尔滨医科大学附属肿瘤医院肿瘤内科

谭煌英* 中日友好医院中西医结合肿瘤内科

童安莉* 北京协和医院内分泌科

王 攀* 中国医学科学院肿瘤医院胸外科

王 玮* 中山大学附属肿瘤医院胃胰科

王 馨 厦门大学附属中山医院肿瘤科

王贵齐 中国医学科学院肿瘤医院内镜科

王秀问 山东大学齐鲁医院肿瘤内科

王哲海 山东省肿瘤医院内三科

吴 齐 北京大学肿瘤医院内镜中心

吴胤瑛 西安交通大学第一附属医院肿瘤内科

仵 正 西安交通大学第一附属医院肝胆外科

解方为 联勤保障部队第900医院仓山院区肿瘤
三科

修典荣* 北京大学第三医院普通外科

徐 农* 浙江大学医学院附属第一医院肿瘤内科

徐建明* 中国人民解放军总医院第五医学中心肿瘤
医学部肿瘤内科

薛 玲 中山大学附属第七医院病理科

杨建伟* 福建省肿瘤医院腹部肿瘤内科

姚云峰 北京大学肿瘤医院胃肠中心三病区

殷 飞* 河北医科大学第四医院消化内科

于江媛* 北京大学肿瘤医院核医学科

曾 珊 中南大学湘雅医院肿瘤科

张 鹏 华中科技大学同济医学院附属协和医院
胃肠外科

张太平 北京协和医院基本外科

张玉石* 北京协和医院泌尿外科

赵 宏* 中国医学科学院肿瘤医院肝胆外科

赵 峻* 中国医学科学院肿瘤医院胸外科

周 琪 重庆大学附属涪陵中心医院肿瘤科

周宇红* 复旦大学附属中山医院肿瘤内科

周志伟 中山大学附属肿瘤医院胃胰科

朱梁军 江苏省肿瘤医院肿瘤内科

朱铁年 中国人民解放军白求恩国际和平医院
肿瘤科

秘书组 贾 茹 中国人民解放军总医院第五医学中心肿瘤内科

1 神经内分泌肿瘤的诊疗总则 · 455

　　神经内分泌肿瘤的 MDT 诊疗模式 · 455

2 神经内分泌肿瘤的诊断 · 456

　2.1 病理诊断 · 456

　　2.1.1 胃肠胰肝胆神经内分泌肿瘤的命名及分级标准 · 456

　　　2.1.1.1 胃肠胰肝胆神经内分泌肿瘤的分类及
　　　　　　　分级 · 456

　　　2.1.1.2 NET G_3 与 NEC 的鉴别 · 456

　　2.1.2 胃神经内分泌肿瘤的临床病理分型 · 457

　　2.1.3 肺和纵隔(胸腺)神经内分泌肿瘤的命名及分级
　　　　　标准 · 458

　　2.1.4 其他脏器原发神经内分泌肿瘤及来源不明的神经内分泌
　　　　　肿瘤的分类 · 458

　2.2 影像定位及诊断 · 459

　2.3 功能性神经内分泌肿瘤的诊断 · 459

3 神经内分泌肿瘤的治疗 · 461

　3.1 非转移性神经内分泌肿瘤的治疗 · 461

　　3.1.1 胰腺神经内分泌肿瘤 · 461

　　3.1.2 胃神经内分泌肿瘤 · 463

　　3.1.3 十二指肠神经内分泌肿瘤 · 464

　　3.1.4 空回肠和阑尾神经内分泌肿瘤 · 465

　　3.1.5 结肠和直肠神经内分泌肿瘤 · 465

　　3.1.6 肝胆原发及原发不明神经内分泌肿瘤 · 466

　　　3.1.6.1 原发性肝脏神经内分泌肿瘤 · 466

　　　3.1.6.2 胆道神经内分泌肿瘤 · 467

　　　3.1.6.3 原发不明神经内分泌肿瘤 · 467

　　3.1.7 肺和胸腺神经内分泌肿瘤 · 467

　　　3.1.7.1 肺神经内分泌肿瘤 · 467

　　　3.1.7.2 胸腺神经内分泌肿瘤 · 468

　　3.1.8 神经内分泌肿瘤的术后辅助治疗 · 469

　3.2 转移性神经内分泌肿瘤的治疗 · 469

　　3.2.1 转移性神经内分泌瘤的局部治疗 · 469

　　3.2.2 转移性神经内分泌瘤的全身治疗 · 470

　　　3.2.2.1 治疗原则 · 470

　　　3.2.2.2 抗肿瘤增殖治疗 · 470

　　　3.2.2.3 控制激素相关症状的治疗 · 473

　　3.2.3 转移性神经内分泌癌的治疗 · 473

4 神经内分泌肿瘤的随访 · 477

　4.1 胃、肠和胰腺神经内分泌肿瘤的随访 · 477

　4.2 肺和胸腺神经内分泌肿瘤的随访 · 478

5 副神经节瘤 / 嗜铬细胞瘤 · 479

　5.1 病理诊断 · 479

5.1.1　副神经节瘤 / 嗜铬细胞瘤的命名　•　479

5.1.2　病理形态学　•　479

5.1.3　免疫组化染色　•　479

5.1.4　病理分级和转移风险评估　•　479

5.1.5　肿瘤预后不良因素　•　480

5.2　影像诊断　•　480

5.3　外科治疗　•　481

5.3.1　腹盆腔副神经节瘤 / 嗜铬细胞瘤的外科治疗　•　481

5.3.2　其他部位的副神经节瘤 / 嗜铬细胞瘤　•　482

5.4　内科治疗　•　482

5.4.1　功能性副神经节瘤 / 嗜铬细胞瘤的诊断　•　482

5.4.2　不可切除及转移性副神经节瘤 / 嗜铬细胞瘤的
治疗　•　483

5.5　随访　•　484

6　遗传综合征相关性神经内分泌肿瘤　•　485

6.1　MEN1　•　485

6.2　MEN2　•　486

6.3　VHL 综合征　•　487

6.4　1 型神经纤维瘤病　•　488

6.5　结节性硬化　•　488

6.6　家族孤立型内分泌肿瘤　•　489

6.6.1　家族孤立性 2 型甲状旁腺功能亢进综合征　•　489

6.6.2　SDH 基因相关的孤立性嗜铬细胞瘤和副
神经节瘤　•　489

7　附录　神经内分泌肿瘤 AJCC 第 8 版 TNM 分期　•　489

7.1　胃 NETs 的 TNM 分期　•　490

7.2　十二指肠 / 壶腹部 NETs 的 TNM 分期　•　490

7.3　空回肠 NETs 的 TNM 分期　•　491

7.4　结直肠 NETs 的 TNM 分期　•　492

7.5　胰腺 NETs 的 TNM 分期　•　493

7.6　阑尾 NETs 的 TNM 分期　•　494

1 神经内分泌肿瘤的诊疗总则

神经内分泌肿瘤的 MDT 诊疗模式

内容	Ⅰ级推荐	Ⅱ级推荐	Ⅲ级推荐
MDT 学科构成	病理科 肿瘤内科 影像科 核医学科（有条件开展生长抑素受体显像） 外科（涉及原发灶和转移灶手术的科室） 介入治疗科 内分泌科（针对功能性神经内分泌肿瘤） 超声科 内镜室	放疗科 消化内科	营养科 心理科 疼痛科 检验科（生化检查）
MDT 成员要求	高年资主治医师及以上	副主任医师及以上	
MDT 讨论内容	1. 所有疑难复杂的患者 2. 功能性神经内分泌肿瘤 3. 肝、肺及其他部位寡转移的 NETs 4. 可能行减瘤术的 NETs 5. 因医学原因不能耐受手术的可切除患者	需要特殊辅助治疗决策的患者	主管医师认为需要进行 MDT 的特殊情况
MDT 日常活动	固定学科 固定专家 固定场所 固定时间 固定设备（投影仪、信息系统）	根据具体情况设置	

神经内分泌肿瘤（neuroendocrine neoplams，NENs）是一类罕见病，但随着内镜和生物标志物等诊断技术的进步，其发病率和患病率均呈显著上升趋势。NENs 可以起源于全身各个部位，呈高度异质性。按分化程度分为分化良好生长缓慢的神经内分泌瘤（neuroendocrine tumors，NETs）和分化差恶性度高的神经内分泌癌（neuroendocrine carcinoma，NEC）；按是否有相应的激素功能综合征分为功能性和无功能性的肿瘤。因此，NENs 患者的症状和体征各异，临床容易误诊，导致患者确诊时往往已到晚期。

规范的临床诊断需要依靠：①病理分级诊断，是确诊 NENs 的关键。②影像学检查，对临床分期具有重要意义。除了传统的超声、CT、MRI、[18]F-FDG PET/CT 等检查外，生长抑素受体显像已经成为诊断 NENs 的重要检查手段。③生化诊断，功能性 NENs 的诊断除了根据临床症状外，不同生化指标的检测是确诊的主要依据。

由于多数患者确诊时已经转移，加之肝脏、淋巴结和骨是最常见的转移部位，因此，尽管手术是治愈 NENs 最有效的方法，但只有少数患者的肿瘤能被根治性切除。对目前可供临床选择的治疗如手术、介入、消融、药物治疗、肽受体介导的核素治疗（peptide receptor radionuclide therapy，PRRT）、放射治疗（放疗）等手段的综合考量、整体规划，为患者量身定制最合适的治疗策略就显得尤为重要。

神经内分泌肿瘤

2 神经内分泌肿瘤的诊断

2.1 病理诊断

2.1.1 胃肠胰肝胆神经内分泌肿瘤的命名及分级标准

2.1.1.1 胃肠胰肝胆神经内分泌肿瘤的分类及分级

术语	分化程度	分级	核分裂象(/2mm²)[a]	Ki-67 增殖指数[b]
NET,G_1	高分化	低级别	<2	<3%
NET,G_2		中级别	2~20	3%~20%
NET,G_3		高级别	>20	>20%
NEC,小细胞型(SCNEC)[c,d]	低分化	高级别	>20	>20%
NEC,大细胞型(LCNEC)[c,d]		高级别	>20	>20%
MiNENs[e]	高或低分化	不一	不一	不一

【注释】

a 核分裂象计数要求：计数 2mm² 核分裂活跃区的核分裂数。一共计数 5 组，即总面积为 10mm²，然后取平均值。2mm² 等于多少个 40 倍物镜的高倍视野，需要根据个人显微镜的视场数和实际视野直径来换算。

b Ki-67 增殖指数值：计数热点区域至少 500 个细胞来确定。当核分裂象计数分级结果与 Ki-67 分级结果不一致时，分级原则按级别最高者分级。

c 低分化 NEC 无须再分级，根据定义应被视为高级别，分为小细胞神经内分泌癌（small cell neuroendocrine carcinoma，SCNEC）和大细胞神经内分泌癌（large cell neuroendocrine carcinoma，LCNEC）。

d NET G_3 与 NEC 的鉴别参照 2.1.1.2。

e 混合性神经内分泌-非神经内分泌肿瘤（mixed neuroendocrine-non-neuroendocrine neoplasms，MiNENs）定义：由神经内分泌肿瘤和非神经内分泌肿瘤组成的混合性上皮性肿瘤，每种成分都是形态学和免疫组化可辨识的独立肿瘤，且每种成分占比 ≥30%。在大多数 MiNENs 中，两种肿瘤成分的分化都很差，多是器官特异性癌与 NEC 的混合。但少数情况下也会出现一种或两种成分可能为高分化。因此，每种成分都应单独分级。以下两种情况不属于 MiNENs：①对于形态学不支持神经内分泌癌，但却表达神经内分泌标志物（Syn/CgA/INSM1）的器官特异性癌（例如腺癌、鳞癌等），应诊断为器官特异性癌（例如腺癌、鳞癌等），伴 Syn/CgA/INSM1 阳性或伴神经内分泌分化；②肿瘤细胞同时具有神经内分泌和非神经内分泌标志物双重表达时，称为两性癌。两性癌是一种特殊实体，具有不同于在腺癌或神经内分泌两种肿瘤中观察到的生物学和组织学特征。

2.1.1.2 NET G_3 与 NEC 的鉴别

内容	NET G_3	NEC
形态分化	保持 NET 的器官样结构 可有小灶性坏死	具有 SCNEC 和 LCNEC 的形态特点 常伴地图样坏死
增殖活性	Ki-67>20% 但常 <55% 核分裂象常 <30/2mm²	Ki-67>20% 但常 ≥55% 核分裂象常 >30/2mm²

续表

内容	NET G₃	NEC
基因突变	胰腺：*DAXX/ATRX/MEN1*	*TP53/RB1* 结直肠：*KRAS/BRAF/APC*
病程	病程长 常有 NET G₁/G₂ 病史	进展快 可合并有腺癌 / 鳞癌及其他癌成分

【注释】

a　*MEN1* 基因在大约 40% 的胰腺神经内分泌瘤（pancreatic neuroendocrine tumors，pNETs）中是失活的，此外，约 45% 的 pNETs 显示 *DAXX* 或 *ATRX* 突变。这三个基因的异常是 pNETs 的分子特征，在蛋白水平上的异常则表现为 DAXX/ATRX/MEN1 免疫组化染色阴性，即表达缺失。因此，DAXX、ATRX 和 MEN1 的表达缺失对 NETs 和 NEC 的鉴别有意义。此外，*DAXX* 和 *ATRX* 突变与端粒维持的端粒选择性延长（ALT）途径以及染色体不稳定性密切相关。*DAXX* 和 *ATRX* 突变及 ALT 状态是 pNETs 患者预后不良的重要指标。因此，本指南建议 pNETs 常规做 DAXX 和 ATRX 免疫组化染色。

2.1.2　胃神经内分泌肿瘤的临床病理分型

胃 NENs 的命名及分级标准与肠道和胰腺一致，但胃 NETs 因其独特的生理病理、发病机制分为三个临床病理亚型。病理医生在诊断胃 NETs 时，不仅要根据 Ki-67 指数和核分裂象给出明确的病理分级（NET G₁/G₂/G₃），同时还要描述肿瘤周围背景胃黏膜是否正常、是否有萎缩性胃炎或壁细胞增生，以及是否有神经内分泌细胞系列增生等改变，以辅助分型。

特征	Ⅰ型 ECL 细胞 ^aNET	Ⅱ型 ECL 细胞 ^aNET	Ⅲ型 NET
男：女	0.4：1	1：1	2.8：1
所占比例	80%~90%	5%~7%	10%~15%
主要基础病因	自身免疫性胃炎	胃泌素瘤（常与 MEN1 相关）	无特殊
高胃泌素血症	是	是	否
胃窦 G 细胞增生	是	否	否
胃酸分泌	低分泌或无分泌	高分泌	正常分泌
背景胃黏膜	萎缩性胃炎	壁细胞肥大 / 增生	无特异性变化
ECL 细胞 ^a 增殖	是	是	否
分级	G₁ G₂（罕见） G₃（异常病例）	G₁ G₂（罕见）	G₁（罕见） G₂ G₃（罕见）
转移率	1%~3%	10%~30%	50%
5 年生存率	~100%	60%~90%	<50%

【注释】

a　ECL 细胞：肠嗜铬样（enterochromaffin-like，ECL）细胞。

2.1.3 肺和纵隔（胸腺）神经内分泌肿瘤的命名及分级标准

内容	分化程度	命名 / 分级	诊断标准
肺和纵隔（胸腺）神经内分泌肿瘤	高分化 NET	典型类癌 /NET G_1	核分裂<2 个 /2mm^2 和没有坏死
		不典型类癌 /NET G_2	核分裂 2~10 个 /2mm^2 和 / 或坏死（常常是点状坏死）
		伴核分裂和 / 或 Ki-67 指数增高的不典型类癌 /NET G_3	具有非典型类癌形态但核分裂>10 个 /2mm^2 和 / 或 Ki-67>30%
	低分化 NEC	小细胞神经内分泌癌（SCNEC）	核分裂>10 个 /2mm^2 常伴坏死和具有 SCNEC 形态
		大细胞神经内分泌癌（LCNEC）	核分裂>10 个 /2mm^2 几乎总伴坏死和具有 LCNEC 形态

【注释】

肺和胸腺 / 纵隔神经内分泌肿瘤诊断注意事项：

a　活检标本组织太少（达不到 2mm^2）或组织挤压严重或坏死较明显时，难以通过精确的核分裂计数来准确分级。活检标本诊断类癌时，不建议明确区分 TC 和 AC；活检标本中 LCNEC 和 SCC 可能受组织挤压或广泛坏死影响难以鉴别时，可诊断为高级别神经内分泌癌，非特指型（not otherwise specified，NOS）。

b　Ki-67 指数在肺及胸腺 NENs 中虽然不作为分级指标，但在活检小标本中，对低中级别类癌与高级别神经内分泌癌鉴别具有可靠价值。Ki-67 指数在 TC 中<5%，AC<30%，而在高级别神经内分泌癌中>30%。

c　具有不典型类癌形态学特点，但核分裂指数>10/2mm^2 和 / 或 Ki-67>30% NENs，2022 年世界卫生组织（WHO）更名为伴有丝分裂计数和 / 或 Ki-67 增殖指数升高的不典型类癌 /NETs（相当于胃肠胰的 NET G_3），以便于临床个性化管理。

2.1.4 其他脏器原发神经内分泌肿瘤及来源不明的神经内分泌肿瘤的分类[1-5]

其他脏器原发 NENs 仍参见各器官 WHO 分类标准。来源不明的 NENs 的分类，可以具体写明肿瘤分化程度、坏死、核分裂象计数及 Ki-67 指数，分级方案可以备注参考胃肠胰 NENs 或肺 NENs 标准。

附表　实际视野直径 = 视场数 ÷ 物镜倍率

目镜视场数	18	20	22	25	26.5
40 倍物镜下实际视野直径（mm）	0.45	0.5	0.55	0.625	0.66
40 倍物镜下实际视野面积（mm^2）	0.16	0.20	0.24	0.31	0.34
2mm^2 内高倍视野个数（40 倍物镜 HPF）	12.5 个 HPF	10 个 HPF	8.3 个 HPF	6.5 个 HPF	6 个 HPF

神经内分泌肿瘤

2.2 影像定位及诊断

目的	Ⅰ级推荐	Ⅱ级推荐	Ⅲ级推荐
影像学检查	多期增强 CT 或多期增强 MRI（2A 类）[a] 生长抑素受体显像（2A 类）[b]	18F-FDG PET/CT（2A 类）[b] CT/MRI 小肠造影（2B 类）[c]	胸部 X 线检查（3 类） 胃肠造影（3 类） 腹部超声（3 类）

【注释】

a　影像学检查适用于神经内分泌肿瘤的诊断、分期、疗效评估及随访等诊疗过程。多数 NENs 为富血供肿瘤，其动脉期肿瘤明显强化特征对于定位及定性诊断具有高度提示作用。若无造影剂禁忌，推荐进行多期增强扫描；如有 CT 增强扫描禁忌，建议 MRI。

　　当 CT 怀疑肝转移时，推荐肝脏增强 MRI 作为进一步检查的手段[1-2]。推荐有条件者采用肝细胞特异性造影剂[2]，可提高肝转移诊断的灵敏度。对于 CT/MRI 未能检出的肝脏病灶，可选择超声造影或术中超声[3]。

　　MRI 因为对软组织分辨率高、无辐射，对胰腺、脑及骨等特定部位的诊断可酌情考虑[2-4]。

b　生长抑素受体显像因使用的前体化合物、放射性核素以及显像设备的不同，可以包括 111In/99mTc-SSA SPECT 显像、68Ga/18F/64Cu-SSA PET/CT 或 PET/MRI 显像等[5-6]。

　　生长抑素受体显像适用于 NET G_1/G_2；18F-FDG PET/CT 适用于 NEC 和疾病快速进展的 NETs；对于 NET G_3 推荐联合显像[2,7-8]。

　　某些特殊的 NENs，如胰岛素瘤的生长抑素受体（somatostatin receptor，SSTR）表达阳性率较低，因此，生长抑素受体显像诊断胰岛素瘤灵敏度低，目前临床主要依靠 GLP-1 及 DOPA 受体显像剂进行诊断，相应的显像剂分别采用 68Ga-Exendin-4 和 18F-DOPA，诊断准确率可以达到 90% 以上[2]。

　　68Ga/18F/64Cu-SSA（如 TATE、TOC 和 NOC）所标记的是生长抑素受体激动剂的类似物，除此之外，生长抑素受体拮抗剂可以与 $SSTR_2$ 特异性结合，肿瘤亲和力高，而正常器官组织的生理性摄取较低，所以对 NENs 原发灶和转移灶的诊断准确性和特异度较高。近年来，68Ga/18F-JR11/LM3 生长抑素受体拮抗剂 PET 显像也得到了应用[9-11]。

　　68Ga/18F/64Cu-SSA PET/CT 或 PET/MRI 是 PRRT 治疗病例筛选的重要手段[2,12]。

　　68Ga/18F/64Cu-SSA PET/CT 或 PET/MRI 与 18F-FDG PET/CT 或 PET/MRI 联合显像有助于反映肿瘤异质性和判断预后[13]。

c　CT/MRI 小肠造影有助于发现和诊断小肠病变，两种成像的价值相当[1]。

d　RECIST 是最常用的疗效评估标准，疗效评估和随访均建议尽量使用同一种检查手段[14]。

2.3 功能性神经内分泌肿瘤的诊断 [a,b]

内容	原发 NENs 部位	细胞来源	相关激素	临床表现	检测指标
类癌综合征	常见：小肠 少见：肺、胸腺、胰腺、胃	肠嗜铬（enterochromaffin cell，EC）细胞	5-羟色胺、前列腺素、速激肽、P 物质、激肽	腹泻、皮肤潮红、喘鸣、心脏瓣膜纤维化	24h 尿 5-HIAA[c]
胰岛素瘤	胰腺	胰岛 B 细胞	胰岛素	Whipple 三联征[d]	低血糖发作时同时检测血糖、胰岛素、C 肽、胰岛素原[e]

续表

内容	原发 NENs 部位	细胞来源	相关激素	临床表现	检测指标
胃泌素瘤	常见：十二指肠、胰腺 少见：胃	G 细胞（胃、十二指肠） 异位分泌	胃泌素	佐林格 - 埃利森综合征 f	空腹血清促胃液素 g
血管活性肠肽瘤	常见：胰腺 少见：胃、十二指肠	异位分泌 H 细胞（胃、十二指肠）	血管活性肠肽	分泌性腹泻、低血钾、低胃酸	血清血管活性肠肽、电解质
胰高血糖素瘤	胰腺	胰岛 A 细胞	胰高血糖素	坏死性游走性红斑、高血糖、腹泻、体重减轻	血清胰高血糖素、血糖
异位 ACTH 综合征	常见：肺、胸腺 少见：胰腺	异位分泌 h	ACTH	库欣综合征 i	24h 尿 UFC，血清皮质醇，血清 ACTH j

【注释】

a 功能性 NENs 的确诊包括定性诊断和定位诊断。本部分主要涉及定性诊断，定位诊断通常包括常规影像学检查（CT/MRI）、内镜 / 超声内镜及功能影像学（核医学）检查等。异位促肾上腺皮质激素（adrenocorticotropic hormone，ACTH）综合征还包括双侧岩下窦静脉取血。

b 疑诊功能性 NETs 的患者应根据是否存在激素分泌的症状进行相关检查[1]，无症状患者通常不需要进行激素筛查。

c 24h 尿 5- 羟吲哚乙酸（5-hydroxyindoleacetic acid，5-HIAA）检测前 48h 和留尿期间避免摄入的食物：鳄梨、香蕉、哈密瓜、茄子、菠萝、李子、番茄、山核桃、核桃、猕猴桃、枣、葡萄柚[1]。

d Whipple 三联征：低血糖的症状和 / 或体征；症状或体征存在时测得血糖浓度低；血糖水平升高后缓解[2]。

e 当无法观察到自发性低血糖发作时，需进行 72h 禁食试验，该试验是诊断胰岛素瘤的标准试验。禁食长达 72h 期间，出现低血糖症状和 / 或体征，同时血糖低于 55mg/dl（3.0mmol/L）、胰岛素至少 3.0U/ml（18pmol/L）、C 肽至少 0.6ng/ml（0.2nmol/L）和胰岛素原至少 5.0pmol/L，说明存在内源性高胰岛素血症；除外口服降血糖药及胰岛素抗体影响，可进行胰岛素瘤定位诊断[2]。

f 佐林格 - 埃利森综合征（Zollinger-Ellison syndrome）是由于胃泌素瘤分泌大量的促胃液素，导致高胃酸分泌，临床表现包括上腹痛、腹泻、消化性溃疡、恶心 / 呕吐等，使用质子泵抑制剂（proton pump inhibitors，PPI）可缓解，但停药后复发[3]。

g 接受质子泵抑制剂治疗的患者血清促胃液素浓度常升高，同一患者空腹血清促胃液素浓度也可能波动。胃泌素瘤患者同时伴有胃酸增多，胃 pH≤2 且血清促胃液素水平大于正常上限的 10 倍则可诊断胃泌素瘤[4]。胰泌素刺激试验用于区分胃泌素瘤患者与其他原因所致的高胃泌素血症患者，胰泌素能够刺激胃泌素瘤细胞释放促胃液素，而正常的胃 G 细胞分泌促胃液素会受到胰泌素的抑制。

h 伴异位 ACTH 综合征的神经内分泌肿瘤，常见于肺，其次为胸腺、胰腺。当 NENs 患者出现低血钾、血糖升高等，要警惕肿瘤分泌的 ACTH，建议多学科会诊，及时诊治[5-6]。

i 库欣综合征常见临床表现包括向心性肥胖、皮肤紫纹、高血压、糖代谢异常、低血钾、骨质疏松等。

j 疑诊库欣综合征的筛查试验：① 24h 尿游离皮质醇（urinary free cortisol，UFC）；②午夜血清 / 唾液皮质醇测定；③ 1mg 过夜地塞米松抑制试验；④经典小剂量地塞米松抑制试验。2 项以上异常高度怀疑库欣综合征。定位生化检查：①血清 ACTH；②经典大剂量地塞米松抑制试验。详细诊断信息可参照《中国库欣病诊治专家共识（2015）》[7]。

神经内分泌肿瘤

3 神经内分泌肿瘤的治疗

3.1 非转移性神经内分泌肿瘤的治疗

非转移性神经内分泌肿瘤的治疗以外科手术及内镜下切除治疗为主。如患者因各种原因无法行局部切除，推荐在多学科团队的指导下进行全身系统性治疗为主的综合治疗，如转化为可切除的神经内分泌肿瘤，可积极行外科手术。

3.1.1 胰腺神经内分泌肿瘤

是否有功能	分层	肿瘤特点		Ⅰ级推荐	Ⅱ级推荐	Ⅲ级推荐
功能性[a]	可根治性切除的局部肿瘤	胰岛素瘤	外生性非浸润	局部切除或肿物剜除[b,c] 胰腺节段切除[b,c]		
			无浸润，无淋巴结肿大，且非贴近主胰管或胆总管	胰头部：保留十二指肠的胰头切除术，局部切除或剜除术[c] 胰体尾：局部切除或剜除术、胰腺节段切除[c] 胰体尾±脾切除[c]		
			肿瘤较大、影像学可疑浸润或影像学区域淋巴结可疑转移，肿瘤距主胰管<3mm	胰头部：胰十二指肠切除+区域淋巴结清扫[c,d] 胰体尾：胰体尾+脾切除+区域淋巴结清扫[c,d]		
		胃泌素瘤	局限性、非转移性	胰头部：胰十二指肠切除+区域淋巴结清扫 胰体尾：胰体尾+脾切除+区域淋巴结清扫		
		非胰岛素瘤和胃泌素瘤		胰头部：胰十二指肠切除±区域淋巴结清扫[c,d] 胰体尾：胰体尾+脾切除±区域淋巴结清扫[c,d]		
	联合脏器根治性切除[e]			周围脏器侵犯，可联合脏器切除和/或血管重建		
	不可根治性切除的局部肿瘤[e]			减瘤手术（建议减瘤率≥70%~90%）	临床研究	
无功能性	<2cm	意外发现、影像学进展缓慢或穿刺病理为pNET G_1 或低 G_2，且无局部侵犯、区域淋巴结转移、胰管增宽、黄疸	<1cm	观察[f]		
			1~2cm			手术[f] 观察[f]

续表

是否有功能	分层	肿瘤特点	Ⅰ级推荐	Ⅱ级推荐	Ⅲ级推荐
无功能性	<2cm	影像学进展快或穿刺病理为 pNET G_1 或 G_2，伴有局部侵犯、区域淋巴结转移、胰管增宽、黄疸，或穿刺病理为 pNET G_3 或 pNEC	胰头部：胰十二指肠切除＋淋巴结清扫 c,d 胰体尾：胰体尾切除＋脾切除＋淋巴结清扫 c,d		
	≥2cm	外生性、非浸润性、进展缓慢、远离主胰管和胆总管，无黄疸、胰管增宽	肿物切除或剜除＋淋巴结清扫 d,g		
		浸润性、靠近主胰管和胆总管，伴黄疸或胰管增宽	胰头部：胰十二指肠切除＋淋巴结清扫 c,d 胰体尾：胰体尾切除＋脾切除＋淋巴结清扫 c,d		
	联合脏器根治性切除 e		周围脏器侵犯，可联合脏器切除和/或血管重建		
	不可根治性切除的局部肿瘤 e		除非发生消化道出血、穿孔或梗阻等急诊情况，否则不需要外科干预（全身系统治疗参见 3.2.2 和 3.2.3）	临床研究	

【注释】

a 胰腺神经内分泌瘤（pNETs）患者术前如出现激素分泌相关症状，应进行相应激素水平的测定，对于激素水平较高和/或激素相关症状明显的患者，应进行积极的术前准备后再行手术。

b 胰岛素瘤大多数为良性肿瘤，若肿瘤情况允许，在保证切缘阴性（R0 切除）的前提下，可考虑局部切除或肿瘤剜除术。现有研究表明，肿瘤局部切除或剜除手术可保留更多的胰腺组织，减少手术时间和术中失血量。虽然该手术方式增加了手术后胰瘘的风险，但并未增加术后死亡率[1-2]。该类手术应严格选择患者，并在高水平胰腺外科中心进行。胰腺节段切除术可保留更多胰腺组织，但可能增加手术并发症和术后住院时间，建议严格选择患者，同样应在高水平胰腺外科中心开展[3]。影像学怀疑区域淋巴结转移的胰岛素瘤患者，应进行根治性手术，即进行胰腺手术的同时应进行淋巴结清扫。

c 在具有丰富腹腔镜或机器人胰腺手术经验的高水平胰腺外科中心，根据患者一般情况和肿瘤情况，可选择腹腔镜或机器人手术进行胰腺局部切除或肿物剜除、胰腺节段切除、根治性手术（胰十二指肠切除＋淋巴结清扫、胰体尾＋脾切除＋淋巴结清扫）等。做节段胰腺切除时，保留的远端胰腺需能维持持续的胰腺相关内外分泌功能。

d 推荐区域淋巴结清扫个数 ≥8[4]。

e 联合脏器根治性切除的肿瘤是指 pNETs 无远处转移，但局部有脏器侵犯，可联合周围脏器切除和/或血管切除重建[5]；不可根治性切除的局部肿瘤：特指肿瘤无远处转移，但局部因血管无法切除重建，而无法进行根治性切除的情况。

f 此部分目前尚存争议，<2cm 的肿瘤，^{18}F-FDG PET/CT 扫描可作为判断手术指征的依据，如 ^{18}F-FDG PET/CT 高摄取，提示恶性潜能较高，建议手术。此外，直径 1~2cm 的肿瘤可进行 MDT 讨论，综合权衡利弊后决定进行手术治疗（手术方式可选择肿瘤剜除、节段切除、胰体尾切除手术等，胰十二指肠切除术式的选择应

神经内分泌肿瘤

慎重,淋巴结清扫存在争议,专家组建议在淋巴结活检阳性的情况下进行淋巴结清扫)或密切随访复查,密切随访期限建议每 6~12 个月进行一次[6-8]。

g　对该类术式患者需进行严格筛选,对于肿瘤直径 ≥2cm 的 pNET G_1 或 G_2,肿瘤不大、生长缓慢、无区域淋巴结肿大、无胰管扩张、无周围浸润性生长的证据或胰腺任意部位的肿瘤主体呈外生性生长,且与胰管和胆管有一定距离,可选择性进行保留胰腺功能的肿瘤切除术或剜除术。

3.1.2　胃神经内分泌肿瘤

分型	分层	Ⅰ级推荐	Ⅱ级推荐	Ⅲ级推荐
Ⅰ型	肿瘤<1cm	内镜下切除 + 随访 a	内镜随访 a SSA c	
	肿瘤 ≥1cm,浸润黏膜肌层或黏膜下层	内镜下切除 + 随访 b	SSA c	
	肿瘤浸润固有肌层(T_2)及以上,或伴淋巴结转移	外科手术 d		
Ⅱ型	原发病胃泌素瘤可切除	外科手术切除胃泌素瘤 e	切除胃内病灶 g	
	原发病胃泌素瘤不可切除	高剂量 PPI+ 全身系统治疗 f	切除胃内病灶 g	
Ⅲ型	肿瘤浸润固有肌层(T_2)及以上,或伴淋巴结转移	根治性切除 + 淋巴结清扫 h	胃局部切除 i	
	肿瘤<1cm,未侵及固有肌层,G_1	内镜下切除 j		
NEC		根治性切除 + 淋巴结清扫 k		

【注释】

a　Ⅰ型胃 NETs 比较常见,多由于自身免疫性萎缩性胃炎引起。绝大多数胃镜下见多发的、小的、息肉样病灶,病理多为 NET G_1,少数 NET G_2,发展相对缓慢[1]。对于<1cm 的Ⅰ型胃 NETs 建议内镜下切除加定期随访。也有学者主张<1cm 的Ⅰ型胃 NETs 单纯内镜随访即可[2],每 6~12 个月复查胃镜。

b　Ⅰ型胃 NETs,最大肿瘤 ≥1cm,须行超声内镜(endoscopic ultrasound,EUS)检查,如浸润黏膜肌层或黏膜下层,固有肌层完整,建议内镜下治疗[2],切除较大病灶并定期随访,每 6~12 个月复查胃镜。

c　Ⅰ型胃 NETs 多为散在多发,内镜切除难以清除所有病灶,胃内复发常见[3]。对于多发性病灶、内镜切除后反复复发的患者可考虑使用长效生长抑素类似物(somatostatin analogue,SSA,包括长效奥曲肽和兰瑞肽)治疗。多个小样本的研究结果显示 SSA 的使用可减少复发[4]。SSA 的具体用法和疗程,还缺乏前瞻性大样本研究。

d　Ⅰ型胃 NETs 患者需要外科手术者较少。外科术式可根据肿瘤的大小、数目、最大病灶所在的部位及是否伴有淋巴结转移等情况,选择胃局部切除术、胃远端切除术 + 淋巴结清扫或全胃切除术 + 淋巴结清扫等。

e　Ⅱ型胃 NETs 是由发生于十二指肠或胰腺的胃泌素瘤引起的。如果胃泌素瘤可以切除,应进行原发病切除[5]。根据患者一般情况及肿瘤情况(部位 / 大小)选择不同的术式,包括十二指肠局部切除、胰腺局部切除或肿物剜除、胰腺节段切除、胰十二指肠切除 + 淋巴结清扫、胰体尾切除 + 脾切除 + 淋巴结清扫等。Ⅱ型胃 NETs 少见,胃泌素瘤往往是 MEN1 相关的,患者可能伴发甲状旁腺、垂体、肾上腺等病变,建议对该类患者进行多学科诊治讨论[6]。

f　Ⅱ型胃 NETs 患者如果原发病胃泌素瘤不可切除(如发生 3 型肝转移),则须使用高剂量 PPI 抑酸对症治疗,并给予 SSA 等抗肿瘤增殖药物治疗[6]。

神经内分泌肿瘤

463

g Ⅱ型胃 NETs 往往是多发的息肉样病灶,原发病胃泌素瘤切除或全身系统治疗控制以后,胃内病灶往往会好转萎缩;胃内病灶大于 1cm 可考虑内镜下切除。

h Ⅲ型胃 NETs 推荐行根治性切除 + 淋巴结清扫[5],手术切除范围及淋巴结清扫范围参照胃腺癌手术原则,推荐区域淋巴结清扫个数 ≥15。

i Ⅲ型胃 NETs,肿瘤侵及固有肌层,在 EUS 及其他影像学充分评估无淋巴结转移的情况下也可考虑行胃肿瘤局部切除术。

j Ⅲ型胃 NETs,如果肿瘤<1cm、未侵及固有肌层(T_1)、低级别(G_1级),且 EUS 及其他影像学评估无胃周淋巴结转移,可考虑行内镜下切除[5,7]。

k 胃 NEC 恶性程度高,多数患者确诊时已远处转移,因此可手术切除的胃 NEC 患者较少。外科手术切除范围及淋巴结清扫范围同胃腺癌手术原则[8]。

3.1.3 十二指肠神经内分泌肿瘤

部位	分层[a]	Ⅰ级推荐	Ⅱ级推荐	Ⅲ级推荐
壶腹周围		局限性手术切除或胰十二指肠切除[b]		
非壶腹周围[b]	肿瘤 ≤1cm,局限于黏膜或黏膜下层,G_1,不伴淋巴结转移	内镜切除[c]	局限性手术切除[c]	观察[d]
	1cm<肿瘤 ≤2cm,局限于黏膜或黏膜下层,G_1,不伴淋巴结转移	局限性手术切除[e]	内镜切除[e]	
	符合任意一项: 肿瘤>2cm;浸润肌层及以上;G_2/G_3;伴淋巴结转移	手术切除[f]		

【注释】

a 根据 SEER 数据库和一些小样本的单中心回顾性数据分析显示,位于壶腹周围的十二指肠神经内分泌瘤(duodenal neuroendocrine tumors,D-NETs)确诊时恶性程度相对更高。对比非壶腹周围 D-NETs,其肿瘤常较大(18mm vs. 10mm,$P<0.001$),病理呈高级别(42% vs. 12%,$P<0.001$),远处转移多见(16% vs. 7%,$P<0.001$)。其中位总生存期也显著低于非壶腹周围 D-NETs(98 个月 vs. 143 个月,$P=0.037$)。但壶腹周围 D-NETs 经手术切除后,中位总生存期与经手术治疗的非壶腹周围 D-NETs 相似(182 个月 vs. 164 个月,$P=0.078$)。1 年、3 年、5 年生存率分别为 82.3%、71.4%、65.9%(壶腹周围 D-NETs)和 91.3%、83.1%、73.9%(非壶腹周围 D-NETs)[1]。除常规增强影像学检查外,需行内镜超声检查(EUS)、核医学检查(生长抑素受体显像、^{18}F-FDG PET 等)、病理活检等以准确评估肿瘤病理分级、肿瘤浸润深度、淋巴结和远处转移情况[2]。

b 对于壶腹周围 D-NETs,目前共识多推荐手术治疗,并以胰十二指肠切除为主要治疗方式[3-4]。对于病理低级别、局限于黏膜层或黏膜下层、直径较小的壶腹周围 D-NETs,转移风险低、预后仍较佳。对于经仔细分期、高度选择的壶腹周围 D-NETs,如可保证切缘阴性和手术安全性,可在经验丰富的中心开展局限性手术切除[5]。

c 推荐在经验丰富的内镜中心实施,推荐内镜黏膜下剥离术(endoscopic submucosal dissection,ESD)治疗[6-7]。对于预期内镜治疗风险大或可能内镜治疗失败的患者,可以选择内镜联合腹腔镜 / 开腹手术切除、或开腹行局限性手术切除[8]。

d 对于某些无功能 D-NETs 高龄患者和不适合手术的患者,可考虑"观察和等待"策略[9]。

e 对于 1cm<肿瘤 ≤2cm、局限于黏膜或黏膜下层、病理 G_1、无淋巴结转移的非壶腹周围 D-NETs,治疗方式的

神经内分泌肿瘤

选择需基于肿瘤的具体大小和位置、医疗中心及诊治医师的经验水平。此部分肿瘤行内镜切除难度较高，并发症相对多见，切缘阳性风险高。建议外科医师与内镜医师充分沟通，谨慎地选择治疗方案[10-13]。

f　根据肿瘤具体部位及侵犯程度，可以选择局限性肿瘤切除、胰十二指肠切除或其他可达到根治切除效果的手术方式，根据淋巴结转移情况行淋巴结切除或淋巴结清扫。

3.1.4　空回肠和阑尾神经内分泌肿瘤

部位	分级	分层	Ⅰ级推荐	Ⅱ级推荐	Ⅲ级推荐
空回肠	NET G_1~G_3 及 NEC		空回肠节段切除＋区域淋巴结清扫[a]		
阑尾	<1cm 的 NETs		阑尾切除		
	1~2cm 的 NETs	无高危因素[b]	阑尾切除		
		伴高危因素	右半结肠切除术＋区域淋巴结清扫		
	NEC 或>2cm 的 NETs	无远处转移	右半结肠切除术＋区域淋巴结清扫		

【注释】

a　术中应仔细探查空回肠。淋巴结清扫范围为邻近的两支血管之间的肠系膜淋巴结。

b　高危因素：①切除不完全；②伴淋巴结转移；③肿瘤位于阑尾根部；④肿瘤侵犯系膜>3mm；⑤伴有神经血管侵犯；⑥肿瘤分级为 G_2 或 G_3[1-2]。

3.1.5　结肠和直肠神经内分泌肿瘤

部位	分级	分层	Ⅰ级推荐	Ⅱ级推荐	Ⅲ级推荐
结肠	<2cm 的 NETs	不伴淋巴结转移且分级为 G_1 或 G_2 的患者	内镜下切除[a]	结肠切除术＋区域淋巴结清扫术	
		伴淋巴结转移或肿瘤分级为 G_3 的患者	根治性手术[b]		
	≥2cm 的 NETs		根治性手术[b]		
	NEC		根治性手术[b]		
直肠[c]	<1cm 的 NETs	分期为 T_1、不伴淋巴结转移且分级为 G_1 或 G_2 的患者	内镜下切除[d]	对于不适宜内镜切除的患者，可考虑局部完整切除	
		分期为 T_2、不伴淋巴结转移且分级为 G_1 或 G_2 的患者	局部完整切除[e]		
	1~2cm 的 NETs	分期为 T_1、不伴淋巴结转移且分级为 G_1 或 G_2 的患者	局部完整切除[f]	内镜下切除[f]	
		分期≥T_2 或伴淋巴结转移	根治性手术[g]		
	>2cm 或分级为 G_3 的 NETs[h]		根治性手术[g]		
	NEC	不伴远处转移	根治性手术[g]		

神经内分泌肿瘤

【注释】

a 由于结肠NETs的恶性程度相对较高，内镜下切除不完全者需要行补救性手术，推荐追加结肠切除术＋区域淋巴结清扫术[1]。

b 根治性手术推荐术式为结肠切除术＋区域淋巴结清扫术。

c 建议行超声内镜和盆腔MRI评估肿瘤分期。

d 对于切除不完全者，若分级为G_1者可密切随访观察或考虑再次切除，G_2者建议追加局部切除手术[2]。

e 切除不完全者需要行补救手术，肿瘤位于中低位者应该行全直肠系膜切除术[3]（total mesorectal excision，TME），如直肠前切除术（anterior resection，AR）或行腹会阴联合切除术（abdominoperineal extirpation，APE）；肿瘤位于高位者推荐追加广泛系膜切除术（切除肿瘤下缘至少5cm的直肠系膜）。

f 切除不完全者可考虑追加肛门全层切除，可选择经肛门微创手术（transanal minimally invasive surgery，TAMIS）、经肛门内镜显微手术（transanal Endoscopic Microsurgery，TEM）或行TME术。

g 推荐行AR术，对于伴有淋巴结转移、肿瘤分级为G_2~G_3或分期为T_4的患者，术后考虑全身系统治疗。

h 需要先行影像学分期检查以评估肿瘤状态。

3.1.6 肝胆原发及原发不明神经内分泌肿瘤

3.1.6.1 原发性肝脏神经内分泌肿瘤

原发性肝脏神经内分泌肿瘤（primary hepatic neuroendocrine neoplasms，PHNENs）罕见，绝大多数为继发性肝脏神经内分泌肿瘤。诊断PHNENs必须同时满足以下两个条件：①病理明确为神经内分泌肿瘤；②经传统影像学检查联合生长抑素受体显像未能明确其他原发部位[1-2]。

分层		I级推荐	II级推荐	III级推荐
单发	可切除	①首选根治性手术 a ②位置深在、体积较小病灶可考虑消融治疗 b	消融治疗、TAE/TACE c	
	不可切除	全身系统治疗	①经系统性治疗转化为可切除可行根治性手术 d ② TAE/TACE	临床研究
多发	可切除 e	① G_1~G_3 NETs，可考虑根治性手术切除（或联合消融治疗） ② NEC建议MDT指导下全身系统治疗	消融治疗、TAE/TACE f	临床研究
	不可切除	全身系统治疗	① G_1~G_3 NETs经系统性治疗转化为可切除者可考虑行根治性手术（或联合消融治疗）g ②难治性功能性PHNENs可行姑息减瘤术 h ③ TAE/TACE	临床研究

【注释】

a 单发可切除PHNENs（G_1~G_3 NETs）首选根治性手术，单发可切除NEC评估手术安全性后决定是否行根治性手术[3-4]。术前注意评估肝功能，预计残肝体积≥30%（无肝硬化患者）或≥40%（肝硬化患者）为可切除标准。根治性切除标准为手术切缘阴性（R0切除）。

b 位置深、体积较小的病灶可考虑消融治疗[5]，消融途径包括经皮、剖腹及腹腔镜3种方式，常见消融方式包

神经内分泌肿瘤

括射频消融、微波消融、经皮无水乙醇注射。

c 对于单发可切除 PHNENs,如存在手术禁忌,可考虑消融治疗或经肝动脉栓塞术(trans-arterial embolisation, TAE)/经肝动脉化疗栓塞术(trans-arterial chemoembolisation,TACE)[6-7]。

d 对于初始单发不可切除病灶经全身系统治疗后转化为可切除病灶,可考虑根治性手术切除。

e 对于残肝体积足够、肝内病灶可 R0 切除的多发 G_1~G_3 NETs,可考虑根治性手术切除(或联合消融治疗)[8]。NEC 建议 MDT 指导下行全身系统治疗。

f 对于多发可切除 PHNENs,如存在手术禁忌,可考虑消融治疗或 TAE/TACE[6-7]。

g 对于初始不可切除肝内多发 G_1~G_3 NETs,经全身系统治疗后如能达到 R0 切除,且残肝体积足够,可考虑根治性手术切除(或联合消融治疗)。

h 对于不可切除功能性 PHNENs,经全身系统治疗后症状控制不理想者,评估手术安全性后可考虑姑息性减瘤术,减瘤体积≥90%[9]。

3.1.6.2 胆道神经内分泌肿瘤

胆道神经内分泌肿瘤(包括胆囊和肝外胆管神经内分泌肿瘤)外科处理原则参照相应部位腺癌。

3.1.6.3 原发不明神经内分泌肿瘤

对于原发灶不明的神经内分泌肿瘤应谨慎诊断,结合患者的临床特征(是否伴有类癌综合征)、生化检查(血浆 CgA、24h 尿 5-HIAA、促胃液素、神经激肽 A、胰多肽)、免疫组化(CDX-2、TTF-1、PDX-1、PAX-8、ISL1、NESP55)、常规影像学检查(CT、MRI)、功能影像学检查(生长抑素受体显像、^{18}F-FDG PET/CT)、内镜检查(电子胃肠镜、胶囊内镜)积极寻找原发灶[1-3]。可切除病灶推荐根治性手术治疗,不可切除病灶推荐全身系统治疗或临床研究[4-5]。

3.1.7 肺和胸腺神经内分泌肿瘤

3.1.7.1 肺神经内分泌肿瘤

一般而言,局限性肺神经内分泌肿瘤(lung neuroendocrine neoplasms,LNENs)的患者,如果有充足的肺储备,则首选治疗是手术完全性切除[a]。具体手术方式取决于肿瘤大小、位置和术前活检标本评估。

组织学分型	分期	Ⅰ级推荐	Ⅱ级推荐	Ⅲ级推荐
TC 及 AC	Ⅰ~Ⅱ 期 及 可手术切除的Ⅲ期[b]	1. 解剖性肺叶切除术 + 肺门纵隔淋巴结清扫术[c] 2. 肺叶袖状切除术 + 肺门纵隔淋巴结清扫术[c,d]		1. 解剖性肺段切除术 + 肺门纵隔淋巴结清扫术[c,e] 2. 原发灶的局部治疗,包括经支气管镜切除[f]
	不可手术切除的Ⅲ期	全身系统治疗[g]		原发灶的局部治疗[h]
LCNEC	Ⅰ~Ⅱ期	解剖性肺叶切除术 + 肺门纵隔淋巴结清扫术[i]		临床研究
	Ⅲ期	内科治疗[g]		临床研究

【注释】

a 手术应做到完全性切除。

　　完全性切除:①切缘阴性,包括支气管、动脉、静脉、支气管周围、肿瘤附近组织;②淋巴结清扫至少 6 组,其中肺内 3 组、纵隔 3 组(必须包括 7 区);③切除的最高淋巴结镜下阴性;④淋巴结无结外侵犯。

　　不完全性切除:①切缘肿瘤残留;②胸腔积液或心包积液癌细胞阳性;③淋巴结结外侵犯;④淋巴结阳性但不能切除。

神经内分泌肿瘤

不确定切除：切缘镜下阴性，但出现下列情况之一者。①淋巴结清扫未达要求；②切除的最高纵隔淋巴结阳性；③支气管切缘为原位癌；④胸腔冲洗液细胞学阳性。

b　对于术前分期为Ⅲ期的 TC 或 AC 患者，可切除性的评估可参考 CSCO 非小细胞肺癌诊疗指南。

c　一般而言，解剖性肺切除术在防止肿瘤复发方面优于楔形切除术，即使是低级别肿瘤也是如此[1]。解剖性肺切除主要包括肺叶切除术、肺段切除术、复合肺叶切除术、全肺切除术及肺叶袖状切除术。选择开放手术还是微创手术取决于外科医生的经验。

d　对于肺叶切除术无法根治性切除的近端肿瘤，为保留肺实质，袖状切除术优于全肺切除[2]，但须术中冰冻病理检查以除外支气管切缘受侵[3]。

e　对于肺组织外 1/3 且肿瘤直径<2cm 的周围型病变，若术前或者术中病理诊断为 TC，在保证阴性切缘足够的前提下，解剖性肺段切除术是一种可接受的选择[4]。术中建议对段门淋巴结进行冰冻病理活检；若段门淋巴结已发生肿瘤转移，则应补充行肺叶切除术；若术前或术中无法确认为低级别的 BP-NENs，为确保治疗的彻底性，推荐行解剖性肺叶切除术。

f　经支气管镜进行根治性切除为目的的治疗仅适用于手术风险极高，且无支气管腔外侵犯或转移的支气管内 TC 或 AC[5]。支气管镜切除术后建议进行密切的术后随访[6]。除此以外，支气管内切除肿瘤也可用于在手术前解除或减轻阻塞性肺炎，改善肺功能[7]。其他可用于局部治疗的方法包括放疗、热消融治疗等[8-9]，可选择用于无法手术或拒绝手术的患者，但由于缺乏数据支持，应谨慎选择。

g　全身系统治疗参照 3.2.2（转移性神经内分泌瘤的全身治疗）和 3.2.3（转移性神经内分泌癌的治疗）。

h　对于局部症状明显的进展期疾病或合并难治性类癌综合征患者，偶尔可考虑对原发肿瘤进行姑息性手术、射频消融、冷冻消融或支气管内的治疗[3]。

i　由于 LCNEC 非常罕见，尚无大型随机试验确定局限性或晚期病例的最佳治疗方法[10]，目前的治疗推荐是从 SCLC 和 NSCLC 患者的治疗方法外推而来。可手术患者（TNM Ⅰ期和Ⅱ期）应首选手术治疗，手术也是获得准确诊断的主要方法，手术方式首选解剖性肺叶切除术 + 系统性淋巴结清扫术[11]。

3.1.7.2　胸腺神经内分泌肿瘤

所有可能根治性切除的胸腺神经内分泌肿瘤（thymic neuroendocrine neoplasms，Th-NENs）[a] 均首选手术治疗[12]。可切除性判断多基于外科医生在胸腺手术方面的专业知识。切除的完全性是总生存率的强烈预后因素[13-14]，对于可手术的患者应尽量做到原发肿瘤和区域淋巴结的完全切除[b]，不推荐姑息性手术。

分期	Ⅰ级推荐	Ⅱ级推荐	Ⅲ级推荐
Ⅰ～Ⅲ期[c]	胸腺肿物切除术 + 区域淋巴结清扫[d,e]		

【注释】

a　主要指胸腺类癌，包括 TC 和 AC，其他病理类型胸腺神经内分泌肿瘤的治疗可参考胸腺类癌，经 MDT 讨论后进行选择。

b　所有胸腺组织的完全手术切除通常需要切除心包前的所有纵隔组织，从颈部胸腺角至横膈，向外侧至两侧膈神经。

c　肿瘤的可切除性多基于外科医生在胸腺手术方面的专业知识，一般Ⅰ～Ⅱ期肿瘤实现完全切除的概率较大，Ⅲ期肿瘤应谨慎选择手术。

d　最近发表的我国的多中心前瞻性观察性研究发现，胸腺恶性肿瘤发生淋巴结转移的比例为 5.5%，显著高于回顾性研究的结果（2.2%，P=0.002）[15]。其中，Th-NENs 发生淋巴结转移率为 50%，且倾向双侧、多站转移。这与之前的回顾性研究结果类似[16-17]。我们建议对怀疑或确诊 Th-NENs 的患者，在手术时常规对 N₁ 及患侧 N₂ 淋巴结进行清扫，如有可能，病变对侧 N₂ 淋巴结也应一并清扫。N₁ 淋巴结指胸腺前淋巴结，N₂ 淋巴结右侧应包含上气管旁淋巴结（2R 区）、下气管旁淋巴结（4R 区）及肺门淋巴结（10 区），左侧应包含主肺动脉窗淋巴结(5区)、主动脉旁淋巴结(6区)、肺门淋巴结(10区)及下气管旁淋巴结(4L区)。

e 选择开放手术还是微创手术取决于外科医生的经验。研究表明,电视胸腔镜辅助的微创手术相比开胸手术能够切除更多站数及更多数量的淋巴结[15]。一般而言,微创手术适用于小于5cm的肿块。然而大多数Th-NENs在诊断时已不适宜微创手术,这些病例需要正中胸骨劈开术甚至联合入路(如胸骨劈开术加前外侧开胸术)以实现完整的肿瘤切除。

3.1.8 神经内分泌肿瘤的术后辅助治疗

分层	Ⅰ级推荐	Ⅱ级推荐	Ⅲ级推荐
GEP-NET G_1/G_2/G_3	观察	临床研究	辅助治疗(3类)[a]
肺/胸腺神经内分泌瘤			
NEC	辅助化疗(2A类)[b]		辅助放疗(3类)[c]

【注释】

a 目前尚无高级别证据证实NETs术后辅助治疗疗效。部分回顾性研究得到阴性结果[1]。由于数据有限,辅助治疗建议在MDT指导下进行。

    (1)对有淋巴结转移、神经脉管受侵、胰管扩张、肿瘤>4cm等高危复发因素的pNET G_2患者,可考虑行术后辅助治疗[2]。胃肠道NETs目前暂无任何辅助治疗的证据。GEP-NETs若考虑术后辅助治疗,推荐SSA(针对生长抑素受体阳性的患者)[2]。

    (2)肺类癌(包括TC及AC)术后不推荐常规进行辅助治疗[3],在具有特别高复发风险(AC N_2)的患者中经MDT讨论后可以考虑使用辅助治疗。高增殖指数、伴淋巴结转移的胸腺不典型类癌,根据术后肿瘤分期及切除的完整性,经多学科讨论决定是否进行辅助放化疗[4]。术后辅助治疗推荐替莫唑胺/达卡巴嗪为基础的方案,或依托泊苷联合顺铂(EP)或依托泊苷联合卡铂(EC)方案[5]。NET G_3目前无任何辅助治疗的证据,推荐经MDT讨论制定辅助治疗的方案。

b 多项回顾分析显示,局限期手术根治的消化道NEC,可从术后辅助化疗中获益[6-7]。推荐应用依托泊苷+顺铂/卡铂辅助化疗4~6周期。对于结直肠原发的患者,也可以考虑奥沙利铂、氟尿嘧啶类的方案。肺及胸腺LCNEC的术后辅助治疗方案参考小细胞肺癌的化疗方案,即顺铂联合依托泊苷(EP)方案或卡铂联合依托泊苷(EC)[8-11]。

c 术后辅助放疗的指征建议谨慎把握,仅推荐用于有高危复发风险的患者[5]。

3.2 转移性神经内分泌肿瘤的治疗

3.2.1 转移性神经内分泌瘤的局部治疗

局部治疗是转移性NETs重要的治疗手段之一,建议经MDT讨论后进行治疗。对于外科手术无法达到根治的情况的患者,系统性全身治疗(Ⅰ级推荐)是必不可少的,但是目前术前治疗的证据尚不充分。

内容	分级	分型[a]	Ⅰ级推荐	Ⅱ级推荐	Ⅲ级推荐
单纯肝转移	NET G_1/G_2	1型	原发灶+转移灶根治性切除(R0)	消融治疗、TAE/TACE[b]	
		2型(功能性)	原发灶+转移灶根治性切除(R0),或借助RFA、PVE、ALPPS等达到R0或至少减瘤≥90%的目的[d] 原发灶切除(小肠)(2B类)[e]	消融治疗、TAE/TACE[b]	肝移植(3类)[c] 原发灶切除(胰腺)(2B类)[f]

续表

内容	分级	分型 a	Ⅰ级推荐	Ⅱ级推荐	Ⅲ级推荐
单纯肝转移	NET G₁/G₂	2型（非功能性）	原发灶+转移灶根治性切除（R0）原发灶切除（小肠）（2B类）e	借助 RFA、PVE、ALPPS 等达到 R0 或至少减瘤≥90% 的目的 d	肝移植（3类）c原发灶切除（胰腺）（2B类）f
		3型	原发灶切除（小肠）（2B类）e	消融治疗、TAE/TACE b	肝移植（3类）c原发灶切除（胰腺）（2B类）f
	NET G₃			消融治疗、TAE/TACE b	原发灶+转移灶根治性切除（R0）
胃肠道原发灶出现穿孔/出血/梗阻			原发灶切除	旁路手术/血管结扎/穿孔修补	

【注释】

a　根据 2017 年 ENETS 肝转移分型：1 型，任何大小的肝脏单发转移灶；2 型，孤立较大肝转移灶伴多个小肝转移灶且双肝叶均受累；3 型，弥漫型，肝脏弥漫转移，左右肝叶受累[1]。应重视对于肝转移个数及部位的评估，推荐采用普美显 MRI，生长抑素受体显像等方式进行全面评估。

b　如存在手术禁忌或不适合手术切除者，可考虑消融治疗或 TAE/TACE。

c　尚缺乏高质量证据支持，对考虑移植的患者需进行严格的筛选。筛选条件：①无肝外转移灶；②组织学分化好（G₁/G₂，Ki-67<10%）NETs；③原发灶既往已切除；④转移灶<肝脏体积的 50%；⑤患者年龄<60 岁[2]。

d　2 型是肝转移中最复杂且最需要经 MDT 讨论的类型，原发灶和转移灶切除可选择同期或分期手术[3-5]。

e　转移灶无法切除的晚期空回肠 NETs（G₁/G₂）患者，首选全身系统治疗联合原发灶切除。与其他部位的 NETs 不同，空回肠 NETs 切除原发灶可预防肠系膜受累以避免出现相关并发症，改善生活质量并可降低肿瘤负荷，有可能改善预后。对于伴有类癌综合征的患者，切除原发灶可减轻症状并为患者带来生存获益[6-7]。但目前尚没有高级别的循证医学证据，前瞻性研究正在进行中。

f　近期回顾性研究提示切除胰腺原发灶可能有生存获益[8]。建议对此类患者进行 MDT 讨论，慎重决定。

g　如果发生肝外转移，建议行全身系统性治疗为主的综合治疗，必要时 MDT 讨论决定局部治疗的时机。

3.2.2　转移性神经内分泌瘤的全身治疗

3.2.2.1　治疗原则

全身治疗目的包括抗肿瘤增殖和控制激素相关症状，可结合局部治疗如手术、经肝动脉栓塞或射频消融术等降低肿瘤负荷，特别是针对功能性肿瘤。

3.2.2.2　抗肿瘤增殖治疗 a

原发灶部位 b	分层	Ⅰ级推荐	Ⅱ级推荐	Ⅲ级推荐
胰腺	G₁/G₂	SSA（1A类）c,d依维莫司（1A类）e索凡替尼（1A类）f舒尼替尼（1A类）gPRRT（1A类）hCAPTEM（2A类）i	替莫唑胺+替吉奥（2A类）j链脲霉素为基础的化疗方案（2A类）k卡博替尼（1A类）l	达卡巴嗪±氟尿嘧啶（2B类）mBelzutifan（VHL综合征相关）（3类）n其他 TKI 类药物（3类）o观察 p

神经内分泌肿瘤

续表

原发灶部位[b]	分层	Ⅰ级推荐	Ⅱ级推荐	Ⅲ级推荐
胰腺	G_3[q]	PRRT（1A 类）[h] 临床研究	CAPTEM（2A 类） 替莫唑胺 + 替吉奥（2A 类）[j] 卡博替尼（1A 类）[l]	舒尼替尼（3 类） 依维莫司（3 类） FOLFOX（2B 类） 链脲霉素为基础方案（2B 类） SSA（3 类）
胃肠道	G_1/G_2	SSA（1A 类）[c,d] 依维莫司（1A 类）[e] 索凡替尼（1A 类）[f] PRRT（1A 类）[h]	卡博替尼（1A 类）[l]	观察[p] 化疗（3 类）[r] 其他 TKI 类药物（3 类）[o]
	G_3[q]	PRRT（1A 类）[h] 临床研究	卡博替尼（1A 类）[l]	化疗（3 类） SSA（3 类）
肺或胸腺	典型类癌 / 不典型类癌	依维莫司（1A 类）[e] 索凡替尼（1A 类）[f] SSA（2A 类）[s]	化疗（2B 类）[t] 卡博替尼（1A 类）[l] 临床研究	观察[p] 其他 TKI 类药物（3 类）[o] PRRT（3 类）[h]

【注释】

a　晚期 NETs 的初始治疗可根据肿瘤 SSTR 表达、肿瘤进展速度、肿瘤负荷、患者体力状态、治疗方法的不良反应与可及性等多种因素选择。

b　胃肠胰与肺、胸腺是 NETs 最常见原发部位。原发灶为其他器官的晚期 NETs 由于缺少单独的研究数据，建议治疗参考非胰腺 NETs 的治疗方法。

c　长效生长抑素类似物（somatostatin analogue,SSA）包括长效奥曲肽和兰瑞肽。基于 PROMID 和 CLARINET 两项Ⅲ期随机安慰剂对照临床研究结果,推荐 SSA 作为一线治疗用于生长缓慢、Ki-67 指数 ≤ 10% 的 SSTR 阳性的晚期 GEP-NETs 治疗[1-2]。

d　SSA 一线治疗 Ki-67 > 10% 的 G_2 GEP-NETs 是否优于其他治疗方法,缺少随机对照研究数据支持。推荐用于 SSTR 阳性且疾病进展缓慢的患者。疾病进展缓慢的定义为根据 RECIST 标准,疾病稳定 > 1 年。

e　RADIANT-3 研究中,依维莫司治疗晚期疾病进展的 pNETs,中位无进展生存期（progression-free survival, PFS）从安慰剂组的 4.6 个月增加至 11.0 个月（$P < 0.001$）。依维莫司组的总有效率（overall response rate, ORR）为 5%。不良反应包括口腔炎、腹泻、皮疹、高血糖和肺炎[3]。RADIANT-4 研究中,依维莫司治疗晚期病情进展的无功能胃肠和肺 NETs 的中位 PFS 较安慰剂组显著延长（11.0 个月 vs. 3.9 个月,$P < 0.000\ 01$）,ORR 为 2%[4]。

f　SANET-p 研究中,索凡替尼治疗晚期疾病进展的 pNETs,中位 PFS 从安慰剂组的 3.7 个月延长至索凡替尼组 10.9 个月（$P=0.001\ 1$）。ORR 为 19%。不良反应包括高血压、蛋白尿、高甘油三酯血症[5]。SANET-ep 研究中,索凡替尼治疗病情进展的晚期非胰腺 NETs,中位 PFS 从安慰剂组的 3.8 个月延长至索凡替尼组 9.2 个月（$P < 0.000\ 1$）。ORR 为 10%[6]。

g　Ⅲ期研究结果显示,与安慰剂对比,舒尼替尼治疗晚期疾病进展的 pNETs 患者的中位 PFS 从 5.5 个月延长至 11.4 个月（$P < 0.001$）。ORR 为 9%。不良反应包括高血压、手足综合征、腹泻、乏力和血细胞减少[7]。

h　PRRT 治疗在我国尚未获批用于临床治疗,生长抑素受体显像是筛选 PRRT 治疗的必要检查,用于明确病

神经内分泌肿瘤

灶 SSTR 表达程度和肿瘤负荷。PRRT 的治疗药物目前主要推荐 ^{177}Lu-DOTATATE,治疗剂量为 200mCi(根据患者体重、肿瘤负荷、肿瘤 SSTR 表达程度、进展速度、血细胞计数等临床因素调整),治疗 4 个周期,间隔 8~12 周。PRRT 主要不良反应是骨髓抑制和肾功能损伤,治疗过程中需密切监测。

前瞻性 Ⅲ 期 NETTER-1 研究证实了转移性中肠 NETs 在标准剂量的 SSA 治疗进展后,^{177}Lu-DOTATATE PRRT 治疗在 PFS 及 ORR 方面优于高剂量长效奥曲肽(28.4 个月 vs. 8.5 个月,18% vs 3%)[8]。另一项 Ⅲ 期研究 NETTER-2 证实一线 ^{177}Lu-DOTATATE PRRT 治疗 G_2 或 G_3(Ki-67 ≥ 10% 和 ≤ 55%)晚期 GEP-NETs 优于高剂量长效奥曲肽(中位 PFS 22.8 个月 vs. 8.5 个月,ORR 43.0% vs. 9.3%)[9]。PRRT 治疗晚期肺 / 胸腺 NETs 疗效数据主要来自于单臂 Ⅱ 期及回顾性研究,ORR 为 4%~39%[10]。

i 根据随机 Ⅱ 期 ECOG-ACRIN E2211 研究的结果,替莫唑胺联合卡培他滨(CAPTEM)与替莫唑胺(TEM)单药对比治疗晚期 pNETs,联合化疗在 PFS 延长方面具有优效性(22.7 个月 vs. 14.4 个月,$P=0.022$),TEM(34%)与 CAPTEM(40%)的 ORR 差异无统计学意义。O(6)- 甲基鸟嘌呤 -DNA 甲基转移酶(MGMT)低表达与替莫唑胺的疗效显著相关,但研究设计并未将 MGMT 表达作为疗效预测因子[11]。

j 我国开展的前瞻性随机对照 Ⅱ 期研究 STEM 显示替莫唑胺联合替吉奥治疗晚期 pNETs(G_1~G_3)ORR 36.7%,中位随访时间 12.1 个月,中位 PFS、OS 尚未达到,且 MGMT 低表达患者治疗后 ORR 较高[12]。

k 数项回顾性研究显示链脲霉素(streptozocin,STZ)联合 5-FU 和 / 或多柔比星(阿霉素)治疗晚期 pNETs ORR 为 35%~40%。但链脲霉素尚未获批在我国使用[13-15]。

l Ⅲ 期研究 CABINET 结果显示,与安慰剂对比,卡博替尼治疗既往全身治疗后疾病进展的晚期胰腺或胰腺外 NETs(G_1~G_3),可显著改善 PFS(pNETs,11.4 个月 vs. 3.0 个月;ep-NETs,8.3 个月 vs. 3.2 个月)[16]。卡博替尼尚未在中国上市。

m 数项回顾性研究显示达卡巴嗪为基础的化疗方案治疗晚期 pNETs ORR 为 36%~50%[17-18]

n 单臂 Ⅱ 期 LITESPARK-004 研究(NCT03401788)纳入 61 例患有非转移性肾细胞癌的冯希佩尔 - 林道综合征(von Hippel-Lindau syndrome,VHL syndrome)患者,但排除了既往接受过全身抗肿瘤治疗或需要立即手术治疗或影像学上有转移性疾病证据的患者。其中 22 例患者合并胰腺 NETs,接受 Belzutifan 120mg/d 治疗,ORR 为 91%,32% 获得完全缓解。最常见的 3 级不良反应是贫血(8%)、高血压(8%)和疲劳(5%)[19-20]。Belzutifan 目前尚未在中国上市。

o 前瞻性 Ⅱ 期研究中仑伐替尼(24mg/d)治疗晚期 G_{1-2} pNETs 与 ep-NETs ORR 分别为 44%,16.4%,中位 PFS 分别为 15.6 个月,15.7 个月[21]。也有 Ⅱ 期研究显示培唑帕尼单药或联合 SSA,或阿昔替尼联合 SSA 治疗晚期 NETs 的疗效[22-23]。

p 对于部分肿瘤长期处于疾病稳定状态,特别是 NET G_1,或肺或胸腺典型类癌,且低肿瘤负荷患者可采用观察等待策略。

q 纳入 G_3 级晚期胃肠胰 NETs 的小型回顾性研究采用的治疗方案包括 SSA、化疗(CAPTEM、FOLFOX、链脲霉素为基础方案)、分子靶向药物(依维莫司、舒尼替尼)等。其中 SSA 可考虑用于 SSTR 阳性且肿瘤进展缓慢、肿瘤负荷较小或不适合其他治疗方法的患者[24-27]。

r 化疗对晚期 GI-NETs 的疗效较 pNETs 差。在一项系统评价中,化疗治疗晚期 GI-NETs ORR 为 11.5%[28]。在其他治疗方法无效,Ki-67 较高或肿瘤显著进展的患者中可考虑化疗。方案包括 CAPTEM、替莫唑胺联合替吉奥、链脲霉素为基础的方案及 FOLFOX 等[12,25]

s SSA 可用于进展缓慢的 SSTR 阳性肺和胸腺 NETs 的一线治疗。兰瑞肽治疗晚期肺 NETs 的 Ⅲ 期研究 SPINET 由于入组缓慢提前终止,77 例晚期肺典型类癌(typical carcinoid,TC)和不典型类癌(atypical carcinoid,AC)患者 2:1 随机分组接受兰瑞肽或安慰剂治疗,双盲阶段的中位 PFS,TC 组为 21.9 个月 vs. 13.9 个月,AC 组为 13.8 个月 vs. 11.0 个月。随机 Ⅱ 期 LUNA 研究中晚期肺和胸腺 NETs 患者,使用帕瑞肽 60mg/4 周,9 个月无进展率为 39%[29-30]。

t 目前缺少大样本随机对照研究结果支持的晚期肺和胸腺 NETs 最佳化疗方案。小型随机对照研究及回顾

神经内分泌肿瘤

性研究显示可能有效的化疗方案包括达卡巴嗪或替莫唑胺为基础的化疗、奥沙利铂为基础的化疗、链脲霉素为基础的化疗及依托泊苷＋顺铂／卡铂[12,31-36]。

3.2.2.3　控制激素相关症状的治疗 [a,b]

分类	Ⅰ级推荐	Ⅱ级推荐	Ⅲ级推荐
类癌综合征	SSA（1A 类）[c]	TE（1A 类）[d]	
胰岛素瘤	调整饮食 依维莫司 [e]	二氮嗪 [e] SSA[f]	
胃泌素瘤	高剂量 PPI[g]	SSA[g]	
血管活性肠肽瘤	纠正脱水和电解质失衡 SSA[c]		
胰高血糖素瘤 [h]	治疗高血糖或糖尿病 SSA[c]		
异位 ACTH 综合征	治疗低血钾、高血糖、高血压 药物治疗（美替拉酮、酮康唑、米非司酮、米托坦等）[i] 双侧肾上腺切除 [i]	SSA[i]	

【注释】

a　功能性神经内分泌肿瘤主要包括类癌综合征、胰岛素瘤、胃泌素瘤、血管活性肠肽瘤、胰高血糖素瘤及异位 ACTH 综合征等，其临床表现及诊断参照 2.3（功能性神经内分泌肿瘤的诊断）。

b　功能性神经内分泌肿瘤的治疗包括抗肿瘤增殖治疗和控制激素相关症状治疗。此外，功能性神经内分泌肿瘤通过降低肿瘤负荷，如姑息性切除原发灶或局部处理肝转移灶等，可以达到减轻激素相关症状的目的，但这样的治疗模式需要在 MDT 框架下进行。

c　SSA 可一线用于类癌综合征、血管活性肠肽瘤和胰高血糖素瘤患者的激素症状控制；类癌综合征使用 SSA 常规剂量患者症状控制不佳时可考虑增加 SSA 剂量[1]。

d　TE（telotristat ethyl，特罗司他乙酯）是一种口服的色氨酸羟化酶（5- 羟色胺合成限速酶）抑制剂，TE 250mg，每天 3 次，可用于类癌综合征腹泻的二线治疗，并可与 SSA 联合使用[2-3]。

e　胰岛素瘤低血糖发作，可以通过饮食调整和二氮嗪或依维莫司来稳定血糖[4]。

f　胰岛素瘤低血糖未控制时使用 SSA 需谨慎，部分患者使用 SSA 可能加重低血糖症。

g　胃泌素瘤高胃酸分泌需要高剂量 PPI 治疗，通常每天两次；可考虑使用 SSA 控制激素症状。

h　胰腺 NET 患者确诊或疑诊胰高血糖素瘤，抗肿瘤药物治疗应避免选用依维莫司[4]。

i　伴异位 ACTH 综合征的神经内分泌肿瘤，常见于肺和胸腺类癌，胰腺来源少见，治疗可参考《中国库欣病诊治专家共识（2015）》[5]。SSTR 阳性的患者使用 SSA 治疗可能有效[6]，但其作用有限，在控制异位 ACTH 综合征时一般不单独应用，可联合其他有效的药物使用[7]。

3.2.3　转移性神经内分泌癌的治疗

　　NEC 较为罕见，包括小细胞和大细胞型[1-2]，可以发生于多种器官，包括肺、消化道（食管、胃、小肠、结直肠、胰腺、胆囊、肝）、膀胱、肾、宫颈、卵巢、子宫、前列腺等部位，也可以原发灶不明。与小细胞肺癌高侵袭转移特征相似，大多数 NEC 在诊断时分期较晚或已伴有远处转移，预后不良[1,3]。本指南不涵盖小细胞肺癌的相关内容。

神经内分泌肿瘤

治疗线数	分层	Ⅰ级推荐	Ⅱ级推荐	Ⅲ级推荐
一线治疗	体能状态较好（PS 0~2）	依托泊苷 + 顺铂或卡铂(1A 类)[a] 伊立替康 + 顺铂(2A 类)[a]	替莫唑胺 + 卡培他滨(3 类)[b] 临床研究	dMMR/MSI-H/TMB-H： 帕博利珠单抗(1A 类)[c] 白蛋白结合型紫杉醇 + 卡铂(3 类)[d] 依托泊苷单药口服(3 类)* 放疗(3 类)[e]
	体能状态较差（PS 3~4）	最佳支持治疗	局部姑息放疗	
* 二线治疗	体能状态较好（PS 0~2）	dMMR/MSI-H/TMB-H： 帕博利珠单抗(1A 类)[c] 临床研究	FOLFOX(3 类)[f] CAPOX(3 类)[f] FOLFIRI(3 类)[f] CAPTEM+/– 贝伐珠单抗(3 类)[f] 依托泊苷 + 顺铂或卡铂(3 类)[f] 伊立替康 + 顺铂或卡铂(3 类)[f] 替莫唑胺单药(3 类)[f] PD-1/PD-L1+/–CTLA4 单抗(3 类)[g]	脂质体伊立替康 /5-FU/ 亚叶酸钙(3 类)[g]
	体能状态较差（PS 3~4）	最佳支持治疗	局部姑息放疗	

* 高龄(年龄＞70 岁)合并慢性疾病体能较弱患者。

【注释】

a 对于局部晚期、不可切除或转移性 NEC，一线治疗推荐采用顺铂或卡铂联合依托泊苷方案[4-10]。多个小样本或回顾性研究显示，依托泊苷联合顺铂或卡铂化疗的 ORR 为 30%~70%，mOS 为 11~19 个月。一线治疗也可考虑伊立替康联合顺铂方案[11-14]。

b NORDIC NEC 研究显示，Ki-67 指数与化疗反应显著相关[3]。Ki-67 ≥ 55% 较 Ki-67＜55% 的患者对铂类为基础的化疗有更高的应答率(42% vs. 15%)，但是 Ki-67 ≥ 55% 患者的总生存期显著低于 Ki-67＜55% 的患者(10 个月 vs. 14 个月)。因此，在选择化疗方案时，可同时参考 Ki-67 指数。对于 Ki-67 ≥ 55% 的患者，首选 EP/EC，而 Ki-67＜55% 的患者，一线治疗可考虑以替莫唑胺为主的方案[15]。STEM 研究显示，患者的 MGMT 状态与替莫唑胺疗效密切相关 MGMT 阳性组与 MGMT 阴性组相比，MGMT 阳性组的中位 PFS 更短(5.4 个月 vs. 19.1 个月)MGMT 阴性组的 ORR 高于 MGMT 阳性组[35.9% vs. 8.0%，$OR=0.16$(95% CI 0.03~0.73)]。替莫唑胺为主的方案，建议结合患者的 Ki-67 和 MGMT 状态[16]。

c 如果存在 dMMR/MSI-H 或 TMB-H，可考虑帕博利珠单抗治疗[17]。

d NABNEC 研究一线治疗晚期 GI-NENs 的非对比的 Ⅱ 期随机研究，证明白蛋白结合型紫杉醇联合卡铂方案是 G_3 GI-NENs 有效治疗方案[18]。

e 对于局部晚期不可手术切除的分化差 NEC，经 MDT 讨论，必要时可考虑局部放疗[19]。

f 目前二线治疗缺乏标准方案，根据患者特征、原发肿瘤部位以及 MGMT 状态，可考虑采用 FOLFOX、CAPOX、FOLFIRI、替莫唑胺联合卡培他滨(CAPTEM)、依托泊苷 + 顺铂、伊立替康 + 顺铂、替莫唑胺单药等方案[20-23]。

神经内分泌肿瘤

g　对于既往接受过系统治疗且持续进展,缺乏标准治疗的转移性 NEC 患者,也可以考虑免疫检查点抑制剂如伊匹木单抗联合纳武利尤单抗治疗[24]或其他免疫检查点抑制剂治疗[25-28]。脂质体伊立替康 /5-FU/ 亚叶酸钙也是治疗选择之一[29]。

h　可考虑行 NGS 基因检测 MSI、TMB 等指导一线治疗进展后续治疗选择。结直肠 NEC 建议行 *BRAF* 检测[30]。

i　大细胞神经内分泌癌,建议行 *RB1* 和 *TP53* 检测,明确进一步分型。治疗参照神经内分泌癌或参加临床研究。

j　食管、直肠和肛管 NEC 的新辅助放化疗可提高根治性切除率和降低局部复发风险[31-34],但应注意直肠NEC 更易出现远处转移,新辅助放化疗的获益不明确。

附:不可切除转移性神经内分泌肿瘤常用全身治疗方案

［奥曲肽 LAR］
奥曲肽 LAR 20mg 或 30mg,深部肌内注射,每 4 周重复

［兰瑞肽 atg］
兰瑞肽 atg 120mg,皮下注射,每 4 周重复

［兰瑞肽］
兰瑞肽 40mg,肌内注射,每 2 周重复

［索凡替尼］
索凡替尼 300mg,口服,每天 1 次

［舒尼替尼］
舒尼替尼 37.5mg,口服,每天 1 次

［依维莫司］
依维莫司 10mg,口服,每天 1 次
(基于临床药物使用经验,建议 5mg,口服,每天 1 次作为起始剂量)

［CAPTEM］
卡培他滨 750mg/m²,口服,每天 2 次,第 1~14 天
替莫唑胺 150~200mg/m²,口服,每天 1 次,第 10~14 天
每 4 周重复
(注意两种药物的服药顺序)

［mFOLFOX6］
奥沙利铂 85mg/m²,静脉输注 2h,第 1 天
LV 400mg/m²,静脉输注 2h,第 1 天
5-FU 400mg/m²,静脉推注,第 1 天;然后 1 200mg/(m²·d) × 2d 持续静脉输注(总量 2 400mg/m²,输注 46~48h)
每 2 周重复

［CAPOX］
奥沙利铂 130mg/m²,静脉输注大于 2h,第 1 天

神经内分泌肿瘤

卡培他滨 1 000mg/m², 口服, 每天 2 次, 第 1~14 天
每 3 周重复

［IP］
伊立替康 60mg/m², 静脉输注第 1、8、15 天
顺铂 60mg/m², 静脉输注第 1 天
每 4 周重复, 共 4~6 周期

伊立替康 65mg/m², 静脉输注第 1、8 天
顺铂 30mg/m², 静脉输注第 1、8 天
每 3 周重复, 共 4~6 周期

［EP］
依托泊苷 100mg/m², 静脉输注第 1~3 天
顺铂 75mg/m², 静脉输注第 1 天
每 3 周重复, 共 4~6 周期

依托泊苷 80mg/m², 静脉输注第 1~3 天
顺铂 80mg/m², 静脉输注第 1 天
每 3 周重复, 共 4~6 周期

依托泊苷 100mg/m², 静脉输注第 1~3 天
顺铂 25mg/m², 静脉输注第 1~3 天
每 3 周重复, 共 4~6 周期

［EC］
依托泊苷 100mg/m², 静脉输注第 1~3 天
卡铂 AUC=5, 静脉输注第 1 天
每 3 周重复, 共 4~6 周期

［依托泊苷单药］
依托泊苷 50mg, 口服, 每天 1 次, 第 1~10 天
每 21d 重复, 治疗 2~3 周期复查

4 神经内分泌肿瘤的随访

4.1 胃、肠和胰腺神经内分泌肿瘤的随访 [a] [1-3]

原发灶	肿瘤情况	临床和影像随访 [b]	CgA	标志物 [c]	内镜检查	CT/ MRI	生长抑素受体显像 / ^{18}F-FDG PET [d]
胃	内镜随访和治疗	I 型胃 NETs 患者,建议每 6~12 个月随访 1 次,共 5 年,包括胃镜和相关实验室检查(维生素 B_{12} 和甲状腺功能) 5 年后每年随访 1 次	是	肿瘤相关激素 /NSE	胃镜检查 [f]	是	是(根据病情需要)
	R0/R1 术后	I ~ III 型胃 NETs 和 NEC 患者,建议每 3~6 个月随访 1 次,共 5 年以后每年随访 1 次					
	姑息切除或未切除或转移	II ~ III 型 NETs 和 NEC 患者,应每 2~3 个月随访 1 次					
肠 [a]	R0/R1 术后	对于 G_1 或 G_2(Ki-67<5%) 患者,可每 6 个月随访 1 次,共 5 年 [e] 5 年后可每年随访 1 次 对于 ≥G_2(Ki-67 ≥5%) 患者,可每 3~6 个月随访 1 次,共 5 年 [e] 5 年后可每年随访 1 次	是	肿瘤相关激素 /NSE	肠镜检查 [f]	是	是
	姑息切除或转移	NETs 和 NEC 患者,应每隔 2~3 个月随访 1 次					
胰腺	R0/R1 术后	对于 G_1 或 G_2(Ki-67<5%) 患者可每 6 个月随访 1 次,共 5 年 [e] 5 年后可每年随访 1 次 对于 ≥G_2(Ki-67 ≥5%) 患者,可每 3 个月随访 1 次,共 5 年 [e] 5 年后可每年随访 1 次	是	肿瘤相关激素 /NSE	/	是	是
	姑息切除或转移	NETs 和 NEC 患者,应每隔 2~3 个月随访 1 次					

【注释】

a   除来源于阑尾或直肠的 G_1 且最大径<1cm 的神经内分泌瘤患者,R0 切除后可不进行长期随访外,其余神经内分泌肿瘤患者均建议终身随访。

b   所有患者的随访是基于临床检查(肿瘤和功能综合征的控制情况均需要评估)和常规影像学检查。对 MEN1 患者进行专门的随访。

c   如果 CgA 不升高,则 NSE 作为替代性生物标志物主要用于 NET G_2 或 NEN G_3 肿瘤中。NSE 在诊断时升高,可能对晚期 NENs 有预后价值。

d   生长抑素受体显像最好为 ^{68}Ga/^{18}F/^{64}Cu-SSA PET 显像,其次可选择生长抑素受体 SPECT 显像,如肿瘤第一次评估时 ^{18}F-FDG PET/CT 显像优于生长抑素受体显像,随访时选择 ^{18}F-FDG PET/CT。肿瘤切除后,在

神经内分泌肿瘤

常规影像学结果异常或可疑的情况下使用 ^{68}Ga/^{18}F/^{64}Cu-SSA PET 显像。如果先前影像证实 SSTR 表达，12~36 个月后建议复查 ^{68}Ga/^{18}F/^{64}Cu-SSA PET 显像。

e　G_1~G_2 R0 切除术后的随访时间可适当延长至 6~12 个月随访 1 次。

f　根据临床需要，如肿瘤在胃镜及肠镜下可见。

4.2　肺和胸腺神经内分泌肿瘤的随访[1]

原发灶		肿瘤情况	第一次随访/个月	临床和影像随访 a	CgA	标志物 b	内镜检查	CT/MRI	生长抑素受体显像/^{18}F-FDG PET c
肺	TC	R0 术后	6 或 12 d	pT$_1$~T$_2$N$_0$，每年 1 次，随访 2 年；每 3 年 1 次，随访 10 年；10 年后每 5 年随访 1 次 pT$_3$~T$_4$ 或 N 阳性，每 6 个月 1 次，随访 2 年；每 2~3 年 1 次，随访 10 年；10 年后每 3~5 年随访 1 次 影像可疑/异常时行 PET 成像 c	是	肿瘤相关激素/NSE	支气管镜 e	是	是
		姑息切除或转移	3	每 3~24 个月（逐步增加时间间隔） 每 1~5 年重复一次 PET 成像 c					
	AC	R0 术后	3	每 6~12 个月 1 次，随访 5 年；每 1~2 年 1 次，随访 10 年；10 年后根据 N 状态每 2~5 年随访 1 次 影像可疑/异常时行 PET 成像 c	是	肿瘤相关激素/NSE	支气管镜 e	是	是
		姑息切除或转移	3	每 3~12 个月随访 1 次（逐步增加时间间隔） 每 6 个月~2 年重复一次 PET 成像 c					
	LCNEC	R0 术后	3	第 1~2 年每 3 个月 1 次，第 3 年每 6 个月随访 1 次，然后每年随访		NSE	支气管镜 e	是	是
		姑息切除或转移	1.5~3	根据治疗及疾病控制情况决定		NSE	支气管镜 e	是	是
胸腺		R0 术后	3~6 d	每 6 个月 1 次，随访 5 年；每 1~2 年 1 次，随访 10 年 10 年后根据切缘和 TN 分期，每 2~5 年随访 1 次 影像可疑/异常时行 PET 成像 c	是	肿瘤相关激素/NSE		是	是
		姑息切除或转移	3	每 3~12 个月（逐步增加时间间隔） 每 6 个月~2 年重复一次 PET 成像 c					

神经内分泌肿瘤

【注释】

a　所有患者的随访是基于临床检查（肿瘤和功能综合征的控制情况均需要评估）和常规影像学检查。对MEN1患者进行专门的随访。

b　NSE在诊断时升高，可能对晚期NENs有预后价值。

c　生长抑素受体显像最好为 $^{68}Ga/^{18}F/^{64}Cu$-SSA PET显像，其次可选择生长抑素受体SPECT显像，如肿瘤第一次评估时 ^{18}F-FDG PET/CT显像优于生长抑素受体显像，随访时选择 ^{18}F-FDG PET/CT。肿瘤切除后，在常规影像学结果异常或可疑的情况下使用 $^{68}Ga/^{18}F/^{64}Cu$-SSA PET显像。

d　淋巴结阳性或者 pT_3~T_4：每6个月随访1次；pT_1~T_2 N_0：每12个月随访1次。对于胸腺类癌，如果是R0切除的TC，第1次评估可以推迟到6个月。

e　根据临床需要，如肿瘤在支气管镜下可见。

5　副神经节瘤/嗜铬细胞瘤

5.1　病理诊断[1-6]

5.1.1　副神经节瘤/嗜铬细胞瘤的命名

副神经节系统分为肾上腺髓质副神经节和肾上腺外副神经节两部分。它们发生的肿瘤统称为副神经节瘤。副神经节瘤为神经型神经内分泌肿瘤，它们代表了一组具有极高（约40%）遗传易感性的NENs。副神经节瘤又可进一步分为交感神经副神经节瘤和副交感神经副神经节瘤。发生于肾上腺内的副神经节瘤沿袭传统仍命名为嗜铬细胞瘤，嗜铬细胞瘤属于交感神经副神经节瘤。此外，还有腹腔交感神经副神经节瘤和头颈部交感神经副神经节瘤。副交感神经副神经节瘤主要位于头颈部，根据其起源的解剖部位命名，包括颈动脉体瘤、颈鼓室副神经节瘤、迷走神经副神经节瘤和喉副神经节瘤。2022年第5版WHO将"马尾副神经节瘤"更名为马尾神经内分泌瘤；将好发于十二指肠的"神经节细胞副神经节瘤"更名为复合神经节细胞瘤/神经瘤和神经内分泌瘤（composite gangliocytoma/neuroma and neuroendocrine tumor，CoGNET）。上述两个肿瘤属于上皮性神经内分泌瘤，不再属于副神经节瘤。

5.1.2　病理形态学

副神经节瘤/嗜铬细胞瘤特征性形态是肿瘤细胞排列呈器官样，即界限清楚的细胞球（Zellballen）。细胞球可大可小，被血管丰富的纤维间隔分开。其他少见的结构包括弥漫性生长、小梁状排列或明显硬化。肿瘤细胞的大小和形状差异很大，具有细颗粒状嗜碱性或嗜双色性胞质，核通常圆形或卵圆形，伴较明显的核仁。

5.1.3　免疫组化染色

神经内分泌标志物INSM1、嗜铬粒蛋白A（CgA）、突触素（Syn）和CD56在副神经节瘤/嗜铬细胞瘤中几乎总是阳性，SSTR2A也阳性。头颈部副交感神经副神经节瘤CgA有时可呈阴性，或仅以核周点状的方式局部阳性。肿瘤细胞球周围的支持细胞呈SOX10和S-100蛋白阳性，但阳性数量不等，侵袭性或转移性肿瘤常显著减少或缺失。细胞角蛋白（CAM5.2和AE1/AE3）通常阴性，偶可局灶阳性。副神经节瘤/嗜铬细胞瘤除了表达转录因子GATA3，还表达儿茶酚胺合成酶，如酪氨酸羟化酶（TH）、多巴胺β-羟化酶（DHB）和苯乙醇胺N-甲基转移酶（PNMT），这些是确认其分化和功能状态的重要标记。头颈部一些副交感神经副神经节瘤表达胆碱乙酰转移酶（ChAT）。SDHB表达缺失是预测副神经节瘤/嗜铬细胞瘤高转移性风险的独立预后指标。Ki-67指数增高与预后相关。

5.1.4　病理分级和转移风险评估

任何副神经节瘤/嗜铬细胞瘤都有转移的潜能，并且没有明确的特征可以预测转移行为。目前文献有

PASS、GAPP 和 COPPS 三个病理分级和转移风险评分系统，2022 年第 5 版 WHO 并不认可这些评分系统，但也不反对使用。

转移的识别也很困难，特别是在有胚系遗传性综合征的患者，多个部位病变可能代表多灶性原发肿瘤，而不是转移扩散；发生于肺、心脏、肝脏等不寻常部位的副神经节瘤多为转移性，罕见原发。正常淋巴结或骨没有副神经节细胞，其内一旦出现副神经节瘤成分视为转移。

5.1.5　肿瘤预后不良因素

预后与遗传谱密切相关，*SDHB* 突变和 *MAX* 突变的副神经节瘤具有更高的转移潜能。其他可能与转移潜能相关的因素包括肿瘤体积（较大直径>5cm），初始诊断时患者年龄较大及去甲肾上腺素能生化表型。病理形态学包括肿瘤细胞球增大或不规则（相差 10 倍以上），细胞密度增加，出现假菊形团或粉刺样坏死，有血管或包膜侵犯，Ki-67 指数增高（>3%）和 SDHB 免疫组化表达缺失、S-100 支持细胞消失等。如出现上述预后不良因素，本指南建议在病理诊断报告中备注。

5.2　影像诊断

目的	Ⅰ 级推荐	Ⅱ 级推荐	Ⅲ 级推荐
影像学检查	平扫 + 多期增强 CT 或平扫 + 多期增强 MRI（2A 类）[a] 生长抑素受体显像（2A 类）[b] [123]I/^{131}I-MIBG SPECT/CT[c] 或 ^{18}F-FDOPA PET/CT（2A 类）[c]	^{18}F-FDG PET/CT（2A 类）[d]	胸 部 X 线检查（3 类） 超声（3 类）

【注释】

a　影像学检查适用于副神经节瘤 / 嗜铬细胞瘤诊断、分期、疗效评估及随访等诊疗过程。头颈部检查时，MRI 优于 CT，典型 MRI 表现为"胡椒盐"征。平扫 CT/MRI 有助于检查肿瘤内脂肪、出血及钙化，提高诊断效能。多数副神经节瘤 / 嗜铬细胞瘤为富血供肿瘤，即增强扫描动脉期肿瘤明显强化。对于较大的肾上腺肿瘤，如临床需要，推荐 7min 或 15min 延迟扫描，7min 或 15min 对比剂清除率有助于鉴别肾上腺的皮质及髓质来源[1-2]。其他内容参照 2.2（影像定位及诊断）。

b　生长抑素受体显像是副神经节瘤 / 嗜铬细胞瘤病变首选诊断方法[3]，因使用的前体化合物、放射性核素以及显像设备的不同，可以包括 ^{111}In/^{99m}Tc-SSA SPECT 显像、[68]Ga/^{18}F/^{64}Cu-SSA PET/CT 或 PET/MRI 显像等。头颈部副神经节瘤以及 *SDHx* 突变的副神经节瘤 / 嗜铬细胞瘤中诊断效能更高。但对嗜铬细胞瘤原发灶及大部分基因突变（除 *SDHx* 基因突变外）的副神经节瘤 / 嗜铬细胞瘤诊断效果不佳。生长抑素受体显像不是副神经节瘤 / 嗜铬细胞瘤的特异显像方法，有功能肿瘤确诊需结合实验室检查，无功能肿瘤诊断需依靠病理结果。单光子生长抑素受体显像（[111]In/^{99m}Tc-SSA SPECT 显像）诊断灵敏度低于正电子显像方法（[68]Ga/^{18}F/^{64}Cu-SSA PET/CT 或 PET/MRI 显像）。行 SSA 以及 PRRT 治疗前，建议先行生长抑素受体显像。

c　[123]I/^{131}I-MIBG SPECT/CT 及 ^{18}F-FDOPA PET/CT 显像是副神经节瘤 / 嗜铬细胞瘤特异性检查方法（特异度几乎达 100%）[4]。对生长抑素受体显像不敏感的嗜铬细胞瘤原发灶和大部分基因突变（除 *SDHx* 突变）的副神经节瘤 / 嗜铬细胞瘤病灶，此两种显像方法为诊断首选，[18]F-FDOPA PET/CT 显像诊断灵敏度高于 ^{123}I/^{131}I-MIBG，但由于我国临床可及性低，故本指南推荐使用后者；[123]I/^{131}I-MIBG 还可用于 ^{131}I-MIBG 核素治疗前患者筛选。

d　[18]F-FDG PET/CT 显像：肿瘤摄取 ^{18}F-FDG 的量与恶性程度及预后相关，对 Ki-67 指数高的副神经节瘤 / 嗜铬细胞瘤诊断能力佳。部分患者检查前需在临床指导下使用 β 受体阻滞剂，主要是为抑制嗜铬细胞瘤及功能性副神经节瘤患者因交感神经兴奋导致的棕色脂肪摄取。

5.3　外科治疗

5.3.1　腹盆腔副神经节瘤／嗜铬细胞瘤的外科治疗

分类	分层	肿瘤类型	肿瘤特点	Ⅰ类推荐	Ⅱ类推荐	Ⅲ类推荐
副神经节瘤／嗜铬细胞瘤	瘤体<6cm	嗜铬细胞瘤	单侧	腹腔镜或机器人辅助腹腔镜嗜铬细胞瘤切除术 a,b		
			双侧	腹腔镜保留肾上腺嗜铬细胞瘤切除术 c		机器人辅助腹腔镜保留肾上腺嗜铬细胞瘤切除术 d
		副神经节瘤			腹腔镜副神经节瘤切除术 e	开放副神经节瘤切除术
	瘤体≥6cm				开放副神经节瘤／嗜铬细胞瘤切除术 f	腹腔镜或机器人辅助腹腔镜副神经节瘤／嗜铬细胞瘤切除术 g
可切除的转移性副神经节瘤／嗜铬细胞瘤				最大限度切除原发灶及转移病灶 h		

【注释】

a　经腹腔或经腹膜后途径腹腔镜嗜铬细胞瘤切除术与开放手术相比,具有手术时间短、出血少、术后疼痛轻、住院时间短、手术相关并发症发生率低等优势,且术后复发率与开放手术相仿,已成为治疗嗜铬细胞瘤的标准术式[1]。多个单中心研究均已证实其安全性及有效性[2-4]。此外,近期国内外多中心研究证实机器人辅助腹腔镜手术与传统腹腔镜手术相比具有相似的围手术期结果[5-6]。

b　术前采用 α 受体阻滞剂行药物准备可有效降低术中高血压危象、术后低血容量休克等围手术期并发症发生率[7-10]。药物准备方案：①非选择性 α 受体阻滞剂酚苄明(起始剂量 5~10mg,每天 2 次逐渐增量,根据血压情况调整,最高剂量 1mg/kg 体重)或选择性 α_1 受体阻滞剂多沙唑嗪(起始剂量 2mg/d,逐渐增量至 16mg/d)。术前药物准备需 2~4 周,并应配合高钠饮食及大量摄入液体。②在 α 受体阻滞剂基础上采用钙离子拮抗剂有助于进一步控制术前血压。③采用 β 受体阻滞剂治疗心动过速应在 α 受体阻滞剂起效后方可开始,以免诱发高血压危象,通常可口服美托洛尔(起始剂量 12.5mg,每天 2 次,根据心率调整,最高剂量 100mg,每天 2 次)。

c　对于需行双侧嗜铬细胞瘤切除或既往已行对侧嗜铬细胞瘤(含对侧肾上腺)切除的患者,采用保留肾上腺的嗜铬细胞瘤切除术,可以减少术后肾上腺皮质功能不全的发生率,从而减小术后需口服激素替代治疗的可能性[11]。保留肾上腺术后90%患者可避免激素替代[12-13],保留约 1/3 的肾上腺组织即可有效避免术后肾上腺皮质功能不全[14]。与同侧肾上腺全切相比保留肾上腺手术并不增加手术风险[15]。但值得注意的是,残留肾上腺增加肿瘤复发风险,VHL 病合并嗜铬细胞瘤患者行保留肾上腺手术 10 年复发率为10%~15%[12-16];MEN2 患者保留肾上腺术后 10 年复发率为 38.5%[17]。

d　机器人辅助腹腔镜保留肾上腺嗜铬细胞瘤切除术安全有效,但尚缺乏大样本研究及长期疗效观察[18]。

e　单中心回顾性研究证实腹腔镜副神经节瘤切除术应用于小体积、无周围侵犯的病例,可获取得与腹腔镜嗜铬细胞瘤切除术相似的疗效[19]。由于副神经节瘤与嗜铬细胞瘤相比往往转移发生率更高且肿瘤更有可能

481

神经内分泌肿瘤

位于腔镜手术操作困难的部位，因此应根据病灶特点及术者经验适时选择开放手术。

f 手术过程中瘤体破裂会造成肿瘤局部复发或种植转移[20]。为确保完整切除肿瘤、避免术中过度挤压瘤体，对于大体积嗜铬细胞瘤 / 副神经节瘤首选开放手术切除。

g 一项前瞻性对照研究证实，腹腔镜手术应用于切除 ≥6cm 的嗜铬细胞瘤同样安全有效[21]。但大体积肿瘤行腹腔镜或机器人手术更易导致手术时间长及术中血流动力学剧烈变化[22-23]。

h 手术完全切除或部分切除转移性嗜铬细胞瘤 / 副神经节瘤的原发灶及转移灶可以有效降低血儿茶酚胺浓度，缓解高血压等内分泌相关症状，延长患者的生存期，并有利于残余病灶的进一步治疗，但无法防止肿瘤复发或进展[24-25]。其余治疗参照 5.4（内科治疗）。

5.3.2 其他部位的副神经节瘤 / 嗜铬细胞瘤

其他部位的副神经节瘤 / 嗜铬细胞瘤由相应专科进行处理。

5.4 内科治疗

所有副神经节瘤 / 嗜铬细胞瘤均有恶性潜能，患者在原发灶手术后需要长期随访，以监测肿瘤是否复发及转移。10%~17% 的患者发生转移，副神经节瘤较嗜铬细胞瘤更容易转移（15%~35% vs. 5%~20%）。颅底和颈部副神经节瘤的转移常局限于区域淋巴结，而位于胸腹盆腔的副神经节瘤多发生骨、肝和肺等远处转移。转移性患者的预后因人而异，5 年生存率 ≤50%，内脏转移患者比单纯骨转移患者的预后差。积极治疗有利于延长患者的生存期。

5.4.1 功能性副神经节瘤 / 嗜铬细胞瘤的诊断

内容	原发部位	细胞来源	相关激素	临床表现	定性诊断	基因检测及遗传综合征的筛查
副神经节瘤 / 嗜铬细胞瘤	肾上腺外副神经节 / 肾上腺髓质	肾上腺外副神经节细胞 / 肾上腺髓质细胞	儿茶酚胺 • 去甲肾上腺素（NE） • 肾上腺素（E） • 多巴胺（DA） 中间代谢产物 • 甲氧基去甲肾上腺素（NMN） • 甲氧基肾上腺素（MN） • 3-甲氧酪胺（3-MT） 终末代谢产物 • 香草扁桃酸（VMA） • 高香草酸（HVA）	高血压、阵发性头痛、心悸、大汗等	血浆游离或 24h 尿甲氧基肾上腺素类激素测定（1A 类）血或 24h 尿儿茶酚胺测定（2A 类）VMA	所有患者均应行基因检测（1A 类）[a] 相关遗传综合征 • 多发性内分泌腺瘤病 2 型（MEN2） • von Hippel-Lindau（VHL）综合征 • 神经纤维瘤病 1 型 • 家族性副神经节瘤

【注释】

a 迄今明确的遗传性致病基因有二十余种，其中最常见的致病基因包括 *SDHx*（*SDHA*、*SDHB*、*SDHC*、*SDHD*、*SDHAF2*）、*RET*、*VHL*、*NF1*、*FH*、*MAX*、*TMEM127* 等，基因筛查需要包含上述基因。其中 *VHL*、*RET*、*NF1*、*SDHx* 突变可导致遗传综合征，分别为多发性内分泌腺瘤病 2 型、VHL 综合征、神经纤维瘤病 1 型、家族性副神经节瘤，临床中需要筛查其他相关疾病。*SDHB* 基因突变与副神经节瘤 / 嗜铬细胞瘤的复发、转移密切相关，需要筛查有无转移并对患者进行密切随访[1-2]。

神经内分泌肿瘤

5.4.2　不可切除及转移性副神经节瘤 / 嗜铬细胞瘤的治疗

分型	Ⅰ级推荐	Ⅱ级推荐	Ⅲ级推荐
原发灶预期无法完整切除	• 无症状、病情进展慢者：观察 • 有症状、病情进展快速者 　应用 α 受体阻滞剂 ±β 受体阻滞剂控制症状 　^{131}I-MIBG（2A 类）或 PRRT（2A 类）[a]	• 减瘤手术（2A 类）[b] • 放疗（2A 类）[c]	
转移性副神经节瘤 / 嗜铬细胞瘤（不可手术切除）	• 无症状、病情进展慢：观察 • 有症状、病情进展快速者 　应用 α 受体阻滞剂 ±β 受体阻滞剂控制症状 　^{131}I-MIBG 或 PRRT（2A 类）[a] 　系统性化疗（CVD 方案[d] 或替莫唑胺[e]）（2A 类） 　靶向药物（酪氨酸激酶抑制剂等[f]）（2A 类）	• 减瘤手术（2A 类）[b] • 放疗（2A 类）[c] • 消融、椎体成形术等局部治疗（2A 类）[g] • 生长抑素类似物[h]（奥曲肽、兰瑞肽）（3A 类） • 参加其他药物试验	

注：MIBG，metaiodobenzylguanidine，间碘苄胍；PRRT，peptide receptor radionuclide therapy，肽受体介导的放射性核素治疗。

【注释】

a　^{131}I-MIBG 及 PRRT（^{177}Lu-DOTATATE）：^{131}I-MIBG 及 PRRT 均未在我国获批用于临床治疗，SPECT/CT 生长抑素受体显像（或 SSA-PET/CT）及 ^{123}I/^{131}I-MIBG 分别是筛选 PRRT 及 ^{131}I-MIBG 核素治疗的必要检查，用于明确病灶摄取程度。PRRT 的治疗药物目前主要推荐 ^{177}Lu-DOTATATE，治疗剂量为 200mCi，间隔 8~12 周。一项包含 201 例患者的 meta 分析总结 PRRT 治疗转移性副神经节瘤 / 嗜铬细胞瘤的客观缓解率为 25%，疾病控制率为 84%，中位 PFS 为 37.1 个月。^{131}I-MIBG 核素治疗治疗剂量约 200mCi，2~3 次 / 年。核素治疗剂量根据患者体重、肿瘤负荷、肿瘤摄取程度、进展速度、血细胞计数等临床因素调整。一项纳入 243 例患者的 meta 分析显示 MIBG 治疗后客观缓解率约为 30%，52% 患者病情稳定，51% 患者肿瘤分泌功能下降。PRRT 及 ^{131}I-MIBG 核素治疗主要不良反应是骨髓抑制，治疗过程中需密切监测[1-3]。

b　对于肿瘤负荷大的患者可考虑行减瘤手术，有研究报道了 34 例接受手术治疗的转移性副神经节瘤 / 嗜铬细胞瘤患者，5 年生存率可达 90%。14 例患者肿瘤被完整切除，中位无病生存期达到 4.6 年[4]。另一项研究中，89 例行手术治疗的患者中位生存期为 148 个月，明显长于 24 例未行手术患者（中位生存期 36 个月），接受原发灶手术的患者术后高血压等儿茶酚胺过量相关症状明显改善[5]。

c　有研究回顾了放疗对于转移性副神经节瘤 / 嗜铬细胞瘤的疗效，研究包含 41 例患者，共 107 个病灶。5 年的局部病灶控制率为 81%，症状改善率为 94%[6]。

d　CVD 方案：环磷酰胺 750mg/m^2，第 1 天，长春新碱 1.4mg/m^2，第 1 天，达卡巴嗪 600mg/m^2，第 1~2 天，每 21~28d 一疗程。一项 meta 分析总结了 CVD 方案对于转移性副神经节瘤 / 嗜铬细胞瘤的疗效，化疗疗程 1~22 次。4% 患者可达到完全缓解。37% 患者部分缓解，14% 患者病情稳定，PFS 为 20~40 个月，总生存时间为 32~46 个月。化疗的不良反应主要包括骨髓抑制、周围神经病变、胃肠道反应、肝功能不良、低血压等[7]。

e　替莫唑胺具体方案为 150mg/m^2，第 1~5 天，每 28d 一疗程，第一疗程若无明显不良反应，从第二疗程起可加量至 200mg/m^2。研究观察替莫唑胺在 15 例转移性副神经节瘤 / 嗜铬细胞瘤患者的疗效，其中 5 例患者（33%）达到部分缓解，7 例（47%）患者病情稳定，3 例（20%）出现病情进展，中位 PFS 为 13.3 个月。替莫唑胺不良反应相对少见，主要为骨髓抑制[8]。

f　多项研究观察酪氨酸激酶受体抑制剂对于转移性副神经节瘤 / 嗜铬细胞瘤患者的疗效，药物包括舒尼替尼、安罗替尼、卡博替尼等，整体的客观缓解率为 13%~33%，疾病控制率为 57%~91%。主要药物不良反应包括高血压、蛋白尿、出血、手足综合征等[9-12]。

神经内分泌肿瘤

g 研究回顾了消融治疗的疗效,该研究中位随访时间为 60 个月,80 个病灶进行了放射学评估,其中 86% 病灶得到了局部控制。对于骨转移患者,通过放疗或局部椎体成形术可预防严重的骨骼相关事件[13-14]。

h 少量研究观察生长抑素类似物对转移性副神经节瘤 / 嗜铬细胞瘤的治疗作用,这些研究纳入的患者数量较少,结果不尽相同。生长抑素类似物治疗对控制肿瘤或缓解症状的效用仍不明确。如果患者尚不适合接受毒性更强的全身性治疗,可考虑尝试生长抑素类似物治疗。

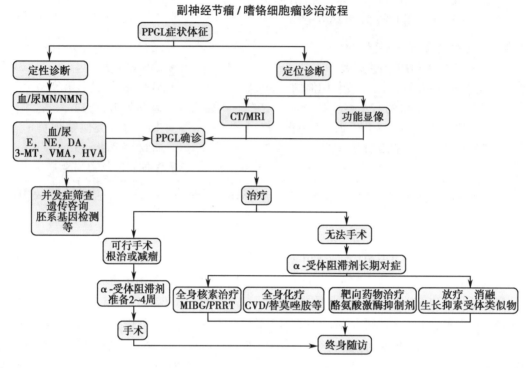

副神经节瘤 / 嗜铬细胞瘤诊治流程

5.5 随访

肿瘤	肿瘤情况	术后时间	随访频率	症状、体征	血 / 尿儿茶酚胺及其代谢产物	CT/MRI	功能显像
副神经节瘤 / 嗜铬细胞	原发灶完整切除	1 年内	每 3~12 个月 [a]	是	是	是	必要时
		1~10 年	术后 1~3 年:每 6~12 个月 [a] 术后 4~10 年:每 12 个月 [a]	是	是	定期	必要时
		10 年以上	依据临床表现 [a]	是	是	必要时	必要时
	原发灶无法切除 / 原发灶未完整切除 / 转移性副神经节瘤 / 嗜铬细胞瘤		每 3~12 个月	是	是	选择 1 种	

【注释】

a 随访时间需依据患者肿瘤分期、基因突变、Ki-67 指数等特征制订个性化随诊方案[1-3]。

6　遗传综合征相关性神经内分泌肿瘤

95% 神经内分泌肿瘤为散发性,不会遗传。但约 5% 神经内分泌肿瘤的发生发展与遗传因素密切相关,具有明确的基因突变或缺失,甚至染色体的改变,常为常染色体显性遗传,临床表现为包括神经内分泌肿瘤在内的多发性肿瘤综合征,形式多样,称为遗传综合征相关性神经内分泌肿瘤,如多发性内分泌肿瘤(multiple endocrine neoplasia,MEN)1 型(MEN1) 和 2 型(MEN2)、von Hippel-Lindau(VHL)综合征、1 型神经纤维瘤病(neurofibromatosis type 1,NF1)、结节性硬化(tuberous sclerosis,TSC)、家族孤立性 2 型甲状旁腺功能亢进(hyperparathyroidism 2,HRPT2)综合征、*SDH* 基因相关的孤立性嗜铬细胞瘤和副神经节瘤等。

6.1　MEN1

诊断或临床疑似 MEN1[a,b,c]	临床评估	治疗	监测
	甲状旁腺: • 血清 Ca^{2+} 　如果血钙升高:甲状旁腺激素(PTH) 和 25-OH 维生素 D • 影像学检查: 　颈部超声、甲状旁腺双时像 sestamibi SPECT 检查	甲状旁腺次切除术 ± 冷冻保留甲状旁腺 ± 胸腺切除术 或全甲状旁腺切除术与自体移植 ± 冷冻保留甲状旁腺 ± 胸腺切除术[f]	每年检测血钙 如有升高,PTH、25-OH 维生素 D 及超声
	胃肠胰: • 根据临床指征进行生化评估(促胃液素、胃酸、血糖) • 腹部 / 盆腔增强 CT 或 MRI • 基于生长抑素受体显像	参照散发性胃肠胰神经内分泌肿瘤治疗[g,h,i]	监测既往升高激素;CT/MRI;超声内镜(参照散发性胃肠胰神经内分泌肿瘤)
	垂体[d]: • 垂体或鞍区 MRI 平扫加增强扫描 • 根据临床指征进行生化评估(生长激素、皮质醇、IGF-1 等)	与内分泌科医师协作治疗	3~5 年复查异常激素及垂体增强 MRI
	肾上腺增生或腺瘤[e]: • 24h 尿儿茶酚胺、血浆肾上腺素、超声、CT 等	15%~20% 肾上腺皮质肿瘤发展成恶性,直径 ≥3cm 时积极手术治疗	–
	肺支气管 / 胸腺: • 根据临床指征进行生化评估 • 胸部 / 腹部 / 盆腔平扫及增强 CT	参照散发肺部神经内分泌肿瘤	参照散发肺部神经内分泌肿瘤

【注释】

a　临床诊断 MEN1 需要满足单一个体同时患有 2 种或 2 种以上 MEN1 相关的肿瘤[1-2]。

　　最常见的 MEN1 肿瘤是甲状旁腺功能亢进(≥95%),其次是 pNETs 和垂体肿瘤,MEN1 还可能与肺和胸腺类癌(<8%)、肾上腺腺瘤或肾上腺癌(27%~36%)、甲状腺腺瘤(<10%)、多发脂肪瘤和皮肤血管瘤(胶原瘤和血管纤维瘤;60%~90%)相关。

b　对已经确诊或疑似 MEN1 患者,临床评估内容

　　(1)行生化检查以评估激素水平。

　　(2)需要行影像学检查,以定位肿瘤或增生的病灶。

（3）行遗传咨询和基因检测（附录 7.1）

c 以下个体，应接受遗传咨询及 MEN1 相关的基因检测（附录 7.1）[2-4]

（1）临床确诊或疑似 MEN1 的个体。

（2）存在风险的已知有 MEN1 胚系基因突变的个体的亲属。

（3）患者年龄小于 50 岁，过早发生和 / 或术后复发的原发性甲状旁腺功能亢进（primary hyperparathyroidism, pHPT），或十二指肠和胰腺的多发性神经内分泌肿瘤。

d 具有分泌功能的垂体瘤依次为催乳素瘤（60%）、生长激素瘤（10%~20%）、产 ACTH 瘤（5% 左右）。

e 20%~40% 的 MEN1 患者存在肾上腺皮质增生，多为双侧弥漫性增生，大多无分泌功能。

f MEN1 的甲状腺外科治疗、管理同散发肿瘤患者。

g MEN1 相关的转移性胰腺神经内分泌肿瘤生长速度较散发患者慢；无症状、惰性肿瘤可进行观察。

h 胰腺[5-6]神经内分泌肿瘤手术适应证：①有症状的功能性肿瘤；②肿瘤直径>2cm；③ 6~12 个月内肿瘤增长速度增快。

i 推荐胰腺神经内分泌肿瘤术前行超声内镜进行评估、定位。

MEN1 基因筛查流程

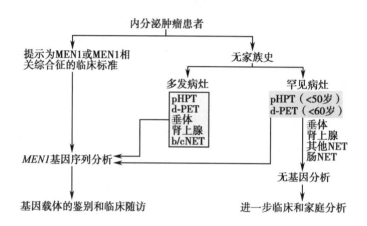

6.2 MEN2

分类	临床评估		治疗	监测
	临床表现	检查内容		
MEN2 • MEN2A[a,b] • MEN2B[c,d,e]	甲状腺 f 髓样癌 g	Ca^{2+}、降钙素、CEA、超声等	参照甲状腺髓样癌治疗	—
	嗜铬细胞瘤 h	24h 尿儿茶酚胺、血浆肾上腺素、超声、CT、[131]I-MIGB 等	参照 5 副神经节瘤 / 嗜铬细胞瘤 i	—
	原发性甲状旁腺功能亢进	Ca^{2+}；如果 Ca^{2+} 高，查 PTH、25-OH 维生素 D 及超声等	甲状旁腺切除术 j	每年监测血钙

【注释】

a 临床诊断 MEN2A 需要满足在单一个体（或近亲）或在一级亲属中患有 ≥2 种 MEN2A 相关的肿瘤[1-2]。最常见的 MEN2A 是甲状腺髓样癌（98%），其次为嗜铬细胞瘤（50%）及甲状旁腺功能亢进（25%）[3]。

b 部分 MEN2A 患者表现为苔藓淀粉样变、Hirschsprung 病（先天性巨结肠，仅 2%~5%MEN2A 和家族孤立性甲状腺髓样癌患者出现）。

c 临床诊断 MEN2B 需要存在甲状腺髓样癌（medullary thyroid carcinoma，MTC）、嗜铬细胞瘤、分布在舌和唇的黏膜神经瘤、有髓鞘角膜神经纤维、晶状体异味、口唇增厚的独特面容、Marfanoid 体型、不能流泪[1-2]。

最常见的 MEN2B 是甲状腺髓样癌(98%),其次是黏膜神经瘤或肠神经瘤(95%)、肾上腺嗜铬细胞瘤(50%)及甲状旁腺功能亢进(<1%)[3]。

d　需进行 *RET* 基因检测情况[1-2]

　　(1)诊断为 MTC 或临床诊断为 MEN2 或原发性 C 细胞增生的个体。

　　(2)已知种系 *RET* 突变个体的危险亲属。

e　需进行 MEN2 临床评估情况

　　(1)有临床诊断或怀疑为 MEN2 的个体,即使 *RET* 基因测试呈阴性。

　　(2)即使风险亲属没有在受影响的家庭成员中发现 *RET* 突变,或没有在受影响的或高危的家庭成员也需进行 *RET* 基因检测。

f　对于 *RET* 癌基因检测呈阳性但无其他症状的患者,根据遗传性 *RET* 突变的侵袭性或诊断时间,在生命的前 5 年内进行预防性甲状腺切除术。

g　MTC 几乎见于所有 MEN2A 和 MEN2B 患者中,而且常为首发症状。

h　嗜铬细胞瘤更可能是多灶性。评估嗜铬细胞瘤应在任何麻醉前或有创操作前进行。

i　对于同时存在的肿瘤,手术切除治疗嗜铬细胞瘤要优先于甲状腺切除术治疗甲状腺髓样癌。

j　当所有甲状旁腺均有异常时,推荐行甲状旁腺次全切除术。有些甲状腺外科医生建议行甲状旁腺全切除术和甲状旁腺自体移植;但是,也有一些外科医生认为该术式发生甲状旁腺功能减退的风险太高(约 6%)。

6.3　VHL 综合征

分型	突变基因	临床表现	诊断	治疗原则
Ⅰ 型	*VHL* 基因 [a] (删失或截断)	可发生视网膜和中枢神经系统血管母细胞瘤、肾透明细胞癌、胰腺囊性或神经内分泌肿瘤等,不发生嗜铬细胞瘤	满足以下任何一条: ① *VHL* 基因突变 ② VHL 综合征家族史 + 一个 VHL 综合征相关肿瘤 [b] ③两个或以上部位血管母细胞瘤 ④一个血管母细胞瘤 + 嗜铬细胞瘤 ⑤一个血管母细胞瘤 + 肾透明细胞癌	①多学科讨论 [c] ②早期以手术为主 [d] ③复杂病灶可选择放疗 ④晚期胰腺神经内分泌肿瘤或肾透明细胞癌可采用靶向药物(如舒尼替尼、依维莫司等)或参照散发性病例
Ⅱ A 型	*VHL* 基因 (错义突变)	可发生血管母细胞瘤、嗜铬细胞瘤等,较少出现肾透明细胞癌		
Ⅱ B 型	*VHL* 基因 (错义突变)	可发生各种类型 VHL 相关肿瘤,例如血管母细胞瘤、肾透明细胞癌、嗜铬细胞瘤及胰腺神经内分泌肿瘤等		
Ⅱ C 型	*VHL* 基因 (错义突变)	多仅有嗜铬细胞瘤		

【注释】

a　VHL 综合征为常染色体遗传病,是 *VHL* 基因失活或错义突变引起,基因位于染色体 3p25,是一种抑癌基因,可编码 pVHL 蛋白,这种蛋白与缺氧诱导因子的降解以及调控细胞周期蛋白 Jade-1 有关。因此 VHL 综合征肿瘤均富含血管,并过表达 HIF-1α、VEGF 等[1]。

b　VHL 综合征相关肿瘤均富含血管,包括血管母细胞瘤、肾透明细胞癌、嗜铬细胞瘤、副神经节瘤、胰腺神经内分泌肿瘤等,发病年龄平均约 28 岁。

c　多学科讨论应根据病灶累及器官决定参与的科室,包括眼科、神经外科、内分泌科、泌尿外科、胰腺外科、消化内科、肿瘤内科、放疗科等。

d　视网膜血管母细胞瘤应及早采取手术治疗;中枢神经系统血管母细胞瘤出现占位效应引起症状时才需采取手术治疗;VHL 综合征相关肾透明细胞癌较散发病例侵袭性低,可在肿瘤直径 ≥3cm 时才手术切除;VHL

神经内分泌肿瘤

综合征相关嗜铬细胞瘤（或副神经节瘤）的恶性程度较散发病例低，多为无功能性，手术是主要治疗方式。胰腺神经内分泌肿瘤直径≥3cm或肿瘤快速生长或怀疑有淋巴结转移时应采取手术切除（若肿瘤位于胰头，直径≥2cm时就应手术治疗）[2-3]。

e　随访原则：目前无统一的标准，可参照散发性病例。

6.4　1型神经纤维瘤病

突变基因	临床表现	诊断	治疗原则
*NF1*基因 a（失活突变）	①皮肤或虹膜色素异常：牛奶咖啡斑、虹膜Lisch结节②神经系统和非神经系统多发瘤形成：皮肤多发神经纤维瘤、丛状神经纤维瘤 b③骨骼、心血管系统异常④认知缺陷⑤发生其他肿瘤的风险明显升高，例如视通路神经胶质瘤、恶性外周神经鞘瘤、胃肠道间质瘤等	满足以下两条或以上：①≥6个牛奶咖啡斑②≥2个神经纤维瘤或1个丛状神经纤维瘤③腋窝或腹股沟斑点④视神经胶质瘤⑤≥2个视网膜虹膜色素缺陷瘤⑥骨质病变（蝶窦发育不全或假性关节病）⑦一级亲属患有≥1个以上病变	①皮肤色素性疾病及皮肤神经纤维瘤往往无须特殊治疗②丛状神经纤维瘤有恶变风险，尽早手术③其他肿瘤可参照散发肿瘤的治疗原则，手术为主，药物治疗可选mTOR抑制剂④NF1相关胃肠道间质瘤对伊马替尼疗效欠佳，新一代的MEK抑制剂正在研究中

【注释】

a　1型神经纤维瘤病（neurofibromatosis type 1，NF1）为常染色体显性遗传病，是最常见的发展成外周神经系统肿瘤的家族性疾病。*NF1*基因位于染色体11q11.2，为一种抑癌基因，可编码神经纤维瘤蛋白。*NF1*基因的失活突变激活了RAS及其下游激酶，包括MEK-MAPK通路以及mTOR活性异常，进而促进NF1相关肿瘤的发生发展[1]。

b　皮肤多发神经纤维瘤是一种良性施万细胞肿瘤，是NF1特征性的临床表现，多起病于青少年期，一般不会恶变。而丛状神经纤维瘤可发生于30%~50%的NF1患者，多于出生时即出现，可沿神经生长，有恶变的风险[2]。

c　随访原则：目前无统一的标准，可参照散发性病例。

6.5　结节性硬化

突变基因	临床表现 b	诊断	治疗原则
*TSC1*或*TSC2*基因 a（胚系突变）	①全身多器官错构瘤和低级别肿瘤②因错构瘤继发癫痫、精神障碍、肾衰竭、皮肤色素减退	有明确*TSC1*或*TSC2*基因突变者可确诊TSC，满足以下标准中的2个主要标准或一个主要标准+2个次要标准也可诊断①主要标准：a.血管纤维瘤（≥3个）或前额白斑；b.色素减退斑（≥3个）；c.非外伤性指甲或甲周纤维瘤；d.鲨样斑；e.多发性视网膜结节性错构瘤；f.皮质发育不良；g.室管膜下结节；h.室管膜下巨细胞星形细胞瘤；i.心脏横纹肌瘤；j.淋巴管肌瘤病；k.肾错构瘤②次要标准：a.牙釉质凹陷（≥3个）；b.口腔纤维瘤（≥2个）；c.非肾脏错构瘤；d.视网膜色素缺乏斑；e.彩色皮肤病变；f.肾多发囊肿	①多学科讨论②手术为主③皮肤及肿瘤病变可选择mTOR抑制剂依维莫司

【注释】

a 结节性硬化（tuberous sclerosis，TSC），*TSC1* 基因位于染色体 9q34，*TSC2* 基因位于染色体 16p13.3，分别编码 Hamartin 及 Tuberin 蛋白。这两种蛋白是 Rheb 小 G 蛋白的 GTP 酶激活蛋白，而 Rheb 小 G 蛋白是 mTOR 通路的主要负性调控蛋白。因此，*TSC1/TSC2* 基因突变可引起 mTOR 通路激活，刺激细胞生长与增殖，导致 TSC 的发生[1-2]。

b 胰腺神经内分泌肿瘤包括胃泌素瘤、胰岛素瘤、无功能胰岛细胞瘤，可发生于 1%~5% 的 TSC 患者[3]。

c 随访原则：目前无统一的标准，可参照散发性病例。

6.6 家族孤立型内分泌肿瘤

6.6.1 家族孤立性 2 型甲状旁腺功能亢进综合征

突变基因	临床表现	诊断	治疗原则
HRPT2 基因 a	①多腺体、多灶性甲状旁腺腺瘤和甲状旁腺癌，血钙及甲状腺旁腺素升高 ②上下颌骨纤维瘤 ③肾错构瘤或囊性肾脏病 ④子宫息肉 ⑤少见：胰腺癌、肾皮质或乳头状细胞癌、睾丸混合性生殖细胞瘤和 Hürthle 细胞甲状腺腺瘤	临床表现 + 家族史或基因检测，需排除 *MEN1* 基因突变	①手术治疗为主 ②少见部位的疾病如胰腺癌、肾皮质或乳头状细胞癌、睾丸混合性生殖细胞瘤参照散发性疾病 ③一级亲属常规行基因检测 ④有 *HRPT2* 基因突变者应定期随访

注：HRPT2 为家族孤立性 2 型甲状旁腺功能亢进综合征（hyperparathyroidism 2，HRPT2）。

6.6.2 *SDH* 基因相关的孤立性嗜铬细胞瘤和副神经节瘤

突变基因	临床表现	诊断	治疗原则
SDH 基因	①形成副神经节瘤和 / 或嗜铬细胞瘤 ②发生于头颈部多为无功能性，发生在交感神经节常有功能性症状：儿茶酚胺分泌过量引起的症状（包括高血压、头痛、出汗、心悸等）	①从头部到盆腔的 CT 或 MRI 检查，功能显像 ②部分患者血浆异丙肾上腺素水平升高 ③ *SDH* 基因突变，免疫组化检测 SDHB、SDHA b	①对分泌儿茶酚胺的肿瘤应采取手术治疗，术前使用 α 受体阻滞剂 ②不分泌儿茶酚胺的肿瘤，可采取手术、放疗、消融等局部治疗

【注释】

a 常染色体遗传病，*HRPT2* 基因位于染色体 1q31，编码 parafibromin 蛋白，作为人 Pafl 复合物的一部分，成为 RNA 聚合酶Ⅱ的辅助因子[1]。一级亲属常规行基因检测有 *HRPT2* 基因突变者应定期随访。

b 免疫组化检测 SDHB 阴性，可提示 *SDHx* 基因突变，SDHA 阴性可提示 *SDHA* 基因突变[2]。对一级亲属进行基因检测，*SDH* 基因突变携带者，应每年监测血压、血浆 / 尿儿茶酚胺 / 甲氧肾上腺素检测、每 2~3 年接受影像学检查（包括腹部、盆腔、颈部、胸部）。

7 附录 神经内分泌肿瘤 AJCC 第 8 版 TNM 分期

以下仅列出 GEP-NETs（包含 $G_1/G_2/G_3$）的 AJCC 第 8 版分期。肺和胸腺的 NENs 参照肺癌和胸腺瘤 / 癌，所有 NEC 的分期均参照相应部位腺癌的分期。

神经内分泌肿瘤

7.1 胃 NETs 的 TNM 分期

原发肿瘤（T）*

T_X　原发肿瘤无法评估

T_0　无原发肿瘤的证据

T_1　侵犯黏膜固有层或黏膜下层，且肿瘤直径 ≤1cm

T_2　侵犯固有肌层，或肿瘤直径>1cm

T_3　侵透固有肌层到达浆膜下层，未穿透浆膜

T_4　侵犯脏层腹膜（浆膜）或其他器官或邻近结构

* 注：对任意 T 分期，加（m）表示多发肿瘤［$T_{X(\#)}$或$T_{X(m)}$］，X=1~4，#= 原发肿瘤的数量。多发肿瘤如 T 分期不同，则使用分期最高者。举例：如果有两个原发肿瘤，其中一个侵至浆膜，定义原发肿瘤 $T_{3(2)}$或$T_{3(m)}$。

区域淋巴结（N）

N_X　区域淋巴结无法评估

N_0　无区域淋巴结转移

N_1　有区域淋巴结转移

远处转移（M）

M_0　无远处转移

M_1　有远处转移

　M_{1a}　仅有肝转移

　M_{1b}　至少有一处肝外转移（如肺、卵巢、非区域淋巴结、腹膜、骨）

　M_{1c}　同时有肝和肝外转移

预后分期分组

T	N	M	分期
T_1	N_0	M_0	I 期
$T_{2~3}$	N_0	M_0	II 期
T_4	N_0	M_0	III 期
任何 T	N_1	M_0	III 期
任何 T	任何 N	M_1	IV 期

7.2 十二指肠/壶腹部 NETs 的 TNM 分期

原发肿瘤（T）

T_X　原发肿瘤无法评估

T_0　无原发肿瘤的证据

T_1　侵犯黏膜固有层或黏膜下层，且肿瘤直径 ≤1cm（十二指肠）
　　　局限于 Oddi 括约肌，且肿瘤直径 ≤1cm（壶腹部）

T_2　侵犯固有肌层，或肿瘤直径>1cm（十二指肠）
　　　侵犯十二指肠黏膜下层或固有肌层，或肿瘤直径>1cm（壶腹部）

T_3　侵犯胰腺或胰周脂肪组织（十二指肠、壶腹部）

神经内分泌肿瘤

T_4　侵犯脏层腹膜（浆膜）或其他器官（十二指肠、壶腹部）

注：多发肿瘤应具体指明（用最大肿瘤评估 T 分期）：如原发肿瘤数目确定，使用 $T_{(\#)}$，如 $pT_{3(4)}N_0M_0$，如原发肿瘤数目不确定或数目太多，使用 $T_{(m)}$，如 $pT_{3(m)}N_0M_0$。

区域淋巴结（N）

N_X　区域淋巴结无法评估

N_0　无区域淋巴结转移

N_1　有区域淋巴结转移

远处转移（M）

M_0　无远处转移

M_1　有远处转移

　　M_{1a}　仅有肝转移

　　M_{1b}　至少有一处肝外转移（如肺、卵巢、非区域淋巴结、腹膜、骨）

　　M_{1c}　同时有肝和肝外转移

预后分期分组

T	N	M	分期
T_1	N_0	M_0	Ⅰ 期
$T_{2\sim3}$	N_0	M_0	Ⅱ 期
T_4	N_0	M_0	Ⅲ 期
任何 T	N_1	M_0	Ⅲ 期
任何 T	任何 N	M_1	Ⅳ 期

7.3　空回肠 NETs 的 TNM 分期

原发肿瘤（T）*

T_X　原发肿瘤无法评估

T_0　无原发肿瘤的证据

T_1　侵犯黏膜固有层或黏膜下层，且肿瘤直径 ≤1cm

T_2　侵犯固有肌层，或肿瘤直径>1cm

T_3　侵透固有肌层达浆膜下组织，未穿透浆膜

T_4　侵犯脏层腹膜（浆膜）或其他器官或邻近结构

* 注：对任意 T 分期，加（m）表示多发肿瘤［$T_{X(\#)}$ 或 $T_{X(m)}$］，X=1~4，#= 原发肿瘤的数量。多发肿瘤如 T 分期不同，则使用分期最高者。举例：如果有两个原发肿瘤，其中一个侵透固有肌层达浆膜下组织，未穿透浆膜（空肠和回肠），定义原发肿瘤 $T_{3(2)}$ 或 $T_{3(m)}$。

区域淋巴结（N）

N_X　区域淋巴结无法评估

N_0　无区域淋巴结转移

N_1　区域淋巴结转移<12 个

神经内分泌肿瘤

N_2　较大的肠系膜结节（>2cm）和／或多发淋巴结转移（≥12 个），尤其是包绕肠系膜上动静脉的淋巴结

远处转移（M）

M_0　无远处转移

M_1　有远处转移

　M_{1a}　仅有肝转移

　M_{1b}　至少有一处肝外转移（如肺、卵巢、非区域淋巴结、腹膜、骨）

　M_{1c}　同时有肝和肝外转移

预后分期分组

T	N	M	分期
T_1	N_0	M_0	Ⅰ期
$T_{2\sim3}$	N_0	M_0	Ⅱ期
T_4	N_0	M_0	Ⅲ期
任何 T	$N_{1\sim2}$	M_0	Ⅲ期
任何 T	任何 N	M_1	Ⅳ期

7.4　结直肠 NETs 的 TNM 分期

原发肿瘤（T）*

T_X　原发肿瘤无法评估

T_0　无原发肿瘤的证据

T_1　侵犯黏膜固有层或黏膜下层，且肿瘤直径 ≤2cm

　T_{1a}　肿瘤直径<1cm

　T_{1b}　肿瘤直径 1~2cm

T_2　侵犯固有肌层，或侵犯黏膜固有层或黏膜下层，且肿瘤直径>2cm

T_3　侵透固有肌层达浆膜下组织，未穿透浆膜

T_4　侵犯脏层腹膜（浆膜）或其他器官或邻近结构

* 注：对任意 T 分期，加（m）表示多发肿瘤 $[T_{X(\#)}$ 或 $T_{X(m)}]$，X=1~4，#= 原发肿瘤的数量。多发肿瘤如 T 分期不同，则使用分期最高者。举例：如果有两个原发肿瘤，其中一个侵透固有肌层达浆膜下组织，未穿透浆膜，定义原发肿瘤 $T_{3(2)}$ 或 $T_{3(m)}$。

区域淋巴结（N）

N_X　区域淋巴结无法评估

N_0　无区域淋巴结转移

N_1　有区域淋巴结转移

远处转移（M）

M_0　无远处转移

M_1　有远处转移

　M_{1a}　仅有肝转移

　M_{1b}　至少有一处肝外转移（如肺、卵巢、非区域淋巴结、腹膜、骨）

　M_{1c}　同时有肝和肝外转移

神经内分泌肿瘤

预后分期分组

T	N	M	分期
T_1	N_0	M_0	I 期
T_2	N_0	M_0	II A 期
T_3	N_0	M_0	II B 期
T_4	N_0	M_0	III A 期
任何 T	N_1	M_0	III B 期
任何 T	任何 N	M_1	IV 期

7.5 胰腺 NETs 的 TNM 分期

原发肿瘤（T）

T_X 原发肿瘤无法评估

T_1 局限于胰腺内 *，且肿瘤直径<2cm

T_2 局限于胰腺内 *，且肿瘤直径 2~4cm

T_3 局限于胰腺内 *，且肿瘤直径>4cm；或侵犯十二指肠或胆管

T_4 侵犯邻近器官（胃、脾、结肠、肾上腺）或大血管壁（腹腔动脉或肠系膜上动脉）

* 局限于胰腺内指未侵犯邻近器官（胃、脾、结肠、肾上腺）或大血管壁（腹腔动脉或肠系膜上动脉）。肿瘤侵犯胰周脂肪不是分期的依据。

注：多发肿瘤应具体指明（用最大肿瘤评估 T 分期）：如原发肿瘤数目确定，使用 $T_{(\#)}$，如 $pT_{3(4)}N_0M_0$，如原发肿瘤数目不确定或数目太多，使用 $T_{(m)}$，如 $pT_{3(m)}N_0M_0$。

区域淋巴结（N）

N_X 区域淋巴结无法评估

N_0 无区域淋巴结转移

N_1 有区域淋巴结转移

远处转移（M）

M_0 无远处转移

M_1 有远处转移

　M_{1a} 仅有肝转移

　M_{1b} 至少有一处肝外转移（如肺、卵巢、非区域淋巴结、腹膜、骨）

　M_{1c} 同时有肝和肝外转移

预后分期分组

T	N	M	分期
T_1	N_0	M_0	I 期
$T_{2\text{-}3}$	N_0	M_0	II 期
T_4	N_0	M_0	III 期
任何 T	N_1	M_0	III 期
任何 T	任何 N	M_1	IV 期

神经内分泌肿瘤

7.6 阑尾 NETs 的 TNM 分期

原发肿瘤（T）

T_X　原发肿瘤无法评估

T_0　无原发肿瘤的证据

T_1　肿瘤直径 $\leqslant$ 2cm

T_2　2cm＜肿瘤直径 $\leqslant$ 4cm

T_3　肿瘤直径＞4cm，或侵犯浆膜下层，或侵犯阑尾系膜

T_4　穿透腹膜或直接侵犯邻近器官或结构（侵犯邻近肠管的浆膜下层粘连除外），例如腹壁或骨骼肌

区域淋巴结（N）

N_X　区域淋巴结无法评估

N_0　无区域淋巴结转移

N_1　有区域淋巴结转移

远处转移（M）

M_0　无远处转移

M_1　有远处转移

M_{1a}　仅有肝转移

M_{1b}　至少有一处肝外转移（如肺、卵巢、非区域淋巴结、腹膜、骨）

M_{1c}　同时有肝和肝外转移

预后分期分组

T	N	M	分期
T_1	N_0	M_0	Ⅰ 期
$T_{2\sim3}$	N_0	M_0	Ⅱ 期
T_4	N_0	M_0	Ⅲ 期
任何 T	N_1	M_0	Ⅲ 期
任何 T	任何 N	M_1	Ⅳ 期

神经内分泌肿瘤

中国临床肿瘤学会（CSCO）
胆道恶性肿瘤诊疗指南 2024

组　长　梁后杰　沈　锋　秦叔逵

副组长　毕　锋　戴广海　李恩孝　刘基巍　刘秀峰　钦伦秀　王理伟　朱陵君

秘书组　郭　婧　谢赣丰　郑　怡　周　军

专家组成员（以姓氏汉语拼音为序）（* 为主要执笔人）

白　苇	西安国际医学中心医院消化病医院	廖　峰	中国人民解放军东部战区总医院秦淮医疗区
毕　锋	四川大学华西医院		
曹邦伟	首都医科大学附属北京友谊医院	刘　平	长治医学院附属和平医院
陈　骏*	南京大学医学院附属鼓楼医院	刘基巍	大连医科大学附属第一医院
陈小兵	河南省肿瘤医院	刘先领	中南大学湘雅二医院
程杰军*	上海市第一妇婴保健院	刘小军	甘肃省人民医院
戴广海*	中国人民解放军总医院第一医学中心	刘秀峰*	中国人民解放军东部战区总医院秦淮医疗区
邓　薇	首都医科大学附属北京友谊医院		
方维佳	浙江大学医学院附属第一医院	刘颖斌	上海交通大学医学院附属仁济医院
顾康生	安徽医科大学第一附属医院	柳　江	新疆维吾尔自治区人民医院
顾艳宏*	江苏省人民医院	柳家荣	平煤神马集团总医院
郭　婧	青岛大学附属医院	娄长杰*	哈尔滨医科大学附属肿瘤医院
郭增清	福建省肿瘤医院	卢　进	四川省肿瘤医院
何　宇	中国人民解放军陆军军医大学西南医院	陆菁菁	北京和睦家医院
何义富	安徽省肿瘤医院	陆荫英	中国人民解放军总医院第五医学中心
黄　云	中南大学湘雅医院	栾　巍	内蒙古自治区人民医院
焦　锋	上海交通大学医学院附属仁济医院	吕红英	青岛大学附属医院
焦　洋	安徽医科大学第一附属医院	罗　嘉	湖南省肿瘤医院
李　俊	上海交通大学医学院附属第十人民医院	马　虹*	华中科技大学同济医学院附属协和医院
李　敏	安徽医科大学第一附属医院	马惠文	重庆大学附属肿瘤医院
李　勇	南昌大学第一附属医院	欧娟娟	中国人民解放军陆军军医大学西南医院
李恩孝*	西安交通大学第一附属医院	彭永海*	中国人民解放军联勤保障部队第九〇〇医院
李富宇	四川大学华西医院		
梁　军	北京大学国际医院	钦伦秀	复旦大学附属华山医院
梁后杰*	中国人民解放军陆军军医大学西南医院	秦宝丽	辽宁省肿瘤医院

秦叔逵* 中国药科大学附属南京天印山医院

秦艳茹 郑州大学第一附属医院

丘 辉 北京大学肿瘤医院

邱文生 青岛大学附属医院

仇金荣 中国人民解放军海军军医大学东方肝胆
外科医院

沈丽达 云南省肿瘤医院

石 焕 山东省肿瘤医院

寿佳威 浙江大学医学院附属邵逸夫医院

谭 广* 大连医科大学附属第一医院

滕 赞* 中国医科大学附属第一医院

田伟军 天津医科大学总医院

王 斌 吉林省肿瘤医院

王 坚* 上海交通大学医学院附属第六人民医院

王 欣 云南省第一人民医院

王 馨* 厦门大学附属中山医院

王阿曼 大连医科大学附属第一医院

王理伟* 上海交通大学医学院附属仁济医院

王文玲 贵州医科大学附属肿瘤医院

吴田田 北京大学国际医院

吴胤瑛* 西安交通大学第一附属医院

夏 锋 中国人民解放军陆军军医大学西南医院

向丽莎 四川大学华西医院

谢 琳 云南省肿瘤医院

谢赣丰* 中国人民解放军陆军军医大学西南医院

许瑞莲 深圳市人民医院

杨树军 河南省肿瘤医院

殷保兵* 复旦大学附属华山医院

殷先利 湖南省肿瘤医院

应杰儿* 浙江省肿瘤医院

张 倜 天津医科大学肿瘤医院

张翠英 内蒙古自治区人民医院

张永杰 淮安市第二人民医院

赵 达 兰州大学第一医院

赵海涛* 北京协和医院

郑 怡* 浙江大学医学院附属第一医院

郑振东 中国人民解放军北部战区总医院

周 航 遵义医科大学附属医院

周 俭 复旦大学附属中山医院

周 军* 北京大学肿瘤医院

周 俊 同济大学附属东方医院

周 琪 重庆市涪陵中心医院

周 云 河南省人民医院

周福祥* 武汉大学中南医院

周建炜* 河南省人民医院

朱 青 四川大学华西医院

朱陵君 江苏省人民医院

1　胆道恶性肿瘤的筛查和诊断　•　498

    1.1　胆囊癌（GBC）的筛查和诊断　•　498

    1.2　胆管癌（CC）的筛查和诊断　•　498

    1.3　胆道恶性肿瘤（BTC）的病理诊断　•　499

2　胆道恶性肿瘤的分期　•　501

    2.1　胆囊癌的 TNM 分期　•　501

    2.2　肝内胆管癌的 TNM 分期　•　502

    2.3　肝门部胆管癌的 TNM 分期　•　502

    2.4　远端胆管癌的 TNM 分期　•　503

3　胆道恶性肿瘤的 MDT 模式　•　503

4　胆道恶性肿瘤的外科治疗　•　504

    4.1　胆囊癌的外科治疗　•　504

    4.2　肝内胆管癌的外科治疗　•　505

    4.3　肝门部胆管癌的外科治疗　•　505

    4.4　远端胆管癌的外科治疗　•　506

5　胆道恶性肿瘤的放射治疗　•　507

6　胆道恶性肿瘤的系统治疗　•　509

    6.1　胆道恶性肿瘤的一些定义　•　509

    6.2　胆道恶性肿瘤的新辅助治疗　•　511

    6.3　胆道恶性肿瘤的术后辅助治疗　•　511

    6.4　晚期胆道恶性肿瘤的一线治疗　•　512

    6.5　晚期胆道恶性肿瘤的二线治疗　•　513

    附：胆道恶性肿瘤系统治疗的参考方案　•　514

7　胆道恶性肿瘤的随访　•　516

8　附录　•　517

    8.1　腹盆平扫及增强 CT 的推荐参数及图像后处理重建方法　•　517

    8.2　腹部 MRI 平扫及增强、MRCP 的推荐序列　•　517

    8.3　肝功能 Child-Pugh 分级　•　517

    8.4　ECOG PS 评分标准　•　518

    8.5　胆道恶性肿瘤的癌前病变术语汇总　•　518

    8.6　胆道恶性肿瘤主要的病理学类型汇总　•　518

1 胆道恶性肿瘤的筛查和诊断 a,d

1.1 胆囊癌（GBC）的筛查和诊断

临床评估	Ⅰ级推荐	Ⅱ级推荐	Ⅲ级推荐
高危人群 b 的筛查	超声 c 血清 CEA 和 CA19-9 e		
超声发现有可疑肿块或血清 CEA 和 / 或 CA19-9 升高	腹盆部多期增强 CT 或 MRI、胸部 CT（平扫或增强）d 病理组织学和 / 或细胞学检查 f	PET/CT 如果发现有肿块，不需要活检，应该进行切除。建议在切除前行诊断性腹腔镜检查 g	

1.2 胆管癌（CC）的筛查和诊断

临床评估	Ⅰ级推荐	Ⅱ级推荐	Ⅲ级推荐
高危人群 h 的筛查	超声 c 血清 CEA 和 CA19-9 e		
超声发现可疑占位 / 胆管扩张或血清 CEA 和 / 或 CA19-9 升高	腹盆部多期增强 CT 或 MRI、胸部 CT（平扫或增强）d 磁共振胰胆管成像（MRCP） 内镜逆行胰胆管造影（ERCP） 脱落细胞检查 f	PET/CT	

【注释】

a　胆道恶性肿瘤（biliary tract carcinoma, BTC）较为少见，主要包括胆囊癌（gallbladder cancers, GBC）和肝内外胆管癌（cholangiocarcinomas, CC），约占所有消化系统肿瘤的 3%[1-3]。BTC 绝大多数为腺癌，侵袭性强，发现时多为晚期，预后极差，5 年存活率低于 5%[4]。目前，BTC 全球发病率呈现上升趋势，以亚洲国家最为常见。

b　GBC 的危险因素包括胆囊结石、胆囊息肉（单独的和有症状的息肉直径 >1cm）、慢性胆囊炎、肥胖、糖尿病等。胆结石合并慢性炎症是 GBC 最常见的危险因素。胆囊壁的钙化（瓷胆囊）是胆囊慢性炎症的结果，研究报道高达 22% 的钙化胆囊发生癌变。但最近报道表明，胆囊钙化患者发生胆囊癌的风险为 7%~15%，低于预期。

c　超声是无创检查，可以直观探查胆道壁厚度、有无扩张及增大、腔内肿块以及胆道管腔是否通畅等情况，是 BTC 的首选检查方法，可用于初步诊断及长期随访。对于具备癌前病变的高危人群，可进行超声监测。胆囊息肉大小是与恶性风险最相关的因素。当胆囊息肉直径>20mm 时，应在分期完成后按胆囊癌处理。对于直径 6~9mm 的胆囊息肉，推荐超声监测（每 6 个月复查 1 次，持续复查 5 年，5 年后每年 1 次），当发现息肉增大到 10~20mm 时予以切除[5]。

d　胆道肿瘤影像学诊断性检查

（1）一般原则（适用于胆道肿瘤影像学检查）

1）对于胆道肿瘤的影像学诊断和随诊手段，推荐采用胸部 CT（平扫或增强）、腹盆部 CT 平扫及动态增强和 / 或腹部 MRI 平扫及动态增强和 MRCP，以评估肿瘤本身，并对肿瘤可切除性和远处转移进行评估。

2）PET/CT 灵敏度有限而特异度较高,在其他检查结果存疑时可以采用。在术前进行常规 PET/CT 检查没有得到前瞻性临床试验结果的支持[6-9]。

（2）胆囊癌的影像学检查推荐[10-12]

1）胆囊癌的早期检出仍然困难,一般是在外科手术或病理学检查时偶然被发现。

2）如果术前诊断怀疑胆囊癌,应检查腹部（包括盆腔）多层多时相增强 CT 或增强 MRI 或 MRCP,以及平扫或增强胸部 CT;以对远处转移和周围血管受累情况进行评估。MRI 一般可更好地评估胆囊内肿物及其是否累及胆道。

3）因为常合并淋巴管播散,应仔细评估淋巴结情况,尤其是肝门、胃左和主动脉-腔静脉间淋巴结。

（3）肝内及肝外胆管癌的影像学检查推荐[10-11]

1）手术切除方案根据肿瘤位置和范围决定。

2）术前须进行准确的影像分期,检查应采用腹盆部 CT 平扫及动态增强和 / 或腹部 MRI 平扫及动态增强和 MRCP。多期增强 CT 或增强 MRI 薄层扫描应着重显示胆管树、肝动脉和门静脉及其与肿瘤之间的解剖关系。腹部 MRI 平扫及动态增强可更好地显示和评价肝内肿块型胆管癌。MRCP 在显示胆道系统受累范围方面更有优势。对于肝门部胆管癌,由于其复杂性,推荐完善上述多种影像学评估并相互参照。

3）推荐行平扫或增强胸部 CT 检查,进行分期。

4）影像学分期检查应尽量安排在活检或胆汁引流之前进行。

5）当胆管扩张存在但 CT 或者 MRI 未见肿物时,超声内镜或者 ERCP 有可能帮助显示病变,并可同时进行组织取样及解除胆汁梗阻。

6）肿瘤的随诊影像学方法应包括平扫或增强胸部 CT 检查、腹部及盆腔的增强 CT 或增强 MRI。

7）当存在疑似或确定肝内胆管癌的诊断时,增强延迟相有帮助。

e　血清癌胚抗原（CEA）和 CA19-9 对于 CC 的诊断、疗效和转移复发监测有一定意义,与超声检查结合可以作为高危人群的初步检查手段,但是灵敏度和特异度都比较低[13]。

f　病理组织学和 / 或细胞学检查是确诊 BTC 的"金标准"[11]。获得病理组织学或细胞学标本的方法包括直视下手术活检、胆汁中脱落细胞学检查以及穿刺活检术等。ERCP 下刷检脱落细胞检查是 CC 首选的病理学诊断方法。但灵敏度较低,当结果为阴性或不能明确时,可以考虑 ERCP 引导的活检或超声内镜引导的细针穿刺。

g　对于影像学上发现可疑肿块的患者,推荐手术。在大多数病例中,活检是不必要的,建议在最终切除前行诊断性腹腔镜检查[14]。在选定的患者中,如果病理证实为癌症,在相同的情况下,可能有必要先进行胆囊切除术（包括术中冰冻切片）,然后再进行明确的切除。

h　根据部位,CC 又分为肝内胆管癌（intrahepatic cholangiocarcinoma,ICC）和肝外胆管癌（extrahepatic cholangiocarcinoma,ECC）。其危险因素包括原发性硬化性胆管炎（PSC）、肝硬化、肝吸虫、肥胖、林奇综合征（Lynch syndrome）、慢性乙 / 丙型病毒性肝炎、胆石症、胆管形态异常和炎症性肠病等[1]。

1.3　胆道恶性肿瘤（BTC）的病理诊断

内容	I 级推荐	II 级推荐	III 级推荐
活检标本（细胞学或组织学）:病理诊断 a	据最新版《WHO 消化系统肿瘤分类》尽量明确病理诊断、病变性质	对于肝内胆管癌,还应注意与转移性腺癌的鉴别诊断。可借助液基细胞、特殊染色、免疫组化、分子病理（FISH）等技术进一步明确诊断	

续表

内容	Ⅰ级推荐	Ⅱ级推荐	Ⅲ级推荐
根治标本：病理取材[b]	胆道肿瘤的分类、肿瘤数量、大小、位置、质地、浸润范围、切缘情况、淋巴结和远处转移等进行详细记录和取材	肝内胆管癌大体分型分为肿块型、管周浸润型和管内生长型；按7点取材法等肿瘤取材；淋巴结检出枚数尽可能≥6枚 肝门部胆管癌和胆囊癌同样推荐淋巴结检出枚数尽可能≥6枚。远端胆管癌尽可能≥12枚	
根治标本：病理诊断标准[c]	尽量明确肿瘤分类[ICC、肝门部胆管癌（PHCC）、远端胆管癌（DCC）、GBC]和病理类型	关注ICC（小胆管型和大胆管型）、黏液型胆管内乳头状瘤（IPN-b）或黏液性囊性肿瘤（MCN）恶变、胶样癌、未分化癌、腺鳞癌、伴有肉瘤样变的胆管癌、神经内分泌癌等少见病理类型及其占比	关注周围正常胆管癌前病变或基础肝胆疾病
根治标本：病理诊断规范[d]		肿瘤根治标本病理报告中，应诊断出肿瘤病理学类型、组织学亚型、分化程度、肿瘤大小、肿瘤浸润范围与程度、血管侵犯、神经侵犯、手术切缘、淋巴结转移、肝内和远处转移情况 根据AJCC第8版进行肿瘤病理分期	
免疫组化与分子病理[e]	病理鉴别诊断困难时，可行免疫组化： 胆道腺癌：CK7、CK19通常阳性，而CK20通常阴性 细胆管癌：CD56+ 鳞状细胞癌：P40+，P63+ 神经内分泌癌：Syn+，CgA+	免疫组化：c-MET、EGFR、HER2、MLH1、MSH2、MSH6、PMS2 对于ICC，尤其是小胆管型ICC，推荐进行FISH（*FGFR2*）、测序（*IDH1/2*）或二代测序	FISH（*cMET，HER2，NTRK1-3*）、测序（*BRCA1/2，BRAF*） MSI/dMMR

【注释】

a 胆道肿瘤的活检病理标本主要来源于引流胆汁脱落细胞、ERCP引导下的胆道细胞刷检、胆道镜活检、细针穿刺（FNA）或体外B超或CT引导下经皮穿刺活检组织。依据第5版《WHO消化系统肿瘤分类》[1-2]，对上述活检的细胞或组织做出准确的病理诊断，对于肿瘤的诊断和治疗常具有决定性意义。因此应当尽量明确病变性质，有条件可借助液基细胞、特殊染色、免疫组化、分子病理（如FISH倍体检测等[3]）技术，进一步明确诊断肿瘤病理性质、亚型、分化程度等。肝脏是其他恶性肿瘤常见转移的脏器之一，在病理活检标本诊断肝内胆管癌时，特别要注意与来源于其他脏器的转移性腺癌进行鉴别诊断。目前，有常用的免疫组化指标可以帮助鉴别，必要时需要结合临床或与临床医师开展MDT讨论，帮助鉴别肿瘤起源。即使如此，仍有部分病例在病理上难以鉴别起源。此部分内容作为Ⅱ级推荐。

b 胆道系统解剖学结构较复杂，因此病理取材是胆系手术根治标本病理诊断规范的重要部分。首先应当对胆道肿瘤的类别（ICC、PHCC、DCC、GBC）进行区分。如肉眼区分困难，应进行精细化解剖和取材，通过在显微镜下观察，帮助判断肿瘤分类。此外，对于肿瘤数量、大小、位置、质地、与胆管腔的关系、浸润范围、切缘情况、

胆道恶性肿瘤

淋巴结和远处转移等进行详细记录和充分取材。ICC 的大体分型分为肿块型、管周浸润型和管内生长型，且各型之间存在肿瘤起源、病因、影像学特征、组织学改变和基因变异等方面的差异[4]，《肝内胆管癌病理诊断专家共识（2022 版）》中，推荐肿块型 ICC 按 7 点取材法肿瘤取材，管周浸润型 ICC 则推荐沿胆管长轴剖开取材，以明确肿瘤与胆管的关系[5]。推荐 ICC、PHCC 和 GBC 淋巴结检出数尽可能 ≥ 6 枚，而 DCC 尽可能 ≥ 12 枚[6-7]。

c　依据第 5 版《WHO 消化系统肿瘤分类》进行病理诊断[1-2]（详见附录 8.5、8.6）。关注 ICC（小胆管型和大胆管型），其中小胆管型 ICC 多发生于肝脏外周部，多为肿块型，管腔小，黏液分泌少，包括细胆管癌（cholangiolocarcinoma）和伴有胆管板畸形的 ICC（ICC with ductal plate malformation pattern）。而大胆管型 ICC 多发生于肝脏中央部，多含管周浸润型，可伴有黏液分泌，类似于 PHCC。另外也需关注 IPN-b 或 MCN 恶变、胶样癌、未分化癌、腺鳞癌、伴有肉瘤样变的胆管癌、神经内分泌癌等少见病理类型及其占比，以及周围正常胆管的癌前病变或基础疾病。

d　胆道恶性肿瘤根治标本病理报告中，应诊断肿瘤病理学类型、组织学亚型、分化程度、肿瘤大小、肿瘤在胆管和 / 或胆囊中的分布、肿瘤浸润程度、血管侵犯、神经侵犯、手术切缘、淋巴结转移、肝内和远处转移情况。其中对于 ICC，推荐按《肝内胆管癌病理诊断专家共识（2022 版）》，常规区分大、小胆管亚型[5]。同时根治标本应根据 AJCC 第 8 版肿瘤 TNM 分期进行肿瘤病理分期。以上作为 II 级推荐。

e　免疫组化在胆管癌的病理鉴别诊断中有帮助，胆道腺癌（CK7、CK19 通常阳性，而 CK20 通常阴性），细胆管癌（CD56+）、鳞状细胞癌（P40、P63+），神经内分泌癌（Syn、CgA+），以上作为 I 级推荐。另外，免疫组化可以检测部分靶向治疗或免疫治疗的靶点，包括 c-MET、EGFR、HER2、MLH1、MSH2、MSH6、PMS2 等。MLH1、MSH2、MSH6、PMS2 蛋白表达检测可以确定 MMR 状态，还可以做 MSI 等分子检测。对于 ICC，尤其是小胆管型 ICC 推荐加做 *FGFR2* 断裂探针 FISH 检测[8]和 *IDH1/2* 一代测序[9-10]，或者进行二代测序检测。以上作为 II 级推荐。未进行二代测序检测患者，也可以开展 FISH 检测：c-MET、HER2、NTRK1-3，一代测序：*BRCA1/2*、*BRAF* 等。

2　胆道恶性肿瘤的分期

本指南对于 BTC 的分期采用 UICC/AJCC TNM 分期系统（2017 年第 8 版）。

2.1　胆囊癌的 TNM 分期

0 期	T_{is}	原位癌
I 期	I A	肿瘤侵犯固有层
	I B	肿瘤侵犯肌层
II 期	II A	①腹腔侧肿瘤 ②侵及肌周结缔组织，但没有超出浆膜
	II B	①肝脏侧肿瘤 ②侵及肌周结缔组织，但没有侵犯肝脏
III 期	III A	穿透浆膜（内脏腹膜）和 / 或直接侵犯肝脏和 / 或其他邻近器官或结构，如胃、十二指肠、结肠、胰腺、网膜或肝外胆管
	III B	① I A~ III A ②转移到 1~3 个区域淋巴结

续表

	ⅣA	①肿瘤侵犯门静脉或肝动脉,或侵犯 2 个或多个肝外器官或结构 ②没有区域淋巴结转移或转移到 1~3 个区域淋巴结
Ⅳ期	ⅣB	①任何 T ②淋巴结转移到 4 个或更多的区域淋巴结 ③无远处转移 或 ①任何 T；②任何 N；③有远处转移

2.2 肝内胆管癌的 TNM 分期

0 期	T_{is}	原位癌
Ⅰ期	ⅠA	无血管浸润的孤立肿瘤 ≤5cm
	ⅠB	无血管浸润的孤立肿瘤 >5cm
Ⅱ期		孤立的肿瘤伴肝内血管侵犯 或不伴血管侵犯的多发肿瘤
Ⅲ期	ⅢA	肿瘤穿透脏层腹膜
	ⅢB	①肿瘤直接侵犯肝外结构 ②或任何 T ③有区域淋巴结转移
Ⅳ期		①任何 T ②任何 N ③有远处转移

2.3 肝门部胆管癌的 TNM 分期

0 期	T_{is}	原位癌
Ⅰ期	Ⅰ	肿瘤局限于胆管,可达肌层或纤维组织
Ⅱ期	Ⅱ	肿瘤超出胆管壁达周围脂肪组织,或肿瘤浸润邻近的肝实质
Ⅲ期	ⅢA	肿瘤侵犯门静脉或肝动脉的单侧分支
	ⅢB	肿瘤侵犯门静脉或其双侧属支或肝总动脉；或一侧二级胆管的肿瘤 侵及对侧门静脉或肝动脉
	ⅢC	①任何 T ② 1~3 枚区域淋巴结转移,主要累及胆囊管、胆总管、肝动脉、胰十二指肠后、门静脉淋巴结
Ⅳ期	ⅣA	①任何 T ② ≥4 枚区域淋巴结转移 ③无远处转移
	ⅣB	①任何 T ②任何 N ③有远处转移

胆道恶性肿瘤

2.4 远端胆管癌的 TNM 分期

0 期	T$_{is}$	原位癌
Ⅰ 期		肿瘤侵入胆管壁深度<5mm
Ⅱ 期	ⅡA	①肿瘤侵入胆管壁深度<5mm ② 1~3 个区域淋巴结转移或肿瘤侵入胆管壁的 5~12mm
	ⅡB	①肿瘤侵入胆管壁 5~12mm ② 1~3 个区域淋巴结转移 或肿瘤侵入胆管壁的深度>12mm 或①肿瘤侵入胆管壁的深度>12mm ② 1~3 个区域淋巴结转移
Ⅲ 期	ⅢA	①肿瘤侵犯邻近器官,包括胆囊、胰腺、十二指肠或其他邻近器官,但没有累及腹腔干或肠系膜上动脉 ②≥4 个区域淋巴结转移
	ⅢB	①肿瘤侵犯腹腔干、肠系膜上动脉和 / 或常见的肝动脉 ②和 / 或 1~3 个区域淋巴结转移 ③和 / 或 ≥4 个区域淋巴结转移
Ⅳ 期		①任何 T ②任何 N ③有远处转移

3 胆道恶性肿瘤的 MDT 模式

MDT 项目	Ⅰ 级推荐	Ⅱ 级推荐	Ⅲ 级推荐
MDT 学科的构成	肝胆外科（普外科） 肿瘤内科 影像科 病理科 放疗科 肝病科（感染科） 超声科（特诊科）	消化内科 介入科	其他相关学科（营养科、心理科、内分泌科）
MDT 成员要求	高年资主治医师及以上	副主任医师及以上	
MDT 讨论内容 [a,b]	偶然发现胆囊癌 ⅠB ~ ⅢA 期的新辅助化疗使肿瘤降期 出现黄疸的处置 复杂胆道感染的处置	分期腹腔镜 胆道引流的决定	主诊医师认为需要 MDT 者（如诊治有困难或争议）推荐进入临床研究者
MDT 日常活动	固定学科、固定专家、固定时间（建议每 1~2 周 1 次）;固定场所;固定设备（投影仪、信息系统）	根据具体情况设置	

胆道恶性肿瘤

【注释】

a 对于诊断和分期有困难的，首先参加多学科诊疗（multi-disciplinary treatment，MDT）。

b 需要转化治疗的或出现免疫相关严重不良反应的，推荐参加 MDT。

4　胆道恶性肿瘤的外科治疗

4.1　胆囊癌的外科治疗

内容	Ⅰ级推荐	Ⅱ级推荐	Ⅲ级推荐
术前评估		术前胸部、腹部和盆腔 CT，排除远处转移尤其是腹主动脉旁淋巴结转移	
手术范围	T_{is} 和 T_{1a} 期行单纯胆囊切除术 a	进展期胆囊癌切除范围除了胆囊，还包括周围肝组织 b	术前或术中确诊进展期胆囊癌，建议行开放胆囊癌根治术，且根治性手术需要有经验的肝胆外科医师完成
淋巴结清扫 c	淋巴结清扫个数>6 个；16 组淋巴结阳性不建议手术	淋巴结清扫范围：肝十二指肠韧带 12 组、肝动脉 8 组和胰头周围 13 组	
肝外胆管处理		胆囊管癌或胆囊管切缘阳性，可联合肝外胆管切除 d	
联合脏器切除			无远处转移的 T_4 期胆囊癌侵犯周围器官者，可以行联合脏器切除 e
意外胆囊癌 f	术中胆囊可疑病灶和淋巴结应送冰冻切片，根据冰冻结果进行分期，决定手术范围	术后病理 T_{is} 或 T_{1a} 期随访；T_{1b} 期以上者，依据分期确定胆囊癌根治范围	

【注释】

a 根治性 R0 切除是治愈原发性胆囊癌的唯一方法，手术需要经验丰富的肝胆外科医师完成[1-2]（3 类）。

b T_{is} 和 T_{1a} 的胆囊癌行单纯胆囊切除即可[3]（1A 类），T_{1b} 期以上的胆囊癌根治术手术范围包括胆囊及胆囊床周围 2cm 的肝实质；T_2 期和 T_3N_0 期肝切除范围 S4b+S5；对于肿瘤浸润肝实质超过 2cm、位于胆囊颈部、侵犯胆囊三角或合并肝十二指肠韧带淋巴结转移者（T_3N_1 期），需行右半肝或右三叶肝切除术；无远处转移的 T_4 期胆囊癌患者可行包括右半肝或右三叶肝切除的联合脏器切除。肝脏切缘要保证阴性[4-7]（2A 类）。

c 第 16 组淋巴结术中活检，若阳性不建议手术。胆囊癌淋巴结的清扫个数至少 6 个[8-10]（2A 类）。

d 为了保证术中胆管切缘阴性，胆囊管癌或胆囊颈部癌 R0 切除必要时加肝外胆管切除，行肝门胆管空肠吻合术[11-13]（2A 类）。

e 远处转移的 T_4 期胆囊癌侵犯周围器官者，可以行联合脏器切除[14-15]。门静脉受累是胆囊癌 R0 切除的唯一障碍，可以考虑联合门静脉切除重建，但是仍有争议[16-17]（2A 类）。

f 对于术中发现的意外胆囊癌，术中行胆囊冰冻切片和可疑淋巴结冰冻切片检查，根据冰冻结果确定 TNM 分期，再根据分期确定手术范围（2A 类）。

4.2 肝内胆管癌的外科治疗

内容	Ⅰ级推荐	Ⅱ级推荐	Ⅲ级推荐
手术切除指征 [a]	排除肝内及远处转移，可切除的病灶建议手术切除		对于边界可切除肿瘤可穿刺证实后行转化治疗
淋巴结清扫 [b]	检出淋巴结数目不得少于6枚	常规行第8、12和13组淋巴结清扫	
复发再手术 [c]		复发的肝内胆管癌再次切除后剩余肝体积能维持正常肝功能的，建议二次手术切除	
肝移植 [d]		肿瘤直径<2cm合并肝硬化的肝内胆管癌肝移植治疗效果佳	

【注释】

a 肝脏的多灶性病变、淋巴结转移及远处转移是肝内胆管癌患者的手术相对禁忌证。对于术前不能明确分期者，可术中行腹腔镜探查[1]（2A类）。根治性R0切除肝脏和胆管切缘均要求阴性[2-5]，胆管切缘距离尚无定论[5]（2A类）。

b 左肝内胆管癌淋巴结转移途径主要为左膈下、肝蒂和肝胃韧带、胃左和腹腔干淋巴结，右侧淋巴向肝蒂和胰十二指肠周围淋巴结转移，清扫主要是第8、12和13组淋巴结[6]（2A类）。检出淋巴结数目建议不少于6枚。

c 肝内胆管癌复发如果可切除，且再次切除后剩余肝体积能维持正常肝功能的，建议二次手术切除[7-8]（2A类）。

d 对于一些极早期合并肝硬化的肝内胆管癌患者，肝移植治疗疗效佳[9]（2A类）。

4.3 肝门部胆管癌的外科治疗

内容	Ⅰ级推荐	Ⅱ级推荐	Ⅲ级推荐
术前评估 [a]	术前联合CT、MRI、MRCP进行分型和可切除性评估	应用三维可视化解析门静脉、肝动脉和肝静脉的变异和侵犯与否，制订手术方案	
手术指征 [b]	术中胆管切缘常规冰冻检查手术范围依据病灶部位确定	大范围肝切除合并肝外胆管切除可提高R0切除率	
淋巴结清扫 [c]	检出淋巴结数目不得少于6枚	常规行第8、12和13组淋巴结清扫	
血管侵犯 [d]		门静脉和肝动脉局部侵犯建议切除重建	
门静脉栓塞（PVE）[e]		剩余残肝体积<40%的患者术前建议PVE	
术前减黄 [f]			总胆红素>200μmol/L的需大范围肝切除的患者建议术前减黄
肝移植 [g]		没有远处转移的肝门部胆管癌，可考虑行肝移植	

【注释】

a 术前联合 CT、MRI、MRCP 进行分型和可切除性评估[1-2]（2A 类）；应用三维可视化解析门静脉、肝动脉和肝静脉的变异和侵犯与否，制订详细的手术方案[3-5]（2A 类）。

b 依据肿瘤分型选择合适的手术方式：Bismuth Ⅰ 型、肿瘤未侵犯尾状叶胆管开口的 Ⅱ 型患者可行围肝门部胆管肿瘤切除；位于肝管分叉部的 Bismuth Ⅱ 型患者需联合肝脏 S4b 段切除或左、右半肝切除；Ⅲa 型建议行右半肝切除，Ⅲb 型建议行左半肝切除；Ⅳ 型建议行肝中叶切除或扩大左、右半肝切除，同时全尾状叶切除[4,6]（2A 类）。胆管近端、远端切缘术中需送冰冻证实阴性。胆道重建方式采用胆总管空肠鲁氏 Y 形吻合术。

c 腹主动脉旁淋巴结阳性没有手术指征。淋巴结清扫范围包括肝十二指肠韧带内淋巴结第 12 组、胰头后方淋巴结第 13 组、肝总动脉旁淋巴结第 8 组，检出淋巴结数目不少于 6 枚[7]（2A 类）。

d 术中门静脉或肝动脉的切除重建能达到 R0 切除者，手术可考虑联合切除重建[8-9]（2A 类）。

e 半肝以上切除需要对残余肝体积进行评估，当剩余肝体积小于 30%~40% 时，可行患侧的门静脉栓塞（PVE），对侧体积增大后手术[8-9]（2A 类）。

f 目前减黄有争议，但合并胆管炎、长时间的胆道梗阻、血清总胆红素>200µmol/L、需要做大范围肝切除者主张胆道引流，引流方式依据患者的实际情况选择经皮肝穿刺胆道引流术（PTCD）或者 ERCP，血清总胆红素降至 50µmol/L 以下[10-11]（2A 类）。

g 肝移植能提高肝门部胆管癌患者的总体生存率，如果肿瘤相对局限、没有远处淋巴结转移和远处转移，肝移植的 5 年存活率高于手术切除[12]（2A 类）。

4.4 远端胆管癌的外科治疗

内容	Ⅰ级推荐	Ⅱ级推荐	Ⅲ级推荐
影像学评估 a	联合 CT、MRI、MRCP 进行术前分期和评估有无血管侵犯 对胆管下端良恶性不明者，可行超声内镜引导下组织穿刺活检	PET/CT 有助于识别淋巴结和远处转移；在没有细胞学／组织学检查的情况下，不建议将 PET/CT 用于诊断 b	对胆管下端良恶性不明者，可通过 ERCP 获取胆道样本后行病理检查和二代测序 c
手术指征	R0 切除要求胆管近端切缘阴性	根治性手术主要行胰十二指肠切除 d	
淋巴结清扫 e	腹主动脉旁淋巴结转移不建议手术 检出淋巴结数目至少 12 枚	淋巴结清扫包括肝十二指肠韧带、肝总动脉周围、胰头部周围及肠系膜上动脉右侧淋巴结	
血管侵犯		当门静脉受累是 R0 切除的唯一障碍时，可联合行受侵的门静脉／肠系膜上静脉切除重建	肠系膜上动脉受侵是手术相对禁忌证
术前减黄		总胆红素<250µmol/L 时无需减黄 f 若胆红素过高，优先选择 PTCD 减黄 g	

【注释】

a 术前需要进行影像学评估，排除远处转移判断可切除性；对于胆管切缘、胰管切缘需进行术中冰冻检查，确认切缘未见肿瘤累及。

b PET/CT 有助于识别淋巴结和远处转移；在没有细胞学／组织学检查的情况下，不建议将 PET/CT 用于诊断[1]（1B 类）。

胆道恶性肿瘤

c 对胆管下端良恶性不明者,可行 ERCP 获取胆道样本后进行二代测序,结合病理检查可提高恶性狭窄的检出率[2](2B 类)。

d 手术通常需要胰十二指肠切除术[3](1B 类)。

e 淋巴结清扫范围包括肝十二指肠韧带内淋巴结、胰十二指肠前方和后方的淋巴结,以及肠系膜上动脉右侧淋巴结。为了准确判断 N 分期,建议最少检出淋巴结数目为 12 枚。

f 目前术前减黄仍存在争议,总胆红素 <250μmol/L 不建议术前减黄。胆红素过高时可酌情术前减黄,减黄时间以使肝功能显著改善为宜[4-5](2A 类)。

g 相对于 ERCP 胆道支架减黄,PTCD 的减黄效果更好且术后并发症更少[6](2A 类)。

5 胆道恶性肿瘤的放射治疗

分类	I级推荐	II级推荐	III级推荐
新辅助放疗 a	鼓励参加临床研究	鼓励参加临床研究	对肝内 BTC 在如下情况时考虑行新辅助放疗:①肝内病灶长径 ≤6cm;②肝内病灶及淋巴结转移在手术切除范围内;③无肝内及肝外播散转移(3 类)。对于肝外 BTC,临床分期在 T_3 以上或者 N_+ 的局部进展期病灶,可考虑行术前新辅助放疗(2B 类)
术后辅助放疗 b	对于肝内及肝外 BTC,对术后切缘阳性(R1/2)推荐进行术后辅助放疗(2A 类)	对于肝内及肝外 BTC,R0 术后但存在 N_+ 者推荐进行术后辅助放疗(2A 类)	对于肝外 BTC,术后分期 $pT_{3/4}$ 可行术后辅助放疗(2B 类)
姑息性放疗 c	鼓励参加临床研究	对于 BTC 存在广泛淋巴结转移,放疗靶区范围较大者,优先考虑常规剂量放疗联合同步化疗(2A 类) 对于局限的肝内胆管癌,优先考虑 SBRT 治疗(2A 类)	对肝外胆管及胆囊癌存在淋巴结转移、但病变较局限者,仅对局限病灶行减症放疗,同样可考虑 SBRT 治疗,但需严格考量放疗剂量及正常组织的耐受性(3 类)

【注释】

a 进展期胆管癌新辅助放疗

(1)对于肝外 BTC,新辅助放化疗的临床使用价值尚有待考量。现有部分研究显示,对潜在可切除的肝外 BTC 行新辅助放化疗可以达到降期,提高 R0 切除率,延长生存的作用[1-5]。放疗靶区建议参考治疗前影像学,确定可视的肿瘤区域(原发及转移淋巴结等),可适当外扩包括高危的淋巴结引流区。术前放疗剂量可考虑 DT 40~45Gy,单次 1.8~2.0Gy。同步化疗的方案首选推荐以氟尿嘧啶类(5-FU 持续输注或含卡培他滨方案)为主,吉西他滨同样可考虑与放疗同步应用,但要注意防止骨髓抑制[1-4]。

(2)肝内胆管癌新辅助放疗的作用及意义仍存在一定的争议性,目前研究多来自小样本回顾性研究[5-6]。新辅助放疗模式可参考肝外新辅助治疗方案,也可采用立体定向放疗(SBRT)技术,参考剂量模式为 40Gy/5F[7]。而且新辅助放疗时机的介入,建议在 MDT 参与下实施。

b　可切除进展期胆管癌的术后辅助放疗

　　基于部分回顾性研究和前瞻性Ⅱ期临床研究 SWOG S0809 以及荟萃分析的结果,对于可手术切除的进展期胆管癌术后采取吉西他滨联合卡培他滨的辅助化疗及卡培他滨为基础的同步放化疗,已显示局部控制及生存的获益[7-11]。而且在术后存在切缘 R1/R2 情况下,放疗在术后显得尤为重要[8,11]。

(1)放疗剂量:瘤床及淋巴引流区放疗剂量为 45.0~50.4Gy,单次剂量 1.8~2.0Gy,R1 切除则瘤床区和切缘再增量至 54.0~59.4Gy,R2 切除可补量至 66~70Gy,但需考虑正常器官的受量;如果采用 IMRT 技术,可在放射治疗中予瘤床同步补量 52.5Gy/25F,R1 切除则剂量可达到 55Gy/25F[8-9]。

(2)放射靶区的确定:术后放疗靶区需包括原发肿瘤瘤床,对肝门区肿瘤,尚需包括肝脏切缘,吻合口以及区域淋巴结。基于原发肿瘤部位将对应不同区域淋巴引流区,如对于肝内及肝门胆管癌,淋巴引流区包括肝十二指肠淋巴结、肝门淋巴结、腹腔干、上腹主动脉旁淋巴结、胰头后方淋巴结,并需考虑胃左动脉及胃小弯侧淋巴引流区[12-13];对远端胆管癌,淋巴引流区包括肝门淋巴结、肝十二指肠、胰头后淋巴结、肠系膜淋巴结以及腹主动脉旁引流区[12-13]。计划靶区是基于体内脏器移动及摆位误差,于临床靶区外放 5~10mm 范围[8]。

(3)放疗开始时间:目前对于术后应该开始行放疗的最佳时间尚无定论,基于现有回顾性研究以及前瞻性Ⅱ期临床研究 SWOG S0809 结果,建议术后同步放化疗可在术后 8 周开始,而如果与术后辅助化疗联合,可先行术后辅助化疗 2~4 周期后行同步放化疗[8,14]。

(4)同步化疗方案:主体推荐为氟尿嘧啶类(5-FU 持续静脉滴注或卡培他滨),而吉西他滨同步放化疗仅见于小样本或回顾性研究,尚未被广泛接受[7]。

c　不可手术切除及转移性胆管癌的姑息性放疗

　　对于不能切除的局部晚期 BTC,如体能状态良好,无阻塞性黄疸,常规剂量放疗联合同步化疗,相较于单纯化疗或放疗已显示出在缓解症状和延长生存期上的优势[15-17],因此是目前被广泛接受的姑息性放疗方式。除此以外,现有的临床数据已显示大分割放疗方式如 SBRT,已给肝内胆管癌以及病变局限的肝外及胆囊癌带来明显局部控制及生存的获益[18-19],其中在肝内胆管癌治疗中,SBRT 治疗优势更为明显[20-21]。而其他放疗方式如质子治疗等,尚缺乏充足的临床研究数据支持[22]。

(1)放疗方式、靶区及剂量:基于影像学结果,如增强 CT、MRI 等确定治疗靶区。放疗靶区包括原发肿瘤区、转移淋巴结及可适当外扩包括高危区域淋巴结。放射剂量在肿瘤区域及淋巴引流区为 45.0~50.4Gy,单次 1.8~2.0Gy,依据患者耐受情况,可将肿瘤区域增量至 60Gy 或更高剂量,治疗中需考虑危及器官受量[23]。对于高剂量少分割放射治疗(如 SBRT),推荐仅照射原发肿瘤和转移淋巴结,不建议包括高危淋巴结引流区。目前对 SBRT 尚无统一剂量模式作为标准推荐,可参考的剂量分割为(30~50)Gy/(3~5)F,单次分割剂量与分割次数的确定有赖于靶区与危及器官的距离及危及器官受量[7]。

(2)化疗方案:与放疗同步的化疗方案可采用吉西他滨或氟尿嘧啶类(5-FU 持续静脉滴注,或卡培他滨),联合化疗方案可采用以吉西他滨或氟尿嘧啶类为基础的方案[7]。近期部分研究包括案例报道、回顾性研究以及小样本的前瞻研究,已经显示对于进展期胆管癌,在放疗基础之上联合免疫治疗与抗血管生成类药物酪氨酸激酶抑制剂(TKI)(如仑伐替尼),能有效改善晚期胆管癌的生存。鉴于此,对于进展期胆管癌,在标准治疗失败后,可考虑在放疗基础上联合免疫和/或 TKI 类药物的治疗方式[24-25]。但是免疫治疗与放射治疗联合的最佳方案,包括治疗中时间顺序、放射治疗的最佳放射剂量模式、分割方式以及最佳免疫治疗方案目前尚无定论。

(3)对于存在远处器官转移的病灶,如肝、肺、骨以及腹膜后等,在无法手术或者介入等治疗方案下,放疗起到减症及提高局控的作用,放射治疗方式(适形调强放疗或是 SBRT)以及放疗介入时机可在 MDT 介入下实施。

6 胆道恶性肿瘤的系统治疗

6.1 胆道恶性肿瘤的一些定义

6.1.1 胆道恶性肿瘤转化治疗和新辅助治疗的定义

BTC 转化治疗 [a]	利用多种系统治疗或局部治疗,使初始不可切除的 BTC 转化为可切除 BTC,使患者获得根治性切除和延长生存期
BTC 新辅助治疗 [b]	对于外科技术上可切除、但同时具有高危复发因素的 BTC,在术前先进行系统治疗或局部治疗等,及早控制不可见的微小病灶,或使肿瘤降期达到更易 R0 切除,增加手术切缘阴性可能性,从而降低术后复发率

【注释】

a 转化治疗（conversion therapy）的概念在 1996 年被法国学者 Bismuth[1] 提出,其认为初始无法手术切除的结直肠癌肝转移患者可以通过全身化疗以进行降期,从而使患者得到手术的机会,延长生存时间。后来这一概念在其他肿瘤治疗领域普及,现已广泛应用于胃癌、肝细胞癌等[2-4]治疗中,并取得了一定的效果。BTC 转化治疗的概念应用较少,BTC 具有恶性程度高、肿瘤微环境复杂、易转移等特点,诸多传统肿瘤治疗手段如系统性化疗、放疗等治疗效果均不理想。近年来,随着药物研究的进展和治疗方案的改进,联合治疗、靶向治疗、免疫治疗等一系列新兴治疗方案使治疗效果明显改善,为 BTC 的转化治疗提供了有利的条件[5-7]。转化治疗的目的是通过对初始不可切除患者进行一系列综合治疗,使不可切除的肿瘤转化为可切除的肿瘤,使一些姑息性手术转化为 R0 根治性切除。

b 近年来,胆道恶性肿瘤的新辅助治疗在临床实践中的使用并不常见,主要是因为 BTC 对药物治疗的反应不佳,一旦手术(包括广泛的肝切除术)能够赋予肿瘤根治性(R0 切除),手术仍然被认为是最好的治疗方法[8-9]。

6.1.2 边界可切除、不可切除胆道恶性肿瘤的定义

分类	不可切除 [a]	边界可切除
肝内胆管癌 [b,c]	解剖学因素:①门静脉、肝静脉或胆管主干受侵,无法切除重建者;②合并肝硬化失代偿或严重门静脉高压症的患者,余肝体积(FLR)不符合安全肝切除决策体系[10] 生物学因素:①左右肝内有多个肿瘤;②腹主动脉旁等远处淋巴结转移或远处脏器转移[11-13]	①肿瘤单个直径>5cm;②肿瘤数目≥3 个或者合并卫星灶;③门静脉或肝静脉侵犯;④区域淋巴结转移;⑤术前 CA19-9>200U/ml
肝门部胆管癌 [d,e]	解剖学因素:①一侧肝叶萎缩伴对侧胆管、肝动脉或门静脉广泛受累;②双侧胆管浸润无法根治性切除同时受累(肿瘤同时累及 U 点和 P 点);③门静脉主干受累>3cm,无法重建;④双侧肝动脉及门静脉均受累,无法重建;⑤肝外神经、肝固有动脉和肝总动脉广泛受累,癌侵犯肝静脉和下腔静脉[14-15];⑥合并肝硬化失代偿或严重门静脉高压症的患者,FLR 不符合安全肝切除决策体系[16] 生物学因素:①淋巴结转移范围超出腹主动脉旁;②组织学检查证实转移到预留肝、肺或腹膜	①区域淋巴结多发转移或伴融合;②肿瘤侵犯单侧或双侧门静脉或肝动脉;③ FLR 虽未符合安全肝切除决策体系,但预期通过 PVE 等治疗措施可达标者[17]

胆道恶性肿瘤

续表

分类	不可切除[a]	边界可切除
胆囊癌[e,f]	解剖学因素:①肝内存在多发转移病灶,超出能手术切除的范围内。②原发灶侵犯以下血管,门静脉主干或左支受侵,无法重建;肝固有动脉或肝总动脉受侵>180°或受侵<180°同时需联合门静脉重建;门静脉右支或右肝动脉侵犯,且无法耐受大范围肝切除。③胆管侵犯:侵犯右肝管,且无法耐受大范围肝切除;侵犯左肝管,且离胆管分离极限点(U点)<1cm。④淋巴结转移:伴有8组或13组淋巴结转移且侵犯门静脉或肝动脉。⑤合并肝硬化失代偿或严重门静脉高压症的患者,FLR不符合安全肝切除决策体系。⑥16组淋巴结转移或其他脏器远处转移 生物学因素:腹膜转移、直接转移到邻近脏器等/受侵犯器官(胰腺、胃、十二指肠、结肠)无法联合切除[18-19]	①肝脏实质浸润:深度>2cm且无肝转移灶。②原发灶侵犯以下血管之一:门静脉主干或右支受侵,可耐受切除或可重建;肝固有动脉或肝总动脉:紧邻肿瘤或受侵<180°;右肝动脉受侵可耐受右半肝切除。③胆总管或肝总管侵犯:非胆囊颈管癌原发灶侵犯且离胆管分离极限点(U点)>1cm。④原发灶侵犯周围脏器,包括结肠肝区胃、十二指肠等。⑤淋巴结转移:伴有8组或13组淋巴结转移但无血管侵犯
远端胆管癌	解剖学因素[20]:①肿瘤侵犯腹腔干(CA);②肝固有动脉和肝总动脉广泛受累;③门静脉侵犯超过十二指肠上缘 生物学因素:区域淋巴结以外的淋巴结转移或远处脏器转移	门静脉受侵的远端胆管癌患者

【注释】

a 不可切除的BTC中,除解剖和生物学因素外,还包括条件性因素:因全身因素无法耐受手术者。ECOG体力状态评分≥2分的BTC患者定义为边界可切除。

b 随着药物研究的进展和治疗方案的改进,联合治疗、靶向治疗、免疫治疗等一系列新兴治疗方案使治疗效果明显改善,为ICC的转化治疗提供了有利的条件。

c 安全肝切除决策体系:合并肝硬化的患者,若ICG-R15<10%,标化剩余功能性肝体积比(RRS)从<40%增加到≥40%;若ICG-R15为10%~20%,RRS从<60%增加到≥60%;若ICG-R15为21%~30%,RRS从<80%增加到≥80%;无肝硬化的患者,RRS从<30%增加到≥30%[1]。

d 双侧胆管浸润无法根治性切除一般认为是Bismuth V型、侵犯左右Ⅲ级胆管,即左侧肿瘤侵犯超越U点(门静脉左侧矢状部),右侧肿瘤侵犯超越P点(门静脉右后支起始部)的肝门部胆管癌是不可切除的。

e 肝门部胆管癌的区域淋巴结定义为沿肝门、胆囊管、胆总管、门静脉、肝动脉和胰十二指肠后方分布的淋巴结。肝内胆管细胞癌:左侧,肝门部淋巴结、膈下淋巴结、肝胃韧带淋巴结;右侧,肝门部淋巴结、十二指肠周围淋巴结、胰腺周围淋巴结。

f 胆囊癌的区域淋巴结定义为沿胆总管、肝动脉、门静脉和胆囊管分布的淋巴结。

　远端胆管癌将区域淋巴结定义为沿胆总管、肝动脉、胰十二指肠前方和后方分布的淋巴结,以及肠系膜上动脉右侧淋巴结。

　除此以外,在AJCC指南第八版胆道恶性肿瘤分期系统中,除肝内胆管癌外,均按转移性(阳性)淋巴结数目划分,1~3枚淋巴结阳性为N_1,≥4枚为N_2,也就是说部分第七版原分期为N_1的患者可能被重新划分为N_2期,即转移的区域淋巴结数目也可能是衡量胆道系统恶性肿瘤可切除性的标准之一。

胆道恶性肿瘤

6.2 胆道恶性肿瘤的新辅助治疗

内容	Ⅰ级推荐	Ⅱ级推荐	Ⅲ级推荐
新辅助治疗	参加临床试验 a	吉西他滨 + 顺铂 + 白蛋白紫杉醇(2A 类)b[1] 5-FU+ 奥沙利铂(2A 类) 卡培他滨 + 奥沙利铂(2A 类) 吉西他滨 + 卡培他滨(2A 类) 吉西他滨 + 顺铂(2A 类) 5-FU+ 顺铂(2B 类) 卡培他滨 + 顺铂(2B 类) 吉西他滨 + 奥沙利铂(2B 类)	

【注释】

a 目前缺乏大型前瞻性随机对照 Ⅲ 期临床试验证实胆道恶性肿瘤新辅助化疗的确切获益,推荐合适的患者积极参加临床试验。

b 对于体能状况良好的患者,可酌情考虑三药联合的强烈化疗。SWOG 1815 研究尽管总人群为阴性结果,吉西他滨 + 白蛋白紫杉醇 + 顺铂对比吉西他滨 + 顺铂的 ORR 为 34% vs. 25%(P=0.11),中位 PFS 为 8.2 个月 vs. 6.4 个月(HR=0.92,P=0.47),中位 OS 分别为 14.0 个月 vs. 12.7 个月(HR=0.93,P=0.58),但胆囊癌亚组中吉西他滨 + 白蛋白紫杉醇 + 顺铂方案相比吉西他滨 + 顺铂方案在 ORR(50% vs. 24%)、中位 PFS(9.6 个月 vs. 5.6 个月)和中位 OS(17.0 个月 vs. 9.3 个月)方面可能有获益趋势。

6.3 胆道恶性肿瘤的术后辅助治疗

	Ⅰ级推荐	Ⅱ级推荐	Ⅲ级推荐
术后辅助治疗	卡培他滨(1A 类)a[1] 替吉奥(1B 类)c[9] 或参加临床试验	吉西他滨或以 5-FU 及 5-FU 类药物为基础的方案 b[2-8],包括: 吉西他滨 + 顺铂(2A 类) 吉西他滨 + 卡培他滨(2A 类) 卡培他滨 + 奥沙利铂(2A 类) 5-FU + 奥沙利铂(2A 类) 吉西他滨单药(仅限肝内胆管癌及胆囊癌)(2A 类) 5-FU 单药(2A 类)	5-FU+ 顺铂(3 类) 卡培他滨 + 顺铂(3 类)

【注释】

a 根据 BILCAP 研究,入组标准为接受了根治性切除术的肝内外胆管癌及肌层浸润性胆囊癌的患者,术后随机分配至接受口服卡培他滨组(1 250mg/m²,每日 2 次,第 1~14 天,每 3 周重复,共 8 周期)和观察组。在意向治疗分析中,卡培他滨组和观察组的中位生存期分别为 51.1 个月和 36.4 个月,差异无统计学意义(P=0.097),未达到本研究的主要终点。但在符合方案分析集中,卡培他滨组和观察组的中位生存期分别为 53 个月和 36 个月,差异有统计学意义(P=0.028),故推荐。

b 包括吉西他滨联合顺铂、吉西他滨联合卡培他滨、5-FU 联合奥沙利铂以及卡培他滨联合奥沙利铂等方案,亦可考虑吉西他滨或 5-FU 单药治疗,可根据各医疗中心的使用经验及患者的具体情况选用。但基于Ⅲ期随机对照 PRODIGE-12 研究结果,吉西他滨联合奥沙利铂辅助化疗并不能提高胆管癌患者术后的 RFS 和 OS,故不推荐该方案用于胆管癌术后的辅助治疗。另一项日本Ⅲ期研究表明肝外胆管癌术后采用吉西他

胆道恶性肿瘤

滨单药辅助化疗并不能带来生存获益,故不推荐该方案用于肝外胆管癌术后的辅助治疗。另外,STAMP Ⅱ期研究入组了吉西他滨联合顺铂对比卡培他滨单药辅助治疗淋巴结阳性的肝外胆管癌,主要研究终点 2 年 DFS 率并没有显著提高(38.5% vs. 25.1%,P=0.430),次要研究终点 2 年 OS 率也没有显著提高(77.8% vs. 71.0%,P=0.404),故仍为 Ⅱ 级推荐。

c　根据 JCOG 1202 研究,入组标准为接受了根治性切除术的肝内外胆管癌及胆囊癌的患者,术后随机分配至接受口服替吉奥组(40mg/m², 每日 2 次,第 1~28 天,每 6 周重复,共 4 周期)和观察组。替吉奥组和观察组的 3 年中位生存率分别为 77.1% 和 67.6%,差异有统计学意义(P=0.008),达到本研究的主要终点。但替吉奥组和观察组的 3 年无复发生存率分别为 62.4% 和 50.9%,差异无统计学意义(P >0.05),且 R1 切除效果欠佳,故推荐 1B 类。

6.4　晚期胆道恶性肿瘤的一线治疗

分层	Ⅰ级推荐	Ⅱ级推荐	Ⅲ级推荐
可耐受强烈化疗的患者 a	吉西他滨＋顺铂＋度伐利尤单抗(1A 类)[14] 吉西他滨＋顺铂＋帕博利珠单抗(1A 类)[16] 吉西他滨联合顺铂(1A 类)[1] 吉西他滨联合替吉奥(1A 类)[2] 卡培他滨＋奥沙利铂(1A 类)[3]	吉西他滨＋顺铂＋白蛋白紫杉醇(1A 类)b[4] 吉西他滨＋顺铂＋替吉奥(2B 类)b[5-6] 吉西他滨＋奥沙利铂(2A 类)[7] 5-FU＋奥沙利铂(2A 类) 5-FU＋顺铂(2A 类) 卡培他滨＋顺铂(2A 类) 吉西他滨＋卡培他滨(2A 类) 吉西他滨或 5-FU 为基础的方案(2A 类) 吉西他滨＋白蛋白紫杉醇(仅限于胆管癌)(2A 类) *NTRK* 基因融合阳性肿瘤 c 恩曲替尼[8] 拉罗替尼[9] MSI-H/dMMR 肿瘤 c 帕博利珠单抗[10] 卡瑞利珠单抗联合吉西他滨＋奥沙利铂(2B 类)d[11-12]	纳武利尤单抗＋吉西他滨＋顺铂(2A 类)d 吉西他滨＋奥沙利铂＋仑伐替尼＋特瑞普利单抗(2B 类)[13] 脂质体伊立替康＋5-FU＋亚叶酸钙(2B 类)b[15] 参加临床试验 e
不能耐受强烈化疗的患者	吉西他滨单药(1B 类)	替吉奥 /5-FU/ 卡培他滨单药(2A 类)	

【注释】

a　晚期一线化疗推荐 5 个标准治疗方案,分别是吉西他滨联合顺铂、吉西他滨联合替吉奥、卡培他滨联合奥沙利铂、度伐利尤单抗＋吉西他滨联合顺铂以及帕博利珠单抗＋吉西他滨联合顺铂。证据分别来自 5 个随机对照 Ⅲ 期临床试验。ABC-02 研究显示,吉西他滨联合顺铂将晚期 BTC 患者的 OS 从 8.1 个月提高到 11.7 个月。Ⅲ期 JCOG1113/FUGA-BT 研究表明,吉西他滨联合替吉奥用于晚期 BTC 的一线治疗,其 OS 可达 15.1 个月,疗效不劣于吉西他滨联合顺铂方案(OS 为 13.4 个月),可作为晚期 BTC 的一线治疗选择。Kim 等报道了卡培他滨联合奥沙利铂一线治疗胆道癌症的研究结果,总生存期为 10.6 个月,与对照组吉西他滨＋奥沙利铂的 10.4 个月一致,也可作为一线治疗推荐。TOPAZ-1 研究显示,度伐利尤单抗＋吉西他滨联合顺铂将晚期 BTC 患者的 OS 从 11.5 个月提高到 12.8 个月,PFS 从 5.7 个月提高到 7.2 个月。KEYNOTE-966 研究显示,帕博利珠单抗＋吉西他滨联合顺铂的中位 OS 为 12.7 个月,对照组为 10.9 个月。治疗组估计 12 个月 OS 率为 52%,对照组为 44%;治疗组估计 24 个月 OS 率为 25%,对照组为 18%。

胆道恶性肿瘤

b 对于体能状况良好的患者,可以考虑三药联合的强烈化疗。在 SWOG 1815 研究中,吉西他滨+
白蛋白紫杉醇+顺铂对比吉西他滨+顺铂的中位 OS 分别为 14.0 个月 vs.12.7 个月,ORR 为 34% vs. 25%,
中位 PFS 为 8.2 个月 vs. 6.4 个月。虽然研究结果为阴性,但亚组分析发现,对于胆囊癌患者,吉西他滨+顺
铂+白蛋白紫杉醇相比吉西他滨+顺铂组有更长的生存趋势,显著延长 OS(17.0 个月 vs. 9.3 个月)和 PFS
(9.6 个月 vs. 5.6 个月)。一项来自日本的随机对照Ⅲ期研究在 2018 年通过口头报道,吉西他滨+顺铂+替
吉奥的联合方案,OS 13.5 个月优于对照组吉西他滨联合顺铂的 12.6 个月(P=0.046)。另外,NIFE Ⅱ期临床
研究显示,脂质体伊立替康联合 5- 氟尿嘧啶(5-FU)、亚叶酸钙达到了主要终点,51% 的患者在 4 个月时无
疾病进展。

c 关于免疫与靶向治疗,两种 NTRK 抑制剂和 PD-1 单抗帕博利珠单抗,其临床研究均为不分瘤种的早期试
验,且均为一线之后的后线治疗,但由于临床数据获益良好,作为Ⅱ级推荐。

d 化疗联合 PD-1 单抗作为一线治疗的两个方案,均来自Ⅱ期临床研究。目前类似方案的全球多中心Ⅲ期临
床研究已经展开。

e 推荐符合精准用药条件的所有胆道肿瘤的患者参加临床研究,包括但不限于 *FGFR2* 融合突变、*IDH1/2* 突
变、*POLE/POLD* 突变、*BRCA* 突变 /*BAP* 突变 /*ATM* 突变、*BRAF* 突变等。

6.5　晚期胆道恶性肿瘤的二线治疗

分层	Ⅰ级推荐	Ⅱ级推荐	Ⅲ级推荐
PS ≤ 1 分	mFOLFOX (1A 类)[a][1] *IDH1* 突变肿瘤建议艾伏尼布 [f][7](1A 类)或参加临床试验	伊立替康 + 卡培他滨(2A 类)[b][2] FOLFIRI(2B 类)[3] 其他既往未使用过的一线推荐治疗方案(2B 类) 瑞戈非尼(2B 类)[c][4] 帕博利珠单抗(仅 MSI-H/dMMR 肿瘤)[d][5](2A 类) *BRAF* V600E 突变肿瘤推荐达拉非尼 + 曲美替尼 [e][6](2A 类) *FGFR2* 融合 / 重排肿瘤推荐佩米替尼 [g][10](2A 类) HER2 阳性肿瘤推荐德曲妥珠单抗或者帕妥珠单抗 + 曲妥珠单抗 [h][13,17](2A 类) *RET* 融合肿瘤推荐普拉替尼 / 塞普替尼 [k][21-22](2B 类)	脂质体伊立替康 + 5-FU + 亚叶酸钙(2A 类)[a][12] 纳武利尤单抗 [d][8] 仑伐替尼 + 帕博利珠单抗 [d][9](2B 类) 安罗替尼 + 贝莫苏拜单抗 [j][19](2B 类) 索凡替尼 [j][20](2B 类) *FGFR2* 融合 / 重排肿瘤福巴替尼 / 厄达替尼 / 德拉替尼 [g][11,14-16](2A 类) *NRG1* 融合肿瘤泽妥珠单抗 [i][18](2B 类)
PS> 2 分	最佳支持治疗 *IDH1* 突变肿瘤建议艾伏尼布 [f][7](1A 类)	帕博利珠单抗(仅 MSI-H/dMMR 肿瘤)[d][5](2A 类)	

【注释】

a ABC-06 研究入组了一线吉西他滨联合顺铂化疗进展后的晚期胆管癌患者,随机分配至接受积极症状
控制(ASC)+mFOLFOX(奥沙利铂 +5-FU)组或单纯 ASC 组。研究结果表明,ASC+mFOLFOX 组的
中位 OS 为 6.2 个月,单纯 ASC 组的中位 OS 为 5.3 个月,ASC+mFOLFOX 组带来有临床意义的 OS
改善,故推荐 ASC+mFOLFOX 方案作为晚期胆管癌的二线治疗方案。另外,NIFTY 研究显示,Nal- 伊
立替康联合 5-FU、亚叶酸钙达到了主要终点,独立评审委员会评估的 PFS 为 7.1 个月,单纯 5-FU、亚叶
酸钙为 1.4 个月。

b 其他可供选择的化疗方案包括伊立替康联合卡培他滨、伊立替康联合 5-FU 及其他一线治疗指南推荐的方
案,可根据患者既往治疗经过以及肝功能的情况,结合各医疗中心的使用经验选用。

c REACHIN 研究入组了一线吉西他滨联合铂类化疗进展后的晚期胆管癌患者,随机分配至瑞戈非尼(160mg,口服,每日 1 次,第 1~21 天,每 4 周重复)或安慰剂组。研究结果表明,瑞戈非尼组的中位 PFS 为 3.0 个月,安慰剂组为 1.5 个月,差异具有统计学意义,但两组 OS 差异无统计学意义,故作Ⅱ级推荐。

d 目前免疫治疗在晚期胆系肿瘤二线治疗中缺乏高质量的循证医学证据,建议继续进行临床研究。

e 一项Ⅱ期单臂、多中心的研究入组了系统治疗失败的 *BRAF* V600E 突变的晚期或复发性胆道癌患者。所有患者均接受达拉非尼(150mg,口服,每日 2 次)和曲美替尼(2mg,口服,每日 2 次),直至疾病进展或治疗不耐受。入组的 43 例患者中有 22 例病情缓解,ORR 为 51%。

f ClarIDHy 研究是一项全球多中心的Ⅲ期临床研究,入组了经治的 *IDH1* 突变的晚期胆管癌患者,以 2：1 的比例随机分配,接受 IDH1 抑制剂艾伏尼布 500mg,每日 1 次或安慰剂组。研究结果表明,艾伏尼布组中位 PFS 为 2.7 个月,安慰剂组为 1.4 个月,艾伏尼布组中位 OS 为 10.3 个月,安慰剂组为 7.5 个月,差异均有统计学意义。

g 据报道,肝内胆管癌中有 13%~20% 的患者携带 *FGFR2* 融合突变。佩米替尼、福巴替尼、厄达替尼、德拉替尼是靶向 *FGFR2* 融合突变具有代表性的药物。佩米替尼二线治疗晚期胆管癌患者的 FIGHT202 研究共纳入 146 例经过至少一线治疗的晚期胆管癌患者,分为 3 个队列：A 是 *FGFR2* 融合 / 重排(*n*=107),B 是其他 *FGFR* 突变(*n*=20),C 是非 *FGFR* 突变(*n*=18),1 例患者未定。所有患者均接受佩米替尼治疗(13.5mg,口服,每日 1 次,第 1~14 天,每 3 周重复)。结果显示,A 组 ORR 为 35.5%,其中 3 例患者 CR,DCR 为 82%。B 组和 C 组的 ORR 为 0。A 组的 DoR 中位数为 7.5 个月,PFS 和 OS 中位数分别为 6.9 个月和 21.1 个月。相比其他两个队列,队列 A 的 ORR、PFS 和 OS 均显著增加。福巴替尼二线治疗晚期肝内胆管癌患者的 FOENIX-CCA2 研究共纳入 103 例患者,其 ORR 达到 41.7%,DoR 为 9.5 个月,PFS 和 OS 中位数分别为 8.9 个月和 20.0 个月。厄达替尼二线治疗实体瘤的 RAGNAR 研究中胆道肿瘤患者共纳入 31 例,ORR 达到 41.9%。德拉替尼二线治疗肝内胆管癌的 FIDES-01 研究共纳入融合 / 重排患者 103 例,ORR 为 21.4%;纳入突变 / 扩增(非融合 / 重排)患者 28 例,ORR 为 8.7%。

h MyPathway 研究入组了 39 例胆道肿瘤患者,使用帕妥珠单抗 + 曲妥珠单抗,39 例患者有 9 例病情缓解,ORR 为 23%,另外,HERB 研究是一项Ⅱ期、单臂多中心研究,入组了吉西他滨治疗失败的 HER2 阳性胆道肿瘤,使用德曲妥珠单抗(T-DXd,DS-8201),入组的 22 例患者有 8 例病情缓解,ORR 为 36.4%,但其中有 2 例因严重肺损伤死亡。

i 研究招募了 12 例胰腺癌患者,在接受泽妥珠单抗治疗后,12 例胰腺癌患者的客观响应率达到了 42%。泽妥珠单抗被 FDA 授予胰腺癌孤儿药。该研究招募了 1 例胆管癌患者,最佳评效 PR。

j 一项研究入组了 66 例一线治疗失败的胆道肿瘤患者,在接受了安罗替尼联合贝莫苏拜单抗治疗后,ORR 为 21.21%,DCR 为 72.73%,中位 PFS 和 OS 分别为 6.2 个月和 15.77 个月。另一研究入组了 39 例二线治疗的胆道肿瘤患者,在接受了索凡替尼治疗后,16 周 PFS 率为 46.33%。

k ARROW 研究是针对普拉替尼在 *RET* 融合阳性实体瘤的Ⅰ/Ⅱ期临床研究,其中入组了 3 例胆管癌患者,2 例 PR,1 例缩小 SD;LIBRETTO-001 研究针对接受塞普替尼治疗携带 *RET* 融合突变实体瘤患者,其中入组了 1 例胆管癌患者,评效 PR。

附：胆道恶性肿瘤系统治疗的参考方案

方案	用法
卡培他滨	卡培他滨每次 1 250mg/m²,每日 2 次,口服,d1~14 每 3 周重复,共 24 周
替吉奥	替吉奥每次 40mg/m²,每日 2 次,口服,d1~28 每 6 周重复,共 24 周

续表

方案	用法
GP	吉西他滨 1 000mg/m² 静脉滴注 30min，d1、d8 顺铂 25mg/m² 静脉滴注，d1、d8 每 3 周重复
GS	吉西他滨 1 000mg/m² 静脉滴注 30min，d1、d8 S-1 每日 2 次，口服，d1~14 S-1 剂量：体表面积（BSA）<1.25m² 60mg/d，BSA=1.25~1.50m² 80mg/d，BSA>1.50m² 100mg/d 每 3 周重复
XELOX	卡培他滨每次 1 000mg/m²，每日 2 次，口服，d1~14 奥沙利铂 130mg/m² 静脉滴注>2h，d1 每 3 周重复
mFOLFOX	奥沙利铂 85mg/m² 静脉输注 2h，d1 LV 350mg/m² 静脉输注 2h，d1 5-FU 400mg/m² 静脉推注，d1，然后 1 200mg/（m²·d）×2d 持续静脉输注（总量 2 400mg/m²，输注 46~48h） 每 2 周重复
GEMOX	吉西他滨 1 000mg/m² 静脉滴注 30min，d1、d8 奥沙利铂 100mg/m² 静脉滴注 2h，d1 每 3 周重复
GEMCAP	吉西他滨 1 000mg/m² 静脉滴注 30min，d1、d8 卡培他滨每次 1 250mg/m²，每日 2 次，口服，d1~14 每 3 周重复
吉西他滨 + 顺铂 + 白蛋白紫杉醇	吉西他滨 1 000mg/m² 静脉滴注 30min，d1、d8 顺铂 25mg/m² 静脉滴注，d1、d8 白蛋白紫杉醇 125mg/m² 静脉滴注，d1、d8 每 3 周重复
脂质体伊立替康 + 5-FU + 亚叶酸钙	脂质体伊立替康 70mg/m² 静脉滴注，d1 5-FU 2 400mg/m² 持续静脉输注，d1~2 亚叶酸钙 400mg/m² 静脉滴注，d1 每 2 周重复
度伐利尤单抗 + 吉西他滨联合顺铂	度伐利尤单抗 1 500mg 静脉滴注，d1 吉西他滨 1 000mg/m² 静脉滴注 30min，d1、d8 顺铂 25mg/m² 静脉滴注，d1、d8 每 3 周重复
帕博利珠单抗 + 吉西他滨联合顺铂	帕博利珠单抗 200mg 静脉滴注，d1 吉西他滨 1 000mg/m² 静脉滴注，d1、d8 顺铂 25mg/m² 静脉滴注，d1、d8 每 3 周重复
卡瑞利珠单抗 + 吉西他滨联合奥沙利铂	卡瑞利珠单抗 3mg/kg 静脉滴注，d1、d15 吉西他滨 800mg/m² 静脉滴注 30min，d1、d15 奥沙利铂 85mg/m² 静脉输注 2h，d2、d16 每 4 周重复

胆道恶性肿瘤

续表

方案	用法
帕博利珠单抗	200mg,静脉滴注,每3周重复
纳武利尤单抗	3mg/kg 或 240mg/次,静脉滴注,每2周重复
德曲妥珠单抗 （T-DXd,DS-8201）	5.4mg/kg,静脉滴注,每3周重复
帕妥珠单抗+ 曲妥珠单抗	帕妥珠单抗 840mg 首次剂量,420mg,静脉滴注,每3周重复 曲妥珠单抗 8mg/kg 首次剂量,6mg/kg,静脉滴注,每3周重复
泽妥珠单抗	750mg,静脉滴注,每2周重复
恩曲替尼	600mg,口服,每日1次
拉罗替尼	100mg,口服,每日2次
达拉非尼+曲美替尼	达拉非尼 150mg,口服,每日2次 曲美替尼 2mg,口服,每日1次
艾伏尼布	500mg,口服,每日1次
佩米替尼	13.5mg,口服,每日1次,d1~14,每3周重复
福巴替尼	20mg,口服,每日1次
厄达替尼	8mg,口服,每日1次
德拉替尼	300mg,口服,每日1次
瑞戈非尼	160mg,口服,每日1次,服3周停1周,每4周重复
安罗替尼	12mg,口服,每日1次,d1~14,每3周重复
索凡替尼	300mg,口服,每日1次

7　胆道恶性肿瘤的随访

内容	I 级推荐	II 级推荐	III 级推荐
早期根治术后	2年以内,每3个月随访1次 2~5年,每6个月随访1次 5年后,随访时间可以延长至每年1次	对于术前 CEA 和 CA19-9 升高的患者,若实验室检查发现两者或单一指标升高,可以随时安排临床检查	
	随访内容: 临床检查 血液检测(血常规、血生化、肿瘤指标CEA、CA19-9) 胸腹盆 CT 或胸部 CT、腹部 MRI 扫描		
晚期或不可切除姑息性治疗随访	在接受全身或局部治疗期间,按评价疗效要求或根据并发症,每8~12周随访1次 CA19-9 和 CEA 用于病情监测 胸腹盆 CT 或胸部 CT、腹部 MRI 扫描		

8 附录

8.1 腹盆平扫及增强 CT 的推荐参数及图像后处理重建方法

CT 扫描机型：64 排薄层探测器以上的螺旋 CT，以达到血管 CT 成像的扫描速度和薄层图像的快速采集。

扫描参数：仰卧位扫描，行平扫期、动脉期、门脉期及延迟期 4 期扫描。扫描 4 期均包括腹部范围，其中平扫期和门脉期扫描增加覆盖盆腔范围。

增强扫描：采用浓度为 300mg/ml 以上的非离子型碘对比剂，根据体重来计算剂量。由自动高压注射器经前臂静脉进行团注，速率为 3~5ml/s。注药后启动扫描，一般采用阈值监测的方法触发，按动脉期延迟约 20s、门脉期延迟约 45s 及延迟期延迟约 80s 来扫描获取各期图像。

图像重建处理：原始图像经选择适当的卷积核由机器自动重建，产生各期相的 1mm 的薄层图像和 5mm 的常规层厚的腹部图像。将 1mm 层厚的动脉期、门脉期及延迟期图像传至后处理工作站，根据显示病变、胰胆管、动脉及门脉等重要结构的需要，进行不同方法及不同角度的图像重建。对于胆管的病变，推荐利用门脉期的薄层图像、平行于和垂直于病变的方向进行多平面重建，以清晰直观地显示胆管受累情况。

8.2 腹部 MRI 平扫及增强、MRCP 的推荐序列

MRI 扫描机型：1.5T 场强以上，配合体部表面 12 通道以上相控阵线圈。

MRI 扫描方位及序列

平扫序列：横断面呼吸触发快速自旋回波压脂 T_2WI 序列（呼吸不均匀者可选用屏气压脂 T_2WI 序列）。

横断面快速梯度回波水 - 脂同反相位（双回波）T_1WI 屏气采集序列。

横断面扩散成像序列（DWI 序列）。

冠状面单次激发快速自旋回波 T_2WI 屏气采集序列。

增强扫描序列：以 2~3ml/s 的流率注射常规剂量钆对比剂，动态扫描需配合磁共振室兼容的高压注射器进行。

横断面动态增强图像：采用快速梯度回波三维 T_1WI 动态容积屏气采集序列。

冠状面增强图像：接在动态增强序列后面。

横断面延迟图像：根据不同的细胞特异性对比剂来设置延迟时间。

MRCP 检查：不宜单独进行，应结合腹部 MRI 平扫和 / 或三维动态增强扫描技术，以获得相互参考图像的效果。MRCP 包括的成像方位及序列为：单次激发厚层块二维重 T_2 MRCP 序列，以及呼吸触发快速自旋回波三维重 T_2 MRCP 序列。

8.3 肝功能 Child-Pugh 分级

临床生化指标	1 分	2 分	3 分
肝性脑病 / 级	无	1~2	3~4
腹水	无	轻度	中、重度
总胆红素 /（μmol·L^{-1}）	<34	34~51	>51
白蛋白 /（g·L^{-1}）	>35	28~35	<28
凝血酶原时间延长 /s	<4	4~6	>6

注：Child-Pugh 分级：A 级，5~6 分；B 级，7~9 分；C 级，≥10 分。

胆道恶性肿瘤

517

8.4 ECOG PS 评分标准

级别 / 级	体力状态
0	活动能力完全正常,与起病前活动能力无任何差异
1	能自由走动及从事轻体力活动,包括一般家务或办公室工作,但不能从事较重的体力活动
2	能自由走动及生活自理,但已丧失工作能力,日间不少于一半时间可以起床活动
3	生活仅能部分自理,日间一半以上时间卧床或坐轮椅
4	卧床不起,生活不能自理
5	死亡

8.5 胆道恶性肿瘤的癌前病变术语汇总

中文名称	英文名称	ICD-O 编码
胆管上皮内瘤变,高级别	biliary intraepithelial neoplasm,high-grade	8148/2
胆管上皮内瘤变,低级别	biliary intraepithelial neoplasm,low-grade	8148/0
导管内乳头状肿瘤伴高级别上皮内瘤变	intraductal papillary neoplasm with high-grade intraepithelial neoplasia	8503/2
导管内乳头状肿瘤伴低级别上皮内瘤变	intraductal papillary neoplasm with low-grade intraepithelial neoplasia	8503/0

第 5 版 WHO 消化系统肿瘤分类在良性肿瘤和癌前病变中,去除了黏液性囊性肿瘤伴低或中级别,以及高级别上皮内瘤变。

8.6 胆道恶性肿瘤主要的病理学类型汇总

中文名称	英文名称	ICD-O 编码
胆管癌	cholangiocarcinoma	8160/3
胆囊癌	gallbladder cancer	8148/0
腺癌	adenocarcinoma	8140/3
细胆管癌（肝内）	cholangiolocarcinoma CLC	8503/0
导管内（囊内）乳头状肿瘤伴有浸润性癌	intraductal（intracystic）papillary neoplasm with an associated invasive carcinoma	8503/3
透明细胞癌	clear cell adenocarcinoma	8310/3
黏液腺癌	mucinous adenocarcinoma	8480/3
印戒细胞癌	signet-ring cell carcinoma	8190/3
低黏附性癌	poorly cohesive carcinoma	8490/3
鳞状细胞癌	squamous cell carcinoma	8070/3
腺 - 鳞状细胞癌	adenosquamous carcinoma	8560/3

胆道恶性肿瘤

续表

中文名称	英文名称	ICD-O 编码
未分化癌	undifferentiated carcinoma	8020/3
神经内分泌癌	neuroendocrine carcinoma（NEC，G_3）	8041/3
小细胞神经内分泌癌	small cell neuroendocrine carcinoma（NEC，G_3）	8041/3
大细胞神经内分泌癌	large cell neuroendocrine carcinoma（NEC，G_3）	8013/3
混合性腺 - 神经内分泌癌	mixed adenoneuroendocrine carcinoma	8244/3
混合性神经内分泌 - 非神经内分泌肿瘤	mixed neuroendocrine-non-neuroendocrine neoplasm（MiNEN）	8154/3

中国临床肿瘤学会（CSCO）
原发性肝癌诊疗指南 2024

组　　长　秦叔逵* 沈　锋* 樊　嘉*

副组长　周　俭* 陈敏山* 滕皋军* 程　颖　白玉贤　梁　军　梁后杰　刘秀峰*

学术秘书　寻　琛* 赵　明* 方维佳* 王楠娅*

专家组成员（以姓氏汉语拼音为序）（*主要执笔人）

毕　锋	四川大学华西医院腹部肿瘤科	林　岩	南京医科大学第二附属医院肿瘤科
陈　骏*	南京大学医学院附属鼓楼医院病理科	林尤恩	揭阳粤东肿瘤医院
陈　誉	福建省肿瘤医院肿瘤内科	刘　琳*	南京东南大学附属中大医院肿瘤科
陈敏山*	广州中山大学肿瘤防治中心肝胆科	刘基巍	大连医科大学附属第一医院肿瘤科
陈振东	安徽医科大学第二附属医院肿瘤内科	刘天舒	上海复旦大学附属中山医院肿瘤内科
成　远	中国人民解放军东部战区总医院秦淮医疗区肿瘤科	刘文超	中国人民解放军空军军医大学西京医院肿瘤内科
程　颖	吉林省肿瘤医院肿瘤内科	刘秀峰*	中国人民解放军东部战区总医院秦淮医疗区肿瘤科
樊　嘉*	上海复旦大学附属中山医院肝癌研究所		
方维佳*	浙江大学医学院附属第一医院肿瘤内科	楼　芳	浙江大学医学院附属邵逸夫医院肿瘤中心
龚新雷*	中国人民解放军东部战区总医院秦淮医疗区肿瘤科	陆荫英*	中国人民解放军总医院第五医学中心肝胆肿瘤诊疗中心
顾康生	安徽医科大学第一附属医院肿瘤科	吕　静	青岛大学附属医院肿瘤内科
郭亚兵*	广州南方医科大学南方医院肝病中心	罗林华	中国人民解放军东部战区总医院秦淮医疗区肿瘤科
何义富*	安徽省立医院肿瘤科		
胡晓桦	广西医科大学附属肿瘤医院化疗一科	孟志强*	上海复旦大学附属肿瘤医院微创治疗中心
华海清	中国人民解放军东部战区总医院秦淮医疗区肿瘤科	潘宏铭	浙江大学医学院附属邵逸夫医院肿瘤内科
荚卫东*	中国科学技术大学附属第一医院肝胆外科	潘跃银	中国科学技术大学附属第一医院肿瘤中心
李　进	中国药科大学附属上海高博肿瘤医院		
梁　军	北京大学国际医院肿瘤中心	浦立勇*	南京医科大学第一附属医院肝胆外科
梁后杰	中国人民解放军陆军军医大学第一附属医院（重庆西南医院）肿瘤科	秦叔逵*	中国药科大学第一附属医院（南京天印山医院）腹部肿瘤中心
廖　峰	中国药科大学第一附属医院（南京天印山医院）	邱文生	青岛大学附属医院肿瘤内科

沈　锋* 中国人民解放军海军军医大学第三附属医院（东方肝胆外科医院）肝胆外科

隋　红 哈尔滨医科大学附属肿瘤医院内科

孙　婧* 南京医科大学第一附属医院肿瘤内科

孙惠川 上海复旦大学附属中山医院肝癌研究所

孙向东 中国人民解放军东部战区总医院放疗科

孙新臣 南京医科大学第一附属医院放疗科

唐庆贺 上海同济大学附属东方医院肝胆外科

陶　敏 苏州大学附属独墅湖医院肿瘤科

滕皋军* 南京东南大学附属中大医院放射科

汪进良 中国人民解放军总医院第一医学中心肿瘤内科

王　锋* 中国人民解放军东部战区总医院秦淮医疗区肿瘤科

王宝成 中国人民解放军联勤保障部队第九六〇医院肿瘤研究所

王理伟 上海交通大学医学院附属仁济医院肿瘤科

王楠娅* 吉林大学附属第一医院肿瘤中心

魏红梅 中国康复大学附属青岛市肿瘤医院综合治疗科

吴　穷 蚌埠医科大学第一附属医院肿瘤内科

吴志峰* 上海复旦大学附属中山医院放疗科

徐爱兵 南通大学附属肿瘤医院肿瘤内科

薛　军 武汉华中科技大学同济医学院附属协和医院肿瘤中心

寻　琛* 中国药科大学第一附属医院（南京天印山医院）腹部肿瘤中心

杨　田* 中国人民解放军海军军医大学第三附属医院（东方肝胆外科医院）肝胆外科

杨　燕 蚌埠医科大学第一附属医院肿瘤内科

杨柳青 中国药科大学第一附属医院腹部肿瘤中心

应杰儿* 中国科学院大学附属浙江省肿瘤医院消化肿瘤科

于　壮 青岛大学附属医院肿瘤内科

曾昭冲* 上海复旦大学附属中山医院放疗科

张贺龙 中国人民解放军空军军医大学附属唐都医院肿瘤科

张文杰 江苏省淮安市第二人民医院肿瘤科

赵　达 兰州大学第一医院肿瘤科

赵　明* 广州中山大学肿瘤防治中心介入科

赵海涛* 北京协和医院肝胆外科

周　俭* 上海复旦大学附属中山医院肝癌研究所

周　军* 北京大学肿瘤医院消化肿瘤内科

1　HCC 的筛查和诊断　•　524

　1.1　HCC 的筛查　•　524

　1.2　HCC 的病理诊断　•　525

　1.3　HCC 的临床诊断　•　527

2　HCC 的中国分期　•　528

3　HCC 的 MDT 模式　•　529

4　HCC 的外科手术治疗　•　530

　4.1　肝癌切除术　•　530

　4.2　肝癌切除术后辅助治疗策略　•　533

　4.3　肝癌肝移植术　•　535

5　HCC 的局部治疗　•　536

　5.1　局部消融治疗　•　536

　5.2　经肝动脉介入治疗　•　537

　5.3　放射治疗　•　540

　5.4　放射性核素治疗　•　543

6　HCC 的全身（系统）治疗　•　545

　6.1　晚期 HCC 一线治疗策略选择　•　545

　6.2　晚期 HCC 二线治疗策略选择　•　545

　6.3　HCC 的抗病毒策略选择　•　555

　6.4　HCC 的保肝利胆治疗策略选择　•　555

7　随访和预后　•　558

8　附录　•　560

　8.1　HBV 感染者罹患肝癌的风险分级、筛查和监测　•　560

　8.2　HCC 的巴塞罗那（Barcelona clinic liver cancer，BCLC）分期
　　　和治疗策略　•　560

　8.3　肝功能 Child-Pugh 分级　•　562

　8.4　ECOG 体力状态评分标准　•　562

1 HCC 的筛查和诊断

1.1 HCC 的筛查 a-g

临床评估	Ⅰ级推荐	Ⅱ级推荐	Ⅲ级推荐
高危人群 b 的筛查	血清 AFP 等肿瘤标志物 c 和肝脏超声检查,建议至少每隔 6 个月检查一次	超声检查 d 或血清 AFP、DCP 等肿瘤标志物检测可疑时,必须进行腹部动态增强 CT 和 / 或 MRI 扫描	aMAP 评分
超声检查或者血清 AFP 阳性患者	腹部动态增强多期 MRI 和 / 或 CT 扫描 e	必要时进行肝动脉血管造影（DSA）f	

【注释】

a　原发性肝癌（primary liver cancer, PLC, 以下简称肝癌）, 是全世界范围内常见的消化系统恶性肿瘤。根据世界卫生组织（WHO）的国际癌症研究机构（International Agency for Research on Cancer, IARC）最新公布的数据[1], 2022 年全球肝癌的年新发病例数达到 86.5 万人, 居于恶性肿瘤的第 6 位; 病死 75.8 万人, 居于恶性肿瘤的第 3 位。肝癌在我国尤其高发, 是第 4 位的常见恶性肿瘤和第 2 位的肿瘤致死病因。我国人口仅占全球的 18.4%, 但是肝癌年新发病例达到 36.8 万人, 病死 31.7 万人, 分别占全球的 42.5% 和 41.8%。IARC 预测, 至 2040 年, 肝癌的新发病例及死亡病例可能将进一步增加。总体而言, 肝癌早诊困难, 治疗棘手, 预后恶劣, 发病率与死亡率之比高达 1∶(0.8~0.9); 在北美国家和地区的 5 年生存率为 15%~19%, 而在我国仅有 12.1%, 严重地威胁我国人民的健康和生命, 如何有效地降低肝癌的疾病负担已经成为我国亟待解决的重大公共卫生问题。原发性肝癌的病理类型主要包括肝细胞癌（hepatocellular carcinoma, HCC）、肝内胆管癌［既往称为肝胆管细胞癌（intrahepatic cholangiocarcinoma, ICC）］和肝细胞胆管细胞混合癌（combined hepatocellular and intrahepatic cholangiocarcinoma, HCC-ICC 混合型, CHCC-CCA）三种不同病理学类型, 其中 HCC 占比 85%~90%; 三者在发病机制、分子特征、生物学行为、临床表现、病理组织学形态、治疗方法以及预后等方面的差异较大[2-5]。本指南中所讲的"肝癌"特指 HCC。

b　肝癌是我国亟待解决的重大公共卫生问题, 积极推广 HCC 的早期筛查和定期监测是提高早诊、早治和长期生存率的有效措施。对于乙型肝炎病毒（hepatitis B virus, HBV）感染个体, 应该根据有无肝硬化, 肝功能是否失代偿, 是否伴有肥胖、糖尿病, 是否合并脂肪肝等因素, 综合评估其罹患肝癌的风险, 并将风险分为低危、中危、高危和极高危型; 对于不同风险的人群, 可采取针对性地筛查, 以及相应的监测时间间隔和方法[6-7]（附录 8.1）。

　　在我国, HCC 的高危人群主要包括有 HBV 和 / 或丙型肝炎病毒（hepatitis C virus, HCV）感染、长期酗酒（酒精性肝病）、非酒精脂肪性肝炎、摄入黄曲霉毒素污染的食物、血吸虫病等多种原因引起的肝硬化及具有肝癌家族史的人群; 同时, 年龄>40 岁的男性风险较大。近年的研究提示, 糖尿病、肥胖、吸烟和药物性肝损伤等也是 HCC 的危险因素, 值得关注[7]。因此, 对于男性>40 岁、女性>50 岁的上述肝癌高危人群, 应该定期进行监测筛查[8]。肝癌风险评估 aMAP 模型（Age-Male-AlBi-Platelets Score）有助于便捷地将肝病人群分为肝癌低~高风险人群[9-10], 便于大规模社区人群分层进行肝癌筛查。预防建议: ①接种乙肝疫苗; ②慢性病毒性肝炎患者, 应该尽早接受规范化的抗病毒治疗, 积极控制肝炎病毒的复制或者清除病毒; ③戒酒, 或尽可能减少饮酒; ④清淡饮食, 减少油腻食物摄入; ⑤避免摄入发霉食物和损害肝功能的药物; ⑥避免饮用蓝绿藻类污染的水源。

c　血清生物标志物是肝癌筛查的重要检测手段。血清甲胎蛋白（alpha-fetoprotein, AFP）阳性是指 AFP ≥ 400ng/ml, 且排除了慢性或活动性肝炎、肝硬化、睾丸或卵巢胚胎源性肿瘤、消化道肿瘤及妊娠等。血清甲胎蛋白阳性应该高度怀疑肝癌。对于 AFP 轻度升高者, 也应该进行动态观察, 并且与腹部超声检查和肝功能变化等进行综合分析。鉴于 AFP 诊断肝癌的灵敏度为 65%~70%，还有约 30% 肝癌患者 AFP 水平正常，临床上应该同时检测异常凝血酶原［脱 γ- 羧基凝血酶原（abnormal prothrombin，PIVKA-Ⅱ 或 des-gamma carboxyprothrombin，DCP）］，还可联合甲胎蛋白异质体（alpha-fetoprotein variants，AFP-V 或 AFP-L3）、α-*L*-岩藻苷酶（alpha-fucosidase，AFU）、磷脂酰肌醇蛋白聚糖 -3（glypican-3，GPC3）和血浆游离微小核糖核酸（plasma free microRNA，microRNA 或 miRNA）组合等[11]。基于性别、年龄、AFP 和 PIVKA-Ⅱ 构建的肝癌筛查模型（GALAD 与 ASAP 数字模型）等[12-14]，可预测慢性肝病患者发展成为 HCC 的风险，且较传统单一的 AFP 检测，可以将早期肝癌的诊断率明显提高。近年的研究还表明，除了上述经典的标志物，某些新型的生物标志物，比如 DNA 甲基化、细胞外泌体（EV）、G-Test 寡糖链肝癌以及醛酮还原酶 AKR1B10 等，在肝癌筛查和早诊中显示出较高的灵敏度和特异度，可以在影像学检查表现异常之前发现肝癌的存在，协助诊断早期肝癌，提升肝癌筛查效能。

d 超声影像检查（ultrasound，US）是简便、实时、无创和敏感的方法，可以显示肝脏占位的部位、大小和形态，协助临床诊断和鉴别诊断。需要注意的是，超声波对早期肝癌诊断的灵敏度约为 63%，特别是对于 <1cm 的肝癌灵敏度很低，同时容易受到检查者的经验、手法和细致程度等影响，而患者重度肥胖、合并脂肪肝等也会不同程度地影响超声检查发现肝脏结节样病变及医师对于其性质的判断[6]。超声造影技术（ultrasonic contrast 或 contrast-enhanced ultrasound，CEUS）是利用超声造影剂使病灶的后散射回声增强，能够明显提高超声诊断的分辨率、灵敏度和特异度的技术，在肝脏肿瘤的检出和定性诊断中具有重要的价值[15]。目前认为超声技术联合血清 AFP 等检测仍然是 HCC 筛查和监测最重要和经济有效的手段。

e 多期动态增强 CT 扫描（multiphase dynamic enhanced CT scan）、多参数磁共振成像（MP-MRI）和 / 或动态对比增强 MRI（dynamic contrast-enhanced MRI，DCE-MRI）扫描，可以显示肝脏占位在动脉期快速且不均质的血管强化（arterial hypervascularity），而静脉期或延迟期快速洗脱（venous or delayed phase washout）（参见 1.2 HCC 的病理诊断中的注释 a），是公认的敏感、可靠的检查方法[16-21]。

f 数字减影血管造影（digital substraction angiography，DSA）是利用介入手段将导管插入相应的肝血管内进行血管造影的 X 线诊断方法；主要有选择性腹腔动脉造影、肝动脉造影和门静脉造影，不仅可行准确地定位诊断，并且具有鉴别诊断价值，是诊断和指导手术或介入治疗的重要手段［参见 5.2 经肝动脉介入治疗 b（1）注释］[22]。

g 肝癌高危人群应该接受至少每 6 个月一次的腹部 B 超检查联合血清 AFP 等检测；如果检测发现有肝脏结节或 AFP 异常，应该通过放射影像学（CT/MRI）进一步诊断和临床随访[23]，必要时进行肝组织穿刺活检。

1.2 HCC 的病理诊断 a-h

	Ⅰ级推荐	Ⅱ级推荐	Ⅲ级推荐
肝穿刺活检 a	空芯针活检	细针穿刺	
病理学诊断标准	病理组织学和 / 或细胞学检查	结合 HBV/HCV 感染史、血清肿瘤标志物以及医学影像学检查等	
病理学诊断规范	由标本处理 b、标本取材 c、病理检查和病理报告 d-f 等部分组成	分子病理学检查（克隆起源、基因变异 g、药物靶点检测、生物学行为评估以及预后判断等相关的指标）	
免疫组化指标 h	常用的肝细胞癌标志物有 HepPar-1、GPC-3、CD10、Arg-1 和 GS 等	常用的鉴别胆管细胞标志物有 CK7 和 MUC-1 等	

【注释】

a 典型 HCC 的影像学特征[1]：在多期动态增强 CT 或 MRI 扫描的动脉期（主要在动脉晚期），肝占位呈不均匀性明显强化，偶可呈均匀性明显强化，尤其是 ≤5.0cm 的肝占位，而门脉期和/或实质平衡期扫描时肿瘤强化明显减弱或降低，这种"快进快出"的增强方式是 HCC 的影像学特点。对于缺乏典型的影像学特征的肝内占位性病变，应该通过肝穿刺活检以获得病理诊断，对于 HCC 的确诊、指导治疗以及预后判断非常重要。推荐首选采用 18G 或 16G 空芯针进行肝穿刺活检（core needle biopsy），应注意预防可能引起的肝脏出血和肿瘤针道种植转移；细针穿刺（fine needle biopsy）虽然也可能获得病理细胞学诊断，但是假阴性率较高，阴性结果不能完全排除 HCC，且取材太少，不能进行免疫组化和/或分子病理学检查。

b 标本处理要点：①手术医师应在病理检查申请单上明确标注送检标本的部位、种类和数量等，特别是对于手术切缘和重要病变，可用染料染色或缝线加以标记；②尽可能在肿瘤标本离体 30 分钟以内完整地送达病理科，以便及时切开、固定；③通常采用 10% 中性缓冲甲醛溶液固定 12~24 小时。

c 标本取材要点：癌灶周边区域是肿瘤生物学行为的代表性区域。为此，应该采用"七点基线取材法"，即在肿瘤的 12 点、3 点、6 点和 9 点位置上，于癌组织与癌旁肝组织交界处，按 1:1 比例进行取材；在肿瘤内部至少取材 1 块；对距肿瘤边缘 ≤1cm（近癌旁）和 >1cm（远癌旁）范围内的肝组织，分别取材 1 块。鉴于多结节性 HCC 可具有单中心和多中心两种起源方式，在不能除外由肝内转移引起的卫星结节的情况下，对于单个肿瘤最大直径 ≤3cm 者，尽可能全部取材检查。实际取材的部位和数量，还应根据肿瘤的直径、数量以及其他要求等酌情增加（2A 类）。

d 大体标本描述[2]：需要全面描述肿瘤的具体部位、大小、数量、颜色、质地、与血管和胆管的关系、肿瘤包膜状况、周围肝组织病变、卫星结节、肝硬化类型、肿瘤至切缘的距离、切缘受累及肝包膜受累情况等。

e 光学显微镜下观察描述[2]：应该参照 WHO 标准（2019 版），重点描述以下内容，包括：分化程度，应该采用国际上常用的 Edmondson-Steiner 四级（Ⅰ~Ⅳ）分级法或 WHO 推荐的高中低分化；组织学类型，常见有细梁型、粗梁型、假腺管型和团片型等；特殊细胞类型，如纤维板层型、硬化型、透明细胞型、富脂型、嫌色型、富淋巴细胞型、富中性粒细胞型、梭形细胞型和未分化型等；肿瘤坏死（如肝动脉化疗栓塞治疗后）、淋巴细胞浸润及间质纤维化的范围和程度；生长方式，癌周浸润、包膜侵犯或突破、血管侵犯和卫星结节等。对于慢性肝病的评估，由于肝癌常伴随不同程度的背景肝脏疾病或肝硬化，推荐采用较为简便的 Scheuer 评分系统和中国慢性病毒性肝炎组织学分级和分期标准[3-4]。

f 微血管侵犯（microvascular invasion，MVI）：MVI[2] 是指在显微镜下在内皮细胞衬覆的脉管腔内见到癌细胞巢团，以门静脉分支为主（含包膜内血管）（1A 类）。病理分级方法：M0，未发现 MVI；M1（低危组），≤5 个 MVI，且发生于近癌旁肝组织（≤1cm）；M2（高危组）：M2a 定义为 >5 个近癌旁的 MVI，且无远癌旁 MVI；M2b 定义为 MVI 发生于远癌旁肝组织（>1cm）[5]。MVI 是评估肝癌复发风险和选择治疗方案的重要依据，且患者术后复发转移风险依次增加，应该作为常规病理检查指标[6-8]（2A 类）。

g HCC 常用的基因检测：纤维板层型 HCC 具有 DNAJB1::PRKACA 基因融合，可行 FISH 检测[9-10]。HCC 患者的基因检测是进行分子靶向治疗、免疫治疗和评估预后的重要参考。目前认为靶向治疗相关基因，包括：VEGFA，RAS，MET，TP53，FGF19，IDH1/IDH2、PI3K/mTOR 通路（PIK3CA，PTEN，STK11，TSC1，TSC2，MTOR 等）、HRD 基因（BRCA1/BRCA2，ATM，BARD1，ATR，PALB2 等）、FGFR，HER2 及 BRAF 等；免疫治疗相关分子标志物，包括：PD-L1，TMB 以及 MSI/MMR，耐药或超进展基因等[11]。

h 需要合理地组合应用免疫组化检查指标，必要时应该检测基因组学以及其他分子标志物等，对原发性肝癌与转移性肝癌、HCC 与 ICC 等进行鉴别诊断。双表型肝细胞癌（dual-phenotype hepatocellular carcinoma，DPHCC）[3,5] 是 HCC 的一种特殊亚型，在形态学上表现为典型的 HCC，但同时表达任意 HCC 标志物（如 HepPar-1、pCEA、GPC-3 等）和任意 ICC 标志物（如 CK19、CK7、MUC-1、CA19-9 等）。

1.3 HCC 的临床诊断 [a-g]

			Ⅰ级推荐	Ⅱ级推荐	Ⅲ级推荐
诊断方法 [b]			多期动态增强 CT/MRI 扫描 /EOB-MRI [a]	CEUS	
有高危因素	有结节	<1cm	多期动态增强 MRI/ 动态增强 CT 和 CEUS 三种影像学检查中至少一种，以及 Gd-EOB-DTPA 增强 MRI 检查同时显示 "快进快出" 的肝癌典型特征 [c]		
		1~2cm	多期动态增强 MRI/ 动态增强 CT/EOB-MRI 和 CEUS 四种影像学检查中，至少有两种阳性 [c]		
			多期动态增强 MRI/ 动态增强 CT/EOB-MRI 和 CEUS 四种影像学检查中，无或只有一种影像学检查阳性 [d]	肝穿刺活检 [e] 影像学复查 / 2~ 3 个月	
		>2cm	多期动态增强 MRI/ 动态增强 CT/EOB-MRI 和 CEUS 四种影像学检查中，只要有一种影像学检查阳性	肝穿刺活检 [f] 影像学复查 / 2~ 3 个月	
	无结节	血清 AFP（+）	多期动态增强 MRI/ 动态增强 CT/EOB-MRI 和 CEUS 四种影像学检查中，只要有一种影像学检查阳性 [g]		
			多期动态增强 MRI/ 动态增强 CT/EOB-MRI 和 CEUS 四种影像学检查中，无影像学检查阳性表现 [g]	血清 AFP 等肿瘤标志物 + 影像学复查 /2~3 个月	
		血清 AFP（-）	参见 1.1		

【注释】

a 诊断原发性肝癌的金标准仍然是病理组织学和 / 或细胞学检查结果，但是由于约定俗成和多种原因，在全身各种恶性肿瘤中，只有原发性肝癌具有临床诊断标准，且东、西方国家 / 地区的临床指南和专家共识一致认可[1-7]。

b 在慢性肝病背景下，对于肝内实性病灶的定性，推荐采用 MRI 肝胆特异性对比剂（如 Gd-EOB-DTPA，钆塞酸二钠注射液）增强 MRI 扫描，能够增加小病灶甚至小癌栓的检出率，且可以鉴别治疗后坏死灶、出血灶、再生结节及 HCC 复发灶，是目前国际上公认的比较准确的影像学检查方法[1-4]。Gd-EOB-DTPA 增强 MRI（EOB-MRI）检查通常显示：肝肿瘤动脉期明显强化，门静脉期强化低于肝实质，肝胆特异期常呈明显低信号。

c 多期动态增强 MRI/ 动态增强 CT/EOB-MRI/ 超声造影（CEUS）是肝癌临床诊断、分期和疗效评价的优选影像手段。这四种不同影像学检查手段各有特点，应该强调综合应用、优势互补和全面评估。

　　注意[1-5]：在这四种影像学检查中，如果肝内直径 ≤1cm 结节，动态增强 MRI、动态增强 CT 和 CEUS 三种检查中至少一种检查，以及 Gd-EOB-DTPA 增强 MRI 检查同时显示 "快进快出" 的肝癌典型特征，并且结合肝癌高危人群、病史和血清学检查等因素，则可以作出肝癌的临床诊断；如果肿瘤直径 ≤2cm，则至少要有两种检查显示有动脉期病灶明显强化、门脉或延迟期强化下降的 "快进快出" 的肝癌典型特征，再结合病史和血清学检查（肿瘤标志物和肝炎病毒标志物等），可以作出肝癌的临床诊断；如果肿瘤直径>2cm，则只要一种影像学检查显示"快进快出"典型特征，并结合病史和血清学检查等因素，可以作出肝癌的临床诊断。

d 四种影像学检查中，如果没有或者只有一项检查具有典型的肝癌特征，应该进行密切的影像学复查随访（每2~3个月一次）。如果肝脏结节保持不变，可以继续观察、密切随访；如果结节增大，应该按照病灶的大小，根据诊断流程进行相应的检查，应该考虑进行肝穿刺活检。

e 多期动态增强 MRI/ 动态增强 CT/EOB-MRI/CEUS 四种影像学检查中，无或仅有一种检查显示典型的肝癌特征，应该考虑进行肝穿刺活检；如果肝穿刺活检仍然无法明确诊断，应该密切进行影像学随访，每2~3个月一次。

f 多期动态增强 MRI/ 动态增强 CT/EOB-MRI/CEUS 四种影像学检查中，均无典型的肝癌特征，可以随访或进行肝穿刺活检以确立诊断。若肝穿刺活检后仍然无法明确诊断，应密切进行影像学随访，每2~3个月一次。

g 多期动态增强 MRI/ 动态增强 CT/EOB-MRI/CEUS 四种影像学检查中，如果均无典型的肝癌特征，应该密切进行 AFP 等血清肿瘤标志物和影像学随访，每2~3个月一次。如果随访过程中出现新的肝脏结节，可按结节的大小，根据诊断流程进行相应的检查，必要时行肝穿刺活检。

h PET/CT 扫描有助于对肝癌进行分期及疗效评价，但是存在一定的假阴性率。

2 HCC 的中国分期

HCC 的临床病理中国分期（China Liver Cancer Staging，CNLC），主要是根据肝脏肿瘤的数目、大小、血管侵犯、肝外转移、Child-Pugh 分级以及体力状况评分（PS）6 个因素，综合判定肿瘤分期，包括 Ⅰa、Ⅰb、Ⅱa、Ⅱb、Ⅲa、Ⅲb 和Ⅳ期[1-4]。

临床分期		Ⅰ级推荐	Ⅱ级推荐	Ⅲ级推荐
Ⅰ期	Ⅰa	CNLC 分期 单个肿瘤最大直径 ≤5cm，无血管侵犯、肝外转移；肝功能分级 Child-Pugh A/B 级；PS 0~2 分	BCLC 分期* TNM 分期	JSH 分期 APASL 分期
	Ⅰb	①单个肿瘤最大直径 > 5cm，无血管侵犯、肝外转移；肝功能分级 Child-Pugh A/B 级；PS 0~2 分 ②肿瘤个数 2~3 个，单个肿瘤最大直径 ≤3cm，无血管侵犯、肝外转移；肝功能分级 Child-Pugh A/B 级；PS 0~2 分		
Ⅱ期	Ⅱa	肿瘤个数 2~3 个，单个肿瘤最大直径>3cm，无血管侵犯、肝外转移；肝功能分级 Child-Pugh A/B 级；PS 0~2 分		
	Ⅱb	肿瘤个数 ≥ 4 个，不论肿瘤大小，无血管侵犯、肝外转移；肝功能分级 Child-Pugh A/B 级；PS 0~2 分		
Ⅲ期	Ⅲa	不论肿瘤情况，有血管侵犯、无肝外转移；肝功能分级 Child-Pugh A/B 级；PS 0~2 分		
	Ⅲb	不论肿瘤情况，不论血管侵犯，有肝外转移；肝功能分级 Child-Pugh A/B 级；PS 0~2 分		
Ⅳ期	Ⅳ	①不论肿瘤情况；不论血管侵犯、肝外转移情况；肝功能分级 Child-Pugh C 级；PS 0~2 分 ②不论肿瘤情况；不论血管侵犯、肝外转移情况；不论肝功能；PS 3~4 分		

原发性肝癌

【注释】

肝细胞癌的分期对于预后的评估、合理治疗方案的选择和临床研究至关重要。国外有多种分期方案，包括巴塞罗那（BCLC）分期、WHO 的 TNM 分期、日本肝病学会（JSH）分期以及亚太肝脏研究协会（APASL）分期等。本指南主要依据国家卫生健康委员会组织制定的《原发性肝癌诊疗指南（2024 年版）》，结合我国的国情、临床实践以及研究经验等，推荐采用 CNLC，而其他肝癌分期方案可以作为重要参考[5-6]。参见附录 8.2。

3　HCC 的 MDT 模式 a-c

内容	Ⅰ级推荐	Ⅱ级推荐	Ⅲ级推荐
MDT 学科构成	肝胆外科（腹部外科） 肿瘤内科 介入治疗科 影像科 放疗科 肝病科	超声科（特诊科） 消化内科 病理科 中西医结合科 中医科 生物治疗科 核医学科（钇-90 选择性内放射治疗）	其他相关学科（营养科、心理科、内分泌科等）
MDT 成员要求	高年资主治医师及以上	副主任医师及以上	
MDT 讨论内容	弥漫性 / 多发性 HCC 潜在可切除的Ⅱb 及Ⅲa 期 早期肝癌或小肝癌（≤5cm）不宜手术切除或 RFA 者 有必要行术前外放射、TACE 使肿瘤降期 拟行肝移植的 HCC	内放射治疗等特殊治疗 HCC 免疫治疗后出现严重免疫相关不良反应的处理	主诊医师认为需要 MDT 者（如诊治有困难或争议） 推荐进入临床研究者 高危肝硬化患者进行 HCC 筛查者
MDT 日常活动	固定学科 / 专家 / 医师 固定时间（建议每 1~2 周一次） 固定场所 固定设备（智能、信息系统）	根据具体情况设置	

【注释】

a　HCC 的诊疗涉及多个学科、专业和多种方法，需要相关科室或专业精诚合作，充分发挥集体智慧，做出符合患者利益的最佳诊疗决策；而我国现有的按照常规治疗手段划分科室的诊疗体制与按照病种或机体系统实现有序而规范的治疗之间存在一定的矛盾[1-3]。因此，对于 HCC 的诊疗，提倡积极采取多学科诊疗团队（multidisciplinary team，MDT）模式，特别是疑难复杂病例，强调应该采取 MDT。

　　MDT 诊疗模式，包括肝胆外科、介入科、肿瘤内科、放疗科、消化 / 肝病内科、影像科及病理科等多学科的通力协作，可以避免单科诊疗的局限性，为患者提供一站式全套医疗服务，同时能够促进学科间交流，积极贯彻落实在多学科专家共识基础上的诊疗原则和临床实践指南，提高临床水平。对于合理治疗方法和药物的选择，要求遵循高级别的循证医学证据，同时考虑患者的意愿、个体差异和卫生经济学等因素。通过有效的 MDT 模式，肝癌患者可以从规范化基础上的个体化和以临床证据为基础的治疗决策中更好地受益。

b　系统治疗（systemic therapy）又称全身治疗，是治疗 HCC 的重要手段。在我国，大多数肝癌患者确诊时已经达到中晚期，手术、精确放射治疗（放疗）、消融和介入等局部治疗手段固然重要，但是往往受到限制，也可能会进展、复发或转移，影响长期生存，需要采取全身性的系统治疗，即药物治疗来实现控制肿瘤和提高疗效。

c 外科治疗（包括肝癌手术切除和肝移植）是早期肝癌患者首选的治疗方法，也是唯一可能使患者获得长期生存乃至临床治愈的手段。早期肝癌还可以选择局部消融治疗或者精确放疗。肝动脉介入治疗在中期肝癌治疗中发挥着重要的作用；而全方位的系统治疗，包括控制基础肝病、规范化抗肿瘤药物、对症支持治疗，以及中医药治疗等，贯穿于肝癌治疗的全过程，尤其是对晚期肝癌实施姑息治疗尤其重要[3-9]。

4 HCC 的外科手术治疗

4.1 肝癌切除术 a-k

分期	分层	Ⅰ级推荐	Ⅱ级推荐	Ⅲ级推荐
Ⅰ期	Ⅰa	手术切除（1A 类）		
	Ⅰb			
Ⅱ期	Ⅱa			
	Ⅱb	可能从手术切除获益（1A 类）		某些情况下可以考虑进行术前新辅助治疗（诱导或者转化治疗），致肿瘤缩小或降期后再行切除术 e,g（3 类）
Ⅲ期	Ⅲa	绝大多数不适合手术（1A 类）	某些情况下，也可考虑手术切除 e,f（2A 类）	
	Ⅲb			
Ⅳ期				

【注释】

a 肝癌切除手术的基本原则[1-2]

(1)彻底性：完整地切除肿瘤病灶，切缘无残留肿瘤。

(2)安全性：保留足够有功能的肝组织（具有良好的血供，以及良好的血液和胆汁回流），以便术后肝功能代偿，降低手术病死率和减少手术并发症。

b 术前全面评价

(1)全身情况评估：通常采用美国东部肿瘤协作组提出的体能状态评分（ECOG PS）法，对患者的全身情况进行初步评估。

(2)肝脏储备功能评估：采用 Child-Pugh 评分、吲哚菁绿（ICG）清除试验或瞬时弹性成像等，评价患者肝脏的储备功能情况和测定肝脏硬度等。术前，血清前白蛋白水平较白蛋白更能反映患者肝脏功能及营养状况[3]。

(3)剩余肝体积的评估：如果预期保留肝组织体积较小，则采用 CT 和 / 或 MRI 测定剩余肝的体积，并且计算剩余肝体积占标准化肝体积的百分比。剩余肝体积必须达到标准肝体积的 40% 以上（肝硬化患者）或 30% 以上（无肝硬化患者），这是实施肝癌切除手术的必要条件。

(4)手术安全评估：一般认为 Child-Pugh A 级、ICG R-15＜20%~30% 是实施手术切除的必要条件；剩余肝体积须占到标准肝体积的 40% 以上（肝硬化患者），或 30% 以上（无肝硬化患者），也是实施手术切除的必要条件[4]。此外，精确地评估门静脉高压的程度，有助于筛选适合手术的患者。

(5)抗病毒治疗：对合并乙肝病毒感染者，强调在围手术期和之后进行正规的抗病毒治疗，推荐采取高效高耐药屏障的核苷酸类似药（替诺福韦、丙酚替诺福韦、艾米替诺福韦以及恩替卡韦）。对于合并丙肝病毒感染者，可以酌情进行直接抗病毒药（DAA）和手术治疗；围手术期全程抗病毒治疗能够显著地降低肝癌复发率，并且有益于改善远期疗效[5]。

c 手术方式的选择

(1)常规剖腹手术和腹腔镜下手术均为肝切除的方式。

(2) 解剖学切除与非解剖性切除均为常用的手术技巧。

(3) 肿瘤靠近肝脏边缘的小肝癌,可优先考虑采用腹腔镜(含机器人辅助)进行肝切除[6]。

(4) 对于肝硬化程度较重、肿瘤位置深在和多结节的肿瘤,直径3cm以内的肿瘤,术中消融治疗可以降低手术风险[7]。

(5) 合并严重门静脉高压(脾功能亢进及食管胃底静脉曲张)时,如果肝功能储备允许,可考虑在肝癌切除的基础上联合行脾脏切除＋贲门周围血管离断术[8]。

(6) 对于门静脉癌栓者,进行门静脉取栓术时应暂时阻断健侧门静脉血流,防止癌栓播散;对于肝静脉癌栓或腔静脉癌栓者,可行全肝血流阻断,尽可能整块去除癌栓;对于肝癌伴胆管癌栓者,切除肝脏肿瘤的同时联合胆管切除,以创造根治切除的机会。

(7) 术前3D成像可用于肝脏手术术前规划,术中吲哚菁绿荧光成像可用于指导手术切除。

(8) 肿瘤大体形态具有判断单结节肝癌患者预后、制定手术方案及辅助治疗决策的临床价值,其中单结节型肿瘤患者的OS和RFS最好,多结节融合型和局部外生型次之,浸润型最差[9]。类似地,对于形态规则的"气球型"肝癌患者其术后OS和RFS亦显著优于"非气球型"肝癌患者[10]。

d　肝癌根治术后判断标准

(1) 术后2个月进行US及造影、CT和／或MRI扫描(必须有其中2项)检查,未发现残留肿瘤病灶。

(2) 如果术前血清AFP等肿瘤标志物水平增高,则要求在术后2个月内动态观察,进行AFP等肿瘤标志物定量检测,其水平应该逐步降至正常范围内(极少数患者的血清AFP降至正常的时间＞2个月)[11]。

(3) 如果术前血清异常凝血酶原复合物Ⅱ(PIVKA-Ⅱ)水平增高,则术后PIVKA-Ⅱ水平降至正常范围,可有助于判断根治性切除。

(4) 肝癌切除术后监测复发:建议2年内定期监测早期复发,采取术后第1个月时检查,之后每2~3个月复查一次;2年后应定期监测晚期复发,不超过6个月复查一次[8,12]。监测方法一般是US及造影＋血清肿瘤标志物,如果US发现疑似病灶,或包括AFP或PIVKA-Ⅱ在内的血清肿瘤标志物增高,则应进一步行肝脏动态增强CT或增强MRI检查[13]。同时,可以检查肺部CT、骨骼ECT扫描、头颅MRI检查或者全身PET/CT扫描,以排除肝外转移的可能。国内外已经建立的多种临床分期可能有助于预测肝癌患者切除术后的预后情况,其中"东方分期"考虑了亚太国家肝癌的病因学特征,可以作为参考[14-15]。

e　肝切除手术的适应证

(1) 肝脏储备功能良好的Ⅰa期、Ⅰb期和Ⅱa期肝癌是手术切除的首选适应证。

(2) Ⅱb期肝癌患者,可同时行术中射频消融处理切除范围外的病灶,即使肿瘤数目＞3枚,手术切除也有可能获得比其他治疗方式更好的效果,但是需要进行更全面、谨慎的术前评估,并且加强术后抗肿瘤辅助治疗。

f　肝癌新辅助治疗:肝癌新辅助治疗指对于技术上可切除(可达到R0切除、余肝体积足够)但伴有高危复发因素的肝癌患者,在术前先予以系统治疗和／或局部抗肿瘤治疗,其目的是通过术前提前干预,提高手术切除率,降低术后复发转移率、延长生存期。

　　肝癌新辅助治疗仍然在研究过程中,其目标人群包括:①伴复发危险因素的可切除CNLC Ⅰb~Ⅱa患者,术前复发危险因素包括肿瘤包膜不完整、肿瘤紧邻血管、甲胎蛋白＞400μg/L,建议上述患者自愿加入新辅助治疗临床试验;②对于可切除的CNLC Ⅱb、Ⅲa期患者,建议患者自愿加入新辅助治疗临床试验或经MDT团队共同讨论后行新辅助治疗。考虑到新辅助治疗潜在的毒副反应和期间肿瘤进展的可能,不建议Ⅰa期患者进行新辅助治疗;参见《肝癌新辅助治疗中国专家共识(2023版)》[中华外科杂志,2023,61(12):1035-1045]。新辅助治疗方案应该兼顾疗效和安全性,对于合并门脉主干或分支癌栓的可切除患者,可以采用新辅助三维适形放疗,考虑到新辅助免疫治疗已初步显示出疗效和安全性,建议患者自愿参加新辅助免疫治疗临床试验。合并门静脉主干或分支癌栓者,可以先采用新辅助三维适形放疗,之后再行手术[16]。

原发性肝癌

g Ⅲa/Ⅲb 期可能切除的情况

由于Ⅲa/Ⅲb 期的肝癌总体预后不佳，少数可切除的患者也可采用包括手术的综合治疗策略[17]。存在以下情况也可考虑手术切除：

(1)肿瘤数目＞3 枚，但是局限在同一段或同侧半肝者，或可以同时行术中射频消融处理切除范围外的病灶[18]。

(2)合并门静脉主干或分支癌栓者，如果肿瘤局限于半肝，且预期术中癌栓可完整地切除或取净，可以考虑手术切除肿瘤并经门静脉取栓，术后再结合 TACE、门静脉化疗或其他全身治疗措施[19]。

(3)合并胆管癌栓且伴有梗阻性黄疸，肝内病灶亦可切除者。

(4)伴肝门部淋巴结转移者，切除肿瘤的同时行淋巴结清扫或术后放疗。

(5)肝脏周围脏器已侵犯，但是可以一并进行切除者。

h 转化治疗后手术切除的情况

(1)对于不可切除肝癌，通过肝动脉结扎插管、TACE 及放疗外照射等治疗可能导致肿瘤缩小降期，从而使部分患者获得手术切除的机会，降期后切除的肝癌患者也可能获得较好的长期生存[20-21]。经门静脉栓塞（portal vein thrombosis，PVT）或门静脉结扎（portal vein ligation，PVL）主瘤所在的半肝，在余肝代偿性增大后再行切除。临床报道其并发症比较少，但是需要 4~6 周等待对侧肝组织体积增大；为了减少等待期间发生肿瘤进展的风险，可以考虑联合 TACE 治疗。

(2)联合肝脏分隔和门静脉结扎的二步肝切除术（associating liver partition and portal vein ligation for staged hepatectomy，ALPPS），适合于预期残余肝脏体积占标准肝体积不足 30%~40% 的患者[22]。经过Ⅰ期的肝脏分隔或离断和患侧门静脉分支结扎后，健侧剩余肝脏体积（future liver reserve，FLR）一般可在 1~2 周后增生 30%~70% 或以上，FLR 占标准肝脏体积 40% 以上，可以接受安全的Ⅱ期切除手术。ALPPS 较 PVT 能够更快更多地促进余肝体积的增加，切除率也更高，且术后患者预后无显著差异[23]。术前评估和患者的选择非常重要，需要全面考虑肝硬化的程度、患者年龄、短期承受两次手术的能力和肿瘤快速进展等风险[24]；对于年龄＞65 岁或较严重肝硬化者，不建议施行 ALPPS 手术。此外，可以借助腹腔镜技术或消融技术等减少手术的创伤[25]。

对于巨大肝癌（≥10cm），术前采取 TACE 有可能改善患者预后[26]。局部晚期肝癌还可以通过靶向联合免疫治疗，待肿瘤缩小降期后再行手术治疗，但是相关研究的证据级别有待提高[27]。

综上所述，尽管 BCLC 分期系统仍然是目前全球不同分期肝肿瘤治疗框架的评判标准，但是在精准医学时代需要针对患者个体情况制定相应的治疗决策，即以患者为中心的个体化治疗模式（由 MDT 进行），而不是由分期决定的治疗分配[28]。

i 对于术中探查不适宜切除的患者：可以考虑术中肝动脉结扎（现已少用，有时用于肝癌破裂出血时的手术止血）和／或肝动脉、门静脉插管化疗，或术中其他的局部治疗措施（如消融治疗）等。

j 复发性肝癌手术治疗

(1)对于复发小肝癌，射频消融与手术切除预后无明显差异，但前者的并发症发生率较低；对于复发性肝癌，如果肿瘤直径＞3cm、AFP＞200ng/ml，手术切除的预后优于射频消融[29]。

(2)对于可切除的复发性肝癌，可以选择再次手术切除治疗[30]。

(3)已有研究显示，对于复发性肝癌进行肝移植术的长期预后优于再次施行肝切除术[31]，但是肝移植术的短期并发症显著高于肝切除术，且纳入样本量较低，循证医学证据等级不高。

k 某些特殊情况下，肝癌的手术治疗

(1)对于合并肝癌破裂出血者，由于病情紧急、术前评估无法完善，首选进行 TACE 治疗；如果有条件且经过仔细评估可以耐受手术切除者也可考虑手术治疗，仍有可能获得较好的预后[32]。

(2)老年不应是肝癌手术的禁忌，甚至同与年轻患者相比，已有研究提示老年患者的肿瘤特异性生存率更高、预后更好[33-34]。而针对年轻患者的高复发风险和低肿瘤特异性生存率，应当实施更严格的复发监测

原发性肝癌

策略。此外须结合临床病理指标，建立可评估老年肝癌患者肝切除术的安全性和有效性的模型，从而为老年患者的手术决策、围手术期管理、预防严重并发症，以及术后辅助治疗建议等提供重要参考[35]。

(3) 对合并 HIV 感染的肝癌患者，应予平等对待，可以接受肝切除术或肝移植术治疗[36]；但是实施手术时医务人员必须特别注意个人防护。

4.2 肝癌切除术后辅助治疗策略 a-g

内容	Ⅰ级推荐	Ⅱ级推荐	Ⅲ级推荐
介入治疗	TACE（2A 类）		
免疫治疗		α- 干扰素（2A 类） CIK 细胞（2A 类）	阿替利珠单抗 + 贝伐珠单抗治疗（T+A）用于防止早期复发（1B 类） 胸腺肽 α_1（3 类）
化疗和靶向治疗			靶向单药或联合化疗（3 类）
现代中药制剂		槐耳颗粒（1B 类）	
抗病毒治疗	HBV 相关 HCC，抗病毒治疗（1A 类）		

【注释】

a　肝癌外科手术是肝癌患者获得长期生存最重要的治疗手段，但是目前仅有不超过 30% 的患者在确诊时具有肝切除或肝移植手术的机会。对于不可切除的肝癌，可行术前介入治疗（TACE 或 HAIC）、系统治疗及放疗等，争取获得转化机会，即降期后再行切除。由于肝癌患者肝切除术后 5 年复发率高达 40%~70%，降低术后复发率是提高肝癌整体疗效的关键所在[1-2]。肝癌术后复发往往与术前已经存在的微小播散灶及肝癌多中心发生有关，故术后需要密切观察和长期随访。

通常，按照发生时间的早晚，可将 HCC 患者术后复发的模式分为早期复发和晚期复发。术后 2 年之内的复发属于早期复发，一般认为是同一病灶在肝内形成转移灶所致，微（小）转移灶或为术前就已存在；或是由于手术操作所致的医源性播散，术后残存的转移灶会逐渐生长，与已经切除的原发灶往往具有同源性，即单中心起源。其高危因素有微血管侵犯、非解剖性肝切除、肿瘤较大（直径>5cm）、微卫星病灶，以及血清标志物显著升高等。术后 2 年之后的复发为晚期复发，可能是由于基础肝脏疾病，形成"异时性"的新发肿瘤，即多中心起源。其高危因素有慢性病毒性肝炎活动、肝硬化进展及多发性瘤灶等[3-4]。其中微血管侵犯的严重程度常常与患者术后早期复发以及预后不良密切相关[5]。

现阶段在全球范围内尚无公认的肝癌术后辅助治疗方案，多项有关的大型临床研究正在进行之中。对于具有高危复发因素的患者，临床上应给予高度重视，往往积极采取干预措施，希望能够阻止或者推迟其复发，包括抗病毒药物、肝动脉介入治疗、含奥沙利铂的系统化疗、分子靶向治疗药物、免疫治疗及中医药治疗等，可能具有一定疗效，但是除了规范化的抗病毒药物治疗之外，其他治疗尚缺乏强有力的循证医学证据充分支持。目前以免疫治疗为基础的术后综合治疗正在积极探索之中，而基于个体遗传信息的精准治疗是未来重要的发展方向。

b　对于有早期复发风险的肝癌患者，包括残余病灶、多发性肿瘤或卫星病灶、肿瘤直径>5cm 及合并血管侵犯，肝切除术后在规范化抗病毒、保肝治疗的基础上进行肝动脉介入治疗（TACE）作为辅助治疗，可以降低术后复发率，提高无复发生存期（RFS）和总生存期（OS），且耐受性良好，可使患者获得生存获益[6-7]。通过真实世界大数据制订个体化预测模型，从而预测肝癌术后是否能够从肝动脉介入治疗中得到生存获益也是未来的发展方向之一[8]。另外对于手术切缘较窄或者切缘阳性的情况，术后辅助放疗有益于提高患者的 OS 和 RFS，对降低复发和改善长期预后有重要意义[9]。

原发性肝癌

c 对于 HBV 背景 HCC 患者，提倡术后常规进行抗病毒治疗（参见 6.3 HCC 的抗病毒策略选择）。已有若干项临床研究表明：HBV/HCV 相关性 HCC 切除术后，采用 α- 干扰素辅助治疗具有提高长期生存率的趋势，尤其是伴有高危复发因素患者[10-13]。

d 一项包含 8 项随机对照研究的 meta 分析结果显示：CIK 细胞治疗可以降低肝癌患者 1 年和 3 年术后复发率，提高 1~5 年总生存率，但是对 5 年复发率和 6 年总生存率无明显影响[14]。

e 索拉非尼作为辅助治疗预防 HCC 复发的全球多中心、随机、双盲、安慰剂对照 Ⅲ 期临床研究（STORM 试验）[15]早已宣告失败，表明索拉非尼不能延长 HCC 切除术或消融术后患者的 RFS。但是，仍有多项回顾性研究提示，对于具有高危复发因素肝癌患者，肝切除术后采用索拉非尼辅助治疗防止复发转移可能具有一定的疗效[16-18]，对此应该慎重。

f 免疫抑制剂作为 HCC 术后抗复发辅助治疗

IMbrave 050 是一项随机对照、开放标签、全球多中心 Ⅲ 期临床研究[19]，共纳入了 668 例切除或消融术后具有高复发风险的 HCC，按照 1：1 随机接受阿替利珠单抗 + 贝伐珠单抗治疗（T+A 组，即阿替利珠单抗 1 200mg，贝伐珠单抗 15mg/kg，每 3 周 1 次，至多持续 12 个月或 17 个周期）或主动监测随访。术后复发高危特征：①肿瘤大小>5cm；②肿瘤个数>3；③存在微血管或大血管侵犯（门脉侵犯限 Vp1/Vp2 型）；④病理活检提示肿瘤低分化（3~4 级）。消融术后复发风险涉及肿瘤的大小和直径，包括：①单个肿瘤且最大肿瘤直径>2cm 且 ≤5cm；②多发肿瘤 ≤ 4 个肿瘤，且最大肿瘤直径 ≤5cm。研究的主要终点是独立审查机构（IRF）针对意向治疗人群（ITT 人群）评估的无复发生存期（RFS），次要终点包括 OS 和研究者评估的 RFS等。Qin 等报告了中期分析（中位随访时间 17.4 个月）的结果数据。IRF 评估显示，阿替利珠单抗 + 贝伐珠单抗组和主动监测组的中位 RFS（mPFS）分别为不可评估（NE）（95% CI 22.1 个月 ~NE）和 NE（95% CI 21.4 个月 ~NE），而 12 个月 RFS 率分别为 78% 和 65%，T+A 组存在显著获益（HR=0.72，95% CI 0.53~0.98，P=0.012），复发转移风险与主动监测组相比下降 28%。研究者评估的 RFS 获益情况与独立审查机构一致（HR=0.70，95% CI 0.54~0.91，P=0.007 0）。安全性可控，与一线治疗（IMbrave150 研究）相比未见非预期不良事件的发生；而研究的 OS 数据尚未成熟。中期分析提示阿替利珠单抗联合贝伐珠单抗（T+A 方案）可以降低肝癌术后早期复发，且安全性可控，有望为 HCC 辅助治疗的标准治疗选择带来革新。但是现已获悉随访 3 年时（中位随访时间 35.1 个月）的最终 RFS 结果并不理想，具体数据有待于公布和进一步分析。

有学者认为上述初步数据仍然表明：阿替利珠单抗 + 贝伐珠单抗治疗对于预防早期复发是具有一定效果的，但是研究计划规定 T+A "至多持续 12 个月或 17 个周期的用药"，对于防止晚期复发显然存在着持续用药时间不够（疗程短）的问题；特别是许多患者存在 HBV 或者 HCV 感染，病因并没有去除，如果抗病毒治疗和 / 或对基础肝病控制不力，肝脏上还会发生新的肿瘤，造成复发；另外在影像学检查和统计 RFS时，并未细分是手术切除病灶原位或附近的复发还是肝内其他远隔部位的复发，也没有区别统计是早期复发和晚期复发，造成偏倚，可能影响该项研究的结论。

一项随机对照、开放标签、国内多中心的 Ⅱ 期临床研究[20]，共纳入 213 例合并 MVI 的肝切除术后HCC 患者，按 1：1 随机给予信迪利单抗单药辅助治疗或主动监测。结果显示信迪利单抗可以显著延长患者的 mRFS（27.7 个月 vs. 15.5 个月，HR=0.534，95% CI 0.360~0.792；P=0.002）；两组 mOS 均尚未达到（HR=0.505，95% CI 0.254~1.006），而 1 年 OS 率为 99.0% vs. 93.9%，2 年 OS 率为 87.9% vs. 78.0%。亚组分析显示，无论肿瘤直径、病灶数量或 MVI 级别，均可从信迪利单抗辅助治疗中获益；其中 AFP 水平>20ng/ml 的患者的获益更明显；而治疗相关不良事件（TRAE）与以往研究中信迪利单抗的安全性报告基本保持一致。

另外，还有多中心的回顾性研究显示，多种类型的辅助免疫治疗（包括 PD-1 和 PD-L1 单抗）与中晚期肝癌术后 RFS 和 OS 的延长密切相关，并有助于降低风险人群的术后复发率，从而可能改善预后[21]。

g 现代中药制剂槐耳颗粒系由中药原料药槐耳菌质提取而成。槐耳是生长在老龄中国槐树干上的槐栓菌（Trametes robiniophila Murr），在传统中医药学中的应用已有悠久的历史。明代《本草纲目》较详，入药早见于《肘后方》和《唐本草》，味苦辛、性平无毒，具有"治风""破血"和"益力"之功效。一项大型随机、对

原发性肝癌

照、全国多中心的上市后临床研究结果提示,对于 BCLC 分期 A 期和 B 期的肝癌患者,在根治性切除术后服用槐耳颗粒,可以明显延长 RFS,同时使肝外复发率也有明显降低[22-24]。

4.3 肝癌肝移植术 a-d

内容	Ⅰ级推荐	Ⅱ级推荐	Ⅲ级推荐
移植标准	米兰标准(1A 类) UCSF 标准(1A 类)	上海复旦标准等国内标准(3 类)	
等待供肝期间的桥接治疗 c		SBRT 或射频消融(2B 类)	肝动脉栓塞化疗(2B 类)

【注释】

a 国内外的肝癌肝移植适应证的标准,对于无大血管侵犯、淋巴结转移及肝外转移的要求基本一致,但是对于肿瘤大小和数目的要求却不尽相同[1]。某些国内标准(包括上海复旦标准、杭州标准、华西标准和三亚共识等)均不同程度地扩大了肝癌肝移植的适用范围,可能会使较多的肝癌患者接受肝移植手术受益[2-4],且并未明显降低术后总体生存率和无瘤生存率,但是需要进一步研究,以获得高级别的循证医学证据充分支持。

b 肝癌肝移植术后肿瘤复发明显降低了移植后生存率,其危险因素包括肿瘤分期、血管侵犯、血清 AFP 水平以及免疫抑制剂累积用药剂量等。减少移植后早期钙调磷酸酶抑制剂的用量,可能降低肿瘤复发率(2A 类)[5]。肝癌肝移植后采用含奥沙利铂方案进行系统化疗或 mTOR 抑制剂亦可能预防肿瘤复发,提高生存率[6-10](2B 类),但是需要开展多中心的随机对照的临床研究进行确证,而对于接受肝移植手术的肝癌患者术后免疫检查点抑制剂的使用仍须非常谨慎[11]。

c 在等待肝移植期间,肿瘤可能发生进展,导致失去手术机会或使术后预后变差。一项多中心前瞻性研究证实肝癌肝移植术前通过局部区域治疗实现肿瘤降期的可行性,以及降期后患者的生存获益,其中 mOS 延长至 158 个月,5 年 RFS 为 71.3%,为符合米兰标准的肝癌患者带来了希望[12]。因此,在恰当的时间进行局部桥接治疗,有助于降低肿瘤分期,提高预后。常用的局部桥接治疗有射频消融(radiofrequency ablation,RFA)和肝动脉栓塞化疗(transcatheter arterial chemoembolization,TACE)、SBRT 等。一项纳入了 3 601 例患者的多中心临床研究表明,符合米兰标准且在等待肝移植期间进行局部区域桥接治疗,除非该治疗后获得了病理学完全缓解(pCR),否则局部区域桥接治疗并不能改善移植术后存活率及肿瘤复发率[13]。但是,Lee 等[14]对肝移植术前行 RFA 治疗对移植术后结局的影响进行了长达 10 年的随访,发现术后 5 年和 10 年受体存活率分别为 75.8% 和 42.2%,相应的无瘤存活率分别为 71.1% 和 39.6%,提示 RFA 应用于肝癌患者行肝移植术前治疗可能提高移植术后的疗效。一项回顾性 ITT 人群分析比较了包括 SBRT、TACE 及射频消融三种治疗手段作为肝移植前的桥接治疗的安全性和有效性[15],结果显示 SBRT 与 TACE 和射频消融的安全性和有效性相似。

d 肝移植是目前治疗早期肝癌最有效的方法之一[16],然而术后肿瘤复发转移是影响肝移植疗效的主要因素[17]。根据统计,肝移植肝癌复发转移的中位时间为移植术后 8~14 个月,大多数在 2 年之内。在 "安全、有效、精准" 的基础上,筛选肝移植术后肝癌复发相关的预后预测指标、完善肝移植患者选择的适应证、确定合理的术前局部治疗方案并且制订肝癌复发后的干预措施,将有助于提高肝癌肝移植患者临床疗效和改善长期生存[18]。对于肝癌肝移植术后肿瘤复发,虽然临床上采用多种手段防治,但是迄今仍然缺乏前瞻性、随机对照的多中心临床试验,也没有公认有效的治疗策略、方法和药物,一旦复发预后很差,必须引起高度重视和积极加强研究[18-20]。

原发性肝癌

5 HCC 的局部治疗

5.1 局部消融治疗 a-f

内容		I 级推荐	II 级推荐	III 级推荐
消融治疗手段		射频消融（RFA）（1A 类） 微波消融（MWA）（1A 类）	冷冻治疗（CRA）、无水乙醇注射治疗（PEI）（1A 类）	高功率超声聚焦消融（HIFU）、激光消融（LSA）（3 类）
临床分期	分层			
I 期	I a	单个肿瘤直径 ≤3cm；或肿瘤结节 ≤3 个、最大肿瘤直径 ≤3cm	直径 3~5cm 的单发肿瘤或多发肿瘤，应采用多点覆盖或联合 TACE（2A 类）	
	I b	无血管、胆管和邻近器官侵犯以及远处转移 肝功能分级为 Child-Pugh A 或 B 级（1A 类）		
II 期	II a			部分病例，可以考虑手术切除 + 射频消融（RFA）（2B 类）

【注释】

a 开展局部消融的操作医师必须经过严格的学习培训，逐渐积累足够的实践经验，治疗前应该全面了解和充分评估患者的意愿、全身状况、肝功能状态以及肿瘤情况（位置、大小以及数目等）。

b 对于单发病灶直径 ≤5cm 和 2~3 个病灶且最大病灶直径 ≤3cm 的患者，无血管、胆管和邻近器官侵犯以及远处转移、肝功能分级 Child-Pugh A 级或 ≤7 分 Child-Pugh B 级的患者，选择局部消融（射频消融）治疗与手术切除效果无明显差异，可以获得根治性效果[1-9]。肿瘤的位置对射频消融的效果会有一定影响，回顾性分析提示病灶靠近肝内大血管是不完全消融的潜在危险因素[10]。

c 不推荐对 >5cm 的病灶单纯实施局部消融治疗。多项研究表明，对于多个病灶或更大的肿瘤，应根据患者的肝功能，可以采取 TACE 联合消融治疗，效果优于单纯的消融治疗[6,11-12]。

d 微波消融（MWA）在我国是常用的热消融方法，在局部疗效、并发症发生率以及远期生存方面与 RFA 相比均无明显差异[13]（1A 类）。MWA 的特点是消融效率高，可以避免 RFA 所存在的"热沉效应"。对于 MWA 和 RFA，可以根据肿瘤的位置、大小以及操作医师的技术，选择适宜的消融方式[14-15]。与 MWA 和 RFA 相比，HIFU 和 LSA 的完全消融率欠佳。

e 消融治疗后评估局部疗效的规范方法[4-5,9]：在术后 1 个月左右，复查肝脏动态增强 CT/MRI 或超声造影，优选增强 MRI 检查。完全消融后还应定期随访，通常每隔 2~3 个月复查，以便及时发现可能的局部复发病灶或肝内新发病灶。首次评价时仍有肿瘤残留者，可以进行再次消融治疗；但是若 2 次消融后仍有肿瘤残留，应视为消融治疗失败，需要改用其他疗法。疗效评价：完全消融（complete response，CR），经动态增强 CT 或 MRI 扫描，或者超声造影随访，动脉期未见强化；不完全消融（incomplete response，ICR），经动态增强 CT 或 MRI 扫描，或者超声造影随访，肿瘤病灶内局部动脉期有强化，提示有肿瘤残留。

f 免疫检查点抑制剂（PD-1/PD-L1 单抗，CTLA-4 单抗）联合局部消融治疗，正在尝试用于肝癌的治疗，可以诱导肿瘤组织内 CD8[+] T 细胞聚集，可能产生积极的临床效果，值得进一步开展研究[7-9]。

原发性肝癌

5.2 经肝动脉介入治疗 [a-i]

临床分期	分层	Ⅰ级推荐	Ⅱ级推荐	Ⅲ级推荐
Ⅰ期	Ⅰa		TACE 用于不适合／拒绝外科切除、肝移植与消融治疗（2A 类）	HAIC 用于单个肿瘤最大径>7cm 且拒绝／不适合外科切除（2A 类）[1]
	Ⅰb			
Ⅱ期	Ⅱa			
	Ⅱb	TACE（1A 类）TACE 联合靶免治疗（度伐利尤单抗＋贝伐珠单抗）（1A 类）[2-3]		
Ⅲ期	Ⅲa	HAIC/TACE ± 系统治疗（1B/2A 类）[4-5]	TACE 用于门静脉主干不全性阻塞，或者虽完全阻塞但肝动脉与门静脉间代偿性侧支血管形成（2A 类）	HAIC 用于靶向（抗血管）治疗联合免疫检查点抑制剂／免疫检查点抑制剂治疗／系统化疗／靶向治疗无效或无法耐受的患者（2B 类）
	Ⅲb		TACE+ 仑伐替尼（2A 类）[6]	对于已有肝外转移的肝癌患者，最大负荷位于肝内，可以酌情使用 HAIC 治疗（2B 类）
Ⅳ期			TACE/HAIC 用于无法／拒绝行肝移植治疗者（2A 类）	
其他			TACE 用于肝癌手术／移植术前的减瘤／桥接治疗（2A 类）	TACE 用于肝肿瘤破裂出血或肝动脉 - 门静脉分流造成门静脉高压出血；控制局部疼痛、出血及栓堵动静脉瘘；DSA 造影可以早期发现残癌或复发灶，并给予介入治疗（3 类）

【 注释 】

a　正常肝脏组织的血供同时来源于肝动脉和门静脉。HCC 肿瘤病灶的血供主要来源于肝动脉，而门静脉参与肿瘤周边及包膜处的供血。HCC 这一特性为采用经肝动脉介入治疗提供了重要的理论和解剖学基础。经肝动脉介入治疗主要包括经动脉栓塞（transcatheter arterial embolization，TAE）、经动脉化疗栓塞（transarterial chemoembolization，TACE）、肝动脉灌注化疗（hepatic arterial infusion chemotherapy，HAIC）和肝动脉放射性栓塞（transarterial radioembolization，TARE）。

　　TACE 不仅通过阻塞肿瘤供血动脉造成缺血缺氧引起肿瘤坏死，还联合应用细胞毒性化疗药物抑制并杀伤肿瘤细胞，协同起效达到治疗目的。TACE 是目前公认的对于不能手术的肝癌的最常用方法之一，客观应答率较高，可以明显提升 HCC 患者的生存期[7-12]。通常，TACE 利用肝癌 90% 以上的血供来自肝动脉的特点，通过经肝动脉 - 肿瘤供血动脉支将带有化疗药物（顺铂、氟尿嘧啶等）的碘化油乳剂或载药微球、补充栓塞剂（明胶海绵颗粒、空白微球或者聚乙烯醇颗粒等）注入肿瘤组织内，使肝癌组织坏死，不仅可使肿瘤降期转化为可手术切除肿瘤，而且可能使患者获得更长的生存期。国际和国内多项临床指南均推荐 TACE 作为中期肝癌的主要治疗措施，基于 TACE 的综合治疗也已经逐渐成为晚期肝癌的治疗手段[13-19]。

　　HAIC 是由经导管动脉灌注化疗（transcatheter arterial infusion，TAI）不断发展变革而来的。既往 TAI 主要通过团注药物（bolus injection）或短时介入操作过程中局部给予不同种类的化疗药物，而 HAIC 是通过经皮穿刺置管于肿瘤供血的靶动脉（肝固有动脉及其分支）进行长时间（48 小时或更长时间）持续性灌注（continuous infusion）化疗药物。相较于静脉化疗而言，HAIC 明显提高肝脏局部药物浓度和肿瘤长时间的

原发性肝癌

药物暴露,提高抗肿瘤活性,同时减少对正常肝组织的损伤,减少化疗药物在外周血中的分布,从而减少全身不良反应。目前已有多项临床研究表明 HAIC 对于中晚期 HCC,特别是浸润型肿瘤、血供较差、门静脉主干或分支受侵（Vp3 和 Vp4）以及中期肝癌中负荷大的患者具有较常规 TACE 更加明显的优势,并形成了相关的专家共识[1-5,20-23]。目前,HAIC 持续灌注含奥沙利铂化疗方案受到关注,正在全国推广,但是普及应用时间尚短,在适应证、操作规范、药物及其剂量选择等方面尚存在不同的认识,需要统一和规范。

目前,在美国肝病研究协会（AASLD）、美国国家综合癌症网络（NCCN）、欧洲肝病学会（EASL）、亚太肝脏研究协会（APASL）肝癌指南和巴塞罗那肝癌分期诊疗指南中,尚未将 HAIC 作为晚期肝癌的治疗推荐。但是在亚洲,尤其是在日本和韩国,HAIC 已作为一种有效的治疗手段用于中晚期肝癌并且写入指南。日本肝病学会（JSH）的肝癌指南已将 HAIC 推荐为伴门静脉癌栓肝癌患者的标准治疗;在韩国肝癌指南中,HAIC 被推荐用于无肝外转移、系统治疗失败或不适合接受系统治疗的晚期肝癌患者。我国国家卫生健康委员会《原发性肝癌诊疗指南（2024 年版）》[2]也已经推荐 HAIC-FOLFOX 方案作为晚期肝癌患者的可选治疗方案之一。

TACE 和 HAIC 用于治疗不可切除肝癌都是有效安全的介入治疗方法。TACE 作为经典的治疗手段,历史悠久,循证医学证据较为充分,适应证较为广泛,已被众多的临床指南推荐为中期肝癌的标准治疗方法,但是对于部分大肝癌患者,其客观疗效并不理想,转化成功率较低。而 HAIC 近年来广受关注,其适应证与 TACE 治疗有着较大的重叠,在提高局部化疗药物浓度和降低异位栓塞等不良事件方面具有优势,但是 HAIC 对比 TACE 疗效的研究多为回顾性研究,数项大规模的随机对照研究也仅限于某些特定人群（如大肝癌、合并门静脉癌栓患者等）。因此,两者之间各有优劣,可以互为补充,未来需要开展更多的研究进行比较。

b 经肝动脉介入治疗操作程序要点和分类[24]

(1) 肝动脉造影:通常采用 Seldinger 方法,即经皮穿刺股动脉插管,将导管置于腹腔干或肝总动脉行 DSA 造影,造影图像采集应该包括动脉期、实质期及静脉期;应行肠系膜上动脉造影,注意寻找侧支供血,必要时加做膈动脉、肋间动脉、右肾动脉及右侧胸廓内动脉造影,寻找侧支肿瘤动脉。仔细分析造影表现,明确肿瘤的部位、大小、数目以及供血动脉等。

(2) 根据肝动脉插管化疗、栓塞操作和材料的不同,通常分为:① TACE,通过将化疗药物与栓塞剂混合在一起形成负载药物微球或乳化颗粒,药物常规使用蒽环类、铂类药物。栓塞剂可以使用药物洗脱微球（drug-eluting beads,DEB）或明胶海绵颗粒,化疗药物及栓塞剂联合使用并经超选肿瘤的血动脉支注入,栓塞终点为达到血流完全阻断。根据栓塞剂的不同,可以分为:常规 TACE（cTACE）,采用碘化油化疗药物乳剂为主,辅以颗粒型栓塞剂栓塞的治疗方案,颗粒型栓塞剂包括明胶海绵颗粒、空白微球以及聚乙烯醇颗粒等。药物洗脱微球 TACE（DEB-TACE）,即以药物洗脱微球栓塞为主的治疗方案,微球可栓塞肿瘤供血动脉使肿瘤坏死,同时又可作为化疗药物载体,使化疗药物在肿瘤局部缓慢、持续释放,维持肿瘤局部较高的血药浓度,进一步杀伤肿瘤细胞。② TAE,单纯采用栓塞剂堵塞肝肿瘤的供血动脉,临床常用的有包括明胶海绵颗粒、聚乙烯醇颗粒以及微球等。③ HAIC,经肿瘤供血动脉灌注化疗药物,常用化疗药物有铂类、抗代谢药等,借鉴于前期 EACH 研究的结果,HAIC-FOLFOX 的灌注药物方案常用奥沙利铂（在疗程第 1 天以 130 或 85mg/m² 的剂量,持续动脉灌注 3 小时）、亚叶酸钙（在疗程第 1 天以 200mg/m² 的剂量,动脉灌注 2 小时）和氟尿嘧啶（先以 400mg/m² 的剂量进行团注,随后以 2 400mg/m² 的剂量持续动脉灌注 46 小时）;在选择奥沙利铂的剂量时,如果是单纯灌注,可以使用 130mg/m²;而术后辅助治疗或联合靶向药物时,推荐使用 85mg/m²。④ TARE,采用放射性核素微球如 ⁹⁰Y 树脂微球（钇-90 微球）,经肿瘤的供血动脉支注入后可发挥 ⁹⁰Y 核素近距离照射和微球栓塞的双重抗肿瘤作用,对于单个病灶直径在 8cm 以内的 HCC 具有较好的降期和转化治疗效果[25]。参见 5.4 放射性核素治疗。

(3) TACE 治疗:临床上进行 TACE 治疗时常规采用化疗药物联合栓塞剂。我国医师常用 C-TACE,即栓塞剂为碘化油和辅助明胶海绵颗粒;栓塞前将超液化乙碘油与化疗药物充分混合成化疗乳剂,碘油用量一

原发性肝癌

般为 5~20ml；在透视监视下依据肿瘤区去血管化、碘油沉积是否完全、瘤周是否已出现门静脉小分支影作为充分栓塞的标志；在化疗碘油乳剂使用的基础上为达到充分栓塞，可加用颗粒性栓塞剂（如明胶海绵颗粒、微球、聚乙烯醇颗粒等），使用栓塞剂须避免反流栓塞正常肝组织或进入非靶器官[26]。国外已有学者通过研究认为采用碘油乳剂作为栓塞剂的效果不佳，主张采用 D-TACE，即选用不同规格内径的 DEB，近年来在我国临床上也越来越广泛采用。微球栓塞时也同样需要尽量栓塞肿瘤的所有供养血管，以尽量使肿瘤去血管化，提高疗效。

c   肝动脉介入治疗的常见不良反应：TACE 术后以栓塞后综合征最常见，主要表现为发热、肝区疼痛、恶心和呕吐等。此外，还可能发生穿刺部位出血、白细胞计数下降、一过性肝功能异常、肾功能损害以及排尿困难等[27-30]。HAIC 治疗过程中比较常见的不良反应为腹部疼痛等，灌注结束后常见的是化疗相关不良反应，如骨髓抑制、凝血功能异常、肝功能异常以及纳差、腹泻等消化道反应[31]。介入治疗后的不良反应通常持续 5~7 天，经过支持对症治疗后大多数患者可以得到恢复。

d   介入治疗的疗效评价[32]

    （1）技术成功标准：导管超选择地插至肿瘤供血动脉内，化疗栓塞后肿瘤供养血管被封闭，肿瘤染色明显减少或消失。

    （2）近期客观疗效主要是局部控制率，可以参考实体瘤 RECIST1.1 版、mRECIST 标准以及 EASL 标准等综合评估[33-35]，评价指标为肿瘤的客观应答（ORR）、疾病进展时间（TTP）和无进展生存时间（PFS）；远期疗效的主要指标为患者总生存期（OS）。

e   影响远期疗效的重要因素[12,36-37]：①肝硬化程度、肝功能状态；②血清 AFP 水平；③肿瘤的容积和负荷量，如 TACE 预后的术前预测模型——"six-and-twelve"模型，即肿瘤大小 + 数量 ≤ 6 枚、6~12 枚及 >12 枚，该模型对接受 TACE 治疗的肝癌患者进行个体化预后评估和危险度分层，可为 TACE 术前提供术后预期生存的参考值，协助选择不同的治疗方式[38]；④肿瘤包膜是否完整；⑤门静脉及其分支有无癌栓；⑥肿瘤血供情况；⑦肿瘤的病理类型等。

f   随访和间隔期间治疗：建议第一次 TACE 治疗后 3~6 周时复查动态增强 CT 和 / 或 MRI、血清肿瘤学相关标志物、肝肾功能和血常规等。如果影像学检查显示肝脏的瘤灶内碘油沉积浓密、瘤组织坏死明显，并且没有增大和没有新病灶，可以严密观察，暂不考虑再次进行 TACE 治疗。至于后续 TACE 治疗的频率，应依随访结果而定，主要包括患者对前次治疗的反应（包括有效性、安全性和耐受性）、肝肾功能和体能状况的变化。随访时间，可间隔 1~3 个月或更长时间。如果出现无法治疗的局部进展，则应停止 TACE 治疗[39]。目前肝动脉介入治疗联合系统治疗（如靶向药物、免疫治疗等），可以协同增效，更好地控制肿瘤进展，减少 TACE 治疗的次数，提高患者生活质量和延长生存时间。

g   治疗时注意点：

    （1）提倡采用微导管超选择性插管；尽可能插入肿瘤的供血动脉支，精准地注入化疗药物、碘油乳剂和颗粒性栓塞剂，以提高疗效和保护肝功能[40]。

    （2）TACE 联合消融治疗：临床常用两种 TACE 联合热消融治疗方式。①序贯消融：先行 TACE 治疗，术后 2~4 周内加用射频或微波消融。②同步消融：在 TACE 治疗时，同时给予射频或微波消融，可以提高临床疗效，并减轻肝功能损伤[41-42]。

h   目前研究表明单独应用 TACE 的 ORR 约 52%，mOS 波动较大，可在 19~38 个月之间，提示中期肝癌具有高度的异质性，临床实践中应重视不同的局部治疗之间进行联合或者局部联合全身治疗[12,43]：① TACE 联合消融治疗（RFA、MWA 等）[41-42]；② TACE 联合放疗[44-45]，主要用于门静脉主干癌栓、下腔静脉癌栓和局限性大肝癌介入治疗后的治疗；③ TACE 联合 Ⅱ 期外科手术切除，大肝癌或巨块型肝癌在 TACE 治疗后缩小并获得手术机会时，推荐进行外科手术切除[46-47]；④ TACE 联合全身治疗[2-3,48-49]，包括联合分子靶向药物、系统化疗、放射免疫靶向药物、基因治疗以及免疫治疗等。对于肝癌伴门静脉癌栓患者，采用 HAIC 联合索拉非尼的疗效明显优于单用索拉非尼治疗[5]。TACTICS 研究表明，TACE 联合索拉非尼对比单纯 TACE，联合组的 PFS 明显延长[18]。

　　EMERALD-1 研究[3]是一项研究 TACE 联合度伐利尤单抗 ± 贝伐珠单抗治疗适合进行栓塞治疗的不可手术切除的 HCC 的随机、安慰剂对照、国际多中心的Ⅲ期临床研究,共入组了来自全球 18 个国家和地区的 616 例适于 TACE 不可切除的 HCC 患者,按照 1:1:1 随机分为三组:A 组,治疗方案为 TACE+ 度伐利尤单抗,最后一次 TACE 后给予度伐利尤单抗 + 安慰剂(两联方案组);B 组,治疗方案为 TACE+ 度伐利尤单抗,最后一次 TACE 后给予度伐利尤单抗 + 贝伐珠单抗(三联方案组);C 组,治疗方案为 TACE+ 安慰剂,最后一次 TACE 后给予安慰剂 + 安慰剂(单纯 TACE 组),其中的 TACE 允许为 c-TACE 或 e-TACE。主要研究终点为 BICR 依据 RECIST 1.1 标准确认的三联方案对比单纯 TACE 的 PFS,次要终点包括 TACE+ 度伐利尤单抗 vs. 单纯 TACE 的 PFS、OS、ORR、TTP、安全性以及健康相关生活质量(HRQoL)等。结果:在主要终点 PFS 方面,与单独使用 TACE 相比,A 组取得了兼具统计学和临床意义的显著改善(mPFS:15.0 个月 vs. 8.2 个月),疾病进展或死亡风险降低 23%(HR=0.77,95% CI 0.61~0.98,P=0.032);同时,A 组的 ORR 高达 43.6%,其中 CR 率和 PR 率分别为 3.0% 和 40.6%;C 组 ORR 仅 29.6%,其中 CR 率和 PR 率分别为 2.5% 和 27.1%。A 组和 C 组的 TTP 分别为 22.0 个月和 10.0 个月。EMERALD-1 研究中,三组的不良反应均为可预期、可控制和可处理的,无新的安全信号发生。B 组、A 组和 C 组的 3~4 级不良事件(AEs)的发生率分别为 27.6%、45.5% 和 23.0%,其中 3~4 级治疗相关不良事件(TRAEs)的发生率分别为 6.5%、26.6% 和 6.0%。值得关注的是,A 组的治疗方案相关 AEs 导致的死亡事件发生率为 0,而单纯 TACE 组为 1.5%。EMERALD-1 研究以高级别的循证医学证据,突破临床困局,有望建立新的治疗模式,具有里程碑意义。

　　对于部分肝内负荷相对较轻的晚期 HCC,使用 TACE 联合仑伐替尼对比一线仑伐替尼治疗的Ⅲ期 LAUNCH 研究显示,联合治疗组与仑伐替尼治疗组的 mOS 分别为 17.8 个月和 11.5 个月,mPFS 分别为 10.6 个月和 6.4 个月,差异均有统计学意义。提示在晚期肝癌中使用 TKI 联合 TACE 治疗也可使部分患者取得生存获益[6]。

i　虽然 TACE 的疗效已经获得业界公认,还是存在某些影响治疗的不确定因素,特别是操作上也存在较大的异质性,包括:① TACE 的不同类型,有 C-TACE 和 D-TACE 等,两者在生存上未能显示出差异,但相应的适应人群尚需要进一步细化。② TACE 操作的精细程度不一、质控困难,如:栓塞材料的合理性,栓塞的精确性,栓塞终点和栓塞度的把握等都会影响疗效。因此,如何规范化地应用 TACE 以及进行精细化操作是亟待解决的问题。③对直径大于 7cm 的中期 HCC,已有临床研究结果显示 HAIC 的疗效优于常规 TACE[1]。但是由于缺乏更多充分的验证性循证医学证据支持,HAIC 优于 TACE 的结论仍然存在一定程度的争议。HAIC 作为晚期 HCC 的标准治疗方案需要更多证据支持[50]。

5.3　放射治疗 a-e

适应证		Ⅰ级推荐	Ⅱ级推荐	Ⅲ级推荐
CNLC Ⅰa、部分Ⅰb期	小肝癌不宜手术或消融治疗,或不愿采用有创治疗的患者		SBRT 作为有效治疗手段,其生存获益可与手术切除或局部消融治疗相类似(2B 类)[1-4]	
CNLC Ⅱa、Ⅱb期	联合 TACE 治疗		TACE 术后碘油沉积不佳,肝脏肿块 >5cm 的病灶,可联合局部放疗,以提高局部控制率,延长生存期,较单用 TACE、索拉非尼或 TACE 联合索拉非尼治疗的疗效好(2B 类)[5-7]	

续表

适应证		Ⅰ级推荐	Ⅱ级推荐	Ⅲ级推荐
CNLC Ⅲa期	门静脉癌栓,可手术切除		术前新辅助放疗、术后辅助放疗等围手术期放疗方案,可降低局部复发风险,显著延长生存期(2A类)[8-9]	
	门/下腔静脉癌栓,不可手术切除		多数属于姑息性放疗,放疗与TACE等联合治疗,尤其TACE前放疗,可能延长患者生存期(1B类)[7,10]	放射性粒子植入(3类)
CNLC Ⅲb期	肝外转移		对于骨转移和脑转移等,放疗可缓解转移灶浸润、压迫症状;部分寡转移病灶可行SBRT,以延长生存期(2A类)[11]	对于淋巴结转移、肾上腺转移、肺转移、腹膜和胸膜转移等浸润、压迫导致相应的症状(如疼痛、黄疸、出血等),可选用放疗缓解症状,延缓肿瘤发展,从而延长生存期(3类)[11]
手术联合放疗	肝移植前桥接治疗		可显著提高肿瘤局部控制率,延缓疾病进展,降低移植等待者退出移植手术的风险(2B类)[12]	
	术前新辅助放疗		部分中央型肝癌可行术前新辅助放疗,疗效较好、患者耐受性佳(2B类)[13]	
	术后辅助放疗		肝癌手术切缘距肿瘤≤1cm的窄切缘手术,术后切缘阳性,或术后病理见有微血管侵犯(MVI),术后辅助放疗可降低局部复发或远处转移率,延长患者无瘤生存期(2B类)[14-15]	
	放疗降期后手术		放疗可联合介入或免疫检查点抑制剂治疗,使肿瘤缩小或降期,部分患者可能因此获得手术机会,延长生存期(2B类)[16]	
药物联合放疗	放疗合并使用分子靶向和/或免疫治疗药物			索拉非尼等分子靶向药,在放疗前、后使用可能延长生存期,但同步使用须谨慎;免疫检查点抑制剂联合SBRT治疗HCC,可能起到协同增效的作用(3类)[17]

【注释】

a 肝癌放疗的目的与技术:

一般认为,对于小肝癌施行立体定向放疗(stereotactic body radiation therapy,SBRT)可作为追求根治性效果的治疗手段;而对于中晚期肝癌而言,放疗大多属于姑息性放疗,其目的是缓解或者减轻症状,改善生活质量,以及延长带瘤生存期。对于局限于肝内的大肝癌患者,一部分可通过局部放疗转化为可手术切除,从而可能达到根治目的。

肝癌的放疗技术,主要包括三维适形放疗(3D-conformal radiotherapy,3D-CRT)、调强放疗(intensity modulated radiation therapy,IMRT)、图像引导放疗(image guided radiation therapy,IGRT)和SBRT等。目前认为IGRT技术优于非IGRT技术,螺旋断层放疗设备作为图像引导下的调强放疗,适合具有多发病灶的肝

原发性肝癌

癌患者。肝癌的 SBRT 治疗必须满足以下条件：拥有四维 CT 的影像设备引导或肿瘤追踪系统，非常精确的患者体位固定，放疗前的个体化图像校正，放疗设备能聚焦到肿瘤，以及肿瘤之外的射线梯度下降快[18]。迄今尚缺乏高级别的循证医学证据支持采用质子加速器治疗肝癌的生存获益优于光子放疗。

呼吸运动是导致肝脏及其肿瘤在放疗过程中运动和形变的主要原因。目前主张采取多种技术减少呼吸运动带来的影响，如门控技术、实时追踪技术、呼吸控制技术以及根据四维 CT 确定内靶区（internal target volume，ITV）等。采取腹部加压简单易行，压腹部位在剑突与脐连线上半部，可以最大限度地减小肝脏呼吸动度。

b 外放疗照射靶区，应参考多种影像学检查资料从而确定靶区。

大体肿瘤体积（gross tumor volume，GTV），应该在增强 CT 中定义，参考动脉相与静脉相表现；MRI 显示肝内病灶比较清晰，必要时也可以参考；PET/CT 扫描则用于了解肝外转移病灶情况。

临床靶体积（clinical target volume，CTV），由 GTV（影像可见病灶，如肝内原发灶、癌栓、淋巴结 / 骨 / 肾上腺 / 脑等部位的转移灶）外扩 2~4mm；由于 HCC 出现淋巴引流区转移较少见，CTV 一般不包括淋巴引流区，但是对于已经出现淋巴结转移的，建议 CTV 包括其下一站的淋巴引流区。

计划靶体积（planning target volume，PTV），在常规放疗技术情况下，一般在 CTV 基础上外放 5~15mm；肝内原发灶、肾上腺 / 肺转移灶等必须考虑肿瘤移动度（ITV），ITV 的大小可通过透视评估，4D 模拟 CT 技术更为准确；肝癌放疗野设计的一个重要原则是充分利用正常肝组织所具有的强大再生能力，在设计放射野时，尤其是大肝癌，应尽可能保留一部分正常肝不受照射，从而使部分正常肝组织能获得再生。

c 放疗剂量及危及器官（organs at risk，OAR）限量

肿瘤放疗剂量[3,19-20]：

(1) SBRT 时，一般推荐总量 ≥(45~60)Gy/(3~10)次。放疗生物等效剂量（biological effective dose，BED）≥(74~80)Gy（α/β 比值取 10Gy 时），病灶可以获得较好的放疗效果。

(2) 常规分割剂量放疗时，总量为 50~75Gy，其基本上取决于全肝和 / 或周围胃肠道的耐受量。新辅助放疗门静脉癌栓的剂量可为 3Gy×6 次[9]。对于癌栓等进行术后辅助放疗，可予以相应瘤床 50Gy/25 次的剂量放疗。非 SBRT 的低大分割外放疗，可利用 LQ 模型将其放疗剂量换算为 BED，乙型肝炎病毒感染患者的肝细胞 α/β 比值取 8Gy，肿瘤细胞 α/β 比值取 10~15Gy，作为剂量换算参考。具有 IGRT 技术条件，对于部分肝内病灶、癌栓或肝外淋巴结、肺、骨等转移灶可行低分割放疗，以提高单次剂量和缩短放疗时间，其疗效也不受影响甚至可以提高。

OARs 剂量限量：

(1) SBRT

1) 正常肝（Liver-GTV）剂量限量：在肝功能 Child-Pugh A 级，正常肝体积超过 700ml 时，放疗分次数为 3~5 次，Liver-GTV 平均剂量 <15Gy；而当正常肝体积 >800ml 时，放疗分次数为 3~5 次，Liver-GTV 平均剂量 <18Gy；放疗分次数为 6 次，Liver-GTV 平均剂量 <20Gy；每次肿瘤分割剂量 4~8Gy，Liver-GTV 平均剂量 <23Gy 为安全剂量。

2) 胃和小肠：亚洲 HCC 患者常伴有肝硬化和脾功能亢进导致的胃肠道淤血和凝血功能差，胃肠道放射耐受剂量低于 RTOG 推荐的剂量。也有学者认为，放疗分次数为 3~5 次，胃和小肠最大剂量均应 <(22.2~35)Gy，最佳 <30Gy。

3) 肾脏与脊髓：放疗分次数为 3~5 次，双肾 D_{mean} 最佳 <10Gy，脊髓（部分脊髓平面受照射）D_{max} <(21.9~30)Gy，最佳低于 18~23Gy 或 <20Gy。

(2) 常规分割放疗

1) 正常肝（Liver-GTV）剂量限量：肝功能 Child-Pugh A 级，Liver-GTV 平均剂量限量为 28~30Gy，$V_{30} \leqslant 60\%$；非常规大分割放疗（每次分割剂量 4~8Gy），Liver-GTV 平均剂量限量为 23Gy（2B 类）；肝功能为 Child-Pugh B 级者，肝脏对射线的耐受量明显下降，正常肝平均剂量，最好 <6Gy，应该避免对 Child-Pugh C 级患者进行肝区放疗。

原发性肝癌

2）胃和小肠：最大剂量均<54Gy，胃 V_{45}<45%，小肠 V_{50}≤5%（RTOG-0418）。

3）肾脏和脊髓：双肾 D_{mean}≤15Gy 且 V_{20}≤33%，如一侧肾脏平均剂量≥19Gy，则另一侧肾脏应该尽量避开；脊髓 D_{max}<45Gy（RTOG-0623）。

d 放射性肝病、放疗合并用药与随访时注意点：

　　放射性肝病（radiation-induced liver diseases，RILD）：对肝内肿瘤的放疗，可能诱发不同程度的肝损伤。RILD 是肝脏放疗的剂量限制性并发症，通常分为典型性和非典型性两种。①典型 RILD：碱性磷酸酶（AKP）升高>2 倍、无黄疸性腹水、肝大。②非典型 RILD：转氨酶超过正常最高值或治疗前水平的 5 倍。诊断 RILD 必须排除肿瘤进展、病毒性或药物性所致临床症状和肝功能损害。影像学上局灶放射性肝损伤，出现于受较高剂量照射的肝脏区域；早期，CT 表现多为边界清楚肝内低密度区，MRI 表现为 T_1WI 低信号，增强动脉期强化下降；晚期，增强 CT 与 MRI 均表现为病变区局部萎缩、动脉及延迟期呈不均质强化。值得注意的是，局灶放射性肝损伤，应该在合并出现 RILD 相关临床表现及实验室指标异常，且需要临床干预治疗时，才可诊断为 RILD。

　　临床上，放疗同时常合并使用分子靶向类药物及免疫治疗类药物等。虽然索拉非尼可延长晚期 HCC 患者的 OS，但是 Ⅱ 期临床研究显示，索拉非尼联合放疗外照射并不能提高疗效，且可增加不良反应；因此，在进行肝内病灶放疗时，同步联合使用索拉非尼争议较大，必须非常谨慎。不过，近期有研究发现，在放疗前或后使用一些分子靶向药物，尤其对存在 MVI 等不良预后因素或部分 BCLC C 期患者，有可能延长生存期。免疫检查点抑制剂联合 SBRT 治疗 HCC，已有的研究结果提示可能起到协同增效的作用，但是需要进行更多的前瞻性临床研究加以证实，且联合治疗的具体方式以及并发症（RILD 与自身免疫性肝炎及其相互作用）防治等，都需要进一步深入研究。另外，对于 HBV-DNA 阳性的肝癌患者，为了防止放疗时乙肝病毒激活，建议同时应用高效的核苷类抗病毒药物。

　　放疗后随访：需要严密观察受照射肿瘤病灶的局部控制情况和正常组织不良反应等。HCC 放疗的疗效可以参考 EASL 或 mRECIST 标准进行综合评价，通常在放疗结束时肿瘤病灶大小多为稳定（SD），肿瘤明显缩小往往出现于放疗结束后 3~9 个月。RILD 的 CT 表现多为边界清楚肝内低密度区，增强时门静脉期或延迟期强化。该影像改变开始的中位时间为治疗后 3 个月，高峰期为 6 个月，9 个月后开始消失，因此，在随访时应该与局部复发相鉴别。

e 质子束放疗法（PBT）与内放疗：

　　因具有布拉格峰的物理特性，质子束治疗（PBT）比 X 射线治疗存在部分剂量学优势，有望减少放射性肝损伤，提高肿瘤放疗剂量；PBT 对于术后复发或残留肝癌病灶（大小<3cm，数目≤2 个）的疗效与 RFA 相似[21]。但是，目前尚缺乏较高级别的循证医学证据以支持肝癌患者质子放疗的生存率优于光子放疗。

　　内放疗是局部治疗肝癌的一种有效方法，包括 ^{90}Y 微球疗法、^{131}I 单克隆抗体、放射性碘化油以及 ^{125}I 粒子植入等。放射性粒子能够持续产生 γ 射线或 β 射线，在肿瘤组织内或在受肿瘤侵犯的管腔（门静脉、下腔静脉或胆道）内植入放射性粒子后，可以通过持续低剂量辐射，杀伤肿瘤细胞。PBT 与内放疗均需进一步开展规范化的临床研究，以积累高级别的循证医学证据和较为充分的支持资料（参见 5.4 放射性核素治疗）。

5.4　放射性核素治疗 [a-d]

适应证	Ⅰ级推荐	Ⅱ级推荐	Ⅲ级推荐
联合 TACE 治疗，或者放射性栓塞		Ⅰ~Ⅱ期且不适合/拒绝外科切除、肝移植与消融治疗的 HCC（2B 类） ^{90}Y 树脂微球放射性栓塞（2B 类）	
RFA 术后			Ⅰ~Ⅱ期且不适合/拒绝外科切除、肝移植治疗的 HCC（2B 类）
肝移植术后			移植术后抗复发治疗（2B 类）

【注释】

a ^{131}I- 美妥昔单抗是载药的放射性核素单抗,能够特异性结合肝癌细胞表面 CD147 抗原,封闭抗原引发的信号转导途径,发挥抑制 HCC 复发、转移的作用[1-3]。

b TACE 联合灌注 ^{131}I- 美妥昔单抗(利卡汀®),有助于放射性核素聚集于瘤内呈相对高浓度,延长了核素在瘤内滞留时间,保证了射线吸收剂量的最大化,且化疗药物兼有放射增敏作用,提高了内照射疗效,从而实现了局部核素与介入治疗的结合。Ⅱ期临床研究显示,TACE 联合 ^{131}I- 美妥昔单抗用于治疗中晚期 HCC 介入术后复发有一定疗效,临床应用安全可行[4-10]。一项前瞻性、非随机、国内多中心临床试验显示,TACE 联合 ^{131}I- 美妥昔单抗组(n=160)肿瘤复发的中位时间为 6 个月,而 TACE 组(n=160)为 3 个月(HR=0.55;95% CI 0.43~0.70;P<0.001);联合组的总生存期为 28 个月,而 TACE 组为 19 个月(HR=0.62;95% CI 0.47~0.82;P=0.001)[11]。全国多中心 Ⅳ 期临床研究显示(^{131}I- 美妥昔单抗联合 TACE 组 167 例,TACE 组 174 例),利卡汀的组织分布主要集中在肝脏;1 年生存率显著提高(79.47% vs. 65.59%,HR=0.598,P=0.041),且 TTP 显著改善,分别为(6.82±1.28)个月 vs.(4.7±1.14)个月(P=0.037);不良反应方面,联合组的淋巴细胞减少、血小板减少和总胆红素升高发生率较 TACE 对照组高,但是 SAE 并没有明显差别[12]。

c 单中心的随机对照研究显示,RFA 联合 ^{131}I- 美妥昔单抗对比单独 RFA,1 年和 2 年复发率分别为 31.8% 和 58.5% vs. 56.3% 和 70.9%,mTTP 为 17 个月 vs. 10 个月(P=0.03)[13]。另一项随机、对照、多中心、开放标签的 2 期临床试验显示 ^{131}I- 美妥昔单抗辅助治疗显著延长了表达 CD147 的 HCC 肿瘤肝切除术后患者的 5 年 RFS[14]。肝癌肝移植后抗复发治疗的随机对照研究显示,^{131}I- 美妥昔单抗治疗组与对照组相比,1 年复发率降低了 30.4%,生存率提高了 20.6%,AFP 阴性维持率达到 87.82%[15]。

d ^{90}Y 树脂微球放射性栓塞[16-22]:使用 ^{90}Y 树脂微球(Yttrium-90 resin microspheres,钇-90 树脂微球)对肝脏肿瘤进行内照射治疗(^{90}Y-SIRT)时,需在介入条件下,将导管经由股动脉或桡动脉插管至肝脏肿瘤供血动脉内,随后通过此导管将 ^{90}Y 树脂微球(粒径<100mm)输送并停留在肿瘤的微血管中。利用肝部肿瘤主要由动脉供血的特性,^{90}Y 树脂微球在肿瘤组织中的分布剂量可高达正常肝组织的 5~6 倍。利用 ^{90}Y 核素在瘤灶处进行持续性近距离照射,可以达到抑制肿瘤细胞生长、诱导凋亡及坏死的作用。

早在 2002 年,^{90}Y 树脂微球(SIR-Spheres®)获得美国食品药品监督管理局(Food and Drug Administration,FDA)和欧洲药品管理局(European Medicines Agency,EMA)的批准上市,主要用于结直肠癌肝转移的选择性内照射治疗。2022 年 2 月,国家药品监督管理局(National Medical Products Administration,NMPA)也已经批准 ^{90}Y 树脂微球在中国上市,用于经过标准治疗失败的不可手术切除的结直肠癌肝转移患者的治疗,但是尚未获批用于 HCC 的适应证。目前,在临床实践中,采用 ^{90}Y-SIRT 治疗不能切除的 HCC,国际上已有许多研究文献和临床经验报道,国内学者也在积极应用,提示其具有良好的疗效。^{90}Y-SIRT 技术和防护要求复杂,对操作者要求较高,也涉及介入科、肝胆外科、核医学科、放射科以及肿瘤科等多学科团队协作,万一发生 ^{90}Y 树脂微球异位分布可能会引起严重的并发症。因此,严格患者筛选、术前影像学评估、规范 ^{90}Y-SIRT 操作技术(包括 ^{90}Y-SIRT 方案、处方剂量计算和实施等)、术后管理、防治常见不良反应与并发症等,对于促进 ^{90}Y-SIRT 在临床上合理、安全地应用至关重要;同时,需要进行前瞻性、规范化、随机对照、多中心的大型临床研究进行确证。

原发性肝癌

6 HCC 的全身（系统）治疗 a-y

6.1 晚期 HCC 一线治疗策略选择

分层	Ⅰ级推荐	Ⅱ级推荐	Ⅲ级推荐
肝功能 Child-Pugh A 级或较好的 B 级（≤7 分）	多纳非尼（1A 类）； 仑伐替尼（1A 类）； 索拉非尼（1A 类）； 奥沙利铂为主的系统化疗（1A 类）； 卡瑞利珠单抗联合阿帕替尼（1A 类）； 阿替利珠单抗联合贝伐珠单抗（1A 类）； 信迪利单抗联合贝伐珠单抗（1A 类）； 度伐利尤单抗联合替西木单抗（tremelimumab）（1A 类）； 纳武利尤单抗联合伊匹木单抗（1A 类）； 替雷利珠单抗（1A 类）	度伐利尤单抗（1A 类）； 淫羊藿素软胶囊（1B 类）； 亚砷酸注射液（2A 类）； 特瑞普利单抗联合贝伐珠单抗（1A 类）； 菲诺利单抗联合贝伐珠单抗（1A 类）； 具有肝癌适应证的现代中药制剂，如榄香烯注射液 / 口服液、消癌平注射液 / 片剂 / 糖浆等（2A 类）	
肝功能 Child-Pugh B 级（>7 分）和 C 级	淫羊藿素软胶囊（1B 类）； 具有肝癌适应证的现代中药制剂，如榄香烯注射液 / 口服液、消癌平注射液 / 片剂 / 糖浆等（2A 类）； 传统中医中药辨证论治（2A 类）； 最佳支持治疗（BSC）和姑息治疗（2A 类）		

6.2 晚期 HCC 二线治疗策略选择

分层	Ⅰ级推荐	Ⅱ级推荐	Ⅲ级推荐
肝功能 Child-Pugh A 级或较好的 B 级（≤7 分）	阿帕替尼（1A 类）； 瑞戈非尼（1A 类）； 雷莫西尤单抗（限于血清 AFP≥400ng/ml 者）（1A 类）； 帕博利珠单抗（1A 类）； 卡瑞利珠单抗（1A 类）； 替雷利珠单抗（1A 类）；	卡博替尼（1A 类）； 纳武利尤单抗联合伊匹木单抗（2A 类）； 具有肝癌适应证的现代中药制剂，如榄香烯注射液 / 口服液、消癌平注射液 / 片剂 / 糖浆等（2A 类）	
肝功能 Child-Pugh B 级（>7 分）和 C 级	具有肝癌适应证的现代中药制剂，如榄香烯注射液 / 口服液、消癌平注射液 / 片剂 / 糖浆等（2A 类）； 传统中医中药辨证论治（2A 类）； 最佳支持治疗（BSC）和姑息治疗（2A 类）		

【注释】

a 两项大型、随机对照的国际多中心临床试验 SHARP 研究[1] 和 Oriental 研究[2] 的结果均表明，小分子靶向药物索拉非尼（sorafenib）可以延长晚期 HCC 患者的生存期。其中，SHARP 研究入组了 602 例未接受过系统治疗的晚期 HCC 患者，随机接受索拉非尼 400mg，每日 2 次或安慰剂，结果：中位生存期（mOS）在索拉非尼组和安慰剂组分别为 10.7 个月 vs.7.9 个月（$P<0.001$），中位至疾病进展时间（mTTP）分别为 5.5 个

原发性肝癌

月 vs. 2.8 个月（P<0.001）。Oriental 研究中，入组 226 例未接受过系统治疗的晚期 HCC 患者，2∶1 随机接受索拉非尼或安慰剂治疗，两组 mOS 分别为 6.5 个月 vs. 4.2 个月（P<0.001），mTTP 分别为 2.8 个月 vs. 1.4 个月（P<0.001）。在两项研究中，索拉非尼组高血压、腹泻、消瘦、手足皮肤反应以及低磷酸盐血症等均高于安慰剂组，但是患者耐受性尚好。因此，2007 年以来，索拉非尼已获得包括我国在内的全球 180 多个国家 / 地区药监部门批准上市，用于一线治疗无法手术或远处转移的 HCC 患者，且为多国的肝癌临床实践指南和专家共识所推荐；但是，索拉非尼单药的客观有效率和生存获益较低。

b EACH 研究是一项开放标签、随机对照的国际多中心 Ⅲ 期临床研究，共纳入 371 例不适于手术或局部治疗的晚期 HCC 患者，其中，中国患者占到 75%[3-4]。结果：与多柔比星单药相比，含奥沙利铂的 FOLFOX4 方案治疗显著延长了患者的 mPFS（1.77 个月 vs. 2.93 个月，P<0.001）、客观缓解率（ORR）（2.67% vs. 8.15%，P=0.02）和疾病控制率（DCR）（31.55% vs. 52.17%，P<0.000 1）；进一步随访 7 个月后的分析显示 FOLFOX4 组的 mOS 继续有获益（6.47 个月 vs. 4.90 个月，P=0.04）。在主要的目标人群（即中国患者群）中，FOLFOX4 组的 mOS 显著延长（5.9 个月 vs. 4.3 个月，P=0.028 1），同时，mPFS、ORR 和 DCR 也继续显示出明显的优势。在毒性方面，FOLFOX4 组的中性粒细胞减少和神经毒性发生率略高于对照组，但是两组患者的 3~4 级不良事件发生率并无明显差异。因此，2013 年 3 月 12 日，中国国家药监局已经批准含奥沙利铂的 FOLFOX4 方案用于治疗晚期 HCC。2015 年起，美国国立综合癌症网络（National Comprehensive Cancer Network，NCCN）肝癌临床实践指南等也连续多年收录和进行推荐。

c REFLECT 试验是一项仑伐替尼（lenvatinib）与索拉非尼头对头比较的随机对照、非劣效的全球多中心 Ⅲ 期临床研究，共入组 954 例晚期 HCC 患者[5]。结果：在主要终点上，仑伐替尼组 mOS 较索拉非尼组达到非劣效，并且有延长趋势（13.6 个月 vs. 12.3 个月，P>0.001）；在次要终点上，仑伐替尼组较索拉非尼组的 mPFS（7.4 个月 vs. 3.7 个月）、mTTP（8.9 个月 vs. 3.7 个月）和 ORR（24% vs. 9%）均有显著改善。在安全性方面，仑伐替尼与索拉非尼差异无统计学意义，两组治疗相关不良事件（TRAE）发生率相似，分别有 13% 和 9% 的患者因此而停药。该研究中入组了 288 例中国患者，仑伐替尼组相比索拉非尼组在 mOS（15.0 个月 vs. 10.2 个月）、mPFS（9.2 个月 vs. 3.6 个月）以及 mTTP（11.0 个月 vs. 3.7 个月）上均获得优势（P<0.05），且较全球的数据更佳；同时，对于 HBV 相关 HCC，仑伐替尼具有一定的生存获益优势。因此，2018 年 EMEA、FDA 和 NMPA 已相继批准了仑伐替尼一线治疗不可切除 HCC 的适应证。

d 多纳非尼片（donafenib）是一种新的多靶点、多激酶抑制剂，是将索拉非尼分子结构上的一个甲基采用三氘代甲基取代而形成的全新的专利药物，具有更为优异的药代动力学和药效学性能。在一项随机、平行对照、开放标签的多中心 Ⅱ / Ⅲ 期注册临床试验（ZGDH3 研究，NCT02645981）中，在全国 37 家中心招募 Child-Pugh 肝功能评分 ≤ 7 分且未接受过系统治疗的不可手术或转移性 HCC 患者，按照 1∶1 的比例随机分组，分别口服多纳非尼（200mg）或索拉非尼（400mg），每日 2 次，直至发生不可耐受的毒性或疾病进展。主要研究终点为 OS。2016 年 3 月至 2018 年 4 月，共入组 668 例患者，其中 659 例（多纳非尼组 328 例，索拉非尼组 331 例）纳入全分析集（FAS）。结果：多纳非尼组与索拉非尼组的 mOS 分别为 12.1 个月和 10.3 个月（HR=0.831，95% CI 0.699~0.988，P=0.036 3）。两组的 mPFS（3.7 个月 vs. 3.6 个月，P=0.282 4）、确认后的 ORR（4.6% vs. 2.7%，P=0.244 8）和 DCR（30.8% vs. 28.7%，P=0.553 2）差异均无统计学意义。两组分别有 191 例（57.4%）和 224 例（67.5%）患者发生 ≥3 级 AE（P=0.008 2），有 287 例（86.2%）和 309 例（93.1%，P=0.004 9）发生特别关注的 AE（AESI），各有 101 例（30.3%）和 141 例（42.5%，P=0.001 3）因 AE 导致暂停用药，即多纳非尼组均显著低于索拉非尼组。多纳非尼组最常见的 AE 为手足皮肤反应（50.5%）、AST 升高（40.5%）、总胆红素升高（39.0%）、血小板减少（37.8%）以及腹泻（36.6%）。因此，与索拉非尼相比，多纳非尼能显著延长晚期 HCC 的生存期，取得了优效结局，且具有更好的安全性和耐受性[6]。2021 年 6 月 9 日，多纳非尼已经获得 NMPA 批准，用于一线治疗未接受过全身治疗的不可切除的 HCC 患者。

e IMbrave150 研究是一项随机、阳性药平行对照、开放标签的国际多中心 Ⅲ 期临床研究，共纳入 501 例未接受过系统性治疗的不可切除的 HCC 患者，按照 2∶1 的比例随机接受 PD-L1 单抗阿替利珠单抗

(atezolizumab)联合贝伐珠单抗(T+A 方案,联合治疗组),或者索拉非尼单药治疗(对照组)[7]。该研究的共同主要终点为独立审查机构(IRF)根据 RECIST 1.1 版标准评估的 PFS 和 OS,而次要终点包括 ORR、TTP、缓解持续时间(DoR)、患者报告结局(PRO)和安全性。2019 年 ESMO-Asia 会议上,协作组报告了第一次中期分析数据,结果 OS 和 PFS 均达到预设的统计学界值。联合治疗组的 mOS 尚未达到,索拉非尼组 mOS 为 13.2 个月,联合组可使 OS 风险降低 42%($HR=0.58$,$P=0.000\ 6$);联合组的 mPFS 为 6.8 个月,索拉非尼组为 4.3 个月,疾病进展风险降低 41%($HR=0.59$,$P<0.000\ 1$)。联合组 ORR(RECIST v1.1)达到 27.3%,明显高于索拉非尼组的 11.9%。此外,联合治疗还能延缓患者报告生活质量发生恶化的时间(TTD: 11.2 个月 vs. 3.6 个月;$HR=0.63$)[8]。在安全性方面,联合组有 36% 发生 3~4 级 TRAE,其中 17% 是治疗相关性严重不良事件(SAE);在索拉非尼组有 46% 发生 3~4 级 TRAE,其中 15% 是治疗相关 SAE。联合治疗普遍耐受性良好且毒性可管理,除了单药已知的安全性事件外,联合组没有发生新的安全性问题。在 2020 年初 EASL 肝癌峰会上,进一步报道了中国患者的亚组数据[9]:共有 194 例患者(137 例来自 IMbrave150 全球研究,57 例来自中国扩展研究队列),其中联合组 133 例,索拉非尼组 61 例;联合治疗组的 mOS 尚未达到,索拉非尼组 mOS 为 11.4 个月($HR=0.44$);mPFS 是 5.7 个月 vs. 3.2 个月($HR=0.60$)。2021 年 1 月,美国临床肿瘤学会胃肠道肿瘤研讨会(ASCO-GI)上公布了 IMbrave150 研究 OS 的更新结果[10]:联合治疗组的 mOS 为 19.2 个月,明显优于索拉非尼组的 13.4 个月($HR=0.66$);中国亚组的 mOS 达到 24.0 个月,同样明显优于索拉非尼组的 11.4 个月($HR=0.53$)。2020 年 10 月 28 日,阿替利珠单抗联合贝伐珠单抗已经获得 NMPA 批准用于一线治疗未接受过全身治疗、不可切除的 HCC 患者。

f　ORIENT-32 研究是一项开放标签、随机对照的中国多中心Ⅲ期临床研究,共纳入 571 例未经系统治疗的不可切除的 HCC 患者,按照 2∶1 的比例随机接受信迪利单抗(sintilimab)联合贝伐珠单抗生物类似物或索拉非尼单药治疗[11]。入组患者中 94.5% 是 HBV 相关 HCC,65% 以上的患者曾经接受过 TACE 治疗。结果:联合治疗组的 OS 显著优于索拉非尼组,mOS 在联合治疗组未达到,索拉非尼组为 10.4 个月($HR=0.57$,95% CI 0.43~0.75,$P<0.000\ 1$);联合治疗组的 mPFS 也显著优于索拉非尼,mPFS 分别为 4.5 个月和 2.8 个月($HR=0.56$,95% CI 0.46~0.70,$P<0.000\ 1$);按照 RECIST v1.1 标准评估,两组 ORR 分别为 21% 和 4%。安全性方面,联合治疗组的 3~4 级 TRAE 发生率与索拉非尼组相当,分别是 33.7% 和 35.7%。2021 年 6 月 25 日,该联合方案已经获得 NMPA 批准用于一线治疗不可切除或转移性 HCC。目前,仍然在等待 ORIENT-32 研究的最终分析和 mOS 结果。

g　HIMALAYA 研究是度伐利尤单抗(durvalumab,PD-L1 单抗)联合替西木单抗(tremelimumab,CTLA-4 单抗)对比索拉非尼一线治疗晚期 HCC 患者的国际多中心Ⅲ期临床试验[12],共纳入了 1 324 例初治的不可手术的晚期 HCC 患者,按照 1∶1∶1 随机分别接受度伐利尤单抗单药、STRIDE 方案(独特的剂量方案:在度伐利尤单抗 1 500mg 每 4 周 1 次常规治疗基础上,添加使用一剂 tremelimumab 300mg)和索拉非尼单药治疗。主要终点是 STRIDE 方案对比索拉非尼组的 mOS;次要研究终点包括度伐利尤单抗单药对比索拉非尼 OS 的非劣效性、PFS、ORR(RECIST v1.1)、DoR 以及安全性。结果:至数据截止时,STRIDE 方案 mOS 为 16.4 个月,而索拉非尼组 mOS 为 13.8 个月,即降低了 22% 的死亡风险($HR=0.78$,95% CI 0.65~0.93);两组 3 年生存率分别为 30.7% 和 20.2%。需要注意的是,索拉非尼组有 22.9% 患者后续接受了免疫治疗。在 ORR 方面,STRIDE 方案组较对照组提高了 3 倍(20.1% vs. 5.1%),DoR 长达 22.3 个月。2024 年 2 月,HIMALAYA 研究公布了长期生存随访的结果:两组的 4 年生存率分别为 25.2% 和 15.1%[13]。即 STRIDE 方案给患者带来了持久的免疫应答和生存获益,具有免疫治疗独有的长拖尾效应。安全性方面,STRIDE 方案未发现新的安全性信号,3~4 级 TRAE 发生率仅 25.8%,低于索拉非尼单药组的 36.9%,且未增加严重肝毒性和出血风险。STRIDE 方案不仅在整体人群中疗效出色,在亚组分析当中也观察到了一致性获益。2022 年 ESMO-Asia 会议上公布了 STRIDE 方案在亚洲和我国港台地区人群患者的疗效结果[14],亚洲、港台和全球各组患者的基线特征基本均衡,但是 HBV 感染的比例差异较大:全球人群是 31%,亚洲和我国港台地区人群的 HBV 感染率分别是 62.8% 和 76.8%。亚洲患者 STRIDE 方案对比索拉非尼的 mOS

原发性肝癌

为 16.5 个月 vs.11.8 个月（$HR=0.68$），中国港台地区人群患者则是 29.4 个月 vs. 19.1 个月（$HR=0.44$），3 年生存率更是高达 49.2%，明显优于全球人群的数据结果。除了 STRIDE 方案外，度伐利尤单抗单药治疗也获得了不劣于索拉非尼的 OS 获益（$HR=0.86$，95% CI 0.73~1.03，而非劣效界值 $HR=1.08$），mOS 为 16.6 个月。同时，度伐利尤单抗单药治疗患者的耐受性也优于索拉非尼，不失为晚期 HCC 患者有效治疗的选择之一。HIMALAYA 研究的成功，表明双免联合治疗在 HCC 一线治疗领域实现了首次突破，开启了新的里程。STRIDE 方案的出色疗效表现得益于两者联合的独特协同增效作用机制，不仅优效于索拉非尼标准治疗，且总体安全性和耐受性良好，为晚期 HCC 患者带来新的治疗选择；同时，亚洲人群以及 HBV 阳性亚组数据尤为出色，进一步确证了该方案在亚洲和中国 HCC 患者中的价值。

h 淫羊藿素软胶囊（icaritin，阿可拉定）是一种从传统中草药暨天然药用植物淫羊藿中提取、分离和纯化获得的单分子创新药物（纯度>98%），具有抑制肿瘤生长、调节免疫等多重作用。一项随机对照、双盲双模拟的全国多中心Ⅲ期注册临床研究[15]，头对头地比较了阿可拉定与华蟾素片一线治疗基线时病情较重、预后较差晚期 HCC 患者的有效性和安全性。该研究采用了适应性富集设计，选择了 3 项复合生物标志物指标（3 项指标中至少任意 2 项为阳性为富集人群）：AFP>400ng/ml、IFN-γ>7.0pg/ml 和 TNF-α<2.5pg/ml。共纳入 283 例既往未接受过治疗的晚期 HCC 患者，其中富集人群为 71 例。1∶1 随机分别接受阿可拉定和华蟾素片治疗。主要终点为 OS，次要终点为 PFS、TTP 以及 DCR 等。结果：与华蟾素组相比，阿可拉定一线治疗可显著提高富集人群的生存获益，两组的 mOS 分别为 13.54 个月和 6.87 个月（$HR=0.43$，$P=0.009\,2$）。同时，研究期间未接受其他系统治疗，但是在 PD 后继续应用试验用药的富集人群中，阿可拉定组 mOS 相比华蟾素组显著延长，分别为 18.97 个月 vs. 11.43 个月（$HR=0.14$，$P=0.009\,4$）。安全性方面，与华蟾素组相比，在全人群和富集人群中，阿可拉定的药物相关 AE 发生率和 3 级以上 AE 发生率均低于对照组，且未出现导致死亡的 AE。因此，采用阿可拉定一线治疗预后差的、复合生物标志物富集的晚期 HCC 患者，临床疗效确切、总生存期显著延长、死亡风险显著降低和生活质量显著改善，安全性有着明显的优势，总体不良反应及 ≥3 级不良反应发生率均低于现有的一线治疗药物。2021 年 12 月 31 日，NMPA 已经附条件批准了阿可拉定（淫羊藿素软胶囊）用于不适合或拒绝接受标准治疗，且既往未接受过全身系统性治疗的、不可切除的 HCC 患者，同时患者外周血复合标志物满足以下检测指标的至少两项：AFP ≥400ng/ml；TNF-α<2.5pg/ml；IFN-γ ≥7.0pg/ml。

i CheckMate-9DW 是一项随机对照、开放标签、国际多中心的注册Ⅲ期研究[16]，纳入未接受过系统治疗并且不适合根治性手术或局部治疗的肝癌患者，Child-Pugh 评分为 5~6 分，ECOG PS 为 0~1 分。患者按照 1∶1 的比例随机分组，试验组接受纳武利尤单抗 1mg/kg+ 伊匹木单抗 3mg/kg（O+Y 方案），每 3 周一次（最多 4 个周期），然后纳武利尤单抗 480mg 每 4 周一次的治疗；对照组（TKI 组）则是由研究者选择的仑伐替尼（8mg 或 12mg，每日 1 次）或索拉非尼（400mg，每日 2 次）治疗；直至疾病进展或出现不可接受的毒性，其中纳武利尤单抗最长使用 2 年。研究的主要终点是 OS，次要终点包括 BICR 采用 RECIST v1.1 标准评估的 ORR 和 DoR。2024 年 ASCO 年会上，研究公布了中期分析的结果：共入组了 668 例患者，O+Y 组是 335 例，TKI 组 333 例（其中仑伐替尼 275 例，占 85%）；中位随访 35.2 个月后，O+Y 组的 mOS 为 23.7 个月，而 TKI 组为 20.6 个月（$HR=0.79$，$P=0.018$），2 年和 3 年 OS 率两个组分别为 49% vs. 39% 和 38% vs. 24%；O+Y 组经确认的 ORR 达到 36%（其中 CR 为 7%），TKI 组为 13%；mDoR 分别为 30.4 个月和 12.9 个月。安全性方面，两组患者 3 级以上 TRAE 发生率分别为 41% 和 42%，其中 O+Y 组最常见的 TRAE 为瘙痒、AST 与 ALT 升高、皮疹和腹泻等；因 TRAE 导致停药的患者两组分别是 18% 和 10%。总体来说，安全性与既往报告的数据是一致的，没有出现新的安全性信号。因此，该研究结果表明，与仑伐替尼 / 索拉非尼相比，纳武利尤单抗联合伊匹木单抗一线治疗能够显著延长患者的 OS、提高 ORR，并且缓解持续时间也更长，同时具有可管理的安全性特征，为晚期 HCC 患者的一线治疗提供了一个新的选择。

j HEPATORCH 研究[17]为一项前瞻性、随机、阳性药对照、开放标签、亚太区国际多中心的注册Ⅲ期临床试验，在中国大陆、中国台湾和新加坡的 57 家研究中心进行。2020 年 11 月 23 日至 2022 年 1 月 21 日期

原发性肝癌

间,共纳入未接受过抗肿瘤系统治疗的 326 例晚期 HCC 患者,1∶1 随机分配至特瑞普利单抗 - 贝伐珠单抗组(n=162,特瑞普利单抗 240mg 联合贝伐珠单抗 15mg/kg,静脉滴注,均每 3 周一次),或者索拉非尼组(n=164,400mg,口服,每日 2 次)。主要终点为 BIRC 根据 RECIST v1.1 标准评估的 PFS 和 OS。结果:在对 PFS 进行主要分析时(数据截至 2022 年 8 月 10 日),中位随访时间为 9.4 个月;特瑞普利单抗联合贝伐珠单抗组与索拉非尼对照组的 mPFS 分别为 5.8 个月和 4.0 个月(HR=0.69,95% CI 0.53~0.91,P=0.008 6)。而在 OS 最终分析时(数据截至 2024 年 5 月 31 日),中位随访时间已经达到 16.4 个月,两组的 mOS 分别为 20.0 个月和 14.5 个月(HR=0.76,95% CI 0.58~0.99,P=0.039 4)。两组的 ORR 分别为 25.3% 和 6.1%。特瑞普利单抗联合贝伐珠单抗组和索拉非尼组的 ≥3 级 AE 发生率分别为 63.0% 和 61.0%,导致终止研究药物给药的 AE 发生率分别为 13.0% 和 12.2%,导致死亡的治疗相关 AE 发生率分别为 1.2% 和 0.6%。因此,在既往未接受抗肿瘤系统治疗的晚期 HCC 患者中,相较于索拉非尼,采用特瑞普利单抗联合贝伐珠单抗方案治疗能够显著延长 PFS 和 OS,同时提高了 ORR,并且具有优良的安全性。HEPATORCH 研究是第一个专门针对亚太地区晚期 HCC 的靶免联合治疗获得预期成功的国际多中心注册Ⅲ期临床试验,其阳性的结果数据充分支持特瑞普利单抗联合贝伐珠单抗可以成为晚期 HCC 一线治疗的新方案。申办方已经向 NMPA 申报增加 HCC 治疗适应证,并已获得 CDE 受理。

k　菲诺利单抗(SCT-I10A,国产 PD-1 单抗)是一种重组人源化抗 PD-1 IgG4 型单抗。菲诺利单抗联合 SCT510(国产贝伐珠单抗生物类似物)对比索拉非尼一线治疗晚期 HCC 的随机、中国多中心Ⅱ/Ⅲ期临床研究(NCT04560894)在 2024 年的 ASCO 年会上公布了结果[18],两个主要终点 mOS(22.1 个月 vs. 14.2 个月,HR=0.60,P=0.000 8)和 mPFS(7.1 个月 vs. 2.9 个月,HR=0.50,P=0.000 1)都得以显著延长;次要终点 ORR(32.8% vs. 4.3%)也明显提高。2024 年 1 月,SCT-I10A 和 SCT510 治疗肝癌已经向 CDE 提交上市申请。

l　亚砷酸注射液(arsenite injection,arsenic trioxide injection),亚砷酸(三氧化二砷)也是中药砒霜的主要成分。一项亚砷酸注射液治疗晚期肝癌的前瞻性、开放标签、单臂、中国多中心注册临床研究中,共收治晚期 HCC 患者 112 例,按照中国临床分期为Ⅱ期 44 例(39.3%),Ⅲ期 68 例(60.7%);肝功能基本正常[19]。主要研究终点为 OS,次要研究终点包括 TTP、ORR、DCR 和安全性。结果:入组的全部 112 例中,可以评价疗效的为 102 例,获得 ORR 为 6.9%;DCR 为 76.5%;102 例中,mOS 195 天,mTTP 97 天;78 例疗效为 SD 者:mOS 279 天,mTTP 148 天。因此,采用亚砷酸注射液一线治疗中晚期原发性肝癌具有一定的姑息治疗作用,可以改善患者生活质量、减轻癌痛和延长生存期。2004 年亚砷酸注射液获得国家药品监督管理局批准用于治疗晚期肝癌。在临床应用时,应该注意选择适当的患者,严密观察和积极防治不良反应,特别是肝、肾毒性,必须同时应用保肝、利胆和利尿药物。

m　CARES-310 研究是一项随机、阳性药平行对照、开放标签的国际多中心Ⅲ期临床研究[20],全球 13 个国家、95 家中心参加,共纳入 543 例未接受过系统性治疗的不可切除或转移性 HCC 患者,按照 1∶1 的比例,随机接受 PD-1 单抗卡瑞利珠单抗(camrelizumab)联合分子靶向药物阿帕替尼(apatinib),即所谓的双艾组合,或者索拉非尼单药对照治疗。该研究的共同主要终点为 BIRC 根据 RECIST 1.1 标准评估的 PFS 和 OS,次要终点包括 ORR、DCR、DoR、TTP、患者报告结局和安全性。结果:主要终点 PFS 和 OS 均达到预设的统计学界值。其中,双艾组的 mOS 为 22.1 个月,索拉非尼对照组为 15.2 个月,双艾组合可使死亡风险降低 38%(HR=0.62,P<0.000 1);两组的 1 年 OS 率分别是 76.6% 和 60.9%;双艾组的 mPFS 为 5.6 个月,而索拉非尼组为 3.7 个月,疾病进展或死亡风险降低 48%(HR=0.52,P<0.000 1);双艾组(BIRC 基于 RECIST1.1 标准评估)经确认的 ORR 为 25.4%,索拉非尼组为 5.9%;DCR 分别为 78.3% 和 53.9%。在安全性方面,两组 3 级以上 TRAE 发生率分别为 81% 和 52%,其中双艾组最常见的 TRAE 为高血压、AST 升高及蛋白尿,最常见的 3~4 级 TRAE 为高血压、AST 升高及 ALT 升高等,与研究药物既往的安全性数据一致,无新的安全性信号,且不良事件可管理。2024 年 6 月,ASCO 年会上进一步公布了 CARES-310 研究最终分析的 OS 更新结果[21],双艾组的 mOS 达到 23.8 个月,显著优于索拉非尼组的 15.2 个月(HR=0.64,P<0.000 1);2 年和

3 年 OS 率分别是 49.0% 和 37.7%,显著高于索拉非尼组的 36.2% 和 24.8%;亚组分析数据进一步表明:不论地域、种族或病因,双艾组的生存获益均一致;同时双艾组的 mDoR 长达 17.5 个月,远超对照组的 9.2 个月,说明得益于免疫治疗的"拖尾现象",能够稳健地维持良好生存获益,为该靶免联合方案提供了长期有效性和安全性的重要证据。因此,卡瑞利珠单抗联合阿帕替尼已于 2023 年 1 月 31 日获得 NMPA 的正式批准,用于晚期 HCC 的一线治疗,并且已经纳入国家医保报销目录。

n　RATIONALE-301 研究(NCT03412773)是一项随机、阳性药平行对照、开放标签的、国际多中心注册Ⅲ期临床研究,纳入 674 例未接受过全身治疗的 HCC 患者,按 1∶1 比例,随机接受替雷利珠单抗(n=342,200mg,静脉输注,每 3 周一次)或者索拉非尼(n=332,400mg,口服,每日 2 次)一线治疗,主要终点为 OS。最终分析的结果显示,替雷利珠单抗治疗晚期不可切除 HCC 患者显示了具有临床意义的 OS 获益,研究达到了非劣效终点,替雷利珠单抗组 mOS 15.9 个月 vs. 索拉非尼组 14.1 个月(HR=0.85,P=0.039 8)。与索拉非尼相比,替雷利珠单抗组具有更高的 ORR(14.3% vs. 5.4%)和更持久的缓解时间(mDoR:36.1 个月 vs. 11.0 个月)。替雷利珠单抗展现出了更优的安全性特征。与索拉非尼相比,替雷利珠单抗 ≥3 级的 TRAE 发生率(22.2% vs. 53.4%)较低。替雷利珠单抗组任何级别的免疫相关不良事件(imAE)发生率仅为 18.3%,≥3 级的 imAE 发生率仅为 8.3%。从生活质量角度看,替雷利珠单抗组患者在第 4 和第 6 周期的健康相关生活质量(HRQoL)也明显优于索拉非尼组患者,且疾病和治疗相关症状控制也优于索拉非尼组患者[22]。该研究的中国亚组分析进一步显示临床获益与全球人群一致,替雷利珠单抗组(n=215)和索拉非尼组(n=210)的 mOS 分别为 14.2 个月和 13.4 个月(HR=0.88),替雷利珠单抗组相比索拉非尼组具有更持久的缓解时间(mDoR:42.9 个月 vs. 11.0 个月)[23]。2023 年 12 月 26 日,NMPA 已经批准了替雷利珠单抗新的适应证,可以用于不可切除或转移性 HCC 患者的一线治疗。

o　多年来,NMPA 批准了若干种现代中药制剂上市,用于治疗原发性肝癌[24-30],包括榄香烯注射液/口服液、消癌平注射液/片剂/糖浆,华蟾素注射液/片剂/胶囊、槐耳颗粒、肝复乐胶囊以及康莱特注射液/软胶囊等。多年来,这些药物在临床上广泛应用,已经积累了许多实践经验,具有一定的疗效和各自的特点,可以改善患者生活质量、减轻癌痛和可能延长生存期;同时,患者的依从性、安全性和耐受性都比较好。但是,其中多数药物系早年上市,缺乏严格设计的、高质量、随机对照的多中心临床试验数据予以支持,因此,需要进一步开展真实世界研究(RWS)再评价和积极提供高级别的循证医学证据。

p　RESORCE 研究是一项采用瑞戈非尼(regorafenib)二线治疗晚期 HCC 的随机、双盲、安慰剂对照、国际多中心的Ⅲ期临床研究[31]。该研究共入组 573 例 HCC 患者,均为索拉非尼一线治疗失败进展,肝功能 Child-Pugh A 级的患者,按照 2∶1 的比例,随机进入瑞戈非尼组或者安慰剂组,结果:瑞戈非尼组较安慰剂组的 mOS(10.6 个月 vs. 7.8 个月)、mPFS(3.1 个月 vs. 1.5 个月)均显著延长(P<0.05),且在预设的各个亚组都观察到了一致的获益;同时,延长了 mTTP(3.2 个月 vs. 1.5 个月),提高了 ORR(11% vs. 4%)和 DCR(65% vs. 36%)。瑞戈非尼组的 AE 与索拉非尼组相似,TRAE 主要有高血压、手足皮肤反应、疲劳和腹泻等。因此瑞戈非尼作为晚期 HCC 患者的二线治疗,依然能带来明显的生存获益,可以作为晚期 HCC 患者二线治疗的重要选择。因此,2017 年 4 月及同年 12 月,瑞戈非尼分别被 FDA 和 NMPA 批准用于索拉非尼治疗失败的晚期 HCC 二线治疗。

q　KEYNOTE-224 研究是一项帕博利珠单抗二线治疗晚期 HCC 单臂、开放标签的国际多中心Ⅱ期临床研究[32],入组 104 例索拉非尼治疗进展或毒性无法耐受、ECOG 评分 0~1 分、脏器功能正常、Child-Pugh 分级为 A 的晚期 HCC 患者,结果获得了 17% 的 ORR,其中有 1 例 CR,17 例 PR,46 例患者 SD;mPFS 为 4.9 个月,mOS 为 12.9 个月,6 个月的 PFS 和 OS 率分别为 43.1% 和 77.9%,1 年 PFS 率和 OS 率分别为 28% 和 54%。基于该试验结果数据,2018 年 11 月 9 日,美国 FDA 附条件批准了帕博利珠单抗用于晚期 HCC 的二线治疗。

　　帕博利珠单抗二线治疗 HCC 的随机、国际多中心的确证性Ⅲ期临床研究(KEYNOTE-240 研究),未能达到预设的研究终点[33]。共入组 413 例经索拉非尼治疗进展或不能耐受的 HCC 患者,2∶1 随机接受帕博利珠单抗或安慰剂治疗。结果：与安慰剂相比，帕博利珠单抗二线治疗可延长患者的mOS（13.9个月 vs. 10.6个月，*HR*=0.781，单侧*P*=0.023 8；但是没有达到预设的统计学界值*P* ≤ 0.017）和mPFS（3.0个月 vs. 2.8个月，*HR*=0.718，单侧*P*=0.002 2；没有达到预设的统计学界值*P* ≤ 0.002）。帕博利珠单抗组的ORR（18.3%）明显高于安慰剂组（4.4%），mDoR为13.8个月；安全性方面与既往帕博利珠单抗的研究相似，未发现HBV/HCV病毒的再激活。亚组分析结果提示，亚洲人群（帕博利珠单抗组和安慰剂组分别有107例和50例患者）接受帕博利珠单抗治疗的OS获益更多，*HR*达到了0.548（95% *CI* 0.374~0.804，*P*=0.000 9），生存获益优于欧美患者[34]。目前认为KEYNOTE-240研究的失败原因主要是研究设计问题，其次受到后续治疗的影响。

KEYNOTE-394研究是在亚太地区开展的另一项随机、双盲、国际多中心的确证性Ⅲ期临床试验（NCT03062358），评估帕博利珠单抗或者安慰剂联合最佳支持治疗对此前接受索拉非尼或奥沙利铂化疗的晚期HCC患者的疗效，其中85%的患者来自中国[35]。入组患者为索拉非尼或奥沙利铂治疗后出现进展，或对索拉非尼或奥沙利铂治疗不耐受的二线HCC患者。以2:1随机纳入帕博利珠单抗（200mg，静脉注射，每3周一次）+BSC（最佳支持治疗）组或者安慰剂（静脉注射，每3周一次）+BSC组。主要研究终点为OS，次要研究终点包括PFS、ORR、DoR、DCR和安全性等。结果显示，与对照组相比，帕博利珠单抗组显著延长了患者的mOS（14.6个月 vs.13.0个月，*HR*=0.79，*P*=0.018 0），即帕博利珠单抗组较对照组降低21%的死亡风险，达到了预设的统计学终点。针对两个次要研究终点的最终分析，mPFS为2.6个月 vs. 2.3个月（*HR*=0.74，95% *CI* 0.60~0.92，*P*=0.003 2）；ORR为12.7% vs. 1.3%，（*P*<0.000 1），差异均有统计学意义。安全性方面，任何级别的TRAE两个组的发生率分别是66.9%和49.7%，导致停药的TRAE发生率分别是4.0%和0.7%。因此，KEYNOTE-394的主要终点OS以及次要终点PFS和ORR均达到了预设的目标，成为全球首个采用PD-1单抗单药治疗晚期HCC获得阳性结果的随机对照的Ⅲ期临床试验，奠定了帕博利珠单抗在晚期HCC二线治疗中的重要地位。

r 一项卡瑞利珠单抗二线治疗中国晚期HCC患者的前瞻性、随机、平行对照、全国多中心Ⅱ期临床研究（NCT02989922）[36]，全国有13家研究中心参与，共入组220例患者，按照1:1的比例，随机给予卡瑞利珠单抗3mg/kg静脉注射，每2周或者3周一次的治疗。结果：对既往系统性治疗失败或不耐受的晚期HCC患者，并且在入组患者基线状态更差的情况下（合并HBV感染、BCLC C期和三线甚至四线治疗的患者比例较高），采用卡瑞利珠单抗进行二线及以上治疗仍然取得了与其他PD-1单抗相似的疗效：ORR为14.7%，其中每2周一次组为11.9%，每3周一次组为17.6%，总的DCR为44.2%，6个月的OS率74.4%，而mOS达到13.8个月。在安全性方面，所有级别最常见的TRAE是反应性毛细血管增生症（reactive cutaneous capillary endothelial proliferation，RCCEP，共145例，66%）、天冬氨酸转氨酶升高（55例，25%）、丙氨酸转氨酶升高（51例，24%）和蛋白尿（50例，23%）；有47例（22%）发生了3级或4级TRAE，常见的是天冬氨酸转氨酶升高（10例，5%）和中性粒细胞计数降低（7例，3%）。虽然RCCEP发生率较高，但是都为1~2级，大多数在治疗第1个周期内出现，中位发生时间为4.1周；在数据截止时，59%的RCCEP已经得到缓解或改善。事后探索性分析发现RCCEP的发生与临床客观疗效和生存获益密切相关。2020年3月4日卡瑞利珠单抗获得我国NMPA批准用于HCC二线治疗。2021年9月，该研究长期随访后的生存结果公布，mOS达到了14.9个月；研究还发现PD后继续用药的患者仍然能够取得一定的生存获益：172例PD的患者中有102例继续接受了卡瑞利珠单抗治疗，其mOS长达16.9个月[37]。

s RATIONALE-208研究（NCT03419897）是一项单臂、开放性的国际多中心Ⅱ期临床研究，旨在评估替雷利珠单抗用于既往接受过至少一种全身治疗的不可切除的HCC患者的疗效和安全性[38]。来自亚洲和欧洲8个国家或地区的249例HCC患者，接受替雷利珠单抗固定剂量（200mg，静脉注射，每3周一次）治疗；其中49%为中国患者。患者中位年龄为62岁，其中217例（87.1%）为男性，138例患者接受过一种系统治疗，111例患者接受过至少两种系统治疗。研究主要终点为经IRC评估的ORR，次要终点包括OS、DoR、PFS和DCR等。该研究中位随访时间为12.4个月，根据RECIST v1.1标准，IRC评估的ORR为13.3%，包

原发性肝癌

括 3 例 CR；DCR 为 53.0%，mDoR 未达到，在获得 CR 或 PR 的患者中，分别有 90.4% 和 79.2% 的患者在 6 个月和 12 个月时缓解仍在持续。入组患者的 mOS 为 13.2 个月（95% *CI* 10.8~15.0 个月），mPFS 为 2.7 个月（95% *CI* 1.4~2.8 个月）。2021 年 6 月 23 日，NMPA 附条件批准了替雷利珠单抗用于治疗至少经过一种系统治疗的 HCC 患者的适应证。

t AHELP 研究是甲磺酸阿帕替尼片二线或后线治疗晚期 HCC 患者的随机双盲、平行对照、多中心Ⅲ期临床研究[39]。入选既往接受过至少一线系统性治疗失败或不可耐受的晚期 HCC 患者，按 2:1 随机分配至阿帕替尼组（750mg，每日 1 次）或者安慰剂组（750mg，每日 1 次），连续给药，28 天为一个治疗周期。研究实际筛选合格并纳入 FAS 集 393 例（阿帕替尼组 261 例，安慰剂组 132 例）。结果：阿帕替尼组和安慰剂组的 mOS 分别为 8.7 个月（95% *CI* 7.5~9.8 个月）和 6.8 个月（95% *CI* 5.7~9.1 个月）。与安慰剂相比，阿帕替尼组显著地延长了 mOS（*HR*=0.785，*P*=0.047 6）；mPFS 分别为 4.5 个月和 1.9 个月。与安慰剂相比，阿帕替尼显著延长 mPFS（*HR*=0.471，*P*<0.000 1）。阿帕替尼组 ORR 为 10.7%（28/261）（95% *CI* 7.2%~15.1%），DCR 为 61.3%（160/261）（95% *CI* 55.1%~67.2%）；而安慰剂组的 ORR 仅为 1.5%（2/132）（95% *CI* 0.2%~5.4%），DCR 为 28.8%（38/132）（95% *CI* 21.2%~37.3%）。阿帕替尼组的 ORR 和 DCR 均显著高于安慰剂组（*P*<0.000 1）。同时，阿帕替尼在晚期 HCC 患者中的耐受性良好，安全可控，且与既往阿帕替尼的临床研究和实践相比，未发现新的安全信号。2020 年 12 月 31 日，阿帕替尼二线治疗晚期 HCC 的适应证获得了 NMPA 批准。

u 卡博替尼（cabozantinib）是一种口服的多靶点、多激酶抑制剂，其作用靶点包括 MET、VEGFR1-3、NTRK、RET、AXL 和 KIT。CELESTIAL 研究（NCT01908426）是一项随机、安慰剂对照的国际多中心Ⅲ期临床研究，纳入既往曾接受过索拉非尼治疗，在至少一线系统治疗后病情进展符合条件的 HCC 患者[40]。707 例患者以 2:1 的比例随机分配接受卡博替尼（60mg，每日 1 次）或安慰剂治疗。主要终点是 OS，次要终点是 PFS 和 ORR；在第二次计划的中期分析时研究达到了主要终点。卡博替尼组的 mOS 明显延长（10.2 个月 vs. 8.0 个月，*P*=0.005）。mPFS 分别为 5.2 个月 vs. 1.9 个月（*P*<0.001）；ORR 分别为 4% 和 <1%（*P*=0.009）。对于仅接受索拉非尼治疗的患者，mOS（11.3 个月 vs. 7.2 个月）和 PFS（5.5 个月 vs. 1.9 个月）的获益更为明显。卡博替尼组 68% 的患者发生 3 级或 4 级不良事件，而安慰剂组为 36%。常见的高级别事件是掌跖红肿（17% vs. 0%）、高血压（16% vs. 2%）、AST 水平升高（12% vs. 7%）、疲劳（10% vs. 4%）和腹泻（10% vs. 2%）。2019 年 1 月 14 日，卡博替尼获得了美国 FDA 批准可以用于二线治疗晚期 HCC。

v 雷莫西尤单抗（ramucirumab）是一种抗 VEGFR2 的完全人源化的 IgG1 单克隆抗体，高度选择性地抑制 VEGFR2 的激活。REACH-2 研究是一项雷莫西尤单抗对比安慰剂二线治疗索拉非尼一线失败后 AFP 升高的晚期 HCC 患者的随机、双盲、安慰剂对照、国际多中心Ⅲ期临床研究，纳入索拉非尼治疗失败并且基线 AFP≥400ng/ml 的 HCC 患者 292 例，按照 2:1 的比例随机接受雷莫西尤单抗（8mg/kg）或者安慰剂治疗[41]。结果表明，与安慰剂比较，雷莫西尤单抗显著延长了患者的 mOS（8.5 个月 vs. 7.3 个月，*P*=0.019 9）和 mPFS（2.8 个月 vs. 1.6 个月，*P*<0.000 1），降低了 29% 的死亡风险；而 ORR 分别为 4.6% 和 1.1%（*P*=0.169 7）。患者治疗耐受性良好，3 级及以上不良事件主要是高血压（12.2%）和低钠血症（5.6%）。REACH-2 是肝癌领域第一个基于生物标志物选择患者人群的阳性临床研究，雷莫西尤单抗为基线 AFP≥400ng/ml 的 HCC 带来显著的 OS 获益，且安全性良好。2019 年 5 月，美国 FDA 批准雷莫西尤单抗用于二线治疗 AFP 水平高（>400ng/ml）的晚期 HCC。2022 年 10 月，NMPA 也批准了该药用于既往接受过索拉非尼治疗且甲胎蛋白≥400ng/ml 的 HCC 患者的治疗。

w CheckMate-040 研究的队列 4，即纳武利尤单抗+伊匹木单抗二线治疗晚期 HCC 的Ⅱ期研究[42]，入组索拉非尼治疗不耐受或进展的晚期 HCC，按 1:1:1 分为 3 组：A 组为纳武利尤单抗 1mg/kg+伊匹木单抗 3mg/kg，每 3 周一次（4 次）；B 组为纳武利尤单抗 3mg/kg+伊匹木单抗 1mg/kg，每 3 周一次（4 次）；C 组为纳武利尤单抗 3mg/kg，每 2 周一次+伊匹木单抗 1mg/kg，每 6 周一次；A、B 两组随后进入纳武利尤单抗 240mg，静脉注射，每 2 周一次固定剂量，所有患者均治疗至疾病进展或毒性不可耐受。结果：经过至少 28 个月的随访,ORR 为 33%(16/49; 95% *CI* 20%~48%); BICR 根据 RECIST v1.1 标准评估,8%(4/49)达到 CR,24%(12/49)PR;DoR 为 4.6~30.5 个月,其中 88% 持续至少 6 个月,56% 至少持续 12 个月,31% 至少持续 24 个月。BICR 使用 mRECIST 评估的 ORR 为 35%(17/49; 95% *CI* 22%~50%),12%(6/49)达到 CR,22%(11/49)PR。安全性方面,采用纳武利尤单抗 1mg/kg 联合伊匹木单抗 3mg/kg 治疗,有 59% 的患者出现了 SAE;29% 的患者因此中断治疗,65% 患者因 AE 延迟治疗。患者报告 ≥ 4% 的 SAE 为发热、腹泻、贫血、AST 升高、肾上腺功能不全、腹水、食管静脉曲张破裂出血、低钠血症、血胆红素升高以及非感染性肺炎。最常见的 AE(超过 20% 患者)为皮疹(53%)、瘙痒(53%)、肌肉及骨骼疼痛(41%)、腹泻(39%)、咳嗽(37%)、食欲下降(35%)、疲劳(27%)、发热(27%)、腹痛(22%)、头痛(22%)、恶心(20%)、头晕(20%)、甲状腺功能减退(20%)和体重下降(20%)。基于上述试验结果,特别是 ORR 和 DoR 上的明显优势,2020 年 3 月 11 日,美国 FDA 已经附条件批准了纳武利尤单抗 1mg/kg+ 伊匹木单抗 3mg/kg(静脉注射,每 3 周一次)用于既往接受过索拉非尼治疗的晚期 HCC 患者。

x　鉴于 IMbrave150、ORIENT-32、CARES-310、HIMALAYA、CheckMate-9DW 以及 HEPATORCH 研究的结果数据,即阿替利珠单抗联合贝伐珠单抗、信迪利单抗联合贝伐珠单抗、阿帕替尼联合卡瑞利珠单抗、STRIDE 方案、纳武利尤单抗联合伊匹木单抗和特瑞普利单抗联合贝伐珠单抗,相比于索拉非尼不仅明显提高了 ORR,OS 和 / 或 PFS 也得以明显延长,应该作为一线治疗的优先选择。在这些方案当中,阿替利珠单抗联合贝伐珠单抗、信迪利单抗联合贝伐珠单抗和阿帕替尼联合卡瑞利珠单抗三种方案已在国内获批一线治疗肝癌的适应证;STRIDE 方案在欧盟、美国及日本批准用于肝癌的一线治疗,其优势是不增加门静脉高压导致的出血风险,但在我国尚待批准;纳武利尤单抗联合伊匹木单抗仅在美国附条件批准用于既往接受过索拉非尼治疗的晚期 HCC 患者。对于有免疫治疗禁忌证的患者,可以考虑选择索拉非尼、仑伐替尼、多纳非尼或者系统化疗,其中,多纳非尼在 Ⅲ 期注册研究(ZGDH3 研究)中取得了 OS 的优效性结果,可以优先考虑。目前,多种 PD-1/PD-L1 抑制剂联合 TKIs 或 VEGF 单抗或三联方案一线治疗 HCC 的 Ⅱ / Ⅲ 期临床研究正在如火如荼地开展,部分研究结果已经公布,有喜有忧,尚难判断各方案孰优孰劣,期待更多研究的疗效和安全性数据。

　　目前获批用于 HCC 二线治疗的药物,都是基于经索拉非尼和 / 或奥沙利铂为主的系统化疗治疗失败后的患者开展的与安慰剂对照的 Ⅲ 期研究而获得的上市许可。随着新型分子靶向药物,如仑伐替尼、多纳非尼和免疫检查点抑制剂在一线治疗得到越来越多的应用,对于一线仑伐替尼、多纳非尼、免疫单药或免疫联合治疗后进展的患者,二线治疗应该采用何种药物 / 方案,迄今还没有充分的、高级别的循证医学证据。可根据患者的意愿、体能状态、基础肝病背景、一线治疗方案的不同和疾病进展的方式等综合因素,选择已经获批的二线治疗药物或者既往未曾使用过的一线治疗药物。在这方面,迫切需要开展相应的大规模随机对照研究来提供高质量的证据。正在开展的 IMbrave251 研究是一项全球多中心的 Ⅲ 期临床研究,旨在观察一线接受阿替利珠单抗联合贝伐珠单抗治疗后进展的晚期 HCC 患者,二线使用索拉非尼或仑伐替尼联合阿替利珠单抗治疗对比只使用索拉非尼或仑伐替尼治疗是否能够获得更好的疗效,预计入组 554 例患者,其结果值得期待。

y　最佳支持治疗(best support care,BSC)和姑息治疗(palliative care,舒缓治疗),对于晚期 HCC 患者,应该积极进行支持对症治疗,包括加强营养治疗、保护肝功能和利胆、镇痛、纠正贫血、纠正低白蛋白血症,以及控制合并糖尿病患者的血糖,注意防治腹水、黄疸、肝性脑病、消化道出血以及肝肾综合征等并发症,有助于缓解或减轻患者的临床症状、改善生活质量和延长生存时间[43-45]。对于 HBV 或者 HCV 相关 HCC,还必须注意进行规范化的抗病毒治疗,同时应积极采取保肝和利胆等措施(参见 6.3 HCC 的抗病毒策略选择)。

附　晚期 HCC 系统治疗的参考方案

方案 / 药物	用法
多纳非尼片	200mg/ 次, 口服, 2 次 /d, 连续服用
FOLFOX4 方案	奥沙利铂, 85mg/m², 静脉滴注 2h, d1； 亚叶酸钙, 200mg/m², 静脉滴注 2h, d1、d2； 5- 氟尿嘧啶, 400mg/m², 静脉推注, 然后 600mg/m², 持续静脉滴注 22h, d1、d2, 均为每 2 周 1 次
XELOX 方案	奥沙利铂, 130mg/m², 静脉滴注 2h, d1； 卡培他滨, 625~1 000mg/m², 2 次 /d, 口服, d1~14, 然后休息 7d, 每 3 周 1 次
仑伐替尼胶囊	8mg/ 次（体重<60kg）, 或 12mg/ 次（体重≥60kg）, 口服, 1 次 /d；连续服用
索拉非尼片	400mg/ 次, 口服, 2 次 /d, 连续服用
阿替利珠单抗联合贝伐珠单抗（A+T 方案）	阿替利珠单抗, 1 200mg/ 次, 静脉滴注；贝伐珠单抗, 15mg/kg, 静脉滴注；均为每 3 周 1 次
信迪利单抗联合贝伐珠单抗（双达方案）	信迪利单抗, 200mg/ 次, 静脉滴注；贝伐珠单抗, 15mg/kg, 静脉滴注；均为每 3 周 1 次
度伐利尤单抗联合替西木单抗（D+T 方案, STRIDE 方案）	度伐利尤单抗, 1 500mg/ 次, 静脉滴注, 每 4 周 1 次； 替西木单抗, 300mg/ 次, 静脉滴注, 负荷给药一次
卡瑞利珠单抗联合阿帕替尼（双艾方案）	卡瑞利珠单抗, 200mg/ 次, 静脉滴注, 每 3 周 1 次；阿帕替尼, 250mg/ 次, 口服, 1 次 /d, 连续服用
淫羊藿素软胶囊（阿可拉定）	600mg/ 次, 早、晚餐后 30 分钟口服, 2 次 /d, 连续服用
纳武利尤单抗联合伊匹木单抗	一线治疗： 纳武利尤单抗, 1mg/kg, 静脉滴注；伊匹木单抗, 3mg/kg, 静脉滴注；均为每 3 周 1 次。4 次后, 纳武利尤单抗, 480mg, 静脉滴注, 每 4 周 1 次 二线治疗： 纳武利尤单抗, 1mg/kg, 静脉滴注；伊匹木单抗, 3mg/kg, 静脉滴注；均为每 3 周 1 次。4 次后, 纳武利尤单抗, 240mg, 静脉滴注, 每 2 周 1 次
特瑞普利单抗联合贝伐珠单抗	特瑞普利单抗, 240mg/ 次, 静脉滴注；贝伐珠单抗, 15mg/kg, 静脉滴注；均为每 3 周 1 次
菲诺利单抗联合贝伐珠单抗	菲诺利单抗, 200mg/ 次, 静脉滴注；贝伐珠单抗, 15mg/kg, 静脉滴注；均为每 3 周 1 次
瑞戈非尼片	160mg/ 次, 口服, 1 次 /d, d1~21, 即连服 21d, 然后停药休息 7d；每 4 周 1 次
帕博利珠单抗	200mg/ 次, 静脉滴注, 每 3 周 1 次
卡瑞利珠单抗	3mg/kg, 静脉滴注, 每 2 周 1 次；或者 3mg/kg, 静脉滴注, 每 3 周 1 次
替雷利珠单抗	200mg/ 次, 静脉滴注, 每 3 周 1 次
卡博替尼胶囊	60mg/ 次, 口服, 1 次 /d
雷莫西尤单抗	8mg/kg, 静脉滴注, 每 2 周 1 次；限于血清 AFP≥400ng/ml 晚期 HCC 的二线治疗
阿帕替尼片	阿帕替尼单药应用, 750mg/ 次, 口服, 1 次 /d, 连续服用。联合卡瑞利珠单抗时, 阿帕替尼, 250mg/ 次, 口服, 1 次 /d, 连续服用
亚砷酸注射液	10mg/ 次, 缓慢静脉滴注, d1~14；同时必须注意保肝、利胆和利尿, 每 4 周 1 次
榄香烯注射液 / 口服液	注射液 40~60ml/ 次, 中心静脉滴注, d1~14；口服液 20ml/ 次, 口服, 2~3 次 /d, 连续服用
消癌平注射液 / 片剂 / 糖浆	注射液 40~60ml/ 次, 缓慢静脉滴注, d1~14；片剂 3~4 片 / 次, 口服, 2~3 次 /d, 或者：糖浆 20ml/ 次, 口服, 2~3 次 /d, 连续服用

6.3　HCC 的抗病毒策略选择 [a-m]

分层	Ⅰ级推荐	Ⅱ级推荐	Ⅲ级推荐
HBV 相关 HCC	富马酸替诺福韦（1A 类） 丙酚替诺福韦（1A 类） 艾米替诺福韦（1A 类） 恩替卡韦（1A 类）	α- 干扰素（2A 类）	
HCV 相关 HCC	直接抗病毒药物（DAAs）（1A 类） 聚乙二醇干扰素 α 联合利巴韦林（1B 类）		

6.4　HCC 的保肝利胆治疗策略选择 [n]

分层	Ⅰ级推荐	Ⅱ级推荐	Ⅲ级推荐
保护肝功能	甘草酸制剂（异甘草酸镁、甘草酸二铵、复方甘草酸苷）、还原型谷胱甘肽、多烯磷脂酰胆碱胶囊、双环醇等	水飞蓟素、乌司他丁、联苯双酯等	
利胆	腺苷蛋氨酸	熊去氧胆酸、苦黄注射液	

【注释】

a　在我国,大多数 HCC 患者都存在基础肝病,包括多种原因引起的肝炎、肝硬化、肝功能异常以及相关的并发症等。其中,病毒性肝炎是我国肝癌的主要病因,80% 以上是 HBV 感染,少数为 HCV 感染,还有 HBV 和 HCV 混合感染[1-5]。因此,所有 HCC 患者都必须进行 HBV 和 HCV 筛查。对于具有 HBV/HCV 感染背景的 HCC 患者,应该特别注重检查和监测病毒载量（HBV-DNA/HCV-RNA）以及肝功能（肝炎活动）。需要特别提醒的是,对于免疫抑制人群,即使抗 -HCV 阴性,也需要检测 HCV-RNA[5]。其次,酒精滥用（酗酒）、代谢紊乱、自身免疫病和药物损伤等也是肝损伤的常见原因。脂肪性肝病与肥胖、2 型糖尿病以及高血脂等代谢综合征紧密相关,这些疾病增加肝脏的负担,加剧肝炎 / 肝硬化的发展,而部分药物（比如他汀类、二甲双胍、某些抗生素和非甾体抗炎药等）还可能进一步导致肝损伤或影响伤口愈合,从而影响 HCC 治疗的决策、耐受性和预后。

　　抗肿瘤治疗（包括肝动脉介入治疗、分子靶向治疗、免疫治疗、系统化疗和放疗等）,均有激活肝炎病毒的潜在可能;而病毒复制活跃和肝炎活动,往往会进一步损害患者的肝功能,影响抗肿瘤治疗的实施和效果。因此,在同一患者、同一时间和同一脏器可以存在着两类截然不同的疾病,即基础肝病和 HCC,常常互相影响,形成恶性循环。在临床实践中,基础肝病带来的负面影响往往会被忽视。一些晚期 HCC 患者的直接死因可能并不是肿瘤本身,而是伴随的基础肝病及其并发症。因此,必须高度重视控制基础肝病,做到全面考虑、统筹兼顾和全程管理,包括抗病毒、保肝、降酶、利胆、退黄和其他支持对症治疗。

b　HBV/HCV 感染是 HCC 发生的重要病原学和疾病进展因素。肝炎病毒载量（HBV-DNA/HCV-RNA）是抗病毒治疗适应证及疗效判断的重要指标,也与 HCC 发病风险显著相关。多项研究结果表明,术前 HBV-DNA 高水平是术后肿瘤复发和 / 或肝衰竭的显著危险因素,即使是低病毒血症亦会对术后生存率造成不良影响[3]。抗病毒治疗可以有效地改善患者预后、降低术后肿瘤复发率和提高长期生存率[3]。慢性 HBV 感染者接受化疗、分子靶向药物、免疫药物（免疫检查点抑制剂）及某些中药治疗有可能导致 HBV 再激活,严重者可能发生肝衰竭[6]。预防性抗病毒治疗可以明显降低 HBV 再激活发生率[6-7]。因此,对于 HBV 相关 HCC,只要 HBsAg 和 / 或 HBeAg 阳性,无论是否可检测出 HBV-DNA,均建议给予抗病毒治疗[1-4]。

抗HBV病毒治疗，首选核苷（酸）类似物［nucleos（t）ide analogues，NAs］，对于无干扰素治疗禁忌、有功能性治愈前景的患者也可考虑干扰素治疗。如果条件允许，应在开始接受化疗、分子靶向药物及免疫抑制剂前应用NAs抗病毒治疗至少1周，急需治疗者可同时应用NAs抗病毒治疗[1]。对于HBV既往感染，即HBsAg阴性、HBcAb阳性的HCC患者，应密切监测（每1~3个月）其ALT、HBsAg、HBV-DNA变化。推荐使用高灵敏的实时定量PCR方法检测HBV-DNA，有助于检出低病毒载量的患者，以便尽早开始抗病毒治疗和及时调整治疗方案[1]。一旦出现HBsAg和/或HBV-DNA阳性，需要尽快开始抗病毒治疗。接受高强度TACE治疗（如多药联合TACE、多药联合TACE+放疗）的HBsAg阴性、抗-HBc阳性而HBV-DNA阴性患者，建议启动一线抗病毒药物治疗[3]。

c 世界卫生组织（WHO）估计，2022年约有242 000人死于丙型肝炎，主要缘于肝硬化和HCC。直接抗病毒药物（direct-acting antivirals，DAAs）：特异性靶向HCV生活周期中病毒蛋白从而破坏病毒的复制。DAAs可使95%以上的HCV感染者得到治愈，但诊断和治疗可及性很低。

WHO建议对所有HCV感染的成人、青少年和年龄低至3岁的儿童采用泛基因型DAAs。短程口服治疗性直接抗病毒药物治疗方案几乎没有副作用，可使大多数HCV感染者得到治愈，治疗时间短（通常为12~24周），具体取决于是否存在肝硬化。2022年，WHO纳入了用于青少年和儿童治疗的新建议，治疗方案与成人使用的泛基因型疗法相同。

对于HCV-RNA阳性的HCC患者，同样建议积极进行抗病毒治疗[5]。但是美国胃肠病学会和德国肝癌联盟建议：具备根治性治疗指征且治疗前未行抗病毒者，在HCV-HCC根治性治疗后4~6个月肿瘤无复发，再开始DAAs治疗[4]。这可能与早期研究时发现，与未发生HCC的HCV感染组相比，发生HCC的HCV感染组接受DAAs治疗后SVR率较低有关。更有甚者，提出经过DAAs治疗后HCC复发比例升高。但是更多的研究提示，DAAs无法抑制已经形成的癌前病变发展为恶性肿瘤。以至于在DAAs治疗前期已有潜在HCC发生，导致DAAs治疗后HCC早期复发率较高这一假象。因此，我国学者建议对于HCV-RNA阳性的HCC患者积极采用DAAs治疗[5]。对于HBV和HCV双重感染者，抗病毒治疗方案与单一病毒感染的治疗方案相同。

d 抗HBV治疗，应该优先选用4种强效、高基因耐药屏障的一线抗病毒核苷（酸）类似物，包括富马酸替诺福韦（tenofovir disoproxil fumarate，TDF）、富马酸丙酚替诺福韦（tenofovir alafenamide fumarate，TAF）、艾米替诺福韦（tenofovir amibufenamide，TMF），以及恩替卡韦（entecavir，ETV）[1-4]。对于已接受非一线抗病毒药物治疗的HCC患者，建议换用一线抗病毒药物治疗[3]。比如对于采用拉米夫定（lamivudine，LAM）或替比夫定（telbivudine，LdT）治疗方案的患者，建议换用TDF、TAF或TMF治疗；含阿德福韦（adefovir，ADV）治疗方案的患者，建议换用ETV、TAF或TMF治疗。

e 文献报告ETV可强效抑制病毒复制、改善肝脏炎症，耐药率低且安全性良好。据报道在初治慢乙肝患者中，ETV 5年累积耐药发生率仅1.2%[8]。在随访10年的全球多中心队列研究中，仅0.2%应用ETV的患者出现严重不良反应[9]；但是，曾有研究报道肝硬化患者使用ETV出现乳酸酸中毒[10]。

f TDF、TAF和TMF都是替诺福韦（TFV）前体药物，可以强效抑制病毒复制。TDF长期治疗能够有效地抑制肝纤维化进展，并可出现肝纤维化/肝硬化逆转，耐药率极低、安全性好[1]。一项长达十年的TDF临床研究显示，未观察到发生TDF耐药，安全性和耐受性均良好[11]。但有报道使用TDF的患者，尤其高龄或绝经期患者，有新发或加重肾功能损伤及骨质疏松的风险[12]。因此在接受TDF治疗前和治疗过程中均需监测患者血磷以及肾功能指标。

g TAF选择性靶向肝脏，肝细胞内TFV浓度更高，血浆半衰期长、稳定性高，可以持续强效抑制HBV复制，是强效、安全的抗病毒药物。在肾脏和骨骼等安全性方面优于TDF，但是可能有影响脂质代谢的风险[1-4]。两项3期临床研究[13-14]，对TAF组866例和TDF组252例患者连续观察了144周，TAF组耐药率为0，病毒学控制率与TDF组差异无统计学意义，ALT复常率显著高于TDF组。在肾脏和骨骼安全性方面优于TDF组，TAF对估算的肾小球滤过率（eGFR）、视黄醇结合蛋白和β$_2$-微球蛋白/肌酐比值等肾小管标志物以及髋关节和脊柱骨密度（BMD）的影响较小。因此，我国《慢性乙型肝炎防治指南（2022 年版）》推荐 TAF 作为多种特殊人群的抗病毒治疗药物[1]，包括化疗和免疫抑制剂治疗患者、进展期肝病或肝硬化患儿（≥12 岁）、慢性肾病（已应用 ADV 或 TDF 的患者发生肾脏或骨骼疾病或存在高危风险时，建议改为 ETV 或 TAF）、合并 HCV 或 HIV 感染、肝衰竭、HCC 和肝移植患者等。

h TMF 作为我国首个原研的口服抗 HBV 药物，通过创新的 ProTide（磷酰胺酯化前药）技术，实现了 TFV 向肝细胞的靶向输送，在提高肝细胞内 TFV 活性代谢物浓度的同时，降低血浆中 TFV 的暴露量，在高效抑制 HBV 复制的同时，降低长期使用的安全性风险，更有利于患者的长期获益[15-16]。在全国 49 家研究中心开展的一项随机、双盲研究[16]的结果显示，治疗 48 周时，无论是 HBeAg（+）患者还是 HBeAg（−）患者，TMF 的完全病毒学抑制率（血清 HBV-DNA<20IU/ml）与 TDF 相当，并显示出更好的骨和肾脏安全性，且未发现 TMF 相关耐药产生。TMF 治疗 48 周后血脂异常发生率高于 TDF（分别为 11.4% vs. 3.0%，$P<0.001$），但持续治疗至 96 周血脂已趋于稳定。目前已纳入我国《慢性乙型肝炎防治指南（2022 年版）》[1]推荐用药。

i 对于 HBV 相关 HCC 患者，建议长期使用 NAs 抗病毒治疗。对于 HBsAg 阴性、抗 HBc 阳性而 HBV-DNA 阴性患者，预防性抗病毒治疗应在抗肿瘤治疗结束后继续使用 12 个月以上，后续抗病毒治疗需要注意个体化。NAs 的总体安全性和耐受性良好，但在临床应用中仍有少见、罕见严重不良反应的发生，如肾功能不全（尤其是服用 TDF、ADV）、低磷性骨病（尤其是服用 TDF、ADV）、肌炎 / 横纹肌溶解（尤其是服用 LdT）、乳酸酸中毒（尤其是服用 ETV）以及血脂升高（尤其是服用 TAF、TMF）等。对有上述相关疾病史或实验室指标异常患者，应该谨慎挑选 NAs 种类；并且在治疗中密切监测血肌酐、肌酸激酶、乳酸脱氢酶、乳酸、血脂及血磷水平。一旦确诊为有关不良反应者，及时停药并换用其他药物，同时积极给予相应治疗。

j HCV 的抗病毒治疗已经进入直接抗病毒药物（direct antiviral agents，DAAs）的泛基因型时代，优先采用无干扰素的泛基因型方案[5,17-18]。全球多项 Ⅲ 期临床研究（ASTRAL-1、ASTRAL-2 和 ASTRAL-3）的结果显示[19-20]，直接抗病毒药物索磷布韦 / 维帕他韦（sofosbuvir/velpatasvir，SOF/VEL）对于丙型肝炎病毒基因 1~6 型以及无法确定基因型的丙型肝炎患者的总体治愈率高达 98%。因此，采用泛基因型 DAAs 方案的感染者，且当地基因 3b 亚型流行率低于 5% 的情况下，可以不检测基因型；但是在基因 3b 亚型流行率超过 5% 的地区，仍然建议检测基因型。采用基因型特异性 DAAs 方案的感染者，也需要先检测基因型。有失代偿期肝硬化病史者，不推荐使用含 NS3/4A 蛋白酶抑制剂的方案。具体方案可以参考《丙型肝炎防治指南（2022 年版）》[5]。抗病毒治疗终点为治疗结束后 12 周，采用灵敏的检测方法（检测下限≤15IU/ml）检测不到血清或血浆中 HCV-RNA。

k 干扰素是较强的免疫调节剂，既往研究已明确干扰素不但具有抗病毒作用，还可显著降低慢性肝炎患者肝癌发生风险[1-3,21]。然而，目前对于干扰素治疗 HBV/HCV 相关 HCC 患者抗肿瘤效果，结论尚不一致。我国批准用于乙型肝炎 / 丙型肝炎治疗的干扰素有 α- 干扰素和聚乙二醇干扰素 α（peginterferon-α，Peg-IFN-α）。Qi[22]等报告的一项前瞻性随机对照研究，对 447 例肝切除术 / 消融后 HBV-DNA 阳性的 HCC 患者抗病毒方案进行比较，结果显示早期 Peg-IFN-α 联合 ETV 治疗组患者 2 年、8 年无复发生存率及 8 年总生存率均显著高于其他组。Shu Yang[23]等通过系统性回顾分析，显示干扰素 α 联合 TACE 治疗可使患者明显获益，但是对于行肝切除术的患者，应用干扰素并未明显降低术后复发率或病死率。Wei Teng[24]等对 HCV 相关 HCC 患者接受 Peg-IFN-α/ 利巴韦林或 DAAs 方案进行比较，Peg-IFN-α 组患者肿瘤复发率低于 DAAs 组和无抗病毒治疗组。Meta 分析显示 Peg-IFN-α 应用于 HBV 相关 HCC 患者的辅助治疗，可以明显提高 5 年生存率[25]。干扰素 α 联合抗 PD-1 免疫治疗可增强不可切除 HCC 患者的抗肿瘤活性[26]。干扰素用于 HCC 患者的治疗时机、肿瘤治疗方案和抗病毒方案等，还需要更多的、更高级的循证医学证据进一步证实，且干扰素只能应用于非肝硬化基础患者；需要掌握好适应证，积极处理不良反应[1-4]。

l 关于乙肝完全病毒学应答，我国《慢性乙型肝炎防治指南（2022 年版）》[1]定义为 HBV-DNA<20IU/ml。慢性乙型肝炎患者治疗 48 周或乙型肝炎肝硬化患者治疗 24 周，未达到病毒学完全应答者，排除依从性和检测误差后，可以调整 NAs 治疗方案[27]：应用 ETV 者换用 TDF 或 TAF，应用 TDF 或 TAF 者换用 ETV，

原发性肝癌

或两种药物联合使用。如存在 LAM 或 ETV 或 LdT 耐药，可换用 TDF 或 TAF；如存在 ADF 耐药，可换用 ETV、TDF 或 TAF；如存在 ADF 和 LAM/LdT 耐药，可换用 TDF 或 TAF；如存在 ADF 和 ETV 耐药，可 ETV 联合 TDF，或 ETV 联合 TAF，或换用 TDF 或 TAF。一项对于 ETV/TDF/TAF 治疗不完全应答患者的研究[28]显示，转换为 TMF 治疗，48 周 83.33% 的患者达到完全病毒学应答，但与 TAF 相比，无明显差异；故对于经治患者调整为 TMF 的方案可参考 TAF。

对于 HCV 感染，90% 以上患者 DAAs 治疗后可以达到持续病毒学应答（sustained virological response, SVR）。对于未达到 SVR、发生病毒学突破或复发者，可根据病毒基因型、是否存在失代偿期肝硬化，联合利巴韦林或更换 DAAs 种类治疗。具体方案可以参考《丙型肝炎防治指南（2022 年版）》[5]。

m 现有的抗病毒药物尚不能完全清除慢性 HBV 感染患者中的共价闭合环状 DNA（cccDNA）。即使是实现乙型肝炎表面抗原血清清除的患者也可能为隐性 HBV 感染者，在接受抗肿瘤治疗过程中仍有 HBV 再激活风险[29]。对于在 HCC 治疗中 / 后发生病毒再激活的患者，是否调整抗病毒方案目前尚无共识。研究发现 HBV 再激活与肿瘤恶性进展相关且可能影响抗肿瘤疗效[7]。对于低水平病毒血症的慢性乙肝患者，调整抗病毒方案更有可能实现完全的病毒应答[30]。因此，对抗病毒治疗过程中发生乙肝病毒再激活者，建议调整抗病毒治疗方案（可参考未达到病毒学完全应答者调整方案），以尽可能达到完全病毒学应答。

n HCC 患者发生肝细胞损伤的机制非常复杂，除了基础肝病（肝炎、肝硬化和肝功能异常以及有关并发症），还可能与肿瘤细胞的生长、浸润、转移以及抗肿瘤治疗过程中的理化损伤等密切相关。因此，积极、合适的保肝、利胆、抗氧化、解毒和肝细胞膜修复治疗具有重要作用，可以保障抗肿瘤治疗的顺利实施，改善患者的生活质量和预后[1-6]。甘草酸制剂（包括异甘草酸镁、甘草酸二铵、复方甘草酸苷等）和双环醇，通过抗脂肪变性、抗氧化应激、抗炎、免疫调节等多种方式起到保肝降酶作用[31-33]。腺苷蛋氨酸[34]、熊去氧胆酸[35]多用于胆汁淤积性肝炎。水飞蓟素、还原型谷胱甘肽、多烯磷脂酰胆碱以及乌司他丁等可以减轻药物、酒精等因素引起的肝损伤[36-39]。还有腺苷蛋氨酸、熊去氧胆酸和苦黄注射液[40-41]等可以利胆退黄。在选择保肝利胆药物时应该合理且适当，需要根据患者的病情、肝功能状态、治疗手段以及药物本身的毒副作用等进行全面衡量，并且要定期复查、动态监测和全程管理。

7　随访和预后 a-h

内容	Ⅰ级推荐	Ⅱ级推荐	Ⅲ级推荐
根治性切除术后；肝移植术后；完全消融术后；经动脉化疗栓塞术后；根治性放疗后；系统治疗完全缓解后	血清 AFP、PIVKA-Ⅱ（DCP）等肿瘤标志物[1-2]：2 年之内每 3 个月检测一次，以后每 3~6 个月检测一次；肝移植患者至少每 3 个月随访一次（需要防止肝脏排斥反应）；肝炎病毒载量（HBV-DNA 和 HCV-RNA），肝肾功能检测，每 3~6 个月一次[1]；肝炎病毒携带者，需定期访视肝脏专科医师，制定规范的抗病毒治疗方案[1]；血清肿瘤标志物和影像学检查[1,3-4]：2 年之内，每 3~6 个月一次可采用腹盆部的动态增强 MRI/CT、EOB-MRI 以及 US 和 CEUS，着重观察肝脏情况，胸部 CT 则酌情而定；2 年以后每 3~6 个月一次，以 US 和 CEUS 为主，如果发现有肝脏病灶，应该及时进行 MRI/CT、EOB-MR 复查	胸部 X 线检查，腹部超声，肝脏超声造影[4-5]；肿瘤负荷评分（TBS）[6]	具有某些高危因素、特定基因表达异常的患者，可以考虑适当增加检查频率[7-9]

原发性肝癌

【注释】

a　HCC 在手术切除后、肝移植术后、消融术后、经动脉化疗栓塞术后以及系统治疗获得完全缓解（CR）后，复发转移是临床上备受关注的问题，故所有患者上述治疗后都必须接受严密观察和定期随访[1,3]。一般认为HCC 复发的主要患者因素，包括年龄>40 岁、男性、酗酒、基线高 AFP 水平、低血小板计数、低白蛋白水平、肝硬化、高 Child-Pugh 分级以及初始肿瘤直径较大等。HBV 相关 HCC 复发的主要病毒学因素为血清高病毒载量和 HBeAg 阳性。术前基线血清 HBV DNA 高载量（>2 000IU/ml，*OR*=22.3）是 HCC 术后复发的重要危险因素[4]。

　　一旦发现肝肿瘤复发、转移，根据肿瘤的特征、患者体质状况和个人意愿等，可以选择再次手术切除、局部消融、TACE、放疗或药物系统治疗等，尽可能控制病情发展，改善患者的生存质量，延长生存期。目前，有关监测、预防和随访作用的资料有限，但是如果能够早期发现肿瘤复发、转移，使患者及时地接受恰当的治疗，有可能改善预后。因此，积极推荐术后进行动态监测、定期复查和随访。监测复发的具体方案和间隔时间应该基于复发风险进行个体化考量[10]。多项队列研究表明，坚持定期规律性筛查可以及早发现复发病灶，降低 51% 的超米兰标准复发风险，增加再次进行根治性治疗的机会，延长复发患者的复发后生存期[11-13]。另外，监测 AFP 和 PIVKA-Ⅱ等血清标志物，对于 HCC 手术患者的观察随访和预测早期复发具有一定作用[14]。如果在初次术后随访时血清标志物未能达到完全应答（恢复至正常范围），往往提示存在肿瘤微小残留病灶（minimal residual disease，MRD），与早期复发和不良预后密切相关[15]。但是要注意过于频繁的随访可能干扰患者日常生活和影响情绪，目前的证据并不支持其对生存更加有益[16]。

b　推荐肝癌术后监测项目和频率：一般主张患者术后 1 个月时应该来院复查，半年内每 2~3 个月一次，半年至 2 年内每 3~4 个月一次，2 年以后每 3~6 个月一次。监测项目应包括 HBV/HCV 标志物、AFP 和PIVKA-Ⅱ等血清肿瘤标志物、腹部超声检查和 / 或肝脏动态增强 CT/MRI 等，一旦怀疑有肿瘤复发、转移，根据实际情况进行肺部 CT、骨骼 ECT 或 PET/CT 全身扫描，必要时穿刺活检。

c　推荐进行多期动态增强腹部 / 盆腔 MRI 和 CT 扫描来评估肝脏状态，其灵敏度和可靠性均超过超声检查[5]。

d　有关研究表明肿瘤负荷评分（tumor burden score，TBS）可以较好地预测肝癌患者的生存。TBS 是指肿瘤的最大径以及肝脏肿瘤的数目两个变量，以肿瘤的最大径为 *X* 轴，肿瘤数目为 *Y* 轴，应用勾股定理来计算，计算方法：$[TBS^2=(肿瘤最大径)^2+(肝脏肿瘤数目)^2]$[6]。有研究纳入了 2002 年 1 月—2015 年 3 月，24 家中心前瞻性收集连续的参加 ITA.LI.CA 研究的 HCC 患者共 4 759 例，对其中 3 909 例影像学检查证实血管侵犯或远处转移的人群进行了亚组分析。结果发现：与米兰标准和其他肿瘤特异性评分相比，TBS 表现出最佳的鉴别能力。多因素 Cox 回归分析发现，TBS 是患者总生存期的独立危险因素。TBS 每增加 1 分，患者的死亡风险增加 6%。目前认为，与其他连续的或二进制变量相比，TBS 模型具有最好的辨别能力和适用性。

e　已有基因组学研究提示肝肿瘤组织某些特定的基因型表达异常可能与复发转移有一定相关性。有学者综合进行了患者临床、病理和基因表达数据研究的多变量分析，结果表明肿瘤相关 "G3 增殖" 信号和癌旁组织 "不良预后" 信号是 HCC 不良预后的独立预测指标，同时肿瘤组织 *TP53* 突变增多也可能提示早期肝癌患者较高的复发风险[7]。另一项随机、双盲、安慰剂对照的评价索拉非尼预防肝癌切除术后复发的临床研究表明，肿瘤细胞外 pERK 水平增高和微血管浸润可能和肝癌复发风险增加相关[8]。虽然，目前尚缺乏经过大规模临床研究验证有关分子标志物的预测性和准确性，但是可能具有一定的临床价值和应用前景，值得关注[2,9]。

f　肝癌的发生和发展机制非常复杂，涉及多条细胞信号通路的改变，每个癌细胞平均有 30~40 个突变。目前尚不能确定某种驱动基因，特别需要加强对肝癌进行分子病理学水平的精准诊断和治疗的研究，寻找特定肿瘤分子标志物，选择敏感人群，评估预后，才能从根本上实现量体裁衣的个体化治疗[2]。分子分型的预测、预后价值有可能超过目前临床常用的表象分型。

g 某些外周血或肿瘤组织相关指标也被认为在一定程度上可以预测 HCC 患者的疗效和预后。比如外周血中循环肿瘤 DNA（ctDNA）、半乳糖凝集素 -3（galectin-3）及肿瘤组织中跨膜糖蛋白神经纤毛蛋白 -1（neuropilin-1，NRP1）的高水平表达可能是 HCC 患者预后和疗效的有效指标，但是仍需更大样本和临床验证[17-19]。

h 一项"乙肝相关肝细胞癌的整合蛋白质基因组学特征"研究[20]，首次揭示了我国肝癌与西方肝癌突变谱的异质性，提出按照分子分型可将肝癌分为代谢驱动型、微环境失调型和增殖驱动型。这三类亚型的基因组稳定性与基因突变、TNM 分期、肿瘤大小、有无癌栓以及 AFP 水平等临床特征都存在着显著相关性。

8 附录

8.1 HBV 感染者罹患肝癌的风险分级、筛查和监测[1]

危险分层	筛查人群	监测方案
低危人群	①年龄<30 岁，非活动性 HBsAg 阳性人群、慢性 HBV 感染者；②抗病毒治疗获得持续病毒学应答的 CHB 患者	US+AFP，1 年 1 次
中危人群	①年龄 30~40 岁（女性为 30~50 岁），非活动性 HBsAg 阳性人群、慢性 HBV 感染者、CHB 患者（无肝癌家族史，无长期酗酒、吸烟、明确接触致癌毒物史，无肥胖症、糖尿病、代谢综合征、脂肪肝）；②抗病毒治疗获得持续病毒学应答的乙肝肝硬化患者	US+AFP，6~12 个月 1 次
高危人群	①年龄 ≥30 岁的 CHB 患者，有肝癌家族史，或有长期酗酒、吸烟、明确接触致癌毒物史，或有肥胖症、糖尿病、代谢综合征、脂肪肝；②年龄>40 岁（女性年龄>50 岁）的非活动性 HBsAg 阳性人群、慢性 HBV 感染者、CHB 患者；③未抗病毒治疗或抗病毒治疗后低病毒血症的乙肝肝硬化患者	US+AFP，3~6 个月 1 次；增强 MRI 和 / 或 CT 检查，6~12 个月 1 次
极高危人群	①低病毒血症的乙肝肝硬化患者伴糖尿病或有肝癌家族史等协同危险因素；②超声等影像学检查发现肝内疑似癌前病变或非典型占位性病变；③血清 AFP≥20ng/ml，伴或不伴 DCP≥40mAU/ml 和 / 或 AFP-L3≥15%；④影像学检查肝脏结节（1~2cm）或病理学证实的肝脏异型增生结节	US+AFP，3 个月 1 次；增强 MRI/CT 检查，6 个月 1 次

8.2 HCC 的巴塞罗那（Barcelona clinic liver cancer，BCLC）分期和治疗策略 [a,b]

BCLC 分期（2022 版）

期别	PS ECOG 评分 / 分	肿瘤状态		功能状态
		肿瘤数目	肿瘤大小	
0 期：极早期	0~1	单个	<2cm	Child-Pugh A
A 期：早期	0~1	单个	任何	Child-Pugh A~B
		<3 个	<3cm	Child-Pugh A~B
B 期：中期	0~1	多发肿瘤	大小不限	Child-Pugh A~B
C 期：进展期	0~2	多少不限 门脉侵犯和 / 或肝外播散	大小不限	Child-Pugh A~B
D 期：终末期	3~4	多少不限	大小不限	Child-Pugh C

原发性肝癌

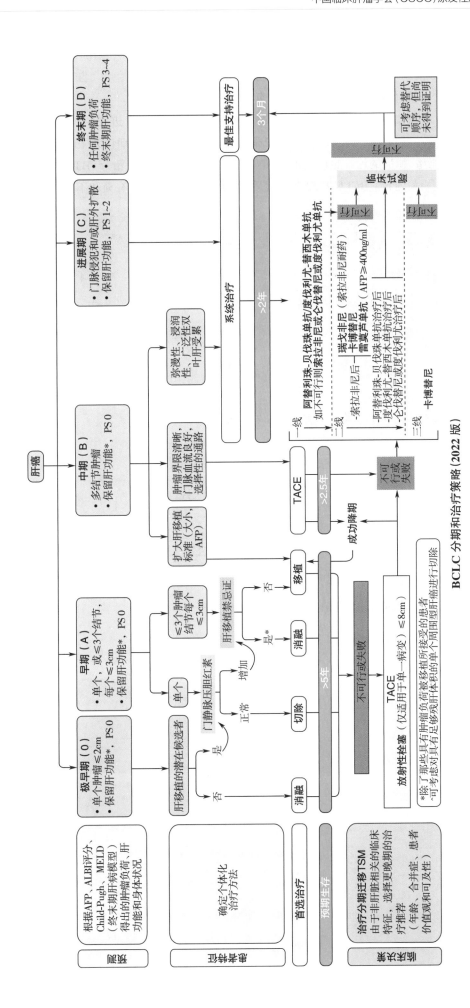

BCLC分期和治疗策略（2022版）

原发性肝癌

【注释】

a BCLC 分期系统是目前全球临床上应用广泛的肝癌分期系统，有助于分配治疗。自 1999 年制定和公布以来，已经进行了五次更新，目前最新的版本为 2022 年发表的再次修订版[1-3]。

b 相较于 BCLC 2018 版，2022 版中对于肝癌的五期分期（极早期，早期，中期，进展期和终末期）没有变化，但是与过去中期（B）所对应的 TACE 治疗不同，2022 版在中期（B）中将 B 期细化为微超米兰 B1、经典 B2 和弥漫病变 B3 三种亚型，相应的治疗也改为肝移植（B1），TACE（B2）和系统治疗（B3）。在 0 期肝癌的治疗中，还涉及肝移植的相关内容。BCLC 2022 版发表后，不断有专家学者提出补充和不同意见[4-5]。

8.3 肝功能 Child-Pugh 分级

临床生化指标	1 分	2 分	3 分
肝性脑病 / 级	无	1~2	3~4
腹腔积液	无	轻度	中、重度
总胆红素 /(μmol·L^{-1})	<34	34~51	>51
血白蛋白 /(g·L^{-1})	>35	28~35	<28
凝血酶原时间延长 /s	<4	4~6	>6

注：*Child-Pugh 分级，A 级，5~6 分；B 级，7~9 分；C 级，≥10 分。

8.4 ECOG 体力状态评分标准

级别 / 分	体力状态（PS）
0	活动能力完全正常，与起病前活动能力无任何差异
1	能自由走动及从事轻体力活动，包括一般家务或办公室工作，但不能从事较重的体力活动
2	能自由走动及生活自理，但已丧失工作能力，日间不少于一半时间可以起床活动
3	生活仅能部分自理，日间一半以上时间卧床或坐轮椅
4	卧床不起，生活不能自理
5	死亡

全书参考文献